Michael Lerner
Wege zur Heilung

Michael Lerner

Wege zur Heilung

Das Buch der Krebstherapien
aus Schul- und Alternativmedizin

Aus dem Amerikanischen von Hainer Kober

Herausgeber der deutschen Ausgabe:
Prof. Dr. med. Kurt Zänker und
Dr. med. Bernd Niggemann

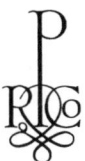

Piper
München Zürich

Die Herausgeber der deutschen Ausgabe:
Prof. Dr. med. Kurt Zänker
Dr. med. Bernd Niggemann
Institut für Immunologie
Universität Witten / Herdecke
Stockumer Straße 10
58453 Witten-Annen

Die Originalausgabe erschien unter dem Titel »Choices in Healing –
Integrating The Best of Conventional and Complementary Approaches
to Cancer« 1994 bei The MIT Press, Cambridge, MA.

ISBN 3-492-03769-0
© 1994 Michael Lerner
Deutsche Ausgabe:
© Piper Verlag GmbH, München 1998
Umschlaggestaltung: Federico Luci
Gesamtherstellung: Clausen & Bosse, Leck
Printed in Germany

Dieses Buch ist Jenifer Altman, Brendan O'Regan und Max Lerner gewidmet.

Jenifer Altman hat am Commonweal Cancer Help Program teilgenommen und dort später einen Forschungsauftrag wahrgenommen.

Brendan O'Regan war Vizepräsident der Forschungsabteilung am Institute of Noetic Sciences.

Mein Vater Max Lerner war ein aufmerksamer Beobachter der amerikanischen Kultur und ein bekannter Vertreter ihres Geisteslebens.

Alle setzten sie sich mutig mit einer lebensbedrohenden Krankheit auseinander.

Alle lebten sie länger, als man ihnen vorausgesagt hatte.

Und alle waren sie gute Freunde.

INHALT

Vorwort der Herausgeber der deutschen Ausgabe

Choices in Healing, das hier unter dem Titel *Wege zur Heilung* auf deutsch vorliegt, wurde in den USA zu einem Bestseller, und dafür gibt es Gründe. Michael Lerner schreibt ein Buch für Leser, die im deutschsprachigen Raum noch kaum angesprochen werden. Es wendet sich an Menschen, die mit der Diagnose einer Krebserkrankung konfrontiert sind. In diesem Übergang von »gesund« zu »krank«, von Mensch zu Patient, setzt ein Prozeß ein, in dem der Leser Lerners alles daran setzt, Heilung zu finden. Er wird zum aktiven Zentrum eines Heilungsvorganges, in dem die einzelnen Schritte verstanden sein wollen und erst gegangen werden, wenn sie plausibel, brauchbar und hilfreich sind. Da es für viele Krebserkrankungen zur Zeit keine einfachen Heilungen gibt, ist es für ihn selbstverständlich, auch entlegenere Therapieansätze zu erkunden. Es gelingt Lerner, in den unübersichtlichen Territorien der Schul- und Alternativmedizin eine vorsichtige Kartierung vorzunehmen. Damit hat der Patient eine Orientierungshilfe für den schwierigsten Teil seines Heilungsprozesses, nämlich seinen eigenen Weg zu finden. Er wählt nach sorgfältiger Beratung und Überlegung aus, wieviel konventionelle Therapie er mit wieviel komplementärer Therapie kombinieren will. Diese Entscheidungen fallen, ohne die Empfindlichkeiten der einen wie der anderen Seite zu berücksichtigen.

Michael Lerner tritt hier an die Seite des Krebspatienten und sieht mit dessen Augen. Er unterstützt ihn in dem Versuch, gegen die und mit der Krankheit zu leben und die vorhandenen Möglichkeiten zu sichten. Die Kombination von je einzeln geringfügigen Chancen kann die entscheidende Hilfe im gesamten Heilprozeß sein. Lerner macht sich diese Perspektive zu eigen und prüft, ob die verschiedenen Therapieansätze mit den oft spärlichen und verstreuten wissenschaftlichen Informationen zusammenpassen.

Häufig führt das konsequente Eintreten in den Heilprozeß zu einer Neuordnung der bisherigen Wertvorstellungen bis in den spirituellen Bereich hinein. Wenn dies dem Patienten hilft, mit sich selbst ins reine zu kommen, es sein ureigener Weg ist und er um so nachhaltiger seine Heilung betreiben kann, dann, so Lerner, hat er einen wichtigen Schritt für sich gemacht. Jeder Heilungsvorgang findet im Individuum statt, und daher ist jeder Heilungsweg individuell.

Die Herausgeber der deutschen Ausgabe wollten Michael Lerners Buch möglichst wenig verändern. Nur wo die Abweichungen von der Situation in den USA zu stark werden, kommentieren sie.* Der Adressenteil ist an die deutschsprachigen Verhältnisse angepaßt. Wir hoffen, mit diesem Buch dem selbstbewußt nachfragenden Patienten, der seine Heilung als aktive Aufgabe versteht, einen Dienst zu erweisen.

Das vorliegende Buch entspricht in Zielsetzung und Ton dem Anliegen der Universität Witten/Herdecke, und die Herausgeber möchten es dem Mitbegründer der Universität, Dr. Konrad Schily, zum 60. Geburtstag widmen.

Prof. Dr. Kurt S. Zänker
Dr. Bernd Niggemann
Institut für Immunologie
Universität Witten/Herdecke

---

* *Die Kommentare sind durch einen schwarzen Balken links vor den ersten vier Zeilen gekennzeichnet.*

Vorwort

So schrecklich kann die Krebsdiagnose sein und so unpersönlich unser Gesundheitsystem erscheinen, daß viele Menschen in dieser Situation nicht wissen, an wen sie sich wenden oder wem sie vertrauen sollen. Verständlicherweise möchten viele Betroffene wissen, welche Möglichkeiten sie haben, nur um dann festzustellen, daß die Krebserkrankung und ihre Behandlung, gleichgültig ob konventionell oder nicht, eine Welt für sich sind, und eine höchst einschüchternde dazu, vor allem für den durchschnittlichen Krebspatienten, der bestenfalls laienhafte Kenntnisse auf dem Gebiet der Naturwissenschaft und Medizin besitzt. Krebs und seine Behandlung haben eine eigene Geschichte, eine Politik, eine Hauptrichtung und ein exotisches Randspektrum von Außenseiterlehren. Sogar im Rahmen einer konventionellen Behandlung ist der Patient zu einer Vielzahl von Entscheidungen gezwungen. Daneben gibt es noch andere, möglicherweise hilfreiche Behandlungsmethoden, die nicht unbedingt zur Schulmedizin zu rechnen sind. Mancher Patient möchte zumindest Kenntnis von ihnen haben, um sie in seine Entscheidungen einbeziehen zu können. Einige dieser Verfahren bekämpfen den Krebs unmittelbar, andere haben unterstützende oder lindernde Funktion. Wieder andere dienen der Gesundheit und der Heilung. Sie alle besitzen mögliche Vorteile, aber auch Risiken, die es abzuwägen gilt. Maßgebend sind dabei die Art der Erkrankung, die Lebensumstände, die persönliche Einstellung, der zeitliche Rahmen und natürlich die neuesten Untersuchungsergebnisse, wobei letztere gewöhnlich unvollständig und eher als Anregungen zu werten sind. Fachärzte für medizinische und chirugische Onkologie, die ihr Gebiet beherrschen, können ihre Patienten natürlich über bestimmte Vorteile und Risiken aufklären, begegnen anderen Auffassungen und Ansätzen aber häufig mit großer Unkenntnis oder gar Ablehnung, selbst wenn diese nur komplementär oder unterstützend zu einer schulmedizinischen Behandlung angewendet werden. So fühlen sich Krebspatienten und ihre Angehörigen nicht selten isoliert und allein gelassen mit der Entscheidung, was sie tun sollen.

Wie soll man sich, auf sich selbst gestellt, in dieser Welt des Krebses orientieren, so weit zumindest, um vernünftige Entscheidungen zu treffen, Entscheidungen, die unter Umständen an die tiefsten Fragen der eigenen Existenz rühren? An wen soll ich mich wenden? Was soll ich tun? Was nicht? Wem soll ich glauben? Was soll ich fragen? Was ist bekannt? Was nicht? Wie soll ich mich entscheiden? Welche Behandlungsmethoden miteinander verbinden? Was ist mit dem Bewußtsein und dem inneren Wohlbefinden? Was ist mit bestimmten Ernährungsverfahren? Der chinesischen Medizin? Autogenem Training? Yoga? Was ist mit meiner Familie? Meinen Ängsten? Welche Bedeutung hat das alles für mein Leben?

Selbst wenn sich der Patient ausschließlich an die Hauptrichtungen der Schulmedizin hält, können Meinungen und Empfehlungen in entscheidenden Bereichen wie Diagnose, Prognose und Behandlung bei Ärzten, Chirurgen und den Vertretern bestimmter Spezialgebiete oder verschiedener Länder erheblich voneinander abweichen. Wollte man sich also über die diversen Alternativen und den neuesten Wissenstand informieren, müßte man ganz von vorne anfangen, Nachforschungen auf eigene Faust anstellen, die richtigen Leute ausfindig machen und ihnen geeignete Ratschläge entlocken. Schließlich müßte man alle Informationen abwägen und zu vernünftigen Entscheidungen gelangen, und all das unter größten Belastungen, Sorgen und Ängsten.

Viele der Informationen, die Krebspatienten oder Menschen, die sie betreuen, dringend benötigen, werden mit dem vorliegenden Buch überschaubar zusammengefaßt. *Wege zur Heilung* ist zugleich ein Ausgangspunkt und eine Methode – es zeigt, wie man Informationen sammelt und Entscheidungen vorbereitet. Ein solches Buch ist dringend notwendig und wird sicherlich von vielen Menschen in Anspruch genommen werden, die derzeit hilflos nach zuverlässigen Kriterien zur Beurteilung verschiedener Methoden der Krebsbehandlung suchen. Sein Erscheinen wird von vielen begrüßt, aber sicher auch von manchem kritisiert werden, weil man es als Plädoyer für Voodoozauber oder Quacksalberei mißverstehen wird. So ist es sehr wichtig, daß die amerikanische Ausgabe dieses Buches bei MIT Press (dem Verlag des angesehenen Massachusetts Institute of Technology) erschienen ist. Vielleicht zeigt sich darin die Erkenntnis, daß solche Ansätze, so kontrovers sie auch großenteils sein mögen, ernsthafte wissenschaftliche Prüfung und Diskussion verdienen.

Das Buch ist zu einem günstigen Zeitpunkt (1994) herausgekommen. Kurz zuvor ist im *New England Journal of Medicine* (Eisenberg

u. a. 1993) eine Untersuchung erschienen, nach der sich ein Drittel der Amerikaner für alternative medizinische Methoden interessiert und sie anwendet, häufig ohne die konventionell behandelnden Ärzte zu informieren. Mittlerweile sind alternative medizinische Therapien allein in den Vereinigten Staaten zu einer milliardenschweren Industrie geworden. Bislang gibt es nur wenige Stellen, die eine vernünftige und sachliche Beratung anbieten oder Betroffenen bei ihren Entscheidungen helfen. Das vorliegende Buch trägt erheblich zur Schließung dieser Lücke bei.

In diesem Zusammenhang gehört auch das Office of Alternative Medicine, das vor kurzem vom National Institute of Health gegründet wurde, um die Forschung in diesem Bereich zu fördern. Den Wert einer neuen Therapie können wir nämlich erst dann endgültig beurteilen, wenn wir sie experimentell überprüft haben, wie es die wissenschaftliche Sorgfalt verlangt, ohne dabei die psychischen, sozialen, umweltbedingten, alimentären und möglicherweise auch spirituellen Faktoren außer acht zu lassen, die Gesundheit und Krankheitsprozesse erheblich beeinflussen können.

Wege zur Heilung wird seit Jahren mit großem Interesse gelesen – und zwar schon zu Zeiten, bevor es als Buch erschienen war. In verschiedenen Fassungen war es als geheftetes Manuskript bei Commonweal erhältlich. Bei meinem ersten Besuch Ende 1992 bekam ich ein solches Exemplar.

Als ich zu Hause mit der Lektüre begann, verspürte ich sogleich den Wunsch nach weiteren Exemplaren, um sie Bekannten zugänglich zu machen, von denen ich wußte, daß sie Krebs hatten. Ich hatte das Gefühl, Menschen in dieser Situation müßten die Lektüre als außerordentlich hilfreich und tröstlich empfinden. Und tatsächlich zeigen die Rückmeldungen, daß diese Schrift Menschen, die sich mit Krebs und seinen Folgen auseinandersetzen müssen, sehr helfen kann.

Eine junge Anwältin, deren Brustkrebs erneut zum Ausbruch gekommen war, sagte, sie habe auf jeder Seite die Anteilnahme des Autors gespürt, so daß sie häufig zu Tränen gerührt gewesen sei. Dieser menschliche Tonfall habe ihr die medizinischen Ausführungen besser zugänglich gemacht und ihr geholfen, eigene Kriterien für die Entscheidung zwischen verschiedenen Behandlungsmethoden zu entwickeln. Außerdem wurde ihr bei der Lektüre klar, daß sie sich nach einer alternativen »Wundermedizin« sehnte, und es gelang ihr, die Probleme zu vermeiden, die aus einer solchen Sehnsucht erwachsen können. Denn man ist gezwungen, Behandlungsmethoden, die von ihren Verfechtern häufig über den grünen Klee gelobt werden, zu beurteilen und in den Entscheidungsprozeß einzubeziehen.

Dieses Buch liefert nicht nur einen Katalog der zur Verfügung stehenden Möglichkeiten, sondern ist ein hochintelligenter Führer durch die Welt des Krebses. Ton und Einstellung sind warm und menschlich, persönlich und tröstlich, mitfühlend und verständnisvoll. Wie einer meiner Freunde meinte: Auf jeder Seite macht man mit dem Menschen Michael Lerner Bekanntschaft. Der Leser fühlt sich akzeptiert, ernst genommen, nicht allein gelassen. Lerners Stimme wird ihm zu der eines Freundes und Verbündeten. Menschen, die dieses Buch zu Rate ziehen, fühlen sich gestärkt. Und dieses Buch sollte man *zu Rate ziehen*, statt es einfach zu lesen. Es regt zum Denken an. Dabei soll es die Empfehlungen von Ärzten und Spezialisten nicht ersetzen, sondern sie nur ergänzen. Vielleicht veranlaßt es den Leser auch zu unmißverständlichen Fragen an die Fachleute, damit sie ihm bei seinen schwierigen Entscheidungen helfen. So gibt es dem Betroffenen Trost und Halt, wenn er sich Entscheidungen gegenübersieht, die sein ganzes Leben von Grund auf verändern werden.

Man muß dieses Buch nicht von der ersten bis zur letzten Seite lesen. Wie ein kluger und gut unterrichteter Freund kann es dem Leser zur Seite stehen: Bei Bedarf schlägt er nach, liest hier etwas und dort etwas, denn im Grunde ersetzt es eine ganze Handbibliothek. Obwohl es umfassend informiert, bleibt es für den Laien verständlich. Es bietet neue und schwer zugängliche Informationen für Entscheidungen über konventionelle und unkonventionelle Therapien. Außerdem gewinnt der interessierte Leser eine veränderte Einstellung nicht nur zu den verschiedenen Behandlungmöglichkeiten, sondern auch zu seinem ganzen Leben, das jetzt unter dem Eindruck einer neuen Erfahrung steht – nämlich der, die eine oder andere Erscheinungsform jener Krankheit zu haben, die wir Krebs nennen.

Ausführlich gibt Lerner uns Einblick in die wissenschaftlichen, politischen und medizinischen Aspekte des Krebses und seiner verschiedenen Therapien. Er legt Beweise vor, wo es sie gibt, teilt uns mit, was auf dem Gebiet der Schul- wie der Komplementärmedizin bekannt ist und was nicht, und faßt die gesamte Diskussion so zusammen, daß der Leser das Gefühl gewinnt, die ganze Landschaft zumindest im Überblick kennengelernt zu haben – und nicht nur den kleinen Ausschnitt, den sein Onkologe, Chirurg, Freund oder Angehöriger zufällig kennt beziehungsweise billigt. Dabei legt Lerner das Für und Wider dar und macht deutlich, wo noch keine Gewißheit herrscht. Wenn er den derzeitigen Stand unserer Wissenschaft beschreibt, auf die medizinische Fachliteratur verweist, in der sich der Leser über weitere Einzelheiten informieren kann, und von den intensiven Gesprächen berichtet, die er mit Ärzten und Wissenschaftlern geführt hat, so gibt er dem Leser die Möglichkeit, sich selbst ein Urteil über die verschiedenen Bereiche von Forschung und Praxis zu bilden.

Lerner gelingt es, die wissenschaftlichen Details mit den emotionalen Aspekten zu verbinden – mit Geist und Seele, menschlichen Beziehungen und Sinn. Seine Ausführungen belegt er mit Zitaten aus der schöngeistigen und medizinischen Literatur. Einige Kapitel enthalten praktische Ratschläge und Hinweise auf Organisationen und Institutionen. So hat der Leser die Möglichkeit, seine Nachforschungen je nach Neigung und Krankheitsform praktisch unbegrenzt fortzusetzen.

Mit diesem Buch besitzt der Leser eine Landkarte zur Orientierung auf einem Gebiet, das man heute vielfach Geist-Körper-, integrative oder Komplementärmedizin nennt. Wie mit jeder anderen Landkarte kann der Leser auch mit dieser nach Belieben verfahren, er kann sie weglegen oder korrigieren, kann sie aber auch verwenden, wie man Karten eben benutzt, das heißt, sich einen Weg heraussuchen, der ihn zu bestimmten Orten führt und zu anderen nicht. In dieser besonderen Welt verändert sich das Gelände in dem Maße, wie wir unsere Kenntnisse über den Krebs, seine wirksame Behandlung und die Beziehung zwischen Körper und Geist erweitern. Entsprechend muß sich auch die Landkarte verändern. Zumindest aber leistet sie all jenen gute Dienste, die sich möglichst umfassend über vorhandene Krebstheorien und -therapien informieren möchten.

Ich glaube, dieses Buch kann auch den Fachleuten der Krebstherapie nützen. Den mitfühlenden, zuversichtlichen und achtungsvollen Ton, den Lerner findet, sollten wir uns alle für den Umgang mit Krebspatienten zum Vorbild nehmen. Vielleicht erreicht das Buch auch, daß wir wenigstens einige der alternativ/komplementären Verfahren positiver beurteilen. Oft wissen selbst praktizierende Onkologen erschreckend wenig über die psychosoziale Literatur ihres Fachgebietes, obwohl dieser Ansatz wohl von allen unterstützenden Therapien die überzeugendsten wissenschaftlichen Grundlagen besitzt.

Keine der hier vorgestellten Alternativen, so betont Lerner, bietet eine hundertprozentige Gewähr für Heilung. Zumindest aber kann der Leser eine neue Einstellung zum Krebs, zum Umgang mit Therapieentscheidungen und zur Frage alternativer Therapien gewinnen. Als tröstlich und hilfreich wird er es empfinden, daß sich Lerner so persönlich und zugleich so professionell mit den »äußeren« Aspekten des Problems auseinandersetzt, das heißt, mit den verschiedenen Therapien, dabei aber die »inneren« Aspekte nicht vergißt, also die Frage, welche Ansätze und Disziplinen dem Betroffenen helfen können, eine Einstellung zu den Problemen von Gesundheit und Krankheit, Körper und Geist, Ernährung, Schmerz, Tod und Sterben zu finden.

Vielleicht zum erstenmal wird dieses Buch dem Leser eine Ahnung davon vermitteln, daß tief in seinem Geist-Körper-System Kraftreserven verborgen liegen, die ihm bei Heilung und Krankheitsbewältigung helfen können. Es wird Sie sicherlich interessieren, daß sich Ihre Einstellung zur Krankheit wesentlich auf Ihr Leben und Ihre Beziehungen auswirkt, ja, daß sie sogar den Krankheitsverlauf und den Behandlungserfolg beeinflussen kann. Neueste Untersuchungsergebnisse zeigen überzeugend, daß Selbsthilfegruppen und Streßabbau als Ergänzung konventionellerer Behandlungsformen Remissionsphasen verlängern und die Lebenserwartung positiv beeinflussen (vgl. beispielsweise Spiegel u. a., *Lancet* 2, 1989, S. 888; Fawzy u. a., *Arch. Gen. Psychiatry* 50, 1993, S. 681).

Die vernünftige Berücksichtigung von Behandlungsalternativen – auch solcher Disziplinen wie Meditation und Yoga, die uns unter Umständen befähigen, das ganze Spektrum unserer Heilkräfte zu mobilisieren – kann uns eine neue Einstellung zu unserer Sterblichkeit vermitteln. Vielleicht entdecken wir inneren Frieden, Freiheit, Sinn und sogar Gesundheit in eben jenen Schmerzen, Ängsten und Unsicherheiten, die wir häufig empfinden, wenn wir uns mitten im Leben mit der Krankheit konfrontiert sehen und den Kampf mit ihr aufnehmen.

Der ordentliche Professor einer namhaften Universität, der sich erbittert mit seinen Ärzten und Versicherern hatte auseinandersetzen müssen, bevor sie ihm den Behandlungsplan bewilligten, den er für erforderlich hielt, erklärte eines Tages in einer Gruppe unserer Beratungsstelle, seine Leukämieerkrankung und die bevorstehende Knochenmarktransplantation hätten ihn zum Mitglied dieser, wie er sagte, »Gemeinschaft der Betroffenen« werden lassen, in der er sich auf merkwürdige Weise eher zu Hause fühle als unter seinen Kollegen. Häufig erzeugen Schmerzen und eine lebensbedrohende Krankheit eine eigene Wirklichkeit und die Voraussetzungen für ein ganz besonderes Bewußtsein. Wenn wir uns mit dieser Wirklichkeit auseinandersetzen, wie es im Commonweal Cancer Help Program, in unserer Beratungsstelle und in vielen anderen Institutionen geschieht, gewinnen wir oft bemerkenswert neue Erkenntnisse. In unserem Fall wurde dem Professor, als er in der U-Bahn saß, klar, daß die Menschen, die dort neben ihm saßen, möglicherweise nicht weniger litten als er oder all die anderen Mitglieder seiner Selbsthilfegruppe. So wurde ihm bewußt, daß die Gemeinschaft der Betroffenen potentiell jeden einschließt. Was als Gefühl der Vereinsamung begonnen hatte, wurde auf diese Weise zu einem Gefühl der Gemeinsamkeit, was ihn mit tiefer Befriedigung erfüllte, weil es mit seinen innersten Überzeugungen in Einklang stand.

Wie Lerner darlegt, kann das Leiden selbst zu einer wichtigen Erfahrung werden und einen Wendepunkt in unserem Leben ankündigen. Zwar gibt es wohl nur wenige oder gar keine zuverlässigen Therapien, dennoch ist tiefgreifende Heilung möglich. Dazu ist gewöhnlich die aktive Teilnahme des Erkrankten erforderlich. Manchmal bietet ihm die Krankheit Gelegenheit, mehr über das eigene Leben zu erfahren, zu erkennen, was wirklich wichtig ist, mechanische und gedankenlose Verhaltensweisen abzulegen und nicht mehr blind zu sein für das, was ihm am wichtigsten und liebsten ist. Häufig erscheint uns diese Veränderung als »Bewußtseinswandel«, eine Veränderung der Wahrnehmung, die sich langsam vollzieht, wenn wir sorgfältig beobachten, was in unserem Körper und Geist vor sich geht, ohne es zu beurteilen oder zu verurteilen. Das sind die Prozesse einer fortwährenden inneren Entwicklung, die in den Zuständigkeitsbereich von Meditation und Yoga fällt. An vielen Stellen des Buches geht Lerner auf diese Techniken ein und beschreibt, wie sie zu Heilung und innerem Wohlbefinden beitragen können.

Ich bin davon überzeugt, daß wir seelisch um so gesünder sind, je mehr Möglichkeiten wir haben, unsere Belastungen und Krisen zu bewältigen, und je stärker wir das Empfinden haben, umfassend oder sogar entscheidend an unserem Leben beteiligt zu sein. Zumindest ein gewisses Maß an Einfluß und Verantwortung müssen wir besitzen. Wenn Lerner den Krebspatienten eher mit einem politischen Entscheidungsträger als mit einem Krebsforscher vergleicht, so trifft er damit den Nagel auf den Kopf. Auf diese Weise vermittelt das Buch genau den richtigen Eindruck: Unter Zeitdruck, anhand von Forschungsergebnissen, die keineswegs eindeutig sind, und im Angesicht einer höchst komplexen Krankheit, die wir bestenfalls teil-

weise verstehen, für die niemand ein Wundermittel kennt und bei
deren Bekämpfung viele Methoden einander ergänzen können, muß
der Betroffene realistische, zuversichtliche und sehr persönliche Entscheidungen treffen.

Solange wir leben, ist noch nichts entschieden. Wenn sich die
Dinge zu entwickeln beginnen, wenn wir sehen, wie unser Körper auf
eine gewählte Therapie anspricht, wenn unser Verständnis und unsere Erfahrungen wachsen und sich vertiefen, wenn sich die Bedingungen ändern, dann möchten wir vielleicht die eingeschlagene
Richtung korrigieren, neue Entscheidungen treffen, andere Möglichkeiten erproben. Dieses Buch ist ein großer Gewinn für alle, die
nach Informationen und Alternativen suchen, die tasten, kämpfen
und um Heilung im Sinne von Ganz-Sein und Ganzheit ringen. Allen Lesern wünsche ich von Herzen das Beste auf ihrem besonderen
Weg zur Heilung.

Jon Kabat-Zinn
Außerordentlicher Professor für Medizin
Leiter der Stress Reduction Clinic
University of Massachusetts Medical Center
Worcester, Massachusetts

Vorwort zur deutschen Ausgabe

Daß *Choices in Healing* nun in deutscher Sprache erscheint, ist eine besondere Freude für mich, und zwar aus verschiedenen Gründen. Erstens ist Deutschland seit langem eines der führenden Länder auf dem Gebiet komplementärer Krebstherapien, die dort mit großer ethischer Verantwortung eingesetzt werden. Auf den Reisen, die ich im Laufe von fünfzehn Jahren unternommen habe, um komplementäre Krebstherapien kennenzulernen, habe ich einige der wichtigsten Erfahrungen gerade in Deutschland sammeln können.

Zweitens: Da *Choices in Healing* in erster Linie jene komplementären Krebstherapien behandelt, die amerikanische Krebspatienten nachfragen, konnte ich dort das in Deutschland zur Verfügung stehende Angebot nicht hinlänglich berücksichtigen. Dennoch glaube ich, daß sich die Prinzipien, auf die ich bei der Beschäftigung mit vorwiegend amerikanischen Therapieansätzen gestoßen bin, genauso auf europäische Verhältnisse anwenden lassen. Sicherlich können deutsche Patienten und Ärzte diese Grundsätze mit Gewinn auf die deutsche Situation übertragen. Hinzu kommt, daß die Herausgeber der deutschen Ausgabe freundlicherweise am Schluß der meisten Kapitel kurze Kommentare angefügt haben, in denen sie auf die deutsche Situation eingehen.

Drittens gibt mir die deutsche Ausgabe Gelegenheit zu der Feststellung, daß seit dem ersten Erscheinen von *Choices in Healing* das Interesse an ethisch verantwortlichen Krebstherapien komplementärer Art geradezu explosionsartig angewachsen ist. Überall in den Vereinigten Staaten lassen sich bei großen medizinischen Zentren und ärztlichen Standesorganisationen jetzt Einstellungen zu komplementären Krebsbehandlungen erkennen, die sich direkt an den Paradigmen dieses Buches orientieren oder indirekt von ihnen beeinflußt sind. Nicht weniger beeindruckend ist das wachsende Patienteninteresse an komplementären Therapieansätzen. Der ganze Bereich entwickelt sich überraschend schnell, wobei erfreulicherweise Forschung und Diskussion mit der Entwicklung Schritt halten.

Ein Blick nach vorn: Ich plane in eine spätere erweiterte Fassung von *Choices of Healing* auch Abschnitte über die Verwendung von Haiknorpel und Kräutertherapien bei der Krebsbehandlung aufzunehmen. Die Artikel, die wir den neuen Kapiteln zugrunde legen werden, sind im Internet zu beziehen über die Commonweal-Website: www.Commonwealhealth.org.

Schließlich wird die größte Änderung bei einer eventuellen Neuausgabe ein Abschnitt sein, der sich mit dem, wie ich meine, wichtigsten Phänomen des ganzen Gebietes beschäftigen wird. Kurz gesagt, ich glaube, daß das nächste große Thema der alternativen Strategien gegen den Krebs die Vorbeugung sein wird; das gilt sowohl für bestimmte Lebensweisen als auch für ökologische Maßnahmen, die der Krebsprävention dienen können. Wie sich in den letzten fünfundzwanzig Jahren ein beispielloses Interesse an ganzheitlichen Therapieverfahren herausgebildet hat, wird es während der kommenden zwanzig Jahre wahrscheinlich zu einer sehr wichtigen und wirksamen Verbindung von ganzheitlichen und ökologischen Ansätzen kommen. Mit anderen Worten, wir werden in den nächsten zwanzig Jahren ein vertieftes und geschärftes Bewußtsein für die Beziehung zwischen persönlichen Heilprozessen und der Rettung unseres Planeten entwickeln müssen.

Ozonloch, Treibhauseffekt, Verschwendung der natürlichen Ressourcen, Globalisierung der Wirtschaft und die dadurch bedingte ungerechte Verteilung des Reichtums, die zunehmende Belastung des Körpers durch Karzinogene sowie Entwicklungs- und Reproduktionstoxine, auch als endokrine Unterbrecher bekannt – sie alle beeinflussen die Häufigkeit und Behandlung von Krebserkrankungen auf vielfältige Weise, direkt und indirekt. Sollte es in den nächsten Jahren zu einer Neuauflage kommen, möchte ich mich eingehend mit dieser Frage befassen.

Komplementäre Krebstherapien sind bestenfalls zusätzliche Werkzeuge, mit denen Patienten und Ärzte den Krebs auf individueller Ebene angehen können. So wichtig diese Werkzeuge in ihrer klinischen Funktion auch sind, ein wirklich ganzheitlicher Präventionsansatz muß nach meiner Auffassung eine öffentlichkeitswirksame ökologische Perspektive einbeziehen. In vielerlei Hinsicht ist Deutschland den Vereinigten Staaten auch in dieser Hinsicht voraus.

Weltweit haben deutsche Patienten und Ärzte das größte Interesse an der Arbeit von Commonweal gezeigt, an unserem Bemühen, Krebskranken Informationen über komplementäre Therapieansätze zu vermitteln. Daher ist es mir eine besondere Freude, meinen deutschen Kollegen Professor Zänker und Dr. Niggemann für die Sorgfalt und Umsicht zu danken, mit der sie diese Ausgabe vorbereitet haben. Mein Dank geht auch an den Übersetzer Hainer Kober sowie an Wolfgang Gartmann und Dr. Klaus Stadler, die für den Piper Verlag das Buch betreut haben.

Michael Lerner
Januar 1998

Einleitung

Lieber Leser:

Dieses Buch ist für Sie geschrieben: Sie sind an Krebs erkrankt und möchten sich über die vielen Möglichkeiten informieren, die Schulmedizin und alternative Therapien bieten. Natürlich ist es auch für Ihre Familienangehörigen, Freunde und Ihren behandelnden Arzt geschrieben, aber in erster Linie für Sie. Es soll Ihnen helfen, einen Weg durch das unvertraute und häufig erschreckende Gelände zu suchen, das sich vor Ihnen auftut, nachdem man bei Ihnen Krebs festgestellt hat.

Ich glaube, die Erfahrungen, die sich mit einer solchen Diagnose verbinden, ähneln denen eines Soldaten, der in einem Dschungelkrieg von seinen Vorgesetzten aufgefordert wird, mit dem Fallschirm, aber ohne Kompaß, Karte oder vorbereitendes Training über feindlichem Gebiet abzuspringen. Kein Militärexperte würde behaupten, nur Offiziere brauchten eine Ausbildung. In der Medizin dagegen gibt es viele Ärzte, die der Ansicht sind, nur das medizinische Team, das den Patienten auf das Schlachtfeld der Behandlung schickt, brauche eine solche Ausbildung. Häufig meinen sie, der Patient müsse lediglich wissen, wie er den medizinischen Ratschlägen zu folgen habe.

In den letzten Jahren hat sich die Einstellung zur medizinischen Behandlung generell gewandelt. Heute fordert man Patienten beispielsweise auf, den Rat verschiedener Ärzte einzuholen. Gesetzliche Vorschriften verlangen, daß die Patienten umfassend über Behandlungsmöglichkeiten und ihre Auswirkungen informiert werden. Besonders bei den Krebserkrankungen sind wir mittlerweile an einen Punkt gelangt, wo mancher Patient das Gefühl hat, ihm stünden eher zu viele als zu wenige Möglichkeiten offen.

Obwohl einige Krebspatienten noch immer mit Ärzten zu tun haben, die sie nicht ausreichend über mögliche Behandlungsalternativen aufklären, liegt heute für die meisten von ihnen das Problem nicht darin, daß es zu wenig Wahlmöglichkeiten gibt, sondern darin, daß sie *keine zuverlässigen Landkarten – und keine Anweisung zu ihrer Benutzung –, haben, wenn sie gezwungen sind, sich einen Weg durch die unwegsame Landschaft von Krebsdiagnose und -behandlung zu suchen.*

Kurzum: Das zentrale Problem besteht darin, daß wir noch immer nicht die Notwendigkeit einer systematischen Vorbereitung oder Ausbildung von Patienten erkannt haben, die sich mit den tiefgreifenden und traumatischen Veränderungen ihres Lebens nach einer Krebsdiagnose abfinden müssen.

Wege zur Heilung ist ein Buch für den Krebspatienten, der sich einen umfassenden Überblick über die zur Verfügung stehenden Möglichkeiten verschaffen möchte – über die Behandlungsalternativen und das Leben mit dem Krebs. Es beschreibt jene Karten, die ich in mehr als zehn Jahren zusammengestellt habe und die dem Betroffenen fundierte Entscheidungen über konventionelle und ergänzende (oder alternative) Krebstherapien ermöglichen sollen. Doch das heißt nicht, daß Sie *meinen* Landkarten automatisch trauen müssen. Viel eher zeigt dieses Buch, worauf sich der *Prozeß* der Kartierung stützt, das heißt, wie Sie den Weg abstecken können, den Sie selber gehen möchten.

Ich wünschte, ich könnte Ihnen sagen, daß die Karten für solche Entscheidungen einfach und leicht zu lesen sind. Doch wie so vieles im modernen Leben sind sie schrecklich vieldeutig und kompliziert. Nach mehr als zehnjähriger Beschäftigung mit dem Thema fühle ich mich so wenig wie zu Anfang meiner Tätigkeit in der Lage, dem Krebspatienten einen einfachen und klaren Weg zu empfehlen. Was sich allerdings verändert hat, ist meine Geländekenntnis. Ich denke, ich weiß heute besser, was zu rationalen Entscheidungen über konventionelle und komplementäre (unkonventionelle) Krebstherapien gehört und was diese Entscheidungen für die vielen Hunderte von Menschen bedeutet haben, die mir sehr ans Herz gewachsen sind, während sie versuchten, eine Einstellung zu ihrer Diagnose zu finden.

Krebs zu haben ist ein ganzer »Lebenszyklus«: zunächst der Schock der Diagnose, dann die sofortige Entscheidung über konventionelle Therapien, die nachfolgende Entscheidung über ergänzende Therapien, die Zeit der Therapie selbst, die Erholung von der Therapie und schließlich die Aussicht auf ein Leben, überschattet von der Krankheit, die jederzeit wieder auftreten kann.

Bei vielen Freunden, die Krebs hatten, habe ich die erstaunliche Beobachtung gemacht, daß *der Krebs nicht immer der schwierigste Aspekt ihres Lebens war.* Auch angesichts einer Krebsdiagnose haben Menschen oft andere, große Schwierigkeiten – in ihren Beziehungen, am Arbeitsplatz oder in der Auseinandersetzung mit schmerzlichen Erlebnissen und Traumata aus der Vergangenheit. Oft geht es in diesen Fällen nicht in erster Linie um den Krebs, sondern um die Lebensprobleme, die nur am Rande mit ihm zu tun haben.

Auf der anderen Seite gibt es natürlich Probleme, die in direktem Zusammenhang mit der Krankheit stehen. Dazu gehören Schwierigkeiten finanzieller und beruflicher Art. Beispielsweise verlieren Betroffene ihren Arbeitsplatz, werden dort schlecht behandelt, können aus Versicherungsgründen nicht kündigen oder finden keine neue Anstellung – und all das, weil bei ihnen Krebs festgestellt worden ist.

Eine zweite Kategorie von Problemen betrifft die Beziehungen. Männer schlafen nicht mehr mit ihren brustamputierten Frauen. Freunde wissen nicht, wie sie sich einem Krebserkrankten gegenüber verhalten sollen. Eine Mutter, die lebensbedrohlich an Krebs erkrankt ist, leidet nicht nur unter der Auseinandersetzung mit der Krankheit, sondern auch unter der Sorge um die Zukunft ihres Kindes.

Probleme einer dritten Art treten auf, wenn der Patient infolge der Diagnose eine rasche innere Entwicklung durchläuft und für sein Leben eine neue Wertordnung entwickelt. So kann er beispielsweise zu dem Schluß gelangen, daß sich seine berufliche Situation oder seine Partnerbeziehung nicht mit dem neuen Lebensabschnitt vertragen, in den er gerade eintritt. Gemeint ist dabei nicht eine Ablehnung durch den Partner oder Vorbehalte des Arbeitgebers, sondern die wachsende Überzeugung, daß die alte Beziehung oder die berufliche Aufgabe nicht mehr den inneren Bedürfnissen entsprechen, die sich gerade entfalten und rasch lebenswichtige Bedeutung annehmen.

Kein einfaches Buch

Für Menschen, die unter Krebs leiden, gibt es viele Bücher, in denen sie Anregungen finden können. Es gibt auch einige wirklich gute Bücher, die (in erster Linie) über konventionelle Krebsbehandlungen informieren und die einfach geschrieben sind, so daß der Laie sie verstehen kann. Ein einfaches Buch ist *Wege zur Heilung* sicherlich nicht, obwohl ich mich nach Kräften bemüht habe, die wichtigsten Punkte jedes Kapitels in einer verständlichen Zusammenfassung wiederzugeben.

Da das vorliegende Buch häufig Gebiete absteckt, auf denen sich die meisten Krebspatienten nicht auskennen – was aber nicht nur für sie gilt, sondern auch für viele Ärzte und Angehörige anderer Heilberufe –, hielt ich es für notwendig, meine Auffassungen zu so unterschiedlichen Bereichen gründlich durch die Ergebnisse wissenschaftlicher Studien zu belegen. So kann der Patient mit diesem Buch seinen Onkologen aufsuchen und ihn fragen, ob ihm die angeführten Untersuchungen bekannt sind.

Ferner nehme ich im Text viele wörtliche Zitate aus wissenschaftlichen Studien auf, die dem Leser die Sache zwar nicht erleichtern, jedoch den Vorteil haben, daß er direkten Zugang zu entscheidenden Untersuchungsergebnissen bekommt, die er sonst mühsam in der medizinischen Literatur nachschlagen müßte.

Hoffnung und Zweifel – vom Nutzen der Wissenschaft

Bei einem Buch, das so viele verschiedene Bereiche der Forschung behandelt, besteht eine der großen Schwierigkeiten darin, daß man als einzelner nicht auf allen Gebieten Fachmann sein kann. Zwar hat mir die Kritik der vielen Fachleute, die das Manuskript gelesen haben, sicherlich geholfen, doch hat sie mir auch gezeigt, daß es in einzelnen Kapiteln noch viele Mängel gibt, die ich beim besten Willen nicht beheben kann, weil es mir am nötigen Wissen fehlt. Beispielsweise ist es im Rahmen dieses Buches nicht möglich, die methodischen Unzulänglichkeiten einiger der hier besprochenen Studien zu erörtern.

Ich möchte Ihnen mit diesem Buch die Möglichkeit geben, Ihre Entscheidungen über ergänzende oder unkonventionelle Therapien kritisch vorzubereiten, genauso wie ich Sie in die Lage versetzen möchte, die Entscheidung über konventionelle Therapien in kritischer Abwägung vorzunehmen. Noch einmal sei betont: Ich erwarte nicht von Ihnen, daß Sie die von mir entworfenen Karten für umsichtige Entscheidungen über konventionelle oder komplementäre Krebstherapien akzeptieren, aber ich hoffe, daß Sie, wenn Sie mich bei der kartographischen Arbeit beobachten, besser lernen, die Schwierigkeiten zu bewältigen, die ein Leben mit dem Krebs heraufbeschwört.

Dabei verwende ich die wissenschaftlichen Daten ganz bewußt anders als die meisten Krebsforscher. Oft werden sie, wie alle Wissenschaftler, ihrer Aufgabe am ehesten gerecht, wenn sie ständig in

Zweifel ziehen, ob die vielversprechenden Ergebnisse einer neuen Studie tatsächlich richtig sind oder nicht. Dieses gesunde Zweifeln veranlaßt sie, jede Untersuchung mehrfach zu überprüfen. Für sie ist es von großem Vorteil, in einer wissenschaftlichen Kultur zu leben, die dem Zweifel einen hohen Rang zugesteht. Nur so können sie zu gesicherten und dauerhaften Aussagen über die biomedizinische Natur und die Therapie des Krebses gelangen.

In einer ganz anderen Situation befinden sich Menschen, die an Krebs erkrankt sind. Zunächst einmal ist ihre zeitliche Perspektive eine andere. Weit mehr als die Krebsforscher sind sie an jeder Behandlungsmöglichkeit interessiert, sofern diese in dem Zeitraum, der ihnen durch die besondere Art ihrer Krankheit vorgegeben ist, wenigstens ein *gewisses Maß* an Hoffnung bietet. In mancherlei Hinsicht ist ein Krebspatient mit einem Politiker zu vergleichen, dessen Land sich in tödlicher Gefahr befindet und der sich nun vor komplexe Entscheidungen über wissenschaftliche Probleme gestellt sieht. In der Politik helfen wissenschaftliche Berater Politikern dabei, solche Entscheidungen trotz unzulänglicher oder unvollständiger wissenschaftlicher Daten zu treffen. Tatsächlich ist das Krisenmanagement – die Bewältigung solcher Situationen in einer Weise, die den besonderen und dringlichen Bedürfnissen politischer Entscheidungsträger Rechnung trägt – zu einer eigenständigen Disziplin der Politikwissenschaft geworden. Es gilt als legitim, daß der Politiker wissenschaftliche Daten anders benutzt als der Wissenschaftler. Der wissenschaftliche Berater erläutert dem Politiker, was er weiß, was er nicht weiß, welches Vorgehen nach aktuellem Wissensstand fatal wäre und welche Risiken mit anderen Handlungsverläufen verknüpft sind. Für eine bestimmte Handlungsweise entscheidet sich der Politiker dann nach Gesichtspunkten, die oft nichts mit den wissenschaftlichen Aspekten zu tun haben. Der Politiker trifft seine Entscheidung für die Nation, wie der Krebspatient für die eigene Person entscheiden muß.

Auch der Kliniker, der Krebspatienten behandelt, geht mit wissenschaftlichen Daten anders um als der Forscher. Allerdings ist er häufiger als der Politiker geneigt, Behandlungsmöglichkeiten nach wissenschaftlichen Kriterien zu beurteilen, *weil er zum Wissenschaftler ausgebildet wurde*. Meist hat er dabei nicht gelernt, in Betracht zu ziehen, welche Auswirkungen die von ihm empfohlenen Behandlungen auf die seelische Situation des Krebspatienten haben könnten. Nicht immer hält er das Bedürfnis des Patienten, eigene Entscheidungen zu treffen – Entscheidungen, die dessen innerer Ver-

fassung gerecht werden –, für so legitim wie der wissenschaftliche
Berater die Entscheidungsfreiheit des Politikers. Und doch ist es ein
Grundsatz ärztlicher Ethik, daß jeder Mensch selbst bestimmen darf,
welche Behandlung sein Körper erfährt. Allerdings fehlt nicht nur
den Ärzten von ihrer Ausbildung her meist die Voraussetzung, den
inneren Entscheidungsprozeß eines Patienten zu verstehen, auch
dieser selbst ist selten so geschult, daß er seine Neigungen und Gefühle, was die Behandlung betrifft, ernsthaft beachtet. Dabei verdienen diese Regungen höchste Aufmerksamkeit, müssen doch der Patient und seine Angehörigen mit den Folgen der Krankheit wie der
Behandlung fertig werden.

Noch in einer anderen Hinsicht unterscheiden sich Krebspatienten
von Krebsforschern: Sie haben eine ganz andere Beziehung zur Hoffnung und zum Zweifel. Das ist keine hypothetische Feststellung.
Denken Sie noch einmal an den Soldaten, der in einem Dschungelkrieg über feindlichem Gebiet abspringt. Seine Überlebenschancen
mögen gering sein, doch wenn er nicht *hofft* zu überleben, werden
seine Aussichten noch geringer. Hat er keine Hoffnung mehr, so
wird er nicht versuchen, sich zu retten. Für den überwiegenden Teil
der vielen Hundert Krebspatienten, die ich näher kennengelernt
habe, war die Hoffnung von größter Bedeutung.

Jimmie Holland, die als Psychoonkologin am Memorial Sloan-
Kettering Cancer Center in New York neue Wege beschritten hat,
trifft die Sache sehr gut, wenn sie sagt, daß sich das Denken angesichts einer lebensbedrohenden Krebserkrankung häufig auf zwei
Ebenen vollzieht. Auf der einen Ebene ist sich der Patient der »Wirklichkeit« bewußt, wie sie ihm sein Onkologe geschildert hat. Ist die
Prognose schlecht, so weiß er, daß die vorgeschlagenen Behandlungen – oder andere, für die er sich entscheidet – nur wenig Aussicht auf
Erfolg bieten. Auf einer anderen Ebene hofft der Patient auch weiterhin, so Holland, er werde zu den Ausnahmen gehören, die sich von
einer schweren Krebserkrankung erholen. Wenn sich diese Hoffnung als hinfällig erweist, hofft der Patient auf andere Dinge: daß er
lange genug lebt, um irgendein wichtiges Vorhaben abzuschließen,
daß er ohne Schmerzen stirbt oder daß er sein Leben in Würde be-
schließen kann. In Kapitel 1 werde ich ausführlicher darlegen,
warum ich die Hoffnung für so außerordentlich wichtig halte.

Allerdings vertrete ich keineswegs den simplen Standpunkt, man
solle unrealistische Hoffnungen auf alternative Krebstherapien schü-
ren. In meiner mehr als zehnjährigen Forschungstätigkeit auf diesem
Gebiet bin ich bei den ergänzenden Krebstherapien auf keine zuver-

lässig dokumentierten Heilerfolge gestoßen – im Sinne einer Behandlung, die irgendeine Form des Krebses regelmäßig und dauerhaft zum Besseren verändert.

Andererseits glaube ich, daß es vernünftig ist, mit einer persönlich als sinnvoll empfundenen Kombination aus konventionellen und Komplementärtherapien gegen die Krankheit anzukämpfen. Ganz gewiß sind einige der ergänzenden Krebstherapien, die ich in diesem Buch erörtere, in der Lage, die Lebensqualität zu verbessern. Genauso sicher dürfte sein, daß manche dieser Therapien, wenn sie lange genug zur Anwendung kommen, den Betroffenen dazu verhelfen, gesündere Krebspatienten zu werden – das heißt, körperlich, geistig und seelisch gesündere Menschen, die zufällig Krebs haben. Mir scheint vieles dafür zu sprechen – und ein Großteil meiner onkologischen Freunde ist der gleichen Meinung –, daß gesündere Krebspatienten oft besser mit strapaziösen Therapien der Schulmedizin fertig werden, weil ihre robustere körperliche und geistige Verfassung sie widerstandsfähiger macht – gegen die Behandlung und in einigen Fällen auch gegen die Krankheit selbst. Ich glaube – auch wenn ich es nicht beweisen kann –, daß der verbesserte körperliche und geistige Gesundheitszustand von Menschen, die sich zu einer intelligenten Synthese von konventionellen und ergänzenden Krebstherapien entschlossen haben, den Krankheitsverlauf günstig beeinflussen kann, speziell bei diesen Krankheiten, deren Verlauf sich bekanntlich nicht vorhersagen läßt.

Komplementärtherapien sollten niemandem vorgeschlagen werden, der ihnen ablehnend gegenübersteht

Da wir noch recht wenig über alternative Therapien wissen, bin ich der Meinung, daß wir sie mit ganz wenigen Ausnahmen keinem Patienten *empfehlen* sollten, der wenig Neigung zu ihrer Anwendung zeigt. Wenn Angehörige mich anrufen und bitten, einen Elternteil oder Ehepartner zu einer Komplementärtherapie zu überreden, lehne ich das mit aller Entschiedenheit ab. Statt dessen versuche ich diesen Angehörigen zu der Einsicht zu bringen, daß er, hätte er selbst Krebs, vermutlich seinen Behandlungsweg auch selbst bestimmen möchte und daher das beste *Heil*verfahren für die Mutter, den Partner oder das Kind darin bestehe, behutsam zu erfragen, was der Betroffene selbst für hilfreich hält. Das können ganz einfache Dinge sein: Hilfe beim Einkaufen oder beim Arztbesuch etwa oder daß man mehr Zeit zu Hause verbringt. Es kann sehr bewegend sein, wenn der Sohn, dem wirklich am Wohlergehen seiner Mutter gelegen ist, erkennt, daß diese sich keiner makrobiotischen Diät unterziehen muß, sondern mit ihrem Krebsleiden besser zurecht kommt, wenn er sich die Zeit für häufigere Besuche bei ihr nimmt.

Der Leser wird in diesem Buch also einer ungewöhnlichen Kombination begegnen: einerseits einer *kritischen* Haltung gegenüber konventionellen wie ergänzenden Krebstherapien und andererseits einer *positiven* Haltung gegenüber beiden Therapieformen, sofern die wissenschaftlichen Daten Anlaß zur Hoffnung geben. Ich glaube zuversichtlich, daß sich im Bereich der Schulmedizin neue Formen der Krebsbehandlung entwickeln werden und daß sich in den Reihen der Komplementärtherapien auch weiterhin sinnvolle flankierende Maßnahmen für *vernünftig angewendete* konventionelle Therapien finden lassen. Einige Vertreter der Schulmedizin bezweifeln, daß Fortschritte auf dem Gebiet der konventionellen wie der ergänzenden Krebstherapien wahrscheinlich sind. Ich achte ihre Zweifel, weil ich weiß, daß der wissenschaftliche Fortschritt auf den Zweifel angewiesen ist. Aber ich bin kein Wissenschaftler, sondern ein Erzieher, Helfer und Berater von Menschen, die mit lebensbedrohenden Krankheiten fertig werden müssen. Deren Bedürfnis nach Hoffnung leuchtet mir ebenso ein wie das Bedürfnis der Wissenschaftler nach Zweifel. Doch was noch wichtiger ist, ich weiß, daß für den Krebspatienten – wie für den Politiker – die Hoffnung bei der Verwendung wissenschaftlicher Erkenntnisse die gleiche Berechtigung hat wie der Zweifel.

Zum Schluß möchte ich Ihnen noch ans Herz legen, bei der Beschäftigung mit diesem Buch *keinen Abschnitt zu lesen, der Sie im Moment nicht interessiert oder ihre Aufmerksamkeit nicht fesselt.* Sie können überall zu lesen anfangen und aufhören. Jeder Abschnitt ist in sich abgeschlossen und verständlich.

Mein größter Wunsch ist, daß Ihnen dieses Buch ein wenig helfen kann.

TEIL I
Wege der Hoffnung und Heilung

Kapitel 1
Nie die Hoffnung aufgeben: Drei Schicksale

Der Kampf mit dem Engel

In diesem Kapitel geht es um die Rolle der Hoffnung für den Krebskranken. Ein kluger Mann hat einmal im Commonweal Cancer Help Program zu einer Gruppe von Krebspatienten gesagt: »Geben Sie vor allem nie die Hoffnung auf.« In all den Jahren seither habe ich die Wahrheit dieser einfachen Worte nie aus dem Blick verloren. Ohne Hoffnung zu leben ist schwer. Hoffnung ist von wahrhaft therapeutischem Wert. Und es gibt immer einen Grund zur Hoffnung, auch angesichts einer schweren Krankheit.

Ich möchte Ihnen drei Geschichten erzählen, die diese Beziehung zwischen Hoffnung und Krebs deutlich machen. Die erste handelt von meinem Vater Max Lerner, bei dem 1980 eine Krebserkrankung festgestellt wurde. Sein Arzt teilte ihm mit, er habe noch etwa sechs Monate zu leben. Damals war er siebenundsiebzig. Ein halbes Jahr zuvor hatte er eine tiefe Enttäuschung erlebt, als ein Buchprojekt scheiterte, an dem er lange gearbeitet hatte. »Es war, als risse mir jemand die Eingeweide bei lebendigem Leib heraus«, sagte er, als wir in seinem mit Büchern vollgestopften Arbeitszimmer saßen und uns über die Diagnose unterhielten. Sechs Monate später wurde in seinem Unterleib ein Non-Hodgkin-Lymphom entdeckt. Später diagnostizierte sein Arzt auch noch einen Prostatakrebs, dessen Metastasen sich bereits bis zur Lunge ausgebreitet hatten. Intuitiv erkannte mein Vater, daß das schmerzliche Verlusterlebnis, welches das gescheiterte Buchprojekt auslöste, mit dem Auftreten des Krebses in seinem Körper zu tun hatte.

Ich kenne wohl kaum jemanden, der das Leben so liebt, wie es mein Vater tat. In einer russisch-jüdischen Gemeinde bei Minsk geboren, wanderten seine Eltern in die Vereinigten Staaten aus, als er drei Jahre alt war. Aus den Slums von New York und New Haven arbeitete er sich zu einem bekannten Vertreter des amerikanischen Geisteslebens hoch. Er lebte fast ausschließlich in der Welt seiner Ideen und fand Freude an allem, was der Tag ihm brachte. Die Depression, die seine Enttäuschung begleitete, war also sehr ungewöhnlich für ihn. Angesichts seiner lebensbedrohenden Krankheit erschien ihm der Verlust jetzt trivial. Er wollte vor allem leben, leben, leben. Er wollte leben, um all die Bücher zu schreiben, die er noch in sich spürte. Er wollte leben aus reiner Freude am Leben.

Als wir uns an diesem Tag unterhielten, wurde schnell deutlich, daß für ihn die entscheidende Frage lautete, ob er sich einer Chemotherapie mit ungewissem Heilerfolg unterziehen sollte oder nicht. Meine Mutter war dafür, ich eher dagegen. Hätte die Chemotherapie eine echte Heilungschance geboten, so hätte ich sie ihm empfohlen. Aber angesichts der schlechten Prognose, die man ihm, auch mit Chemotherapie, stellte, fragte ich mich, ob er diese zusätzliche Quälerei auf sich nehmen sollte.

Mein Vater unterzog sich der Chemotherapie und hatte sehr unter ihr zu leiden. Die Haare fielen ihm aus, er nahm ab und wurde entsetzlich müde. Vor der Therapie hatte er für sein Alter einen sehr jugendlichen Eindruck gemacht, doch jetzt schien er innerhalb von ein paar Monaten um fünf Jahre gealtert zu sein. Wir dachten, er werde sterben. Für mich war es fast unerträglich zu sehen, wie dieser wundervolle, vitale Mensch mit seiner Rabelaisschen Lebensfreude so unter den verheerenden Auswirkungen der Krankheit und der Chemotherapie litt.

Aber mein Vater starb nicht. Mit eisernem Willen kämpfte er um sein Leben. Er überlebte die Chemotherapie und begann sich langsam zu erholen. In James Holland fand er einen bemerkenswerten Arzt, der seine literarischen Neigungen teilte und ihn in dem Bestreben unterstützte, sich als Mann nicht verstümmeln zu lassen, obwohl andere Ärzte zur Entfernung der Hoden geraten hatten. »Lassen Sie sich von denen nicht zum Abélard machen, Max«, sagte Holland, in Anspielung auf den mittelalterlichen Theologen und Philosophen Pierre Abélard, der kastriert wurde, als er heimlich seine Schülerin Héloïse heiratete, nachdem diese ihm ein Kind geboren hatte. Wie sich herausstellte, war Holland ein idealer Arzt für meinen Vater: Er ließ größte Sorgfalt bei den Untersuchungen walten (was meinen Vater sehr beruhigte) und war zugleich ein Schöngeist wie er. Holland schlug meinem Vater eine Hormontherapie vor, die in Kanada schon eingesetzt wurde, in den Vereinigten Staaten aber noch nicht allgemein zugelassen war – eine Hormontherapie, die weniger feminisierende Nebeneffekte hatte als die üblichen Hormonbehandlungen bei Prostatakrebs.

Dank dieser Behandlung machte mein Vater stetige Fortschritte, bis er im Sommer einen Herzinfarkt erlitt. Wieder fürchteten wir ihn zu verlieren. Zu den Krebsmedikamenten kamen Herzmittel, aber er kämpfte weiter.

Dann bot ihm die University of Notre Dame in Indiana einen Lehrstuhl an. Ich bin davon überzeugt, daß diese öffentliche Anerkennung und die Möglichkeit, seine Tätigkeit als Universitätslehrer fortzusetzen, die ihm auch mit siebenundsiebzig Jahren noch viel Freude bereitete, wesentlich zu seiner Genesung beitrugen. Er nahm die Stelle an. Um in Notre Dame allerdings beginnen zu können, mußte er in guter gesundheitlicher Verfassung sein, was seinen Lebenswillen zusätzlich stärkte.

Und so erholte er sich Stück für Stück, Jahr für Jahr. Bis zu seinem neunundachtzigsten Lebensjahr kommentierte er in seiner Zeitungskolumne zweimal pro Woche wichtige Ereignisse in aller Welt. Noch mit siebenundachtzig flog er regelmäßig von New York nach Kalifornien und hielt Kurse an einer der wenigen Universitäten ab, die keine Vorurteile gegen quicklebendige Siebenundachtzigjährige hegen. 1990 veröffentlichte er ein Buch über seine Erfahrungen mit der Krebs- und Herzerkrankung, *Wrestling with the Angel*, das von der *New York Times* »als das beste Buch in der Kategorie der Krankheitsmemoiren« bezeichnet wurde. Dutzende von Krebspatienten haben mir berichtet, wie wichtig dieses Buch für sie war.

Niemand kann mit Sicherheit sagen, warum sich mein Vater von zwei so schweren Krebserkrankungen erholt hat. Unzweifelhaft hat er einige kluge Entscheidungen in bezug auf die medizinische Behandlung getroffen. Er hat eine gemäßigte Umstellung seiner Ernährungs- und Lebensgewohnheiten vorgenommen, den Kummer über die berufliche Enttäuschung rasch überwunden und seine alte Lebensfreude wiedergewonnen.

Interessant war vor allem, daß er sich nie zu einer alternativen oder unterstützenden Therapie entschloß. Als die Krankheit bei ihm diagnostiziert wurde, hatte ich begonnen, mich mit diesen Therapien zu beschäftigen, um zu sehen, ob etwas Vernünftiges für ihn dabei war. Medizinisch gesehen, hielt er sich nur an konventionelle oder konventionell-experimentelle Methoden. Psychologisch erkannte er den Wert seines enormen Lebenswillens und wurde sich bewußt, daß er sehr wohl in der Lage war, das Kommando über das angeschlagene, aber durchaus noch seetüchtige Schiff seiner physischen Existenz zu führen, und so zeigte er kein Interesse an einer Psychotherapie oder einer Krebsselbsthilfegruppe. Für mich war seine Genesung die wunderbare Bestätigung meiner Überzeugung, daß jeder Mensch in seinem Bemühen, den Krebs zu überwinden, einen eigenen Weg finden muß.

Vor allem aber hat mein Vater eine der vernünftigsten Entscheidungen getroffen, die Krebskranken offenstehen: Nie hat er die Hoffnung aufgegeben. Selbst wenn die Situation aussichtslos erschien und er schrecklich litt, hat er den Kampf fortgesetzt und sich an die Hoffnung geklammert, er werde schon irgendwie überleben.

Eines bleibt noch nachzutragen: Im Alter von 89 Jahren starb mein Vater an einem Schlaganfall und einer dritten Krebserkrankung, einem Befall der Bauchspeicheldrüse. Fand er sich mit dem Sterben ab? Keineswegs. Bis zum letzten Atemzug kämpfte er gegen den Tod. Ihm half kein tröstlicher Glaube an ein Leben nach dem Tod. Sein Kampf war so erbittert, weil für ihn alle Herrlichkeit menschlicher Existenz in dem Leben zu finden war, wie wir es kennen: dem Leben zwischen Geburt und Tod. Er starb im Kreise seiner Angehörigen, ein Mann, der intensiv gelebt hatte und um den Nutzen der Hoffnung wußte.

Vom Nutzen der Hoffnung

Dürfte ich Krebspatienten, die leben möchten (nicht alle wollen es), nur eines sagen, ich würde wohl die Worte wiederholen, die jener kluge Mann an die Patienten des Commonweal Cancer Help Program richtete: »Geben Sie nie die Hoffnung auf.« Kämpfen Sie um ihr Leben, selbst wenn die Situation aussichtslos erscheint. Lassen Sie sich das Recht auf Hoffnung nicht streitig machen, auch nicht von den Statistiken, die Ihnen Ärzte vorlegen können. Statistiken sind nur Zahlen. Sie haben nichts mit Ihnen zu tun. Falsche Hoffnungen gibt es nicht. Das habe ich im Falle meines Vaters gesehen und bei vielen anderen Krebspatienten beobachtet, die ihre Prognose lange überlebt haben.

William Buchholz ist ein Onkologe im kalifornischen Palo Alto, der über den »therapeutischen Nutzen der Hoffnung« in der Krebsbehandlung nachgedacht und geschrieben hat. Bewußt setzt er Hoffnung als Teil der Behandlung ein. In früheren Zeiten, als der medizinischen Technik engere Grenzen gezogen waren, wußten die Ärzte die Hoffnung ihrer Patienten besser für die Behandlung zu nutzen als heute. Ich bin Leuten begegnet, die nur noch wenige Tage zu leben hatten, die aber immer noch auf Besserung hofften und daraus die Kraft gewannen, diese äußerste Grenzerfahrung unseres Lebens zu bewältigen. Mir sind viele andere Krebspatienten begegnet, die noch Jahre zu leben hatten und sich nicht vor dem Tod fürchteten. Ja, einige von ihnen sahen ihm sogar mit Neugier, Interesse, Erleichterung oder selbst Hoffnung entgegen – der Hoffnung auf ein Wiedersehen mit geliebten Menschen. Doch obwohl sie keine Schwierigkeiten hatten, ihren bevorstehenden Tod zu akzeptieren, hegten auch sie Hoffnungen – auf einen schmerzfreien Tod, auf einen würdevollen Tod, einen Tod, der die Angehörigen nicht zu sehr belastete, einen Tod, der nicht den finanziellen Ruin für die Familie bedeutete, oder einen Tod, der sie mit ihrem verstorbenen Ehepartner vereinte.

Nur in seltenen Fällen greife ich ein, um das Ziel zu verändern, auf das sich die Hoffnung eines Krebspatienten richtet. Viel eher versuche ich den Familienmitgliedern klarzumachen, was für Hoffnungen und Überzeugungen der Krebskranke wirklich hat, und dem Patienten dabei zu helfen, sie zu verwirklichen, zumindest aber an ihnen festzuhalten. Nie mache ich den Versuch, einem Patienten die Hoffnungen oder Überzeugungen der Familie oder der Freunde aufzuzwingen. Ganz gleich, worauf sich die Hoffnung eines Krebskranken richtet, ich bin bemüht, ihn darin zu bestärken, denn ich weiß, daß sich seine Hoffnungen entsprechend dem Gang seiner inneren Uhr auf andere Ziele richten werden.

Wie erwähnt, sind Ärzte als Wissenschaftler und als Kliniker ausgebildet. Als Kliniker gehören sie einer sehr viel älteren Heilkultur an, die davon lebt, daß sie Hoffnung zu vermitteln weiß. Oft sind sich die Ärzte dieser Doppelrolle nicht bewußt. Sie wissen nicht, was für einen Schaden sie anrichten, wenn sie einem schwer an Krebs erkrankten Patienten gedankenlos die Hoffnung nehmen. Glücklicherweise haben einige Ärzte, trotz ihres naturwissenschaftlichen Hintergrunds, ganz bewußt damit begonnen, die Hoffnung für therapeutische Zwecke einzusetzen. Als Praktiker im besten Sinne des Wortes verbinden sie Aufrichtigkeit in bezug auf das, was sie als Wissenschaftler wissen, mit Bescheidenheit und Hoffnung in bezug auf das, was sie als Kliniker nicht wissen. Ein bekannter Ausspruch von Bernie Siegel lautet: *Solange keine Gewißheit herrscht, ist die Hoffnung im Recht.* Wenn ein Patient mit einer schweren Krebserkrankung *hofft,* er sei der eine, der unter hundert oder tausend Leidensgenossen den Krebs besiegt, so wäre es falsch von seinem Arzt, ihm diese Hoffnung auszureden. Es mag eine dürftige Hoffnung sein, aber auch eine dürftige Hoffnung kann dem Patienten dabei helfen, sich innerlich auf die veränderten Lebensumstände einzustellen. Die ganze Zeit, während ich dieses Buch schrieb, hat mich die schwierige Aufgabe beschäftigt, ein vernünftiges Gleichgewicht zwischen wissenschaftlichem Zweifel und klinischer Hoffnung zu finden.

Was habe ich zu verlieren?

Auch Kim und Sarah Brown konnten sich vom Nutzen der Hoffnung überzeugen. Beide waren siebenunddreißig, als sie sich für einen der einwöchigen Kurse einschrieben, die wir Krebskranken bei Commonweal anbieten. Sie wirkten wie ein Bilderbuchpaar und waren es auch. Kim war seit seinem achten Lebensjahr Maler. Damals schenkte seine Großmutter ihm eine Großpackung mit 136 Buntstiften, und er sagte: »Danke, Oma, ich werde Maler.« Und er malte, bis die Buntstifte nur noch winzige Stummel waren. Er war ein »Air-Force-Kind«, wuchs auf Luftwaffenstützpunkten in der ganzen Welt auf und wechselte alle paar Jahre die Schule, bis er das Gefühl hatte, zum »Raumschiff Enterprise« zu gehören und jedesmal »davongebeamt« zu werden, wenn sein Vater wieder an einen anderen Stützpunkt abkommandiert wurde.

In Südkalifornien, während einer seßhafteren Phase seiner Jugend, begegnete er Sarah Brown, die zufällig den gleichen Nachnamen trug. Sarah war in New York geboren, doch mit ihrer Mutter nach Kalifornien gezogen, als sie drei Jahre alt war und ihre Eltern geschieden wurden. »Als ich sechs war, wurde mir klar, daß mein Vater für mich tot war – es gab ihn einfach nicht mehr für mich. Und dann heiratete meine Mutter einen anderen Mann, der alles klein machte und ablehnte, was ich tat. Überleben konnte ich nur, indem ich mir immer wieder sagte: ›Ach ja? Du meinst, das kann ich nicht? Ich werd's dir schon zeigen!‹ Zum Überleben war das zwar großartig, aber wohl doch ein ziemlich zweischneidiges Schwert – ich habe einfach zu viel von mir verlangt, um zu beweisen, daß ich es schaffte.«

Kim und Sarah waren seit der Highschool- und Collegezeit befreundet, bevor sie heirateten. Während Kim sich einen Ruf als vielversprechender Maler erwarb, begann Sarah eine aussichtsreiche Laufbahn im Staatsdienst. Als ihr eine Stellung in Connecticut angeboten wurde, zogen sie von Kalifornien nach New York. Doch Sarahs neue Arbeit wurde zu einer bitteren Erfahrung: »Das Unternehmen wurde von einem ›Männerklüngel‹ geleitet, und ich war die erste Frau, die in die engere Führungsriege kam. Jahrelang habe ich mich ins Zeug gelegt, um es ihnen recht zu machen. Schließlich mußte ich aufgeben.« Dann erhielt sie eine Stellung in der Führungsetage einer New Yorker Bank. Als Vizepräsidentin hatte sie den kreativsten und interessantesten Wirkungskreis ihres Lebens, doch dann stellte man bei ihr eine akut lebensbedrohende refraktäre Anämie und Leukämie fest. Ihr Körper weigerte sich, die Blutkörperchen herzustellen, die sie zum Leben brauchte.

Zwei Monate gab man ihr noch. Sie saß zu Hause und wartete auf den Tod. Ein Arzt empfahl Cytarabin, ein chemotherapeutisches Mittel, das man bei Leukämie verwendet. Weil ihre Knochen fibrotisch waren, hätte ihr auch eine Knochenmarktransplantation nicht geholfen – für die man ohnehin keinen passenden Spender fand. Um sie am Leben zu erhalten, empfahl ihr Arzt monatliche Bluttransfusionen, doch er sagte ihr auch, daß keine Aussicht auf Heilung bestehe und sie wahrscheinlich bald an einer Infektion sterben werde. Sarah fragte, ob schon mal jemand ihre Krankheit überlebt habe. Die Antwort lautete nein. Langsam reifte in Sarah der Entschluß, den Versuch zu unternehmen, diese rätselhafte refraktäre Anämie als erste zu überwinden. Während sie noch immer ihre monatlichen Bluttransfusionen erhielt, entschloß sie sich zu einer makrobiotischen Diät. »Ich war sehr skeptisch, aber ich sagte mir: ›Was habe ich schon zu verlieren?‹«

Die makrobiotische Diät zwingt zu einer sehr strikten Lebensweise, die große Opfer verlangt. Kim und Sarah lasen *Recalled by Life* von Anthony J. Sattilaro, ein Buch über einen Arzt, der sich bei makrobiotischer Diät jahrelang erfolgreich gegen einen fortgeschrittenen Hodenkrebs wehrte.[1] Sarah beschloß, es auch zu versuchen. »Die Diät war für mich ein Geschenk des Himmels«, sagte Kim. »Solange wir zusammenlebten, hatte ich versucht, Sarah zu beschützen. Jetzt hatte sie diesen Krebs, und ich tat nichts anderes, als sie zu Ärzten zu schleppen, die ihr wehtaten. Die makrobiotische Diät bot mir Gelegenheit, wieder etwas zu tun. Ich wurde der Koch ... Sarah nannte mich den ›Vollstrecker‹.«

Zu ihrer Überraschung stellten Sarah und Kim fest, daß sie sich mit der Diät viel besser fühlten. Sarahs chronische Kopfschmerzen und die Krämpfe während ihrer Periode verschwanden. Kim nahm vierzehn Kilo ab und war damit wieder bei seinem Collegegewicht angelangt. Beide fühlten sich fit und energiegeladen. Sarah begann außerdem mit einer Shiatsu-Massage, einer Form der östlichen Reflexzonenmassage. Darüber hinaus praktizierte sie Meditation, Visualisierungsübungen und Yoga. Nachdem sie gelesen hatte, welche Heilkraft den Kristallen nachgesagt wird, trug sie einen Kristall um den Hals. Sehr zur Überraschung ihres Arztes erkrankte Sarah an keiner der tödlichen Infektionen, die er ihr angekündigt hatte. Tatsächlich fühlte sie sich außerordentlich gesund, wenn sie nicht gerade wieder einen Arztbesuch machte und erfuhr, daß ihr Körper die lebenswichtigen Zellen noch immer nicht produzierte. Deshalb erhielt sie weiterhin ihre Bluttransfusionen und begann eine Behandlung, die sich noch in der Erprobungsphase befand: Es galt, sie von dem Eisen zu befreien, das sich durch das Absterben der monatlich verabreichten roten Blutkörperchen in ihrem Körper ansammelte.

Lange nachdem die Ärzte ihren Tod prophezeit hatten, starb Sarah dann doch noch. Aber der Mut und die Hoffnung, welche die Eheleute aus dem gemeinsamen Kampf um Sarahs Leben geschöpft hatten, führten zu tiefgreifenden Veränderungen ihrer Einstellungen und Verhaltensweisen. Bewußt erfuhren sie, wie schön das Leben und wie kostbar ihre Beziehung war. Der Krebs hatte einen tiefen Wandel ihrer Wertvorstellungen bewirkt, der – so erklärten sie beide – einen Idealismus in ihnen wiederaufleben ließ, wie sie ihn zuletzt mit zwanzig empfunden hatten. Ihre eigene Erfahrung lehrte sie den Unterschied zwischen »Heilen« und »Kurieren«. Kurieren beruht auf einer medizinischen Behandlungsmethode, die stets zur organischen Gesundung führt. So bezeichnet man in der Medizin eine Krankheit als »kurabel« oder »inkurabel«. Dagegen ist Heilen ein innerer Prozeß, in dessen Verlauf sich der menschliche Organismus aus eigener Kraft erholt – körperlich, seelisch und geistig. Davon wird im nächsten Kapitel ausführlicher die Rede sein.

Dieses außergewöhnliche Stadium, das einigen Krebskranken im Verlauf ihrer Krankheit zuteil wird, erreichte Sarah, und in dieser Situation erwies sich ihr Ziel, diese Krebserkrankung als erste zu überleben, nicht mehr als der entscheidende Punkt – obwohl er sehr wichtig blieb. Viel entscheidender waren jetzt die transzendenten Erkenntnisse über Leben und Sinn, die sie im Kampf gegen die Krankheit gewonnen hatte. Später gelangte Kim zu der festen Überzeugung, daß Sarahs Seele ihren Tod überdauert habe. Doch auch davon will ich erst in einem späteren Kapitel berichten.

Wichtig sind Sarahs und Kims Erfahrungen, weil sie uns vor Augen führen, wie erlösend die Hoffnung angesichts einer vernichtenden Krebsprognose wirken kann. Nicht jeder wird sich in dieser Situation dazu entschließen, um sein Leben zu kämpfen oder so tiefgreifende Veränderungen in seiner Lebensweise vorzunehmen. Ich kenne andere Menschen – meist ältere –, die sich zwar um ihre Genesung bemühen, die aber auch der Meinung sind, daß sie ein langes und erfülltes Leben hinter sich haben.

Hoffnung und Würde

Sandra Simmons, fünfundsechzig und aus Taos in New Mexiko, besuchte dasselbe Commonweal Cancer Help Program wie Kim und Sarah. Auch sie wollte leben, auch ihre Prognose war ungünstig, aber sie hoffte vor allem, daß sie ihr Ende nicht hilflos an Dutzende von Schläuchen angeschlossen erleben müsse. Sandras Mann war nach Chemotherapie und längerem Krankenhausaufenthalt an Leberkrebs gestorben, und sie war überzeugt, daß man mit all dem sein Leiden nur verschlimmert hatte. Sie hatte einen Freund, einen pensionierten Militärarzt, der sie in ihrer Ablehnung der Chemotherapie unterstützte: »Laß der Natur ihren Lauf«, riet er ihr. Und obwohl eine Chemotherapie ihr Leben verlängert hätte, entschied sie sich fürs erste (die Entscheidung war nicht unwiderruflich) dagegen. Sie entwickelte ein persönliches Genesungsprogramm, eine Mischung aus Diätvorschriften, Heilkräutern und Reiki-Therapie – einer Art spiritueller Heilpraxis, die sie mit ein paar Freunden zusammen einmal in der Woche praktizierte. Doch auch Sandra gab die Hoffnung nicht auf. Weiterhin hoffte sie, daß sie den Krebs irgendwie besiegen könne und wie ihre Eltern achtzig oder neunzig Jahre alt werden würde. Andernfalls hoffte sie auf einen Tod in Würde und ohne übermäßiges Leiden.

Bei diesen vier sehr unterschiedlichen Menschen – meinem Vater, Kim und Sarah und Sandra – war die Hoffnung, an der sie festhielten, obwohl alle Wahrscheinlichkeit gegen sie sprach, von entscheidender Bedeutung für die Qualität ihres Lebens. Ich glaube, daß die Hoffnung die wichtigste Voraussetzung ist, um trotz des Krebses ein menschenwürdiges Leben zu führen. Zwar kann ich es nicht beweisen, aber ich bin der festen Überzeugung, daß die Hoffnung einigen Menschen, die um ihr Leben kämpfen, dazu verhilft, dieses Leben zu verlängern und manchmal sogar eine vorübergehende Besserung der Krebserkrankung zu erreichen.

Anmerkung

1 Anthony J. Sattilaro, *Recalled by Life*, Boston, Houghton Mifflin, 1982.

Kapitel 2
Heilen und Kurieren: Grundlagen einer fundierten Entscheidung

Heilen ist mehr als Kurieren

Zwischen Heilen und Kurieren gibt es einen entscheidenden Unterschied, der im Mittelpunkt aller wirklich patientenzentrierten Methoden der Krebsbehandlung und -nachsorge steht. Das ist keine »spinnerte« New-Age-Unterscheidung, sondern ein Ansatz, dessen Wurzeln in die wichtigsten und ältesten Traditionen der Medizin zurückreichen. Allerdings hat sich die amerikanische und europäische Schulmedizin diese Unterscheidung bis heute nicht rückhaltlos zu eigen gemacht. Zwar wird der Unterschied zwischen Heilen und Kurieren weithin anerkannt, doch die Bedeutung dieser beiden komplementären Verfahren, die der Genesung vom Krebs dienen, wird den Patienten selten erklärt.

Im üblichen Sprachgebrauch meint der Begriff *Kurieren* eine erfolgreiche medizinische Behandlung. Mit »Kurieren« bezeichnet man also eine Behandlung, die alle Symptome der Krankheit beseitigt und dem an Krebs erkrankten Menschen erlaubt, so lange zu leben, wie er es ohne Krebs getan hätte. Der Arzt hofft, den Patienten kurieren zu können. Kurieren ist das, was die Medizin anstrebt, ein äußerlicher Prozeß, der bewirkt, daß die Krankheit verschwindet.[1]

Heilen dagegen ist ein innerer Prozeß, durch den der Mensch »heil« oder »ganz« wird. Heilung kann auf einer körperlichen Ebene stattfinden, wenn etwa eine Wunde oder ein gebrochener Knochen heilt. Sie kann sich aber auch auf einer emotionalen Ebene vollziehen, wenn wir uns von einem schrecklichen Kindheitstrauma, einem Todesfall oder einer Scheidung erholen. Auf einer geistigen Ebene findet die Heilung statt, wenn wir biographisch erworbene destruktive Vorstellungen über uns und die Welt verändern. Und eine Ebene, die man spirituell nennen könnte, kommt ins Spiel, wenn wir uns während des Heilprozesses Gott zuwenden, eine tiefere Verbindung zur Natur suchen, um den inneren Frieden ringen oder ein allgemeines Gefühl der Verbundenheit empfinden.

Zwar ist Kurieren etwas anderes als Heilen, dennoch besteht eine enge Wechselbeziehung zwischen ihnen. Die »Kur«, also die Therapie, kann nur gelingen, wenn die physische Heilkraft des Organismus die nötigen Voraussetzungen für die Gesundung schafft. Wenn ein Arzt einen Knochen richtet oder ein Antibiotikum gegen einen Infekt verschreibt, trägt er seinen Teil zum Gesundungsprozeß bei, indem er eine Therapie verordnet. Doch wenn die Heilkraft des Organismus nicht ausreicht, wird der Knochen nicht zusammenwachsen und der Infekt nicht abklingen. Heilen ist folglich ein notwendiger Teil des Kurierens – ein Umstand mit weitreichenden Folgen für die Medizin, denn der Arzt, der die Heilkunst wirklich ganzheitlich versteht und weiß, wie wichtig die Heilkräfte seines Patienten sind, wird alles tun, um diese Kräfte zu fördern.

Dennoch ist Heilen mehr als Kurieren, denn Heilung kann auch stattfinden, wenn Kurieren gar nicht zur Debatte steht oder sich als unmöglich erwiesen hat. Obwohl die Fähigkeit zur physischen Heilung eine Voraussetzung jeder erfolgreichen Therapie ist, kann sich Heilung auch auf tieferen Ebenen vollziehen, unabhängig davon, ob es zu einer körperlichen Gesundung kommt oder nicht. Bei vielen meiner an Krebs erkrankten Freunde hat sich eine erfolgreiche Behandlung letztlich als unmöglich erwiesen. Doch trotz fortschreitender Krankheit hat sich der innere Heilungsprozeß – und zwar der seelische, geistige und spirituelle – erstaunlich positiv auf ihr Leben und das der Angehörigen und Freunde ausgewirkt.

Für viele Menschen ist die Entdeckung, daß sie sich am Kampf gegen den Krebs beteiligen *können* – indem sie sich bemühen, ihre Heilkräfte zu mobilisieren –, von größter Bedeutung. Häufig haben Krebspatienten das Empfinden, sie könnten ihr Leben nicht mehr selbst bestimmen. Passiv müssen sie alle Entscheidungen und Behandlungsvorschriften der Ärzte und des Pflegepersonals hinnehmen. Sie haben den Eindruck, sie hätten zu tun, was die Ärzte sagen. Manchmal kommen sie sich völlig hilflos vor. Meist hat sich niemand die Mühe gemacht, ihnen den Unterschied zwischen Kurieren und Heilen zu erklären.

Wissenschaftlich ist noch nicht geklärt, wie sich das persönliche Bemühen um Heilung auf die Lebenserwartung auswirkt. Doch wie die meisten Psychotherapeuten, die Krebspatienten betreuen, aus ihrer *klinischen* Erfahrung wissen, kann die Arbeit, die der Patient für seine Heilung leistet, entscheidend für seine *Lebensqualität* sein. Eine wachsende Zahl von Untersuchungsdaten läßt darauf schließen, daß ein starker Lebenswille – die Bereitschaft, um das eigene Leben zu kämpfen – und das ständige Bemühen um eine gesunde Einstellung zum Leben in einigen Fällen zur körperlichen Gesundung beitragen. Umgekehrt können langanhaltende, chronische Depressionen, Hoffnungslosigkeit, Zynismus und ähnliche Einstellungen die Widerstandsfähigkeit schwächen und die körperliche Anfälligkeit fördern.

Interessanterweise wird der Kampf ums Leben nicht unbedingt von den Patienten gewonnen, die das größte Interesse am Ausgang dieses Kampfes zeigen. Wie wir noch sehen werden, bemühten sich die Schamanen und Medizinmänner der traditionellen Medizin überall zunächst um die Seele des Patienten, weil sein Körper dann erfahrungsgemäß besser reagiert. Ebenso wird ein Boxer ungeschickter agieren und den Kampf viel eher verlieren, wenn er auf seinen Gegner wütend ist. Ein Chirurg operiert weder seine Frau noch die eigenen Kinder, weil er weiß, daß die persönlichen Gefühle seine beruflichen Fähigkeiten beeinträchtigen. Wenn sich Soldaten in fast aussichtslosen Kampfsituationen befinden, wäre Todesangst das Schlimmste, was ihnen passieren könnte: Sie brauchen einen klaren Kopf, Mut und die Hoffnung, trotz allem überleben zu können.

In Europa hat man Bergsteiger, die lebensgefährliche Stürze überlebt haben, eingehend befragt und ist dabei auf Geschichten gestoßen, die vielleicht die Komplexität von Heilreaktionen verdeutlichen können. Am Anfang des Sturzes stößt der Bergsteiger keinen Schrei aus, wie wir es aus entsprechenden Filmszenen kennen. Statt dessen scheint sich die Zeit für ihn enorm zu verlangsamen – wie es viele Menschen auch zu Beginn eines Autounfalls erleben. Alles scheint sich in Zeitlupentempo abzuwickeln. Für den abstürzenden Bergsteiger liegt der Überlebensvorteil dieses Vorgangs darin, daß er genügend Zeit hat, jeden lebensrettenden Umstand wahrzunehmen – Vorsprünge oder Büsche, die er fassen kann, um den Fall aufzuhalten. Doch wenn sich keine Möglichkeit zur aktiven Selbsterhaltung bietet, gelangt der Stürzende nicht in einen Zustand der Panik, sondern tiefen inneren Friedens. Unter Umständen erlebt er den vielzitierten Lebensrückblick, in dessen Verlauf sein Leben noch einmal in raschen Bildern an ihm vorüberzieht. Manchmal hört er auch Sphärenmusik. Der Aufprall wird normalerweise ohne Schmerzen erlebt – nur noch akustisch wahrgenommen. Hören wird als letzte Sinneswahrnehmung von der Bewußtlosigkeit ausgelöscht.

Entsprechend hat die Heilreaktion, die eintritt, wenn uns eine Krebsdiagnose in den »freien Fall« katapultiert, die Aufgabe, alle Möglichkeiten körperlicher Gesundung zu mobilisieren. Verstand und Eingebung wirken zusammen, wenn es gilt, sich für eine Behandlung, ein Krankenhaus, einen Arzt zu entscheiden, ergänzende Therapien auszuwählen oder Möglichkeiten der Selbsterfahrung und anderer gesundheitsfördernder Maßnahmen zu erproben. Der gleiche Prozeß, der alle Möglichkeiten im Dienste der Gesundung mobilisiert, versetzt uns auch in die Lage, das Beste aus einem langen Leben mit dem Krebs zu machen – oder aus der Zeit, die uns bleibt.

So muß der Patient, um vernünftige Entscheidungen über konventionelle wie ergänzende Krebstherapien treffen zu können, zunächst erkennen, daß ihm selbst eine wesentliche Rolle im Kampf um sein Leben zufällt. Und das gilt nicht nur für Therapieentscheidungen, sondern auch für die Frage, wie er den Rest seinen Lebens, jeden einzelnen Tag, verbringen will.

Universelle, häufige und besondere Heilbedingungen

Wie fangen wir es nun an, uns selbst zu heilen? Einer der schönsten Vergleiche stammt von Rachel Naomi Remen: Sie rät uns, zum Gärtner unseres Ichs werden. Das können wir nicht durch einen bloßen Willensakt in unserem Garten wachsen lassen. Vielmehr müssen wir die Bedingungen für sein Wachstum, seine *Heilbedingungen*, schaffen, indem wir in uns hegen und pflegen, was wir schätzen und von dem wir wünschen, daß es wächst.

Zweifellos gibt es viele verschiedene Heilbedingungen: physische Voraussetzungen wie Ernährung, Sport, Entspannung, frische Luft, sauberes Wasser und viel Bewegung in freier Natur; soziale Bedingungen wie befriedigende Berufstätigkeit, Freunde, die uns am Herzen liegen, und liebevolle Angehörige; ferner gibt es seelische, geistige und spirituelle Heilbedingungen.

Es ist nützlich, zwischen universellen, üblichen und besonderen Heilbedingungen zu unterscheiden. Innerer Friede ist beispielsweise eine fast universelle Heilbedingung. Von nahezu universeller Heilwirkung sind auch tiefe Liebeserlebnisse. (Im Gegensatz dazu sind Wut oder Haß weniger verbreitete Heilbedingungen. Dennoch sind Fälle bekannt, bei denen Menschen schwerste Krankheiten überwunden haben, weil sie sich unbedingt noch rächen wollten oder es ihnen einfach boshafte Freude bereitete – »zu gemein, um zu sterben«, könnte man sagen.)

Übliche Heilbedingungen gibt es in großer Zahl. Viele Leute finden Heilung durch die Zuwendung von Freunden und Angehörigen, einen Beruf, der ihnen zusagt, durch Fröhlichkeit, anrührende Musik und schöne Bilder. Doch zu den wichtigsten Voraussetzungen gehören die *besonderen* Heilbedingungen. Nach William Blake kann man einem anderen Menschen nur helfen, indem man ihn in seinen »kleinen Eigenheiten« unterstützt, das heißt, in den scheinbar unbedeutenden Dingen, die für ihn größte Bedeutung haben.

Zu meinen eindringlichsten Erlebnissen mit *besonderen* Heilbedingungen gehört die Begegnung mit einem bekannten älteren Kinderarzt, nennen wir ihn Bill Sawyer, der in das Commonweal Cancer Help Program gekommen war, weil er unter fortgeschrittenem Prostatakrebs litt, nachdem seine Frau unter schwierigsten Umständen an ALS gestorben war (amyotropher Lateralsklerose, einer progressiven Nervenlähmung). Bis zuletzt hatte er sie gepflegt und während dieser Zeit die Krebserkrankung festgestellt. Statt sich der aussichtsreichen Operation zu unterziehen, die in den letzten Monaten seiner Frau möglich gewesen wäre, die ihn aber auch dazu gezwungen hätte, sie während dieser Zeit alleine zu lassen, entschloß Bill sich zu einer konservativen Behandlung, die ihm erlaubte, bei ihr zu bleiben. Erst als seine Frau gestorben war und der Krebs sich in seinem Körper ausgebreitet hatte, flog er quer durchs Land, um an unserem Krebshilfe-Programm teilzunehmen.

Bill erklärte, er wisse nicht, warum er überhaupt zum Commonweal gekommen sei. Die anderen wollten leben, aber er sei sich nicht sicher, ob er dazu noch Lust habe. Obwohl er nie an ein Leben nach dem Tod geglaubt hatte, gewann er nach dem Tod seiner Frau die Überzeugung, er werde sie wiedersehen, wenn er selbst gestorben sei. Und er freute sich darauf. Nicht der Krebs mache ihm zu schaffen, meinte er, sondern die Trauer um seine Frau.

Ich hatte nicht die Absicht, ihm seine tiefempfundene Trauer und seinen nüchternen Realitätssinn auszureden. Also hörte ich ihm eine Woche lang zu. Zuhören ist nämlich sehr wichtig, wenn man anderen bei ihrer Heilung helfen möchte – eine der besten Methoden zur Schaffung von Heilbedingungen. Die meisten Menschen haben Scheu, andere leiden zu sehen, oder sind sofort mit Vorschlägen zur Hand. Im Commonweal-Programm haben wir weder diese Scheu, noch sinnen wir auf rasche Abhilfe. Wir hören zu.

Ich bezweifelte nicht, daß Bill meinte, was er sagte. Aber da er noch am Leben war, fragte ich mich, woran er noch etwas Freude finden könnte. Und Bill erzählte mir von den Vögeln, die er in seinem ländlichen Garten daheim in Massachusetts fütterte. Vögel mochte er sehr gern. Auch für Katzen hatte er eine große Schwäche – und einen besonderen Draht zu ihnen. Ich fragte ihn, ob er eine Katze habe.

Nein, antwortete er, er wisse ja nicht, was aus ihr werden solle, wenn er ins Krankenhaus käme oder stürbe. Also verbrachten Bill und ich den Rest der Woche damit, uns zu überlegen, ob er eine Katze zu sich nehmen könnte. Ich versprach ihm, Leute zu finden, die sich um die Katze kümmern würden, wenn er ins Krankenhaus müßte. Falls er stürbe, würde ich seine Katze übernehmen, versprach ich ihm. Da meine Frau siamesische Katzen mag, schlug ich ihm vor, daß wir ihm eine solche Katze besorgten, um sie dann eines Tages zu übernehmen. Doch Bill wollte keine siamesische Katze. Sein Leben lang hatte er sich um arme, vernachlässigte und mißhandelte Kinder gekümmert. Er wollte sich an den Tierschutzbund wenden und sich eine Katze holen, die ausgesetzt – vielleicht auch verletzt – war, und sie wieder gesund pflegen.

Am Ende der Woche flog Bill wieder heim. Ein paar Wochen später erhielt ich einen Anruf. Bill hatte ein Kätzchen im Tierheim gefunden, eine Promenadenmischung, die aus einem fahrenden Auto geworfen worden war und diverse Knochenbrüche erlitten hatte. Er pflegte sie wieder gesund. Bis zu seinem Tode erhielten wir regelmäßig Karten und Briefe mit der Unterschrift »Bill und die Katze«.

Bills Geschichte erscheint mir deshalb erzählenswert, weil sie eindrucksvoll zeigt, daß viele Krebskranke ihre *besondere* Heilbedingung selbst entdecken müssen. Die ganze Woche hätten wir mit Bill über Diäten, Gymnastik, Visualisierungsübungen oder andere übliche Heilverfahren sprechen können, die sich für andere Commonweal-Teilnehmer auch wirklich als wichtig erwiesen haben. Wir hätten ihn drängen können, um seine körperliche Gesundung zu kämpfen. Doch dann hätten wir ihm nicht helfen können, seine entscheidende Heilbedingung zu entdecken. Und die bestand darin, daß er eine Katze zu sich zu nahm. Wichtig war ferner, daß es nicht irgendeine Katze war. Es mußte eine mißhandelte und ausgesetzte Katze sein, so wie es mißhandelte und verlassene Kinder waren, um die er sich sein ganzes Leben lang gekümmert hatte. Damit setzte er fort, was er immer getan hatte – anderen großherzig zu helfen.

Ein paar Jahre später äußerte Rachel Naomi Remen die Vermutung, Bills Zweifel, ob er eine Katze zu sich nehmen dürfe oder nicht, könnten eine tiefere Bedeutung gehabt haben. Möglicherweise sei er sich nicht darüber klar gewesen, ob er noch einmal lieben dürfe. Dieser Mann hatte die Frau verloren, der er jahrzehntelang in inniger Liebe verbunden gewesen war. Für ihn kam keine andere Frau in Frage, aber er suchte sich einen neuen Partner, zu dem er dann ebenfalls eine enge Beziehung unterhielt.

Obwohl sein Kampf mit dem Krebs anhielt und etliche andere Altersleiden hinzukamen, lebte Bill noch viele Jahre. Und inmitten all dieser gewiß nicht leichten Probleme fand er in der Gesellschaft der Katze, die er gerettet und gesund gepflegt hatte, großen Trost.

Biomedizin und biopsychosoziale Medizin

Krebspatienten sollten wissen, daß die Frage, ob und wie die moderne Medizin dem Patienten bei seinem Heilprozeß helfen kann, heute Gegenstand einer sehr intensiven Debatte ist.

Auf der einen Seite stehen die Vertreter der Biomedizin, die sich strikt an die Auffassung halten, der Arzt-Wissenschaftler sei ein Techniker, der dem Patienten seine fachlichen Fertigkeiten anbieten und sich aus allen psychologischen und spirituellen Fragen heraushalten müsse. Das ist eine klare und nachvollziehbare Haltung, der gegenüber jeglicher Spott fehl am Platze ist.

Auf der anderen Seite befinden sich die Vertreter der Richtung, die George Engle als »biopsychosoziale« Medizin bezeichnet. Dort geht man davon aus, daß Krankheiten sich in einem psychischen und sozialen Kontext entwickeln, daß diese psychosozialen Kontexte die Ursache und den Verlauf vieler Krankheiten beeinflussen und daß der Arzt, der um möglichst wirksame Heilprozesse bemüht ist, die Heilung im psychosozialen Kontext nicht vernachlässigen darf.[2]

In den letzten Jahrzehnten hat die biopsychosoziale Medizin bei Fachleuten verstärkte Aufmerksamkeit gefunden, was mit dem wachsenden Interesse der Öffentlichkeit und medizinischer Kreise an der »Geist-Körper-Medizin« und neuen wissenschaftlichen Disziplinen wie der Psychoneuroimmunologie zusammenhing. Die Psychoneuroimmunologie ist ein interdisziplinäres Forschungsgebiet, dem die Annahme zugrunde liegt, daß die Psyche, das Nervensystem und das Immunsystem im Grunde genommen ein einziges durch viele Wechselbeziehungen verknüpftes System bilden. In der Psychoneuroimmunologie und verwandten Bereichen wie der verhaltensorientierten Medizin und der Gesundheitspsychologie läßt ein wachsender Bestand an Forschungsergebnissen darauf schließen, daß die emotionalen und geistigen Prozesse des Patienten häufig für den organischen Verlauf der Krankheit von *Bedeutung* sind. Deshalb vertreten George Engle, Norman Cousins und viele andere die Auffassung, der Arzt sollte sich nicht nur mit Kurieren, sondern auch mit Heilen befassen.

Weitere Überlegungen zum Unterschied zwischen Biomedizin und biopsychosozialer Medizin haben zu Begriffspaaren geführt, die für den Krebspatienten sehr nützlich sein können. Betrachten wir die folgenden Beziehungen:

Biomedizin (Wissenschaft)	biopsychosoziale Medizin (menschliche Erfahrung)
Krankheit	Erkrankung
Schmerzen	Leiden
Kurieren	Heilen

Legitimer Gegenstand der Biomedizin ist der organische Prozeß der *Krankheit.* Die biopsychosoziale Medizin befaßt sich neben dem organischen Prozeß der *Krankheit* auch mit der *menschlichen Erfahrung der Krankheit,* der *Erkrankung.*

Legitimer Gegenstand der Biomedizin ist die Linderung von *Schmerzen.* Die biopsychosoziale Medizin befaßt sich neben der Linderung von *Schmerzen* mit der *menschlichen Erfahrung von Schmerzen,* die wir auch *Leiden* nennen.

Legitimer Gegenstand der Biomedizin ist der physiologische Prozeß des *Kurierens.* Die biopsychosoziale Medizin befaßt sich neben dem physiologischen Prozeß des *Kurierens* auch mit der *menschlichen Erfahrung dessen, was es angesichts der Erkrankung an körperlichen, geistigen, emotionalen und spirituellen Möglichkeiten gibt,* dem Prozeß des *Heilens.*

Es ist sehr wichtig – und wird in der populärwissenschaftlichen Krebsliteratur nicht genügend berücksichtigt –, daß die Medizin sprachlich zwischen ihrer biomedizinischen und ihrer biopsychosozialen Richtung unterscheidet, zwischen Krankheit und Erkrankung, Schmerzen und Leiden, Kurieren und Heilen. Innerhalb des riesigen biomedizinisch-industriellen Komplexes, den die moderne Gesellschaft geschaffen hat, dürfen wir nicht vergessen, daß viele große Ärzte lange und eingehend über diese Fragen nachgedacht haben und zu der Erkenntnis gelangt sind, daß wir den hohen Entwicklungsstand unserer modernen biomedizinischen Technik häufig mit einem erschreckenden Mangel an Kenntnis oder Interesse auf der biopsychosozialen Seite bezahlen – mit dem fehlenden Bemühen, dem Patienten den eigenen Heilprozeß bewußt zu machen und ihn daran zu beteiligen.

Wie Sie mit der eigenen Heilung beginnen

Wie können Sie am eigenen Heilprozeß teilnehmen? Über diese
Frage haben im Laufe der Jahrhunderte viele große Ärzte und Heiler
eingehend nachgedacht und sind zu zahlreichen Antworten gelangt –
Antworten, die gewöhnlich die Form von Fragen annehmen. Sehen
wir uns einige an:

> *Wenn Sie sich auf der ganzen Welt etwas aussuchen könnten,*
> *was Sie für den Rest ihres Leben tun (oder sein) möchten, was*
> *würden Sie dann wirklich tun (oder sein) wollen?*

Diese Frage stellt der neue Wege suchende Psychotherapeut Larry
LeShan in seinem Buch *Cancer as Turning Point.* »Was ist der besondere Sinn Ihres Lebens, das besondere Lied, das zu singen Sie auf
die Erde geschickt wurden?« fragt LeShan seine Patienten häufig.
Manche Menschen wissen die Antwort sofort, andere entdecken sie
erst, nachdem sie eine Zeitlang mit der Frage gelebt haben. Wieder
andere müssen lange und hart um die Antwort ringen. Die Frage ist
von großer Bedeutung und eine wunderbare Orientierung auf dem
Weg zur Heilung, denn wenn Sie die Antwort entdecken, lautet
LeShans nächste Frage: »Welche Schritte müßten Sie unter den gegebenen Umständen als erste tun, um einem solchen Leben näher-
zukommen?« Diesen Weg einzuschlagen bedeutet oft wirksame
Heilung.
   Eine andere Frage könnte lauten:

> *Was ist für Sie wichtig geworden, seit man bei Ihnen Krebs fest-*
> *gestellt hat, und auf welche der Dinge, die Ihnen früher wichtig*
> *erschienen sind, können Sie heute verzichten?*

So kann eine Krebsdiagnose zu einem tiefgreifenden Wandel Ihrer
persönlichen Wertordnung führen. Dinge, die Ihnen früher wichtig
erschienen sind, verlieren an Bedeutung, während andere, denen Sie
womöglich kaum Beachtung geschenkt haben, in den Vordergrund
rücken. Dieser Ausleseprozeß kann Ihr ganzes Leben fortdauern:
Woran will ich festhalten? Worauf will ich verzichten? Und, noch
schmerzlicher: An welchen Dingen, die mir am Herzen liegen, kann
ich nicht festhalten? Auf welche Dinge, die ich schätze, muß ich verzichten?

Sich selbst können Sie fragen:

> *Was wäre angesichts der Krebsdiagnose in jedem meiner Lebensbereiche die beste Entscheidung? Welchen konventionellen und ergänzenden Therapien soll ich mich unterziehen? Was für Beziehungen soll ich unterhalten? Was für einer Art von Arbeit nachgehen? Welche Formen der Entspannung oder Meditation wählen? Was für eine Gymnastik oder Erholung? Was für eine Diät? Was für einen Alltagsrhythmus? Was für Studien oder Freizeitaktivitäten? Was für eine Unterstützung und Reaktion wünsche ich mir von Angehörigen und Freunden? Welche besonderen Dinge – ganz persönlicher Art – würden mir jeden Tag besondere Freude bereiten?*

Mit dieser Übung können Sie sich bewußt machen, was für Sie von wirklicher Bedeutung ist. Es ist überraschend, wie viele Menschen mit Krebs sich nie weiter den Kopf darüber zerbrochen haben, was sie wirklich gerne täten. Häufig berichten Kliniker von dem Eindruck, daß viele Krebspatienten einen Großteil ihres Lebens »Gebende« gewesen sind, die sich immer nur auf die Bedürfnisse anderer konzentriert haben, so daß sie sich der eigenen nie bewußt geworden sind. Wenn Sie lernen, sich bewußt zu machen oder zu artikulieren, was Sie gerne möchten, eröffnen sich manchmal neue und sogar erschreckende Perspektiven. Doch die kleinen (und großen) Beschäftigungen zu entdecken, die Ihnen besondere Freude bereiten, bedeutet Erfüllung und Heilung zugleich. Eine Möglichkeit, dieser Frage auf den Grund zu gehen, besteht darin, daß Sie Ihr Leben in verschiedene Bereiche unterteilen, die Sie dann einer näheren Prüfung unterziehen. Welche besonderen körperlichen, emotionalen, geistigen und spirituellen Bedingungen können in Ihrem Fall die Heilung fördern?

Heilung und Psychosynthese

Für Krebspatienten, denen an einer ausführlicheren Karte der menschlichen Psyche gelegen ist, empfiehlt sich die Psychosynthese, eine der interessantesten Schulen der transpersonalen Psychologie. Begründet wurde sie von dem italienischen Psychoanalytiker Roberto Assagioli, der bei Jung und Freud studiert hat und ein großer Kenner der spirituellen Traditionen des Ostens und des Westens war.

Die Psychosynthese bietet einige nützliche Einsichten in das Wesen des Heilprozesses.

Mit Freud ist sich die Psychosynthese darin einig, daß viele Menschen sich mit Impulsen aus ihrem unteren Unbewußten auseinandersetzen müssen – Impulsen, die sich von Grundtrieben und -verlangen herleiten. Aber wie Jung vertritt sie auch die Auffassung, daß einigen Menschen unterdrückte Impulse aus ihrem oberen Unbewußten oder Überbewußten zu schaffen machen und daß jemand, um sich anzupassen, ebenso neurotisch bemüht sein kann, *weniger zu sein, als er ist,* wie er zu dem gleichen Zweck bestrebt sein kann, *mehr zu sein, als er ist.*

In überzeugender Weise organisiert die Psychosynthese einen Großteil unserer Erfahrung in der Welt zu verschiedenen Persönlichkeits-Substrukturen, »Unterpersönlichkeiten« genannt. Wenn sie dazu aufgefordert werden, sind die meisten Menschen in der Lage, auf einer Liste mindestens einige der Unterpersönlichkeiten aufzuführen, die sie den ganzen Tag hindurch unbewußt annehmen und ablegen. Die typische Liste der Unterpersönlichkeiten einer Akademikerin mit Krebs könnte folgende Substrukturen enthalten: Ärztin, Mutter, Ehefrau, Tochter, Freundin, Krebspatientin, Joggerin, spirituelle Sinnsucherin, gescheiterte Zirkusartistin usw.

Zu den Zielen der Psychosynthese gehört, daß wir uns unsere verschiedenen Unterpersönlichkeiten bewußt machen, daß wir sie als Teil von uns anerkennen, daß wir lernen, uns mit ihnen zu *identifizieren* und von ihnen zu *distanzieren* – die einzelnen Unterpersönlichkeiten an- und abzulegen –, und daß wir sie dann allmählich verbinden und integrieren. Für den Krebspatienten ist dieser Ansatz sehr bedeutsam, denn wenn Heilung ein Prozeß der Selbstentdeckung ist, der unser Bewußtsein und Interesse für den Vorgang der Selbstverwirklichung weckt, dann liefert uns die Psychosynthese eine interessante Karte für die Entdeckungsreise in unser Selbst.

Heilung, Kreativität und Visualisierung

Heilung habe ich als einen Prozeß beschrieben, in dessen Verlauf wir dadurch heil oder ganz werden, daß wir uns auf verschiedenen Ebenen die Bedingungen für Selbstverwirklichung und persönliche Entwicklung bewußt machen.

Wie Rachel Naomi Remen sagt, ist Visualisierung – die (bildliche) Vorstellungskraft – die Sprache, deren sich das Unbewußte bedient, um sich mit uns zu verständigen. Für die Kommunikation mit dem riesigen Universum in uns, von dem wir in normalen Bewußtseinszuständen nichts bemerken, ist die Arbeit mit Vorstellungsbildern ein außerordentlich leistungsfähiges Instrument. Dabei kann sie viele Formen annehmen: visuelle, taktile, olfaktorische, intuitive. Wir können Nachrichten aus unserem Inneren sehen, fühlen, spüren, ertasten, riechen oder intuitiv erfassen. Entdecken können wir solche Visualisierungen durch Meditation, Gebet, Hypnotherapie, Anleitungen zu Visualisierungstechniken, Malerei, Dichtung, Träume, Tagebuchschreiben, Musik oder Bewegung, um nur einige wenige Methoden zu nennen.

Menschen mit Krebs haben manchmal eine sehr intensive Vorstellungstätigkeit dicht unter der Oberfläche ihres Bewußtseins. Die enormen Umwälzungen in ihrem Leben haben dieses Material in Reichweite gebracht. Und doch leben sie möglicherweise Monate oder Jahre, ohne Zugang zu den äußerst bedeutsamen Erfahrungskonstellationen in ihrem Inneren zu finden. Wer durch Visualisierung mit seiner inneren Welt in Berührung kommt, dem eröffnen sich unter Umständen erstaunliche Wege zur Heilung.

In enger Beziehung zur Visualisierung steht die Kreativität. W. H. Auden hat ein paar berühmte Zeilen geschrieben, in denen er einen Landarzt über die Eigenart des Krebses nachdenken läßt:

Childless women get it
And men when they retire –
It's as though they needed some outlet
For that foiled creative fire.[3]*

Viele Krebspatienten fühlen sich von diesen Zeilen angesprochen und erkennen, in welchem Maße sie ihre Kreativität und Ganzheit verleugnet haben, um sich in das Leben zu fügen, das sie sich eingerichtet haben. Alle diese Bestrebungen – das besondere Lied seines Lebens zu entdecken, zu entscheiden, wie man von nun an leben möchte, und durch Visualisierung mit den starken inneren Energiekonstellationen in Berührung zu kommen – sind Prozesse, durch die wir wieder Zugang zu unserer inneren Kreativität, diesem »unterdrückten schöpferischen Feuer«, finden.

---

* *Kinderlose Frauen bekommen ihn / und Männer, wenn sie sich zur Ruhe setzen – / als brauchten sie ein Ventil / für dieses unterdrückte schöpferische Feuer.*

Wir befinden uns hier nicht im Reich der Wissenschaft, sondern in der Bilderwelt unseres Inneren. Deshalb möge *niemand* auf den Gedanken kommen, irgend etwas von dem, was ich bisher von einigen Krebspatienten gesagt habe – daß sie häufig »Gebende« sind, daß sie ihre eigenen Bedürfnisse denen anderer unterordnen, daß sie manchmal den Kontakt zur eigenen Kreativität verloren haben –, treffe für alle oder auch nur die meisten Krebspatienten zu. Und ganz gewiß will ich damit nicht sagen, diese Merkmale hätten den Krebs verursacht. Ich möchte dem Leser nur an einigen wichtigen Punkten deutlich machen, was alles zur inneren Heilung gehört. (In Kapitel 10 werde ich ausführlicher auf die Visualisierung eingehen.)

Heilung und Spiritualität

In der Regel bringt der Heilprozeß Menschen nicht nur zu einer klareren Erkenntnis ihres besonderen Wesens und ihres besonderen Zweckes auf dieser Welt, sondern erschließt ihnen auch Gott, Geist, inneren Frieden, Verbundenheit oder wie immer wir nennen wollen, was groß und geheimnisvoll ist.

Je länger ich mich mit diesem Aspekt beschäftige – dem grundlegenden Zusammenhang zwischen Heilung und seelischer Entwicklung –, desto entschiedener gelange ich zu der Überzeugung, daß uns der Architekt des menschlichen Bewußtseins, wer immer es sein mag, damit eines der aufschlußreichsten Zeichen seines Wirkens hinterlassen hat. Bedenken wir doch, wie außerordentlich *elegant* der Entwurf ist, aus dem wir hervorgegangen sind, denn ausgerechnet in der schwierigsten Zeit unseres Leben eröffnet sich uns die Möglichkeit – nicht die Gewißheit, aber die Möglichkeit –, Zugang zu Bewußtseins- und Erfahrungsbereichen zu finden, mit deren Hilfe wir diese Krisen besser bewältigen können, als es sonst der Fall wäre. Und wie bemerkenswert ist es, daß diese Bewußtseinszustände viele Menschen zu der Erklärung veranlassen, sie fühlten sich mit Krebs lebendiger und »heiler« als zuvor. Wie merkwürdig ist es schließlich, daß viele Menschen mit Krebs zu der Erkenntnis gelangen, trotz Schmerzen, Schock und Leiden hätten sich auch Vorteile von ungeheurem persönlichen Wert ergeben.

In allen großen spirituellen Traditionen ist ein Lehrsatz von zentraler Bedeutung, daß in Schmerzen und Leiden, Verlust und Trauer der Schlüssel zu spirituellen Erfahrungen liegt, die uns ohne solche Erlebnisse häufig verschlossen bleiben. Wie erstaunlich, daß uns of-

fenbar ein solcher Entwurf zugrunde liegt! Was bedeutet das? Was
folgt daraus? (Ausführlicher gehe ich auf den Zusammenhang zwischen Geist und Heilung in Kapitel 9 ein.)

Heilung und Entscheidung beim Krebs

Diesen besonderen Heilprozeß beim Krebs halte ich für so wichtig,
weil ich glaube, daß das Bewußtsein Grundlage fundierter Entscheidungen in allen Bereichen des Krebses ist: die Entscheidungen über
Therapien der Schulmedizin, über Therapien der Komplementärmedizin, über das Leben mit Krebs, Entscheidungen bei Schmerzen und
Leiden und Entscheidungen über Leben und Sterben.

Eine einzige *richtige* Wahl gibt es bei keiner der großen und kleinen Entscheidungen, vor die uns eine Krebserkrankung stellt. Sicherlich werden Ärzte, Angehörige und Freunde Sie unter Druck
setzen, die eine oder die andere Möglichkeit zu wählen. Die Ärzte
werden Sie über den aktuellen medizinischen Wissensstand zu konventionellen Therapien informieren. Angehörige und Freunde drängen Sie vielleicht, alternative Therapien auszuprobieren, oder bitten
Sie umgekehrt, die Finger davon zu lassen. Unter Umständen erwarten die Menschen, daß Sie Ihr Leben fortsetzen, als wäre nichts
geschehen, daß Sie ihnen genauso begegnen wie vorher. Oder Sie
drängen Ihnen eine neue Lebensweise auf.

An jeder Wegbiegung wartet eine verwirrende Vielzahl von Entscheidungen auf Sie, und oft gibt es keine äußeren Orientierungshil-
fen, auf die Sie sich verlassen können. Wenn Sie sich also alle Informationen verschafft haben, sollten Sie Ihre Fühler nach innen aus-
strecken, um auf einer möglichst tiefen Bewußtseinsebene zu entdecken, was für Sie *sinnvoll* ist.

Information hilft uns oft, Karten für fundierte Entscheidungen zu
entwerfen. Doch der Heilprozeß kann zu dem inneren Kompaß werden, der uns erst ermöglicht, diese Karten zu lesen. Heilung hilft uns,
den Weg zu entdecken, der – *für uns* – am besten ist. Heilung gibt uns
die Kraft für eine aufsteigende Bewegung: zu immer höheren und
ganzheitlicheren Bewußtseinsebenen, zu Mut, zu einer *Entfaltung* –
wenn auch nicht immer einer *Verlängerung* – des Lebens und zu
einer tieferen Verwirklichung des Menschen, der wir zu sein wünschen.

Anmerkungen

1 In den Statistiken vieler Krebsarten gilt ein Krebskranker, der fünf Jahre ohne
Wiederkehr seiner Krankheit überlebt hat, als »kuriert«, aber das ist ein zwei-
felhafter Wortgebrauch. Ein wirklich »kurierter« Krebspatient sollte so lange
leben, wie er es ohne Krebs täte.

2 George L. Engle, »The Need for a New Medical Model: A Challenge for Bio-
medicine«, *Science*, 196, 8. April 1977, S. 4286.

3 W. H. Auden, *Collected Shorter Poems* 1927–1957, New York, Random
House, 1966, S. 111.

TEIL II
Entscheidung über konventionelle Krebstherapien

Meist sind Krebspatienten der Meinung, ihre Therapieentscheidungen müßten sich ausschließlich an den Ergebnissen der biomedizinischen Wissenschaft ausrichten. Oft stellen sich diese Patienten auch vor, die biomedizinische Wissenschaft sei ein Monolith – ein riesiger, festgefügter Wissensblock, der dem einzelnen vorschreibt, was er bei einer bestimmten Krebsart zu tun hat –, und alle Daten, die von dieser monolithischen Wissenschaft zusammengetragen würden, seien automatisch im Kopf des ersten von ihnen aufgesuchten Arztes präsent. Beides stimmt natürlich nicht.

Ärzte fallen solchen Täuschungen in den seltensten Fällen zum Opfer, wenn jemand aus ihrer eigenen Familie an Krebs erkrankt. In der Regel holen sie mehrere Meinungen von verschiedenen Kollegen ein, bevor sie über eine Behandlung entscheiden. Die Ärzte wissen nämlich – teilen es ihren Krebspatienten aber selten mit –, daß es innerhalb der amerikanischen und auch der deutschsprachigen Schulmedizin ganz verschiedene Kulturen der Krebstherapie gibt. Mit dem Wort »Kultur« meine ich die nichtwissenschaftlichen Annahmen und Ansätze, die Ärzte in die Planung, Durchführung und Einschätzung der Krebsbehandlung einfließen lassen.

In der Schulmedizin gibt es auf internationaler, nationaler und fachärztlicher Ebene ganz verschiedene Kulturen der Krebstherapie. Um hinsichtlich seiner Behandlung eine vernünftige Entscheidung treffen zu können, muß der Krebspatient die verschiedenen Ansätze dieser Kulturen verstehen. Derartige Kenntnisse helfen ihm, eine übersichtliche Entscheidungs-*Karte* für seine Behandlung anzulegen. Solche Führer durch die Kulturen der Krebstherapien sind ein wirksames Mittel gegen die Angst, die den Patienten angesichts der verwirrenden Vielfalt von Behandlungsmöglichkeiten ergreift. Drei Hauptkulturen der Krebstherapie lassen sich unterscheiden, die jeweils ihre eigene Auswahl von Möglichkeiten bieten:

1. Die Krebstherapie der amerikanischen wie auch der deutschsprachigen Schulmedizin. Dabei zeigen sich erhebliche Be-

handlungsunterschiede zwischen Chirurgen, Onkologen und Radiologen, denn jede Gruppe neigt natürlich dazu, den Beitrag des eigenen Fachgebietes zu bevorzugen.

2. Die Krebstherapie komplementärer Ansätze in den Vereinigten Staaten wie in anderen Ländern: Zwischen den Vertretern von Ernährungstherapien, psychologischen Ansätzen und immunologischen Krebstherapien gibt es große Unterschiede. (Dieses Gebiet behandle ich in späteren Kapiteln.)

3. Die Krebstherapie in hochentwickelten technisch-industriellen Gesellschaften. In England, Frankreich, Deutschland, Japan und den Vereinigten Staaten weichen die Krebsbehandlungen erheblich voneinander ab.

Ausschlaggebend ist, wie tiefgehend die Kultur *alle* Ansätze beeinflußt – sogar die biomedizinischen Systeme der Krebsbehandlung. In diesem Abschnitt untersuche ich die Entscheidungsmöglichkeiten, die Krebspatienten innerhalb der amerikanischen Schulmedizin offenstehen. Allerdings sollten Krebspatienten wissen, daß viele Ärzte und Wissenschaftler in anderen hochentwickelten Industriegesellschaften die amerikanische Krebstherapie für außerordentlich *aggressiv* halten, weil sie Chirurgie, Chemo- und Strahlentherapie in weit höherem Maße einsetzt, als es Ärzte und Forscher im Ausland nach den vorliegenden Daten für angemessen halten.

Deshalb möchte ich diesen Überblick mit internationalen Unterschieden in der Krebsbehandlung beginnen, um dann in den Kapiteln 4 und 5 zu den Behandlungsmöglichkeiten und -alternativen in der amerikanischen Schulmedizin zu kommen. Dabei sollten Sie in diesem Kapitel besonders auf drei wichtige Punkte achten: erstens, daß die amerikanische Krebsbehandlung im internationalen Vergleich am »aggressiven« Ende des schulmedizinischen Spektrums liegt; zweitens, daß im Lager der konventionellen Krebsbehandlung der Nutzen von Chemo- und Strahlentherapie sehr kontrovers diskutiert wird; und drittens, daß es wichtige »kulturelle« Unterschiede zwischen verschiedenen medizinischen Spezialgebieten und zwischen den einzelnen Krankenhausarten in den Vereinigten Staaten gibt.

Kapitel 3
Der entscheidende Unterschied – konventionelle Krebstherapien im internationalen Vergleich

Eine der wichtigsten medizinischen Informationen für Krebspatienten, die bemüht sind, möglichst umsichtige Entscheidungen über ihre Therapien zu treffen, betrifft die großen Abweichungen, welche die Krebstherapien im Vergleich zwischen den hochentwickelten Industrienationen zeigen. *Die Krebstherapien der Schulmedizin weisen in England, Frankreich, Deutschland, Japan und den Vereinigten Staaten erhebliche Unterschiede auf.* Die Bedeutung dieses Umstands sollten sich Krebspatienten gründlich klarmachen. Denn hier geht es nicht um das abstrakte Ergebnis irgendeiner medizinsoziologischen Untersuchung.

Diese fünf Nationen sind alle hochentwickelte wissenschaftliche Gesellschaften. In jedem dieser Länder haben die Ärzte Zugang zum gleichen Bestand an wissenschaftlicher Literatur. Trotzdem behandeln die Ärzte Krebspatienten in jedem Land ganz anders. Und die amerikanische Krebsmedizin bildet in einer entscheidenden Hinsicht eine Ausnahme: Die Krebstherapie in Amerika ist *durchgehend am aggressivsten.* In diesem Kapitel wird sich deutlich zeigen, daß die Unterschiede der konventionellen Krebstherapien in den fortgeschrittenen Industrienationen eher auf *kulturelle Überzeugungen* als auf *gesicherte wissenschaftliche Erkenntnisse* zurückgehen. Der Krebspatient, der diesen Umstand verstanden hat, hat einen wichtigen Schritt in Richtung einer wirklich fundierten Entscheidung getan.

Die namhafte Medizinjournalistin Lynn Payer hat mit dem Buch *Medicine & Culture: Varieties of Treatment in the United States, England, West Germany and France*[1] den wohl besten Führer durch die internationalen Medizinkulturen in den Vereinigten Staaten und Europa vorgelegt. Auf ihre Untersuchungen stützen sich große Teile dieses Kapitels. Wie Mark Lipkin, Jr., Direktor des Fachbereichs Primärversorgung an der medizinischen Fakultät der New Yorker Universität, schreibt, belegt Payers Arbeit »in überzeugender Weise, daß Kliniker sich zwar für treue Diener der Wissenschaft halten, häufig aber Gefangene ihrer Überzeugungen und Gewohnheiten sind ...

Das [Buch] wird Patienten dazu anregen, *ihren Erfahrungen und Neigungen zu vertrauen, selbst wenn sie über die Grenzen des eigenen Landes hinausblicken müssen, um zu sehen, was möglich ist.*«[2] [Hervorhebung von M. L.]

Laut Payer werden wissenschaftliche Daten aus der medizinischen Forschung bei ihrer *Bewertung* in den einzelnen Ländern zwangsläufig durch unterschiedliche kulturelle Brillen gesehen:

Nehmen wir beispielsweise eine Untersuchung, die zeigt, daß die Anwendung der Chemotherapie das Leben älterer Krebspatienten durchschnittlich um einige Monate verlängert, bei ihnen aber auch schweres, hartnäckiges, medikamentös bedingtes Erbrechen hervorruft. [Was *nicht* für alle Chemotherapien gilt.] Hält man die Lebenserwartung für das wichtigste Kriterium, legt diese Untersuchung nahe, solche Patienten einer Chemotherapie zu unterziehen; mißt man hingegen der Lebensqualität größere Bedeutung bei, müßte man aus der Untersuchung den Schluß ziehen, daß auf eine Chemotherapie besser zu verzichten ist.

Tatsächlich rechtfertigten nach Ansicht der amerikanischen Autoren dieses Berichts die gewonnenen Monate eine Empfehlung der Chemotherapie; englische Mediziner, welche die Untersuchung im *BJM [British Medical Journal]* besprachen, hielten die Empfehlung dagegen für ungerechtfertigt. *In keinem Fall wurde geraten, die Patienten zu fragen, wie sie die Sache sähen.*[3] [Hervorhebung von M. L.]

Französische Ästhetik und Erhaltung der Geschlechtsorgane

Welche Rolle die Kultur in der Medizin spielt, erfuhr Payer erstmals, tief beeindruckt, 1972 auf einer Tagung in Frankreich, auf der es um nicht-entstellende Behandlungsformen des Brustkrebses ging.

Für einen fulminanten Beginn der Tagung sorgte der Gastgeber Professor Charles Gros mit einem Diavortrag über die Brust und den Brustkrebs in der Kunstgeschichte, wobei er die Brust als »Lust des Mannes« und »Narzißmus der Frau« bezeichnete. Die Aussteller schienen großen Gefallen an ihrem Gegenstand zu finden – überall im Ausstellungsbereich gab es Brüste, einschließlich einer ganzen Wand voller Plastikbrüste, die so spitz waren, daß man Angst haben mußte, sich an ihnen zu stechen. Am dritten Tage wurden Dias, die ein schlechtes kosmetisches Ergebnis zeigten, ausgepfiffen, eine Reaktion, die im Rahmen dieser Veranstaltung völlig normal erschien.[4]

Im Fortgang zeigt Payer, daß die französische Medizinkultur tief beeinflußt ist von bestimmten französischen Wesensmerkmalen: der Überzeugung, daß das Denken das Handeln leiten müsse, der Sorge um die Ästhetik des menschlichen Körpers, dem Bestreben, die Geschlechtsorgane und die Fruchtbarkeit nach Möglichkeit zu erhalten, einer übermäßigen Konzentration auf die Funktion der Leber für die Gesundheit, der festen Überzeugung, die Lebenskraft des inneren *Terrains* sei entscheidend für die Krankheitsabwehr und man müsse dieses *Terrain* stärken, indem man sich dem Schmutz als einer Art »Impfstoff« aussetze, sowie einer nationalen Begeisterung für Urlaub und Kuraufenthalte zur Verjüngung des *Terrains* und Erhaltung der Gesundheit.

Aufgrund dieser Einstellung gingen die Franzosen lange vor den Amerikanern zu Lumpektomien und Teilmastektomien bei Brustkrebs über. In diesem Zusammenhang schreibt Payer: »Auch Männer können damit rechnen, daß ihre Fortpflanzungsorgane in Frankreich schonender behandelt werden als in anderen Ländern. In den Vereinigten Staaten entschließt man sich bei Prostatakrebs beispielsweise häufig zu Prostatektomie und Kastration. In Frankreich bekämpft man ihn eher mit Strahlentherapie, niedrig dosierten Östrogenen oder Chemotherapie.«[5]

Wie ein französischer Arzt Payer berichtete, wird die französische Sorge um die ästhetischen Ergebnisse der Therapie von Patienten aus anderen romanischen Ländern geteilt. »Die romanischen Patienten scheinen das Gefühl zu haben, sie würden nach der Amputation einer Hand oder eines Fingers ihre personale Ganzheit verlieren«, erzählte ihr der Arzt. »Für sie ist es wichtig, einen intakten Körper zu besitzen. Solche Gefühle kennen Menschen aus nördlichen Ländern nicht. Sie sind mehr an den funktionalen als an den ästhetischen Aspekten ihrer Person interessiert.«[6]

Von der Sorge der Franzosen um das *Terrain* – die Vitalität des inneren Körperbereichs – war schon die Rede. Diese Blickrichtung vermindert »den Antibiotikaverbrauch, welcher der englischen und amerikanischen Vorstellung von der Krankheit als Eindringling entspricht, zugunsten von Stärkungsmitteln, Vitaminen und ›*Terrain*-

Modifikatoren ... Sie bevorzugt Behandlungen wie Ruhe und Kuraufenthalte zur Regeneration des *Terrains* ... Ihr ist es zu verdanken, daß die Franzosen führend sind in Bereichen, in denen es um die Kräftigung des *Terrains* geht, so in der Immuntherapie des Krebses.«[7] »Wenn das Terrain mehr Bedeutung besitzt als die Krankheit, ist es weniger wichtig, die Krankheit ›aggressiv‹ zu bekämpfen, als das *Terrain* zu stärken. Während amerikanische Ärzte große Vorliebe für das Wort ›aggressiv‹ zeigen, sind den Franzosen die *médicines douces*, die ›sanften Therapien‹, weit lieber.«[8]

Diese Vorliebe für sanfte Therapien veranlaßt die Franzosen zu einer sehr viel umfassenderen Anwendung nicht-allopathischer Verfahren, besonders der Homöopathie, bei der man unendlich verdünnte Heilmittel verabreicht und glaubt, sie seien um so wirksamer, je mehr die Verdünnung fortschreite. Im allgemeinen verschreiben französische Ärzte auch geringere Dosen der schulmedizinischen Medikamente. Payer: »Selbst Arzneimittel stärkster Art sind in Frankreich oft schwächer. Der Schah von Persien erhielt von seinen französischen Ärzten Chlorambucil gegen seine Krebserkrankung, und die Amerikaner waren überrascht, daß er kein stärkeres Medikament erhalten hatte. Der Glaube an das *Terrain* ist sicherlich auch verantwortlich dafür, daß auf Intensivstationen in Frankreich weniger invasive Verfahren zur Anwendung kommen als in den Vereinigten Staaten – ohne daß das Wohlbefinden der Patienten in einem der Länder größer wäre als im anderen.«[9]

Deutschland – ein offenes Gesundheitssystem mit starken Traditionen in der Schul- und Komplementärmedizin

Die Deutschen gehören zu den großen Neuerern auf dem Gebiet der alternativen und komplementären Krebsbehandlungen und haben eine lange Tradition in der Natur- und Kräuterheilkunde, in homöopathischen und spirituellen Verfahren. Vielleicht haben Krebspatienten in Deutschland eine größere Auswahl an Therapien als in irgendeinem anderen modernen Industriestaat.

Während sich die Franzosen übermäßig mit dem Zustand ihrer Leber, der ästhetischen Verfassung ihres Körpers und der Lebenskraft des inneren *Terrains* beschäftigen, konzentriert sich die Aufmerksamkeit der Deutschen vor allem auf ihr Herz, im körperlichen wie im spirituellen Sinne. Payer zitiert Novalis: »Das Herz ist der Schlüssel zur Welt.« Und Goethe: »Auch schätzt er meinen Verstand und meine Talente mehr als dies Herz, das doch mein einziger Stolz ist, das ganz allein die Quelle von allem ist, aller Kraft, aller Seligkeit und alles Elendes. Ach, was ich weiß, kann jeder wissen – mein Herz habe ich allein.«[10]

Die Bundesbürger nehmen sechsmal so viel Herzmittel pro Kopf der Bevölkerung wie die Franzosen und die Engländer. Während die Deutschen bei Ausländern vor allem in dem Ruf stehen, autoritär und tüchtig zu sein, ist »für die Deutschen ihr Hauptmerkmal die Emotionalität«. Dazu Payer:

Das westdeutsche Gesundheitssystem wird sowohl dem tüchtigen wie dem romantischen Aspekt des deutschen Wesens gerecht, indem es einerseits die hochentwickelte Apparatemedizin pflegt, etwa in Form von Elektrokardiographen und Computertomographen, andererseits aber auch die ›sanfte‹ Medizin praktiziert, die sich auf die Heilkräfte der Natur verläßt, so in der Homöopathie und bei Heilkuren. Tatsächlich assimiliert das deutsche Gesundheitssystem fast alles ... »Auf dem deutschen Markt gibt es 120000 verschiedene Medikamente«, berichtete mir Dr. M. N. G. Dukes von der holländischen Arzneimittelbehörde in einem Gespräch, »während es in Island nur 1180 sind ...«[11]

Ein anderes romantisches Erbe der deutschen Medizin sind die Heilkräfte, die man der Natur zuschreibt und sich durch lange Waldspaziergänge, Schlammbäder oder Kräuterheilverfahren erschließt.

Die medizinische Nutzung von Kuren ist noch verbreiteter als in Frankreich, und auch die Kräuterheilkunde kommt umfassender zur Anwendung ... Etwa ein Fünftel aller deutschen Ärzte praktiziert entweder Homöopathie, anthroposophische Medizin oder *Phytotherapie* (Pflanzenheilkunde). Diese Therapieformen werden vom westdeutschen Gesundheitssystem anerkannt ... Nach dem neuen Arzneimittelgesetz *muß nachgewiesen werden, daß die alternativen Heilverfahren unschädlich sind, nicht erforderlich ist hingegen der Nachweis, daß sie wirksam sind. Ob sie weiterhin verwendet werden dürfen, entscheiden Ausschüsse, die sich aus Vertretern dieser besonderen alternativen Therapien zusammensetzen* ... [12] [Hervorhebung von M. L.]

Der Gegensatz zur amerikanischen Medizin liegt auf der Hand. In den Vereinigten Staaten muß bei neuen Arzneimitteln, theoretisch zumindest, neben der Sicherheit auch die Wirksamkeit nachgewiesen werden. In der Praxis gibt es allerdings viele Kontroversen über die Frage, wie gut dieses System funktioniert. Auf der einen Seite bietet das amerikanische System beträchtlichen Schutz, den die Deutschen oft nicht haben, so daß sie unwirksamen und manchmal sehr gefährlichen Medikamenten, wie etwa dem Thalidomid (Contergan), ausgeliefert waren. Auf der anderen Seite hat der deutsche Krebspatient mühelos Zugang zu einer Vielzahl von Krebstherapien, in deren Vorzug Amerikaner nur kommen können, wenn sie nach Deutschland reisen. Im übrigen ist der deutsche Arzt berechtigt, in seiner Praxis eine Vielzahl von Krebsmedikamenten zu verwenden, wird für diese Bereitschaft finanziell entschädigt und kann die Wirksamkeit neuer Arzneimittel in seiner Praxis klinisch beobachten.

Wohl nirgends zeigt sich die Schönheit der deutschen Krebsmedizin so deutlich wie in ihren anthroposophischen Krankenhäusern. Die Anthroposophie ist, kurz gesagt, eine Lehre, die der österreichische Philosoph Rudolf Steiner begründet hat, ein christlicher Mystiker und ein Philosoph in der Nachfolge Goethes. Er hat sich eingehend mit den spirituellen Traditionen des Ostens und des Westens beschäftigt, die tief in der Volksmedizin Mitteleuropas verwurzelt sind. Steiners Anhänger gründeten in ganz Europa und den Vereinigten Staaten ein Netz von Schulen, Krankenhäusern und Altenheimen. In den USA kennt man diese anthroposophischen Einrichtungen vor allem in der Form der »Waldorfschulen«.

Die anthroposophischen Krankenhäuser, die ich in Deutschland und der Schweiz besucht habe, verbinden den entschlossenen und wirksamen Einsatz konventioneller Methoden der Krebstherapie mit intensiver Verwendung von naturheilkundlichen, homöopathischen und anthroposophischen Mitteln. Die anthroposophischen Krankenhäuser sind in Deutschland sehr bekannt und geschätzt und werden von einheimischen Patienten mit lebensbedrohenden Krebsdiagnosen häufig in Anspruch genommen. Sie sind ästhetisch ansprechend eingerichtet, bevorzugen Behandlungen, die den Patienten in die Lage versetzen, aus seinem Leben das Beste zu machen, und sind in Pflege und medizinischer Versorgung, gemessen an amerikanischen Verhältnissen, wirklich bemerkenswert.

Großbritannien – Sparsamkeit, Pragmatismus und Freiheit für Komplementärtherapien

Von der Straßburger Tagung über Brustkrebs, die Payer besucht hat, berichtet sie noch folgendes:

> ... einer der anwesenden englischen Chirurgen erläuterte, daß die Lumpektomie auch von englischen Kollegen bevorzugt werde, aber nicht wegen ihrer ästhetischen Resultate, sondern weil sie einfacher ist. Während der amerikanische oder der französische Chirurg mehr Geld für schwierigere Operationen bekommen und deshalb für eine radikale Mastektomie besser bezahlt werden als für eine Lumpektomie, erhält der englische Chirurg das gleiche Honorar, egal wie er die Krankheit behandelt.

Und weiter heißt es bei Payer:

> Auffälligstes Merkmal der englischen Medizin ist ihre Sparsamkeit. Fast in jeder Hinsicht sind die Engländer zurückhaltender ... Entscheidet der Arzt, daß eine Operation notwendig ist, weist der Eingriff in der Regel bescheidenere Ausmaße auf: Beispielsweise verzichtet man bei Hodenkrebs auf die Ausräumung der Lymphknoten, eine Methode, die Professor Michael Baum von King's College als »antiquierte, barbarische Sitte« bezeichnet.[13]

Während die Franzosen stolz auf die Kühnheit und Eleganz ihrer medizinischen Theorien sind und der Ästhetik und Vitalität des Körpers besondere Aufmerksamkeit schenken, kennzeichnet die Engländer, wie Payer findet, die pragmatische Tradition, die Hinwendung zum Detail und die stoische »Haltung« als Erziehungsideal der Public School; das alles fördert eine Strategie des minimalen medizinischen Eingriffs. »Im Vergleich zu den Franzosen und Deutschen«, heißt es bei Payer, »messen die Engländer dem *Terrain* wenig Bedeutung bei und suchen die Krankheitsursache lieber außerhalb des Körpers oder, wenn das nicht möglich ist, im Zwischenreich der Eingeweide. Im Gegensatz zu den Franzosen scheinen englische Ärzte nicht viel von der Kräftigung der Widerstandskraft zu halten; so werden Vitamine, Stärkungsmittel, Heilkuren und ähnliches fast überhaupt nicht verschrieben.«[14]

Engländer geben für ihre Gesundheit kaum mehr als die Hälfte dessen aus, was Amerikaner für diesen Zweck aufwenden. Sie bemühen sich stärker um Linderung und Fürsorge als um Therapieerfolge.

Alle Beobachter sind sich darin einig, daß England in der Geriatrie einen Vorsprung von fünfzehn Jahren gegenüber Kanada und den Vereinigten Staaten aufweist ... Größere Sensibilität beweisen Engländer oft auch bei der Interpretation medizinischer Studien. Sie sind nicht nur skeptischer in der Frage, ob eine medizinische Behandlung tatsächlich von Vorteil ist, sondern legen auch größeren Wert auf die »sanften« Nebeneffekte, welche die Lebensqualität eines Patienten unter Umständen stärker beeinflussen als die harten ... Der englische Rezensent eines Buches über Krebs-Chemotherapie monierte, daß auf den sechshundert Seiten des besprochenen Buches »zu oft und zu unkritisch Medikamente einfach aufgelistet werden, die sich als ›wirksam‹ erwiesen haben (wobei diese sogenannte Wirksamkeit dem Patienten manchmal recht wenig echten Nutzen bringt), und zu selten erörtert wird, was die Nebenwirkungen, besonders die psychologischen Nebenwirkungen, für den Patienten und seine Familie bedeuten könnten. Die Lebensqualität wird kaum jemals erwähnt.«

Der Umstand, daß Engländer nicht so sehr an die Fähigkeit der Medizin glauben, das Leben zu verlängern, sondern ihre Aufgabe eher darin sehen, es angenehmer zu machen, ist zweifellos der Grund dafür, daß die ersten Sterbehospize in England und nicht in den Vereinigten Staaten entstanden. Um die Hospiz-Idee zu vertreten, muß man akzeptieren, daß Menschen sterben. [Dazu ein Arzt:] »In England sind wir nicht von dem Wunsch beseelt, das Leben um jeden Preis zu erhalten. Das ist keine Gleichgültigkeit, sondern erwächst aus einer anderen Einstellung gegenüber dem Tod. Für amerikanische Ärzte scheint der Tod das unwiderrufliche Scheitern ihrer beruflichen Fähigkeiten zu bedeuten. Dagegen betrachten englische Ärzte den Tod häufig als physiologische Zwangsläufigkeit, manchmal sogar als wahrhaft wünschenswert.«[15]

Während Payer ihre Untersuchung auf die Schulmedizin beschränkt, sind in England auch die Komplementärtherapien stark vertreten: Vegetarismus, Naturheilkunde, Homöopathie (auf die Payer eingeht), spirituelle Heilung und eine gesellschaftliche Toleranz für diese und andere ergänzende Heilmethoden, die weit größer ist als in den Vereinigten Staaten.

Die Vereinigten Staaten – eine aggressive Kultur und eine aggressive Medizin

»Selbst als die Europäer die einfache Mastektomie und Lumpektomie entwickelten, um den Brustkrebs weniger verstümmelnd zu behandeln«, schreibt Payer, »vertraten amerikanische Ärzte immer noch die extrem radikale Mastektomie und die prophylaktische Entfernung beider Brüste zur Verhinderung des Brustkrebses.«

Die amerikanische Medizin ist aggressiv. Von der Geburt – die sich mit größerer Wahrscheinlichkeit als in irgendeinem europäischen Land per Kaiserschnitt vollzieht – bis zum Tod im Krankenhaus, von der invasiven Untersuchung bis zur prophylaktischen Operation sind die amerikanischen Ärzte von dem Wunsch beseelt, etwas zu *tun*, am liebsten so viel wie möglich.

Amerikanische Ärzte führen mehr diagnostische Tests durch als ihre französischen, deutschen oder englischen Kollegen. Häufig entscheiden sie sich anstelle von medikamentösen Behandlungen für aggressive Eingriffe, und wenn sie Medikamente verwenden, verordnen sie meist höhere Dosen und aggressivere Varianten ...

Eingriffe werden nicht nur häufiger vorgenommen, sondern fallen meist auch aggressiver aus. Das scheint vor allem dann zu gelten, wenn der Eingriff an den Geschlechtsorganen oder in ihrer Nähe vorgenommen wird. Für eine Amerikanerin ist die Wahrscheinlichkeit, daß sie einer Hysterektomie unterzogen wird, dreimal so groß wie für eine Engländerin, Französin oder Deutsche, so daß ausländische Ärzte nicht selten über die amerikanischen »Geburtstags-Hysterektomien« scherzen, wohl ohne sich klar zu machen, wie früh der Geburtstag liegt: Mehr als 60 Prozent der Hysterektomien in den Vereinigten Staaten werden an Frauen unter vierundvierzig vorgenommen. Abgesehen davon, daß einige Ärzte gesunden Frauen im Alter von etwa vierzig routinemäßig die Gebärmutter entfernen, nicht selten einschließlich der Eierstöcke – eine Vorgehensweise, die 1975 in einem der maßgeblichen amerikanischen Gynäkologielehrbü-

cher ausdrücklich gebilligt wurde –, halten viele amerikanische
Ärzte die Hysterektomie für die geeignete Behandlung bei zahlreichen präkanzerösen Erkrankungen, die in Europa weniger ra-
dikal behandelt werden. Sobald Krebs festgestellt wird, fällt die
Operation noch radikaler aus. Prostataeingriffe werden häufiger vorgenommen als in Europa ... an jüngeren Männern
ebenso wie an älteren.[16]

Payer nimmt an, die medizinische Aggressivität sei ein Abbild des
aggressiven amerikanischen Charakters, und nach meinen Eindrük-
ken von der Medizin und anderen Bereichen des amerikanischen Lebens hat sie Recht damit. Aggressivität gehört zum amerikanischen
Ethos: Football ist der aggressivste Nationalsport überhaupt. Der Prozentsatz der Gewaltverbrechen liegt in Amerika weit höher als in jeder
anderen demokratischen Industrienation; auch die amerikanische In-
haftierungsrate übersteigt bei weitem alle Zahlen aus vergleichbaren
Ländern und erreicht den gleichen Stand wie in der ehemaligen Sowjetunion und in der Südafrikanischen Republik. Im übrigen beschränkt sich die Gewalt nicht allein auf die hohe Gewaltkriminalität
der amerikanischen Unterschicht. Der Zustand dieser Unterschicht
spiegelt die amerikanische Sozialpolitik wider, die sich ihren Bürgern
gegenüber weit rücksichtsloser verhält als die anderer westlicher Industriestaaten. Auf dem Gebiet der Krankenversicherung, des Schul-
wesens, der Hilfe und des Urlaubs für Schwangere, der Berufsausbil-
dung und Fortbildung, der Wohnungssituation und in praktisch allen
anderen Bereichen, vom Hochschulwesen abgesehen, kümmern sich
die Vereinigten Staaten weit weniger um ihre Bürger als irgendein
anderer westlicher Industriestaat. Aus europäischer Sicht zeigen sich
in der amerikanischen Außenpolitik immer wieder die Aggressivität
und Cowboy-Mentalität, die Außenstehende in so vielen Aspekten
des amerikanischen Lebens wahrnehmen.

Das soll nicht heißen, daß die Euopäer die amerikanische Kultur in
Bausch und Bogen verurteilen. Viele Europäer fühlen sich eingeschränkt durch die Bevölkerungsdichte in den eigenen Ländern und
die unzähligen Vorschriften, die mit ihrer großzügigeren Sozialge-
setzgebung einhergehen. Und sie sind fasziniert von der Freiheit, die
sie in der amerikanischen Gesellschaft wahrnehmen, von einer Kultur, in der die Menschen alles erreichen und alles verlieren können,
so daß das Leben einem gefährlichen Hochseilakt ohne Netz gleicht.

Hier ist jedoch entscheidend, daß die Aggressivität der amerikanischen Medizin im allgemeinen und der amerikanischen Krebsmedi-

zin im besonderen einem Hauptmerkmal der amerikanischen Kultur und des amerikanischen Nationalcharakters entspricht. Deshalb würden europäische Patienten der Empfehlung eines amerikanischen Onkologen, sich einer aggressiven Therapie zu unterziehen, wohl kaum Folge leisten, ohne den Rat eines Krebsspezialisten in ihrem Heimatland eingeholt zu haben. Und der Trend zu noch aggressiveren Therapien in der experimentellen Krebsforschung dürfte von Europäern als ein weiterer Ausdruck dieser amerikanischen Obsession gewertet werden.

Die Aggressivität in der amerikanischen Medizin verfolgt Payer bis zu Benjamin Rush zurück, seines Zeichens Arzt und Unterzeichner der amerikanischen Unabhängigkeitserklärung, der es ablehnte, »sich bei der Behandlung von Krankheiten übermäßig auf die Heilkräfte der Natur zu verlassen«. Die ersten medizinischen Lehrbücher orientierten sich an Rush mit der These, daß »verzweifelte Krankheitssituationen verzweifelte Mittel erfordern« und daß »schonende medizinische Behandlungen in Wirklichkeit grausam sind«.[17] Und genau diese Auffassung vertreten heute noch die Onkologen der amerikanischen Schulmedizin.

Nach Payer fand diese medizinische Aggressivität auch Eingang in die Chirurgie, wo »Wildwest-Chirurgen« radikale Operationen einführten, »die vorzunehmen die Europäer, wie sie prahlten, zu empfindlich und ängstlich wären ... Amerikanische Chirurgen erklärten ihre Erfolge mit der Abgebrühtheit einer Siedlermentalität, die den Kollegen in der alten Welt fehle. Die Europäer warfen den amerikanischen Chirurgen im Gegenzug Wildwest-Barbarei und Grausamkeit vor.«[18]

Leicht läßt sich zeigen, daß die Aggressivität der amerikanischen Medizin am deutlichsten in der Krebstherapie zutage tritt. Doch in einigen Bereichen hat diese Entwicklung wohl schon ihren Höhepunkt überschritten. Die erstmals in den Vereinigten Staaten durchgeführten Hemicorporektomien der fünfziger Jahre, in denen man Patienten halbierte, um ihnen das Leben zu retten, werden nicht mehr vorgenommen. Radikale Mastektomien bei Brustkrebs sind im allgemeinen durch weniger radikale Operationen verdrängt worden. In der klinischen Praxis und in der Krebsforschung wächst das Interesse an der Lebensqualität der Patienten; so vergleicht man heute in einer steigenden Zahl von Studien kürzere Chemotherapien mit älteren und belastenderen.

Das Bild ist also vielschichtig. Während einige der aggressivsten Krebstherapien ihren Höhepunkt überschritten haben, sind andere außerordentlich aggressive Behandlungsformen entwickelt worden, um an ihre Stelle zu treten. Die immer häufigere Verwendung von Knochenmarktransplantationen in Verbindung mit Ganzkörperbestrahlung ist ein Beispiel dafür. Da setzt man den Patienten einer Kombination von Therapien aus, die im Grunde tödlich sind, und unternimmt dann aggressivste Anstrengungen, ihn am Leben zu erhalten.

Ich will kein Urteil über die Wirksamkeit der charakteristischen amerikanischen Aggressivität in der Krebstherapie fällen. In einigen Fällen können aggressive Therapien zweifellos Leben retten. Doch ich habe die Erfahrung gemacht, daß umsichtigen Patienten, die bemüht sind, ihre Möglichkeiten vernünftig einzuschätzen, am besten mit einem internationalen Überblick über die Krebsbehandlungen gedient ist.

Krebs in Japan: Verleugnung des Krebses, Keimphobie, konstitutionelle Ursachentheorien und die Allianz von Schul- und Komplementärmedizin

Selten erfahren Krebspatienten in Japan ihre Diagnose vom Arzt. Statt dessen teilt dieser sie den Angehörigen mit, die dann überlegen, ob der Patient informiert werden soll oder nicht – und in den meisten Fällen entscheiden sie sich dagegen. Dazu erklärt ein namhafter japanischer Arzt: »Menschen reagieren sehr heftig auf die Vorstellung vom Tod. Wir sollten den Patienten für den Rest ihres Lebens die Angst ersparen und ihnen deshalb das Krebs-Urteil nicht mitteilen.« Dieser japanische Mediziner glaubt, die amerikanische Praxis, Krebspatienten ihre Diagnose mitzuteilen, sei vor allem in der Angst der amerikanischen Kollegen vor Kunstfehlerprozessen begründet.

Selbst wenn Mitglieder der medizinischen Fakultät Krebs bekommen, wird ihnen von ihren Kollegen die Diagnose verheimlicht. Sogar Patienten am Nationalen Institut für Krebsforschung in Tokio und in regionalen Krebszentren wird nichts mitgeteilt. Dazu berichtet Emiko Ohnuki-Tierney: »Ein Arzt am Nationalen Institut für Kreislauferkrankungen teilte mir mit, die Patienten seien der Meinung, daß zwar alle anderen Menschen dort Krebs hätten, sie aber eine Ausnahme seien.«[20]

Diese Beobachtungen stammen aus einer wunderbaren anthropologischen Untersuchung von Ohnuki-Tierney mit dem Titel *Illness and Culture in Contemporary Japan: An Anthropological Perspec-*

tive. Wie in Europa wird medizinischer Pluralismus in Japan weit stärker praktiziert und gebilligt als in den Vereinigten Staaten, so daß wir neben der Biomedizin noch eine große Vielfalt traditioneller Heilkundearten finden – vor allem die volksmedizinische Tradition des *Kanpo* sowie die großen religiösen und spirituellen Traditionen des Schintoismus, Buddhismus, Konfuzianismus und Schamanismus. In hohem Maße durchdringen und beeinflussen diese Traditionen die biomedizinischen Systeme der allopathischen Heilkunde in Japan.

Im Gegensatz zu den Franzosen – und in Übereinstimmung mit den Deutschen und Amerikanern – reagieren die Japaner überängstlich auf Keime und Schmutz, heftiger als die Angehörigen irgendeiner anderen Nation. Wenn japanische Kinder vom Spielen im Freien nach Hause kommen, ziehen sie die Schuhe aus, waschen sich die Hände und gurgeln auch noch häufig. Viele japanische Erwachsene tragen, vor allem im Winter, Schutzmasken, um sich vor Krankheitserregern zu schützen. In öffentlichen Bibliotheken klebt man in die Bücher Zettel mit dem Hinweis: »Vor und nach dem Lesen sorgfältig die Hände waschen« und: »Feuchten Sie die Finger nicht mit der Zunge an, um umzublättern«. *Am japanischen Nationalinstitut für Krebsforschung werden alle Bücher, die von Krebspatienten zurückgebracht werden, mit Alkohol abgewischt,* bevor andere Benutzer sie ausleihen können. Einige Japaner legen benutzte Bücher in die Sonne, damit der Sonnenschein die Krankheitserreger abtöten kann. Secondhand-Kleidung kaufen Japaner nur sehr ungern, weil sie Angst haben, diese könnte Krankheitskeime enthalten.

Aus diesen und anderen Beobachtungen entwickelt Ohnuki-Tierney ein überzeugendes Bild der japanischen Keimtheorie, die sowohl die japanische Kultur wie die japanischen Institutionen nachhaltig prägt. Schlüssig führt sie diese Theorie auf die japanische Tradition zurück, in der man bemüht ist, die Reinheit des inneren Raumes (des Ichs oder der Privatsphäre) zu schützen, während man vom äußeren Raum (der Welt außerhalb des Heims) erwartet und akzeptiert, daß er schmutzig und unrein ist.

Zwar übertragen Keime Krankheiten, aber die grundlegenderen Ursachen von Krankheiten sind nach japanischer Überzeugung eine Reihe von Gleichgewichtsstörungen, die durch wetterbedingte oder saisonale Veränderungen beziehungsweise durch den Genuß kalter Speisen hervorgerufen werden. In dieser Beziehung stehen die Japaner zwischen den Franzosen und den Deutschen auf der einen Seite mit ihrer Sorge um die Vitalität des *Terrains* und den Engländern auf der anderen mit ihrer Neigung, sich so wenig wie möglich um den Körper zu kümmern. Im wesentlichen geht es auch den Japanern um die innere Lebenskraft, aber nach ihrer Vorstellung wird diese Kraft sehr nachhaltig von äußeren, natürlichen Faktoren beeinflußt. Gleichzeitig finden Amerikaner, daß Japaner erstaunlich wenig Interesse an den psychischen Faktoren von Krankheiten im allgemeinen und von Krebs im besonderen zeigen. Statt dessen sehen Japaner die inneren Ursachen von Krankheiten in *Taihitsu*, der Konstitution, mit der der Mensch geboren wird, und in *Jibyo*, dem »In-sich-Tragen der Krankheit«, das mit der Konstitution zu tun hat und bei einer Verschlechterung der Situation akut werden kann. Wenn man die physischen Krankheitsgründe auf Kosten der psychischen betont, so hat das, wie Ohnuki-Tierney erläutert, die soziale Funktion, »daß man niemandem sein Unglück zum Vorwurf machen kann«.[21]

Bei Japanern ist die Häufigkeit von Krebserkrankungen des Bauchraums sehr hoch, ein Umstand, der im allgemeinen auf bestimmte Aspekte ihrer Ernährung zurückgeführt wird – und es besteht sicherlich Anlaß zu der Annahme, daß die Ernährung ein wesentlicher Faktor ist. Interessant ist aber auch die Beobachtung, daß »man im Hinblick auf Krankheiten dem Bauch, einschließlich Magen und Darm, bei weitem die größte Aufmerksamkeit schenkt«. Nach japanischer Tradition gilt der Bauch, *Hara*, als Sitz der Seele (wir erinnern uns, daß es in Deutschland das Herz ist). Der *Haramaki* ist ein langes Stoffband, das man traditionell um den Bauch wickelt, um ihn zu schützen. Ohnuki-Tierney führt viele japanische Redewendungen an, die mit dem Bauch zu tun haben: »den Bauch heilen« bedeutet, seinen Ärger an jemandem auszulassen; »der Wurm im Bauch ist nicht zufrieden« heißt, daß man zornig ist; »den Bauch lesen« sagt man in Japan, wenn man jemandes Gedanken liest; und »den Bauch zeigen« bedeutet, daß man aufrichtig ist.[22]

Kanpo, die traditionelle japanische Volksmedizin, gelangte im sechsten Jahrhundert aus China nach Japan. Neben Akupunktur und Moxibustion (dem Abbrennen kleiner Kegel aus getrocknetem Beifuß an verschiedenen Körperstellen) verwendet man Pflanzen- und Tiermedizinen. Zum erstenmal wurde *Kanpo* im 19. Jahrhundert verboten und ein zweites Mal durch die Besatzungsmächte am Ende des Zweiten Weltkriegs. Heute wächst die Nachfrage. Ohnuki-Tierney beschreibt eine persönliche Erfahrung mit *Kanpo*:

Bevor ich 1979 zur Feldarbeit nach Japan aufbrach, eröffnete mir mein Gynäkologe, daß ich ein Gebärmuttermyom hätte und »sofort operiert werden« müßte ... In Japan entschloß ich mich zu einer teilnehmenden Beobachtung und bat Dr. I. [einen erfahrenen *Kanpo*-Heilkundigen], mir Kräuter zu verschreiben, obwohl ich nicht an *Kanpo* glaubte. Drei Monate lang nahm ich seine Medizin, die aus zwanzig Kräutern bestand. Bei meiner Rückkehr in die Vereinigten Staaten fand mein überraschter Arzt keine Spuren des Myoms mehr vor. Selbst wenn man die Möglichkeit berücksichtigt, daß auch andere Faktoren zum Verschwinden der Gewächse beigetragen haben könnten, läßt sich die »medizinische Wirksamkeit« der Behandlung kaum leugnen.[23]

Im Fortgang berichtet Ohnuki-Tierney, *daß Dr. I. selbst bei Krebs selten Eingriffe verordnet, weil nach seiner Ansicht der Schock für den Körper die Gleichgewichtsstörungen verstärkt und die Operation den Krebs im Körper ausbreiten kann.*[24]

Entscheidend für die Verwendung von *Kanpo* in der japanischen Medizin ist der Umstand, daß es allgemein als *Ergänzung* der Biomedizin betrachtet wird, während man in den Vereinigten Staaten die Alternativmedizin, wie Ohnuki-Thierney darlegt, großenteils als *Gegensatz* zur Biomedizin begreift. Deshalb hält man in Japan die Biomedizin bei pathogenspezifischen, organspezifischen und akuten Erkrankungen für wirksamer, während *Kanpo* bei einem großen Spektrum chronischer Leiden bevorzugt wird.

Schließlich gibt es einen großen Unterschied in der Art und Weise, wie Kranke in Japan und in den Vereinigten Staaten ihr Leiden erleben. Viele Japaner wählen heute noch ein bestimmtes Krankenhaus aus, weil es günstig zu ihrer Wohnung liegt. Der durchschnittliche Krankenhausaufenthalt beträgt 42,6 Tage gegenüber 8 bis 16 Tagen in den Vereinigten Staaten und Europa. Der Krankenhauspatient trägt seine eigenen Nachthemden und Pyjamas. Von einem namhaften Arzt erfuhr Ohnuki-Tierney, daß vorgeschriebene Krankenhausnachthemden Prozesse »wegen Aberkennung der Menschenrechte« nach sich ziehen würden, »die in allen Zeitungen plattgewalzt würden«. Angehörige beteiligen sich an der Pflege des Patienten und kochen ihm häufig die Mahlzeiten: »Nachdrücklich erklärte ein Arzt: ›Einem Kranken können wir die Krankenhauskost nicht zumuten, wo sie doch schon für einen Gesunden kaum genießbar ist.‹«[25]

So bewahrt der Krankenhauspatient seine Identität in vielen wichtigen Belangen und ist geborgen in einem sozialen Netz von Angehörigen und Freunden. Dazu Ohnuki-Tierney:

> In den Vereinigten Staaten, wo die Souveränität des Individuums als heilig gilt, wird dem Patienten die Individualität, zumindest symbolisch, abgesprochen ... In äußerstem Gegensatz dazu verstärkt die Patientenrolle die individuelle Identität des Kranken ... Bei männlichen wie weiblichen Patienten findet man die implizite und manchmal sogar explizite Erwartung, daß der Krankenhausaufenthalt eine Art Urlaub ist, eine Belohnung für harte Arbeit.[26]

Ist irgendein nationaler Ansatz besser als andere?

Die Krebstherapien in allen fünf Ländern unterscheiden sich erheblich voneinander und müssen dazu führen, daß die Erkrankung persönlich auf höchst unterschiedliche Weise erlebt wird. Für den amerikanischen Krebspatienten ist der entscheidende Gesichtspunkt, daß die Vereinigten Staaten von allen modernen Industriestaaten das bei weitem aggressivste System der Krebstherapie besitzen. Diese Aggressivität kann nicht dem wissenschaftlichen Erkenntnisstand zugeschrieben werden, da er den biomedizinischen Krebsspezialisten in den vier anderen Ländern genauso zugänglich ist.

Steht die Lebensverlängerung, welche die Aggressivität der amerikanischen Krebstherapie für einige Patienten bringt, in einem vernünftigen Verhältnis zu ihrem negativen Einfluß auf die Lebensqualität? Bei manchen Krebspatienten ist das sicherlich der Fall. Leider gibt es nur sehr wenige Untersuchungen, die für bestimmte Krebsarten die unterschiedlichen Ergebnisse in den fünf Ländern genau bewerten. Grundsätzlich ist kein Unterschied in der Wirksamkeit dieser nationalen Behandlungsweisen bekannt.

Neben den genannten Unterschieden ist noch darauf hinzuweisen, daß keine andere Industrienation eine so strikte Trennungslinie zwischen Schulmedizin und anderen Behandlungsmethoden zieht wie die Vereinigten Staaten. Anfang des Jahrhunderts hat die Biomedizin in den Vereinigten Staaten eine so starke Vorherrschaft errungen, daß sie andere Formen der Krebsbehandlung an den Rand gedrängt – und häufig kriminalisiert – hat. In Europa und Japan hat sich die Biomedizin keine so übermächtige Stellung verschaffen können, so daß in diesen Ländern der medizinische Pluralismus sehr viel ausgeprägter ist. Das heißt, dort haben Krebspatienten mehr Wahlmöglichkeiten und Ärzte mehr Freiheiten, mit Therapien aus verschiedenen Traditionen zu experimentieren, wenn sie das wünschen.

Die nationalen Unterschiede in der Krebsbehandlung nehmen allmählich ab. Die Behandlungsprotokolle für die häufigen Krebsarten sind durch die Ausrichtung an den Ergebnissen multinationaler Studien auf dem Wege zur Standardisierung. Dies ist auch eine Folge der fehlenden Durchbrüche in der Krebsbehandlung. Man hatte Zeit, die vorhandenen Verfahren zu sichten, und einigte sich auf die relativ erfolgreichsten Behandlungsschemata. Dies betrifft die chirurgische, chemotherapeutische und strahlentherapeutische Grundtherapie. Im Durchschnitt wird die Behandlungsempfehlung in den verschiedenen Ländern heute weit ähnlicher sein als noch vor zehn Jahren. Die begleitenden Maßnahmen, die der »Steigerung der Lebensqualität« und der Linderung von Beschwerden dienen, sind auch heute noch stark von nationalen Vorlieben geprägt.

Anmerkungen

1 Lynn Payer, *Medicine and Culture: Varieties of Treatment in the United States, England, West Germany, and in France*, New York, Holt, 1988.
2 a. a. O., Schutzumschlag.
3 a. a. O., S. 31.
4 a. a. O., S. 35 f.
5 a. a. O., S. 53.
6 a. a. O., S. 54.
7 a. a. O., S. 62.
8 a. a. O., S. 65.
9 a. a. O., S. 66.
10 Johann Wolfgang Goethe, *Die Leiden des jungen Werthers*, Zweite Fassung, *Sämtliche Werke*, Bd. 4, Zürich, Artemis, 1977, S. 455.
11 Payer, *Medicine and Culture*, S. 77 f.
12 a. a. O., S. 96 f.
13 a. a. O., S. 101 f.
14 a. a. O., S. 118.
15 a. a. O., S. 120 f.

16 a. a. O., S. 124 ff.

17 a. a. O., S. 128 f.

18 a. a. O., S. 129.

19 Emiko Ohnuki-Tierney, *Illness and Culture in Contemporary Japan: An Anthropological View*, New York, Cambridge University Press, 1984; besprochen von Michael Lerner in *Advances*, 2 (2), Frühjahr 1985, S. 77–80. Dieses und alle folgenden Zitate stammen aus der Besprechung.

20 a. a. O., S. 77.

21 a. a. O., S. 78.

22 ebd.

23 ebd.

24 ebd.

25 a. a. O., S. 79.

26 ebd.

Kapitel 4
Die Debatte über konventionelle Krebstherapien

Zwischen einer konventionellen Krebstherapie, die sich als wirksam erweist, also eine Genesung bewirkt oder eine Lebensverlängerung ohne zu starke Einschränkung der Lebensqualität erreicht, und einer konventionellen Therapie ohne entsprechende Erfolge gibt es einen gewichtigen Unterschied. Wie wir in Kapitel 3 gesehen haben, spielt dieser Aspekt in England eine große Rolle, wo die Mehrheit der Mediziner für konservativere, weniger aggressive und weniger toxische Behandlungen plädiert. Doch trotz viel größerer Aggressivität der amerikanischen Krebsmedizin wird in den Vereinigten Staaten seit geraumer Zeit eine heftige Debatte über die Wirksamkeit schulmedizinischer Krebsbehandlungen geführt. Davon soll im vorliegenden Kapitel die Rede sein.

Gegenwärtig ist das Establishment der amerikanischen Krebsforschung tief gespalten: Die einen glauben, man setze aggressive Therapien zu leichtfertig und ohne hinreichende wissenschaftliche Grundlage ein, während die anderen meinen, bei den aggressiven Behandlungen zeigten sich erste sehr gute Erfolge, die durch künftige Untersuchungen sicherlich untermauert würden, wenn ihre Wirksamkeit auch bisher noch nicht eindeutig bewiesen sei.

Im November 1985 veröffentlichte der namhafte Harvard-Forscher John Cairns in der Zeitschrift *Scientific American* einen Artikel mit dem Titel »The Treatment of Diseases and the War against Cancer« (deutsch: »Der Kampf gegen Krebs«, *Spektrum der Wissenschaft*, Januar 1986.) Mit diesem Aufsatz zeichnete sich eine Verschärfung der Auseinandersetzung über die Wirksamkeit konventioneller Krebstherapien ab. Cairns berichtet, daß seit dem Zweiten Weltkrieg in zahlreichen amerikanischen Bundesstaaten und in verschiedenen anderen Ländern Krebsregister eingerichtet worden sind, die Veränderungen in der Krebshäufigkeit und -sterblichkeit festhalten. »Aus einigen [Registern] zeichnet sich inzwischen ein ziemlich genaues Bild der Entwicklung ab, und an eben diesem Punkt muß jede Diskussion über Behandlungsverfahren ansetzen.«

Eine Gruppe von Patienten kann als geheilt angesehen werden, wenn ihre Sterberate etwa genauso hoch ist wie die der übrigen Bevölkerung... So hat man in Norwegen beispielsweise Frauen mit Dickdarmkarzinom in ihrer Überlebensrate mit Frauen derselben Altersverteilung allgemein verglichen... Die meisten Patientinnen starben ziemlich rasch nach der Diagnose, etwa 30 Prozent aber unterschieden sich in der Sterberate nicht von der übrigen Bevölkerung (das heißt, sie verhielten sich so, als wären sie geheilt worden)... rund ein Drittel aller norwegischen Krebspatienten büßte keine Lebensjahre ein, die zu Lasten dieser Krankheit gingen.[1]

Die norwegische Statistik stammt aus den fünfziger und sechziger Jahren. Cairns: »[Da] sehen wir, was die chirurgische Therapie allein erreicht hatte, gelegentlich unterstützt durch Röntgen-Bestrahlungen, wenn der Primärtumor operativ nicht zugänglich war. Sie zeichnet uns ein Bild von dem, was vor dem Aufkommen von Vorsorgeprogrammen, Chemotherapie und zahlreichen klinischen Erprobungen geschah.« Dazu merkt er an, daß die »wesentlichen Operationshilfen wie Bluttransfusionen, Antibiotika und verbesserte Narkoseverfahren« bereits entwickelt und allgemein angewendet worden seien. Damit lautete für fast jeden Krebspatienten die entscheidende Frage, »wie weit sich der Krebs zum Zeitpunkt der Operation bereits ausgebreitet hatte«.[2]

Im Fortgang beschäftigt sich Cairns mit den Vorteilen, die frühe Reihenuntersuchungen für die Krebsvorbeugung gebracht haben. Für verschiedene Krebsarten ermittelte er unterschiedliche Ergebnisse. Bei Brustkrebs stellte er fest, daß sich ungefähr ein Viertel der Gesamtsterblichkeit verhindern ließe, würde man allen Frauen über fünfzig in Abständen von ein bis drei Jahren eine kostenlose Brustuntersuchung ermöglichen. Beim Gebärmutterhalskrebs sei der Pap-Test (Papanicolaou-Abstrich), wie Cairns darlegt, nie exakt bewertet worden, da er in den Vereinigten Staaten zu einem Zeitpunkt eingeführt worden sei, als diese Krebsart bereits deutlich im Rückgang begriffen gewesen sei – »wohl, weil sich von da an die hygienischen und finanziellen Verhältnisse sowie der Bildungsstand im Durchschnitt verbessert haben«. Wie allerdings alle verfügbaren Statistiken erkennen lassen, »scheint sich die Abnahme der Sterbeziffern nach allgemeiner Einführung der Tests doch zu beschleunigen«, obwohl viele maßgebliche Fachleute den Zusammenhang bestreiten. Bei Lungenkrebs hingegen hat eine großangelegte Untersuchung er-

geben, daß die Früherkennung »durch Röntgenuntersuchungen –
noch ehe er Beschwerden verursacht – keinen großen Vorteil bringt
... Kurzum: Programme zur Früherkennung sind manchmal nützlich, manchmal aber auch nicht.«[3]

Dann wendet sich Cairns den unterstützenden Behandlungsformen zu – Hormon-, Strahlen- und Chemotherapie:»Deprimierend –
aber wahr – ist und bleibt die Tatsache, daß weniger als 50 Prozent
aller Krebspatienten durch operative Maßnahmen geheilt werden
können. Mit großem Aufwand hat man sich deshalb bemüht, unterstützende Behandlungsmöglichkeiten zu finden, die sich im Anschluß an die Operation einsetzen lassen.«[4] Bei zahlreichen Krebsarten, so schließt er, seien mit begleitenden Therapien eindrucksvolle
Erfolge erzielt worden. Als besonders erfolgreich hat sich nach Einschätzung des National Cancer Institute (NCI) die Strahlentherapie
bei der Behandlung der Hodgkin-Krankheit (Morbus Hodgkin) erwiesen, für welche die Sterblichkeit zwischen 1950 und 1985 um 61
Prozent gefallen ist, begleitet von einer Verdoppelung der Fünf-Jahres-Überlebensrate. Neue chemotherapeutische Techniken versprechen für die kommenden Jahre noch weitere Verbesserungen bei der
Behandlung der Hodgkin-Krankheit.[5] Die Strahlentherapie hat sich
auch positiv auf die Überlebensrate bei Gebärmutterhalskrebs und
einer Form des Hodenkrebses ausgewirkt; in Verbindung mit anderen Verfahren wird sie auch gegen Brustkrebs eingesetzt.

Fortschritte in der Chemotherapie haben die allgemeinen Überlebensraten bei Leukämie verbessert – von 10 Prozent der zwischen
1950 bis 1954 festgestellten Fälle auf 32 Prozent der Patienten, deren
Diagnose in die Zeit zwischen 1979 und 1984 fällt. Von den verschiedenen Leukämien hat die akute lymphatische Leukämie den spekta-
kulärsten Anstieg in der Fünf-Jahres-Überlebensrate zu verzeichnen
– von praktisch null im Zeitraum zwischen 1950 und 1954 auf 54
Prozent für die Fälle, die zwischen 1977 und 1978 diagnostiziert worden sind. In ähnlicher Weise schnellte die fünfjährige Überlebenszeit
bei Kindern mit akuter lymphatischer Leukämie zwischen 1950 und
1978 um 73 Prozent nach oben. Leichte Rückgänge der Überlebensraten in den folgenden Jahren führt das NCI auf den Einsatz weniger
aggressiver Therapien ab Ende der siebziger Jahre zurück.[6]

Nach Cairns haben die begleitenden Therapien ihre größten Erfolge bei Krebsarten erzielt, die normalerweise bei Kindern oder jungen Erwachsenen auftreten:

Mit passenden Kombinationen von Chemotherapeutika ist es heute möglich, viele Formen von Krebs bei Kindern zu heilen, die ohne Therapie sehr schnell tödlich verlaufen ... Bei älteren Kindern und jungen Erwachsenen ist die Abnahme der entsprechenden Zahlen nicht so eindrucksvoll – mit einer bemerkenswerten Ausnahme: dem Morbus Hodgkin. Früher führte er unausweichlich zum Tode, während heute die meisten Patienten geheilt werden können ... 35 Prozent aller [an Hodenkrebs] Erkrankten starben früher, ein Drittel davon werden heute geheilt ... Und schließlich kann heute auch das Chorionkarzinom, ein seltener Tumor der Plazenta (des Mutterkuchens) ... durch Chemotherapie geheilt werden. [Die meisten Onkologen würden auch die Non-Hodgkin-Lymphome in diese Liste der potentiell durch Chemotherapie kurablen bösartigen Erkrankungen aufnehmen.]

Trotz dieser Verbesserungen lautet Cairns' Schlußfolgerung: »Im Ganzen gesehen, nehmen sich die Behandlungserfolge jedoch eher bescheiden aus.« Allerdings sind deutliche Erfolge in der Altersgruppe unter 30 Jahren zu beobachten: »Die neuesten Zahlen verzeichnen für die Altersgruppe unter 30 in den USA noch immer 7000 Krebstote pro Jahr. Bei gleich hoher Mortalität wie in den fünfziger Jahren wären 10000 zu erwarten.«[7]

Doch Cairns weist darauf hin – und das ist ein entscheidender Punkt –, daß nur 2 Prozent der Krebspatienten in den Vereinigten Staaten unter dreißig sind. »Die überwiegende Mehrheit der Erkrankungen tritt bei Älteren auf, und dort sind die Ergebnisse der Chemotherapie wesentlich umstrittener ... Doch abgesehen von den Erfolgen beim Morbus Hodgkin, bei der Kinder-Leukämie und ein paar anderen Krebsarten *sind in den Sterbestatistiken keine plötzlichen positiven Veränderungen bei irgendeinem häufigeren Krebs zu erkennen, die sich auf die Chemotherapie zurückführen ließen.*« [Hervorhebung von M. L.]

Die Organisatoren von Krebszentren und die Leiter der vielen klinischen Versuche mit Chemotherapeutika bemühen sich natürlich, diese unbarmherzigen Statistiken auf andere Weise zu erklären. Manchmal wischen sie einfach die unveränderten Sterblichkeitsziffern mit dem Argument vom Tisch, daß die nationalen Statistiken immer ein paar Jahre hinterherhinkten, die jüngsten therapeutischen Fortschritte also noch gar nicht widerspiegeln könnten. Das ist zwar völlig richtig, nur wurde dieser Punkt in den letzten zehn Jahren wiederholt vorgebracht, ohne daß er jemals von der nationalen Statistik bestätigt worden wäre, wenn diese schließlich vorlag. Meist jedoch werden von den Organisatoren die Sterbeziffern überhaupt nicht beachtet. Sie verweisen statt dessen darauf, daß der Prozentsatz an Patienten, der fünf Jahre nach der Diagnose noch am Leben ist, bei beinahe jeder Art von Krebs zugenommen hat. Und diese Erhöhung in der Fünf-Jahres-Überlebensrate schreiben sie der stetigen Verbesserung der Behandlungsverfahren zu.[8]

Nachdem Cairns die Ursachen für diesen Anstieg der Fünf-Jahres-Überlebensrate analysiert hat, gelangt er zu dem Ergebnis, daß dieser auf genauere Klassifizierungen und nicht auf wirksamere Behandlungsmethoden zurückzuführen sei. So erweist sich beispielsweise bei Prostatakrebs, daß ein Viertel aller amerikanischen Männer, die nach dem siebzigsten Lebensjahr sterben, bei der Autopsie Anzeichen für kleinere Krebserkrankungen der Prostata erkennen läßt, doch nur in zehn Prozent dieser Fälle kommt es zu Symptomen, und ein noch kleinerer Prozentsatz führt zum Tode. Die Zuwächse in der Gruppe mit fünfjähriger Überlebenszeit bei Prostatakrebs erklären sich nach Cairns aus genaueren Untersuchungen. »Die Überlebensrate ist also nicht deshalb gestiegen, weil weniger Männer dem Leiden erliegen, sondern weil mehr als erkrankt eingestuft werden ... Ähnliche Artefakte verzerren wahrscheinlich auch die Überlebensraten bei vielen anderen Arten von Krebs, insbesondere bei Brustkrebs.«[9]

»Der Wert der Chemotherapie bei den anderen wichtigen Krebsarten des Erwachsenen ist sehr viel schlechter dokumentiert«, sagt Cairns. Manchmal reagieren Eierstockkarzinome auf die Chemotherapie. Bestrahlung und Chemotherapie können Krebstumoren an unzugänglichen Stellen, etwa in bestimmten Bereichen von Kopf und Hals, zum Schrumpfen bringen. »Alles in allem sind jedoch – in bezug auf die Überlebensdauer – die Ergebnisse häufiger negativ als positiv.« Und dann fällt Cairns sein Urteil – sorgfältig, überzeugend und einprägsam:

Trotz dieser ernüchternden Befunde werden mehrere dieser Medikamente gegenwärtig allgemein angewandt. Dem Krebsregister des amerikanischen Bundesstaates Connecticut ist beispielsweise zu entnehmen, daß ungefähr ein Viertel aller Krebspatienten während ihres ersten Klinikaufenthaltes irgendeine

Form von Chemotherapie erhält. Nach Schätzungen des Nationalen Krebsforschungsinstitutes werden in den USA alljährlich mehr als 200000 Patienten derart behandelt. *Für ein gefährliches und an den Anwender hohe Anforderungen stellendes Verfahren sind das beunruhigende Zahlen, vor allem da sein Nutzen für die meisten Patienten erst noch nachzuweisen ist. Die Zahl geheilter Patienten kann überdies kaum mehr als ein paar Prozent der Behandelten ausmachen.*[10] [Hervorhebung von M. L.]

Und bei diesem Urteil bleibt er auch. Er schätzt, daß unterstützende Behandlungsformen »vielleicht 2 oder 3 Prozent« »der 400000 Krebstodesfälle in den USA« verhüten. Dann stellt er seine Schlußfolgerung in einen breiteren Zusammenhang.

Das sind durchaus realistische Fortschritte und zugleich ein bleibendes Andenken an die vielen Tausend Patienten, die an den ersten chemotherapeutischen Versuchen teilgenommen haben. Der Mut und die Uneigennützigkeit dieser Menschen wurden aber keineswegs durch ein vergleichbares Verantwortungsbewußtsein der zuständigen Politiker honoriert. Schon in den sechziger Jahren hat man das Zigarettenrauchen als Hauptursache des Lungenkrebses erkannt ... Leider hat der Staat ein erhebliches finanzielles Eigeninteresse daran, nichts zu tun und abzuwarten. Die Zigarette ist eine leicht zu besteuernde Ware. In den USA versorgt sie die Regierungen von Bund und Bundesstaaten mit jährlich rund 6 Milliarden Dollar. Noch wichtiger – zumindest für die britische Regierung, vielleicht aber auch für die US-Regierung – ist, daß Rauchen die Lebenserwartung herabsetzt und somit die Kosten für die Altersversorgung senkt. Um den Preis geringfügiger Mehrausgaben bei der Krankenversorgung erspart gegenwärtig jeder Raucher in den USA der Regierung durchschnittliche Rentenzahlungen in Höhe von 35000 Dollar ... Im Laufe der nächsten 50 Jahre wird die geringere Lebenserwartung der Raucher dem amerikanischen Staat alljährlich rund 10 Milliarden Dollar ersparen. Einige Länder haben jegliche Tabakwerbung verboten, und dies *wirkte sich fast sofort auf die Verkaufszahlen aus. Daß die US-Regierung diesen Schritt unterläßt, hebt jeglichen Fortschritt in der Krebstherapie seit dem Aufkommen der modernen Chirurgie bei weitem auf.*[11] [Hervorhebung von M. L.; inzwischen hat die US-Regierung die Tabakwerbung verboten, d. Hrsg.]

Abschließend stellt Cairns fest: »Es scheint eine schlechte Rechnung zu sein, wenn die US-Regierung zwar die Chemotherapie der häufigsten Krebsarten von Erwachsenen subventioniert, nicht jedoch ein Früherkennungsprogramm für Brustkrebs. Noch schlimmer: Es war geradezu eine Dummheit, Jahr für Jahr Abermillionen von Dollar auszugeben, damit eine ständig steigende Zahl von Patienten mit Chemotherapeutika behandelt werden konnte, während praktisch nichts unternommen wurde, um die Bevölkerung vor Zigaretten zu schützen.«[12]

Die Debatte wird schärfer

Man sollte meinen, daß eine so umfassende und fundierte Kritik der Krebstherapien im *Scientific American* eine Reaktion größeren Ausmaßes hätte hervorrufen müssen. Daß dies nicht der Fall war, ist sehr aufschlußreich für die Haltung der medizinischen und wissenschaftlichen Zeitschriften. Erst am 8. Mai 1986 löste eine bemerkenswert ähnliche Kritik, diesmal im *New England Journal of Medicine* erschienen, eine größere öffentliche Diskussion aus. Dieser Artikel – »Progress Against Cancer?« – stammte von Cairns' Harvard-Kollegen John C. Bailar III. und Elaine M. Smith.

Es gebe »keine Anhaltspunkte dafür, daß fünfunddreißig Jahre intensiver und wachsender Bemühungen um die Krebsbehandlung generelle Auswirkungen auf das grundlegendste Maß für klinische Resultate – den Tod – haben«, schreiben Smith und Bailar. Tatsächlich zeigt die nach Altersgruppen ausgewiesene Krebssterblichkeit in den letzten Jahrzehnten eine *Zunahme* von 170 pro 100000 im Jahre 1962 auf 185 pro 100000 im Jahre 1982, eine Steigerung von 8,7 Prozent. »Wir verlieren den Krieg gegen den Krebs, trotz aller Fortschritte bei einigen ungewöhnlichen Formen der Krankheit, den Verbesserungen von Palliativbehandlungen und der Verlängerung der produktiven Lebensjahre.« Das abschließende Urteil der Autoren lautet: »Rund fünfunddreißig Jahre intensiver Bemühungen, die sich im wesentlichen auf eine Verbesserung der Behandlung konzentrierten, sind alles in allem als Fehlschlag zu bewerten.«[13]

Der Artikel von Bailar und Smith löste eine heftige wissenschaftliche und öffentliche Debatte aus. Der damalige Direktor des NCI, Vincent T. DeVita, Jr., kritisierte die »eklatante Schwäche«, die darin liege, »die nach Altersgruppen ausgewiesene Sterblichkeit als einziges Maß für Fortschritte« zu verwenden. Das führe, so DeVita, zu der »irrigen Auffassung«, daß der Krieg gegen den Krebs verloren sei.[14] Ein anderer Kritiker, Ezra M. Greenspan vom Mount Sinai Medical Center in New York, erklärte, daß die meisten Onkologen bei der Behandlung des Brustkrebses noch immer

> bei Frauen vor der Menopause die schonende Kombination aus Cyclophosphamid, Methotrexat und Fluorouracil (CMF) bevorzugen, während nur weniger als 35 Prozent die aggressivere (Coopersche) Kombination aus Cyclophosphamid, Methotrexat, Fluorouracil, Vincristin und Prednison oder Mischungen mit Doxorubicin (Adriamycin) verwenden ... Nach meiner Schätzung könnten durch den frühen, aggressiven Einsatz von Polychemotherapie bei Brustkrebs 10 000 Leben gerettet werden, statt wie augenblicklich die geringe Zahl von vielleicht tausend ... Bevor man die gegenwärtige Behandlung als nutzlos verurteilt, muß man untersuchen, in welchem Umfange verbesserte Behandlungsformen tatsächlich zur Anwendung kommen.[15]

Ein anderes Argument führte Lawrence Garfinkel von der American Cancer Society an: »Zweifellos ist die Steigerung der Gesamtsterblichkeit auf den Lungenkrebs zurückzuführen. Nimmt man diesen heraus, so hat man keine 8 Prozent Steigerung, sondern 13 Prozent Rückgang.«[16] »Das beweist nur meine Auffassung«, erwiderte Bailar.

> Fast jeder Todesfall durch Lungenkrebs ließe sich vermeiden, wenn die Menschen das Rauchen aufgeben würden. Wir wissen, wie wir der Lungenkrebssterblichkeit vorbeugen könnten, aber wir tun nicht genug dafür. Es hat keinen Zweck, ein langfristiges Forschungsprogramm auf die Annahme zu gründen, daß wir hochwirksame Therapien finden werden. Das haben wir lange genug versucht; jetzt ist es an der Zeit, ernsthaft einen anderen Weg einzuschlagen – die Vorbeugung. Wenn wir das amerikanische Volk davon überzeugen können, daß seine Hoffnung in der Vorbeugung der Krankheit liegt [durch Verminderung der Risiken, die sich aus Ernährung, Lebensweise und Umwelt ergeben], werden wir mehr Leben retten, als es diese Medikamente je können.[17]

Wichtiger noch war die Kritik, der die Bailar-Smith-Analyse von Lester Breslow und William Cumberland im *Journal of the American Medical Association* unterzogen wurde:

> Es ist problematisch, sich nur auf ein einziges Maß für den Fortschritt zu verlassen, denn es kann ein ganz neuer Eindruck entstehen, wenn man das Maß verändert. So ergibt sich beispielsweise eine andere Vorstellung von der Wirkung des Krebses über die Jahre und ein anderes Bild, als es Bailar und Smith zeichnen, wenn man die Jahre potentieller Lebenseinbuße (YPLL, nach englisch *years of potential life lost*) infolge der Krebsmortalität bestimmt ... Die YPLL betonen eher den Rückgang der Krebssterblichkeit in jüngeren Altersgruppen, während die alterskorrigierte Statistik einen Todesfall mit 75 Jahren praktisch genauso bewertet wie einen mit fünf Jahren ... Wie sehr sich das Bild verändert, wenn wir uns auf YPLL stützen statt auf alterskorrigierte Sterblichkeit, ist aus der folgenden Rechnung zu ersehen. 1980 war der Krebs für einen Verlust von 1,824 Millionen potentieller Lebensjahre bis zum Alter von 65 Jahren verantwortlich. Dagegen wären bei der Krebsmortalität von 1950 2,093 Millionen Jahre potentiellen Lebens verloren gegangen ... Wir plädieren nicht dafür, die alterskorrigierte Mortalität durch YPLL zu ersetzen, sondern möchten mit diesen Berechnungen nur zeigen, wie sehr unsere Schlußfolgerungen von dem gewählten statistischen Maß abhängen.[18]

Öffentliche Politik und individuelle Entscheidungen

Das Urteil von Bailar und Smith, daß der Krieg gegen den Krebs im großen und ganzen verloren sei und sich die staatlichen Maßnahmen nun der Vorbeugung zuwenden müßten, sowie die Debatte, die sich daran anschloß, fanden auch die Aufmerksamkeit der politischen Öffentlichkeit. So forderte der Kongreßabgeordnete Ted Weiss aus New York den amerikanischen Rechnungshof auf, dem Kongreß einen Bericht über die Fortschritte in der Krebsbehandlung vorzulegen. Die Ergebnisse dieser Untersuchung wurden im *Journal of the American Medical Association* zusammengefaßt:

> Der Rechnungshof (des Kongresses) ist soeben zu einem ähnlich niederschmetternden Ergebnis [wie Bailar und Smith] gelangt,

wobei er sich offensichtlich weitgehend auf die Analyse von Bailar und Smith stützt. In dem Bericht des Rechnungshofes heißt es: »Von den drei wichtigsten empirischen Indizes – Häufigkeit, Sterblichkeit und Überlebensrate – hat sich seit 1950 nur die Überlebensrate verbessert.« Und dann führt der Rechnungshof die dokumentierte Verbesserung der Überlebensrate weitgehend auf ein statistisches Artefakt zurück [das heißt, auf den Umstand, daß Krebserkrankungen früher diagnostiziert werden und daß das Diagnosenetz feinmaschiger geworden ist, wodurch auch nicht-tödliche oder langsamer wachsende Krebsarten erfaßt werden].[19]

Diese Debatte zeigt, wie sehr die Frage, ob es seit den fünfziger Jahren nennenswerte Fortschritte in der Krebstherapie gegeben hat, die amerikanische Schulmedizin und Politik bewegt. Für Krebspatienten, die vor der Entscheidung stehen, ob sie sich einer unterstützenden toxischen Therapie unterziehen sollen, ist es wichtig zu wissen, daß darüber auch *innerhalb* der Schulmedizin eine heftige Debatte geführt wird.

Festhalten läßt sich folgendes: Seit die chirurgischen Techniken in den fünfziger Jahren vervollkommnet wurden, hat die unterstützende Behandlung ihre großen Siege bei den Krebserkrankungen von Kindern und bei der Hodgkin-Krankheit erzielt, die aber nur einen sehr kleinen Teil der Bevölkerung betreffen. Bei den häufigsten Krebsarten des Erwachsenenalters – Lungen-, Brust-, Dickdarm- und Prostatakrebs – sind die Ergebnisse der unterstützenden Therapien unterschiedlich und umstrittener. Einige Fachleute neigen, wie Cairns, zu der Auffassung, daß vor allem die Chemotherapie viel zu häufig verwendet werde, was die Lebensqualität erheblich mindere und die Therapieerfolge kaum vergrößere. Andere Fachleute sind der Meinung, es sei erwiesen, daß noch radikalere Chemotherapien die Überlebensrate weiter verbessern würden, und das Hauptproblem liege darin, daß die praktizierenden Onkologen nicht rasch genug bereit seien, ihren Patienten die Vorteile noch radikalerer Chemotherapien zugänglich zu machen.

Dieses Kapitel ist weiterhin aktuell: Im Mai 1997 veröffentlichte John Bailar im *New England Journal of Medicine* einen Artikel unter dem Titel »Krebs unbesiegt«[20]. Er beschreibt darin den Verlauf der alterskorrigierten Krebssterblichkeit in den USA von 1970 bis 1994. Dies ist die Fortsetzung seines Artikels aus dem Jahr 1986, von dem oben berichtet wird. Die Zahlen geben keinen Hinweis darauf, daß sich in den letzten Jahren die Sterblichkeit an Krebs verringert hat, 1994 war sie sechs Prozent höher als 1970. Seit 1991 flacht die Kurve ab, und es setzt ein geringer Trend zum Rückgang der Krebssterblichkeit ein. In Untergruppenanalysen ergibt sich ein differenzierteres Bild: Die Krebssterblichkeit für alle Krebsarten von Frauen und Männern unter 55 Jahren ist seit 1970 um etwa 25 Prozent gesunken, dagegen ist sie im selben Zeitraum bei beiden Geschlechtern im Alter über 55 Jahren um 15 bis 20 Prozent gestiegen. Einen echten Fortschritt hat es in der Kindersterblichkeit an Krebs gegeben. Sie ist seit den siebziger Jahren um annähernd 50 Prozent gesunken. Hier hat die Schulmedizin im Vergleich zu den fünfziger Jahren einen enormen Durchbruch geschafft. Allerdings macht dies in der Gesamtkrebssterblichkeit wenig aus, denn 1993 betrafen in den USA von den insgesamt 529 904 krebsbedingten Todesfällen nur 1699 Todesfälle Kinder unter 15 Jahren.

Bailar schlägt vor, die Forschungsanstrengungen nicht mehr fast ausschließlich auf die Therapie von Krebs zu richten, sondern ein stärkeres Gewicht auf die Erforschung der Krebsprophylaxe zu legen. Insbesondere das Nichtrauchen und die Ernährung sind seiner Meinung nach vielversprechende Ansätze, um eine deutliche Senkung der Krebshäufigkeit zu erreichen.

Die Schulmedizin hat ihre hochgesteckten Ziele in der Krebstherapie leider noch nicht erreicht, und das Versprechen, bis zum Jahre 2000 die Krebssterblichkeit um die Hälfte zu senken, wird sich wohl nicht einlösen lassen.

Anmerkungen

1 John Cairns, »Der Kampf gegen Krebs«, *Spektrum der Wissenschaft*, Januar 1986, S. 40.

2 ebd..

3 a. a. O., S. 42.

4 ebd.

5 United States Department of Health and Human Services, Public Health Service, National Institutes of Health, National Cancer Institute, *1987 Annual Cancer Statistics, Reviews*, Bethesda, Februar 1988, II., S. 149.

6 a. a. O., S. 174 f.

7 Cairns, »Der Kampf gegen Krebs«, S. 47.

8 ebd.
9 a. a. O., S. 48.
10 a. a. O., S. 49.
11 a. a. O., S. 49 f.
12 a. a. O., S. 51.
13 J. C. Bailar III. und E. M. Smith, »Progress Against Cancer?«, *New England Journal of Medicine*, 314 (1986), S. 1226–1232.
14 Vincent T. DeVita, Jr., Brief an die Redaktion, *New England Journal of Medicine*, 315 (15) (1986), S. 964.
15 Ezra M. Greenspan, Brief an die Redaktion, a. a. O., S. 963.
16 »Time for New Tactics Against Cancer«, *Harvard Magazine*, Juli / August 1986, S. 7 f.
17 ebd.
18 Lester Breslow und William G. Cumberland, »Progress and Objectives in Cancer Control«, *Journal of the American Medical Association*, 259 (11) (1988), S. 1690 f.
19 a. a. O., S. 1690.
20 J. C. Bailar III und H. L. Gornik, »Cancer Undefeated«, *New England Journal of Medicine*, 336 (1997), S. 1569–1574.

Kapitel 5
Amerikanische Kulturen der konventionellen Krebstherapie

Die deutlichsten Trennungslinien zwischen den konventionellen Krebstherapien in den Vereinigten Staaten zeigen sich in den Auffassungsunterschieden zwischen Chirurgen, Strahlentherapeuten und Onkologen (die für Chemotherapien, Hormontherapien und ähnliche Behandlungsformen zuständig sind). In der Vergangenheit sind in der medizinischen Praxis und in medizinischen Fachzeitschriften große Auseinandersetzungen zwischen den drei Spezialistengruppen ausgetragen worden, wobei es um die Frage der Wirksamkeit der Behandlungen ging, die jede der drei Gruppen anzubieten hat. So bezweifelten Chirurgen, die bei Brustkrebs eine radikale Mastektomie bevorzugten, den Nutzen der Lumpektomie in Verbindung mit einer Strahlentherapie.

In diesen Kontroversen drücken sich nicht nur sehr menschliche wirtschaftliche Interessen aus – der Streit von Fachärzten um Honorare für Krebsbehandlungen –, sondern auch die ausgeprägte Neigung fast jeder Spezialwissenschaft, den Nutzen der eigenen Fertigkeiten und Geräte höher einzustufen als die anderer Gebiete.

Für Krebspatienten ergibt sich daraus eine einfache, aber grundlegende Schlußfolgerung: Wenn der erste Arzt, den Sie wegen Ihrer Krebserkrankung zu Rate ziehen, ein Chirurg ist und er eine sofortige Operation empfiehlt, sollten Sie nicht nur noch andere Chirurgen konsultieren, sondern auch Onkologen und Radiologen. Für Ärzte und alle anderen Personen, die um die Unterschiedlichkeit der medizinischen Kulturen wissen, sind solche Vergleiche völlig selbstverständlich, nur werden sie selten Patienten vorgeschlagen.

Aggressive oder konservative Behandlungen?

Die Ärzte aller drei Fachgebiete – Chirurgie, Onkologie und Strahlentherapie – zeigen unterschiedliche Neigungen zu eher aggressiven oder konservativen Behandlungsformen. So wird ein aggressiver Onkologe beim metastatischen Brustkrebs einer jungen Frau zur autologen Knochenmarktransplantation in Verbindung mit einer sehr hochdosierten Chemo- und Strahlentherapie raten. Dabei erhält sie eine Hochdosis an Chemotherapeutika und Bestrahlung und wird dann einer Kombination von immer wirksameren »Rettungs«-Therapien unterzogen. Dabei wird unter anderem das Knochenmark, das durch die Behandlung zerstört wurde, durch einen Vorrat ersetzt, den man der Patientin vor der Behandlung entnommen hat.

Diese Therapie ist äußerst schwierig, schmerzhaft und teuer und wird von den meisten amerikanischen Versicherungen nicht bezahlt. Ferner gibt es im Jahre 1993, da ich dies schreibe, noch keine eindeutigen Beweise dafür, daß sich diese Behandlung bei Brustkrebs als wirksam erweist, während Erfolge bei der Hodgkin-Krankheit und anderen Lymphomen durchaus belegt sind. Trotzdem stellen aggressive Onkologen, die glauben, sie müßten die Aggressivität ihrer Behandlungen bis an die äußerste Grenze menschlicher Leidensfähigkeit treiben, vielen Frauen mit metastatischem Brustkrebs den Behandlungsplan als »einzige Hoffnung« dar.

Konservative * Onkologen – wie etwa Craig Henderson von der medizinischen Fakultät der University of California in San Francisco – stehen solchen aggressiven Empfehlungen ablehnend gegenüber, wenn es keine klaren Belege für ihren Nutzen gibt. Einen ähnlichen Kampf führte Henderson in den letzten Jahren, als das National Cancer Institute in einem Sonderblatt Chemotherapie für alle Frauen mit primärem Brustkrebs empfahl, selbst wenn keine positiven Knoten vorliegen. Mit vielen onkologischen Kollegen, die ähnlich konservativ orientiert sind, ist Henderson der Meinung, daß die Daten nicht ausreichen, um eine solche Empfehlung zu rechtfertigen.

Ähnliches ließe sich über die Unterschiede zwischen aggressiven und konservativen Chirurgen und aggressiven und konservativen Radiologen berichten. Die Vertreter jedes Fachgebiets schwören natürlich auf die eigenen Fertigkeiten und Geräte, doch innerhalb jedes Gebiets gibt es die einen, die diese Möglichkeiten vorsichtig, und die anderen, die sie aggressiv nutzen.

Für Rachel Naomi Remen hat die aggressivere oder konservativere Tendenz in der Krebsbehandlung mit der persönlichen Risikobereitschaft zu tun. Nach ihrer Meinung sollte sich der Patient einen Arzt suchen, der eine ähnliche Risikobereitschaft besitzt wie er selbst – oder sie zumindest empfehlen kann.

---

* *»konservativ« im medizinischen Sinne, das heißt, um Erhaltung und Schonung von Organen und Gewebe bemüht.*

Kulturen der Krebstherapie in verschiedenen Krankenhäusern

Tiefreichende Unterschiede gibt es auch zwischen Krankenhäusern verschiedener Art. Einige Patienten verspüren den Drang, »den besten Arzt auf dem Gebiet« zu finden, und das ist für sie dann der Leiter eines großen Universitätskrankenhauses, der »führend« in der Erforschung ihrer besonderen Krankheit ist. Gegen den Wunsch, sich den »besten Mann« eines Forschungsinstitutes auszusuchen, ist an sich nichts einzuwenden, vorausgesetzt, Ihnen ist klar, was im Regelfall geschieht, wenn Sie sich einem Arzt in solcher Stellung anvertrauen.

Zunächst einmal ist Ihr Arzt an einer *Universitätsklinik* tätig, das heißt, Sie müssen sich auf Medizinstudenten, Praktikanten und Assistenzärzte gefaßt machen, die dort sind, um an den Patienten, zu denen dann auch Sie gehören, zu lernen.

Zweitens ist Ihr Arzt ein namhafter Universitätslehrer, der sich seinen Ruf in der *Forschung* erworben hat, und diese Forschung ist auch das Hauptanliegen seiner Klinik. Das bedeutet natürlich, daß er, wenn er Sie untersucht, in Ihnen einen möglichen Kandidaten für ein Forschungsprojekt sieht. Die meisten guten Untersuchungen sind kontrollierte klinische Tests, in denen die Patienten, nach ihrem freiwilligen Einverständnis, durch Zufallsverfahren verschiedenen Gruppen zugewiesen werden. Dann werden sie einer von mehreren Behandlungen unterzogen, dürfen sich aber *keine* der zur Verfügung stehenden Therapien *auswählen*. Wenn möglich, wird die Untersuchung auch noch als *Doppelblindversuch* durchgeführt, das heißt, weder der Patient noch der Arzt weiß, welche Behandlung der Patient erhält. Schließlich sind die Ärzte und Forscher bemüht, jeden angeworbenen Patienten, wenn irgend möglich, in der Untersuchung zu halten, das heißt, daß sie sich ganz eng an den Behandlungsplan halten, der für alle Patienten in dieser Gruppe aufgestellt worden ist.

Wenn Patienten sich angesichts einer schweren Krebserkrankung entschließen, an einer Forschungsstudie teilzunehmen, um dadurch vielleicht künftigen Leidensgenossen zu helfen, so ist das natürlich heroisch und bewundernswert. Ich habe Patienten gekannt, die aus genau diesen Gründen an klinischen Versuchen teilgenommen haben. Aber den meisten Patienten, die ich kenne und die sich zu solchen Studien gemeldet haben, *war das Programm von einem Arzt ihres Vertrauens empfohlen worden*, oder sie konnten nur im Rahmen der Studie (je nach Versuchsanordnung und Zufallsverteilung) die Behandlung erhalten, die sie für aussichtsreich hielten.

Wie Onkologen und andere Krebsspezialisten sehr gut wissen, können verschiedene Patienten auf die gleiche Chemotherapie oder irgendeine andere Behandlungsform höchst unterschiedlich reagieren. Einige Patienten zeigen bei einem bestimmten Chemotherapeutikum nur minimale Nebeneffekte; andere leiden unter großer Übelkeit. Deshalb ist es kein ganz unwichtiger Aspekt, daß auf einen Patienten, der in der Kultur eines Universitätskrankenhauses an einem kontrollierten klinischen Test teilnimmt, größerer Druck ausgeübt wird, dem Behandlungsplan treu zu bleiben – selbst wenn er sehr unter ihm leidet –, als er von einem Onkologen unter normalen Umständen zu erwarten hätte. Ganz gleich, ob ein solcher Onkologe mit einer Universitätsklinik oder einem anderen Krankenhaus zusammenarbeitet, er kann für seine Patienten (innerhalb weit gefaßter Grenzen) jeden Behandlungsplan aufstellen, der ihm vernünftig erscheint. Und es fällt ihm leichter als seinem Kollegen, der mit einem Forschungsprojekt befaßt ist, die Behandlung so zu verändern, wie es die Reaktionen seines Patienten geboten erscheinen lassen.

In Fachkreisen ist durchaus bekannt, wie unterschiedlich die Behandlungen in Universitätskliniken und bei niedergelassenen Onkologen verlaufen. »Hier versuchen wir den Krebs zu heilen«, erläuterte mir ein namhafter Onkologe an einer Universitätsklinik. »Oft denke ich, daß von den niedergelassenen Onkologen diejenigen am beliebtesten sind, deren Patienten die schwächsten Symptome haben, einfach weil sie die kleinsten chemotherapeutischen Dosen erhalten.« Er vermutet also, daß niedergelassene Onkologen dadurch mehr Patienten gewinnen, daß sie schwächere Chemotherapien verordnen, auch auf die Gefahr hin, daß diese weniger wirksam sind.

Kulturen der Verantwortung und der Kompetenz

Auch die fachliche Kompetenz und das Interesse für den Patienten können bei Krebsspezialisten sehr unterschiedlich ausfallen.

Einmal erklärte mir einer meiner besten onkologischen Freunde, an seiner Universitätsklinik gebe es eine Handvoll Onkologen, die außerordentlich fähig seien und ihren Patienten mit großem Verantwortungsgefühl begegneten. Dann sei da eine große Mittelgruppe, bei der Fähigkeit und Interesse von Lust und Laune abhinge, je nach Patient und Tagesform. Und schließlich gebe es, so mein Freund, eine dritte Gruppe, um deren Patienten er sich große Sorgen mache, weil ihre Ärzte weder die nötige fachliche Kompetenz besäßen noch das nötige Interesse aufbrächten. Natürlich gibt es unterschiedliche Fähigkeiten und unterschiedliches Engagement in jedem Beruf: eine Minderheit an der Spitze, die außerordentlich fähig ist, eine große Mittelgruppe mit schwankenden Leistungen und eine Gruppe am unteren Ende, deren Patienten oder Klienten in ernsthafter Gefahr sind.

Doch mein onkologischer Freund wartete noch mit einer weiteren Information auf: Einige der Kollegen, die er der dritten Gruppe zuordnete (medizinisch unfähig und ohne Interesse), waren Chefärzte, Professoren und Berühmtheiten auf ihrem Fachgebiet. Ruhm und Stellung sind nach seiner Ansicht weder notwendige noch hinreichende Beweise für onkologische Kompetenz.

Entscheidung über die konventionelle Krebsbehandlung

Wie oben erläutert, dient mir der Begriff *Kultur* zur Bezeichnung einer Vielzahl von Unterschieden, die es zwischen den Spezialisten für konventionelle Krebsbehandlungen gibt. Lassen Sie mich zusammenfassen, was diese Unterschiede für Sie bedeuten können, wenn Sie anfangen, Ihre Entscheidungen über Ihre eigene konventionelle Krebsbehandlung vorzubereiten:

- Berücksichtigen Sie, daß im internationalen Vergleich die amerikanischen Krebsbehandlungen generell am »aggressiven« Ende der Schulmedizin angesiedelt sind. Sie müssen wissen, daß weniger aggressive Behandlungsalternativen in anderen westlichen Industriestaaten eher Anerkennung finden.
- Berücksichtigen Sie die Debatte in den Reihen der konventionellen Krebsmedizin über die Frage, welche Fortschritte Chemo- und Strahlentherapie tatsächlich für die Überlebensrate beim Krebs gebracht haben. Dabei gibt es große Differenzen zwischen den Vertretern aggressiverer Behandlungsmethoden und Ärzten, die konservativere Positionen einnehmen.
- Berücksichtigen Sie die kulturellen Unterschiede der amerikanischen Krebsmedizin – die Unterschiede zwischen Chirurgen, Onkologen und Strahlentherapeuten, zwischen aggressiv und konservativ orientierten Ärzten innerhalb dieser Fachgebiete, zwischen verschiedenen Krankenhauskulturen der Krebsbehandlung und schließlich die Unterschiede, die einzelne Ärzte in Fähigkeit und Verantwortungsgefühl erkennen lassen.

- Wenn Sie sich also dazu entschließen, eine zweite oder dritte Meinung einzuholen, so tun Sie nur, was praktisch jeder Arzt täte, wenn er oder einer seiner Angehörigen an Krebs erkrankte. Mit solchen Karten, welche die Kulturen der Krebstherapie verzeichnen, sind Sie möglicherweise besser in der Lage, die zweite und dritte Meinung dort einzuholen, wo Sie eine Einschätzung erwarten können, die für Sie von möglichst großem Nutzen ist.

Die hier beschriebenen ›amerikanischen‹ Kulturen sind nicht auf Nordamerika beschränkt. Im deutschsprachigen Raum ergeben sich einige organisatorische Unterschiede durch die allgemeine Versicherungspflicht und die Freiheit der Arztwahl.

Die grundsätzlichen Erwägungen treffen aber auch hier zu. Ein Onkologe sieht einen etwas anderen Aspekt einer Erkrankung als ein Chirurg oder ein Strahlentherapeut. Fragen Sie ruhig Ihren Arzt, was ein Kollege einer anderen Fachrichtung empfehlen würde. An seiner Antwort wird meist deutlich, ob überhaupt ein anderes Verfahren als das vorgeschlagene in Frage kommt. Wenn Sie mit der Antwort nicht zufrieden sind und bei Ihnen noch Zweifel bestehen, sollten Sie nicht zögern, einen weiteren Arzt um eine zweite Meinung zu bitten. Die Reaktionen des erstbehandelnden Arztes auf den Wunsch nach einer zweiten Meinung sind in der Regel sehr aufschlußreich. Was als gutes Recht und selbstverständlich gelten sollte, wird leider oft noch als Zweifel an der Autorität und als Mißtrauen gedeutet. Wird Ihr Wunsch nach zusätzlicher Information so grob mißverstanden, und ist auch ein Versuch der Erklärung nicht in der Lage, die Atmosphäre zu bereinigen, sollten Sie sich über die verbleibenden Gemeinsamkeiten im Arzt-Patienten-Verhältnis ernsthaft Gedanken machen. Denn schließlich müssen Sie mit der Behandlung einverstanden sein, geht es doch um Ihre Heilung.

Kapitel 6
Entscheidung über Ärzte, Krankenhäuser und Therapien der Schulmedizin

Nachdem ich mir zehn Jahre lang die Geschichten von Hunderten von Krebspatienten angehört habe, bin ich zu dem Schluß gelangt, daß viele Patienten bei der Wahl ihres Onkologen, Chirurgen oder Strahlentherapeuten weniger Sorgfalt walten lassen und weniger Vergleiche anstellen als beim Kauf eines neuen Autos.

Der Vergleich zwischen der Entscheidung über ein neues Auto und der Entscheidung über Ihre Ärzte ist nicht so weit hergeholt. Die meisten von uns wissen nicht viel über die Technik von Automobilen. Doch wenn wir uns zum Kauf eines neuen Autos entscheiden, nehmen wir uns gewöhnlich viel Zeit, um herauszufinden, welches für unsere Zwecke das beste ist. Wir lesen die einschlägigen Verbraucherzeitschriften, in denen verschiedene Marken und Modelle verglichen werden. Wenn Freunde das Auto haben, das wir in Betracht ziehen, fragen wir sie nach ihren Erfahrungen. Vielleicht erkundigen wir uns auch bei einem Automechaniker. Manchmal leihen wir uns ein solches Auto, um es auszuprobieren. Oder wir machen einfach eine Probefahrt beim Autohändler und suchen weitere Händler auf, um dort Probefahrten mit anderen Modellen zu machen, die wir in Betracht ziehen. Ein kundiger Käufer braucht für den Erwerb eines neuen Autos etliche Wochen, wenn nicht gar Monate. Und das ist höchst vernünftig: Es ist eine wichtige Kaufentscheidung, und er muß mit dem Auto geraume Zeit leben.

Betrachten wir nun, wie derselbe Mensch einen Chirurgen, Onkologen oder Strahlentherapeuten auswählt. Abgesehen von dem Schock, den die Krebsdiagnose ausgelöst hat, empfindet der Patient häufig auch ein Gefühl der Inkompetenz angesichts der dringenden medizinischen Entscheidungen, die er zu treffen hat. Offenkundig steht er vor einer Entscheidung, die weit wichtiger ist als die über ein neues Auto, und doch läßt ihn hier all sein Vertrauen, Technologien beurteilen zu können, die er nicht versteht, im Stich. Wenn die Entscheidung über Ärzte und Behandlungen ansteht, zeigen Amerikaner ein kulturell bedingtes Verhalten, das man als *erlernte Hilflosigkeit* bezeichnen könnte. Wir haben das Empfinden, es sei irgendwie unberechtigt und peinlich, bei der Suche nach medizinischer Versorgung das gleiche kritische Konsumentenbewußtsein an den Tag zu legen und die gleichen Qualitätsvergleiche vorzunehmen wie bei einem Autokauf.

Sogar mein Vater – ein selbstbewußter und hochintelligenter Mann von grenzenloser Neugier – hatte in den ersten Tagen nach seiner Diagnose Schwierigkeiten, ein vernünftiges Gleichgewicht in der Arzt-Patient-Beziehung herzustellen. In seinem Buch *Wrestling with the Angel* schreibt er: »Die meisten Patienten haben von Haus aus kaum mehr als eine schwache Ahnung von den Kenntnissen und Erfahrungen, die für intelligente Entscheidungen erforderlich sind. Die meisten fangen, wie ich, als medizinische Analphabeten an. Die Tradition des Berufsstandes verlangt von dem Onkologen oder Internisten, das Urteil zu fällen und eine Entscheidung vorzuschlagen, und von dem Patienten, sie zu akzeptieren.«[1]

Im Fortgang erläutert er die Konsequenzen dieser Tradition für den Patienten und ihn selbst:

Das Laß-den-Arzt-nur-machen-Modell enthebt den Patienten aller Initiative und Verantwortung. Wenn wir dem Arzt alle Entscheidungen überlassen, geben wir ein Stück unseres Glaubens an Überleben und Heilung auf. Vielleicht sind wir von der fachlichen Kompetenz so beeindruckt, daß wir glauben, wir wüßten nicht genug, oder es fehlt uns der Mut, uns auf einen Dialog mit dem Arzt einzulassen. Doch dieses Modell setzt auf seiten des Patienten eine Passivität voraus, die mir fremd war. Im größeren Rahmen der fachlichen Kompetenz des Arztes suchte ich nach einem Maß für die Autonomie des Patienten.

Großartig konnte die Rolle sicherlich nicht aussehen. Für mich wäre es *Hybris* gewesen (und meine Eltern hätten es *Chuzpe* genannt), wenn ich mich über die Fachärzte gestellt hätte, die ihr Leben lang mit der klinischen Praxis beschäftigt und über die neueste Forschung informiert sind, um ihr Urteil durch das meine zu ersetzen. Nein, der Autonomiebereich, den ich mir suchte, war bescheidener: Ich wollte mich lediglich – und zwar auf jede erdenkliche Weise – darüber informieren, was auf mich zukam, weil es schließlich um mein Leben und meinen Tod ging.

Wenn ich meine Tagebücher lese, bin ich überrascht, wie lange ich brauchte, um dieser Rolle gerecht zu werden. Die Entscheidung belastete mich wie jeden anderen Patienten, der unter einer gefährlichen Krankheit leidet. Ich mußte lernen, die oft widersprüchlichen Ratschläge einzuordnen, die ich von meinen vielen Ärzten und Beratern erhielt, einschließlich meiner beiden Söhne, dem Arzt in Boston und dem ›Behavioristen‹ in Bolinas. An jedem Krisenpunkt bekam ich ›Input‹ von ihnen, den es abzuwägen galt, falls sich Widersprüche in ihm zeigten. Und ich legte Wert darauf, daß sie sich ungeschminkt äußerten. Wenn er jemandes Meinung hören wolle, hat Goethe gesagt, dann müsse sie schon klar und deutlich sein, hin- und hergerissen sei er selbst schon genug. Ich befand mich auf einem Gebiet widersprüchlichster Urteile und Werte, und ich brauchte die Information, um meine Ambivalenz zu beenden und zu eindeutigen Entscheidungen zu gelangen.

Sobald ich die Einschätzungen und Empfehlungen meines Ärztekonsortiums vernommen hatte, mußte ich die Verantwortung übernehmen. Wenn eine schwierige Entscheidung anstand, konnte mir niemand die Last abnehmen. Ich mußte sie treffen, nicht weil ich besondere Kenntnisse oder Erfahrungen gehabt hätte, sondern aus dem existentiellen Grund, daß es mein Leben war, welches auf dem Spiel stand.

Meine Ärzte erkannten, wieviel es für mich bedeutete, daß es mir frei stand, ihre Meinung abzulehnen – oder mir zu eigen zu machen. Sie wußten auch, daß ein Patient, der Teil des Entscheidungsprozesses wird, damit auch Teil des Heilprozesses ist.[2]

Wie man sich den Arzt aussucht

Eine der besten Anleitungen zur Wahl des Arztes, der die Krebsbehandlung durchführen soll, findet sich in dem Buch *Choices: Realistic Alternatives in Cancer Treatment* von Marion Morra und Eve Potts. In Kapitel 2, »Deciding on Your Doctor and Hospital«, finden Sie eine umfassende Checkliste und überzeugende Gründe, warum Sie nicht unbedingt bei dem Arzt bleiben müssen, den Sie im Augenblick haben. Dort findet der Leser Kriterien, nach denen er beurteilen kann, wie der Arzt mit seinen Patienten umgeht, wie er seine Praxis führt, was für einen persönlichen Eindruck er macht, wie ansprechbar er ist und welche Bereitschaft er zeigt, über das Honorar zu reden und Versicherungsfragen zu klären.

Solche Bücher sind überall erhältlich, und ich kann Ihnen nur dringend ans Herz legen, wenigstens eines von ihnen zu lesen.

Informelle Informationsnetze – Hilfen bei der Wahl von Krebsspezialisten

Ich finde es erstaunlich, daß Krebspatienten in den herkömmlichen Ratgebern zur Wahl des Arztes selten auf eine der wichtigsten Informationsquellen verwiesen werden: die informellen Netze, das heißt, die Menschen, die wirklich wissen, welche Krebsspezialisten in einer Stadt oder Region die besten sind. Wenn Sie sich beispielsweise für einen Chirurgen entscheiden müssen, dann fragen Sie am besten (a) andere Chirurgen, (b) Anästhesisten, die täglich mit Chirurgen zusammenarbeiten, (c) OP-Schwestern oder medizinisch-technische Assistentinnen und (d) Krebspatienten. Bei der Wahl eines Strahlentherapeuten sind die besten Gewährsleute (a) andere Strahlentherapeuten, (b) Chirurgen und Onkologen, die mit Strahlentherapeuten zusammenarbeiten, (c) Röntgenassistentinnen oder Arzthelferinnen in einer radiologischen Praxis und (d) Krebspatienten.

Ärzte als Gewährsleute

Von Ärzten können Sie erfahren, welchen fachlichen Ruf ihre Kollegen genießen. Das sind unter Umständen sehr wertvolle Informationen. Doch bevor Sie sich nur auf ihren Rat verlassen, sollten Sie bedenken, daß diese nie bei den von ihnen empfohlenen Ärzten in Behandlung gewesen sind und auch beruflich selten mit ihnen direkt zu tun haben (Ausnahmen sind Anästhesisten, die mit Chirurgen zusammenarbeiten). Ferner stehen Krebsspezialisten in regelmäßiger Beziehung zu Fachärzten für andere Arten der Krebsbehandlung. Sie überweisen Patienten an einen Kollegen, der seinerseits eigene Patienten zu ihnen schickt. Dieser »Tauschhandel«, wie der Vorgang in den USA manchmal respektlos genannt wird, kann aus großem gegenseitigen Respekt für die beruflichen Fähigkeiten des anderen resultieren, kann aber auch finanzielle Beweggründe haben. Deshalb muß die Überweisung durch einen Krebsspezialisten für Sie nicht unbedingt die beste Methode sein, einen geeigneten Arzt zu finden.

Solche Ärzte können Sie entweder durch Anfragen bei Ärztekammern oder anderen Standesorganisationen suchen oder durch persönliche Kontakte mit Hausärzten oder befreundeten Ärzten, indem Sie diese fragen, wen sie Ihnen empfehlen können. Oft kann ein Hausarzt oder Internist Ihres Vertrauens, selbst wenn er sich nicht auf Krebs spezialisiert hat, auch weiterhin als Ratgeber bei diesen schwierigen Entscheidungen dienen. Wenn Sie Ihren Hausarzt – oder irgendeinen anderen Arzt, dem Sie vertrauen – bitten, für die Koordination Ihrer Behandlung zu sorgen, dann hat das für Sie einen zusätzlichen Vorteil: Es erspart Ihnen unter Umständen die Erfahrung der modernen »fraktionierten«, das heißt, in kleine Abschnitte unterteilten, Krebsbehandlung, in der kein Arzt mehr Zeit für menschliche Zuwendung und langfristige Bewertungen hat.

Krankenschwestern und Arzthelferinnen

Der Rat von Krankenschwestern und Arzthelferinnen ist äußerst wertvoll und wird viel zu selten in Anspruch genommen. In Krankenhäusern oder Arztpraxen arbeiten sie direkt mit den Chirurgen, Onkologen und Strahlentherapeuten zusammen. Vor allem Krankenhausschwestern haben nicht das geringste Eigeninteresse an der Wahl, die der Patient trifft.

Eine erfahrene OP-Schwester weiß eine ganze Menge über die Chirurgen in ihrem Krankenhaus – von ihren fachlichen Fähigkeiten bis zu ihren menschlichen Eigenschaften. Sehr wichtig ist auch, daß sich eine solche Schwester unbefangener als ein Arzt zu der Frage äußern wird, *für wen sie sich entscheiden würde, wenn es um einen ihrer Angehörigen ginge.* Das gleiche gilt für den Rat erfahrener Röntgenassistentinnen im Hinblick auf Strahlentherapeuten.

Schwieriger sind die Fähigkeiten eines Onkologen von Schwestern und Arzthelferinnen einzuschätzen, weil seine Tätigkeit komplexer ist als die eines Chirurgen oder Strahlentherapeuten. In diesem Falle kann Ihnen die Schwester sagen, wie gewissenhaft der Onkologe ist, wieviel Interesse er an seinen Patienten zeigt, wie menschlich er ist und so fort. Seine chemotherapeutischen Behandlungspläne sind sicherlich nicht so leicht zu beurteilen.

Im allgemeinen macht es keine Mühe, eine erfahrene Krankenschwester ausfindig zu machen, die einem helfen kann. Vielleicht kennen Sie eine Krankenschwester, die eine Schwester kennt, die eine Kollegin auf einer Krebsstation kennt, und diese Schwester ist dann sicherlich in der Lage, Ihnen zu helfen oder Ihnen die erfahrensten Schwestern auf der Station zu nennen. Gleiches gilt für medizinisch-technische Assistentinnen, nur daß ihre Zahl geringer ist.

Krebspatienten

Eine wertvolle Informationsquelle sind auch Krebspatienten. Besonders rasch und gründlich können Sie sich bei einer unabhängigen Krebsselbsthilfegruppe in Ihrer Nähe darüber informieren, in welchem Ruf die in Frage kommenden Ärzte bei Krebspatienten stehen. Unter Umständen sind Krebspatienten auch in der Lage, Ihnen Ärzte oder Krankenschwestern zu nennen, die Ihnen bei dieser Wahl behilflich sein können. Natürlich können Krebspatienten über manche Bereiche der ärztlichen Tätigkeit kein Urteil abgeben, aber immerhin sind sie die Adressaten dieser Dienstleistungen und wissen viele Dinge von unschätzbarem Wert.

Nutzung von Informationsnetzen

Einige Menschen, die an Krebs erkrankt sind, sind erfahrene Nutzer von Informationsnetzen in anderen Bereichen ihres Lebens. Vielleicht besitzen sie auch die ganz ähnliche Fähigkeit, effektiv und zeitsparend mit bürokratischen Apparaten umzugehen. Sobald solche Patienten festgestellt haben, daß sie diese Fähigkeiten auch für die Wahl von Ärzten und Krankenhäusern nutzen können, brauchen sie keine große Unterstützung mehr. Andere Krebspatienten hingegen sind auf Hilfe beim Umgang mit Informationsnetzen und bürokratischen Apparaten angewiesen. In diesem Falle kann ein Angehöriger oder Freund, der solche Fähigkeiten besitzt, *unschätzbare* Hilfe bei der Auswahl geeigneter Ärzte, Krankenhäuser und Therapien leisten und dafür sorgen, daß der Patient in gute Hände kommt.

Nehmen Sie sich genügend Zeit, um die richtige Entscheidung zu treffen

Wenn Sie bei der Wahl Ihres Arztes den oben beschriebenen Strategien folgen, werden Sie feststellen, daß Ihnen die Namen bestimmter Ärzte immer wieder begegnen. Bei der Nutzung offizieller wie inoffizieller Informationsnetze sollten Ihnen eine Woche bis zehn Tage konzentrierter Informationssuche genügen, um eine vernünftige Entscheidung zu fällen. Ein oder zwei Wochen für die Wahl des richtigen Arztes wird nur in ganz seltenen Fällen Ihre Behandlung oder

Gesundheit aufs Spiel setzen. Auch die meisten Mediziner dürften wohl der Auffassung sein, daß Sie diese Zeit kaum besser als für die Wahl des richtigen Arztes nutzen können.

Die Arbeitsbeziehung zu Ihrem Arzt

Wie läßt sich eine vertrauensvolle Beziehung herstellen, nachdem Sie einen Arzt gefunden haben, der Ihren Vorstellungen entspricht?

Harold Benjamin, Gründer der Wellness Community in Santa Monica – eines der erfolgreichsten unabhängigen Hilfsprogramme für Krebspatienten in den Vereinigten Staaten –, hat eine schriftliche Vereinbarung für Krebspatienten und ihre Ärzte entworfen (siehe unten). Die meisten Onkologen in dem Gebiet von Los Angeles unterstützen Benjamins Arbeit nachdrücklich. Die Vereinbarung ist ein nützlicher Ansatz zur Klärung der Beziehung zwischen Patienten und Ärzten. Ich würde Ihnen empfehlen, sich diese Vereinbarung anzusehen und sie vielleicht zum ersten Sprechstundenbesuch bei Ihrem Arzt mitzunehmen. Fragen Sie ihn, ob sie auch als Grundlage für die Beziehung zwischen Ihnen und ihm dienen könnte.

Wellness-Community-Entwurf
für eine gemeinsame Erklärung des Onkologen und des Patienten

Für die wirksame Behandlung einer schwerwiegenden Erkrankung sind beträchtliche Bemühungen auf seiten des Patienten und des Arztes erforderlich. Eine klare Einigung darüber, was jeder von uns realistischer- und vernünftigerweise vom anderen erwarten kann, wird die Aussichten der Behandlung wesentlich verbessern. Diese »Erklärung« soll dazu beitragen, unsere Beziehung so wirksam und produktiv wie möglich zu gestalten. Es wäre nützlich, wenn Sie diese Erklärung lesen und, falls Sie mit ihr einverstanden sind, mit mir durchsprechen würden.

Als Ihr Arzt werde ich alle Anstrengungen unternehmen, um:

1 Ihnen die Behandlung zukommen zu lassen, die für Sie am vorteilhaftesten ist;
2 Sie über Ihre Situation und die verschiedenen Behandlungsmöglichkeiten zu informieren und aufzuklären. Wie eingehend die Erklärung ausfällt, wird von Ihren besonderen Wünschen abhängen;

3 Sie zu ermutigen, Fragen über Ihre Krankheit und ihre Behandlung zu stellen und diese Fragen so klar wie möglich zu beantworten. Ich werde auch versuchen, die Fragen Ihrer Angehörigen zu beantworten; doch in erster Linie bin ich Ihnen gegenüber verantwortlich und werde deshalb Ihren Gesundheitszustand nur mit Menschen besprechen, die von Ihnen bevollmächtigt worden sind;

4 mir bewußt zu machen, daß alle wichtigen Entscheidungen über den Verlauf Ihrer Behandlung von Ihnen getroffen werden. Ich bin aber bereit, die Verantwortung für bestimmte Entscheidungen zu übernehmen, wenn Sie es wünschen;

5 Sie dabei zu unterstützen, andere ärztliche Meinungen einzuholen, wenn Sie es wünschen oder wenn ich der Meinung bin, daß es in Ihrem Interesse liegt;

6 Sie als mündigen Erwachsenen zu behandeln, wobei ich stets versuchen werde, Ihre emotionalen, sozialen und psychologischen Bedürfnisse ebenso zu berücksichtigen wie Ihre körperlichen;

7 Ihnen bei jedem Ihrer Besuche genügend Zeit zu widmen, wenn mich nicht dringende Pflichten davon abhalten, und Ihnen während dieses Zeitraums meine ungeteilte Aufmerksamkeit zu schenken;

8 alle verabredeten Termine einzuhalten, wenn mich nicht dringende Pflichten davon abhalten;

9 Telefonanrufe so rasch wie möglich zu beantworten, vor allem wenn sie von Ihnen als dringend bezeichnet werden;

10 Ihnen Testergebnisse umgehend mitzuteilen, wenn Sie solche Berichte wünschen;

11 Ihnen alle Informationen zugänglich zu machen, die Sie im Hinblick auf meine Ausbildung, Erfahrung, berufliche Einstellung und die Kosten der Behandlung wünschen;

12 Ihrem Wunsch nach anderen Behandlungsarten Rechnung zu tragen, auch wenn sie von der Schulmedizin nicht anerkannt sind. Ich werde Ihnen allerdings meine ehrliche Meinung über solche unkonventionellen Behandlungen mitteilen;

13 während der gesamten Krankheit in meiner aktiven Unterstützung und Hilfe nicht zu erlahmen.

Ich hoffe, Sie als Patient werden alle Anstrengungen unternehmen, um:

1 sich an den vereinbarten Behandlungsplan zu halten;

2 mir so ehrlich wie möglich mitzuteilen, was Sie von mir brauchen und erwarten;

3 mich zu informieren, wenn Sie eine andere ärztliche Meinung einholen möchten;

4 mich über alle Therapiearten in Kenntnis zu setzen, denen Sie sich unterziehen;

5 alle Verabredungen einzuhalten, wenn Sie nicht durch zwingende Gründe verhindert sind;

6 die Tatsache zu berücksichtigen, daß ich mich an einen bestimmten Zeitplan halten muß, um mich auch um meine anderen Patienten kümmern zu können;

7 Ihre Telefonanrufe in meine Praxiszeiten zu verlegen. Rufen Sie nachts und an Wochenenden nur an, wenn es absolut notwendig ist;

8 die Anfragen Ihrer Angehörigen und Freunde zu koordinieren, so daß ich nicht einer Reihe von Leuten nacheinander die gleichen Fragen über Sie beantworten muß.

(Mit freundlicher Genehmigung von Harold Benjamin, Richard Stekkel, Laurence Heiftez, Daniel J. Lieber, Fred Rosenfelt und Michael Van Scou-Mosher, Wellness Community, Santa Monica, Kalifornien.)

Wahl der Behandlungen

Sobald Sie den richtigen Arzt gefunden und eine Arbeitsbeziehung zu ihm hergestellt haben, steht die Wahl der Behandlung an. Dabei zeigen Patienten unterschiedliche Neigungen: Entweder möchten sie, daß (a) ihr Arzt die Entscheidung über die Behandlung trifft, praktisch ohne sie zu Rate zu ziehen, (b) der Arzt zwar in erster Linie entscheidet, dies aber in enger Absprache mit ihnen geschieht, oder (c) im wesentlichen sie selbst die Wahl treffen, während ihre Ärzte nur als Berater fungieren. Sagen Sie Ihrem Arzt klar und deutlich, nach welchem dieser drei Modelle sich Ihre Zusammenarbeit richten soll. Eine solche Klarstellung ist eine gute Grundlage für eine erfolgreiche Arbeitsbeziehung.

Für die Wahl konventioneller Therapien gibt es einige hervorragende Ratgeber – und zwar für Krebs im allgemeinen wie für bestimmte Krebserkrankungen. Das oben besprochene Buch *Choices* von Morra und Potts ist eines der Standardwerke auf diesem Gebiet und geht hier und da auch auf komplementäre Krebstherapien ein. Das Buch behandelt Diagnose, Wahl von Arzt und Krankenhaus, grundlegende Fakten über den Krebs, Diagnosetests, alle Behandlungsformen der Schulmedizin, experimentelle Therapien und Verfahren, deren Erfolg noch nicht bewiesen ist, alle wichtigen Krebsarten, Bewältigung von Rückfällen, das Leben mit Krebs und die Frage, wo man Hilfe bekommt.

Die Macht des Wissens – Krebsbehandlungen so verstehen, wie Ärzte sie verstehen

Einige Krebspatienten haben sowohl die Fähigkeit wie den Wunsch, die Voraussetzungen für die Entscheidung über die Krebsbehandlung besser zu verstehen, indem sie die gleiche Literatur lesen, aus der auch der Arzt sein Wissen bezieht. Das ist gar nicht so schwierig, wie viele Patienten meinen. Natürlich können Sie diese Aufgabe auch einem Angehörigen oder Freund übertragen. Wenn es jemanden gibt – Sie selbst oder einen Helfer –, der bereit und in der Lage ist, die medizinische Literatur zu lesen, kann das Ihre Fähigkeit, vernünftige Entscheidungen zu treffen, *wesentlich* verbessern. Wahrscheinlich wird es auch die Beziehung zwischen Ihnen und Ihrem Arzt verändern.

Es folgen einige einfache Möglichkeiten, sich medizinische Literatur zu verschaffen:

- Gehen Sie in eine medizinische Bibliothek – an einer medizinischen Hochschule oder einem Krebszentrum –, und fragen Sie nach dem bekanntesten onkologischen Lehrbuch.

- Kaufen Sie sich ein medizinisches Wörterbuch, wenn Ihnen der medizinische Wortschatz Schwierigkeiten bereitet. Viele medizinische Wörterbücher erklären in einfachem Deutsch die Bedeutung der meisten medizinischen Fachausdrücke.

- Versuchen Sie sich drei bis fünf der neuesten Übersichtsartikel zu verschaffen, in denen Ihre spezifische Krebserkrankung und die Behandlungsmöglichkeiten erörtert werden. Ein »Übersichtsartikel« ist ein Aufsatz, in dem einer der maßgeblichen Spezialisten für Ihre Krebserkrankung alle neueren Untersuchungen durchsieht und den aktuellen Wissensstand zu den Behandlungsmöglichkeiten zusammenfaßt. Wenn Sie eine Krebsart haben, bei der man sich zwischen sehr verschiedenen Behandlungsmöglichkeiten entscheiden muß – etwa zwischen chirurgischem Eingriff und Strahlentherapie –, dann suchen Sie nach Übersichtsartikeln von Spezialisten beider Fachbereiche, da Chirurgen einen anderen Blickwinkel haben als Strahlentherapeuten und Sie beide Sichtweisen verstehen müssen. Wenn Sie Ihren Arzt fragen, ob er Ihnen die neuesten Übersichtsartikel zu Ihrer Krebserkrankung besorgen kann, wird er erkennen, zu welcher Art von Patienten Sie gehören. Besorgen können Sie sich solche Übersichtsartikel durch Ihren Arzt, einen Referenzbibliothekar in einer medizinischen Bücherei oder einen der medizinischen Beratungsdienste.

• Wenn Sie an einer seltenen Krebsart erkrankt sind oder sich eingehender mit den medizinischen Fragen der Behandlung beschäftigen wollen – oder an entlegenen Problemen bestimmter Krebstherapien interessiert sind –, dann suchen Sie sich am besten einen freundlichen Menschen mit einem Computer und einem Modem, das mit einer medizinischen Datenbank verbunden ist, etwa BRS Collegue. (Medizinische Referenzbibliothekare sind dazu in der Lage.) Mit dem Computer und dem Anschluß an die Telefonleitung hat er Zugang zur Krebsliteratur der ganzen Welt, und mit ein paar einfachen Suchbegriffen kann er Ihnen in Sekunden die Titel der Artikel über Ihr entlegenes oder schwieriges Thema auf den Bildschirm holen, sie ausdrukken, durchsehen und Ihnen die Titel einkreisen, an deren kurzen Zusammenfassungen Sie interessiert sind. Dann klinkt er sich wieder in die Datenbank ein, ruft die Zusammenfassungen ab und druckt sie Ihnen aus. Nun brauchen Sie nur die Zusammenfassungen zu lesen und dann den Gesamttext der Artikel zu bestellen, die Sie von diesem Datenservice haben möchten. In wenigen Augenblicken schickt die Datenbank den Text an den Computer, so daß er nur noch ausgedruckt werden muß.

• Über dieselbe Datenbank erhalten Sie auch Zugang zu zwei Datenbanken des amerikanischen Krebsinstitutes (NCI – National Cancer Institute): die PDQ-Datenbank über Behandlungsalternativen für Patienten und die PDQ-Datenbank für Ärzte über klinische Versuche, in denen es um Ihre Krebsart geht. Interessanter ist die PDQ-Datenbank für Ärzte, zu der auch Sie Zugang haben. Sie listet alle laufenden klinischen Versuche zu Ihrer Krebsart auf, einschließlich aller Einzelheiten darüber, wer teilnehmen kann, welche Therapie der Untersuchung zugrunde liegt, was für Nebenwirkungen möglich sind und so fort. Außerdem sind der Name des Untersuchungsleiters und seine Telefonnummer angegeben.

Mit all diesen Daten können Sie oder Ihr Helfer sich sehr gründlich über die verfügbaren Krebsbehandlungen informieren. Doch selbst wenn Sie sich mit dem ersten Schritt begnügen – der Lektüre des einschlägigen Kapitels in dem Standardwerk –, werden Sie mehr über Ihren Krebs wissen, *als Ihr Arzt erwartet.*

Wie Sie schlimme Fehler vermeiden und optimale Dienstleistungen von großen medizinischen Institutionen erhalten

Natürlich möchte jeder Patient überflüssige und manchmal lebensbedrohende ›iatrogene‹ (»durch ärztliche Einwirkung entstandene«) Behandlungskomplikationen vermeiden. Leider werden solche Fehler um so häufiger, je aggressiver, komplizierter und bürokratischer die medizinische Behandlung wird. Große und komplexe bürokratische Apparate neigen von Haus aus zu Fehlern; Krankenhäuser und große ärztliche Praxen bilden da keine Ausnahme. Um potentiell gefährliche Behandlungsfehler zu vermeiden, sollten Sie oder Ihr Helfer sich vornehmen, die Behandlung sorgfältig zu kontrollieren, damit Sie nach Möglichkeit jeden Fehler erkennen, den das Behandlungsteam begeht. Unter Umständen hilft Ihnen eine solche Kontrolle auch, Fehler zu erfassen, die *Sie* begehen, weil Sie die Behandlungsanweisungen falsch verstanden haben.

Neben der Verhinderung von Fehlern geht es vor allem darum, die Qualität der Behandlung zu verbessern. Meist lassen große Institutionen, wie etwa Krankenhäuser, Menschen, die solchen Institutionen gegenüber ihre Ansprüche wirksam vertreten, eine bessere Behandlung angedeihen als Menschen, die sich dem System auf Gnade und Ungnade ausliefern. Deshalb ist es sehr wichtig, daß Sie zum durchsetzungsfähigen Anwalt Ihrer eigenen Behandlung werden.

Die Notwendigkeit, Ihre Behandlung zu kontrollieren, beginnt schon vor dem ersten explorativen Eingriff. So empfiehlt es sich häufig, einen Onkologen zu Rate zu ziehen, noch *bevor* die Operation stattgefunden hat, damit er Ihnen hilft, die Entscheidungen zu treffen, die Ihnen der Chirurg unter Umständen nicht vollständig erklärt. Manchmal macht der Onkologe den Patienten auf wichtige Alternativen aufmerksam, die den Operationsplan entscheidend verändern.

Wenn Sie nach dem Eingriff eine Chemotherapie oder eine andere unterstützende Behandlung brauchen, müssen Sie prüfen, was der Onkologe oder der Strahlentherapeut Ihnen empfiehlt und ob er Ihnen alle erforderlichen Informationen zugänglich macht. Onkologen und Strahlentherapeuten sind meist fürchterlich beschäftigt – vor allem wenn sie gut sind –, so daß sie kaum ständig an Ihren Fall denken können. Viele unabhängige Krebsgruppen fördern den Informationsaustausch über verschiedene Fragen, zum Beispiel wie das Leben mit und nach der Chemotherapie aussieht. Dort bekommen

Sie Informationen, die von verschiedenen Ärzten stammen, und es entsteht ein Bild, daß Ihnen Ihr eigener Arzt vielleicht nicht vermittelt hat.

Während schwieriger Krankenhausaufenthalte sollten Sie jemanden bitten, die medikamentöse Behandlung und andere Aspekte der Therapie zu überwachen, so daß kein Fehler bei den Arzneimitteln unterläuft, Ihnen unnötige Maßnahmen erspart bleiben und die erforderlichen Maßnahmen durchgeführt werden. Im Krankenhausalltag kann dieser Freund dafür eintreten, daß für Ihre Bedürfnisse gesorgt wird.

Früher oder später erkennen die meisten Krebspatienten, daß der medizinische Apparat, so wie er heute organisiert ist, selten gewährleistet, daß alle Aspekte der Behandlung berücksichtigt und koordiniert und daß keine Unterlassungs- oder Anwendungsfehler begangen werden. Je früher Sie sich diesen Umstand klarmachen, desto besser werden Sie in der Lage sein, iatrogene Gesundheitsprobleme zu vermeiden.

Der Weg zu einem Arzt ist im deutschsprachigen Raum gebahnter als in den USA, wo das sogenannte Ärzte-Shopping, also die Auswahl der Ärzte nach Anzeigen oder Branchentelefonbüchern, nicht gerade selten ist. Hierzulande ist der Hausarzt in der Regel die erste Anlaufstelle für Erkrankungen, und von ihm aus wird ein notwendiger Krankenhausaufenthalt in das nächstgelegene Krankenhaus führen, das die zutreffende Fachrichtung vertritt. Da der Hausarzt, im Gegensatz zu den USA, nur in Ausnahmefällen gleichzeitig auch im Krankenhaus tätig ist, wechselt die Zuständigkeit zu den Krankenhausärzten. Dies ist aufgrund der umfangreichen Diagnostik bei Krebserkrankungen oft der Fall. In der Regel wird das diagnostizierende Krankenhaus auch eine Therapie vorschlagen und anbieten, diese durchzuführen. Ein derartiges Verfahren ist meist sinnvoll und zweckmäßig. Die für die USA beschriebenen Unterschiede zwischen den Krankenhaustypen gelten in gleicher Weise auch diesseits des Atlantiks. Eine Universitätsklinik bietet nicht automatisch die Gewähr für die beste Behandlung, und ein gemeindenahes Krankenhaus kann durchaus die bessere Lösung sein. Wenn Sie sich aber aus den unterschiedlichsten Gründen nicht sicher sind, ob Sie sich nicht lieber in einem anderen Krankenhaus behandeln lassen wollen, wird es leider manchmal schwierig. Die Berufsehre ist ein leicht verletzliches Gut, andererseits können aber auch sachliche Gründe gegen eine Verlegung sprechen, wenn eine vorgeschlagene Maßnahme vielleicht keinen Aufschub duldet. Wenn Ihrem Wunsch nach einer eventuellen Verlegung in ein anderes Krankenhaus nicht entsprochen wird, ist Ihre Eigeninitiative gefragt. Vor allem lassen Sie sich nicht ins Bockshorn jagen: Die Eigendynamik der medizinischen Einrichtungen kann sehr einschüchternd wirken. Am besten besprechen Sie Ihren Wunsch mit einem Arzt, zu dem Sie Vertrauen haben, zum Beispiel Ihrem Hausarzt. Er kann Sie auch in der Frage nach dem Zeitdruck einer geplanten Behandlung beraten. Sie haben Anspruch auf die Ergebnisse der bisher durchgeführten Untersuchungen einschließlich der Röntgen- und Sonographiebilder; Sie müssen nur für etwaige Kopierkosten aufkommen. Es ist immer wieder überraschend, wie wenig die medizinischen Institutionen darauf eingerichtet sind, mit selbstbewußten und eigenwilligen Patienten umzugehen. Patienten sollen zwar aufgeklärt werden, aber es reicht schließlich, wenn sie die Einwilligungserkärung unterschreiben. Ein Patient, der seine Krankheit und seine Heilung als seine eigene Sache betrachtet, die er für sich bestmöglich angehen und als letzte Instanz entscheiden will – so etwas ist im wahrsten Sinne des Wortes noch ziemlich unerhört.

Anmerkungen

1 Max Lerner, *Wrestling with the Angel*, New York, Touchstone, 1990, S. 68.
2 a. a. O., S. 68 f.
3 Marion Morra und Eve Potts, *Choices: Realistic Alternatives in Cancer Treatment*, New York, Avon Books, 1987.

TEIL III
Entscheidung zu unkonventionellen Krebstherapien

Zu den unkonventionellen Krebstherapien gehören einige der besten wie auch einige der schlechtesten Behandlungsarten, die es gibt. Zu diesem Schluß bin ich gelangt, nachdem ich mich mehr als zehn Jahre mit unkonventionellen Therapien beschäftigt, mehr als fünfzig einschlägige Institutionen besucht und Hunderte von Therapeuten und Patienten befragt habe.

Die besten unkonventionellen Behandlungen sind generell diejenigen, welche die Lebensqualität verbessern, dem allgemeinen Gesundheitszustand förderlich sind und den Patienten in die psychologische und manchmal auch physische Behandlung einbeziehen. Am schlechtesten sind diejenigen, die zynisch von skrupellosen Geschäftemachern aus rein finanziellen Erwägungen angeboten werden. Zwischen diesen beiden Extremen findet man viele Therapien, die auf verwirrende Weise positive und negative Eigenschaften in sich vereinen. Wie können Patienten, Ärzte und Politiker unkonventionelle Therapien beurteilen? Wie sollen Sie entscheiden, welche dieser Therapien seriös ist und welche sich angesichts Ihrer persönlichen Wertvorstellungen, Neigungen und besonderen Krebsart empfiehlt?

Im folgenden Kapitel gehe ich auf die heftige Auseinandersetzung zwischen den Vertretern der Schulmedizin und der unkonventionellen Therapien in den Vereinigten Staaten ein. Anschließend beschreibe ich die Kriterien, nach denen man unkonventionelle Krebstherapien beurteilen kann. In späteren Kapiteln erörtere ich dann verschiedene Ansätze und einige der wichtigsten unkonventionellen Krebstherapien im Detail.

Zunächst möchte ich erläutern, wie ich die vielen – und häufig verwirrenden – Begriffe verwende, die zur Bezeichnung unkonventioneller Therapien dienen:»unterstützend«,»alternativ«,»komplementär«,»unorthodox« und »unkonventionell«. Was bedeuten sie im einzelnen?

Häufig streiten sich die Anhänger und Gegner unkonventioneller Krebstherapien über diese Begriffe. Zunächst einmal geben die Bezeichnungen, so wie sie gewöhnlich verwendet werden, Auskunft

über das Maß an »Akzeptanz«, die eine bestimmte Therapie beim
medizinischen Establishment genießt. »Schulmedizinische« oder
»konventionelle« Krebstherapien entsprechen den Formen der
Krebsbehandlung, die heute weithin in den großen Krebszentren
praktiziert werden: Chirurgie, Chemotherapie und Bestrahlung,
dazu in wachsendem Maße pharmakologische und biologische Therapien. Unter »unkonventionellen« Krebstherapien sind solche Verfahren der Krebsdiagnose, -behandlung und -pflege zu verstehen,
die aus dem Rahmen der konventionellen Krebstherapien fallen.
Häufig bezeichne ich diese Therapien auch mit dem Ausdruck
»komplementär«, weil ich der Meinung bin, daß unkonventionelle
Krebstherapien im Idealfall die *intelligente* Verwendung konventioneller Verfahren mit wissenschaftlich nachgewiesener Wirksamkeit
ergänzen, was ja die Bedeutung von »komplementär« ist.

Komplementäre Krebstherapien werden auch als »unorthodox«
oder »unkonventionell« bezeichnet. Das Wort »unkonventionell«
ist wohl der neutralste Ausdruck, den es gibt. Deshalb verwende ich
ihn häufig. »Komplementär« und »unkonventionell« benutze ich
austauschbar zur Bezeichnung dieser Therapien. Mit dem Begriff
»alternativ« beziehe ich mich auf unkonventionelle Therapien, die
sich in noch größerer Distanz zur Krebstherapie der Schulmedizin
befinden, obwohl das nichts über ihre objektiven Verdienste oder
Mängel aussagt. »Unterstützend« nenne ich Verfahren, die sich in
größerer Nähe zur Schulmedizin befinden, vor allem psychosoziale
Ansätze wie Krebsgruppen, Psychotherapie, Hypnose und Visualisierung.

Die kulturellen Unterschiede zwischen den unkonventionellen
Krebstherapien sind häufig genauso groß wie zwischen den konventionellen Krebstherapien. Beispielsweise reicht auf dem Gebiet der
psychologischen Krebsbehandlung das Spektrum von Therapeuten,
die nur an eine psychologische Linderung glauben, bis zu jenen, die
der Meinung sind, daß Visualisierung, Psychotherapie und ähnliche
Verfahren regelmäßig spektakuläre Heilerfolge beim Krebs erzielen. Und bei den Ernährungstherapeuten reicht die Bandbreite von
denen, die lindernde Ernährungprogramme anbieten, über Wissenschaftler, welche die komplexen Auswirkungen von Nährstoffen auf
Krebs dokumentieren, bis hin zu alternativen Therapeuten, die
glauben, daß Ernährungstherapien zuverlässige Heilmethoden bei
Krebs sind. Entsprechende Spektren ließen sich auch für andere Bereiche der unkonventionellen Krebstherapien beschreiben.

Unter diesen vielen Subkulturen unkonventioneller Therapien

zeichnen sich für jeden Patienten sieben Kategorien mit deutlich erkennbaren Unterschieden ab:

1. Unterstützende psychologische Therapien, deren Vertreter sich (trotz einiger sehr heftiger Differenzen) mit der Schulmedizin verständigen. Nach ihrem Selbstverständnis bietet diese Gruppe eine *unterstützende* und keine alternative Methode zur Krebsbehandlung an. Bei diesen Therapeuten kann man an Einzeltherapie, Visualisierung, Gruppentherapie oder Krebsgruppen teilnehmen.

2. Makrobiotik – eine eigene Subkultur –, deren Vertreter die heute verbreitetste Ernährungstherapie für Krebs anbieten, unterstützt durch eine spirituelle Lebenseinstellung.

3. Eine Vielzahl von »Ernährungs-Stoffwechsel-Programmen«, die auf einer Kombination von vegetarischer Ernährung und Nahrungszusätzen beruht. Im allgemeinen werden diese Therapien von Ärzten, Naturheilkundlern, Chiropraktikern oder auch Heilpraktikern angeboten, die sich entsprechend spezialisiert haben.

4. Traditionelle chinesische Medizin, deren Vertreter eine Kombination aus Akupunktur und chinesischen Heilkräutern als unterstützende Maßnahme zur Krebsbehandlung und, bezeichnenderweise, als Methode zur Linderung von Nebenwirkungen der Chemo- und Strahlentherapie empfehlen.

5. Die Gruppe der »großen Männer und Frauen«, die einzigartige und häufig geschlossene oder teilweise geschlossene* pharmakologische Krebstherapien anbieten. Zu dieser Gruppe gehören Emanuel Revici in New York, Stanislaw Burzynski in Texas, die verstorbene Virginia Livingston in San Diego, der verstorbene Lawrence Burton auf den Bahamas und Gaston Naessens in Kanada.

6. Heiler – religiöse und spirituelle –, die dem Patienten durch Gebete und Handauflegen aktiv bei der Genesung vom Krebs helfen möchten.

7. Die Gruppe von Ärzten und Therapeuten in Südkalifornien und an der mexikanisch-kalifornischen Grenze, die eine Vielzahl von Therapien anbieten – Laetril, Hoxsey-Kräuter,

---

* *Zum Begriff der »geschlossenen« oder »teilweise geschlossenen« Therapie vgl. Kapitel 8.*

Ernährungs-Stoffwechsel-Methoden und immunstimulierende Therapien.

In den Vereinigten Staaten und in Europa versuchen die meisten Krebspatienten konventionelle mit unkonventionellen Krebstherapien zu kombinieren. Meist ist das eine Synthese aus Therapien dieser sieben Subkulturen und einer vernünftigen Verwendung von Therapien der Schulmedizin. Zwar gibt es Überschneidungen, doch viele Kulturen der unkonventionellen Therapien unterscheiden sich erheblich und stehen sich oft feindlich gegenüber.

Soviel zu den unkonventionellen Krebstherapien, von denen man am meisten hört. Doch in Wirklichkeit suchen darüber hinaus zigtausend Amerikaner wie auch Europäer bei unkonventionellen Krebstherapien ihr Heil, die in der Volks- und traditionellen Medizin ihrer ethnischen Gruppen verwurzelt sind. Einwanderer aus Südamerika, der Karibik, Asien, Afrika und anderen Regionen haben ihre volksmedizinischen Traditionen mit in die Vereinigten Staaten gebracht. Krebspatienten aus diesen Gruppen konsultieren häufig ihre traditionellen Heiler. Doch da es sich bei diesen Patienten meist um Menschen mit niedrigem Einkommen und ohne Krankenversicherung handelt, sie ihre Heiler ohne Aufsehen aufsuchen und die Vorherrschaft der Medizin nicht in Frage stellen, erregen sie mit ihrer weitverbreiteten Inanspruchnahme unkonventioneller Therapien so gut wie keine Aufmerksamkeit.

Die Diskussion über die Anwendung unkonventioneller Mittel und Methoden in der Krebsbehandlung ist länderübergreifend notwendig, aber sie unterscheidet sich nicht in den grundlegenden Argumenten der Befürworter und Gegner, unabhängig davon, ob diese Diskussion in den Vereinigten Staaten oder in Europa geführt wird. Es gibt allerdings Unterschiede in »unkonventionellen Krebsmitteln« und Heilanwendungen, die sich aus den verschiedenen Traditionen der Entwicklung des Gesundheitssystems in den einzelnen Ländern ergeben. Naturheilkundliche Heilversuche, z. B. Stimulation von unspezifischen Abwehrmechanismen durch Gewebe- und Thymusextrakte und phytotherapeutische Krebsmittel (Mistel), spielen in Europa eine größere Rolle als in den Vereinigten Staaten. Dort wendet man sich mehr chemisch definierten Produkten zu, z. B. Megadosen von Vitamin C oder Laetril, die aber noch keine Zulassung als verkehrsfähige Medikamente in der Onkologie durch die FDA (Food and Drug Administration) erhalten haben.

Michael Lerner hat die unkonventionellen Therapien in sieben Kategorien eingeteilt. Diese Einteilung macht auch für deutschsprachige Verhältnisse Sinn. Der Patient kann sich fragen, wo er eine ihm angebotene Therapie einordnen würde, und kann dann deren Wertigkeit beim Lesen der weiteren Kapitel des Buches für sich einschätzen.

Die in Kategorie 5 aufgeführten »großen Männer und Frauen«, die einzigartige und neue Krebstherapien in den Vereinigten Staaten anbieten, spielen für deutschsprachige Verhältnisse nur eine marginale Rolle; ihre Therapievorschläge haben allerdings auch auszugsweise und fragmentarisch (L. Burton: Immuntherapie; V. Livingston: Diät und Immuntherapie) im deutschen Sprachraum Anwender gefunden.

Die in Kategorie 7 geschilderten Verhältnisse hinsichtlich der Ärzte und Therapeuten in Südkalifornien an der mexikanisch-kalifornischen Grenze sind sehr USA-spezifisch. In Mexiko, unweit der Grenze zu Kalifornien, vor allem in der mexikanischen Stadt Tijuana, hat sich eine Therapierichtung etabliert, die ein Konglomerat unkonventioneller Heilverfahren anwendet. Alle Therapien, die dort angewendet werden, sind in den Vereinigten Staaten von der FDA nicht zugelassen, werden aber von Patienten wahrgenommen, die sich nicht oder nicht mehr in der akademischen Medizin mit einem Therapieansatz ausreichend versorgt fühlen. Eine Überprüfung auf Erfolge / Mißerfolge solcher Therapieansätze ist kaum möglich, da eine lückenlose, nachvollziehbare Dokumentation von Krankheitsverläufen, wie sie in den USA und den westlichen Ländern, z. B. auch Deutschland, gefordert wird, nicht vorliegt.

Anmerkung

1 Robert Houston, der die unkonventionellen Krebstherapien so kenntnisreich untersucht hat wie kaum ein zweiter aus der Szene der Alternativmedizin, bevorzugt eine andere Definition von »komplementär«: »Laut Dr. Andrew Stanway, dem Begründer des Instituts für Komplementärmedizin in London, geht der Begriff eigentlich von der ursprünglichen Bedeutung des Wortes ›Komplement‹ aus, nämlich dem, was der ›Vervollständigung‹ dient, etwas ganz macht. Es waren Therapien gemeint, welche die Ganzheit der Gesund-

heit förderten. Die häufige Verwendung von ›komplementär‹ im Sinne von ›ergänzend‹ zur Standardbehandlung sei irreführend, weil diese Therapien ›sich häufig im Widerstreit zueinander befinden‹. Im letzteren Sinne verwendet, träfe der Begriff am ehesten auf die unterstützende Chemo- und Strahlentherapie zu.«

Kapitel 7
Die Debatte über unkonventionelle Krebstherapien

Wie mit unkonventionellen Krebstherapien in den Vereinigten Staaten gesetzlich und gesellschaftlich verfahren wird, können wir erst beurteilen, wenn wir uns vor Augen geführt haben, wie man mit solchen Therapien in anderen Ländern umgeht. Im Laufe von Jahrhunderten oder Jahrtausenden haben die meisten Kulturen der Welt pluralistische Gesundheitssysteme entwickelt, in denen die allopathische Form medizinischer Behandlung – die gegenwärtige »Schulmedizin« – mit anderen Formen der Heilkunde in einem Gleichgewicht koexistiert, das die meisten Patienten und Vertreter des Gesundheitssystems als normal ansehen. Deutschland, England, Frankreich und Japan sind, wie wir oben gesehen haben, vier unterschiedliche Beispiele für moderne Industriegesellschaften mit pluralistischen Gesundheitssystemen, in denen konventionelle und unkonventionelle Formen der Krebstherapie nebeneinander Platz haben. Das soll nicht heißen, daß es in diesen Ländern keine Kontroversen zwischen den Vertretern der verschiedenen Krebstherapien gäbe. Doch die allopathische Medizin hat hier nie die politische Macht gewonnen, häufig verwendete unkonventionelle Krebstherapien aus dem legalen und zugänglichen Bereich des Gesundheitssystems zu verdrängen.

In den Vereinigten Staaten hat die allopathische Medizin aus historischen Gründen eine derartige Kontrolle über den medizinischen Markt erlangt, daß sich der medizinische Pluralismus dort nicht annähernd so entwickelt hat wie in Deutschland, England, Frankreich oder Japan. Diese Vorherrschaft der allopathischen Medizin in den Vereinigten Staaten hat viele der Methoden, die Richard Grossman so treffend »andere Medizinen« genannt hat, an den äußeren Rand der Schulmedizin oder über diese Grenze hinaus in die Illegalität gedrängt.[1] Infolge dieser Beschränkung auf die Schulmedizin – vor allem auf dem Gebiet der Krebstherapien – setzt jeder amerikanische Arzt, der unkonventionelle Krebstherapien erproben möchte, seine berufliche Zukunft, seinen Ruf und sogar seine Zulassung aufs Spiel.

Das hat zur logischen Folge, daß Ärzte und Therapeuten, die solche

Therapien in den Vereinigten Staaten anbieten, häufig aufgrund ihrer Ausbildung, Herkunft und Persönlichkeit dazu neigen, bis an die therapeutischen, wissenschaftlichen oder gesetzlichen Grenzen zu gehen. Solche Grenzbereiche sind naturgemäß ziemlich unbeaufsichtigt. Sie bieten Raum für kreative Krebstherapien, aber auch dunkle Winkel für komische Heilige und zynische Geschäftemacher. Diese Grauzone der Medizin zieht also sowohl höchst moralische als auch höchst unmoralische Heilkundige an.

Die entscheidende Frage der für unkonventionelle Krebstherapien zuständigen US-Aufsichtsbehörden lautet: Bringt die Therapie einen Vorteil für amerikanische Bürger, wenn diese an einem Krebsleiden erkrankt sind, das von keiner wissenschaftlich belegten, konventionellen Therapie kuriert werden kann? Die Frage ist nicht leicht zu beantworten und will umsichtig und sorgfältig bedacht sein. Auf der einen Seite ist es eine wichtige Aufgabe des Staates, seine Bürger vor betrügerischen Quacksalbern zu schützen. Auf der anderen Seite ist in freien Gesellschaften das Recht der Patienten, über ihren Körper selbst zu verfügen, einer der wichtigsten und unverzichtbarsten Grundsätze ärztlicher Ethik.

Ein weiterer Konflikt besteht zwischen der Verbraucherschutzfunktion des Staates und der notwendigen Freiheit des Arztes, die Heilmethoden anzuwenden, die er für richtig hält. Ferner hat die Vorherrschaft der allopathischen Medizin in den Vereinigten Staaten bislang abschreckend auf schulmedizinische Untersuchungen vielversprechender unkonventioneller Krebstherapien gewirkt. Gegenwärtig setzt jeder Forscher, der sich mit diesen Therapien beschäftigt, seinen Ruf und seine Karriere aufs Spiel. Forschungsmittel sind für solche Studien kaum zu bekommen.

Gibt es eine vernünftige Möglichkeit, diese wichtigen gesellschaftlichen, medizinischen, wissenschaftlichen und rechtlichen Wertvorstellungen so miteinander zu versöhnen, daß den Interessen und der persönlichen Freiheit amerikanischer Patienten, Ärzte und Forscher gleichermaßen Gerechtigkeit widerfährt? Um diese Frage zu beantworten, sollten sich die Vereinigten Staaten sorgfältig in anderen modernen Industriegesellschaften umschauen, in denen konventionelle und komplementäre Krebstherapien freier auf dem medizinischen Markt konkurrieren können.

Wenn wir uns mit den funktionierenden Systemen einer pluralistischen Medizin in anderen Ländern nicht eingehend auseinandersetzen, bringen wir uns vermutlich um die Chance, zu einer vernünftigen Einschätzung unserer persönlichen, klinischen und politischen

Entscheidungsmöglichkeiten zu gelangen. Das heißt beileibe nicht, daß in Gesellschaften, deren Gesundheitssysteme pluralistischer organisiert sind, die komplementären Krebstherapien entscheidende Vorteile gegenüber konventionellen Krebstheorien gewonnen hätten – ganz im Gegenteil. In jedem Land mit einem pluralistischen Gesundheitssystem behaupten die konventionellen Therapien eine Vorrangstellung, was zum Teil daran liegt, daß sich ihre größere Wirksamkeit bei vielen Krankheitsformen, auch einigen Krebsarten, nachweisen läßt. Ich meine nur, man sollte ein größeres Spektrum von komplementären Krebstherapien legalisieren und allen medizinischen Therapien den gleichen rechtlichen Status zubilligen. Dadurch würde man die Qualität der komplementären Krebstherapien verbessern, statt sie jeder Aufsicht zu entziehen und in die Illegalität zu drängen. Außerdem scheinen die Bürger jener Industriegesellschaften, in denen diese Komplementärtherapien vom Gesetzgeber geduldet werden, ganz zufrieden mit ihrem pluralistischen, dabei aber staatlicher Kontrolle unterliegenden Gesundheitssystem zu sein.

Allerdings ersetzen interkulturelle Vergleiche nicht die dringend erforderlichen Kosten-Nutzen-Untersuchungen pluralistischer medizinischer Krebsbehandlungen in den Vereinigten Staaten. Im Unterschied zu den Verfechtern unkonventioneller Therapien bin ich nicht der Meinung, daß die »Wahlfreiheit der Krebstherapie« eine ungetrübte politische Segnung wäre. Damit bliebe das sehr reale Problem, das die Krebs-Quacksalber darstellen, ungelöst. Mein Vorschlag lautet: Das Ziel der amerikanischen Gesundheitspolitik müßten vernünftige Kontrollmechanismen sein, welche die besten Aspekte der Komplementärtherapien im allgemeinen – und der Krebstherapien im besonderen – dulden, während sie alle unseriösen oder gar betrügerischen Praktiken nachdrücklich unterbinden. Dabei sollten wir, statt das Rad neu zu erfinden, sorgfältig untersuchen, wie pluralistischere Gesundheitssysteme funktionieren.

Die US-amerikanische Debatte über unkonventionelle Krebstherapien

Ich möchte hier nicht auf die Einzelheiten der erbitterten politischen Kontroverse eingehen, die in den Vereinigten Staaten [und auch in Europa, Anm. d. Hrsg.] seit mehr als fünfzig Jahren über unkonventionelle Krebstherapien geführt wird. Vielmehr ist mir daran gelegen, zu einem *verstärkten Dialog* über diese Therapien beizutragen, und ich denke, es würde diesem Zweck kaum dienen, wenn ich mich auf die lange, schmerzliche und umstrittene Geschichte des Konfliktes einließe. Doch genauso, wie ich in Kapitel 4 die Debatte über konventionelle Krebstherapien zusammengefaßt habe, muß ich hier die Debatte über unkonventionelle Krebstherapien zumindest skizzieren. *In erster Linie* werde ich mich dabei mit den Krebstherapien beschäftigen, die sich deutlich als *alternativ* ausweisen – mit den Therapien also, die sich in größter Distanz zu den schulmedizinischen Systemen befinden.

Seit Jahrzehnten ist diese Debatte von Schmähungen und Anwürfen gekennzeichnet. In der Regel werden alternative Therapien von Kritikern als Quacksalberei abgetan. Einige der Gegner, die sich für berufen halten, die wissenschaftliche Medizin zu verteidigen und Patienten vor betrügerischen Heilkundigen zu beschützen, bemühen sich systematisch und häufig mit Erfolg, unkonventionelle Therapien in Mißkredit und, wenn möglich, die Ärzte oder Heilpraktiker, die alternative Therapien anwenden, um ihre Zulassung zu bringen. Zu diesen *Quack Busters*, »Scharlatan-Jägern«, wie sie sich selbst nennen, gehören Ärzte, Forscher und Anwälte, die sich zu einem landesweiten Netz zusammengeschlossen haben. Sie sind einflußreich und gefürchtet, werden häufig heftig angegriffen und bekämpfen jeden, der alternative Krebstherapien anwendet. In vielen Fällen ist es den *Quack Busters* gelungen, ihre Gegner vor Gericht zu bringen und in lange, kostspielige Prozesse zu verstricken, die mit einem Zulassungsverbot oder sogar Freiheitsstrafen endeten. Um ihre Arbeit fortsetzen zu können, mußten einige dieser Krebstherapeuten in andere Bundesstaaten mit weniger restriktiven Gesetzen oder gar nach Mexiko oder auf die Bahamas ausweichen.

Gegen die *Quack Busters* hat sich eine Koalition der Fürsprecher von alternativen Krebstherapien formiert. Die National Health Federation, die International Association of Cancer Victors and Friends sowie Gruppen, die verschiedene alternative Heilmethoden unterstützen, gehören zu den wichtigsten Mitgliedern dieser Koalition. In erster Linie besteht dieses Lager aus Krebspatienten, Verwandten von Patienten, erklärten Anhängern alternativer Therapien, Forschern, Autoren, Journalisten, Anwälten, Lobbyisten, Publizisten und ehrenamtlichen Mitarbeitern. Während einige Mitglieder der Koalition eher moderate Töne anschlagen, sind andere in Sprache und Vorgehensweise eher für einen Konfrontationskurs. In vollem Ernst haben sie die Gegner alternativer Therapien mit den Nazis verglichen. Konventionelle Therapien wie Chirurgie, Strahlentherapie und Chemotherapie werden als »Schneiden, Brennen und Vergiften« denunziert. Wie sich bei großen Teilen der Schwarzen in den Vereinigten Staaten die hartnäckige Überzeugung hält, das HIV, das Aids-Virus, sei gentechnisch für ein Genozid-Programm entwickelt worden, das zur Vernichtung der Schwarzen bestimmt sei, gibt es bei einigen Anhängern unkonventioneller Krebstherapien die ebenso hartnäckige Auffassung, es gebe unter Schulmedizinern eine Verschwörung, alternative Krebs-»Kuren« zu unterdrücken, weil sie eine Gefahr für die Profite der Krebsindustrie darstellten.

Während die *Quack-Busters*-Koalition lange Jahre in dieser lautstark geführten Auseinandersetzung die Oberhand behielt, ist es in den letzten zehn Jahren zu einer deutlichen Verschiebung der gesellschaftlichen Kräfteverhältnisse gekommen, so daß sich die Situation jetzt etwas günstiger für die Anhänger alternativer Therapien darstellt. Für diese Veränderung sind eine Reihe von Faktoren verantwortlich:

Erstens hat das enorm gewachsene Interesse an der eigenen Gesundheit eine entscheidende Rolle gespielt. Was als esoterisches Interesse an organischen Lebensmitteln, vegetarischer Ernährung und einer Vielzahl von psychospirituellen Verfahren zu gesunder Lebensweise und Selbstverwirklichung begann, hat sich nach und nach in der Mitte unserer Gesellschaft etabliert – als allgemeines Interesse an der Gesundheit, als Verhaltensmedizin, ganzheitliche Medizin und Begeisterung für Fitneß und Vorsorge. Da viele der alternativen Krebstherapien lockerer oder enger mit diesen New-Age-Strömungen verbunden waren, fanden auch sie nach und nach größere gesellschaftliche Anerkennung.

Zweitens waren die Medien entscheidend an der Imageverbesserung der alternativen Krebstherapien beteiligt. Da Krebs zu den meistgefürchteten Krankheiten gehört, sind kontroverse neue »Heilmethoden« der Stoff, aus dem die guten Geschichten sind. Damit lassen sich Zeitungen und Zeitschriften verkaufen und Einschaltquoten steigern. Die zunehmende Verbreitung von Zeitungen und Zeitschriften mit New-Age-Zielgruppen hat diesen Trend zwar verstärkt, doch auch in Zeitschriften wie *Penthouse* und in populären Fernseh- und Radiosendungen gab es längere Beiträge über alternative Therapien. Wenn auch die *Quack Busters* häufig als Diskussionspartner eingeladen wurden, so befanden sie sich in den Massenmedien doch in der Defensive.

Drittens hat der schwindende Glaube an praktisch alle schulmedizinischen Institutionen in den Vereinigten Staaten – eine Entwicklung, die in den letzten zwanzig Jahren zu verzeichnen war – allmählich den starken Konsens untergraben, der früher die Grundlage bildete für den Krieg gegen den Krebs, für die American Cancer Society und für die wachsame Einleitung gerichtlicher Schritte gegen alle Behandlungsmethoden, die nicht von diesem Konsens getragen waren. Die Investition von 20 Milliarden Dollar in den Krieg gegen den Krebs, der von Präsident Nixon erklärt wurde, brachte nicht den erhofften »Durchbruch« in der Krebstherapie, so daß sogar einige Forscher aus dem schulmedizinischen Lager von einem »partiellen Mißerfolg« sprachen.[2] Die Amerikaner hatten fortan weniger Bedenken, andere Optionen der Krebstherapie in Erwägung zu ziehen. Immer mehr US-Bürger reisten ins Ausland und machten sich mit den Realitäten des medizinischen Pluralismus eingehend vertraut.

In enger Verbindung mit dem schwindenden Glauben an die etablierten Institutionen standen schließlich der Niedergang der Massenmärkte überall in der amerikanischen Gesellschaft (die schulmedizinischen Krebstherapien sind sehr wohl ein Massenmarkt gewesen) und die zunehmende Segmentierung der Märkte, welche die Nachfrage nach spezifischen Produkten verstärkte. In der Tat präsentierten die alternativen Krebstherapien ein Paket aus medizinischen Produkten und Dienstleistungen, das sich wirksam auf ein wachsendes Marktsegment von einschlägig interessierten Konsumenten zuschneiden ließ. Ungeachtet seiner Begrenztheit sorgte der Markt nachdrücklich für die politische Anerkennung dieser Therapien, weil auf ihm unverhältnismäßig viele politisch, wirtschaftlich und kulturell privilegierte Individuen und Gruppen aktiv waren. Der Umstand, daß sich zumindest einige alternative Therapien für unterrichtete, gebildete und häufig einflußreiche Menschen als äußerst attraktiv erwiesen, war entscheidend daran beteiligt, daß sich die sozialen Bedingungen zugunsten dieser Therapien veränderten.

Unterstützung von seiten der Aids-Aktivisten

Die Ausbreitung der Aids-Epidemie und die Auseinandersetzung über die Aids-Behandlung haben sich nachhaltig auf die nationale Debatte über unkonventionelle Krebstherapien ausgewirkt. Während sich nur eine kleine Minderheit von Patienten mit lebensbedrohenden Krebserkrankungen an alternativen Therapien interessiert zeigte, war ein solches Interesse bei einem großen Teil der Aids-Patienten zu beobachten. Im Gegensatz zur großen Mehrheit der Krebspatienten, die den Status quo der Krebsbehandlung seit Jahrzehnten schweigend hinnahm, brachte die große Mehrheit der Aidskranken Homosexuellen militant zum Ausdruck, daß sie nicht bereit war, sich mit dem medizinischen Status quo abzufinden, das heißt, sich den Zugang zu verheißungsvollen experimentellen oder unkonventionellen Aids-Behandlungen verwehren zu lassen.

Noch gewichtiger ist der Umstand, daß viele renommierte Wissenschaftler und Offizielle der Aids-Forschung dazu neigten, die Ziele, wenn vielleicht auch nicht die Vorgehensweise, der militanten Mitglieder der Aids-Bewegung zu unterstützen. Einige dieser Offiziellen erkärten öffentlich, die militanten Aids-Aktivisten würden einen nützlichen Beitrag zu Wissenschaft und Wissenschaftspolitik leisten. Infolgedessen gelang es vielen alternativen Krebstherapien, die häufig mit alternativen Aids-Therapien Ähnlichkeit haben oder identisch sind, im Windschatten der Aids-Bewegung größere Akzeptanz bei den Patienten und in der Öffentlichkeit zu finden.

Einer der wichtigsten Siege der Aids-Koalition war eine Änderung in den Vorschriften der amerikanischen Arzneimittelbehörde FDA, die Aids-Patienten erlaubte, kleine Mengen von Medikamenten, die nicht von der FDA genehmigt waren, zum eigenen Gebrauch in die USA einzuführen. Diese veränderte Vorschrift gilt auch für Patienten, die ähnliche Krebsmittel einführen. Von Netzwerken der Aids-Bewegung werden *Buying Clubs* unterhalten, die legale und illegale Arzneimittel für Menschen mit Aids erwerben. Gelegentlich bieten sie Medikamente an, die auch in alternativen Krebstherapien verwandt werden. Ferner wurden von Aids-Ärzten, -Forschern und -Patienten, die mit den offiziellen klinischen Versuchen unzufrieden waren, in eigener Regie Tests an neuen, nicht-getesteten Aids-Mitteln durchgeführt. Von den einen wurden sie dafür kritisiert, von den anderen gelobt. Jedenfalls liefern sie damit ein Modell für eine ethisch motivierte, privat organisierte und kostensparende Forschung, welche die Fürsprecher unkonventioneller Krebstherapien eines Tages vielleicht nachahmen werden. Außerdem haben homosexuelle Hilfsorganisationen für Aids-Kranke – vor allem in San Francisco – vorbildliche Einrichtungen für die emotional engagierte Pflege von Patienten mit lebensbedrohenden Krankheiten geschaffen. Es ist ein Modell für psychosoziale, privat organisierte Betreuung, von dem Menschen mit Krebs (oder anderen lebensbedrohenden Krankheiten) sicherlich profitieren könnten.

Das alles zeigt, daß die Aids-Patienten, die sich mit einer neuen

Krankheit und einer schlimmen Prognose konfrontiert sahen, rasch reagierten, indem sie ein sehr vielseitiges Programm entwickelten: Sie integrierten konventionelle und unkonventionelle Behandlungsformen, entwickelten einen privat organisierten, hervorragend arbeitenden Betreuungsdienst, initiierten innovative Forschungsprojekte und sorgten durch politischen Druck für die Änderung jener Aspekte in Behandlung und Forschung, an denen sie Anstoß nahmen. Tatsächlich übernahmen die Aids-Aktivisten im wesentlichen alle wichtigen Elemente, mit deren Hilfe ein kleiner Prozentsatz der Krebspatienten versucht hatte, konventionelle und unkonventionelle Krebstherapien zu integrieren. Im Zuge dieses Prozesses gelang es den Aids-Patienten sehr viel besser, ihre Bedürfnisse zu organisieren, zu artikulieren und zu befriedigen, als es Krebspatienten – oder irgendeiner anderen Patientengruppe – in der modernen Medizin je gelungen ist. Wie immer man die Aids-Epidemie auch beurteilen mag, eines steht fest: Die Reaktion der Aids-Gemeinschaft und ihr gelungener Versuch, das Gesundheitssystem so zu verändern, daß es ihren Bedürfnissen besser gerecht wurde, war zweifellos eine großartige kreative Leistung. Sie erweiterte den Kreis der Behandlungsmöglichkeiten, beschleunigte die Forschungsprozesse, knüpfte ein dichtes Netz von Hilfsorganisationen und veranlaßte die Gesundheitsbehörden, verständnisvoller auf die Kranken einzugehen. Da Krebspatienten – und Menschen, die an anderen chronischen und degenerativen Krankheiten leiden – von solchen Veränderungen genauso profitieren, bedeutet die Reaktion der Aids-Kranken auf die weltumspannende Seuche einen Meilenstein in der Entwicklung des öffentlichen Gesundheitswesens.

Schulmedizin und alternative Therapien

Zwar haben gesellschaftliche Kräfte wesentlich dazu beigetragen, daß sich die Machtverhältnisse zugunsten der Vertreter unkonventioneller Krebstherapien verschoben haben, doch kann man das Ausmaß dieser Veränderungen leicht überschätzen. Noch immer haben die *Quack Busters* großen institutionellen Einfluß auf die Schulmedizin – vor allem auf Onkologen, die American Medical Association, staatliche medizinische Organisationen, das National Cancer Institute sowie auf Funktionäre und Juristen, die Schlüsselpositionen in Bundesbehörden oder in den Einzelstaaten bekleiden. Trotz der wachsenden öffentlichen Unterstützung für unkonventionelle Krebstherapien haben die *Quack Busters* also oft den institutionellen Vorteil, daß sie in den entscheidenden Bereichen der staatlichen Gesetzgebung und des Standesrechts Sanktionen gegen die Vertreter unkonventioneller Krebstherapien durchsetzen können. Mit jedem Arzt, dem das Recht auf die Ausübung seines Berufs entzogen wird, weil er unkonventionelle Krebstherapien angewandt hat, ergeht eine unmißverständliche Botschaft an Hunderte andere Ärzte, die vielleicht mit dem Gedanken spielen, konventionelle und komplementäre Therapien zu integrieren. Ärzte, die das tatsächlich tun oder in erster Linie unkonventionelle Krebstherapien anbieten, müssen dabei ständig in der Angst leben, als nächste von den gesetzlichen oder standesrechtlichen Sanktionen ereilt zu werden. Für die *Quack Busters* und ihre Unterstützer geht das völlig in Ordnung: Sie sorgen für die Einhaltung der Maßstäbe, die von der wissenschaftlichen Medizin und unserem Rechtssystem verlangt werden, und beschützen die Verbraucher vor gefährlichen und betrügerischen Therapien. Für die Vertreter der unkonventionellen Therapien treten die *Quack Busters* die verfassungsmäßigen und moralischen Rechte der Krebspatienten und ihrer Ärzte mit Füßen.

Interessant an dem politischen Streit, der sich an den unkonventionellen Krebstherapien entzündet, ist der Umstand, daß die Fronten quer durch alle politischen Parteien verlaufen. Zu den Fürsprechern und Vertretern unkonventioneller Krebstherapien zählen zahlreiche konservative und ausgesprochen rechts orienterte Ärzte – einige gehören sogar der rechtsradikalen John Birch Society an. Sie halten die Schulmedizin für einen logischen Auswuchs allgegenwärtiger sozialliberaler Tendenzen und beklagen *bitterlich* die Einmischung des Staates in ihr Recht auf freie Ausübung des medizinischen Berufes. Viele Konservative teilen ihren Standpunkt, der im wesentlichen auf die Forderung nach einem freien Markt hinausläuft. Und dann stellten diese Erzkonservativen zu ihrer Überraschung fest, daß einige ihrer engsten Verbündeten im Kampf um die »freie Wahl der Krebstherapie« New-Age-Vertreter vom äußersten linken Spektrum waren, die über die restriktive Politik der Schulmedizin genauso empört waren. Erstaunlicherweise hat sich im Laufe der Jahre das Engagement für die gemeinsame Sache als ein so starkes Band erwiesen, daß es mehr als nur ein vorübergehendes Zweckbündnis stiftete. Ganz ähnlich machen auf der anderen Seite Konservative und Liberale gemeinsam Front gegen unkonventionelle Krebstherapien, wobei sie sich auf die medizinische Wissenschaft und den Verbraucherschutz berufen.

Während der Krieg zwischen den Fürsprechern und Gegnern der ausgesprochen alternativen Krebstherapien (ein relativ kleiner Prozentsatz aller unkonventionellen Therapien) vor Gericht und in den Medien mit unverminderter Härte fortgesetzt wird, bewegt sich eine wachsende Zahl von Vertretern des Gesundheitssystems und der Krebspatienten aufeinander zu. In ihrem beiderseitigen Wunsch, diese Therapien einer objektiven Bewertung und Prüfung zu unterziehen, finden sie eine gemeinsame Grundlage. Ihnen geht es um klare Richtlinien für eine streng wissenschaftliche Untersuchung alternativer Therapien. Einzel- und bundesstaatliche Gesetze müßten nach ihrer Auffassung einen politischen Rahmen schaffen, der die Patienten auf der einen Seite vor der sehr realen Gefahr schützt, betrügerischen Therapieangeboten aufzusitzen, und ihnen auf der anderen Seite die Möglichkeit bietet, mit ihren Ärzten und Therapeuten alle Chancen zur Bekämpfung einer lebensbedrohenden Krankheit wahrzunehmen. Die Suche nach dieser gemeinsamen Grundlage kann sich an dem wachsenden Konsens orientieren – ohne sich auf ihn beschränken zu müssen –, daß sich ein konstruktiver Dialog über den möglichen Nutzen psychologischer, nutritiver und immunstimulierender Methoden der Krebsbehandlung führen läßt. Das Office of Alternative Medicine an den National Institutes of Health in Washington ist ein institutioneller Ausdruck für das wachsende Interesse an einer wissenschaftlichen Bewertung dieser Therapien.

Was Michael Lerner »die Beschränkung auf die Schulmedizin – vor allem auf dem Gebiet der Krebstherapien« – nennt, hat so vor einigen Jahren in den USA noch Gültigkeit gehabt. In den letzten zwei bis drei Jahren hat sich aber auch in den USA das Bild gewandelt. Die Zulassungsbehörde (FDA) für Neuzulassungen (New Drug Approval, NDA) von Antikrebsmitteln hat die Richtlinien so geändert, daß nicht nur randomisierte, prospektive und kontrollierte Doppelblindstudien vorgelegt werden müssen, sondern z. B. auch gut dokumentierte Fallbeschreibungen als Wirksamkeitsnachweis gewürdigt werden. Die Fristen, in denen die Behörde reagieren muß, wurden ebenfalls verkürzt, so daß kürzere Antragszeiten für eine Zulassung daraus resultieren werden. Insgesamt wurde das NDA-Verfahren erheblich entbürokratisiert. Dies geschah nicht zuletzt unter einem bestimmten öffentlichen Druck – dem der Patienten und ihrer Angehörigen (siehe die Ausführungen zu den Aids-Patienten) –, schneller Medikamente mit einem Wirksamkeitsnachweis für bestimmte Indikationen zur Verfügung zu haben. Natürlich wird dabei das Ziel, Schaden vom Patienten abzuwenden, nicht aus den Augen verloren.

Das deutsche Gesundheitssystem, das schon immer pluralistisch ausgerichtet war und viele Angriffe abwehren mußte, es stromlinienförmig zu amerikanisieren, reagiert hier noch bürokratisch träge, obwohl viele gemeinsame Anstrengungen unternommen werden (Behörde/Industrie), nicht zuletzt unter einem hohen europäischen und amerikanischen Wettbewerbsdruck, Neuzulassungen zu erreichen. Interessanterweise, und ganz im Gegensatz zur Basisdemokratie der Amerikaner, geht der Druck hier nicht von den Patienten und/oder ihren Angehörigen aus.

Anmerkungen

1 Richard Grossman, *The Other Medicines*, Doubleday & Co., Garden City, N. Y., 1985.
2 J. C. Bailar III. und E. M. Smith, »Progress Against Cancer?«, *New England Journal of Medicine*, 314 (1986), S. 1226–32.

Kapitel 8
Bewertungsmaßstäbe für unkonventionelle Krebstherapien

Im Laufe meiner Beschäftigung mit unkonventionellen Krebsbehandlungen bin ich zu einigen Schlußfolgerungen gelangt, die sich
bewährt zu haben scheinen:

- Bislang habe ich noch keine komplementäre Krebstherapie entdeckt, die irgendeine Krebsart *eindeutig und wissenschaftlich
  belegbar kuriert.*[1]
- Für die meisten Therapien gibt es relativ wenige wissenschaftliche Daten zur Beurteilung der Frage, ob diese Therapien
  manchmal *die Überlebenschancen erhöhen, das Leben verlängern oder die Lebensqualität verbessern.*
- Allerdings lassen glaubhafte Berichte und Fallgeschichten darauf schließen, daß einige Menschen, als sie sich solchen Therapien unterzogen, von lebensbedrohenden Krebserkrankungen
  genesen sind oder unerwartet lange überlebt haben und daß
  einige dieser Therapien die Lebensqualität verbessern.
- Das alte Vorurteil, nach dem unkonventionelle Krebstherapien
  ein Tummelplatz von zynischen »Quacksalbern« sind, die
  unwissende, gutgläubige Patienten ausnehmen, ist großenteils
  (aber nicht vollkommen) falsch.
- Während die Auseinandersetzungen zwischen den Wortfüh-
  rern im Lager der Fürsprecher und Gegner einiger alternativer
  Krebstherapien unvermindert weitergehen, ist vorsichtige Bewegung in die Fronten des »Krieges um die Krebstherapien«
  gekommen: Vernünftige Vertreter beider Seiten stecken ein
  gemeinsames Terrain ab, auf dem ethische, spirituelle, psychologische, ernährungsorientierte, kräuterheilkundliche und immunstimulierende Methoden der Krebsbehandlung praktiziert
  werden.

In den folgenden Abschnitten erörtere ich diese Ergebnisse genauer.

Keine wissenschaftlich dokumentierten Therapieerfolge

Unter den Therapien, die gegenwärtig als »unkonventionell« bezeichnet werden, habe ich kein Behandlungsverfahren entdeckt, das systematisch zur Genesung führt. Das ist ein wichtiger Befund. Trotz all ihrer unbestreitbaren Mängel sind konventionelle Therapien in der Lage, eine Reihe von Krebserkrankungen zuverlässig zu kurieren. Wenn ich sage, daß ich unter den unkonventionellen Therapien keine Methode gefunden habe, die *systematisch* zur Genesung führt, so heißt das *nicht,* daß ich keine *Einzelfälle* erlebt hätte, in denen Menschen gesund geworden sind, als sie sich unkonventionellen Therapien unterzogen. Es gibt sogar einige gut dokumentierte Beispiele von Krebskranken im »Endstadium«, die unter dem Einfluß verschiedener unkonventioneller Therapien genesen sind. Doch diese Beispiele für individuelle Genesungsprozesse von sehr fortgeschrittenen Krebserkrankungen sind nicht so häufig, daß ich sagen könnte, irgend eine Krebsart ließe sich von einer der unkonventionellen Therapien zuverlässig kurieren. Wie wir sehen werden, gibt es Therapien, die bei bestimmten Krebserkrankungen *möglicherweise die Überlebenszeit verlängern* – etwa Hydrazinsulfat beim nichtkleinzelligen Lungenkarzinom oder psychosoziale Hilfe bei metastatischem Brustkrebs und bösartigem Melanom. Und es gibt viele Komplementärtherapien, welche die Lebensqualität eindeutig verbessern. Therapien mit der letztgenannten Wirkung könnten, wie ich meine, auch für eine *gewisse* Verlängerung der Überlebenszeit sorgen, weil sie sich positiv auf den allgemeinen körperlichen und seelischen Zustand auswirken.

Den Mangel an Komplementärtherapien, die systematisch zur Genesung führen, halte ich deshalb als erstes Ergebnis fest, weil in Teilen der alternativen Krebsliteratur der Eindruck erweckt wird, es gebe unter den unkonventionellen Krebstherapien absolut erfolgreiche Verfahren, die von einer medizinisch-industriellen Verschwörung unterdrückt würden, weil diese »hundertprozentigen« Therapien ihnen ihre Profite streitig machen würden. Gewiß mißbilligt die Schulmedizin viele der unkonventionellen Krebstherapien, und gewiß sind im etablierten System einflußreiche Kräfte bemüht, die Komplementärtherapien ins gesetzliche Abseits zu befördern und ihre Vertreter der Strafverfolgung auszuliefern, aber ich sage noch einmal: Mir ist keine unkonventionelle Krebstherapie bekannt, die wissenschaftlich dokumentiert und systematisch zur Genesung führt.

Relativ wenige wissenschaftliche Daten

Während es für einige unkonventionelle Therapien aufschlußreiche wissenschaftliche Dokumentationen gibt, liegen für die meisten von ihnen nur spärliche Daten vor. Deshalb brauchen wir dringend wissenschaftliche Untersuchungen, die darüber Auskunft geben, ob Patienten, die Komplementärtherapien mit einer vernünftigen Anwendung konventioneller Therapien verbinden, davon eine Verlängerung ihrer Überlebenszeit und eine Verbesserung ihrer Lebensqualität erwarten können.

Für einige wenige Therapien, vor allem psychologische Behandlungen, belegen wissenschaftliche Studien Vorteile für die Lebensqualität und möglicherweise auch verlängerte Überlebenszeiten. Im übrigen gelingt es unkonventionellen Krebstherapien gelegentlich, ins Lager der Schulmedizin überzuwechseln. Es ist mehr als nur ein rhetorischer Schachzug, wenn Vertreter unkonventioneller Krebsbehandlungen darauf hinweisen, daß Chemotherapie, Strahlentherapie und Hyperthermie (Erhöhung der Körpertemperatur des Patienten über physiologische Werte in den Bereich von 41,5–42,5°C) alle als unkonventionelle Krebstherapien begonnen haben, wobei die künstliche Hyperthermie die bislang letzte Therapie war, welche die Grenze überquert hat. In diesem Zusammenhang ist auch darauf hinzuweisen, wie es die Gegner unkonventioneller Therapien gerne tun, daß solche Fälle einer späteren Sanktionierung unkonventioneller Krebsbehandlungen die seltene Ausnahme und nicht die Regel sind.

Die besten Aussichten, als nächste ins Lager der Schulmedizin zu wechseln, dürften psychologische Behandlungen haben, die *möglicherweise* eine Lebensverlängerung bringen und *nachgewiesenermaßen* die Lebensqualität verbessern. Ich vermute, daß die medizinisch kontrollierte Ernährungsberatung – die sich weitgehend auf die Thesen der unkonventionellen Ernährungstherapien stützt – in den nächsten Jahrzehnten den psychologischen Behandlungen über diese Grenze nachfolgen wird.

Gegenwärtig sprechen vorläufige, aber sehr interessante Daten dafür, daß Stanislaw Burzynski in Texas sehr gute Ergebnisse bei einigen Gehirntumoren erzielt (vgl. Kapitel 21) und daß Hydrazinsulfat das Leben bei einigen Lungenkarzinomen verlängern könnte (vgl. Kapitel 22). Natürlich gehen dem Lager der unkonventionellen Krebstherapien durch diesen Abwanderungsprozeß in die Schulmedizin ständig die Behandlungarten verloren, deren Erfolge wissenschaftlich und klinisch am überzeugendsten dokumentiert sind.

Zuverlässige Fallberichte

Fallgeschichten und andere Berichte zeigen eindeutig, daß einige Patienten von lebensbedrohenden Krebserkrankungen genesen, während sie sich unkonventionellen Krebstherapien unterziehen, wobei es jedem überlassen bleibt, die Genesung der unkonventionellen Behandlung zuzuschreiben oder nicht. Leider gibt es selten verläßliche Daten über die Häufigkeit solcher Ereignisse. Die Zahl der Patienten, die sich der gleichen unkonventionellen Therapie ohne das Resultat außergewöhnlicher Genesung unterzogen haben, ist leider nicht bekannt. Wichtiger noch: Angesichts der hohen Wahrscheinlichkeit, daß die meisten unkonventionellen Krebstherapien – wie auch die meisten konventionellen – im besten Falle die Überlebenszeit verlängern, statt den Krebs zu »kurieren«, ist zu bedauern, daß wir keine zuverlässigen Daten besitzen, um beurteilen zu können, in welchem Maße sie zu einer solchen Lebensverlängerung beitragen.

Daten über individuelle Fälle von Genesung bei metastatischen (oder anderen lebensbedrohenden) Krebsarten und für den Zusammenhang zwischen der Inanspruchnahme unkonventioneller Behandlungen und Lebensdauer könnte man von Vertretern dieser Therapien ohne große Kosten erhalten. Leider findet man nur bei wenigen Ärzten und Heilkundigen, die unkonventionelle Therapien durchführen, sorgfältige Krankenstatistiken, von einer ansatzweisen Beurteilung der Ergebnisse ganz zu schweigen. Das ist ein erheblicher Mangel auf diesem Gebiet.

Die Arbeit von Aids-Kranken sowie Ärzten und Forschern, die ihnen bei der Durchführung von klinischen Feldstudien über unkonventionelle Aids-Therapien helfen, sind ein schönes Beispiel dafür, wie eine Bewertung unkonventioneller Krebstherapien aussehen könnte. Erste Untersuchungen dieser Art wären weder besonders teuer noch sonderlich schwierig in Planung und Ausführung. Für alle, die solche unkonventionellen Krebstherapien anbieten, wäre die Zusammenarbeit bei der Planung und Vorbereitung klinischer Studien von größter Bedeutung. Denn solange nicht erste Ergebnisse aus derartigen Untersuchungen vorliegen, ist das meiste von dem, was selbst sehr informierte Kliniker und Forscher über diese Therapien sagen können, äußerst subjektiv und kaum geeignet, eine fundierte Entscheidung zu erleichtern.

Alte Vorurteile über Patienten und Vertreter unkonventioneller Therapien

Fast fünfzig Jahre lang gelang es den schulmedizinischen Gegnern unkonventioneller Krebstherapien, der amerikanischen Öffentlichkeit diese Heilverfahren als das Werk überwiegend unseriöser »Quacksalber« hinzustellen, welche die Ängste ihrer Patienten zynisch für den eigenen Profit ausbeuten. Die Patienten, die sich solchen Therapien unterzogen, wurden als verzweifelte und leichtgläubige Menschen geschildert, die zu unwissend waren, um vernünftige Entscheidungen treffen zu können. Diese Vorurteile haben sich als höchst unzutreffend erwiesen.

Die Untersuchungen von Barrie Cassileth und meine eigenen, eher journalistischen Recherchen lassen darauf schließen, daß die meisten unkonventionellen Therapien in den Vereinigten Staaten von zugelassenen Ärzten oder anderen seriösen Therapeuten durchgeführt werden, die an die von ihnen angebotenen Therapien glauben, keine übertriebenen Honorare für ihre Behandlungen verlangen und Patienten von überdurchschnittlichem Bildungsstand behandeln. In der Regel sind diese Kranken intensiver um ihre Genesung bemüht als der durchschnittliche Patient. Bezeichnenderweise entscheidet sich die große Mehrheit dieser Patienten auch dafür, in der Obhut eines Arztes der Schulmedizin zu bleiben.[2]

Nach meiner Erkenntnis wenden sich Patienten im allgemeinen nur dann *vollständig* von der Schulmedizin ab, wenn ihnen ihre Ärzte mitgeteilt haben, daß sie »nichts mehr für sie tun können«, sie erschreckend schlechte Erfahrungen mit der Schulmedizin gemacht haben oder sie die Risiken und Vorteile dessen, was die Schulmedizin ihnen zu bieten hat, sorgfältig abgewogen und sich dazu entschlossen haben, andere Möglichkeiten zu erproben.

Für die weit überwiegende Mehrheit der Krebspatienten schließen sich konventionelle und unkonventionelle Therapien nicht aus. Diese Patienten versuchen durch fundierte und sehr persönliche Entscheidungen das, was ihnen an konventionellen Therapien vorteilhaft erscheint, mit dem zu *verbinden,* was sie an unkonventionellen Therapien für vielversprechend halten. Im übrigen müssen wir uns klarmachen, daß in der Schulmedizin das Problem *unzulänglicher Ärzte* genauso real ist wie in der Komplementärmedizin das Problem der Kurpfuscher. Nach meiner Meinung, die sich ganz allein auf meine persönliche Erfahrung stützt, gibt es unter den Vertretern unkonventioneller Therapien einen etwas höheren Prozentsatz von unseriösen und unzulänglichen Ärzten und Heilkundigen, vor allem weil der Bereich unkonventioneller Therapien in den Vereinigten Staaten keiner Aufsicht unterliegt und er wahrscheinlich, an den Rand der Gesellschaft gedrängt, einen unverhältnismäßig hohen Anteil sowohl von Therapeuten mit hohem Berufsethos und als auch von unseriösen Quacksalbern anzieht.

Bei den unkonventionellen Krebstherapien gibt es im Gegensatz zur Schulmedizin noch das Problem, daß dort auch die »rechtgläubigen« Heilkundigen ihr Glück versuchen, die zwar die besten Absichten, aber wenig Ahnung haben und den Krebskranken durch Unkenntnis und Unfähigkeit unter Umständen genauso viel Schaden zufügen wie die skrupellosen Geschäftemacher. Gewiß, auch viele Onkologen glauben bedingungslos an den Wert ihrer konventionellen Behandlungen und wissen wenig über Ethos und Wirksamkeit vieler komplementärer Krebstherapien. Doch zumindest haben sie eine gründliche Ausbildung in der Krebsbehandlung, was einigen der gefährlichsten Vertreter unkonventioneller Therapien völlig abgeht. Die Legalisierung und vernünftige Beaufsichtigung seriöser Komplementärtherapien, wie in Deutschland praktiziert, könnte beispielsweise helfen, die schwerwiegenden Probleme, die Quacksalber und Phantasten darstellen, auf ein Mindestmaß zu beschränken.

Kategorien unkonventioneller Ansätze

Da relativ wenige wissenschaftliche Studien zu unkonventionellen Krebstherapien vorliegen, brauchen wir ein System zur Einteilung der verschiedenen Ansätze. Die hier vorgestellte Typologie – die teilweise vom Office of Technology Assessment (der US-Behörde zur Bewertung neuer Techniken) in dem Bericht über unkonventionelle Krebstherapien übernommen wurde – ist äußerst flexibel, so daß hier Kategorien beliebig ergänzt oder gestrichen werden können. Doch nach meiner Erfahrung liefert die Typologie eine brauchbare Karte für die Erkundung des ansonsten höchst unübersichtlichen Gebiets der unkonventionellen, alternativen, unterstützenden und ergänzenden Krebstherapien. Viele unkonventionelle Krebstherapien vereinigen mehrere der folgenden zwölf Elemente in sich. Diese sind:

1. Spirituelle Ansätze
2. Psychologische Verfahren
3. Ernährungs- und Diätverfahren

4. Physikalische und psychophysiologische Verfahren
5. Verfahren der traditionellen Medizin
6. Pharmakologische Verfahren
7. Verfahren der Kräuterheilkunde
8. Elektromagnetische Verfahren
9. Unkonventionelle Verwendung konventioneller Therapien
10. Esoterische und übersinnliche Ansätze
11. Unkonventionelle Geräte, Apparate und Diagnosetests
12. Humanistische Ansätze

Spirituelle Ansätze

Zweifellos gehört die Veränderung des spirituellen Bewußtseins zu den häufigsten Reaktionen auf die Krebserkrankung. Der Umstand, daß spiritueller Beistand bei der Behandlung und Pflege von Krebskranken heute als *unkonventionell* gilt und allenfalls in das marginale Aufgabengebiet des Krankenhauspfarrers fällt, zeugt davon, wie weit sich die Schulmedizin von den Grundbedürfnissen des Menschen entfernt hat. Zu den spirituellen Verfahren der Krebsbehandlung, die teilweise bis in die Anfänge der Menschheitsgeschichte zurückreichen, gehören Gebete, Handauflegen und viele Formen der spirituellen Visualisierung oder des inneren Dialogs, die dazu bestimmt sind, den Patienten mit den höheren Kräften in seinem Inneren in Einklang zu bringen – dem Geist der Natur, des Universums oder jeder anderen Vorstellung, die er sich von diesen Kräften macht.

Gebet und therapeutische Berührung sind zwei Bereiche, in denen erste sehr interessante Forschungsergebnisse darauf schließen lassen, daß sich hier außergewöhnliche Betätigungsfelder für physikalische und psychospirituelle Heilung eröffnen könnten. Der wachsende Bestand an wissenschaftlicher Literatur über »Grenzerfahrungen des Todes« ist ein weiterer Bereich, in dem die Forschung offenbar einige der ältesten Auffassungen der Menschheit über die Unsterblichkeit der menschlichen Seele zu bestätigen scheint – ohne sie indessen zu »beweisen«, was wohl auch nicht möglich ist.

Obwohl sich die spirituellen und die religiösen Ansätze teilweise überlappen, müssen wir sie deutlich unterscheiden. Viele Krebspatienten mit negativen religiösen Erfahrungen oder Assoziationen aus der Kindheit stellen zu ihrer Überraschung fest, daß der durch den Krebs ausgelöste »existentielle Notstand« eine spirituelle Reaktion in ihnen bewirkt, die authentisch und völlig anders ist als die religiösen

Erfahrungen, von denen sie in früheren Phasen ihres Lebens enttäuscht wurden. Andererseits werden vielen Krebspatienten aber auch einfach durch die Ausübung ihrer religiösen Traditionen erschütternde spirituelle Erlebnisse zuteil. Nach meiner eigenen Überzeugung werden künftige wissenschaftliche Studien zeigen, daß spirituelle Verfahren einerseits die Lebensqualität steigern – eine ziemlich triviale Feststellung – und andererseits, für einige Patienten mit bestimmten Krebsarten, die Lebensdauer erhöhen. Dennoch werden »Genesungen« auf spiritueller Basis nicht die Regel sein, sondern die seltene Ausnahme bleiben.

Allerdings entscheiden weder physische Gesundung noch Lebensverlängerung über den Wert spiritueller Krebsbehandlungen. Ausschlaggebend ist ihre Wirkung auf das Lebensgefühl des Patienten.

Psychologische Verfahren

Heute werden für Krebskranke zahlreiche psychologische Verfahren – alte und moderne – angeboten, und viele haben inzwischen die Anerkennung der Schulmedizin gefunden. Zu den Methoden, die heute allgemein von der Schulmedizin *anerkannt* - wenn auch selten *praktiziert* – werden, gehören Einzelpsychotherapie, Gruppentherapie, Selbsthilfegruppen, Visualisierung, Psychoedukationsprogramme, Selbst-Exploration unter Anleitung, Biofeedback und Hypnose. Sie werden mit unterschiedlichen Zielsetzungen eingesetzt:

- Hilfe bei der Bewältigung des Diagnoseschocks.
- Reduzierung von Ängsten und Belastungen, die Krebserkrankungen begleiten.
- Reduzierung der durch die Krebsbehandlung hervorgerufenen Belastungen.
- Einschränkung der Nebenwirkungen und unterstützende Maßnahmen zur Erholung von Operation, Chemo- und Strahlentherapie.
- Kontrolle von Schmerzen, Übelkeit, Schlaflosigkeit und Appetitlosigkeit.
- Auseinandersetzung mit und Trauer über Verluste, die mit der Krebserkrankung einhergehen.
- Suche nach Bereichen, in denen sich möglicherweise das Lebensgefühl steigern läßt.

- Lernen, trotz Krebs oder der Gefahr von Rückfällen ein normales Leben zu führen.
- Bewältigung des Schocks bei der Diagnose eines Rückfalls.
- Lernen, mit einer Krebserkrankung zu leben, die eine Genesung unwahrscheinlich erscheinen läßt oder für die keine Therapie bekannt ist.
- Auseinandersetzung mit Tod und Sterben aus eigener Sicht und aus der der Familie.

Über die hier aufgeführten psychologischen Verfahren zur Krebsbehandlung gibt es nur *eine* Hypothese, die wirklich *kontrovers* bleibt: die Annahme, daß psychologische Interventionen die Überlebenszeit beim Krebs verlängern können. Zwar sprechen, wie wir in Kapitel 10 sehen werden, einige methodisch einwandfreie Untersuchungen für die Hypothese der Lebensverlängerung, doch ein endgültiges wissenschaftliches Urteil wird sicherlich noch zehn Jahre auf sich warten lassen. Ich denke, sorgfältige künftige Studien werden zeigen, daß psychologische Verfahren zur Betreuung von Krebskranken nicht nur die Lebensqualität steigern, gegen Nebenwirkungen schützen und die Behandlungserfolge unterstützen, sondern tatsächlich das Leben einiger Krebskranker mit bestimmten Krebsarten verlängern und bei anderen Patienten die Rückkehr des Krebses verhindern – und dies in einem Maße, das solche Interventionen zu wichtigen unterstützenden Behandlungsmaßnahmen macht. Ebenso fest bin ich allerdings davon überzeugt, daß die »Gesundung« von metastatischem Krebs bei psychologischer Behandlung eine seltene Ausnahme bleiben und nicht die Regel sein wird.

Ernährungs- und Diätverfahren

So zahlreich wie die psychologischen Ansätze sind auch die Diät- und Ernährungsverfahren. Wie heute wissenschaftlich festgestellt ist, kann die Ernährungsweise *wesentlich* dazu beitragen, das Risiko bestimmter Krebserkrankungen zu verringern, darunter einige der häufigsten Arten wie Dickdarm-, Prostata- und Brustkrebs. Die Möglichkeit, daß eine Ernährungsweise, die erwiesenermaßen einer bestimmten Krebsart *vorbeugt*, die Entwicklung einer manifesten Krebserkrankung dieser Art verlangsamen, zum Stillstand bringen oder umkehren beziehungsweise das *Wiederauftreten* einer solchen Erkrankung verhindern oder hinausschieben könnte, bleibt sehr umstritten, wobei die Fürsprecher beider Standpunkte einleuchtende Argumente geltend machen. Einige Vertreter unkonventioneller Therapien glauben, daß das eine oder andere dieser Verfahren bei einigen Krebserkrankungen eine vollständige oder partielle Genesung bewirken kann. Zu den bekanntesten Ernährungs- und Diätverfahren gehören die makrobiotische Diät, die Gerson-Diät, die hippokratische Weizen-Gras-Diät, das Ernährungsprogramm von Kelley-Gonzales und das von Livingston-Wheeler.

Ein Aspekt, der von der schulmedizinischen Forschung sehr vernachlässigt wird, ist die Rolle von Ernährungsverfahren für die Ergebnisse von Operation, Chemo- und Strahlentherapie. Die wissenschaftlichen Berichte, nach denen Vitamin E bei der Behandlung mit Doxorubicin (Adriamycin) den Haarausfall verhindern und möglicherweise auch gegen Herzschädigungen schützen kann, belegen überzeugend, daß sich nichttoxische Nahrungszusätze zur Unterstützung konventioneller Therapien verwenden lassen.[3] Nach meiner Einschätzung werden nach den psychosozialen Verfahren bald auch intensive Ernährungsprogramme von der Schulmedizin als unterstützende Maßnahmen der Krebsbehandlung anerkannt werden. Ich denke, in Zukunft werden Diät und Ernährung entscheidend dazu beitragen, daß der Patient stärker auf die konventionellen Therapien anspricht und besser mit ihren Nebenwirkungen fertig wird. Wie ich weiterhin glaube, werden methodisch einwandfreie Studien zeigen, daß Diät und Ernährung, abgesehen davon, daß sie die Lebensqualität verbessern, auch das Leben mancher Patienten mit bestimmten Krebsarten verlängern können und daß sie am stärksten wirken, wenn sie in Verbindung mit anderen heute noch unkonventionellen Heilmethoden wie spirituellen, psychologischen und physikalischen Verfahren zum Einsatz kommen.

Physikalische und psychophysiologische Verfahren

Zur Fülle der physikalischen und psychophysiologischen Krebsbehandlungen gehören Gymnastik, Bewegungstherapie, Massagetherapie, chiropraktische und osteopathische Verfahren, Entspannungs- und Atmungsübungen sowie Yoga und Qigong, ein Bereich der traditionellen chinesischen Medizin. Gelegentlich werden diese Therapien mit dem Anspruch angeboten, auch allein eine Genesung bewirken zu können, doch weit häufiger empfiehlt man sie als unterstützende Maßnahmen zur konventionellen Behandlung oder zu anderen Komplementärtherapien. Wie die Schulmedizin übersieht, daß spirituelle, psychologische und alimentäre Verfahren konventionelle Behandlungen wirksam unterstützen können, so wird, wenn auch in geringerem Maße, der Wert von physikalischen Therapien der *Schulmedizin* häufig außer acht gelassen oder unterschätzt, obwohl sie doch von entscheidender Bedeutung für die Erholung von häufigen Krebstherapien, besonders der Mastektomie, sein können. Paradoxerweise muß also die konventionelle physikalische Therapie in die Kategorie der »unkonventionellen« Behandlungsarten aufgenommen werden, weil sie in den Behandlungsplänen der Schulmedizin so häufig vernachlässigt wird; dabei ist ihre Rolle für die Erholung von der Mastektomie und anderen Krebsbehandlungsarten überzeugend belegt. Ich bin mir ganz sicher, daß nach den psychologischen Ansätzen auch die physikalischen und physiologischen Therapien – gemeinsam mit den Ernährungsverfahren – Eingang in die Schulmedizin finden werden. Sie können, glaube ich, die Lebensqualität fördern, die Symptome mildern, die Nebenwirkungen der Behandlung verringern, die Wirksamkeit der Therapie verstärken und das Leben mancher Patienten mit bestimmten Krebsarten verlängern. »Genesungen«, die sich zweifelsfrei auf sie zurückführen lassen, werden die seltene Ausnahme bleiben und nicht die Regel sein.

Die vitalen Vier

Hier möchte ich die Erörterung der zwölf häufigsten Formen unkonventioneller Krebstherapien unterbrechen, um auf einen entscheidenden Aspekt der vier bisher behandelten Kategorien hinzuweisen. Bei den spirituellen, psychologischen, alimentären und physikalischen Verfahren zur Krebsbehandlung handelt es sich um vier seriöse Ansätze, die schon vielen Krebspatienten geholfen haben. Wenn sich ein Krebskranker die Zeit für ein mehrdimensionales System gesundheitsfördernder Maßnahmen nimmt, das diese vier Elemente enthält – und wenn er von ihrer Wirksamkeit überzeugt ist –, dann wird er in der Regel ein gesünderer Krebspatient werden. Die Auswirkungen solcher Maßnahmen auf Lebensqualität, Linderung von Symptomen und Abschwächung von Nebenwirkungen der Behandlung dürften auf der Hand liegen. Einleuchtend ist aber auch die Annahme, daß es *unter Umständen* zur Lebensverlängerung beiträgt, wenn man ein gesunder Krebspatient wird. Ich glaube, eines Tages wird man nachweisen, daß intensive multidimensionale Bemühungen, die Lebensqualität zu verbessern und ein gesünderer Krebspatient zu werden, das Leben mancher Patienten mit bestimmten Krebsarten merklich verlängern oder das Wiederauftreten der Krankheit verhindern. Nach meiner Überzeugung wird man auch feststellen, daß diese vier Verfahren, kombiniert verwendet, in ihrem Zusammenwirken die Lebensdauer positiver beeinflussen als eine Methode, die allein eingesetzt wird. Deshalb glaube ich, daß sich diese vier in erster Linie gesundheitsfördernden Therapien grundsätzlich von den acht folgenden Kategorien unterscheiden. Ganz sicher sollten Untersuchungen über die Auswirkungen intensiver spiritueller, psychologischer, ernährungsorientierter und physikalischer Maßnahmen zur Gesundheitsförderung im Rahmen der Krebsbehandlung in das Forschungsprogramm der Schulmedizin aufgenommen werden.

Verfahren der traditionellen Medizin

Die Weltgesundheitsorganisation (WHO) faßt unter dem Begriff »traditionelle Medizin« – im Gegensatz zur »konventionellen« oder »allopathischen« Medizin – alle die Verfahren zusammen, die in den großen medizinischen Traditionen der Welt verwurzelt sind, so zum Beispiel die traditionelle chinesische Medizin, die tibetanische, die ayurvedische Medizin aus Indien, die Naturheilkunde und die Homöopathie aus Europa sowie die eklektischen modernen Volksmedizinen, die in vielen Ländern praktiziert werden. Nach dem Urteil der WHO sind die traditionellen Medizinen für einen Großteil der Weltbevölkerung eine legitime und in vielen Fällen wirksame medizinische Versorgung.

Von diesen traditionellen Verfahren nehmen amerikanische Krebspatienten am häufigsten die chinesische Medizin und ihre Heilmethoden in Anspruch – Akupunktur, Kräutertherapien, Moxibustion (das Verbrennen einer Kräutermischung an besonders wichtigen Akupunkturpunkten), oft auch Diätempfehlungen und Veränderungen des Bewußtseinszustands. Vielfach berichten westliche Patienten, die traditionelle chinesische Medizin helfe gegen die Nebenwirkungen von Chemo- und Strahlentherapie und sei eine wirksame nicht-pharmakologische Schmerztherapie. Auch die ayurvedische Medizin aus Indien, die tibetanische Medizin und die Homöopathie haben ihre Anhänger unter amerikanischen Krebspatienten, Ärzten und Heilpraktikern.

* Nur relativ wenige Vertreter der traditionellen Medizin behaupten, sie hätten eine zuverlässige Methode zum Kurieren von Krebs entwickelt. Aber einige scheinen Behandlungen anzubieten, welche die Symptome lindern, die Nebenwirkungen der schulmedizinischen Behandlungsarten reduzieren und die Lebensqualität steigern. In manchen Fällen sind auch unerwartete Genesungen bewirkt worden. Weitgehend werden die traditionellen Medizinen jenen Voraussetzungen gerecht, die viele Fachleute inzwischen für eine integrierte Therapie fordern – die Kombination von spirituellen, psychologischen, ernährungsorientierten und physikalischen Methoden der Krebsbehandlung. All diese Aspekte hat die traditionelle Medizin bereits in ihre Behandlung eingebunden. Häufig verwendet man dort auch bestimmte Kräutermittel, die in Labortests den Nachweis geliefert haben, daß sie tatsächlich gegen Krebs wirken können.

Pharmakologische Verfahren

Zur großen Vielfalt pharmakologischer Krebstherapien gehören die pharmakologische Verwendung von Nahrungszusätzen, Kräutern und Hunderten anderer pharmazeutischer Wirkstoffe, neuer wie alter. Laetril, Vitamin C, der Mistelextrakt Iscador und Hydrazinsulfat sind nur einige wenige Beispiele für diese vielen pharmakologischen Mittel. Pharmakologische Verfahren gehören zu den häufigsten unkonventionellen Krebstherapien.

Kräutermittel

Krebstherapien auf Kräuterbasis sind großenteils aus traditionellen Volksmedizinen entwickelt worden und stammen aus Hunderten von verschiedenen Traditionen. Der Pau-D'Arco-Tee aus Südamerika, die Hoxsey-Kräuter aus den Vereinigten Staaten und Mexiko, die kanadische Behandlung Essiac und die Kräutermittel der traditionellen chinesischen Medizin gehören zu den bekanntesten Kräuterbehandlungen. Zum Glück gibt es zur Wirkung dieser Kräutermittel bei Krebs seriöse wissenschaftliche Laboruntersuchungen, deren Berichte die Patienten, Ärzte und Forscher zu Rate ziehen können. Allerdings ist die Wirksamkeit solcher Mittel in der tatsächlichen Behandlung von Krebspatienten nur in seltenen Fällen einer wissenschaftlich strengen

Untersuchung unterzogen worden. Die Kategorie der Kräutermittel weist erhebliche Überschneidungen mit der der pharmakologischen Verfahren auf.

Elektromagnetische Verfahren

Elektromagnetische Methoden zur Krebsdiagnose und -behandlung finden heute zunehmend wissenschaftliche Beachtung – vor allem ist hier die Arbeit von Bjorn Nordenstrom am Karolinska-Institut in Schweden zu nennen.[4] Es gibt auch eine wachsende Zahl von wissenschaftlichen Veröffentlichungen über die elektromagnetischen Risiken des Alltags, die sich in einer verstärkten Häufigkeit bestimmter Krebsarten manifestieren.[5]

Unkonventionelle Verwendung konventioneller Behandlungen

Solche unkonventionellen Verwendungsarten konventioneller Behandlungselemente gehen über die normalen »Spielarten der medizinischen Praxis« hinaus, wie sie in den Forschungseinrichtungen und Krankenhäusern der Schulmedizin zu beobachten sind. Wolfgang Scheef an der Janker-Klinik in Bonn bietet derartige unkonventionelle Verwendungsweisen konventioneller oder experimenteller Krebsbehandlungen an und hat damit schon viele amerikanische Krebspatienten nach Bonn gezogen. Auch Rudy Falk, ehemaliger Chefarzt für chirurgische Onkologie am Toronto General Hospital, verwendet konventionelle und experimentelle Mittel auf unkonventionelle Weise.

Esoterische und parapsychologische Verfahren

Esoterische Verfahren zur Vorbeugung, Diagnose und Behandlung von Krebs überschneiden sich häufig mit spirituellen Ansätzen und den Verfahren der verschiedenen traditionellen Medizinsysteme. Parapsychologische Krebsdiagnosen, parapsychologische Chirurgie, wie sie von einigen Heilern auf den Philippinen praktiziert wird, und Verwendung von Kristallen für Heilzwecke sind Beispiele für esoterische Verfahren.

Außersinnliche Diagnosen und außersinnliche Behandlungsempfehlungen erscheinen den meisten Vertretern der Schulmedizin außerordentlich dubios. Doch als man begann, parapsychologische Phänomene mit größerer wissenschaftlicher Sorgfalt zu untersuchen, interessierte sich eine wachsende Zahl von Forschern und Klinikern für den möglichen Zusammenhang von außersinnlichen Geschehnissen – etwa Hellsehen oder »Sehen« ferner Ereignisse und ihre Bedeutung für Diagnose und Behandlung – mit der Intuition vieler Ärzte und Patienten, die einfach »wissen«, ob der Krebs wieder aktiv oder im Rückgang begriffen ist, noch bevor diagnostische Tests dieses intuitive Wissen bestätigt haben. Die Bedeutung der Intuition für Diagnose und Behandlung und ihre Beziehung zu parapsychologischen Phänomenen, die man heute immer genauer untersucht, werden sicherlich in den kommenden Jahrzehnten noch mehr Aufmerksamkeit finden.

Unkonventionelle Geräte, Apparate und Diagnosetests

Einige der unkonventionellen Instrumente und Diagnosetests sind offenkundiger und zynischer Betrug, andere dagegen höchst interessant. Spezialmikroskope für die Diagnose kanzeröser und präkanzeröser Veränderungen gehören zu den vielversprechendsten Diagnosegeräten. Die Ärztin Livingston-Wheeler in San Diego untersuchte lebende Blutzellen mit Dunkelfeldmikroskopen der Schulmedizin, um genauere Krebsdiagnosen stellen zu können. Gaston Naessens hat selbst ein unkonventionelles Mikroskop mit sehr starker Vergrößerung entworfen und angefertigt, dessen Nachbau er allerdings nicht gestattet. Damit untersucht er lebende Blutzellen, um ebenfalls zu genaueren Diagnosen von Krebsleiden und anderen Erkrankungen gelangen zu können. Schon in den dreißiger Jahren hat Royal Rife in San Diego ein Mikroskop entwickelt, von dem er behauptete, es biete ungewöhnliche diagnostische Möglichkeiten. Viele Ärzte, die sich mit unkonventionellen Krebsbehandlungen befassen, haben bestätigt, daß lebende Blutzellen unter Dunkelfeldmikroskopen sehr interessante Eigenschaften erkennen lassen, die in enger Beziehung zu bestimmten Krebserkrankungen zu stehen scheinen. Nach Auffassung dieser Ärzte läßt sich mit solchen Diagnosegeräten die Reaktion des Blutes auf unkonventionelle Krebsbehandlungen feststellen und der Behandlungserfolg deshalb besser steuern.

Humanistische Ansätze

Ein immer wiederkehrendes Thema in vielen unkonventionellen Krebstherapien ist die Forderung nach einer menschenwürdigen Behandlung. Natürlich gibt es viele Vertreter konventioneller Krebstherapien, denen dieser Aspekt genauso am Herzen liegt. Und ebenso richtig ist, daß viele Vertreter der Komplementärmedizin bei ihren unkonventionellen Behandlungen außerordentlich inhuman verfahren. Dennoch, der Forderung nach einer menschenwürdigen, mitfühlenden und verständnisvollen Behandlung wird in der Literatur über komplementäre Krebstherapien besonderer Raum eingeräumt, und in einigen besonders vorbildlichen Behandlungssystemen – vor allem in den anthroposophischen Krankenhäusern, die in Deutschland und Mitteleuropa von den Anhängern Rudolf Steiners gegründet wurden – erhalten Krebspatienten durchgehend eine deutlich humanere Behandlung als in den meisten konventionellen Krankenhäusern der Vereinigten Staaten und Europas. Mit ihrer vehementen Forderung nach einer menschenwürdigen Behandlung gelangen die Anhänger der unkonventionellen Krebstherapien zu ähnlichen Schlußfolgerungen wie die wachsende Zahl von Vertretern einer »patientenzentrierten« oder »humanistischen« Medizin in der amerikanischen Schulmedizin.

Bewertung von Therapie, Arzt und Dienstleistung

Damit ist der kurze Überblick über die zwölf Elemente abgeschlossen, die in wechselnden Kombinationen bei den Hunderten von unkonventionellen Therapien für Krebspatienten am häufigsten vorkommen. Doch wie sollen wir diese Therapien praktisch bewerten? Da es wissenschaftliche Daten zur Bewertung unkonventioneller Krebstherapien nur sehr spärlich gibt, habe ich drei Beurteilungskategorien entwickelt, die sich für mich bei der Einschätzung dieser Verfahren als nützlich erwiesen haben. Ich glaube, Patienten, Ärzte und Forscher, die sich ein Urteil über eine unkonventionelle Krebstherapie bilden möchten, sollten klar unterscheiden zwischen (a) der Therapie selbst, (b) dem Arzt oder Heilpraktiker, der die Therapie anbietet, und (c) der Qualität der angebotenen Dienstleistungen. (Übrigens eignen sich diese drei Kategorien genauso gut für die Bewertung einer konventionellen Therapie.)

Zur Beurteilung der *Therapie* sind folgende Fragen nützlich: Können Sie einschätzen, ob die Therapie wahrscheinlich harmlos, möglicherweise gefährlich oder in erkennbarer Weise hilfreich ist? Beruht sie auf bekannten oder einleuchtenden Prinzipien? Vor allem: Gibt es ernstzunehmende wissenschaftliche Literatur, die den Einsatz dieser Therapie befürwortet?

Eine weitere wichtige Unterscheidung zur Beurteilung von Therapien kann zwischen »offenen« und »geschlossenen« (oder »teilweise geschlossenen«) getroffen werden. Offen ist eine Therapie, wenn alle Informationen über sie öffentlich zugänglich sind. Das gilt im allgemeinen für spirituelle, psychologische, alimentäre und physikalische Therapien sowie die traditionelle Medizin. Geschlossen ist eine Therapie, wenn ihr Vertreter bewußt oder unbewußt mit den entscheidenden Informationen hinter dem Berg hält. Zwangsläufig nährt eine geschlossene Therapie das Mißtrauen gegen die Beweggründe des Arztes oder Heilpraktikers. Bezeichnenderweise sind die wichtigsten geschlossenen Therapien pharmakologische Verfahren.

Zwischen geschlossenen unkonventionellen Therapien und den »patentgeschützten« Therapien großer Pharmakonzerne gibt es interessante Gemeinsamkeiten, aber auch wichtige Unterschiede. Die Gemeinsamkeit besteht darin, daß – vor allem in der Entwicklungsphase eines neuen schulmedizinischen Präparats – die Bestandteile des Mittels geheimgehalten werden. Der Unterschied liegt darin, daß die geschlossenen oder patentgeschützten Formeln des konventionellen Präparats den Gesundheitsbehörden bekanntgegeben und einer umfangreichen wissenschaftlichen Prüfung unterzogen werden müssen.

Für geschlossene unkonventionelle Therapien spricht, daß geheime oder geheimnisvolle Behandlungsarten auf eine lange Geschichte zurückblicken und psychologisch zweifellos sehr wirksam sein können, weil sie sich die Heilkraft des Placebo-Effekts zunutze machen. Für einige Patienten stattet diese geheimnisvolle Aura geschlossene Therapien mit dem Charakter des Numinosen, des Übernatürlichen und Bedeutungsvollen aus. Das kann vielleicht erklären, warum sich einige der geschlossenen oder teilweise geschlossenen Therapien traditionell des größten Patienteninteresses in den Vereinigten Staaten und im Ausland erfreuen, obwohl etwa 90 Prozent der unkonventionellen Krebstherapien offen sind. Das vielleicht freimütigste und bekannteste Beispiel für eine geschlossene und patentgeschützte unkonventionelle Therapie ist Lawrence Burtons immunstimulierende Therapie auf den Bahamas. Die Essiac-Kräutertherapie in Kanada ist ein häufig praktiziertes, teilweise geschlossenes Verfahren, dessen Formel die Anwender bisher nicht preisgegeben haben, obwohl sie von Kräuterspezialisten analysiert worden ist.

Warum geschlossene Therapien geschlossen bleiben müssen, wird häufig durch Geschichten von fast mythologischem Zuschnitt begründet. Dabei zeigt der Mythos in vielen Fällen die folgende Gestalt: Der Arzt oder Heilpraktiker hat seine Therapie außerhalb der Schulmedizin entdeckt. Als er immer mehr Patienten erfolgreich behandelt, wendet sich das Establishment der Schulmedizin an den Erfinder der Therapie oder dieser an das Establishment, um die neue Therapie zu diskutieren. Unser Arzt bietet an, der Welt sein Geheimnis zu offenbaren, wenn die Schulmedizin ihm garantiert, daß es kostenlos oder zu einem geringen Preis verfügbar gemacht wird. Doch die Vertreter der Schulmedizin beanspruchen die alleinige Verfügung über die Behandlung, entweder weil sie auf große Profite aus sind oder weil sie zu einer riesigen Verschwörung gehören, der es um den Fortbestand der ertragreichen Krebsindustrie geht. Empört lehnt unser Heilkundige diesen Handel mit den Mächten der Finsternis ab und sieht sich langen Verfolgungen ausgesetzt, um am Ende doch zu triumphieren. Mythologen werden das archetypische Muster der »Heldenreise« wiedererkennen. Mag die Geschichte bei den Vertretern der Schulmedizin auch auf Unglauben stoßen, einer großen Zahl von Patienten, die zu alternativen Krebstherapien neigen, erscheint sie sehr einleuchtend. Interessanterweise erkennen viele Patienten in der »Heldenreise« des Vertreters einer geschlossenen Therapie häufig ihren eigenen Weg wieder, in dessen Verlauf sie teilweise oder ganz mit der Schulmedizin gebrochen haben, sich vielen Unbilden ausgesetzt sahen und schließlich in einer Gemeinschaft von Gläubigen Aufnahme gefunden haben, in der sie mit dem kostbaren und geheimnisvollen Stoff behandelt werden. Das ist ein psychologisch hochwirksamer Prozeß mit *erheblichem* Placebo-Effekt, der die Genesungsaussichten, unabhängig von der tatsächlichen pharmakologischen Wirkung der Therapie, stark verbessern könnte.

Die Qualität der *Dienstleistungen* ist das dritte wichtige Kriterium für die Beurteilung einer unkonventionellen Therapie. Wie steht es mit den Kosten und der Qualität des Leistungsangebots? Wie äußern sich andere Patienten zu diesem Punkt? Sind die meisten Patienten, welche die Behandlung hinter sich haben (unabhängig von der Frage, ob die Behandlung erfolgreich war), der Meinung, die Leistungen hätten in einem vernünftigen Verhältnis zu den Kosten gestanden? Mir sind Fälle bekannt, wo die Therapie, soweit erkennbar, harmlos oder von potentiellem Nutzen ist und wo der Arzt seriös und engagiert ist, aber wo die Pflege und die Dienstleistungen schwere Mängel aufweisen, so daß sie unter Umständen sogar die Gesundheit des Patienten gefährden. Die Kosten fallen sehr unterschiedlich aus – von vernünftigen Honoraren, oder sogar kostenlosen Leistungen, bis zu schwindelerregenden Preisen. Natürlich lassen sich alle diese Kriterien auch auf die Leistungsprüfung konventioneller Krebstherapien anwenden.

Die klare Trennung zwischen diesen drei Feldern – der Qualität der Therapie, des Arztes oder Heilpraktikers und der Dienstleistungen – ist gleichermaßen wichtig für den Patienten wie für den Analytiker, dem es um eine objektive Bewertung geht, denn in der Auseinandersetzung um unkonventionelle Krebstherapien werden diese drei Kriterien bunt durcheinandergewürfelt. Sie können zu keinem verläßlichen Urteil über eine unkonventionelle Therapie gelangen, wenn Sie sich nicht grundsätzlich klarmachen, ob Sie die Behandlung selbst, den Anwender der Behandlung oder die Dienstleistung bewerten.

Kurieren, Heilen und intensive Gesundheitsförderung

Für die Bewertung unkonventioneller Krebstherapien ist auch die in Kapitel 2 erläuterte Unterscheidung zwischen »Kurieren« und »Heilen« von großer Bedeutung. Wie dort dargelegt, versteht man unter »Kurieren« im allgemeinen, daß der Patient durch eine zuverlässig zum Erfolg führende medizinische Behandlung von seiner Krankheit befreit wird. »Heilen« dagegen beruht in erster Linie auf einem inneren Prozeß, in dessen Verlauf der Patient »heil« oder »ganz« wird und der gleichzeitig oder selektiv auf physischer, psychologischer und spiritueller Ebene stattfindet.

Offenkundig hängt bei konventionellen wie unkonventionellen Therapien die kurative Wirkung – ihre Fähigkeit zum »Kurieren« – teilweise davon ab, ob sie sich auf die inneren Kräfte des Patienten für physische Heilung und Genesung stützen können. Denn sonst ist es durchaus möglich, daß eine Frau durch Mastektomie, Chemotherapie oder Strahlung von einem Brustkrebs »kuriert«, aber nicht »geheilt« wird, weil sie sich nie wieder »heil« oder ganz fühlt. Umgekehrt ist es möglich, daß es konventionellen Therapien nicht gelingt, einen Patienten zu »kurieren«, daß aber doch eine tiefreichende spirituelle und psychologische Heilung stattfindet. Darüber hinaus besteht die Möglichkeit – nach meiner Ansicht sogar die Wahrscheinlichkeit –, daß der psychospirituelle »Heilprozeß« jenes innere biophysiologische Potential besser erschließt, das für eine bestmögliche Reaktion auf »kurative« Therapien sorgt. So gesehen, werden sich Bemühungen um psychospirituelle und physiologische Heilung in jedem Falle auszahlen: Der Patient gewinnt, wenn ihm die körperliche Genesung gelingt, und der Patient gewinnt auch, wenn die physische Gesundung zwar nicht möglich ist, er aber seine Lebensqualität tiefgreifend verbessert.

Die alten Medizintraditionen verstanden diesen Aspekt übrigens viel besser als die heutige Schulmedizin. Ihnen war weit mehr am psychospirituellen Heilen – dem Bemühen um die menschliche Seele – als am Kurieren gelegen. Nach Auffassung der alten Schamanen wurden alle für den physischen Genesungsprozeß verfügbaren Kräfte freigesetzt, sobald auf einer tieferen Ebene eine psychospirituelle Heilung begonnen hatte. »Suchet zuerst das Reich Gottes, und alles andere wird euch gegeben«, ist eine prägnante Zusammenfassung dieser psychospirituellen Wahrheit.

Oft haben die alten Schamanen auch praktiziert, was wir als *intensive Gesundheitsförderung* bezeichnen – eine Integration von spirituellen, psychologischen, alimentären und physikalischen Methoden zur Verbesserung der Heilbedingungen. Diese Kombination von Verfahren zur Förderung innerer und äußerer »Heilbedingungen« ist, wie ich dargelegt habe, das Merkmal einiger der besten unkonventionellen Krebstherapien. Viele Krebsdiagnosen lassen dem Patienten Monate, wenn nicht Jahre Zeit, seinen allgemeinen Gesundheitszustand zu verbessern. So gelingt es einer großen Zahl von Krebspatienten in der Zeit der Erkrankung, ihren allgemeinen Gesundheitszustand durch intensive gesundheitsfördernde Maßnahmen zu verbessern.

Eine der wichtigsten unbeantworteten Fragen aus klinischer Praxis und Forschung lautet: Bringen diese intensiven physischen und psychospirituellen Maßnahmen zur Gesundheitsförderung mehr als nur eine erkennbare Qualitätsverbesserung für das Leben mit Krebs, das heißt, führen sie auch zu einem besseren »Funktionszustand« der Krebspatienten. Laut William Buchholz in Los Altos, Kalifornien, einem Onkologen, der mit Vorliebe Krebspatienten nimmt, die sich aktiv an ihrer Behandlung beteiligen, »ist der Funktionsstatus ein unabhängiger Vorhersagefaktor für Überleben bei fast allen Krebsarten und ein unabhängiger Vorhersagefaktor für Reaktion und Überleben bei fast allen Chemotherapien«.[6] Es gibt also berechtigten Anlaß zu der Annahme, daß intensive Maßnahmen zur Gesundheitsförderung die Überlebenszeit für die Krebsarten verlängern, bei denen der Funktionsstatus des Patienten ein eindeutiger Vorhersagefaktor für Überleben ist.

Wie die meisten *Heil*kundigen wissen, kann psychospirituelle Heilung auch stattfinden, wenn der Patient eine rapide Verschlechterung seines körperlichen Zustands erlebt oder sogar im Sterben liegt. Für den Patienten, die Familie und alle anderen Beteiligten ist eine solche psychospirituelle Heilung unter Umständen von enormer Bedeutung. Aus eigener Erfahrung möchte ich hinzufügen, daß physische wie psychospirituelle Heilung einen außerordentlichen Wert für die Lebensqualität von Krebskranken in fortgeschrittenem Stadium gewinnen kann. Die Bedeutung von gesundheitsfördernden Maßnahmen für Menschen, die dem Tode nahe sind, wird meiner Ansicht nach häufig übersehen. Beim Krebs ist häufig nur eine begrenzte Zahl von Organen betroffen, so daß der Kranke möglicherweise noch in der Lage ist, etwas für seine physische und psychospirituelle Gesundheit zu tun, manchmal mit überraschenden Erfolgen für die Lebensqualität.

Kontrolle oder Kurieren

Außerordentlich wichtig ist auch, daß die Vertreter einiger unkonventioneller Krebstherapien erklären, sie könnten bestimmte Krebsarten zwar nicht »kurieren«, aber »kontrollieren« oder »teilweise kontrollieren«. Ihr Verfahren entspricht der pharmakologischen, alimentären oder verhaltenstherapeutischen Kontrolle von Asthma, Bluthochdruck, Angina pectoris oder Diabetes, auch den verhaltenstherapeutischen und psychospirituellen Ansätzen zur Kontrolle von Alkoholismus und Drogenabhängigkeit. Das ist ein wichtiger Gesichtspunkt, denn viele unkonventionelle Krebstherapien scheinen tatsächlich, wenn sie wirksam sind, eher zu kontrollieren als zu kurieren. Wenn nämlich eine unkonventionelle Therapie zu wirken beginnt, versagt die Kontrolle häufig, sobald die Behandlungen oder gesundheitsfördernden Maßnahmen abgebrochen werden oder, noch wichtiger, sobald andere psychische oder physische Belastungen das empfindliche Gleichgewicht stören, das zuvor für die Kontrolle gesorgt hat.

Verbesserte Lebensqualität und Symptomkontrolle

Neben Kurieren, Heilen und Krankheitskontrolle haben die Vertreter unkonventioneller Krebstherapien noch viele andere Vorzüge zu bieten. Wie oben angedeutet, berichten zahlreiche Vertreter spiritueller, psychologischer, alimentärer und physikalischer Therapien, die im wesentlichen eine Vielfalt von mehrdimensionalen Maßnahmen zur Gesundheitsförderung verordnen, daß ihre Patienten eine bessere Lebensqualität erzielen, stärker auf die meisten konventionellen Krebstherapien ansprechen, weniger unter Nebenwirkungen der Behandlung und unter Symptomen zu leiden haben, mit den Schmerzen besser fertig werden und weniger Medikamente dazu brauchen, dauerhaftere oder partielle Remissionen (Krankheitsrückgänge) erleben und, wenn doch der Tod eintritt, leichter sterben. Solche Berichte kennen wir auch von Vertretern anderer unkonventioneller Krebstherapien wie der traditionellen chinesischen Medizin. Viele dieser Ärzte und Heilpraktiker behaupten auch, ihre Behandlungen seien menschenwürdiger, obwohl die Berichte über den Umgang mit Patienten im Rahmen unkonventioneller Therapien nicht weniger gemischt sind als bei konventionellen Therapien.

In den folgenden Kapiteln erörtere ich eingehend die fünf wichtigsten Kategorien unkonventioneller Krebsbehandlung: die spirituellen, psychologischen, alimentären, physikalischen, traditionellen sowie die pharmakologischen Therapien.

In diesem Kapitel gibt Michael Lerner dem Leser Hilfen als praktische Handlungsanweisungen zur Hand, den Wert einer Therapie, sei sie nun als konventionell oder unkonventionell betitelt, für sich selbst einzuschätzen. Es ist sehr ratsam, daß der Patient sich die Fragen, die Lerner für eine Bewertung von Therapie, Arzt und Dienstleistung stellt, zu seinen eigenen macht und sie zu beantworten versucht. Es muß jedem Patienten klar sein, daß nur er alleine eine Entscheidung über die Durchführung einer Therapie treffen kann. Dazu bedarf es ausführlicher Informationen. Diese zu bekommen ist ein selbstverständliches Recht des Patienten, das nie zur Disposition stehen kann.

M. Lerner trifft hier eine wichtige Unterscheidung hinsichtlich der Begrifflichkeiten »heilen«, »kurieren« und »intensive Gesundheitsförderung«. Jeder Patient sollte versuchen, sich mit diesen Begrifflichkeiten auseinanderzusetzen, und sie mit seinem Arzt oder

Therapeuten diskutieren, um die gemeinsamen Ziele einer Therapie vorher abstecken zu können. So werden Enttäuschung und Mißverständnisse von Beginn an vermieden, weil Anspruch und Wirklichkeit einer Therapie vorher besprochen werden.

Anmerkungen

1 Robert Houston, ein namhafter Experte auf dem Gebiet der unkonventionellen Krebstherapien, bestreitet diese Aussage. Er meint: »Da wird ein Pappkamerad aufgebaut. Nur selten nehmen wissenschaftliche Vertreter für sich in Anspruch, ›kurieren‹ zu können. Die Frage lautet: Gibt es vielversprechende und nützliche Therapien unter den alternativen Ansätzen? Und das ist gewiß der Fall.«

2 Barrie R Cassileth und Helene Brown, »Unorthodox Cancer Medicine«, *Cancer Journal for Clinicians*, 38 (3) (1988), S. 182 f.

3 K. N. Prasad u. a., »Vitamin E enhances the Growth Inhibitory and Differentiating Effects of Tumor Therapeutic Agents on Neuroblastoma und Glioma Cells in Culture«, *Proceedings of the Society for Experimental Biological Medicine*, 164 (2) (1980), S. 158–163. Vgl. ferner: L. Wood, »Possible Prevention of Adriamicin-induced Alopecia by Tocopherol«, *New England Journal of Medicine*, 312 (1985), S. 1060.

4 Bjorn E. Nordenstrom, *Biological Closed Electric Circuits: Clinical, Experimental and Theoretical Evidence for an Additional Circulatory System*, Stockholm, Nordic Medical Publications, 1983.

5 D. A. Savitz u. a., »Case-Control Study of Childhood Cancer and Exposure to 60-Hz Magnetic Fields«, *American Journal of Epidemiology*, 128 (1) (1988), S. 21–38. Vgl. ferner: A. Ahlbom u. a., »Biological Effects of Power Line Fields: New York State Power Lines Project Scientific Advisory Panel, Final Report«, New York State Department of Health, Albany, NY. Zu beziehen bei: National Technical Information Service, Springfield, VA, (1988).

6 William Buchholz, persönliche Mitteilung an den Autor, 28. November 1990.

Kapitel 9
Spirituelle Ansätze zur Krebsbehandlung

Krebs zu haben heißt, daß wir uns mit der Gewißheit einer Krankheit, der Wahrscheinlichkeit von Schmerzen und der Möglichkeit des Todes auseinandersetzen müssen. Bei vielen Menschen rufen diese Erfahrungen tiefe Bewußtseinsveränderungen hervor, die man als »sprituell« bezeichnen *kann*. Einige haben keine Probleme, zu beten, zu meditieren, eine kontemplative Einstellung zu finden und zu überdenken, wie sie sich in der Welt verhalten – und wie sie sich unter den veränderten Bedingungen verhalten wollen. Andere, die sich einer solchen spirituellen Seite ihres Ichs womöglich nie bewußt gewesen sind, fühlen sich angesichts der tiefgreifenden Bewußtseinsveränderungen auf unbekanntes Gebiet verschlagen. Unter Umständen haben sie noch nie einen Grund gehabt, sich über die Unterschiede zwischen Religion – mit der sie vielleicht ihre Schwierigkeiten haben – und persönlicher Spiritualität klarzuwerden. Von der Beziehung zwischen Spiritualität und Heilchancen haben sie wahrscheinlich noch nie gehört. Und sie wissen in der Regel auch nicht, daß Spiritualität oft – und manchmal zum erstenmal – durch eine tiefe Verletzung, wie sie der Krebs ist, geweckt wird.[1]

Genau diese Erfahrung hat auch mein Vater Max Lerner mit dem Krebs gemacht. In seinem Buch *Wrestling with the Angel* heißt es:

In früheren Jahren, als ich Seminare über das personale Selbst und seine Elemente abhielt, bewegte ich mich vom Soma über Gehirn und Bewußtsein zur Psyche, indem ich darlegte, was sie trennt und was sie verbindet. Als ich nun während meiner Heilungsphase wieder an der Tafel stand und das Thema behandelte, überraschte ich mich dabei, daß ich nach Psyche noch Geist und Seele hinzufügte. Das war nicht vorgesehen, aber irgendwie wußte ich, nachdem ich die Wörter hingeschrieben hatte, daß ich nach den beschriebenen Erfahrungen nicht anders konnte. Auf eine andere Weise umfaßt jeder Abschnitt neben dem, was Physiologie, Neurologie, Logik und Psychologie darüber herausgefunden haben, auch einen Bereich, der über alle diese Erkenntnise hinausgeht, dessenungeachtet aber einen wichtigen Teil der Gesamtperson darstellt.[2]

Über die Definition von Geist *(spirit)*, Spiritualität und spiritueller Heilung

Was ist Geist *(spirit)*? Was ist Spiritualität? Was ist spirituelle Heilung? In einem wunderbaren Symposium in *Advances*, einer Zeitschrift für Geist-Körper-Gesundheit des Fetzer-Instituts, wurde die Frage einer spirituellen Heilung ungewöhnlich eingehend diskutiert. In einem Beitrag von David Aldridge (Witten / Herdecke) heißt es:

> Die naturwissenschaftlichen Grundlagen der modernen Medizin, die ihrerseits bestimmen, wie sich die moderne Medizin dem Patienten präsentiert, lassen häufig die spirituellen Gesundheitsfaktoren außer acht. Stets wird Gesundheit in physiologischen, psychologischen oder sozialen Kategorien definiert. Selten finden wir eine Diagnose, welche die spirituellen Bedürfnisse von Patienten berücksichtigt.
>
> Die Beschreibungen, derer wir uns als Forscher oder Kliniker bedienen, um das Phänomen Krankheit zu charakterisieren, haben Auswirkungen auf die Behandlungsstrategien, die wir vorschlagen, und unsere Vorstellungen davon, wie Menschen gesund bleiben oder jenen Zustand beibehalten, den wir für »gesund« halten. Wir müssen erkennen, daß Geduld, Barmherzigkeit, Gebet, Meditation, Hoffnung, Versöhnlichkeit und Mitmenschlichkeit genauso wichtig sind wie viele unserer Gesundheitsmaßnahmen – etwa Medikation, Krankenhauseinweisung, Einsperren oder Chirurgie. Die spirituellen Elemente der Erfahrung können uns helfen, uns über die konkrete Situation zu erheben und selbst im Leiden noch Zweck, Sinn und Hoffnung zu finden.[3]

Dann zitiert Aldridge eine Definition des Spirituellen in der Medizin, die von dem Psychiater Hiatt stammt: »Geist *(spirit)* bezeichnet eine nicht-körperliche und nicht-mentale Dimension der Person, die der Ursprung von Einheit und Sinn ist, während Spiritualität die Einstellungen, Haltungen und Verhaltensweisen betrifft, die wir aus der Erfahrung mit dieser Dimension gewinnen. Über Geist läßt sich nur indirekt und auf dem Wege von Schlußfolgerungen reden, während wir Spiritualität psychologisch verstehen und in unsere Arbeit einbeziehen können.«[4]

Das ist ein sehr entscheidender Punkt: Geist (*spirit*) ist etwas, das *einige Menschen* als Ursprung von Einheit und Sinn erleben, während Spiritualität die Erfahrungen mit dieser Dimension bezeichnet, und über die können wir reden. Die Unterscheidung ist so wichtig, weil wohl alle Menschen – vielleicht sogar alle Lebewesen – im Geist eine Ganzheit bilden, während wir aber, sobald wir über Spiritualität sprechen, zur Verwendung von Begriffen gezwungen sind, die häufig genug die gemeinte Einheit zerstören und uns zerstückeln.

Am besten stellt man sich Geist, Spiritualität und Religion als verschiedene Punkte auf einem Kontinuum vor. Geist ist die Dimension, aus der jede individuelle oder kollektive Erfahrung von Spiritualität stammt und in der auch jede Religion ihren Ursprung hat. Dabei dürfte die Spiritualität dieser Ursprungsdimension näher sein als die alltägliche Religion, die sich weit von der authentischen Erfahrung des Geistes entfernt hat und in erster Linie gesellschaftlichen und moralischen Zwecken dient. Spiritualität läßt sich sowohl innerhalb religiöser Gemeinschaften entdecken, durch Menschen, die den Kontakt zur Ursprungsdimension ihrer Religion bewahrt oder sie wiedergefunden haben, als auch außerhalb der religiösen Systeme. Doch da in jedem Gespräch über Spiritualität zwangsläufig Begriffe verwendet werden, die man braucht, um über den Geist reden zu können, und Einstellungen vorgeschlagen werden, die erforderlich sind, um solche Erfahrungen zu machen, trägt diese Diskussion schon das Rüstzeug zur Zerstückelung, ja, die potentiellen Strukturen einer Religion in sich.

Der Geist ist also ein Bereich, der uns Einheit verleiht. Wenn wir über den Geist sprechen und damit auf das Gebiet der Spiritualität gelangen, wird der Dialog, wie wir gesehen haben, von Begriffen und Haltungen bestimmt, die uns auseinander bringen. Das trifft in besonderem Maße zu, wenn wir uns der Frage zuwenden, ob es Formen spiritueller Energie oder spiritueller Realität gibt, die jenseits dessen liegen, was wir sehen oder was wissenschaftlich beweisbar ist. Beispielsweise geraten wir schon mit der Behauptung, daß Gebete und Handauflegen physiologische Heilung bewirken können, auf dieses Gebiet.

Spirituelle und psychologische Ansätze der Krebsbehandlung

Spirituelle und psychologische Verfahren der Krebstherapie stehen zwar in enger Beziehung miteinander, sind aber dennoch zu unterscheiden. Das Bewußtsein, der Untersuchungsgegenstand der Psychologie, ist eine Möglichkeit, sich dem Geist zu nähern, jedoch nicht die einzige. Bei vielen Menschen löst schon das Wort »spirituell« Abwehrreaktionen aus, vor allem wenn sie in der Kindheit Religionsgemeinschaften beitreten mußten, welche die authentische Reise in die Innenwelt des Ich – das spirituelle Leben – erschwert oder gar verwehrt haben. Tatsächlich entdecken manche Menschen erst in der Auseinandersetzung mit ihrer Krebserkrankung, wie tief der Unterschied zwischen Religiosität und Spiritualität oft ist. Man kann spirituell sein, ohne religiös zu sein, und religiös, ohne spirituell zu sein. Für Menschen, die das Glück hatten, daß ihnen ihre Familien oder Religionslehrer ermöglichten, reibungslos in die religiöse Tradition hineinzuwachsen, sind die großen Weltreligionen häufig sichere und bekannte Wege in das spirituelle Leben. Anderen sind die religiösen Inhalte in so verzerrter Form dargeboten worden, daß sie sich von der spirituellen Suche nach innerer Erkenntnis gänzlich abgewandt haben.

Wieder andere reagieren allergisch auf das Wort »spirituell«, weil sie damit eine Lebensauffassung verbinden, die sie als ganz und gar nicht authentisch empfinden, ohne daß es dafür irgendwelche Gründe in ihrer Kindheit gäbe. Viele Krebspatienten haben mir gesagt, sie könnten überhaupt nichts mit dem Begriff einer spirituellen Realität anfangen, fühlten sich aber tief verbunden mit der Natur, der Menschheit, Freunden und Angehörigen, Kunst und Musik oder Wissenschaft und Vernunft. Den Ursprung aller großen spirituellen Traditionen bildet die klare Erkenntnis, daß alle Formen von Hingabe an das, was Wert hat in der menschlichen Erfahrung, letztlich spiritueller Natur sind. Insofern gilt die spirituelle Suche immer dem Lebensweg, auf dem wir das Beste aus den Möglichkeiten machen, die wir mitbekommen haben. Auf die Suche nach spiritueller Wahrheit kann sich ein Atheist, ein Agnostiker oder ein Verehrer von Natur, Familie, Menschheit, Kunst, Musik oder Wissenschaft ebenso rückhaltlos begeben wie ein Gläubiger, der dies im Schoße einer religiösen oder spirituellen Tradition tut.

Für den Krebspatienten, der sich intensiv um Heilung und Gesundung bemüht, sind solche Erwägungen keine abstrakten theologischen Fragen. Wie ein Soldat, der in einem Schützengraben unter feindlichem Feuer liegt, oder ein Strafgefangener, der im Todestrakt auf seine Hinrichtung wartet, plötzlich das Gebet entdeckt, hat der Krebskranke oft schwerwiegende Gründe, sich mit letzten Fragen auseinanderzusetzen: dem Sinn des Lebens, den Dingen, die für ihn wahren Wert haben, was geschieht, wenn er stirbt, und wie er von nun an leben soll. Wenn er sich in Bücher über alternative Krebstherapien vertieft, liest er von vielen sprituellen Ansätzen zur Krebstherapie. Doch unter Umständen ist ihm der Zugang zu ihnen verwehrt, und er ist enttäuscht, weil er sich nicht für religiös oder spirituell hält oder weil ihm die spirituellen Erfahrungen, die das Buch beschreibt, fremd erscheinen. Wahrscheinlich hat man ihm nie den grundlegenden Unterschied zwischen Geist, Spiritualität und Religion erklärt. Ohne diese Unterscheidung kann – oder will – er den besonderen Weg in das Reich des Geistes nicht erkennen, der sich *für ihn,* ein einzigartiges menschliches Wesen, als authentisch, lebenssteigernd und vielleicht sogar lebensrettend erweisen könnte.

Spiritualität und Ewige Philosophie

Der große englische Schriftsteller und Denker Aldous Huxley ist an Krebs gestorben. Als vor ihm seine erste Frau ebenfalls an Krebs starb, saß er an ihrem Sterbebett und flüsterte ihr die heiligen Anleitungen aus dem *Tibetanischen Totenbuch* ins Ohr, die den Menschen – wie viele große spirituelle Lehren – auffordern, dem Licht zu folgen, während sich seine Seele langsam von seinem Körper löst. Huxley hat auch einen der ersten seriösen Selbstversuche mit Lysergsäurediäthylamid (LSD) gemacht. Als er den eigenen Tod nahen fühlte, forderte er seine zweite Frau in einer schriftlichen Notiz auf, den Arzt zu bitten, ihm eine intramuskuläre LSD-Injektion zu verabreichen. Sein Arzt war einverstanden. Nach der Injektion wurde Huxley ganz still und schien alle Sinne nach innen zu richten. »Interessant«, war sein letztes Wort, bevor er starb.

Während des Zweiten Weltkriegs schrieb Huxley ein schönes Buch mit dem Titel *Die Ewige Philosophie.* Das Buch ist eine Anthologie von Textpassagen, die Huxley aus den großen religiösen und spirituellen Traditionen der Welt ausgewählt hat. Damit wollte er zeigen, daß es im Kern der großen spirituellen Traditionen eine unwandelbare Lehre von zentraler Bedeutung gibt – eine Ewige Philosophie – und daß alle Traditionen verschiedene Wege zu dieser Lehre sind. Genauso drückt es der *Rigweda*, einer der ältesten spirituellen Texte, aus:

> *Die Wahrheit ist eines – die Weisen nennen sie nur bei verschiedenen Namen.*
> *Eine Sonne spiegelt sich in allen Teichen;*
> *Ein Wasser löscht den Durst aller;*
> *Eine Luft erhält alle am Leben;*
> *Ein Feuer erleuchtet alle Häuser.*
> *Mögen die Farben der Kühe auch verschieden sein, ihre Milch ist weiß;*
> *Mögen Blumen und Bienen auch verschieden sein, es ist der nämliche Honig;*
> *Mögen die Glaubenslehren auch verschieden sein, Gott ist eins.*
> ...
> *Wie sich der Regen, der vom Himmel fällt, seinen Weg zum Meer sucht,*
> *so erreicht alle Verehrung, die in verschiedenen Glaubenssystemen empfunden wird, den einen Gott, der das höchste Wesen ist.*[5]

Da die meisten alten Religionen aus Stammestraditionen erwuchsen, in denen die Religion die Doppelfunktion von spiritueller Orientierung und sozialer Abgrenzung erfüllte, scheinen die Lehren vieler Religionen – auch des Christen- und Judentums – zu behaupten, sie seien der einzige wahre Weg zu Gott. Das war sicherlich ein natürliches Stadium in der Entwicklung des spirituellen Bewußtseins, doch im Laufe der Zeitalter, als die Menschen diese Stammesverhältnisse hinter sich ließen, erkannten die meisten großen spirituellen Lehrer, wie Huxley meint, daß religiöse und spirituelle Traditionen einfach verschiedene – verschiedenen Menschen und verschiedenen Temperamenten angemessene – Möglichkeiten sind, die Innenwelt des Geistes zu erschließen.

Die Erkenntnis, daß es eine ungeheure Vielfalt von spirituellen Wegen gibt, die letztlich alle zur Selbstverwirklichung führen, ist für den Krebspatienten so bedeutsam, weil sie ihn ermutigt, den Weg zu suchen, der seinem Wesen entspricht und seine Lebenskraft stärkt. Für ihn ist das mehr als Theorie. Zur Frage, wie wichtig diese Einsicht für Menschen in Krisensituationen ist, meinen Hugh Prather und Gerald Jampolsky:

Man meint, die ewige Weisheit bleibe zwar immer die gleiche, doch sei sie in Wirklichkeit nur ein geistiger Zeitvertreib für Menschen in sorglosen Verhältnissen, nicht oder kaum geeignet, wenn man Mühe und Leid zu erdulden oder auch nur das übliche Maß an Schwierigkeiten zu ertragen habe ... Wir haben gesehen, daß es sich umgekehrt verhält: Je verzweifelter der Mensch diese Einsichten braucht und je entschiedener er sich ihnen zuwendet, desto stärker zeigt sich ihr Vermögen, ein Gefühl des Friedens zu stiften und sogar den Schimmer einer höheren Wirklichkeit zu vermitteln.[6]

Wenn es dem Patienten gelingt, auf höhere Ebenen der Selbstverwirklichung zu gelangen, ist es ihm zweifellos möglich, den Krebs anders zu erleben und sich von überflüssigen Belastungen und Ängsten zu befreien. Und die psychobiologischen Entsprechungen des inneren Friedens, der inneren Ruhe und der Lebensfreude, die er so gewinnt, können vielleicht die biologischen Bedingungen verändern, unter denen sich der Krebs entwickelt hat. Nicht selten wird die Meinung vertreten – und ich schließe mich an –, daß sich in einigen Fällen diese innere Suche entscheidend auf den Verlauf der Krebserkrankung auswirken kann.

Yoga und Meditation

Ein Beispiel für den Unterschied zwischen Spiritualität und Religion ist die Beziehung zwischen Yoga und der religiösen Tradition, aus der es als spiritueller Weg erwachsen ist. Yoga ist nur eine Erscheinungsform der Ewigen Philosophie, erweist sich aber für Abendländer als leicht zugänglich, und zwar für Menschen aller Bildungsschichten, Neigungen und Temperamente. Meditation, die Beruhigung des Bewußtseins, ist der Kern des Yoga. Allerdings ist Yoga nur eine von vielen Möglichkeiten, die Meditation zu lernen. Dem Leser sei nicht verschwiegen, daß ich eine besondere Vorliebe für Yoga habe. Möglicherweise hat Yoga mir das Leben gerettet, als es mir half, den Übergang von einem Leben voller Streß zu einer sehr viel erfüllenderen Existenzweise zu finden.

Was ist Yoga? Das Wort bedeutet unter anderem »Vereinigung«, worunter man die »Vereinigung mit dem höheren Selbst« versteht – oder mit all dem, was wir als heilig, bedeutungsvoll und größer als unser individuelles Selbst empfinden. Yoga ist als eine der religiösen

Schulen des Hinduismus entstanden. Laut Arnold Toynbee ist der Hinduismus die älteste der sechs wichtigsten überlebenden »höheren Religionen«. Neben dem Hinduismus gehören dazu noch Judaismus, Zoroastrismus, Buddhismus, Christentum und Islam. Die höheren Religionen (über die Berechtigung des Wortes »höher« ließe sich sicherlich streiten) unterschieden sich nach Toynbee darin von ihren Vorgängern, daß sie die Menschen vor allem »in die Lage versetzen wollten, in eine direkte persönliche Beziehung zu einer den Menschen transzendierenden Gegenwart in und hinter dem Universum zu treten, statt ihn mit dieser höchsten spirituellen Wirklichkeit nur indirekt bekannt zu machen – durch Vermittlung der Kultur oder der auf einer Vorstufe der Kultur befindlichen Gesellschaft, die das gesellschaftliche Umfeld des Individuums bildet«.[7]

Hinduismus, Judaismus und Zoroastrismus legten sich eine Art Doppelgleisigkeit des Denkens zu, mit dem sie die Trennung zwischen sektiererischem und universellem religiösen Denken überwanden: Zwar dachten sie sich Gott universell, stellten ihn sich dabei aber laut Toynbee »weiterhin als den besonderen lokalen Gott der Gesellschaft oder Gemeinschaft vor, in der er ursprünglich als solcher verehrt worden war ... Nie konnte man sich zur hinduistischen, jüdischen oder zoroastrischen Religion bekehren, ohne gleichzeitig ein Mitglied der hinduistischen, jüdischen oder zoroastrischen Gesellschaft zu werden.«[8]

Das gilt nicht für alle höheren Religionen. Toynbee:

> Buddhismus, Christentum und Islam sind alle rückhaltlos universalistisch gewesen – oder geworden. Jede dieser drei Religionen hat sich vorgenommen, die ganze Menschheit zu bekehren ... Jeder ist es gelungen, ganze Kontinente zu bekehren und dabei die regionalen Herrschaftsbereiche vieler verschiedener Kulturen zu umfassen ... Diese missionarischen Erfolge verdankten Buddhismus, Christentum und Islam dem Umstand, daß es ihnen relativ gut gelungen war, sich vom bedeutungslosen Erbe ihrer historischen Ursprünge zu befreien ... Im Gegensatz zu Christentum und Islam hat der Buddhismus gewöhnlich in freundlicher Koexistenz mit anderen Glaubenslehren gelebt. Sicherlich ist es kein Zufall, daß der Buddhismus die erfolgreichste der missionarischen Religionen war.[9]

Während gewiß richtig ist, daß der Hinduismus sich nie von seinen Ursprüngen losgesagt hat, übt er andererseits große Toleranz innerhalb seiner Grenzen und bietet manchmal Raum für eine bemerkenswerte Vielfalt religiöser Erfahrungen. Entscheidend aber ist hier – und deshalb meine Abschweifung in die Religionsgeschichte –, daß Yoga sich im Gegensatz zum Hinduismus von seinen historischen Ursprüngen befreit hat. Yoga als internationale psychophysiologische Übung und spiritueller Weg zu einer direkten und persönlichen Beziehung zu Gott, Natur oder wie immer wir die höhere Wirklichkeit nennen wollen, löste sich von den historischen Bedingungen seiner Entstehung, was seiner Mutterreligion, wie gesagt, nicht gelang. So ist das Yoga heute, zumindest nach Auffassung vieler seiner Anhänger, eine zutiefst ökumenische Lehre, die jede Religion und jeden spirituellen Weg gelten läßt. Dabei versucht es nicht, die Ursprungsreligionen seiner Anhänger zu *ersetzen*, sondern dient einfach als eine Art zusätzlicher »Gebrauchsanweisung« zur Erlangung höherer Bewußtseinszustände. Dadurch gelangt der Yoga-Praktizierende zu einem vertieften Verständnis seiner Herkunftsreligion – und der Religionen aller anderen Völker.

In erster Linie kennt man Yoga als eine Art Körpertraining, zu dem leichte Streck-, Atem- und Entspannungsübungen gehören. Diese Übungen sollen Körper und Bewußtsein auf die Meditation und eine meditative Einstellung zum Leben vorbereiten. Dabei gehorchen die meditativen Übungen einer bestimmten Reihenfolge. Zunächst wird die Fähigkeit entwickelt, die Sinne von der Außenwelt abzuwenden, dann die Fähigkeit, sich auf einen meditativen Gegenstand zu konzentrieren – eine Kerzenflamme, ein heiliges Wort, eine erhebende Vorstellung oder die Bewegung des Atems. Schließlich, und für die meisten von uns nur gelegentlich, führt die Konzentration zu einer wort- und zeitlosen Erfahrung inneren Friedens. Die Yoga-Meister unterscheiden diese Zustände inneren Friedens anhand verschiedener Feinheiten, doch den meisten von uns werden bestenfalls von Zeit zu Zeit Augenblicke dieser Erfahrung zuteil.

Möchte jemand über die körperlichen und meditativen Übungen hinausgehen, so bietet Yoga noch eine Reihe ethischer Imperative, ähnlich den zehn Geboten und den moralischen Vorschriften anderer spiritueller Traditionen, sowie Anleitungen zu einer reinen und gesunden Lebensweise. Schließlich gehören zum Yoga noch etliche spirituelle Schriften, darunter die *Bhagavadgita*[10], der wohl bedeutendste spirituelle Text des Hinduismus, und das *Yogasutra* von Patañjali, die bedeutendste klassische Sammlung von Merksprüchen zur Beschreibung des Yoga. Das *Yogasutra* beginnt mit der Feststellung: »Das Yoga ist das Zur-Ruhe-Bringen ... der Bewegungen der ›inneren Welt‹.«[11] Sobald sich diese Bewußtseinsinhalte beruhigt haben, so Patañjali, verblassen die hektischen Vorstellungen und Begriffe, die wir für unser »Selbst« halten, so daß wir unser wahres, inneres Selbst erkennen können, den Ort, von dem aus wir die hektischen Beschäftigungen unseres täglichen Lebens beobachten (und fälschlicherweise mit unserem Selbst gleichsetzen).

Eine der größten Sutren (*Sutra* heißt »Leitfaden«) findet sich am Ende des zweiten Kapitels des *Yogasutra*. Dort schreibt Patañjali: »Die Duldung von Schmerzen als Mittel zur Reinigung, eigenes Forschen in den heiligen Schriften und die Hingabe an den ›Herrn‹ sind die Stücke des praktischen Yoga.«[12] Die Idee, daß Schmerzen ein Mittel zur Reinigung seien, ist nach Aldous Huxley ein zentraler Gesichtspunkt der Ewigen Philosphie aller großen spirituellen Traditionen. Die Vorstellung mag schwer zu akzeptieren sein, doch für jemanden, der sich mit Schmerzen und Krankheit auseinanderzusetzen hat, ist sie sicherlich von großem Interesse.

Ein anderer Aspekt des Yoga, der in enger Beziehung zur Heilung steht, ist die Erkenntnis, daß zwar jeder selbst seinen Weg zur Selbstverwirklichung (oder Heilung) finden muß, daß aber einige große Straßen zum spirituellen Leben führen, die diese inneren Prozesse offenbar beschleunigen können. So gibt das *Hathayoga* beispielsweise Anleitungen zu Körperhaltungen, Atmung und ähnlichen Übungen: Manche Menschen müssen diesen *körperlichen* Übungen besondere Aufmerksamkeit schenken, um ihre Heilung zu erreichen. *Karmayoga* ist das Yoga der Tat: Heilung wird durch Arbeit in der Welt erreicht – durch Kunst, Dienst am Menschen, erzieherische Tätigkeit, aufregende oder sinnvolle Geschäfte. Dabei wird vollständige Hingabe an die Arbeit verlangt, aber jedes persönliche Interesse für Lob oder Tadel am Ergebnis der Arbeit untersagt. Das *Bhaktiyoga* lehrt, wie sich innerer Friede oder Heilung durch vollständige Hingabe an Gott oder einen spirituellen Lehrer erreichen lassen: Das ist der Weg der leidenschaftlichen Hingabe und des Gebetes. *Jñanayoga* bringt Heilung durch Erkenntnis, durch das Studium der heiligen Schriften und spirituellen Lehren: der Weg für Menschen, die sich lieber an Bücher, Ton- und Videobänder oder andere Informationen halten, die versuchen, sich vorzuarbeiten von der Information über das Verständnis und die Weisheit zur Überwindung des Verstands durch die Kraft des Verstands. Das *Rajayoga* vereinigt diese und andere Formen des Yoga zu einem ausgewogenen Ganzen: *Rajayoga* bedeutet »Königs-Yoga«, ein Name, der zum Ausdruck bringt, daß das Yoga, das, je nach den Bedürfnissen des einzelnen, körperliche

Übungen, tätiges Leben, Gebet, Hingabe und Erkenntnis zusammenfaßt, das größte Yoga – oder der Weg zur Vereinigung aller – ist. Die Berücksichtigung der Tatsache, daß verschiedene Menschen sich psychopysiologisch und kulturell für unterschiedliche Wege der Selbstverwirklichung eignen, gehört zu den Grundregeln des Yoga.[13]

Die besondere Bedeutung von Yoga und Meditation für *Krebspatienten* ist eindeutig und weitreichend. In dem Maße, wie die körperlichen, geistigen und spirituellen Übungen des Yoga, die eine innere Verwandlung bewirken, zur Heilung auf vielen Ebenen beitragen, erfährt der Krebspatient aus den grundlegenden Lehren des Yoga, daß *nicht nur ein einziger richtiger Weg zu diesem Ziel führt.* In der Bibel finden wir viele ähnliche Aussagen: »In meines Vaters Haus sind viele Wohnungen ...«[14] Im Yoga äußert sich einfach die fundamentale ökumenische Gesinnung dieser ewigen Wahrheit besonders klar. Die Meditation, die es praktisch in allen religiösen und spirituellen Traditionen gibt, lehrt uns, welch enormen Nutzen es haben kann, stillzusitzen.

Schamanismus und die Ewige Philosophie des Heilens

Auf der ganzen Erde kennt man die uralte Kunst, Menschen durch lebensbedrohliche Erkrankungen zu führen – entweder zurück zur Genesung oder durch den Sterbeprozeß hindurch. Seit Tausenden von Jahren wird sie von Medizinmännern und -frauen ausgeübt, die man Schamanen nennt. In letzter Zeit ist der Schamanismus zu einer Modeerscheinung in ganzheitlichen Heilerkreisen geworden. Puristen beklagen die mißbräuchlichen und romantischen Auswüchse des modernen Neoschamanismus. Zwar gibt es solche Scharlatanerie tatsächlich, doch ich möchte mich hier auf den Nutzen neoschamanischer Tätigkeit konzentrieren.

Wissenschaftler, die sich intensiv mit dem Schamanismus beschäftigt haben, wie etwa Mircea Eliade und Michael Harner, haben auf die verblüffende Ähnlichkeit schamanischer Praktiken in ansonsten gänzlich verschiedenen Stämmen und Kulturen hingewiesen. Harner gelangte zu dem Schluß, die zentralen Heiltraditionen des Schamanismus gehörten – wie das Inzesttabu – zu den wenigen menschlichen Überlieferungen, die *kulturell invariant* seien. Wie er vermutet, liegt das möglicherweise daran, daß der Schamanismus als menschliche Reaktion auf Erkrankungen in einem Urgrund menschlicher Erfahrung wurzelt. Die Schamanen waren nicht nur

Heiler der Kranken, sie waren auch spirituelle Führer. Deshalb führt uns der Umstand, daß der Schamanismus eine erstaunliche kulturelle Invarianz aufweist, zu der Vermutung, daß es in allen spirituellen Traditionen einen gemeinsamen Kern gibt.

Betrachten wir einige der Elemente, die im Mittelpunkt des Schamanismus stehen. Eines der wichtigsten Prinzipien besagt, der Schamane müsse sich, *um dem Patienten größtmöglichen Beistand leisten zu können*, weniger um die körperliche Gesundheit des Patienten kümmern als um den Schutz seiner Seele. Der Schamane versetzt sich in Trance und begibt sich hinab in die Unterwelt, um herauszufinden, wie er dieser Seele helfen könnte, die verlorengegangen ist oder, wie Rachel Naomi Remen es so schön gesagt hat, in der Illusion befangen ist, sie sei verlorengegangen. Die Aufgabe des Schamanen ist es, die Seele in dieses Leben zurückzubringen, oder sie, wenn es denn Gottes Wille ist, sicher ins Jenseits zu geleiten.

Wahrhaft verblüffend ist die Ähnlichkeit zwischen diesem schamanischen Prizip – vor allem den Schutz der Seele zu gewährleisten – und einer der wichtigsten Überlieferungen der, wie Huxley sie nennt, Ewigen Philosophie im Mittelpunkt aller spirituellen Traditionen. Im Christentum heißt dieses Prinzip: »Suchet zuerst das Reich Gottes, und alles andere wird euch gegeben.« Erstaunlich auch die Ähnlichkeit dieses schamanischen Prinzips mit den wichtigsten Erkenntnissen von Psychotherapeuten, die mit Krebskranken arbeiten. So meint Lawrence LeShan, wenn der Patient nach seinem »besonderen Lied« suche, nach seiner besonderen Weise, in der Welt zu sein – wenn er seinem tiefsten Selbst, und das heißt, seiner Seele, treu sei –, dann mobilisiere er unter Umständen alle ihm zur Verfügung stehenden Kräfte für sein physisches Überleben.[15]

In diesem Punkt sind sich also Schamanismus, Ewige Philosophie und zeitgenössische Erkenntnisse über Heilprozesse einig: Es gilt, dem Arzt, dem Patienten und den Angehörigen zu helfen, *die Bedingungen herzustellen, unter denen die Heilung, die möglich ist – sei sie nun körperlich, emotional, mental oder spirituell –, stattfinden kann.* Und wenn eine körperliche Gesundung nicht mehr möglich ist, dann kann die Suche nach der spirituellen Mitte der Existenz das Leben verlängern oder einen friedlichen und würdevollen Tod bringen.

Interessant ist eine Gegenüberstellung von schamanischer Heiltradition und zeitgenössischer medizinischer Versorgung. Der Schamane besaß keine modernen medizinischen Geräte. Aber er wußte, daß die inneren Heilkräfte bei einer schweren Erkrankung am stärksten waren, wenn der Patient von einem erfahrenen spirituellen Mittler betreut wurde – jemandem, der mit der Grenze zwischen Leben und Tod vertraut war und keine Angst vor ihr hatte. Der Schamane war fast immer jemand, der selbst dem Tode nahe gewesen war. Seine Furchtlosigkeit, seine Hoffnung auf die Möglichkeit einer Gesundung, seine Gewißheit, den Patienten sicher durch die Pforten des Todes geleiten zu können, seine Fähigkeit, Verbindung zu Kräften aufzunehmen, welche die Chancen auf Gesundung erhöhten – all das gab dem Patienten ein Gefühl der Sicherheit und Geborgenheit, mochte kommen, was da wollte.

Der moderne Arzt, mit allen erdenklichen medizinischen Apparaten ausgerüstet, hat in der Regel keine Ausbildung als Schamane genossen. Meist ist er selbst auch noch nicht dem Tode nahe gewesen. Oft hat er Angst vor dem Tod. Der Tod ist etwas, mit dem er sich noch nicht auseinandergesetzt hat. Häufig fühlt er sich verpflichtet, jeden Gedanken an Genesung auszuschließen, damit der Patient »sich keine falschen Hoffungen macht«. Er fühlt sich nicht gerüstet, mit den Kräften Verbindung aufzunehmen, die tief im Inneren des Menschen schlummern. Ausgewählt wegen seiner mathematischen und naturwissenschaftlichen Fähigkeiten, ist er meist wenig vertraut mit der Welt, in der der Patient mit seiner schweren Erkrankung lebt. Und nicht selten empfindet er den Tod eines Patienten als persönliches und berufliches Versagen.

Schamanismus und der Archetyp des Wunderheilers

Eine körperliche Verwundung ruft automatisch eine körperliche Heilreaktion hervor. Doch einige körperliche Verwundungen sind – genauso wie manche emotionale und spirituelle Verwundungen – so tief, daß sie nicht nur körperliche, sondern auch psychospirituelle Heilreaktionen auslösen.

Die alten Schamanen waren, fast ohne Ausnahme, Menschen, denen diese Rolle aufgrund einer lebensbedrohlichen Krankheit zugefallen war. An der Grenze zwischen Leben und Tod hatten sie einen Bewußtseinszustand erreicht, in dem ihnen klar wurde, daß sie, falls sie genesen sollten, den Rest des ihnen verbleibenden Lebens der Aufgabe widmen wollten, anderen bei der Bewältigung dieses gefährlichen Grenzübertritts zu helfen. Sie hatten alle Angst vor dem Sterben verloren und waren furchtlos im Angesicht des Todes. Zum Teil war es diese Furchtlosigkeit, die sie dazu prädestinierte, anderen beim Kampf um ihr Leben zu helfen, wenn deren Aussichten schlecht standen.

Für C. G. Jung, einen der Väter der Psychoanalyse, vertreten Schamanen einen der bedeutendsten Archetypen menschlicher Erfahrung. Er bezeichnete ihn als den »verwundeten Arzt« des griechischen Mythos. »Nur im Maße seiner eigenen Verwundung vermag er zu heilen.«[16] Heute wird dieser Archetyp vielfach »verwundeter Heiler« genannt.

Rachel Naomi Remen vermutet, daß viele Menschen die Fähigkeit des verwundeten Heilers in sich tragen. Die Wunde in uns – und wir sind alle auf irgendeiner Ebene verwundet – weckt den Heiler in den Menschen, denen wir am Herzen liegen. Die Wunde in den Menschen, die uns am Herzen liegen, weckt den Heiler in uns. Remen: »Meine Wunde weckt deinen Heiler. Deine Wunde weckt meinen Heiler. Meine Wunde befähigt mich, dich mit deiner Wunde zu finden, wo du in der Illusion befangen bist, verloren zu sein.«

Sicherlich haben viele Krebspatienten, die das Commonweal Cancer Help Program besuchen, ihre eigenen Erfahrungen mit dem schamanischen Erweckungsprozeß gemacht. Unter dem Eindruck ihrer Krebserkrankung haben sie sich häufig auf eine völlig ungewohnte Reise in ihr Inneres begeben, die sie mit den letzten Fragen des Lebens in Berührung gebracht hat. Manchmal bezeichnen sie diese Begegnungen als das »Geschenk« der Krebserfahrung. Viele gewinnen bei solchen Erlebnissen die Gewißheit, daß sie, sollten sie genesen, zumindest einen Teil ihrer Zeit darauf verwenden werden, anderen Krebskranken zu helfen.

Tatsächlich glaube ich, daß man sich täuscht, wenn man meint, man müsse vom Krebs *genesen*, um anderen spirituellen Beistand leisten zu können. So finden häufig in Gruppen von Menschen, deren Krebserkrankung fortschreitet, unbeschreibliche Heilungen statt. Es ist kein Zufall, daß einige der tiefgreifendsten Heilprozesse, die im Laufe unserer einwöchigen Krebshilfeprogramme zu beobachten sind, nicht durch die Initiative der Betreuer zustande kommen, sondern ohne unser Zutun im Kreise der Teilnehmer entstehen. Viele Menschen suchen uns auf und erklären, sie seien vor allem hier, um Menschen kennenzulernen, die mit ihnen »im selben Boot sitzen«. Instinktiv spüren sie, wie *heilsam* es für sie ist, ihre Krankheitserlebnisse mit Menschen zu teilen, die ganz ähnliche Erfahrungen gemacht haben.

Die schöpferische Kraft der Erkrankung

Viele bemerken, wie schöpferisch sich die Erkrankung auf ihr Bemühen auswirkt, ihr wahres Selbst zu finden – Fortschritte auf ihrem besonderen Lebensweg zu machen. In der wenig bekannten biographischen Schrift *Creative Malady* beschreibt George Pickering, wie einschneidende Krankheitserlebnisse an der Entstehung oder Vollendung des Lebenswerks von Charles Darwin, Florence Nightingale, Marcel Proust und anderen beteiligt waren. Bei ihnen allen weckte die Wunde die besondere Kreativität ihrer Lebenskraft. »Er hatte einen Sprung in der Schüssel«, hat Dame Edith Sitwell einmal von William Blake gesagt, »aber durch diesen Sprung drang das Licht herein.« Eine Wunde, sagt Rachel Naomi Remen, ist auch eine Öffnung.

Die Bedeutung von Erkrankung und Leiden für die spirituelle Entwicklung ist eine der zentralen Lehren der Ewigen Philosophie. Aus den Tagebüchern früher christlicher Heiliger erfahren wir, daß sie das Leiden als Mittel zur spirituellen Läuterung begrüßten. Diesem Doppelcharakter schmerzlicher Ereignisse – einerseits als Ursache von Leiden und andererseits als Wegbereiter größerer Weisheit – trägt Howard Brody Rechnung, wenn er sagt: »Leiden wird in erster Linie durch die Bedeutung, die man seiner Erfahrung zuschreibt, hervorgerufen – und gelindert.«[17]

In der modernen westlichen Kultur sehen wir häufig nur die offenkundig negative Seite von Schmerz und Leiden. Die alten Überlieferungen, die von ihrem möglichen Nutzen künden, haben wir vergessen. Die meisten der großen spirituellen Traditionen betonen, daß wir Schmerz und Leiden nicht zu suchen brauchen. »Weise Menschen lernen durch Beobachtung, die anderen durch Erfahrung«, erläutern sie uns. Mit genügend Klugheit und Selbstbeherrschung können wir uns also einen Großteil überflüssigen Leids ersparen. Doch selbst dann werden uns Leid und Schmerzen nicht verschonen. Wenn es Ihnen hypothetisch oder sogar lächerlich erscheint, daß hier vom Nutzen des Leidens die Rede ist, dann fragen Sie sich einmal, ob Sie die größten Fortschritte in den problemlosen Abschnitten Ihres Lebens gemacht haben oder ob sich die Quantensprünge der Selbstentdeckung nicht gerade in schwierigen Zeiten ereignet haben. Jedenfalls verdanken viele Menschen solchen Krisenzeiten besonders viel für ihre Entwicklung.

»Krankheit ist die Meditation des abendländischen Menschen«, hat einmal jemand gesagt. Anders ausgedrückt: In einer Gesellschaft, die vergessen hat, wie man im Zustand der Gesundheit meditiert, gelangen viele Menschen zu tieferen Einsichten über den Sinn ihres Lebens erst durch die Erkrankung.

Heilung und das Gefühl der Verbundenheit

Viele Elemente der Spiritualität und ihrer Beziehung zum Heilprozeß – die Suche nach »Vereinigung« im Yoga, die Weisheit des Schamanen und der Urgrund von Wahrheit in der Ewigen Philosophie – faßt die Zellbiologin Joan Borysenko in ihrem Buch *Minding the Body, Mending the Mind* zusammen.[18] Borysenko gehört zur Gruppe jener Biologen und Psychologen, deren Arbeit große Ähnlichkeit mit den Bemühungen von Heilern in den großen spirituellen Traditionen aufweist. Borysenko meint, Heilung habe entscheidend mit Verbundenheit zu tun – Verbundenheit mit unserem tiefsten Wesen, mit anderen Menschen oder mit transpersonalen Wirklichkeiten. Solche Augenblicke der Verbundenheit – egal ob wir sie durch Meditation, Inspiration oder menschliche Nähe erreichen – bezeichnet Abraham Maslow als »Gipfelerlebnisse«. Sie sind laut Borysenko emotional und körperlich Augenblicke des tiefen inneren Friedens und der Heilung.

Nach Borysenko geht uns im Alltag dieses Gefühl intensiver Verbundenheit verloren, weil wir uns mit einem »falschen Selbst« identifizieren, was zu einem Gefühl der Isolierung, Einsamkeit und Wertlosigkeit führt. Ursprünglich als »Strahlenkugeln« auf diese Welt gekommen, treten wir allmählich Teile unserer Person an das »Schatten-Selbst« ab, wie Jung es nennt, weil wir glauben, nur so könnten wir die Liebe und Anerkennung finden, die wir als Kinder vor allem brauchen. Wir identifizieren uns mit dem falschen Selbst, von dem wir meinen, es fände mehr Anerkennnung bei den Menschen, von deren Liebe und Fürsorge wir abhängen. Das falsche Selbst isoliert uns nicht nur von anderen Menschen, sondern auch von unserem wahren Wesen. Dadurch wird es zu einem Hindernis auf dem Weg zu echter Heilung.

Deshalb ist der Heilprozeß laut Borysenko großenteils die Wiederentdeckung unserer Verbundenheit mit dem Selbst, der Gemeinschaft und der transpersonalen Welt. Gleichzeitig bedeutet Heilung die Loslösung vom falschen Selbst. Zeiten schwieriger Probleme und schwerer Erkrankung können auch Zeiten intensiver persönlicher Entwicklung sein, weil uns das falsche Selbst und sein Verhalten in der Welt in schwierigen Zeiten schlechte Dienste erweisen. Wenn uns kaum noch überflüssige Energie zur Verfügung steht, wird uns klar, wie schwierig es ist, die künstliche Fassade aufrechtzuerhalten. Umgekehrt kann uns die Notwendigkeit zu akzeptieren, wer wir wirklich sind, die Heilkraft der Verbundenheit erschließen.[19]

Die Ergebnisse aus Untersuchungen, in denen es um den Zusammenhang zwischen alltäglicheren Formen des Sozialkontakts und körperlichem Wohlbefinden ging, vermitteln einen Eindruck von der Bedeutung, die diesem Gefühl tiefer Verbundenheit zuzuschreiben ist. Zwischen 1977 und 1978 haben Robert Nerem und seine Mitarbeiter an der University of Houston in einer Reihe von Untersuchungen an Kaninchen gezeigt, daß sich das soziale Umfeld der Tiere nachdrücklich auf eine ernährungsbedingte Aortensklerose auswirkte. Tiere, die regelmäßig in die Hand genommen und gestreichelt wurden, mit denen man sprach und spielte, zeigten ein signifikant geringeres Maß an Gefäßerkrankungen als die Tiere der Kontrollgruppe. Zwar stellten die Autoren keine Vermutungen darüber an, welche Mechanismen für diesen Effekt verantwortlich sein könnten, erklärten aber, die Daten seien doch so eindeutig, daß man soziale Faktoren bei der Planung künftiger Studien zu Arteriosklerose-Interventionen unbedingt berücksichtigen müsse.[20]

Umgekehrt zeigen Untersuchungen am Menschen, daß sich das Gefühl der Isolation und Einsamkeit, gemessen an der Immunfunktion, nachteilig auf das körperliche Wohlergehen auswirkt. In einer Untersuchung an Medizinstudenten stellte Ronald Glaser von der Medizinischen Fakultät der Ohio State University fest, daß die Versuchspersonen, die auf der Einsamkeitsskala der University of California in Los Angeles (UCLA) einen hohen Wert erreichten, eine signifikant stärkere Immunsuppression zeigten als Studenten mit niedrigen Werten auf der Einsamkeitsskala – gemessen an Veränderungen der Antikörperhäufigkeit in Reaktion auf Herpesviren.[21] Entsprechend gelangte Janice K. Kiecolt-Glaser vom Fachbereich Psychiatrie der Ohio State University zu dem Ergebnis, daß bei Studenten, die einen hohen Wert auf der UCLA-Einsamkeitsskala erreichten, signifikant größere Mengen von Epstein-Barr-Viren erforderlich waren, um B-Lymphozyten in Plasmazellen zu verwandeln, die dann ihrerseits Antikörper herstellen und absondern.[22]

Gebet

Die im vorstehenden Abschnitt wiedergegebenen Daten lassen sich entweder psychologisch oder spirituell interpretieren. In diesen Untersuchungen wird keine besondere »spirituelle« Energie oder Kraft angenommen. Doch zu Anfang des Kapitels haben wir festgestellt, daß die Frage, ob es spirituelle Energien gibt, eines der Probleme auf diesem Gebiet ist, an denen sich die Geister scheiden.

In Kapitel 18 werde ich mich mit der höchst ungewöhnlichen Literatur über die therapeutische Berührung beschäftigen und von Forschungsergebnissen berichten, denen zufolge, ein in dieser Technik ausgebildeter Heilkundiger den Hämoglobinspiegel des Patienten erhöhen kann, ohne ihn zu berühren. Noch bemerkenswerter: In einem randomisierten Blindversuch hat ein Forscher nachgewiesen, daß unter Einwirkung therapeutischer Berührung Wunden rascher heilten als in einer Kontrollgruppe. Diese und eine Reihe anderer Studien zur Fähigkeit von Heilern, auf Pflanzenwachstum, Heilprozesse bei Tieren und Enzymaktivitäten in Laborlösungen einzuwirken, lassen auf die Existenz von Energien schließen, von denen wir noch nicht wissen, wie wir sie messen sollen. Aldridge gelangt zu folgender zusammenfassender Bewertung der Situation: »Die meisten Untersuchungen lassen sich wegen ihrer mangelhaften Versuchsanlage nicht berücksichtigen. Trotzdem scheint es konkrete Anhaltspunkte für einen intentionalen Heileffekt zu geben. Zugleich muß aber festgestellt werden, daß sich die Energiekorrelate dieses Effektes allen Messungen im Labor und in der Klinik entziehen.«[23]

Können Gebete anderer Menschen den Verlauf einer körperlichen Erkrankung umkehren oder lindern? Die meistzitierte Untersuchung, der diese Fragestellung zugrunde liegt, hat Randolph Byrd 1982/83 am San Francisco General Medical Center durchgeführt. Byrd wollte feststellen, ob vermittelnde Gebete – Gebete für einen Patienten durch andere Menschen – die Ergebnisse auf der Herzstation, auf der er arbeitete, in meßbarer Weise beeinflußten. Die Resultate der Untersuchung erschienen im Juli 1988 unter dem Titel »Positive Therapeutic Effects of Intercessionary Prayer [IP] in a Coronary Care Unit Population« im *Southern Medical Journal*.

Insgesamt beteiligte Byrd 393 Patienten an seiner Untersuchung – 192 in der Interventions- und 201 in der Kontrollgruppe. Zehn Monate lang, vom August 1982 bis zum Mai 1983, wurden die Patienten beobachtet. Byrd hatte alle 450 Patienten, die während des zehnmonatigen Untersuchungszeitraums auf die Station kamen, um ihre

Mitwirkung gebeten. Fünfundsiebzig Patienten (14,5 Prozent) hatten abgelehnt. Den beteiligten Patienten erklärte Byrd den Zweck der Studie und ließ sie eine ausführliche Einwilligungserklärung unterzeichnen. Durch Zufallsverfahren wurden sie der Untersuchungs- oder der Kontrollgruppe zugewiesen. Anschließend wählte Byrd »Vermittler« aus, die »wiedergeborene Christen (laut Johnannesevangelium 3,3) waren und ein aktives christliches Leben führten«. Den Christen, die für die Teilnehmer in der Experimentalgruppe beten sollten, wurde durch Zufallsverfahren ein Patient zugeteilt, für den sie täglich beteten.

Byrd stellte fest, daß sich sechs Merkmale in der Experimentalgruppe signifikant deutlicher verbesserten als in der Kontrollgruppe. Es waren (1) der Bedarf an Intubation und Beatmung, (2) der Bedarf an Antibiotika, (3) die Häufigkeit von kardiopulmonalem Stillstand, (4) die Häufigkeit von Stauungsinsuffizienz, (5) die Häufigkeit von Lungenentzündung und (6) der Bedarf an Diuretika. Generell zeigte sich in der Experimentalgruppe – bei den Patienten, für die gebetet worden war – die Tendenz zu besseren gesundheitlichen Ergebnissen als bei den Patienten, für die nicht gebetet worden war.[24]

Die Untersuchung wurde im *Journal of the American Medical Association* wie folgt zusammengefaßt:

> Die therapeutischen Effekte des vermittelnden Gebets (VG) zum jüdisch-christlichen Gott, eine der ältesten Therapieformen, finden wenig Aufmerksamkeit in der medizinischen Literatur. Um die VG-Effekte auf die Patienten einer Herzstation zu bewerten, wurde ein prospektiver, randomisierter Doppelblindversuch durchgeführt ... Die stationär behandelten Mitglieder der [Experimental-]Gruppe erhielten VGs durch an der Studie beteiligte Christen, die außerhalb des Krankenhauses beteten; bei der Kontrollgruppe war das nicht der Fall. Eine ... Analyse zeigte keine statistischen Unterschiede zwischen den Gruppen. Nach der Einweisung wurden bei allen Patienten während des restlichen Krankenhausaufenthaltes regelmäßige Untersuchungen durchgeführt. Die Krankheitswerte [*severity score*] der VG-Gruppe waren im Fortgang signifikant niedriger (P < 0,01). Die multivariante Analyse trennte die Gruppen aufgrund von Ergebnisvariablen (P < 0,0001). Die Patienten der Kontrollgruppe brauchten häufiger Beatmungsmaßnahmen, Antibiotika und Diuretika als die Patienten der VG-Gruppe. Diese Daten legen den Schluß nahe, daß VGs zum christlich-jüdischen Gott

positive therapeutische Effekte auf Patienten haben, die auf eine Station für Herzkreislauferkrankungen eingewiesen werden.[25]

Nach meiner Ansicht ist diese Studie eine der wichtigsten – wenn nicht die wichtigste – empirische Untersuchung zur Wirkung des Gebets, die je durchgeführt wurde. Gewiß ist die Frage damit noch nicht endgültig geklärt. Ich halte sie für viel zu wichtig, um sie anhand einer einzigen Studie zu entscheiden. Man sollte Byrds Studie wiederholen und Gebete auf viele verschiedene Weisen untersuchen.

Weit weniger überraschend wäre es gewesen, hätte man in einer Untersuchung festgestellt, daß Patienten, die *für sich selber beten*, bessere Ergebnisse gezeigt hätten. Obwohl auch das ein wichtiges und ernstzunehmendes Resultat wäre – und solche Untersuchungen sollten unbedingt durchgeführt werden –, ließe es sich durch einen einfachen Placebo-Effekt erklären. Doch Byrds Resultat – daß Patienten mit einer lebensbedrohenden Erkrankung, für die *andere* beten, in einem randomisierten, kontrollierten Doppelblindversuch signifikant bessere Ergebnisse erzielten – ist im Hinblick auf unsere fundamentalen Glaubenssysteme weit provozierender. Es gibt nur vier oder fünf mögliche Erklärungen: (a) die Daten wurden nicht richtig wiedergegeben, (b) die Daten wurden richtig wiedergegeben, aber nicht richtig analysiert, (c) die Daten wurden richtig analysiert, sind aber (entgegen hoher Wahrscheinlichkeit!) einem glücklichen Zufall zu verdanken, so daß sie sich in anderen Studien nicht wiederholen lassen, (d) die Untersuchung beweist, daß transpersonale Heileffekte durch »Vermittler« mit einem starken jüdisch-christlichen Glaubenssystem zu erzielen sind, aber »Gott« hat nichts mit den Ergebnissen zu tun, oder (e) die Untersuchung beweist, daß transpersonale Heileffekte durch »Vermittler« mit einem starken jüdisch-christlichen Glaubenssystem zu erzielen sind, und sie weist auf eine transpersonale Wirklichkeit namens »Gott« hin. Die Erklärungen (d) und (e) dürften im wesentlichen gleichwertig sein.

Zu der Byrd-Studie und der Häufigkeit, mit der sie auf dem *Advances*-Symposium über spirituelle Heilung zitiert wurde, äußert sich Aldridge wie folgt:

Ein rührendes Beispiel für Wissenschaftsgläubigkeit ist die Art und Weise, wie zahlreiche Kommentatoren das Beispiel aufgegriffen haben, das ich mit der Byrd-Studie (1988) geliefert habe. Zwar ist die Untersuchung gut angelegt und ein schönes Beispiel für eine medizinische Forschungsarbeit, die ein Heilphänomen erhellt, welches überhaupt nicht in das Konzept der modernen Wissenschaft paßt, doch sie beruht auf statistischen Schlußfolgerungen, die wesentliche Mängel zeigen, oder läßt zumindest unterschiedliche Interpretationen zu. Auch das Vertrauen auf mathematische Abstraktion ist ein Glaubensakt.[26]

Wenn Byrds Ergebnisse richtig sind und sich unter verschiedenen Bedingungen wiederholen lassen, stellen sie nach meiner Einschätzung einen medizinischen Fortschritt von größter Bedeutung dar und führen uns außerdem mit empirisch überprüfbaren Ergebnissen einen Schnittpunkt von biomedizinischen und religiösen Technologien vor Augen. Beispielsweise nehme ich an, daß Gebete zu Gott in seinen (oder ihren) vielen anderen Erscheinungsformen genauso wirksam wären. Doch auch wenn sich Byrds Ergebnisse *nicht* wiederholen lassen, widerlegt das noch lange nicht die Bedeutung des vermittelnden Gebets. Es würde nur darauf schließen lassen, daß sich die durch dieses Gebet erzielten Ergebnisse nicht durch statistische Methoden erfassen lassen: Was wir durch das vermittelnde Gebet erreichen, wäre in seiner heilsamen Wirkung zu einzigartig und individuell, um im Netz empirischer Forschung hängenzubleiben.

Ästhetisch und intuitiv will mir nicht unbedingt einleuchten, daß sich die Wirksamkeit des Gebets *prinzipiell* wissenschaftlich nachweisen lassen muß. Oder wenn sich seine Wirksamkeit teilweise nachweisen läßt, sollten wir uns klarmachen, daß möglicherweise nur ein winziger Anteil seines Nutzens belegbar ist. Denn das Gebet ist, wie die Liebe, die Kreativität, wie ein Leben im Dienst an anderen Menschen, einer der großen Wege zu einem Leben im Geist. Wenn in zehn Jahren ein Autor bei einem Überblick aller einschlägigen Forschungsarbeiten feststellt, daß das vermittelnde Gebet im Durchschnitt für 15 bis 25 Prozent der Besserung von ausgewählten meßbaren Daten in einem weiten Bereich von Gesundheitswerten verantwortlich ist, dann sollten wir die Möglichkeit berücksichtigen, daß dieses Ergebnis nur einen schwachen Eindruck von der wahren Bedeutung des Gebets vermittelt.

Es ist allerdings darauf hinzuweisen, daß ein Agnostiker die Realität von Heilphänomenen, wie sie mit dem vermittelnden Gebet oder der therapeutischen Berührung verknüpft sind, akzeptieren und sich auch mit der möglichen Erklärung abfinden kann, daß noch unentdeckte Energien für diese Erscheinungen veranwortlich sind, ohne sich die metaphysischen Erklärungen zu eigen machen zu müssen, die der spirituell oder religiös ausgerichtete Mensch für diese Phänomene heranzieht. Das gleiche würde gelten, wenn man tatsächlich entdecken würde, daß der menschliche Leib von den Energiekörpern umgeben ist, die in vielen religiösen und spirituellen Traditionen in der ganzen Welt beschrieben werden. Wissenschaftler könnten durchaus die Wirklichkeit vieler psychischer und energetischer Phänomene beweisen, die in religiösen und spirituellen Berichten vorkommen, ohne die Grundlagen dieser Debatte zu verändern oder an die Frage zu rühren, ob das Universum einen Sinn und Zweck hat oder nicht.

Verschiedene Zugänge zum Gebet

»Durch das Gebet werden mehr Dinge bewegt, als sich die Welt träumen läßt«, schrieb Alfred Lord Tennyson. Natürlich kann man in diesem Punkt unterschiedlicher Meinung sein. Doch für die Menschen, die Krebs haben und sich zum erstenmal mit dem Gebet beschäftigen, folgen einige Beispiele für die reiche Vielfalt der Gebete, die sich um Heilung bemühen.

Das einfachste und naheliegendste Gebet ist die Bitte an Gott, die Not zu beenden und einem die Gesundheit zurückzugeben. Solche Gebete haben oft »affirmativen« Charakter. Es gibt eine umfangreiche psychologische Literatur über die Heilkraft der Affirmation, und viele Krebspatienten machen von ihr Gebrauch. Hier ist ein eindringliches Navajo-Gebet, das diesen affirmativen Charakter zeigt:

O du, der du wohnst
In dem Haus aus Morgenröte,
In dem Haus aus Abenddämmerung ...
Wo dunkle Nebel den Eingang verhüllen,
Zu dem uns der Regenbogen führt ...
Ich habe dir ein Opfer gebracht.
Ich habe dir einen Rauch bereitet.
Gib mir die Kraft meiner Füße zurück.
Gib mir die Kraft meiner Glieder zurück.
Gib mir die Kraft meines Leibes zurück.
Gib mir die Kraft meines Geistes zurück.
Gib mir die Kraft meiner Stimme zurück.
Nimm heute den Zauber von mir.
Fort hast du ihn genommen.
Weit von mir hast du ihn genommen.

Glücklich komme ich wieder zu Kräften.
Glücklich wird mein Inneres wieder kühl.
Glücklich gewinnen meine Augen ihre Kraft zurück.
Glücklich wird mein Kopf kühl.
Glücklich gewinnen meine Glieder ihre Kraft zurück.
Glücklich vermag ich wieder zu hören.
Glücklich kann ich mich schätzen, daß der Fluch von mir genommen wurde.
Glücklich gehe ich wieder.
Gegen Schmerzen gefeit, gehe ich.
Mit einem Gefühl der Leichtigkeit in meinem Inneren gehe ich
...
In Schönheit gehe ich.
Mit Schönheit vor mir gehe ich.
Mit Schönheit hinter mir gehe ich.
Mit Schönheit unter mir gehe ich.
Mit Schönheit um mich her gehe ich.
In Schönheit ist es vollbracht.
In Schönheit ist es vollbracht.
In Schönheit ist es vollbracht.[27]

Das Gebet eines amerikanischen Südstaatensoldaten, der im Bürgerkrieg schwer verletzt wurde, zeigt in ergreifender Weise, wie aus der Verwundung die tiefe Erkenntnis erwächst, daß Leiden auch ein Geschenk sein kann:

Ich bat Gott um Stärke, um Erfolg zu haben,
Statt dessen erhielt ich Schwäche, um demütigen Gehorsam zu lernen.
Ich bat um Gesundheit, um große Dinge zu verrichten.
Statt dessen erhielt ich Gebrechlichkeit, um noch bessere Dinge zu verrichten.
Ich bat um Reichtum, um glücklich zu werden,
Statt dessen erhielt ich Armut, um weise zu werden.
Ich bat um Macht, um die Anerkennung der Menschen zu finden,
Statt dessen erhielt ich Schwäche, um Gottes zu bedürfen.
Ich bat um alle Dinge, um das Leben zu genießen,
Statt dessen erhielt ich das Leben, um alle Dinge zu genießen.
Nichts von dem, worum ich gebeten hatte, bekam ich – dafür alles, worauf ich gehofft hatte.

Fast gegen meinen Willen wurden meine unausgesprochenen
Gebete erhört.
Unter allen Menschen bin ich am reichsten gesegnet.[28]

Eines der wirkungsvollsten und verbreitetsten Gebete ist die Bitte,
zum inneren Licht erweckt zu werden. Dazu heißt es bei Laotse:

Sieh das Kleine und entwickle einen klaren Blick.
Übe Nachgiebigkeit und entwickle Stärke.
Nutze das äußere Licht, um zum inneren zurückzukehren,
und bewahre dich vor Schaden.[29]

Das folgende Gebet schrieb ein Eskimo, dem Schlimmes widerfuhr:

Ich denke zurück an meine kleinen Abenteuer,
Meine Ängste,
Die klein waren, aber groß schienen
Und all den wichtigen Dingen galten,
Die ich haben und erreichen mußte.
Und dabei gibt es nur ein großes Ding,
Das einzige Ding:
Zu leben und den großen Tag zu sehen, der dämmert,
Und das Licht, das die Welt erfüllt.[30]

»Der Herr ist mein Licht und mein Heil; vor wem sollte ich mich
fürchten!« beginnt der 27. Psalm. In vielen Gebeten und Vorstellungsbildern des Heilprozesses umgibt man sich oder die Person, für
die man betet, mit Licht. Wenn Sie Gebete aus aller Welt lesen, gewinnen Sie einen Eindruck davon, von welch grundsätzlicher Bedeutung das Beten für die menschliche Erfahrung war.

Schluß

Für mich sind Geist (*spirit*) und Spiritualität durchaus sinnvolle Er-
fahrungskategorien. Aber ich habe auch Angehörige und Freunde,
für die das keineswegs so ist, und doch scheinen sie mir genauso »spirituell« zu sein wie diejenigen, für die diese Kategorien einen Sinn
haben.
   Wir leben in einer Zeit, in der spirituelle Begriffe in vielen Bereichen der amerikanischen Kultur immer populärer werden. Zwar mag

die wachsende Beliebtheit der Spiritualität für manche Menschen vorteilhaft sein, doch haben sich religiöse und spirituelle Erweckungsbewegungen in der Geschichte stets als ein äußerst zweischneidiges Schwert erwiesen. Solche Bewegungen sind nämlich von einer starken kollektiven Kraft beseelt, die zu Korruption und Mißbrauch verführt; sie kann jenes Vertrauen auf Vernunft und Rationalität untergraben, welche die abendländische Kultur unter so großen Opfern als Bollwerk gegen die religiösen und spirituellen Leidenschaften der Vergangenheit entwickelt hat.

Deshalb können meine Freunde, für die Geist und Spiritualität keine vernünftigen Kategorien darstellen, überzeugende Argumente für die Gefährlichkeit dieser Perspektive vorbringen, während ich auch ihren Wert sehe, ohne die Gefahren zu leugnen. Wenn der Geist das ist, was uns eint, dann muß der wahre Geist auch diese beiden uralten Gegenpole menschlicher Erfahrung einschließen. Deshalb ist jede Spiritualität, die uns trennt, schon zu sehr auf das Gebiet religiösen Sektierertums abgeglitten.

Wie wir gesehen haben, öffnet uns der Krebs häufig für völlig unerwartete spirituelle Erfahrungen. Doch für andere Menschen bedeutet er keine solche Bewußtseinsveränderung. Auch sie verdienen – und mit dem gleichen Recht – unsere Achtung. Fehlt ihnen etwas?

Wenn jemand, für den der Geist keine Bedeutung hat, das Empfinden hat, ihm fehle etwas – wenn er das Gefühl hat, er würde sich gern spiritueller Erfahrung gern öffnen, könne es aber nicht –, so ist das eine Sache. Dann ist es völlig legitim, ihm dabei zu helfen, das zu finden, was ihm seiner Meinung nach fehlt. Doch häufig haben Menschen in dieser Situation überhaupt nicht das Gefühl, daß ihnen etwas fehlt. Ganz im Gegenteil, manchmal widmen sie sich mit verstärkter Intensität einem der großen Wege, die zum höchsten Sinn des Lebens führen. Skepsis sei, so hat Santayana gesagt, die Keuschheit des Verstandes. Diese Keuschheit – diese Integrität – ist für jemanden, der Natur, Familie, Freunde, Kunst, Musik, Wissenschaft, Vernunft oder Tiere liebt, unter Umständen das ganze Leben hindurch ein treuer Begleiter gewesen. Jemand, der im Bewußtsein nur eine Begleiterscheinung des Gehirns sieht, für den die Menschheit eine verlorene Spezies im Universum ist, deren Existenz nur den Sinn hat, den sie sich selbst gibt, und der stolz auf den Mut ist, sich diesen Realitäten zu stellen, ohne bei dem, wie er sagen würde, Opium der Religion oder Spiritualität Zuflucht zu suchen – ein solcher Mann oder eine solche Frau sind für mich genauso spirituell wie ich selbst.

Ob der Geist über die psychologische und soziale Bedeutung hinausreicht, die wir ihm zuschreiben, ist eine der wichtigsten Fragen unserer Zeit. Nach meiner Überzeugung tut er das. Und da ich beobachten konnte, daß viele Menschen mit Krebs sich dem Geist und der Spiritualität geöffnet haben, hat sich diese Überzeugung noch verstärkt. Aber ich habe auch andere, genauso »spirituelle« Krebskranke erlebt, die sich dem Leben und Tod gestellt haben, ohne dabei den Wunsch nach einer spirituellen Sprache oder nach spirituellen Kategorien zu äußern. Der Geist, den ich verehre, ist der, der uns alle gleichermaßen umfängt.

Oft werden spirituelle Ansätze im Heilwesen von den »hard-linern« einer vermeintlich naturwissenschaftlichen Medizin belächelt. Diese Haltung darf einen Patienten weder entmutigen noch abschrecken, über die Letztendlichkeit von Gebet, Liebe und Spiritualität im Kranksein nachzudenken. Es gibt eine weltweite Bewegung, auch in Deutschland vertreten (siehe Anhang B), die unmittelbar an die Lehre Christi, der sich selbst als Lehrer und Arzt verstand (vgl. *Mt. 4,23*), anknüpft. Die IVI-Harmonisation, so wie sie von Yvonne Trubert, der Gründerin der Vereinigung »IVI – Invitation à la Vie« (»IVI – Einladung zum Leben«) gelehrt wird, ist der Versuch, zu den Quellen des Auftrags Jesu Christi zurückzukehren. Das Herausfallen aus der göttlichen Ordnung, welche Gründe es auch im einzelnen haben mag, manifestiert sich in einer Disharmonie des Menschen, die schließlich zu Krankheit führen kann. Diese Disharmonien spielen sich auf der seelischen Ebene und in deren Beziehung zum Körper in seinen physischen, ätherischen und astralischen Aspekten ab. Entscheidend für das Zurückfinden zur göttlichen Harmonie ist der individuelle Entschluß (»Dein Glaube hat Dich geheilt«), unterstützt durch liebevolle Zuwendung, geduldiges Zuhören und eine Hilfestellung zur Harmonisierung des Fließens der Lebenskraft. Letzteres erfolgt durch eine präzise und systematische Arbeit mit den Händen vor dem Hintergrund der organbezogenen Chakren des menschlichen Körpers. Da die Hände das »Organ« zur Übertragung der Kraft des Lebendigen sind, sind sie das Instrument, um ein harmonisches Fließen der göttlichen Lebenskraft zwischen den verschiedenen Ebenen der menschlichen Existenz zu ermöglichen.

Unabdingbare Voraussetzung für diese Form des Auflegens der Hände ist das ununterbrochene Beten desjenigen, der harmonisiert. Denn der Auftrag lautet: »In meinem Namen.« Um dieses sicherzustellen, sind permanente Gebete während der Harmonisation erforderlich. Als Gebet dient der Rosenkranz.

Die IVI-Harmonisation versteht sich nicht als Therapie im engeren medizinischen Sinn, sondern als komplementäre Hilfestellung. Sie ersetzt keine medizinisch indizierte Maßnahme, sondern hilft dem Kranken – und auch dem Gesunden –, den Weg zu einem autonomen Umgang mit seinem Leben in Gesundheit und Krankheit zu finden.

Anmerkungen

1 Für dieses Kapitel schulde ich Rachel Naomi Remen besonderen Dank, weil meine Gedanken über Heilung und Spiritualität ganz unter dem Einfluß ihrer lebenslangen Beschäftigung mit dieser Frage stehen.

2 Max Lerner, *Wrestling with the Angel*, New York, Touchstone, 1990, S. 109.

3 David Aldridge, »Is There Evidence for Spiritual Healing?«, *Advances* 9 (4) (1993), S. 4.

4 J. Hiatt, »Spirituality, Medicine and Healing«, *Southern Medical Journal*, 79 (6), b, S. 736–743, zitiert in: Aldridge, a. a. O., S. 5.

5 *Lotus Prayer Book*, Buckingham, VA, Integral Yoga Publications, 1986, S. 189.

6 Hugh Prather und Gerald Jampolsky, Vorwort zu: Arnold R. Beisser, *Flying Without Wings: Personal Reflections on Loss, Disability, and Healing*, New York, Bantam Books, 1990, S. VII.

7 Arnold Toynbee, *A Study of History* (gekürzte Ausg.), New York, Weathervane Books, 1972, S. 333.

8 ebd.

9 a. a. O., S. 336.

10 Sri Swami Satchidananda, *The Living Gita: The Complete Bhagavad Gita*, Buckingham, VA, Integral Yoga Publications, 1988.

11 J. W. Hauer, *Der Yoga, Ein indischer Weg zum Selbst*, Stuttgart, Kohlhammer, 1958, S. 239.

12 a. a. O., S. 247. (Bei Hauer heißt der Text wörtlich: »Reinheit, Zufriedenheit, Askese, eigenes Forschen in den heiligen Schriften und Hingabe an den ›Herrn‹ sind die Stücke der Selbstzucht.« Damit wäre der Sinn, den Michael Lerner meint, verlorengegangen. Es galt also, einen Kompromiß zwischen der englischen und der deutschen Übersetzung aus dem Sanskrit zu finden. A. d. Ü.)

13 Karl-Heinz Kupfer, *Yoga von A-Z*, Düsseldorf, Wien, 1979. (Der Leser findet hier auch ein Adressenverzeichnis von Yoga-Instituten und Yoga-Schulen in Deutschland, Österreich und der Schweiz. A. d. Ü.)

182   *Spirituelle Ansätze zur Krebsbehandlung*

14 Johannes 14, 2.

15 Lawrence LeShan, *Cancer as a Turning Point: An Handbook for People with Cancer, Their Families, and Health Professionals*, New York, E. P. Dutton, 1989, S. 22.

16 C. G. Jung, *Gesammelte Werke*, Bd. 16, Walter, Olten, S. 124.

17 Howard Brody, *Stories of Sickness*, New Haven, Yale University Press, 1987, S. 5.

18 Joan Borysenko, *Minding the Body, Mending the Mind*, Reading, MA, Addison-Wesley, 1987.

19 Joan Borysenko, »Jean Waldman Memorial Lecture«, University of California, San Francisco, 26. November 1990.

20 Robert M. Nerem, Murina Levesque und J. Frederic Cornhill, »Social Environment as a Factor in Diet-induced Atherosclerosis«, *Science* 208, 27. Juni 1980, S. 1475/6.

21 R. Glaser, »Stress, Loneliness, and Changes in Herpesvirus Latency«, *Journal of Behavioral Medicine* 8 (3) (1985), S. 249–260.

22 J. K. Kiecolt-Glaser, »Stress and the Transformation of Lymphocytes by Epstein-Barr Virus«, *Journal of Behavioral Medicine* 7 (1) (1984), S. 1–12.

23 Aldridge, a. a. O., S. 15.

24 Randolph C. Byrd, »Positive Therapeutic Effects of Intercessionary Prayer in a Coronary Care Unit Population«, *Southern Journal of Medicine* 81 (7) (1988), S. 26–29. Zu einer kritischen Einschätzung vgl. Kent Harker, »Onward Christian Healers«, *Basis: Bay Area Skeptics Information Sheet* 8, Juli 1989. Zu einer positiven Einschätzung vgl. »Cardiologist Studies Effect of Prayer on Patients«, *Brain-Mind Bulletin* 1, 25. März 1986.

25 Byrd, Abstract in: *Journal of the American Medical Association* 26 (3), 1989, S. 372.

26 Aldridge, a. a. O., S. 83.

27 *Lotus Prayer Book*, S. 95/96.

28 a. a. O., S. 7.

29 a. a. O., S. 26.

30 a. a. O., S. 39.

Kapitel 10
Psychologische Ansätze zur Krebsbehandlung

Psychoimmunologie

Daß wir gegenwärtig so blind für die Bedeutung der Psychohygiene bei Krebserkrankungen sind, ist um so erstaunlicher, als es das rasch wachsende und faszinierende Gebiet der Psychoneuroimmunologie (PNI) gibt – die wissenschaftliche Beschäftigung mit den neu entdeckten Körper-Geist-Verbindungen zwischen psychologischen Zuständen einerseits und dem Nerven-, Hormon- und Immunsystem andererseits. Das Gebiet der Psychoneuroimmunologie ist noch jünger als die Psychoonkologie. Der erste wichtige Text – *Psychoneuroimmunology*, von Robert Ader und seinen Mitarbeitern herausgegeben – erschien erstmals 1981 und in einer zweiten Auflage 1991. Lesen wir, wie die Autoren die Entwicklung auf ihrem Gebiet beschreiben:

> Die Neurowissenschaften und die Immunologie entwickelten sich und gelangten zur Reife, ohne ernsthaft in Betracht zu ziehen, daß zwischen diesen Systemen Kommunikationsnetze bestehen könnten, die ihre Funktionen möglicherweise gegenseitig beeinflussen ... Obwohl diese Vorstellung wohl noch immer vorherrscht, hat die Forschung der letzten zehn Jahre gezeigt, daß zwischen Verhaltens-, Nerven-, Hormon- und Immunprozessen komplexe Wechselbeziehungen bestehen.[1]

Einfacher gesagt, die Wechselwirkungen zwischen Körper und Seele erweisen sich heute als so allgegenwärtig, daß man Körper und Seele nicht mehr als zwei gesonderte Gebilde betrachten kann, sondern als Geistkörper bezeichnen muß. Psychologisch heißt das, daß unsere Gefühlsverfassungen und Verhaltensmuster nicht nur unsere Symptome, sondern auch den Verlauf unserer Krankheit nachhaltig beeinflussen könnten. Vor allem aber unterstreichen die Ergebnisse der PNI-Forschung – wenn auch noch nicht mit letzter Eindeutigkeit – die umstrittene Auffassung, daß psychosoziale Faktoren, darunter auch psychosoziale Interventionen, zur Lebensverlängerung von Krebskranken beitragen können.

Häufig versäumen es Krebspatienten, die an psychologischen Behandlungsmethoden ihrer Erkrankung interessiert sind, die wissenschaftlichen Daten der PNI- oder psychoonkologischen Forschung zu Rate zu ziehen. Statt dessen halten sie sich an die wachsende Fülle missionarischer Bücher – *Love, Medicine and Miracles* von Bernie Siegel[2], *Cancer as a Turning Point* von Larry LeShan[3], *Wieder gesund werden* von O. Carl Simonton, Stephanie Matthews Simonton und James Creighton[4] oder *Minding the Body, Mending the Mind* von Joan Borysenko[5]. Und oft fragen sie sich, warum die psychologischen Methoden der Krebsbehandlung, von denen sie in diesen Büchern lesen, nicht stärker in die Schulmedizin integriert sind.

Tatsächlich haben sich in der Schulmedizin psychologische Ansätze zur Krebsbehandlung erst während der letzten zwanzig Jahre definitiv durchgesetzt. Aus der Sicht eines Krebspatienten, der sucht, was missionarisch-populärwissenschaftliche Bücher ihm bieten können – die Versicherung, daß er sich aktiv an dem Kampf nicht nur um Lebensqualität, sondern auch um Genesung und Lebensverlängerung beteiligen kann –, haben sie sicherlich ihre Grenzen. Dafür beziehen sie sich auf eine Fülle wissenschaftlicher Untersuchungen und gesicherter klinischer Beobachtungen, in denen es vor allem um die Bewältigung und Verarbeitung der Krebserkrankung geht. Prüfen wir also, was uns die Psychoonkologen zu bieten haben.

Psychoonkologie

Ansätze, die sich nur die Bewältigung oder Verarbeitung von Krebserkrankungen zum Ziel gesetzt haben, werden gelegentlich von den Vertretern psychologischer Methoden diffamiert, denen es um Lebensverlängerung geht. Dabei stellt die Bewältigung von Krebserkrankungen einen Großteil der psychologischen Arbeit dar, die jeder Krebspatient zu leisten hat, ob er nun darüber hinaus daran glaubt, er könne sein Leben durch psychologische Verfahren verlängern, oder nicht. Die psychoonkologische Forschung, die sich auf Bewältigungsstrategien konzentriert, liefert auch eine Grundlage zur Bewertung der manchmal etwas kühnen Behauptungen einiger missionarischer Bücher über psychologische und spirituelle Verfahren zur Krebsbekämpfung. Aus diesen Gründen lohnt es sich, die Psychoonkologie etwas genauer zu betrachten.

Die Psychoonkologie ist eine noch junge Disziplin. Jimmie C. Holland vom Memorial Sloan-Kettering Cancer Center in New York, eine der Begründerinnen der Psychoonkologie, hat ihre Entwicklung beschrieben. In den fünfziger Jahren habe das Interesse an der psychosomatischen Medizin, so hören wir von Holland, zu klinischen Untersuchungen geführt, in denen man versucht habe, Persönlichkeitsmerkmale mit einer Krebsprädisposition zu verknüpfen. Obwohl diese Studien weitgehend anekdotischen Charakter hatten, führten sie zu Hypothesen über bestimmte Beziehungen zwischen Persönlichkeit und Krebs, die bis heute Bestand haben. Daraufhin untersuchte man in den sechziger Jahren die psychologischen Probleme, mit denen Patienten und Ärzte sich auseinandersetzen müssen, wenn sie es mit lebensbedrohenden Krankheiten, unter anderem dem Krebs, zu tun haben. In den siebziger Jahren begann das Gebiet der »Beratungs-Kooperations-Psychiatrie« (*consultation-liaison psychiatry*) größere Bedeutung für Krebspatienten zu gewinnen, weil man die Psychiater bat, Onkologen bei den Problemen zu helfen, denen sich Krebspatienten – vor allem Kinder und ihre Angehörigen – im Verlaufe der medizinischen Behandlung gegenübersehen. In den siebziger Jahren fanden auch die ersten Tagungen für psychosoziale Krebsforschung statt. Die American Cancer Society und andere Organisationen begannen in diesem Zeitraum entsprechende Forschungarbeiten zu finanzieren. Im Zuge dieser Entwicklung entstand das Spezialgebiet der psychosozialen Onkologie oder Psychoonkologie.[6]

Wie es ein klassisches Lehrbuch der Krebsbehandlung gibt (DeVitas *Principles and Practice of Oncology*), liegt heute auch ein klassischer psychoonkologischer Text vor: das *Handbook of Psychooncology*, herausgegeben von Jimmie Holland und Julia H. Rowland. [Zu deutschsprachigen Büchern siehe im Kommentar am Ende dieses Kapitels, d. Hrsg.] Für Krebspatienten besteht der Nutzen des *Handbook of Psychooncology* vor allem darin, daß es eine Fülle von Forschungsberichten und klinischen Empfehlungen enthält und das ganze Spektrum der Probleme behandelt, denen sich Patienten gegenübersehen. Keines der missionarisch-psychospirituellen Krebsbücher kann auch nur annähernd mit einer solchen Fülle praktischer, empirisch belegter Resultate aufwarten wie dieses *Handbook*.

Einleitend vertreten Holland und Rowland die Ansicht, es gebe drei große Bereiche, welche die psychologische Anpassung des Patienten an seine Krebserkrankung beeinflussen: den soziokulturellen Kontext, den medizinischen Kontext und den individuell-psychologischen Kontext. Der soziokulturelle Kontext betrifft die individuellen und kollektiven Meinungen über Krebs. Der medizinische Kontext umfaßt Art und Stadium des Krebses, den der Patient hat, und die Behandlungsmethoden, die in Frage kommen; zum individuell-psychologischen Kontext gehören die Probleme, denen sich der Patient gegenübersieht, und die Ressourcen, die er mobilisiert, um diese Probleme zu bewältigen.

Zum dritten – dem psychologischen – Kontext meint Rowland, die drei entscheidenden Probleme für einen Krebspatienten seien: (1) In welchem Abschnitt des Lebenszyklus befinden Sie sich, wenn Sie Krebs bekommen? (2) Was für psychologische Reaktionen zeigen Sie in der Regel auf ein so einschneidendes Lebensereignis, wie es die Krebserkrankung darstellt? und (3) Welche Ressourcen interpersonaler Art (Angehörige, Freunde, andere soziale Unterstützung) und materieller Art (Geld und Krankenversicherung) stehen Ihnen zur Verfügung, um mit der Krise fertig zu werden?[7]

Besonders wichtig ist die erste Frage. Da uns jeder Lebensabschnitt vor unterschiedliche psychologische Grundaufgaben stellt, wirft die Krebserkrankung in jeder Entwicklungsphase andere Probleme auf. Doch egal, in welchem Lebensabschnitt wir auch sind, stets bewirke der Krebs, meint Rowland, fünf gleiche Brüche in der Verfolgung unserer Lebensziele. Diese fünf Brüche bezeichnet sie nüchtern und beiläufig (hier unterscheidet sich die Sprache der Psychoonkologie erheblich vom Tonfall der missionarischen Bücher!) als die »fünf D« (nach den englischen Bezeichnungen). Es sind:

1. *Distanz* (*Distance*) oder Veränderungen der zwischenmenschlichen Beziehungen, die zu Verlagerungen in der emotionalen Distanz – entweder mehr Nähe oder mehr Abstand – zwischen Ihnen und Ihren Angehörigen, Freunden, Kollegen und anderen Menschen führen.
2. *Abhängigkeit* (*Dependence*) oder Veränderungen in der Abhängigkeit oder Unabhängigkeit von Angehörigen, Freunden und anderen Menschen.
3. *Handlungsunfähigkeit* (*Disability*) oder Beeinträchtigung von Entwicklungsaufgaben, der Verfolgung persönlicher Ziele und wichtiger Tätigkeiten jetzt und in der Zukunft.
4. *Entstellung* (*Disfigurement*) oder Veränderungen des Körperbilds, der Sexualfunktion und der körperlichen Unversehrtheit.
5. *Tod* (*Death*) oder die Auseinandersetzung mit den existen-

tiellen Fragen, die jede lebensbedrohende Krankheit heraufbeschwört.

In einem sehr wichtigen Kapitel skizziert Rowland für jeden Lebensabschnitt die häufigsten Entwicklungsaufgaben, die häufigsten
Krebsarten dieses Alters und die häufigsten Brüche, die durch eine
Krebsdiagnose entstehen.[8]
Dann wendet Rowland sich intrapersonalen Fragen zu oder dem,
was sie »Bewältigungsressourcen« nennt. Frühe psychologische
Krebsstudien haben sich in erster Linie mit dem durch die Krankheit
bedingten Streß und den reflexiven Abwehrmechanismen des Patienten beschäftigt. In letzter Zeit, so sagt sie, habe es eine »Abkehr
von der Auffassung gegeben, man habe es hier mit Menschen im
Belagerungszustand zu tun. Statt dessen sieht man die Patienten in
einer Anpassungssituation, in der man die Streßfaktoren des Lebens
als Herausforderungen oder Aufgaben versteht, die es zu meistern
gilt.« Rowland unterscheidet zwischen den »reflexiven« Abwehrmechanismen des Ich – wie zum Beispiel Leugnung – und den »reflektie-
renden« Fähigkeiten, die wir entwickeln, um den »schwierigen und
ungewöhnlichen« Eigenschaften der neuen Situation zu begegnen.
Diese Fähigkeiten faßt sie unter der Bezeichnung »Bewältigungsstil«
zusammen, während sie den Erfolg, den wir in der Auseinandersetzung mit diesen neuen Aufgaben erzielen, »Meisterung« (*mastery*)
nennt.[9]
Anschließend wendet Rowland ihre Aufmerksamkeit interpersonalen Ressourcen zu, die sie als »soziale Unterstützung« bezeichnet.
Zur sozialen Unterstützung gehören: Menschen, die dem Patienten
helfen können, seine inneren Ressourcen zur Bekämpfung der Erkrankung zu mobilisieren, Menschen, die sich an den auf den Patienten zukommenden Aufgaben beteiligen, und Menschen oder Institutionen, die materielle Hilfe gewähren wie Krankenversicherung, finanzielle Unterstützung und Information.[10]
Die soziale Unterstützung ist, wie wir sehen werden, eine der
wichtigsten und interessantesten Kategorien, mit denen sich Psychoonkologen beschäftigen. Im Zusammenhang mit der Frage, welchen
Nutzen soziale Unterstützung hat, erwähnen Holland und Rowland
erstmals Untersuchungen, die zeigen, daß Krebspatienten mit besseren sozialen Unterstützungssystemen unter Umständen *länger* leben
als Patienten mit schwachen sozialen Unterstützungssystemen. Wie
gezeigt, ist die Behauptung, *psychologische Interventionen* könnten
das Leben von Krebskranken verlängern, äußerst umstritten. Unbe-

stritten hingegen ist die Auffassung, daß *soziale Unterstützung* das Leben von Krebskranken verlängern kann. Wenn nun Psychoonkologen annehmen, daß soziale Unterstützung eine Lebensverlängerung bei Krebserkrankungen bewirken kann, so läßt sich natürlich fragen, warum Psychoonkologen dann nicht verstärkt untersuchen, ob *psychologische Interventionen, welche die soziale Unterstützung verbessern*, das Leben von Krebspatienten verlängern oder nicht.

»Zwischen dem Maß an sozialer Unterstützung einerseits und besserer Anpassung und längerer Überlebenszeit andererseits gibt es einen positiven Zusammenhang«, sagt Rowland. Unter anderem zitiert sie Untersuchungen von A. D. Weisman und J. W. Worden aus dem Jahr 1975, in denen Patienten mit verschiedenen Krebsarten, die »gute zwischenmenschliche Beziehungen« hatten, länger lebten als Patienten, bei denen das nicht der Fall war. In einer zweiten wichtigen Untersuchung von 1983 beobachteten D. P. Funch und J. Marshall 208 Frauen mit Brustkrebs und bewerteten die soziale Unterstützung nach der Gesamtzahl von Bekannten und Angehörigen, der Anzahl der besuchten religiösen und nichtreligiösen Veranstaltungen und dem Ehestand. Aus der Untersuchung ging hervor, daß bei den Frauen unter 46 die Patientinnen mit der größeren Zahl von Sozialkontakten länger lebten.[11] Auf die Forschungsarbeiten über soziale Unterstützung komme ich an einer späteren Stelle dieses Kapitels zurück, wenn ich auf David Spiegels sensationelle Daten eingehe, die zeigen, daß Frauen mit metastatischem Brustkrebs, die sich einer Selbsthilfegruppe anschlossen, länger lebten als die Frauen einer Kontrollgruppe, die das nicht taten. Entscheidend ist der folgende Gesichtspunkt: Während die Untersuchung psychologischer Interventionen, die das Leben von Krebspatienten möglicherweise verlängern, noch vor kurzem ein Karriererisiko darstellte, durften und mußten die Psychoonkologen über die interessanten »Naturexperimente« unterrichten, die zeigten, daß soziale Unterstützung positiv mit dem Überleben korreliert. Im übrigen gilt diese Lebensverlängerung nicht nur für Menschen, die über mehr materielle Mittel wie Einkommen und Krankenversicherung verfügen (es ist bekannt, daß bei den meisten Krankheiten, auch den Krebserkrankungen, die Überlebensrate mit dem Einkommen und materieller Unterstützung zunimmt). In den Untersuchungen, von denen Rowland berichtete, war eine intensivere *psychosoziale Unterstützung allein* für längere Überlebenszeiten verantwortlich.

Holland und Rowland beschreiben die psychologischen Probleme, denen sich Krebspatienten in jedem Stadium ihrer Krankheitsentwicklung gegenübersehen. In einem für Patienten und Ärzte sehr wichtigen Abschnitt beschäftigt sich Holland mit den psychologischen Problemen und nützlichen Interventionen, die sich in jedem großen Abschnitt der Krebserkrankung und der Krebsbehandlung ergeben: Diagnose, Prognose, Behandlung, Remission oder Genesung, Rückfall, erneute Behandlung und Fortschreiten der Krankheit. Dann folgen Kapitel über die psychologischen Schwierigkeiten, die sich beim Überleben der Krebserkrankung ergeben, und die Probleme der Patienten, die sich den wichtigsten Formen der Krebsbehandlung unterziehen: Operation, Strahlen-, Chemo-, Hormon-, Immuntherapie und Knochenmarktransplantation.

Ferner beschreiben Holland und Rowland die Probleme, die mit den spezifischen Krebsformen verknüpft sein können. Dabei widmen sie je ein Kapitel den häufigsten Krebserkrankungen. Außerdem gibt es Kapitel über Schmerzen, sexuelle Probleme, Übelkeit, Erbrechen und Magersucht. In einem anderen Abschnitt des Buches erörtern sie die Vielzahl therapeutischer Interventionen, die bei Krebspatienten zur Anwendung kommen: Psychotherapie, pharmakologische Beeinflussung psychologischer Probleme, Verhaltenstechniken wie fortschreitende Entspannung und Hypnotherapie sowie Selbsthilfegruppen. So behandelt das *Handbook of Psychooncology* den ganzen Bereich dessen, was Vertreter der Psychowissenschaften während der letzten Jahrzehnte auf diesem Gebiet gelernt haben. Dabei erwähnt Holland, daß viele Psychoonkologen in Institutionen beschäftigt waren, die psychosozialen Fragen in der Regel nur einen »niedrigen Stellenwert« zubilligen. In ihrem typischen Understatement schreibt sie: »Der Umstand, daß man die Bedeutung dieser Probleme auch solchen Kollegen ›schmackhaft‹ machen muß, die an ihnen kein Interesse zeigen, kann zu einer schmerzlich empfundenen Abwertung der eigenen Arbeit führen.«[12] Lebhaft erinnere ich mich an die Begegnung mit einem der angesehensten Forscher auf dem Gebiet der Psychoonkologie, der seiner Arbeit strengste wissenschaftliche Prinzipien zugrunde legt und eine bedeutende Stellung an einer namhaften Hochschule bekleidet. Dieser Mann berichtete mir, wie ein Chefchirurg ihn nach seiner Arbeit fragte und nach kurzem Zuhören meinte: »Sie glauben doch nicht wirklich an diesen Mist?« »Niedriger Stellenwert« ist eine schmeichelhafte Bezeichnung für die Aufnahme, welche die Psychoonkologie tatsächlich in weiten Teilen der biomedizinischen Gemeinschaft findet.

Wenn die Psychoonkologie überhaupt einen entscheidenden Nachteil hat, so erklärt er sich weitgehend aus der Abwehrhaltung, welche die Psychoonkologen gegenüber anderen Fachbereichen in den Krebsbehandlungszentren der Schulmedizin haben einnehmen müssen. Institutionelle Einschränkungen haben es den Psychoonkologen erschwert, sich den interessantesten Gebieten der klinischen Praxis und Forschung zuzuwenden, vor allem der Frage, ob psychologische Interventionen das Leben von Krebspatienten verlängern können oder nicht. Um Konflikte mit anderen Krebsspezialisten weitgehend zu vermeiden, haben Vertreter der Psychoonkologie ihren Aufgabenbereich bis in die jüngste Zeit freiwillig darauf beschränkt, dem Patienten eine bessere Anpassung an die Krebserkrankung, ihre Behandlung, ihr Fortschreiten und das Überleben zu ermöglichen. Viele Jahre lang haben die meisten Psychoonkologen jede Vermutung, ihre Methoden könnten tatsächlich zur Lebensverlängerung beitragen oder die Erfolgsaussichten der Behandlung verbessern, weit von sich gewiesen. Und auch als die Daten diesen Schluß immer wahrscheinlicher erscheinen ließen, scheuten sich die Psychoonkologen noch, solchen Hinweisen nachzugehen und die emprirische Überprüfung der Lebensverlängerungs-Hypothese energisch anzugehen. Auch weiterhin blieben sie äußerst vorsichtig. Diese Vorsicht steht in einem auffälligen Gegensatz zu den aggressiven Forschungsansätzen der Spezialisten in anderen Bereichen der Krebsbehandlung, die mit Techniken wie Knochenmarktransplantation, Hormon- und Immuntherapie das Leben ihrer Patienten zu verlängern trachten.

Im Vergleich zu den allzu optimistischen Behauptungen über die Erfolgsaussichten psychologisch ausgerichteter Behandlungsformen von Krebserkrankungen, wie sie häufig in der missionarischen Krebsliteratur zu lesen sind, kann das *Handbook of Psychooncology* mit seinen bescheidenen und vorsichtigen Beschreibungen der psychologischen Probleme und der möglichen Interventionsformen eine sehr angenehme Alternative sein. Die sehr behutsamen Aussagen der Psychoonkologie bilden ein gesundes Gegengewicht zur populärwissenschaftlichen Literatur mit ihren häufig überzogenen Behauptungen. Für den Krebspatienten liegt die Wahrheit wahrscheinlich irgendwo zwischen diesen beiden Polen.

Therapien zum Abbau von krebsbedingtem Streß

Eines der wichtigsten Ergebnisse der psychoonkologischen Forschung besagt, daß Entspannungsübungen, Hypnotherapie und andere Streßabbautechniken die Nebenwirkungen von Krebsbehandlungen und einige mit Krebserkrankungen verknüpfte Syndrome wie Schlaflosigkeit, Schmerzen und Gewichtsverlust lindern können. In einem Kapitel über Verhaltenstechniken im *Handbook of Psychooncology* berichtet René Mastrovito:

> In den letzten zwei Jahrzehnten ist der Einsatz von Verhaltenstechniken zur Linderung von Symptomen schlagartig gestiegen ... Besonders bei Krebserkrankungen werden sie heute vielfach zur Linderung von psychologischen Problemen und Schmerzen eingesetzt ... Diese Verhaltenstechniken – unter anderem Hypnose, Meditation, autogenes Training, fortschreitende Entspannung und Biofeedback – bezeichnet man manchmal auch als kognitiv-verhaltensorientierte, ganzheitliche oder alternative Therapieformen. Sie alle gehören zu den Selbststeuerungstherapien, ein umfassenderer und treffenderer Begriff. Grundsätzlich sind solche therapeutischen Interventionen durch zwei Stadien gekennzeichnet: Unter Anleitung absolviert der Patient zunächst eine in erster Linie kognitive Aktivität, die das zweite Stadium, einen veränderten Bewußtseinszustand, vorbereitet ... Bei weitem am häufigsten kommt in der Krebsbehandlung die Entspannungstherapie zur Anwendung, die einen veränderten Zustand dadurch hervorruft, daß sie quälende Gefühle abbaut und einen physiologischen Ruhezustand hervorruft, in dem es eine selektive Wahrnehmung für spezifische sensorische Reize unter Ausschluß anderer gibt.[13]

Verhaltensinterventionen zur Verringerung antizipatorischer Übelkeit mit Erbrechen gehören zu den am besten dokumentierten und erfolgreichsten Anwendungsformen dieser Methoden. Laut William Redd, einem namhaften Experten auf diesem Gebiet, berichten 25 bis 65 Prozent der Patienten von Übelkeit in Antizipation der Behandlung. »Für einige Patienten«, so Redd, »... wird jedes Ereignis oder jeder Reiz, der wiederholt mit den nach der Behandlung auftretenden Nebenwirkungen verknüpft wird, zu einem Auslöser antizipatorischer Reaktionen ... Offensichtlich ist der wirksamste Reiz für den Chemotherapie-Patienten der Geruch des Alkohols, mit dem die

Haut vor der Infusion gereinigt wird. Nach vier oder fünf Infusionen können auch das Parfüm der Schwester, die Seife, die der Arzt verwendet, oder Kaffeeduft zum Auslöser werden.«[14]

In einem Literaturüberblick berichten T. G. Burish und seine Mitarbeiter, daß Verhaltenstechniken zur Entspannung – etwa Hypnose, fortschreitende Muskelentspannung, Biofeedback mittels Elektromyogramm (EMG) und systematische Desensibilisierung – »einige konditionierte Nebenwirkungen der Chemotherapie, unter anderem Übelkeit, Erbrechen und negative Gefühle wie Angst und Depression, lindern. Diese Verhaltenstechniken sind in der Regel kostengünstig, leicht zu lernen und haben kaum, wenn überhaupt, negative Nebenwirkungen.«[15]

Redd erörtert eine Reihe von Untersuchungen verschiedener Wissenschaftler, die antizipatorische Übelkeit und Erbrechen durch eine Vielzahl von Techniken zu lindern versuchten – Hypnose in Verbindung mit Visualisierung, fortschreitende Entspannung in Verbindung mit Visualisierung, Biofeedback in Verbindung mit Visualisierung, systematische Desensibilisierung und kognitive oder Aufmerksamkeitsablenkung.

> Die durchgehend positiven Ergebnisse, die in der eben erörterten Gruppe von Untersuchungen erzielt wurden, sind bemerkenswert, weil . . . von unabhängigen Forschungsgruppen unter Verwendung unterschiedlicher Forschungsmethoden . . . klinisch signifikante Rückgänge von ANV [*anticipatory nausea and vomiting,* also antizipatorische Übelkeit und Erbrechen] erzielt wurden, und das trotz großer Abweichungen bezüglich Krebsart, Krankheitsstadium und Chemotherapieprotokoll . . . Offenbar verdienen diese Verhaltenstechniken als zusätzliche Behandlungsformen einen festen Platz in der Pflege vieler Krebspatienten.

Die Frage, ob sich diese Techniken auch bei posttherapeutischer Übelkeit und Erbrechen empfehlen, ist laut Redd komplizierter zu beantworten. Nur wenige Forschungsarbeiten haben sich mit diesem Problem beschäftigt. Einige Patienten berichten, daß in Fällen schwerer posttherapeutischer Übelkeit sogar die Entspannungstonbänder zu aversiven Reizen werden können, besonders wenn Cisplatin zum Behandlungsprotokoll gehört. Doch »Burish und seine Mitarbeiter berichten durchgehend von Rückgängen posttherapeutischer Reaktionen, wenn ihre Patienten autogenes Training und Ablenkung bei

Protokollen praktizierten, die ohne Cisplatin auskamen. Zwar war die posttherapeutische Übelkeit nicht ausgeschaltet, aber es konnten doch deutliche Rückgänge beobachtet werden.«[16]

Weniger bekannt, aber genauso wichtig sind andere Anwendungsformen der Verhaltenstherapie. Laut Campbell und seinen Kollegen förderten Übungen zur fortschreitenden Muskelentspannung die normale Nahrungsaufnahme und Gewichtszunahme bei Krebspatienten.[17] Nach den Ergebnissen von Cannici und Kollegen verbesserten solche Entspannungsübungen die Schlaflosigkeit, unter der Krebskranke häufig zu leiden haben. Fünfzehn Patienten, denen die Technik vermittelt worden war, reduzierten die Zeit, die sie brauchten, um einzuschlafen, von 124 auf 29 Minuten, während bei den fünfzehn Teilnehmern der Kontrollgruppe fast keine Verbesserung festzustellen war. Die Wirkung dieser Übungen war von Dauer, denn auch drei Monate später bestanden die Unterschiede noch.[18] Normalen Appetit zu haben, wieder zuzunehmen und in einer halben Stunde statt in zweien einzuschlafen, sind keine geringen Verbesserungen im Leben eines Krebspatienten. Wer will behaupten, daß sie nicht auch entscheidende Voraussetzungen für die Lebensverlängerung sind?

Mastrovito erörterte eine Reihe von Untersuchungen zur Hypnose, besonders mit Patienten im Kindesalter, deren »Suggestibilität und Bereitschaft, sich auf Phantasieabenteuer einzulassen«, besonders gute Voraussetzungen darstellten. In einer Reihe von Untersuchungen zeigte sich, daß Kinder, die einer Knochenmarkaspiration unterzogen werden mußten, weniger Schmerzen empfanden, wenn sie durch Hypnotherapie oder Visualisierung auf den Eingriff vorbereitet wurden.[19] Es ist empörend, daß Kinder, an denen solche schmerzhaften Eingriffe vorgenommen werden müssen, darauf nicht generell mit so einfachen Methoden vorbereitet werden.

Laut Mastrovito ist fortschreitende Entspannung besonders nützlich (für Erwachsene wie für Kinder) in onkologischen Einrichtungen, »wenn die Situation Furcht und Angst weckt, etwa schmerzhafte Diagnose- und Behandlungsverfahren bevorstehen (zum Beispiel Knochenmarkaspiration, Lumbalpunktion, Chemotherapieinfusionen)«. Die einzigartigen Vorteile der fortschreitenden Entspannung liegen nach Mastrovito darin, daß sie sich an fast jedem ruhigen Ort durchführen läßt, daß sie bei Patienten auf allgemeine Zustimmung stößt, sehr selten schädliche Nebenwirkungen hat, weder zeitaufwendig noch kostspielig ist und sich sogar in »Notsituationen« anwenden läßt. Zu Recht merkt Mastrovito an, daß in sehr seltenen Fällen die fortschreitende Entspannung die Angst verstärken kann, statt sie zu verringern, und, genauso selten, hypnotische Trancezustände hervorruft – an sich durchaus nichts Negatives –, auf die der Therapeut angemessen reagieren muß.[20]

Führt Streß zu Tumorwachstum?

Einen der besten Forschungsüberblicke zur Wirkung von Streß auf Tumorwachstum findet der Leser in dem wichtigen Buch *Hypnosis and Behavioral Medicine* von Daniel P. Brown und Erika Fromm. Brown ist Direktor für Verhaltensmedizin am Cambridge Hospital und lehrt an der Medizinischen Fakultät der Harvard University. Fromm ist Psychologieprofessorin an der University of Chicago. Die Autoren stellen fest:

> Aus zahlreichen Studien geht hervor, daß Tiere, denen man Tumoren induziert hatte (durch chemische Stoffe, Transplantation oder Bestrahlung) und die dann akuten Streßreizen ausgesetzt wurden (Elektroschock, helles Licht, extreme Temperaturen, rasche Drehung, Bewegungslosigkeit, Isolation, Überfüllung, Begegnung mit anderen – gefürchteten – Tieren), unter Immunsuppression litten. *In den gestreßten Tieren wurde rasches Tumorwachstum gefördert. Die für den Menschen vorliegenden Daten sind, obwohl nicht so ausführlich dokumentiert, ähnlich und lassen darauf schließen, daß akute Streßreize bei Menschen zu Immunsuppression und Tumorfacilation führen.*[21] [Hervorhebung von M. L.]

Diese Schlußfolgerung wird durch die PNI-Forschung über die Auswirkungen von Streß auf Tiere bekräftigt, die in mehreren Kapiteln der Bibel dieser Disziplin – *Psychoneuroimmunology* – zusammengefaßt sind. Yehuda Shavit, einer der Autoren dieses Textes, schreibt:

> Die Durchsicht der Literatur über den Zusammenhang zwischen Streß und Tumoren in Tierstudien bietet ein ähnliches Bild wie die Literatur über die Beziehung zwischen Streß und Infektion. Streß kann die Häufigkeit und Entwicklung von Experimentaltumoren in Tieren verändern. Generell scheint Streß die Induktion und Entwicklung von Tumoren zu fördern, obwohl auch von streßbedingten Verzögerungen des Tumorwachstums berichtet wird.

Aus der PNI-Forschung geht hervor, daß die Beziehung zwischen Streß, Tumorwachstum und Immunität äußerst kompliziert ist. Shavit beschreibt drei wichtige Bereiche, in denen man den Zusammenhang von Streß, Immunität und Tumorentwicklung untersucht hat: Erstens führt im allgemeinen akuter Streß eher zu Unterdrückung der Immunfunktion und zu verstärktem Tumorwachstum als chronischer Streß. Gibt man, zweitens, Tieren die Möglichkeit, auf den Streß einzuwirken, so verbessert sich ihre Immunität und verlangsamt sich die Tumorentwicklung im Gegensatz zu Situationen, wo der Streß unvermeidlich ist. Streß wird, drittens, durch die Unterbringung beeinflußt, wobei sowohl Einsamkeit wie Überfüllung von Nachteil sind.[22] Auffälligstes Ergebnis beim Menschen ist, daß chronischer psychologischer Streß auf die Dauer immunsuppressiv zu wirken scheint.[23]

In einem zweiten wichtigen Forschungsbereich der PNI hat man sich mit Opiaten (etwa Morphinen) und »opioiden Peptiden«, das sind opiatähnliche Peptide, beschäftigt. Durch verschiedene biochemische Mechanismen, der eine auf opioiden Peptiden und der andere auf nicht-opioiden Systemen beruhend, kann der Streß Analgesie oder Schmerzausschaltung induzieren. Das ist eine wichtige Beobachtung, denn wenn ein Streßreiz die Schmerzausschaltung durch ein opioides Peptid induziert, wird die Gegenwart dieses Peptids in der Mehrzahl der Fälle die Tumorentwicklung fördern, so wie auch Morphium das Tumorwachstum unterstützen kann. Dazu Shavit:

Die Anhaltspunkte mehren sich, daß Opiate an der Regulierung des Immunsystems beteiligt sind. So weiß man, daß Opiatsüchtige äußerst anfällig für Bakterien-, Virus- und Pilzinfektionen sind und daß ihre Immunfunktion tatsächlich beeinträchtigt ist. Verabreicht man Versuchstieren und Menschen über kürzere oder längere Dauer Morphium, so bewirkt das in der Regel eine Immunsuppression ... Auch Opiatagonisten und -antagonisten [Stoffe, welche die Wirkung von Opiaten verstärken oder beeinträchtigen] beeinflussen die Tumorentwicklung. Beispielsweise erhöht sich durch Morphium die Zahl der Lungenmetastasen bei Ratten ... Andererseits hat man gezeigt, daß Opiate und Opiatantagonisten das Tumorwachstum verzögern.[24]

Ferner hat man in der PNI-Tierforschung Mechanismen der Immunüberwachung identifiziert, die bei Virus- wie bei Krebserkrankungen eine wichtige Rolle spielen und durch Streß unterschiedlich beein-

flußt werden. Die beiden Mechanismen, die in dieser Forschung bislang vor allem berücksichtigt werden, sind zytotoxische T-Lymphozyten und NK-[Natural-Killer-]-Zellen. In der Tierforschung reduziert akuter Streß häufig die NK-Zellaktivität, und auch wenn man
Tiere den besonderen Streßarten aussetzte, die opioide Peptide ins
Spiel bringen, beobachtete man eine Minderung der NK-Zellaktivität.
Bei Morphium hat man ebenfalls eine dosisabhängige Fähigkeit nachgewiesen, die NK-Zellaktivität von Tieren zu unterdrücken.[25] Shavit:

> Obwohl es in den Reaktionen von Ratten und Menschen auf
> Betäubungsmittel deutliche Unterschiede gibt, lassen unsere
> Ergebnisse dennoch darauf schließen, daß man die Auswirkun-
> gen von hochdosierten Betäubungsmitteln auf das Immun-
> system des Menschen untersuchen sollte. Wie nachgewiesen
> wurde, kommt es durch Operationsstreß, einschließlich Anäs-
> thesie, zu einer Vermehrung von Tumormetastasen, vielleicht
> infolge der Dissemination von Tumoremboli [Gewebsteilchen]
> während des Eingriffs. Möglicherweise unterstützt die Be-
> einträchtigung der NK-Zellen während der Operation die Tu-
> morimplantation, und unsere Ergebnisse legen den Schluß
> nahe, daß diese NK-Suppression zumindest teilweise auf die
> Wirkung von Betäubungsmitteln zurückzuführen ist.

In Studien am Menschen haben PNI-Forscher im einzelnen herausgefunden, daß Trauer, Scheidung, Depression, chronischer Streß
und Lernstreß (Examina usw.) die Immunfunktion beeinträchtigen
können. Janice K. Kiecolt-Glaser und Ronald Glaser, zwei namhafte
Forscher auf diesem Gebiet, haben die Ergebnisse der Studien in
Psychoneuroimmunology zusammengefaßt. Sie sprechen von einer
»umfangreichen und relativ schlüssigen Literatur«, nach der streßerzeugende Lebensereignisse, vor allem »größere negative Lebens-
veränderungen«, das Risiko für eine Vielzahl von Krankheiten erhöhen. Interessanterweise erklären diese Ereignisse in den meisten
Studien nur 10 Prozent der Varianz. Doch die Wirkungen erweisen
sich »für alle Bevölkerungsgruppen und Ereignisarten als bemerkenswert konstant. Insbesondere scheinen Ereignisse, die mit dem
Verlust wichtiger persönlicher Beziehungen verknüpft sind, die
Menschen größeren Risiken auszusetzen.«[27]
  Von den großen Belastungsproben des Lebens sind vor allem
Trauer und Scheidung eingehend untersucht worden. Nach den von
den Glasers zitierten Untersuchungen weisen Menschen, die einen

Trauerfall erlitten haben, im allgemeinen eine höhere Sterblichkeit und im besonderen eine höhere Krebshäufigkeit als Kontrollpersonen auf. (Dagegen liest Holland aus den neuesten Studien heraus, daß sie zwar auf eine höhere Sterblichkeit, aber keine größere Krebshäufigkeit schließen lassen.) Scheidung bedeutet, so die Glasers, ein noch größeres Gesundheitsrisiko als Trauer.[28] Im großen und ganzen sprechen die Daten zwar dafür, daß erhöhte Sterblichkeit und Krankheitshäufigkeit mit einschneidenden negativen Lebensereignissen verknüpft sind, aber weniger eindeutig ist der Schluß, daß diese Ereignisse eine verstärkte Krebshäufigkeit bewirken.

Persönlichkeit und soziale Unterstützung als »Puffer« gegen Streß

Von großem Einfluß auf die Art, wie wir Streß erleben, kann die Persönlichkeit sein. Laut Holland haben S. R. Maddi und S. C. Kobasa in neueren Untersuchungen herausgefunden, »daß die ›robuste‹ Persönlichkeit (die Streß als Herausforderung erlebt, die versucht, streßverursachende Situationen in den Griff zu bekommen, und sich sehr zielstrebig verhält) unter weniger organischen Erkrankungen, Beschwerden und psychologischen Problemen litt als Menschen, denen diese Eigenschaften fehlten«.[29]

Wie gezeigt, ist soziale Unterstützung ein anderes potentielles Mittel gegen Streß. Dazu schreibt Rowland: »Einer der wichtigsten ›Puffer‹ gegen die schädlichen Auswirkungen von Krankheitsstreß ist die Gegenwart oder Verfügbarkeit von Personen in der Umgebung des Patienten, mit denen er über seine Erfahrungen sprechen kann ... Die Forschungsdaten lassen darauf schließen, daß *das Vorhandensein positiver sozialer Unterstützung nicht nur die psychischen Probleme der Krebserkrankung verringern, sondern auch das Überleben nachdrücklich beeinflussen kann.*«[30] [Hervorhebung von M. L.]

Dieser Abschnitt behandelt einen Punkt von *entscheidender* Bedeutung für Menschen, die sich mit der Absicht tragen, in irgend einer Weise psychologisch an sich zu arbeiten, um ihr Leben zu verlängern. Ausdrücklich vertreten Holland und Rowland die Auffassung, wenn es im Leben eines Krebspatienten Menschen gebe, *»mit denen er über seine Erfahrung sprechen kann«*, dann lindere das nicht nur die psychologische Wirkung der Krebserkrankung, *sondern könne auch das Überleben beeinflussen.*

Wahrscheinlich beeinflussen Persönlichkeit und soziale Unterstützung wechselseitig die psychologischen und biologischen Streßfaktoren, die möglicherweise mit der Häufigkeit und dem Fortschreiten einiger Krebsarten verknüpft sind. Gestützt wird diese Vermutung jetzt auch durch Forschungsergebnisse der PNI. Sandra Levy und ihre Mitarbeiter (1985, 1987) untersuchten psychologische und biologische Variablen an Frauen mit Brustkrebs. In den Untersuchungen wurden die psychosoziale Verfassung und der immunologische Zustand zur Zeit der Mastektomie und drei Monate später erfaßt. Dabei stellte sich heraus, daß sich am Zustand der NK-Zellen statistisch signifikant vorhersagen ließ, wie viele positive Achsellymphknoten die Frauen hatten. (Bekanntlich gibt die Zahl positiver Knoten über die Wahrscheinlichkeit von Rückfall und Überleben Auskunft.) Ferner fanden Levy u. a. heraus, daß 51 Prozent der Varianz in der NK-Zellaktivität durch drei »Leid-Indizes« erklärt wurden: mangelnde Anpassung, mangelnde soziale Unterstützung sowie Erschöpfung und depressive Symptome. Mit anderen Worten, wenn es Ihnen schwerfiele, Ihre Krebserkrankung zu verarbeiten, wenn Sie weniger soziale Unterstützung hätten und sich erschöpft und deprimiert fühlen würden, dann wäre die NK-Zellkomponente Ihres Immunsystems geringer und die Wahrscheinlichkeit größer, daß Sie positive Lymphknoten hätten. An diesem höchst aufschlußreichen Beispiel zeigt sich, wie Persönlichkeit und soziale Unterstützung offenbar die biologische und psychologische Reaktion auf den Streß der Krebserkrankung beeinflussen, wobei sich spezifische Konsequenzen (die Zahl positiver Knoten) für das Überleben ergeben. Dazu meint Jimmie Holland:

> Die Levy-Untersuchungen sind von besonderem Interesse, weil wir von den Studien, die Kiecolt-Glaser und Mitarbeiter an Medizinstudenten durchgeführt haben, wissen, daß die NK-Aktivität organisch gesunder Individuen unter dem Streß von Examina (1984) und Einsamkeit (1986) leidet ... Beachtung verdienen ihre Berichte außerdem, weil sie zeigen, daß die NK-Zellaktivität bei der Reaktion auf Tumoren viralen Ursprungs, etwa Herpesvirus und Gebärmutterhalskrebs, eine bedeutende Rolle spielt.
> Der als »Hilflosigkeit-Hoffnungslosigkeit« beschriebene affektive Zustand hat als Vorhersagefaktor für den Verlauf von Krebserkrankungen beim Menschen beträchtliche Aufmerksamkeit gefunden, was zum Teil auf Tierstudien zurückgeht

(Sklar und Anisman, 1981). Tiere, die keine Möglichkeit hatten, auf Umweltstreß einzuwirken (etwa unausweichlichen Elektroschocks ausgesetzt waren), hatten kürzere Überlebenszeiten bei Tumoren als Tiere, die eine Kontrollmöglichkeit besaßen. Cox und Mackay (1982) waren bei diesen Studien von der Hypothese ausgegangen, daß Hilflosigkeit mit dem Abbau von Katecholaminen verknüpft ist und daß die Freisetzung des adrenokortikotropen Hormons (ACTH) die Ausschüttung von Kortikosteroiden anregt, welche die Immunfunktion unterdrücken. Das intensive Bedürfnis von Krebspatienten, wieder auf die Ereignisse einwirken zu können, hat zur Übernahme dieser Konzepte in die klinische Praxis geführt. Man meint, daß damit dem Patienten nicht nur die Bewältigung und Verarbeitung der Situation erleichtert wird, sondern daß man auch seine Abwehrkräfte gegen das Tumorwachstum stärkt. Zweifellos ist das eine äußerst interessante Hypothese, die genauer überprüft werden sollte.[31]

Eine Reihe gleichfalls sehr wichtiger Untersuchungen, im Ansatz ähnlich wie Levys Studien, haben Lydia Temoshok und ihre Mitarbeiter durchgeführt, wobei sie den Zusammenhang zwischen psychosozialen Variablen und der Prognose bei bösartigen Melanomen untersuchten. Lydia Temoshok, heute wissenschaftliche Leiterin an der Henry M. Jackson Foundation for the Advancement of Military Medicine in Bethesda, Maryland, hat eine elegante Methode entwickelt, um die »Verdrängungsreaktionen – definiert als die Diskrepanz zwischen berichteter Angst und der in der elektrodermalen Aktivität [der physikalisch-elektrischen Hautreaktion] manifestierten Angst – bei Melanompatienten, Herzkreislaufpatienten und nicht-erkrankten Kontrollpersonen zu vergleichen«. Wie sie feststellte, zeigten die Melanompatienten ein signifikant höheres Maß an »Verdrängung« – gemessen an ihrer Bereitschaft, ihre Angst zu äußern – als die Herzpatienten oder die gesunden Kontrollpersonen.

Anschließend untersuchte Temoshok, ob zwei spezifische klinische Variablen signifikant mit dem Fortschreiten der Melanome korrelierten. (Übrigens zeigten die Fortschritte der Melanome von Patient zu Patient große Unterschiede.) Diese beiden Variablen waren die Mitoserate des Tumors (die Geschwindigkeit, mit der er sich teilt und wächst) und die Zahl der Lymphozyten (Zellen, die den Tumor angreifen) im Tumorbereich. Danach zeigten Patienten, die Trauer und Ärger zum Ausdruck bringen konnten – bewertet anhand von Interviews auf Videobändern –, eine stärkere »schützende Wirtsreaktion« (gemessen an der Lymphozytenzahl), während Patienten, die sich schwertaten, Trauer und Ärger zu äußern, eine höhere Mitoserate und infolgedessen rascher wachsende Tumoren aufwiesen.

Dann verglich Temoshok Patienten, die verstorben waren oder deren Krankheit fortschritt, mit anderen, die keine Anzeichen für eine Krankheitsprogression erkennen ließen. In auffälligem Gegensatz zu den vorhergehenden Untersuchungen hatten in dieser Studie die Patienten, die starben oder deren Krankheit fortschritt, in früheren Tests mehr Angst und Kummer zum Ausdruck gebracht als die Patienten, bei denen kein Fortschritt der Krankheit zu beobachten war. Nach Temoshok lassen sich diese beiden Ergebnisse wie folgt miteinander vereinbaren:

> Die folgende Überlegung soll zeigen, daß sich diese Ergebnisse durchaus mit denen der vorhergehenden Untersuchung vertragen, in der größere emotionale Ausdrucksfähigkeit mit verstärkten Wirtsreaktionen und verminderter Mitoserate verknüpft war (die ihrerseits mit günstigeren Krankheitsverläufen assoziiert sind): Ein hohes Maß an bewußt erlebtem Streß, subjektiv wahrgenommen als Angst, Sorge und/oder Unruhe, trägt erheblich zum Fortschreiten der Melanome bei ... Möglicherweise kann die Verarbeitung des Stresses durch *Äußerung* der Emotion diese ansonsten negativen Effekte abfedern.

Nach Temoshoks Meinung werden sowohl die negativen Effekte der *Erfahrung* von Streß und Angst als auch die positiven Effekte der *Äußerung* dieser Gefühle durch zelluläre Immunfaktoren vermittelt. »In dem Maße, wie der Verlauf eines bösartigen Melanoms durch die Abwehrreaktion des Wirtes beeinflußt wird, werden diese psychosozialen Faktoren einen indirekten, aber spürbaren Effekt auf das Fortschreiten der Krankheit haben.«[32]

In welcher Weise Streß das Wachstum einiger Tumorarten fördern (und deshalb das Überleben beinflussen) kann, ist eine ganz entscheidende Frage, über die Krebspatienten informiert sein sollten. Wahrscheinlich wirkt Streß auf unterschiedliche Krebsarten verschieden ein. Das hängt vermutlich von der Persönlichkeit und dem Bewältigungsstil, von der sozialen Unterstützung und anderen Faktoren ab. Welche Konsequenzen ergeben sich dann bei Berücksichtigung aller dieser Einschränkungen? Die Krebsdiagnose und alle daraus folgenden Erlebnisse sind schon an sich für die meisten Menschen äußerst belastend. In jedem Stadium läßt sich der Streß bewußt und gezielt durch eine vernünftige Zusammenarbeit zwischen dem Patienten, seinen Angehörigen, Ärzten und Freunden verringern. Vier Dinge gibt es, die Krebspatienten selbst gegen die ihnen ungesund erscheinenden Streßfaktoren unternehmen können:

1. Suchen Sie nach einer Möglichkeit, Streßfaktoren in der medizinischen Behandlung, Ihrem persönlichen Leben oder am Arbeitsplatz, die Ihnen ausgesprochen ungesund erscheinen, zu entschärfen oder zu beseitigen. Das gilt nicht nur für Belastungen, die Sie *nach* Ihrer Diagnose empfinden, sondern auch für Streßfaktoren, die schon *davor* aufgetreten sind.

2. Praktizieren Sie Übungen zum Streßabbau, die Sie als ausgesprochen wohltuend empfinden (ein entscheidendes Kriterium), etwa fortschreitende Muskelentspannung, Meditation, Hypnose oder Visualisierung.

3. Schließen Sie sich einer Selbsthilfegruppe an, in der Sie die Möglichkeit haben, Ihre Gefühle – besonders Trauer und Wut – über Ihre Situation zum *Ausdruck zu bringen*.

4. Fördern Sie bewußt Wege der persönlichen Entwicklung, so daß Sie zu einer neuen Lebensperspektive gelangen, in der Sie einstmals streßerzeugende Situationen anders erleben können. In vielen spirituellen Traditionen wird diese Form der Arbeit an sich selbst, diese Verwandlung des Stresses als Weg zum inneren Frieden bezeichnet. Die Fähigkeit, solchen inneren Frieden zu entwickeln, beruht auf einer grundsätzlichen Neubewertung der Dinge, die in unserem Leben wichtig sind. Viele Menschen entdecken, daß sie in der Auseinandersetzung mit ihrer Krebserkrankung ganz von allein zu einer derartigen Neubewertung gelangen.

Psychologische Ansätze zu einer Lebensverlängerung bei Krebserkrankungen

In vielen individuellen Fallgeschichten und nicht-kontrollierten Untersuchungen wird berichtet, daß eine Lebensverlängerung durch psychologische Interventionen erreicht wurde. 1984 hat Alastair Cunningham vom Ontario Cancer Institute in Toronto die Untersuchungen gesichtet, die sich mit der Frage beschäftigen, ob psychologische Interventionen den Verlauf von Krebserkrankungen verändern können. Das Fazit von Cunningham faßt Locke wie folgt zusammen:

Können psychologische Behandlungen Besserung bei Krebskrankheiten bringen? Alastair J. Cunningham, der zwar die methodischen Schwächen der klinischen Untersuchungen sieht, ihre Aussagen aber dennoch für »wahr und wichtig« hält, schlägt vor, einen anderen Maßstab zur Bewertung ihrer Ergebnisse zu entwickeln – einen Maßstab, den man das Prinzip der studienübergreifenden Übereinstimmung nennen könnte. Nach Cunningham decken sich die Ergebnisse der Studien nicht nur untereinander, sondern auch mit den Resultaten prospektiver Untersuchen, die Persönlichkeitsfaktoren mit Krebserkrankungen korrelieren, und mit den Daten der Tierstudien, die sich mit den Auswirkungen von Streß auf Tumorwachstum beschäftigen. Diese breite Übereinstimmung läßt nach Cunninghams Meinung darauf schließen, daß alle diese Untersuchungen im Kern gültig sind. Zu allermindest zeigt sie, daß man die klinischen Behauptungen nicht aufgrund methodologischer Einwände ablehnen sollte und daß es an der Zeit ist, diese Behauptungen »angemessenen kontrollierten klinischen Tests zu unterziehen«.[33]

Ein Beispiel für die nicht-kontrollierten Studien, die Cunningham durchgesehen hat, liefert die Arbeit von Ainslie Meares, einem bemerkenswerten australischen Psychiater. In seiner Arbeit mit Krebspatienten verwendete Meares eine Form der Meditation, die durch »extreme Einfachheit und Ruhe des Bewußtseins gekennzeichnet war«. In seinen Veröffentlichungen berichtete er über einige Einzelfälle: Rückbildung von Mastdarmkrebs, Remission von »massiven Metastasen undifferenzierter Lungenkarzinome«, Rückbildung rezidiver Brustkarzinome im Mastektomiebereich und Rückbildung von metastasierten Osteosarkomen (Knochenkrebs). Zum letzten Fall schrieb er: »Es hatte den Anschein, als habe der Patient die Auswirkungen der intensiven und langen Meditation in den gesamten Erfahrungsbereich seines Lebens Eingang finden lassen. Sein ungewöhnlich niedriges Angstniveau fällt auch den meisten gelegentlichen Beobachtern auf. Es ist denkbar, daß dieser Umstand durch Senkung des Kortisonspiegels die Aktivität seines Immunsystems erhöht hat.«[34] (Der Patient, der diesen außerordentlichen Genesungsprozeß erlebte, war Ian Gawler, Begründer der Australian Cancer Patients

Foundation und Autor des faszinierenden Buches *You Can Conquer Cancer*, in dem er über seine Genesung berichtet.) In einer Zusammenfassung seiner Arbeit mit 73 Patienten, die mindestens zwanzig Sitzungen intensiver Meditation besucht hatten, schreibt Meares:

> Fast alle Patienten können unter diesen Umständen auf eine erhebliche Verminderung ihrer Angst und Depression sowie eines Großteils ihrer Beschwerden und Schmerzen rechnen. Es gibt Grund zu der Annahme, daß sich in zehn Prozent der Fälle eine bemerkenswerte Verlangsamung des Tumorwachstums einstellt und sich in weiteren zehn Prozent eine nicht so ausgeprägte, aber immer noch erhebliche Verlangsamung zeigt. Die Ergebnisse lassen darauf schließen, daß bei Patienten mit fortgeschrittenem Krebs eine zehnprozentige Wahrscheinlichkeit für eine Rückbildung des Wachstums gegeben ist. Weiterhin gibt es eine fünfzigprozentige Chance auf eine erheblich verbesserte Lebensqualität, und bei denen, die sterben, eine neunzigprozentige Chance auf einen Tod in Würde.[35]

Meares' Methode beruht auf der systematischen Anwendung wortloser Meditation in enger Verbindung mit fortschreitender Entspannung. Seine Ergebnisse zeigen, daß sich die Verbesserung der Lebensqualität aller Patienten bei einigen mit einer Verlangsamung des Tumorwachstums und bei einigen wenigen mit einer Rückbildung des Tumors verbindet.

Entsprechend haben O. Carl Simonton und Stephanie Matthews Simonton, die die bekanntesten Visualisierungstechniken für Krebskranke entwickelt haben, gemeinsam mit T. F. Sparks berichtet, daß »eine vorläufige Untersuchung über die Auswirkungen psychologischer Intervention bei der Behandlung von fortgeschrittenem Krebs gezeigt hat, daß derart behandelte Patienten doppelt so lange überlebten, wie man es aufgrund der nationalen Durchschnittszahlen hätte erwarten können«.[36] Ferner hat Bernauer Newton – wie wir in einem späteren Abschnitt sehen werden – von einer Untersuchung über Hypnotherapie mit Krebspatienten berichtet, derzufolge sich mindestens eine doppelte Überlebenszeit für Patienten ergab, die »angemessene« Hypnotherapie erhielten, gegenüber Patienten, die »unzureichend« behandelt wurden. Beide Untersuchungen werfen schwerwiegende methodische Probleme auf, lassen aber die »studienübergreifende Übereinstimmung« erkennen, von der Cunningham spricht, wenn er kontrollierte klinische Versuche verlangt. Diese Studien verdienen besonderes Interesse als Vorläufer von David Spiegels randomisiertem, prospektiven klinischen Versuch. Dort ergab sich bei Frauen mit metastatischem Brustkrebs, die an einer Selbsthilfegruppe teilnahmen, im Vergleich zu Frauen, bei denen das nicht der Fall war, ebenfalls eine Verdoppelung der durchschnittlichen Überlebenszeit. Cunningham faßt eine Untersuchung zusammen, in der man durch psychologische Interventionen den Verlauf von Krebserkrankungen umkehren wollte:

> Eine randomisierte Kontrollstudie mit positiven Resultaten ist ... von Grossarth-Matticek u. a. (1984) veröffentlicht worden. Sie untersuchten ... die Wirkung von Chemotherapie und 20 bis 30 psychotherapeutischen Einzelsitzungen, in denen Problemlösungstechniken vermittelt, Überzeugungen und Erwartungen geprüft sowie Entspannung und positive Suggestion praktiziert wurden. *Die Daten zeigen, daß sich die Lebensspanne zufällig ausgewählter metastatischer Brustkrebspatientinnen im Durchschnitt um sechs Monate verlängerte, wenn die Frauen an Psychotherapie teilnahmen. Einen zusätzlichen Effekt brachte die Chemotherapie. Patientinnen, die beide Behandlungsformen nutzten, lebten ungefähr ein Jahr länger als Patientinnen, die an keiner der beiden Behandlungen teilnahmen.*[37] [Hervorhebung von M. L.]

Diese und ähnliche Untersuchungen von Grossarth-Matticek sind zwar äußerst interessant, bleiben aber sehr umstritten. Trotz ihrer scheinbaren methodischen Strenge sind diese Arbeiten von Fachleuten vielfach infrage gestellt worden. Man hat Zweifel an der Genauigkeit der Daten geäußert.

Der Wendepunkt in der Lebensverlängerungs-Forschung: David Spiegels Untersuchung an Frauen mit metastatischem Brustkrebs

Im Mai 1989 fand ein wegweisendes Ereignis auf dem Gebiet der Psychoonkologie statt. David Spiegel, außerordentlicher Professor für Psychiatrie und Verhaltenswissenschaften an der Medizinischen Fakultät der Stanford University, berichtete auf der Jahrestagung der American Psychiatric Association von einem höchst überraschenden

Ergebnis. Seine Mitarbeiter und er hatten 86 Frauen mit metastatischem Brustkrebs untersucht, die durch Zufallsverfahren zwei Gruppen zugewiesen worden waren: Eine Gruppe erhielt nur die übliche medizinische Behandlung, die andere darüber hinaus noch wöchentliche Gruppentherapiesitzungen und Anleitungen in Selbsthypnose zur Schmerzlinderung.

In der Zehn-Jahres-Untersuchung zeigte sich, daß die Überlebenszeit der Frauen in der Interventionsgruppe *doppelt so lang* wie die der Frauen in der Kontrollgruppe war. Nach zehn Jahren waren 83 der 86 Frauen in der Untersuchung gestorben. Doch die Frauen, die an der Gruppentherapie teilnahmen, überlebten den Eintritt in das Programm im Durchschnitt um 36,6 Monate, die Teilnehmerinnen in der Kontrollgruppe dagegen nur um 18,9 Monate. Und alle drei Langzeitüberlebenden stammten aus der Gruppe mit dem Therapieprogramm.

»Ich muß gestehen, daß ich wirklich verblüfft war«, sagte Spiegel. In der *Los Angeles Times* berichtete er, er habe »die Untersuchung in der Erwartung begonnen, die häufig überschätzte Vorstellung zu widerlegen, man könne Krankheiten mit der Kraft des Geistes besiegen, eine Vorstellung, die er, wie er sagte, klinisch wie theoretisch als äußerst störend und bei vielen seiner Patienten sogar als destruktiv empfunden habe«. Der Wissenschaftsredakteur der *Los Angeles Times* berichtete weiter:

Die Zehn-Jahres-Studie an Frauen mit metatastatischem Brustkrebs ... gilt als erste Untersuchung, die in wissenschaftlich kontrollierter Weise die Auswirkung psychologischer und sozialer Unterstützung auf Krebspatienten prüft ... Die Frauen in der Interventionsgruppe erlebten weniger Stimmungsschwankungen, weniger Ängste und Schmerzen als die Kontrollpersonen [abgesehen davon, daß sie im Durchschnitt doppelt so lange überlebten].

Aus früheren Studien geht hervor, daß soziale Unterstützung die Überlebenszeit kranker und älterer Menschen beeinflussen kann, vielleicht weil solche Unterstützung einen Puffer gegen Streß bildet. Die Möglichkeit, seine Gefühle in der Gruppentherapie zu äußern, trägt möglicherweise auch dazu bei, das Gefühl der sozialen Isolierung mancher Patienten zu durchbrechen, und ist vielleicht deshalb neben anderen Faktoren für die verlängerte Überlebenszeit verantwortlich, auf die andere Untersuchungen schließen lassen.

Spiegel hat auch die Hypothese vertreten, die Gruppentherapie könnte eine gewisse Hoffnung genährt und die Frauen deshalb in die Lage versetzt haben, sich enger an die medizinische Behandlung zu halten und vielleicht auch ihre Ernährungsweise zu verbessern. Schließlich hat er noch auf die relativ neuen Theorien verwiesen, nach denen Gefühle das Immunsystem beeinflussen können.

Die Gruppentherapie, an der die Frauen teilnahmen, dauerte anderthalb Stunden pro Woche und befaßte sich vor allem mit der Äußerung von Ängsten, Wut, Sorge und Depression. Die Frauen wurden ermutigt, sich mit ihren körperlichen Problemen auseinanderzusetzen, ihren Ärzten gegenüber entschiedener aufzutreten und den Verlust der Freundinnen in der Gruppe, die gestorben waren, zu betrauern.

»Sie gelangten zu der Überzeugung, daß sie Expertinnen in Sachen Leben seien«, sagte Spiegel. »Infolge ihrer verkürzten Lebenserwartung erkannten die Frauen, daß sie wichtige Dinge über das Leben gelernt hatten ...«

Andere Forscher fanden Spiegels Ergebnisse wunderbar und provozierend, meinten aber, sie müßten durch andere Arbeitsgruppen bestätigt werden. So mahnte Dr. Troy Thompson, Psychiatrieprofessor am Jefferson Medical College in Philadelphia, zur Vorsicht: »Wenn etwas zu schön erscheint, um wahr zu sein, dann ist es das auch häufig ... Das ist eine wunderbare Untersuchung, für mich auch eine überraschende Untersuchung. Ich hätte die Hypothek meines Hauses darauf verwettet, daß die Ergebnisse anders ausfallen würden.«[38]

Interessanterweise berichtete Spiegel *nicht* von so plötzlichen und systematischen Tumorrückbildungen wie Meares bei 10 Prozent seiner Patienten, obwohl der Umstand, daß drei Frauen in der Therapiegruppe noch zwölf Jahre nach Untersuchungsbeginn lebten, von großem Interesse ist. Dafür erfahren wir von ihm, daß die Frauen in der Interventionsgruppe doppelt so lange überlebten (36,6 Monate gegenüber 18,9 Monaten bei den Frauen in der Kontrollgruppe). Im übrigen beobachtete er eine deutliche Verlängerung des Zeitraums vom Auftreten erster Metastasen bis zum Tod: 58 Monate bei der Interventionsgruppe und 43 Monate bei der Kontrollgruppe. Schließlich stellte er noch einen »Dosis-Wirkung-Zusammenhang« fest: Patientinnen, die der Interventionsgruppe zugeteilt waren, sie aber selten, wenn überhaupt, besuchten, lebten kürzer als die Frauen, die sie regelmäßig besuchten.

In bezug auf die Lebensqualität stellte Spiegel fest, daß die Verstimmungen in der Therapiegruppe während der Intervention zurückgingen, während sie in der Kontrollgruppe zunahmen. Außerdem wurden die Teilnehmerinnen der Interventionsgruppe mit einer Kombination aus selbsthypnotischer Visualisierung und Entspannung in Techniken der Schmerzlinderung unterwiesen. Im Laufe des Programms nahmen die Schmerzempfindungen in der Kontrollgruppe zu, in der Interventionsgruppe dagegen ab. Die Häufigkeit und die Dauer von Schmerzanfällen blieben in beiden Gruppen gleich, aber die Interventionsgruppe hatte gelernt, mit den Schmerzen gelassener umzugehen.[39]

Spiegels Bericht war von entscheidender Bedeutung für das Forschungsgebiet, wobei nicht nur eine Rolle spielte, *was er gefunden hatte*, sondern auch, *wer er war*. Er wies alle Voraussetzungen auf, die erforderlich waren, um der Studie zu breiter Wirkung zu verhelfen. Er war Stanford-Professor, und darüber hinaus hatte er sie – was ideal für eine größtmögliche Resonanz der Studie war – in Angriff genommen, ohne im mindesten daran zu glauben, daß psychologische Interventionen für eine Lebensverlängerung bei Krebserkrankungen sorgen können. Mehr noch, gegenüber den Patientinnen in der Gruppe hatte er niemals den Gedanken geäußert, die Teilnahme an der Intervention könnte ihr Leben verlängern. So lieferte Spiegels Untersuchung die ersten zuverlässigen wissenschaftlichen Daten, die Cunninghams Auffassung untermauerten, die untersuchungsübergreifende Übereinstimmung nicht-kontrollierter Studien, die für eine Lebensverlängerung sprechen, könnte »wahr und wichtig« sein.

Als die Spiegel-Studie erschien, meinte eine namhafte Psychoonkologin zu mir, möglicherweise sei in erster Linie der Aspekt »soziale Unterstützung« der Intervention für das Ergebnis verantwortlich. Damit bezog sie sich auf die oben erwähnten Untersuchungen, deren Ergebnisse darauf schließen lassen, daß Menschen mit stärkeren sozialen Unterstützungssystemen bei Krebs länger leben. Vor allem dachte sie an die Studie von J. R. Marshall und D. P. Funch (1983), die zeigte, daß jüngere Frauen mit Brustkrebs bei größerer sozialer Unterstützung länger lebten.[40] Aus anderen Studien geht hervor, daß unverheiratete Menschen mit Krebs kürzere Überlebenszeiten aufweisen als verheiratete Patienten.[41] Ferner gibt es eine Anzahl wichtiger Untersuchungen, vor allem die Erhebungen von L. F. Berkman und S. L. Syme, aus denen hervorgeht, daß Menschen mit größerer sozialer Unterstützung bei einer Fülle von

Krankheiten eine geringere Sterblichkeit aufweisen als Menschen mit schwächerer sozialer Unterstützung.[42]

Die Auffassung meiner Kollegin – daß die soziale Unterstützung der entscheidende Faktor zur Erklärung der Ergebnisse der Spiegel-Studie sein könnte – ist wohlbegründet und vermutlich richtig. Sie unterstreicht aber auch, wie schwierig die Unterscheidung ist, die die Psychoonkologie zwischen »sozialer Unterstützung« und »psychologischen Interventionen« vornimmt. Wie ich oben erwähnt habe und noch einmal betonen möchte, mußten Psychoonkologen, um in ihren Institutionen zu überleben, alle Behauptungen, aus denen sich der Schluß ziehen ließ, ihr Tun könnte das Leben von Krebspatienten verlängern, auf ein Mindestmaß zurückschrauben. Gleichzeitig mußten sie die Tatsache anerkennen, daß intensive soziale Unterstützung häufig zu einer längeren Überlebenszeit von Patienten beiträgt. Die Psychoonkologen hängten sich sogar ziemlich weit aus dem Fenster, als sie Selbsthilfegruppen von Krebspatienten begrüßten – mit der Begründung, diese Gruppen würden die Lebensqualität verbessern –, was viele für die Grundversorgung zuständige Ärzte, mit denen sie zusammenarbeiteten, mit großer Skepsis aufnahmen. Doch sie gingen dem Zusammenhang zwischen der Förderung sozialer Unterstützung durch psychologische Intervention und Lebensverlängerung nicht entschieden genug nach – einem Zusammenhang, an dem die Forschung nach der Spiegel-Studie nicht mehr vorbeikam.

Dank der Spiegel-Studie – aber auch infolge von Trends in der Psychoonkologie und PNI, die sich schon vor Veröffentlichung dieser Studie abzeichneten – können führende Forscher heute ohne Risiko für ihre berufliche Laufbahn Untersuchungen durchführen, die sich mit den Auswirkungen psychologischer Interventionen auf das Überleben von Krebspatienten beschäftigen. Während ich dies schreibe, führen Spiegel und andere Wissenschaftler weitere kontrollierte, randomisierte und prospektive Erhebungen durch, in denen sie die Wirkung psychologischer Intervention auf die Lebensverlängerung prüfen.

Aus Sicht des Krebspatienten liegt das Hauptproblem der neuen Gruppe von Untersuchungen darin, daß ihre Form psychologischer Intervention an Intensität häufig weit hinter den Interventionen zurückbleibt, die einige motivierte Krebspatienten aus eigener Initiative durchführen. Außerdem vernachlässigen diese Untersuchungen die Frage, ob sich synergetische Effekte beobachten lassen, wenn Krebspatienten intensive psychologische Interventionen mit alimentären, physikalischen und anderen Verfahren effektiver Gesundheitsförderung verbinden. Wie oben erwähnt, stellte Spiegel ein »Dosis-Wirkungs-Verhältnis« in seiner Interventionsgruppe fest. Es besteht die beunruhigende, schwer ins Gewicht fallende Möglichkeit, daß die »therapeutische Dosis« psychologischer und anderer gesundheitsfördernder Interventionen in den prospektiven, kontrollierten klinischen Versuchen, die gegenwärtig durchgeführt werden, nicht für eine optimale Wirkung ausreicht; das gilt auch für die neue Generation von Studien. Mit anderen Worten: Außergewöhnlich motivierte Patienten, die integrierte Programme zur intensiven Gesundheitsförderung mit einer starken psychologischen Komponente absolvieren, erreichen möglicherweise Resultate, die deutlich über den von Spiegel und anderen berichteten Ergebnissen liegen. Mir ist gegenwärtig keine Untersuchung bekannt, in der man diese außerordentlich wichtige Hypothese überprüfen würde. Auf der anderen Seite zeigt die Spiegel-Studie, daß eine Maßnahme, die fast jedem Patienten möglich ist – nämlich einmal wöchentlich eine Therapiegruppe zu besuchen –, mit außerordentlich positiven Ergebnissen verknüpft ist.

Bernard H. Fox, Psychiatrieprofessor an der Medizinischen Fakultät der Boston University und einer der namhaftesten, umsichtigsten Forscher auf dem Gebiet der Psychoonkologie, macht eine vernünftige Einschränkung, wenn er die Auffassung vertritt, daß der Beitrag psychologischer Faktoren zum Überleben bei Krebskranken, wenn es ihn denn gibt, wahrscheinlich sehr klein ist, eine Auffassung, die Holland für maßgeblich hält. [43]

Weitere Anhaltspunkte für die Lebensverlängerungs-Hypothese: Fawzy I. Fawzys Forschungsarbeit über bösartige Melanome

Als das vorliegende Buch in Druck ging, veröffentlichte Fawzy I. Fawzy von der Medizinischen Fakultät der University of California in Los Angeles eine zweite sehr wichtige, aber weit weniger beachtete Erhebung, die darauf schließen läßt, daß selbst eine begrenzte psychologische Intervention zu einer Lebensverlängerung führen kann.

Wie Spiegel hatte Fawzy einige Jahre zuvor eine Studie durchgeführt, um die Auswirkung psychologischer Intervention auf die Lebensqualität von Krebspatienten zu bewerten. Er untersuchte, »welche Veränderungen die Verarbeitungsmethoden und Affektstörungen im Laufe der Zeit durchlaufen«, und gelangte in dieser frühen Studie zu dem Schluß, daß eine kurze psychiatrische Intervention Depression, Erschöpfung und die Verstimmung insgesamt verringere und die Lebensenergie von Melanompatienten im frühen Stadium erhöhe.[44]

Sechs Jahre später ermittelte Fawzy, wie sich die strukturierte psychiatrische Intervention auf das Überleben und die Rückfallzeit in seiner Interventions- und Kontrollgruppe ausgewirkt hatte. Er stellte fest, daß zehn der ursprünglich 34 Stadium-I-Patienten in der Kontrollgruppe gestorben und bei drei anderen lokale Rezidive (Rückfälle) aufgetreten waren, während in der Experimentalgruppe nur drei der ursprünglich 34 Patienten verstorben und bei vieren Rezidive zu verzeichnen waren. Auch waren in der Experimentalgruppe – bei den Patienten, die an der psychiatrischen Intervention teilnahmen – größere krankheitsfreie Intervalle zu verzeichnen als in der Kontrollgruppe.

Fawzys Intervention war äußerst begrenzt. Sie bestand aus nur sechs strukturierten Gruppensitzungen über einen Zeitraum von sechs Wochen, wobei jede Sitzung anderthalb Stunden dauerte. Die Gruppensitzungen umfaßten (1) Information über Melanome und grundlegende Ernährungsregeln, (2) Techniken zur Streßverarbeitung, (3) Training von Bewältigungsfertigkeiten und (4) psychologische Hilfe durch Gruppenleiter und andere Gruppenmitglieder.

Wie Spiegel legt Fawzy Wert auf die Feststellung, daß seiner Untersuchung ursprünglich nicht die Absicht zugrunde lag, die Auswirkungen auf das Überleben zu überprüfen. Angesichts der kleinen Stichprobe und anderer methodologischer Probleme zieht er dann auch nur den Schluß, daß seine Ergebnisse weitere Forschungsarbeiten an einer ausreichenden Zahl repräsentativ ausgewählter Versuchspersonen rechtfertigen.

Ferner stellte er »zu unserer Überraschung« fest, daß ein hohes Maß an Besorgnis zu Beginn der Untersuchung kein negatives Zeichen, sondern »ein sehr wichtiges Maß für Bewußtseinsgrad und Verhaltensmotivation« war und mit längeren Überlebenszeiten einherging. Außerdem zeigte die Untersuchung, daß »positives Bewältigungsverhalten gelernt oder gefördert werden kann und sich unter Umständen, wenn es angewendet wird, positiv auf den Krankheitsverlauf auswirkt«.[45]

Der Leser sollte sich diese wichtigen Daten vor Augen führen, wenn er an anderer Stelle dieses Kapitels von Lydia Temoshoks Arbeit mit Melanompatienten liest, denn die Ergebnisse ihrer Studien decken sich weitgehend mit Fawzys Befunden.

Bei allen Einschränkungen, die verantwortungsvolle Wissenschaftler geltend machen, bleiben Fawzys Ergebnisse doch ein zweiter, sehr gewichtiger Hinweis darauf, daß sich schon sehr bescheidene psychologische Interventionen positiv auf die Lebensdauer auswirken können. Doch was ist, wenn Patienten alle Kräfte für ihren Überlebenskampf mobilisieren, sich intensiver und ständiger psychologischer Arbeit unterziehen und dies noch mit anderen auf ihre Lebensweise gerichteten Interventionen verbinden? Diese Frage wird bislang von den meisten psychologischen und behavioristischen Forschern vernachlässigt. Allerdings führt sie uns zu der wegweisenden Arbeit von Larry LeShan, einem der bedeutendsten psychologischen Außenseiter dieses Gebietes.

Psychotherapie und der Kampf ums Leben: Die Arbeit von Lawrence LeShan

Die kühnsten Behauptungen über die Möglichkeit einer Lebensverlängerung bei metastatischem Krebs hat wohl Lawrence LeShan aufgestellt, einer der Pioniere der psychotherapeutischen Behandlung Krebskranker. Die Erfolgsrate, von der er berichtet, übertrifft die fast aller anderen psychologischen Forscher. LeShan:

> Seit ich vor nunmehr zwanzig Jahren gelernt habe, dieses Verfahren anzuwenden, ist bei ungefähr der Hälfte meiner »hoffnungslosen« und »unheilbaren« Patienten die Krankheit dauerhaft zum Stillstand gekommen, und sie leben heute noch. Viele andere Patienten lebten länger, als die üblichen medizinischen Prognosen hoffen ließen. Fast alle waren der Auffassung, daß die neue Art des Umgangs mit ihrer Krankheit ihre Lebensfreude erhöhte, die emotionale Grundstimmung ihres Daseins verbesserte und dazu führte, daß die letzte Phase ihres Lebens viel schöner und interessanter wurde, als sie es vor Beginn des therapeutischen Prozesses gewesen war.[46]

Leider hat LeShan niemals Daten veröffentlicht, die diese Behauptungen belegen, und andere Wissenschaftler dieses Gebietes, darunter viele, die seine psychotherapeutische Überzeugung teilen und seine Leistung bewundern, konnten seine Ergebnisse in ihrer eigenen

Arbeit mit Patienten nicht wiederholen. Doch auch wenn nur wenige Psychotherapeuten behaupten, so viele oder so spektakuläre Fälle von Lebensverlängerung vorweisen zu können, wie sie LeShan beschreibt, sind doch viele mit ihm der Meinung, daß man mit Hilfe von psychotherapeutischen Techniken, wie er sie anwendet, das Leben von Patienten verlängern kann. Da LeShan die psychotherapeutische Arbeit mit Krebskranken sehr stark beeinflußt hat, lohnt es sich, seine Methode, die er unlängst in dem Buch *Cancer as a Turning Point* zusammengefaßt hat, etwas genauer zu betrachten.

Mit der Beziehung zwischen Persönlichkeit und Krebs begann LeShan sich 1947 zu beschäftigen. »[Ich] stellte dabei zunächst fest, daß bis zur Jahrhundertwende ein Zusammenhang zwischen Krebs und Psyche unter Medizinern allgemein anerkannt gewesen war.«[47] Er zitiert Gendron, der 1759 darauf hinwies, wie wichtig »Lebenskatastrophen, die große Sorgen und Kummer mit sich bringen«, für Krebs sind.[48] Mit Walter Hoyle Walshe beruft er sich auf einen weiteren großen Krebsexperten; der 1846 berichtete:

Es ist viel darüber geschrieben worden, welchen Einfluß seelischer Schmerz, plötzliche Schicksalsschläge und ständiges Niedergedrücktsein auf die Anfälligkeit für Krebserkrankungen haben. Wenn man denen glaubt, die sich systematisch damit befassen, liegen hier die Hauptursachen der Krankheit ... Mir selbst sind Fälle begegnet, bei denen der Zusammenhang sich so klar zeigte, daß sein Infragestellen meiner Meinung nach einen Kampf gegen die Vernunft bedeutet hätte.[49]

1885 faßte Willard Parker in den Vereinigten Staaten seine Erfahrung aus fünfzig Jahren Krebschirurgie wie folgt zusammen. »Es ist eine Tatsache, daß zwischen Kummer und der Krankheit ein Zusammenhang besteht. Wenn es die Regel wäre, daß Krebspatienten vor Auftreten der bösartigen Entwicklung fröhlich und guter Dinge waren, müßte die psychologische Theorie, ganz gleich wie logisch sie wäre, fehlschlagen: Doch das Gegenteil ist der Fall. Die Fakten untermauern die Aussagen der Vernunft.«[50]

Nach der Jahrhundertwende, so schreibt LeShan, wird die Auffassung, daß die Krebserkrankung ihre Wurzeln in der Psyche habe, nicht mehr in der Literatur vertreten, da die psychosomatische Medizin aus der Mode kam. Diese Situation veränderte sich erst, als sich LeShan und einige wenige andere in den fünfziger Jahren wieder auf sie beriefen: »Mittlerweile hat sich die Situation völlig geändert. Seit

1955 haben buchstäblich Dutzende von Untersuchungen überzeugend bewiesen, daß die emotionale Lebensgeschichte wichtig ist, um herauszufinden, welche Abwehrkräfte der einzelne gegen eine Krebserkrankung hat und wie sich die Krankheit entwickeln wird, wenn sie aufgetreten ist. Die emotionale Lebensgeschichte ist nicht der einzige bedeutende Faktor und spielt auch längst nicht bei jedem Betroffenen eine Rolle, doch sollte sie bei einem jeden Krebskranken berücksichtigt werden.«

Als LeShan 1952 seine klinische Forschung begann und sich der Frage zuwandte, ob sich die Lebenserwartung bei Krebs durch Psychotherapie verändern läßt, stellte er bei fünfzehn New Yorker Krankenhäusern den Antrag, seine Erhebungen durchführen zu dürfen. Alle fünfzehn lehnten sein Ansinnen ab – was zeigt, welchen Ruf diese Forschung damals in der Schulmedizin genoß. Schließlich fand er doch noch »eine ausgezeichnete Arbeitsbeziehung« am Trafalgar Hospital, der unkonventionellen New Yorker Klinik, die damals von Emanuel Revici geleitet wurde, einem namhaften Wissenschaftler, der unkonventionelle Wege bei der Behandlung und Erforschung des Krebses ging (vgl. Kapitel 23). Zwölf Jahre lang arbeitete LeShan mit Patienten in Revicis Krankenhaus.

Während meiner Arbeit erwiesen sich die *Lebensumstände*, unter denen eine Krebskrankheit sich entwickelt, als wichtiger und herausragender Faktor. Bei einer Mehrheit der Patienten (ganz sicher nicht bei allen) war den ersten Anzeichen der Erkrankung der Verlust der Hoffnung vorausgegangen, es könnte ihnen jemals gelingen, ein Leben zu führen, das sie wirklich befriedigt ..., und mit Hoffnung in die Zukunft zu schauen.

Oft war die Hoffnungslosigkeit dadurch hervorgerufen worden, daß die Betroffenen ihren Hauptbezug und die für sie wichtigste Form, mit anderen in Beziehung zu treten, verloren hatten und sie nicht imstande waren, dies durch etwas ebenso Bedeutungsvolles zu ersetzen.[51]

Jahrelang bemühte LeShan sich, diesen Kranken mit psychologischen Methoden zu helfen. Jahrelang, so berichtet er, starben ihm seine Krebspatienten fort. Damals sei sein Ansatz »stark freudianisch und psychoanalytisch geprägt« gewesen. Schließlich gelangte er zu dem Schluß, daß die psychologischen Methoden, die ihm in seiner Ausbildung vermittelt worden waren, für die Behandlung von Krebskranken nicht geeignet waren.

Nach LeShans Überzeugung stellen die konventionellen Psychotherapien drei Fragen: (1) Was fehlt diesem Menschen? (2) Wie ist er so geworden? und (3) Was läßt sich dagegen tun? Dazu LeShan: »Eine auf diesen Fragen aufbauende Therapie kann für eine große Anzahl emotionaler oder kognitiver Probleme sehr gute und effektive Ergebnisse bringen. Das gilt jedoch nicht für Krebspatienten. *Eine solche Therapie trägt ganz einfach nichts zur Stärkung der Selbstheilungskräfte eines Menschen bei, die seine medizinische Behandlung unterstützen sollen.* Inzwischen verfügen wir in vielen Ländern über ausreichende Erfahrungen, die diese Erkenntnis bestätigen.«[52]

Der therapeutische Ansatz, den er in seiner Arbeit mit Krebspatienten entwickelt hat, beruht auf gänzlich anderen Fragen:

Was ist bei diesem Patienten richtig und in Ordnung? Welche Formen des Seins, der Beschäftigung und der Beziehungen zu seiner Umwelt entsprechen seiner wirklichen Persönlichkeit am besten? Wie klingt die Melodie seines Lebens, welches Lied muß er anstimmen, um zufrieden zu Bett zu gehen und sich auf den nächsten Tag zu freuen? ...

Wie können wir miteinander arbeiten, um diese Formen zu finden? Was ist es, das diesen Menschen bisher in seiner Aufnahmefähigkeit oder an einem erfüllten Leben gehindert hat? Wie soll unsere Zusammenarbeit aussehen, damit der Patient sich immer weiter in seine eigene Richtung bewegt, bis sein Leben so ausgefüllt ist, daß er schließlich für eine Psychotherapie gar keine Zeit oder Energie mehr aufbringt?

Wie LeShan beobachtete, schien dieser Ansatz zusammen mit der medizinischen Therapie vielen Patienten zu helfen, ihr Leben zu verlängern. Mehr noch, seine Patienten lehrten ihn, daß sich der Kampf ums Überleben auf einen umfassenden Ansatz gründen mußte und daß mehr dazu gehörte als nur die Psychotherapie. Einige Patienten hätten gelernt, so berichtet er, »auf allen drei Ebenen des menschlichen Lebens mit ihrer Krebserkrankung umzugehen: auf der physischen, der seelischen und der geistigen [spirituellen] Ebene. Ich erkannte, daß jene Patienten, die weiter gingen als ich – die bewußt auf allen drei Ebenen an sich arbeiteten –, erfolgreicher waren als die anderen. Mit der Zeit lernte ich, den holistischen Ansatz auf den Umgang mit der Krankheit anzuwenden.«[53]

Wenn LeShan die Bedeutung des Individuationsprozesses in den

Vordergrund rückt, so liegt ein Grund dafür sicherlich darin, daß die Individuation das wichtigste Ziel der meisten humanistischen und transpersonalen Psychologiesysteme war, die sich aus den Lehren von Jung, Maslow, Assagioli und anderen entwickelt haben. Bei Jung heißt es: »In der Tat habe ich Fälle erlebt, wo das Karzinom zum Ausbruch kam, ... wenn jemand an einem entscheidenden Punkt seiner Individuation ins Stocken kommt oder ein Hindernis nicht zu überwinden vermag. Leider kann das niemand anders für ihn tun, und es läßt sich auch nicht mit Gewalt erzwingen. Da muß ein innerer Entwicklungsprozeß einsetzen, und wenn diese Tätigkeit nicht spontan und natürlich erfolgt, kann das Ergebnis nur fatal sein.«[54]

Der Simonton-Ansatz: Visualisierung und Krebs

Die Visualisierung ist eine der wichtigsten Waffen im Kampf gegen den Krebs. Obwohl noch offen ist, ob sie physische Genesung bewirken kann, findet sie breite Anwendung bei Krebspatienten und ihren Therapeuten.

Was ist Visualisierung? Rachel Naomi Remen bezeichnet sie häufig als Sprache des Unbewußten. Visualisierung ist die Ausdrucksform, in der alle jene Teile unserer Psyche, die zu einem gegebenen Zeitpunkt nicht in unserem Bewußtsein anwesend sind, zu unserem bewußten Selbst sprechen können. Wenn man in Frankreich ist, sagt Remen, muß man Französisch lernen, um sich verständigen zu können. Unternimmt man eine innere Reise zur Heilung, ist es ratsam, sich mit der inneren Sprache der Visualisierung vertraut zu machen. Visualisierung ist die Sprache der Träume, der Dichtkunst, der Malerei, der Religion und der Mythen.

O. Carl Simonton und Stephanie Matthews Simonton haben Neuland beschritten, als sie versuchten, die Entwicklung des Krebses mit Hilfe der Visualisierung physisch umzukehren. Der Bestseller, den sie in Zusammenarbeit mit James Creighton geschrieben haben – *Wieder gesund werden* – war, als er 1978 in englischer Sprache erschien, ein wichtiger, wenn auch umstrittener Beitrag auf diesem Gebiet. Auch heute noch gehört er zu den nützlichsten und umfassendsten psychologischen Selbsthilfebüchern für Krebspatienten. Die Simontons empfehlen, daß der Patient sich zunächst in einen tief entspannten Zustand versetzt. Weiter heißt es:

Dann stelle dir den Krebs entweder in seiner wirklichen oder in seiner symbolischen Gestalt vor. Denke daran, daß die Tumoren aus schwachen, ungeordneten Zellen bestehen. Erinnere dich daran, daß unser Körper im Laufe unseres Lebens krebsige Zellen zu Tausenden zerstört. Während du dir den Krebs bildlich vorstellst, mache dir klar, daß dein körpereigenes Abwehrsystem seine natürliche, gesunde Funktionsfähigkeit zurückerhalten muß, wenn du genesen willst.

Wirst du zur Zeit gegen Krebs behandelt, so stelle dir vor, wie sich die Behandlung in deinem Körper auswirkt. Wirst du mit Strahlen behandelt, stelle dir einen Strahl aus Millionen von Energiekügelchen vor, der jede Zelle auf seinem Weg beschädigt. Normale Zellen können den Schaden reparieren, Krebszellen dagegen nicht, da sie schwach sind. (Dies ist eines der fundamentalen Fakten, auf denen die Strahlentherapie basiert.) Wirst du mit Chemotherapie behandelt, dann stelle dir vor, wie das Medikament in deinen Körper und deine Blutbahn eindringt. Stelle dir vor, daß das Medikament wie ein Gift wirkt. Die normalen Zellen sind intelligent und stark und nehmen das Gift nicht so bereitwillig auf. Die Krebszelle dagegen ist schwach, und so ist es leicht, sie abzutöten. Sie absorbiert das Gift, stirbt ab und wird aus dem Körper hinausgeschwemmt.

Stelle dir bildlich vor, wie sich deine weißen Blutkörperchen in jene Körperzone begeben, wo sich Krebs gebildet hat, wie sie die anomalen Zellen entdecken und zerstören – ein riesiges Heer von weißen Blutkörperchen. Sie sind sehr stark und angriffslustig, lebhaft und gewandt. Die Krebszellen können nichts gegen sie ausrichten. Die weißen Blutkörperchen gewinnen die Schlacht.

Stelle dir bildlich vor, wie der Krebs schrumpft. Sieh es vor dir, wie die abgestorbenen Zellen von den weißen Blutkörperchen fortgetragen und durch Leber und Nieren mit dem Urin und dem Stuhl aus dem Körper gespült werden.

Stelle dir den schrumpfenden Krebs so lange vor, bis er völlig verschwunden ist.

Sieh dich jetzt selbst, mit mehr Energie und stärkerem Willen. Du fühlst dich im Kreis der Familie geliebt und geborgen, während der Krebs schrumpft und schrumpft und schließlich verschwindet.

Leidest du an irgendwelchen Schmerzen, dann stelle dir vor, wie das Heer der weißen Blutkörperchen an jene Stelle strömt und den Schmerz besänftigt. Welches Problem dir auch zusetzen mag, erteile deinem Körper den Befehl, sich selbst zu heilen. Stelle es dir bildlich vor, wie dein Körper gesund wird. Sieh dich selber von Leiden befreit, voll Energie und gesund. Stelle dir bildlich vor, wie du deine Lebensziele erreichst, daß es deinen Familienangehörigen gut geht, daß sich die Beziehungen zu den Menschen vertiefen. Wenn du zwingende Gründe für deinen Wunsch hast, gesund zu sein, dann werden diese dir helfen, tatsächlich gesund zu werden. Nutze daher diese Minuten, um zu klären, was dir in deinem Leben wirklich wichtig ist.

Klopfe dir im Geist lobend für deine persönliche Mitarbeit bei deiner Heilung auf die Schulter. Stelle dir vor, wie du diese Übung dreimal täglich durchführst und dem Geschehen gegenüber bewußt und wachsam bleibst.[55]

Wie die Simontons betonen, ist es nicht notwendig, die Visualisierung zu *sehen*, wenn man sie spüren, denken oder fühlen kann. Anschließend nennen sie einige Vorteile ihrer Entspannungs- und Visualisierungsverfahren. Danach können diese die Angst verringern, Verhaltensveränderungen bewirken und den »Lebenswillen« stärken, physische Veränderungen herbeiführen, »das Immunsystem stärken und das Wachstum maligner Zellen bremsen«, »der Bewertung und – wenn Sie es als notwendig empfinden – der Veränderung derzeitiger Einstellungen dienen«, für die »Kommunikation mit dem Unterbewußtsein« sorgen, zum »Abbau von Spannungen und Streß« beitragen und dazu genutzt werden, »sich mit den Gefühlen der Hoffnungslosigkeit und Hilflosigkeit zu konfrontieren und sie aufzuheben. Immer wieder beobachteten wir, daß Depressionen, insbesondere bei Krebs, ein bedeutender Krankheitsfaktor sind.«[56]

In den Visualisierungstechniken der Simontons und anderer wird das Immunsystem als der Mechanismus beschworen, mit dessen Hilfe der Körper den Krebs aktiv bekämpft. Zwar stützen die zitierten Untersuchungen von Levy und Temoshok diese Auffassung, doch gibt es auch Forscher, welche die These vertreten, andere Faktoren des Abwehrsytems könnten von größerer Bedeutung für die Lebensverlängerung sein. So muß offen bleiben, ob das Immunsystem der wichtigste Faktor ist, mit dessen Hilfe psychologische Verfahren das Überleben bei Krebserkrankungen beeinflussen können.

Aufschlußreich ist, wie die Simontons entschieden, was bei der Verwendung der Visualisierung für den Krankheitsverlauf relevant war: »Zunächst benutzten wir die Visualisierung, um unsere Patienten zur Mitwirkung zu motivieren. Wir wollten sie mit einem Hilfsmittel zur Beeinflussung ihres Immunsystems ausstatten. Doch bald merkten wir, daß diese Methode zugleich außerordentlich wichtige Informationen über die Einstellungen des Patienten liefert.« Kurzum, sie stellten fest, daß der *Inhalt* der Visualisierung offenbar genauso wichtig war wie die regelmäßige Durchführung der Vorstellungsübungen. Hatten Patienten negative Vorstellungsinhalte, in denen der Krebs mächtiger erschien als die Behandlung oder die Abwehrkräfte, so hatte das häufig nachteilige Folgen. In Zusammenarbeit mit der Forschungspsychologin Jeanne Achterberg entwickelten sie eine Liste von Kriterien, mit deren Hilfe sich die eigenen Vorstellungsinhalte bewerten lassen.

Krebszellen als Ameisen darzustellen ist zum Beispiel nach unserer Erfahrung eine durchweg negative Visualisierung. Ist es Ihnen schon jemals gelungen, beim Picknick die Ameisen loszuwerden? Auch der Taschenkrebs und andere mit Panzer und Scheren bewehrte Krustentiere – traditionelle Bilder für Tumorerkrankungen – sind negative Symbole. Sie sind sehr hartnäckig und zäh und klammern sich fest . . .

Die Interpretation von Vorstellungsbildern ähnelt der Deutung von Träumen: Vorstellungen und Träume sprechen eine sehr persönliche Symbolsprache . . . Die emotionale Bedeutung eines bestimmten Symbols kann individuell stark variieren. Ein Symbol, das für den einen Stärke und Macht versinnbildlicht, drückt für den anderen Zorn und Feindseligkeit aus. Deshalb sollten wir eine Deutung der eigenen Symbole durch eine andere Person nicht ohne weiteres akzeptieren.[57]

Doch Achterberg und die Simontons glauben, daß es bestimmte *Wesenszüge* erfolgreicher Visualisierung gibt:

- Die Krebszellen sind schwach und ungeordnet.
- Die Therapie ist stark und mächtig.
- Gesunde Zellen können die geringfügigen Schäden, die ihnen durch die Behandlung zugefügt werden, leicht beheben.
- Die weißen Blutkörperchen bilden ein riesiges Heer, das die Krebszellen überwältigt.
- Weiße Blutkörperchen sind angriffslustig und kampffreudig; sie sind in der Lage, die Krebszellen rasch aufzuspüren und unschädlich zu machen.

- Abgestorbene Krebszellen werden auf normalem und natürlichem Wege aus dem Körper befördert.
- Nach Beendigung der Visualisierung werden Sie gesund und von Krebs befreit sein.
- Sie sehen sich selbst als einen Menschen, der seine Ziele erreicht und den Zweck seines Lebens erfüllt.[58]

Von allen diesen Vorstellungsbildern hielten die Simontons die Visualisierung der weißen Blutkörperchen als »angriffslustig und kampffreudig«, die in der Lage sind, »die Krebszellen rasch aufzuspüren und unschädlich zu machen«, für »das entscheidende Symbol des Visualisierungsverfahrens, da es die Einstellung eines Menschen hinsichtlich seiner natürlichen Abwehrkräfte zum Ausdruck bringt«. Ausschlaggebend bei der Visualisierungstätigkeit waren für sie die Stärke und die Zahl der weißen Blutkörperchen im Vergleich zu den Krebszellen und die Lebhaftigkeit der Vorstellungsbilder.[59]

Die von den Simontons und Achterberg vertretene Auffassung, daß *aggressive* Visualisierungsinhalte besser als sanfte Vorstellungsbilder in der Lage sind, eine physiologische Umkehr von Krebserkrankungen zu bewirken, ist bei Klinikern, die sich solcher Techniken bedienen, nach wie vor umstritten. Während eine Gruppe mit den Simontons meint, aggressive Visualisierung erziele bessere Erfolge, wird von einer anderen Gruppe die Auffassung vertreten, aggressive Vorstellungsbilder blieben der Persönlichkeit und den inneren Kraftquellen mancher Menschen fremd.

In diesem Zusammenhang verweist Rachel Naomi Remen auf das Beispiel eines Patienten, der versuchte, seinem Krebsleiden mit aggressiver Visualisierung zu Leibe zu rücken, sich aber seine weißen Blutkörperchen nicht längere Zeit als Haie vorzustellen vermochte, die seine Krebszellen aufspürten und vernichteten. Statt dessen stellte sich bei ihm spontan das Bild eines Katzenfisches ein, der wachsam war, unaufhörlich durchs Wasser glitt und sein Blut von Krebszellen befreite. Dieses Vorstellungsbild gefiel ihm, weil er große Zuneigung zu dem Katzenfisch empfand, der sein Blut beschützte – und er hatte das Empfinden, daß auch der Katzenfisch ihn mochte und um sein Wohl besorgt war. Meines Wissens liegen noch keine Untersuchungsdaten vor, die diese Debatte in irgendeiner Weise entscheiden könnten.[60]

Martin Rossman: Selbstheilung durch Visualisierung

Ein sehr gut lesbares Buch über Visualisierung hat Martin Rossman geschrieben: *Healing Yourself: A Step-by-Step Program for Better Health Through Imagery.* Außerdem leitet er eines der angesehensten Visualisierungs-Trainingsprogramme für Ärzte und Therapeuten in den Vereinigten Staaten. Zwar geht es Rossman nicht in erster Linie um Krebs, er findet aber die einhellige Bewunderung seiner Kollegen, weil er die methodischen Schritte zur Visualisierungsverwendung so klar und umfassend formuliert hat wie kaum ein anderer.

> Visualisierung ist ein Strom von Gedanken, die Sie sehen, hören, fühlen, riechen oder schmecken können. Ein Vorstellungsbild ist eine innere Darstellung Ihrer Erfahrung oder Phantasie – eine Möglichkeit für Ihr Denken, Information zu codieren, zu speichern und auszudrücken. Visualisierung ist die Währung von Träumen und Tagträumen, Erinnerungen und Reminiszenzen, Plänen, Projekten und Möglichkeiten. Sie ist die Sprache der Kunst, der Emotionen und, vor allem, des tiefinneren Selbst.
>
> Mit der Visualisierung öffnen Sie ein Fenster zu Ihrer inneren Welt, veranschaulichen Sie Ihre Ideen, Empfindungen und Deutungen. Doch sie ist mehr als nur ein Fenster – sie bietet Ihnen die Möglichkeit, sich zu verwandeln und von Verformungen in diesem Bereich zu befreien, die Ihr Leben und Ihre Gesundheit unter Umständen unbewußt beeinträchtigen.[61]

Rossmans Visualisierungsanleitung, die Ihnen helfen soll, Ihre eigenen Heilungsbilder zu finden, beginnt mit einer »Standardinduktion«, die Sie in einen Zustand vollkommener Entspannung versetzt. Dann heißt es:

> Wenn Sie soweit sind, konzentrieren Sie Ihre Aufmerksamkeit auf die Symptome oder Probleme, die Sie bekümmern ... richten Sie Ihre Aufmerksamkeit einfach darauf, bleiben Sie aber vollkommen entspannt ... lassen Sie zu, daß sich ein Vorstellungsbild für dieses Symptom oder Problem bildet ... akzeptieren Sie das Bild, das sich einstellt, ob Sie es verstehen oder nicht ... ob es fremd oder vertraut ist ... ob Sie es mögen oder nicht ... nehmen Sie das Vorstellungsbild einfach zur Kenntnis, und akzeptieren Sie es bis auf weiteres ... warten Sie, bis es klarer

und lebendiger wird, und nehmen Sie sich die Zeit, es eingehend zu beobachten . . .

In Ihrer Vorstellung können Sie dieses Bild aus jedem Blickwinkel betrachten, so nah und so fern, wie Sie möchten . . . nehmen Sie es gründlich aus verschiedenen Perspektiven in Augenschein . . . Versuchen Sie nicht, es zu verändern . . . achten Sie nur darauf, was Ihre Aufmerksamkeit weckt . . .

Worum scheint es in diesem Vorstellungsbild zu gehen? . . . Welche seiner Merkmale stehen für das Problem?

Wenn Ihnen das klar ist, lassen Sie ein weiteres Vorstellungsbild erscheinen, das für die Heilung oder Lösung dieses Symptoms oder Problems steht . . . lassen Sie abermals einfach zu, daß es sich spontan bildet . . . lassen Sie zu, daß es deutlicher und lebendiger wird . . . betrachten Sie auch dieses Bild eingehend aus verschiedenen Perspektiven . . . was an diesem Vorstellungsbild steht für die Heilung? . . .

Rufen Sie wieder das erste Bild auf, und betrachten Sie beide Vorstellungsbilder zusammen . . . in welcher Beziehung scheinen sie zueinander zu stehen, während Sie sie mustern? Welches ist größer? . . . Welches mächtiger? . . . Falls das Bild des Problems mächtiger erscheint, prüfen Sie, ob Sie das ändern können . . . stellen Sie sich vor, das Bild der Heilung würde stärker, mächtiger, lebendiger . . . stellen Sie sich vor, es wäre größer und mächtiger als das andere . . .

Stellen Sie sich vor, das Bild des Problems oder Symptoms verwandle sich in das Bild der Heilung . . . beobachten Sie die Verwandlung . . . wie scheint sie sich zu vollziehen? . . . Geschieht es plötzlich wie im Fernsehen, wenn Sie einen anderen Sender wählen, oder ist es ein allmählicher Prozeß? . . . Wenn es ein Prozeß ist, achten Sie darauf, wie er vonstatten geht . . . achten Sie darauf, ob das, was geschieht, zu irgend etwas in Ihrem Leben in Beziehung zu stehen scheint . . .

Beenden Sie Ihre Visualisierungssitzung, indem Sie sich klar und ausschließlich auf das Heilungsbild konzentrieren . . . stellen Sie sich vor, es richte sich in Ihrem Körper genau an der richtigen Stelle ein . . . achten Sie darauf, ob Sie fühlen oder sich vorstellen können, daß sich irgendwelche Empfindungen verändern, während Sie sich ausmalen, daß diese Heilung stattfindet . . . lassen Sie die Empfindungen Empfindungen der Heilung sein . . . Machen Sie sich klar, daß es jetzt geschieht und daß diese Heilung in Ihnen fortdauert, ob Sie nun wach sind oder

schlafen ... sich in Ihre Vorstellungsbilder versenken ... oder
Ihren alltäglichen Beschäftigungen nachgehen ...[62]

Die Sitzung endet mit Anleitungen, die Sie allmählich in die Außenwelt zurückführen.

Noch zwei weitere Visualisierungsstrategien beschreibt Rossman:
»Begegnen Sie Ihrem inneren Ratgeber« und »Hören Sie auf Ihre
Symptome«. Für Rossman ist der innere Ratgeber ein symbolisches
Bild für das Wissen tief in unserem Inneren, das »unter Umständen
Rat weiß auf so verschiedenen Gebieten wie Ernährung, Haltung,
sportliche Betätigung, Umwelt, Einstellungen, Gefühle und Glau-
ben. Ihr Ratgeber kann als Dolmetscher gegenüber jenem Teil Ihres
Denkens dienen, das mit Vorstellungsbildern und Symbolen arbei-
tet, als Botschafter zwischen dem stummen und dem verbalen Gehirn, dem unbewußten und bewußten Teil der Psyche.«[63]

Das andere Visualisierungsverfahren, das Rossman empfiehlt –
»Hören Sie auf Ihre Symptome« –, ist speziell für die Menschen bestimmt, die nicht mit dem Vorstellungsbild des »inneren Ratgebers«
zurechtkommen. Unter Berufung auf die Arbeit von Edelstein und
LeCron geht Rossman von der Annahme aus, daß meist sieben unbewußte Gründe für die Entwicklung von Symptomen verantwortlich
sind. Diese können sein: (1) ein symbolischer Ausdruck unterdrück-
ter Gefühle; (2) die unbewußte Übernahme einer Idee oder Vorstellung, die man sich zu einem früheren Zeitpunkt im Leben von sich
selbst gemacht hat; (3) das Ergebnis früherer traumatischer Erlebnisse; (4) eine Möglichkeit, ein derzeitiges Lebensproblem zu lösen;
(5) das Ergebnis einer unbewußten Identifikation mit einer Person,
die eine wichtige Rolle im eigenen Leben spielt; (6) die Manifestation
eines inneren Konflikts oder (7) das Ergebnis eines unbewußten
Wunsches nach Strafe. Anhand einer Anleitung, die ursprünglich
von Rachel Naomi Remen entwickelt wurde, versetzt Rossman den
Patienten in einen Zustand der Entspannung, veranlaßt ihn, sich auf
das Symptom zu konzentrieren, fordert ihn auf, ein Vorstellungsbild
erscheinen zu lassen, welches das Symptom darstellt, bittet um eingehende Betrachtung des Bildes und fährt dann fort:

> Wenn Sie sich Ihrer Gefühle sicher sind, dann sagen Sie dem
> Vorstellungsbild, was Sie ihm gegenüber empfinden – sprechen
> Sie offen und ehrlich mit ihm ... Verleihen Sie dem Bild dann in
> Ihrer Vorstellung eine Stimme ... und lassen Sie es antworten
> ... hören Sie genau auf das, was es sagt ...

Fragen Sie das Vorstellungsbild, was es von Ihnen möchte, und hören Sie auf seine Antwort ... fragen Sie, warum es das möchte – was braucht es wirklich? – ... und geben Sie ihm Gelegenheit zur Antwort ... fragen Sie es auch, was es Ihnen anzubieten hat, falls Sie seine Bedürfnisse befriedigen ... und geben Sie dem Vorstellungsbild abermals Gelegenheit zu antworten ... [64]

Nun veranlaßt Rossman den Patienten, selbst das Vorstellungsbild zu *werden*, darauf zu achten, wie er sich als Bild fühlt, und sich mit den Augen des Bildes zu betrachten. Schließlich kehrt der Patient zu sich selbst zurück und kann noch eine »innere Ratgeberfigur« konsultieren, bevor die Sitzung endet.

Jeanne Achterberg und Frank Lawlis: Visualisierung für Krebskranke

Nach ursprünglicher Zusammenarbeit mit den Simontons hat Jeanne Achterberg – gemeinsam mit Frank Lawlis – das Visualisierungsverfahren im Laufe vieler Jahre weiterentwickelt und verfügt jetzt über ein Instrumentarium von großer Vielfalt. In ihrem kenntnisreichen Buch *Gedanken heilen* beschäftigt sich Achterberg mit den historischen Wurzeln moderner Visualisierungstherapien. Nach ihrer Auffassung steht die Visualisierung in tieferer Beziehung zu den weiblichen Aspekten des Menschen und zur Natur. Das Wissen und das Bewußtsein von der Bildwelt unserer Vorstellung sind, wie sie glaubt, in moderner Zeit systematisch unterdrückt worden, genauso wie die Frau unterdrückt und die Erde ausgebeutet wurde. Achterberg knüpft an zwei Bücher an, die sie mit Lawlis geschrieben hat – *Image of Cancer* und *Bridges of the Bodymind* –, und vertritt die Auffassung, daß die Vorstellungsbilder, die Krebspatienten von ihrem Immunsystem und ihrer Krebserkrankung entwickeln, eine bessere Prognose liefern als alle existierenden medizinischen Tests.

Sie beschreibt eine Technik zur Bewertung von Visualisierungsinhalten, die mit einer Entspannungsanleitung auf Band beginnt, gefolgt von kurzen Informationen über den Krankheitsprozeß, den möglichen Nutzen der Behandlung für den Patienten und das Prinzip des Abwehrmechanismus. Dann wird der Patient in einer gelenkten, aber nicht programmierten Sitzung aufgefordert, sich diese Faktoren in ihrer Wirkungsweise vorzustellen. Zunächst werden die Vorstellungsbilder von dem Patienten gezeichnet und anschließend in einem Interview beschrieben. Beide – Zeichnungen und Beschreibungen – werden anhand von vierzehn Dimensionen bewertet, darunter: »Lebhaftigkeit, Aktivität und Stärke der Krebszelle, Vergleich von Größe und Anzahl der Krebszellen in Relation zu den weißen Blutkörperchen, Intensität und Effektivität der medizinischen Behandlung, Integration des Visualisierungsprozesses, die Regelmäßigkeit, mit der sich die Patienten einen positiven Krankheitsverlauf und -ausgang vorstellen, und eine gewagte klinische Stellungnahme zur Prognose anhand der eben aufgezählten Faktoren.«

Die Testergebnisse zeigten mit hundertprozentiger Genauigkeit, wer im Laufe der zwei Monate bis zur Nachuntersuchung entweder sterben oder bei wem eine Verschlechterung des Krankheitszustandes eintreten würde; und mit dreiundneunzigprozentiger Genauigkeit, wer eine Verbesserung oder Heilung zu erwarten hatte. [Hervorhebung von M. L.] Es sei daran erinnert, daß die Noten nur ein numerischer Wert waren, den man der Visualisierung gegeben hatte. Es waren die Vorstellungsbilder selbst, die eine so exakte Vorhersage erlaubten.

Die Vorstellungsbilder der Patienten kündeten von dramatischen Veränderungen, die innerhalb kürzester Zeit stattfinden würden. Solche Ergebnisse mögen für Menschen, die noch nie Zeuge des unberechenbaren Krankheitsverlaufs bei Krebs waren, verwirrend erscheinen. Tumore können sich so schnell wie Eintagsblüten verändern, wachsen, schrumpfen, eine andere Form annehmen. Patienten mit Krebs im Endstadium können durchaus ein aktives Leben führen, frei von Schmerzen und Symptomen, oder bettlägrig sein. Sie können innerhalb weniger Tage von einem Zustand in den anderen wechseln und wieder zurück.[65]

Achterbergs und Lawlis' Ergebnisse zum Vorhersagevermögen von Vorstellungsbildern beim Krebs sind erstaunlich. Sie sind so provozierend und bedeutsam, daß andere Forschungsgruppen diese Studien wiederholen sollten.

Hypnose und Krebs

Der Einsatz von Hypnotherapie bei Krebs weist große Verwandtschaft zur Verwendung von Visualisierungs- und Entspannungstechniken auf, denn sie alle gehören einem allgemeineren Gebiet
an – der willkürlichen Beeinflussung innerer Bewußtseinszustände.
Das umfaßt Hypnose, Visualisierung, Meditation, drogenbedingte
Bewußtseinsveränderungen, Biofeedback und traditionelle (präallo-
pathische) Heilsysteme. Als in den siebziger Jahren, finanziert von
Elmer und Alyce Green, an der Menninger Foundation jährliche Tagungen zum Thema »Voluntary Control of Inner States« (Willkür-
liche Beeinflussung innerer Zustände) stattfanden, begann man
diese Interessenrichtungen zu koordinieren.[66]
Was ist Hypnose? Sehen wir, wie Brown und Fromm sie in ihrem
Buch *Hypnosis and Behavioral Medicine* beschreiben:

> Die Hypnose ist ein besonderer Bewußtseinszustand, in dem be-
> stimmte normale menschliche Fähigkeiten sich verstärken,
> während andere mehr oder minder in den Hintergrund rücken.
> Ungefähr 90 Prozent der Bevölkerung besitzen die Fähigkeit, in
> einen hypnotischen Zustand zu verfallen – einige mehr als an-
> dere. Die Hypnose läßt sich mit jeder Therapieform kombinie-
> ren ... Dabei ist die Hypnose selbst keine Therapie, obwohl der
> sie begleitende Entspannungszustand sich durchaus positiv aus-
> wirken kann ... Heute wird allgemein anerkannt, daß die Hyp-
> nose ein veränderter Bewußtseinszustand ist. Den Terminus
> »veränderter Bewußtseinszustand« (ASC, nach englisch *altered
> state of consciousness*) hat Ludwig (1966) geprägt; er ist defi-
> niert durch einen veränderten Zustand der subjektiven Erfah-
> rung und veränderte psychologische Funktionen.[67]

Zahlreiche Hypnotherapeuten haben über ihre Erfahrung mit Hypnotherapie bei Krebspatienten geschrieben. Nach Brown und Fromm
verfolgen Hypnotherapeuten (und andere Psychotherapeuten) dabei
drei grundlegende Strategien: *Streßabbau, Verbesserung des Wohlbefindens* und *direkte Immuntherapie.*
Bei den Strategien zum Streßabbau im Rahmen der Hypnotherapie und nichthypnotischer Therapien bemüht man sich, streßerzeugende Situationen im Leben des Patienten ausfindig zu machen. Dann
desensibilisiert man den Patienten für diese Situationen, vermittelt
ihm bessere Kommunikationsfertigkeiten und Bewältigungstechni-

ken oder unterweist ihn in Entspannung, Selbsthypnose und Meditation. Die Strategien zur Verbesserung des Wohlbefindens zielen darauf ab, das körperliche und geistige Wohlgefühl des Patienten zu fördern; die Mittel dazu sind Humor, liebevolles Mitgefühl und das allgemeine Bestreben, die Qualität des Lebens und der Beziehungen zu steigern: »Der hypnotisierte Patient visualisiert sein Ich-Ideal und verschmilzt mit ihm, das heißt, er wird in zunehmendem Maße der Mensch, der er gern wäre – gesund, kompetent und stark. Ferner sieht er sich in seiner Vorstellung zu verschiedenen Zeitpunkten in der Zukunft, wie er tatsächlich das Leben führt, das er sich wünscht.«

Zur direkten Immuntherapie gehört die Anregung des Immunsystems durch Visualisierung:

> Die Simontons lehren nichthypnotische Entspannung in Verbindung mit somatischer Visualisierung ... Spätere klinische Studien lassen darauf schließen, daß die routinemäßige Anwendung solcher Visualisierungstechniken allein nicht genügt. Patricia Norris läßt ihre Patienten eine Vielzahl von Vorstellungsbildern erzeugen und mit ihnen experimentieren. Nach ihrer Erkenntnis besitzen bestimmte spontane Vorstellungsbilder (die nicht immer Teile des Immunsystems zum Gegenstand haben) einen ganz bestimmten »Erfahrungsgehalt« und sind hochspezifische, körperlich empfundene Bilder der eigenen natürlichen Heilkräfte. Ihr Auftreten erhöht die Wahrscheinlichkeit einer positiven Behandlungsreaktion.[68]

Wie umsichtig sich die Hypnose bei Krebs einsetzen läßt, zeigt die Arbeit von Bernauer Newton. In einer dem Krebs gewidmeten Sonderausgabe des *American Journal of Clinical Hypnosis* (1982–1983) schildert Newton seine achtjährige Erfahrung mit der Hypnotherapie an 250 Patienten seines Zentrums. Im Laufe dieser Zeit maßen Newton und seine Kollegen der Lebensqualität zunehmende Bedeutung bei, statt sich wie bisher allein auf den Aspekt der Lebensverlängerung zu konzentrieren:

> Zu diesem Richtungswechsel haben wir uns nicht entschlossen, weil wir in unserer Überzeugung, daß sich ein Patient erfolgreich gegen eine bösartige Erkrankung wehren kann, wankend geworden wären, sondern weil uns bewußt geworden ist, daß er sich nicht zu einem entschlossenen Kampf aufraffen kann, bevor

sich seine Lebensqualität nicht verbessert. Häufig leidet der Patient so sehr unter Symptomen und Nebenwirkungen der medizinischen Behandlung, daß er seinen Lebenswillen ganz oder größtenteils verloren hat und nicht mehr über die Energie verfügt weiterzumachen ...

Verändert hat sich auch die Bedeutung, die wir heute den Visualisierungen zumessen. Wir dringen bei unseren Patienten jetzt nicht mehr auf deutlichere Visualisierungen. Viele unserer Patienten haben sehr gute Fortschritte mit schwachen und flüchtigen Vorstellungsbildern gemacht, während sich der Zustand anderer rapide verschlechtert hat, obwohl sie höchst lebendig visualisierten. Nach unserer Auffassung hilft die Vorstellungsarbeit einigen Patienten, ihre Überzeugungssysteme zu festigen, und sicherlich unterstreichen die Ergebnisse der Biofeedbackforschung den Wert der Visualisierung. Doch andererseits müssen wir mit der Möglichkeit rechnen, daß der Patient, wenn wir ihn in diesem Bereich unter Druck setzen, ... den Eindruck gewinnt, er versage, Schuldgefühle und Depressionen entwickelt und verstärkte Spannungen empfindet ...

Eine weitere Veränderung ist von wirklich fundamentaler Bedeutung für fast alles, was wir heute tun. Als wir mit der Arbeit an diesem Programm begannen, erzeugten wir selbst einen großen Erwartungsdruck, weil wir der Überzeugung waren, der Zeitraum, der uns zur Verfügung stand, um dem Patienten zu einschneidenden psychologischen Veränderungen zu verhelfen, sei viel kürzer, als wir ihn von Patienten gewöhnt waren, die keinen Krebs hatten. Dadurch fühlten wir uns veranlaßt, uns ihnen gegenüber nachdrücklicher und fordernder zu verhalten ... Im Laufe der Zeit stellten wir überrascht fest, welche Fortschritte einige unserer Patienten ohne diese aggressive therapeutische Interaktion erzielten, während wir gleichzeitig betroffen registrierten, in welchem Maße die Spannung bei den Patienten anstieg, denen gegenüber wir uns am »aktivsten« zeigten. 1976 hörten wir dann von Ainslie Meares und seiner Arbeit in Australien. Seine Patienten, viele von ihnen in fortgeschrittenem Stadium, erhielten keine andere medizinische Behandlung. Seine höchst bemerkenswerten Erfolge erzielte er, indem er ihnen half, sich täglich über längere Phasen in einen Zustand vollständiger Ruhe zu versetzen, der nur durch indirekte und nonverbale Techniken induziert wurde. Das schien zu bestätigen, was uns gerade klar wurde, und ermutigte uns, die

verschiedenen Aktivitäten in unserem Behandlungsprogramm
neu zu gewichten. Nach wie vor lassen wir unsere Patienten
Visualisierungsübungen durchführen und unterziehen sie
einer extensiven und intensiven hypnotisch vorbereiteten
Psychotherapie, aber nach unserer Überzeugung *ist der entscheidende und absolut unentbehrliche Teil unserer Arbeit das
Bemühen, dem Patienten regelmäßig und täglich einen Zustand tiefer innerer Ruhe zugänglich zu machen.*[69] [Hervorhe-
bung von M. L.]

Anschließend legt Newton klinische Eindrücke zur Frage der Lebensverlängerung vor, die sich auf eine gründliche Durchsicht der betreffenden Krankengeschichten stützen – ähnlich wie der Bericht der Simontons, nur ausführlicher. Von den 283 Patienten, die in acht Jahren mindestens zu einer Sitzung erschienen, stuft Newton 105 als
»angemessen behandelt« ein; sie absolvierten in einem Zeitraum von
drei Monaten zehn einstündige Sitzungen. 57 Patienten bezeichnet
er als »unzureichend behandelt« – sie erschienen zwischen drei und
neunmal. Außerdem gab es 121 »unbekannte« Patienten, die weniger als dreimal auftauchten. Fast alle angemessen behandelten Patienten empfanden eine Steigerung ihrer Lebensqualität. Im Hinblick auf Diagnose, Krankheitsstadium, Alter oder Krankheitsdauer
gab es keinen signifikanten Unterschied zwischen angemessen und
unzureichend behandelten Patienten. Doch von den 105 angemessen
behandelten Patienten waren zur Zeit der Analyse noch 54 Prozent
am Leben, während von 57 unzureichend behandelten Patienten nur
18 Prozent zum Zeitpunkt der Analyse noch lebten. Und als Newton
dem Beispiel der Simontons folgte und die Lebensdauer seiner Patienten mit der US-amerikanischen Überlebensstatistik bei fortgeschrittenen metastatischen Krebserkrankungen der Brust, der Lunge
und des Darms verglich, konnte er feststellen: »Die durchschnittliche
Lebensdauer amerikanischer Brustkrebspatientinnen [mit fortgeschrittener metastatischer Erkrankung] beträgt 16 Monate, während
Simonton von 35 Monaten berichtete und der Mittelwert unserer
Patientinnen bei 42,5 Monaten lag. Der Vergleich bei metastatischen
Erkrankungen des Darms und der Lunge zeigt ähnliche Verbesserungen der Lebensdauer – das Zwei- und in manchen Fällen Dreifache
der nationalen Durchschnittswerte.«[70]

Fairerweise verweist Newton dann darauf, daß die Daten lediglich
»klinische Eindrücke« vermitteln und daß sich angesichts der kleinen
Stichprobe, des selektiven Charakters, den die Gruppe der Patienten

mit »angemessener« Behandlungsdauer besaß, und anderer Faktoren eine ganze Anzahl von Problemen ergibt.

In der Frage, ob die Klarheit und die Kraft der Vorstellungsbilder wichtige Vorhersagefaktoren für das Überleben sind, vertritt Newton eine andere Auffassung als die Simontons und als Achterberg und Lawlis. Hier hält er es mit Ainslie Meares, dem verstorbenen australischen Psychiater, dessen Meditationstechnik den Patienten in einen sehr einfachen Entspannungszustand versetzt und weder Sprache noch Vorstellungsbilder einbezieht.

In einer Studie, die Meares veröffentlicht hat, berichtet er von einer Patientin mit fortgeschrittenem Krebs, bei der nach intensiver Meditation Besserung eintrat. Doch »es kam zu einem Rückfall, als sie die Meditation durch die lebhafte Visualisierung gesunder Zellen ergänzte, die Krebszellen fraßen. Der durch die Visualisierung hervorgerufene Wachzustand behinderte das Zustandekommen des Regressionszustands, der für den therapeutischen Effekt (die Aktivierung des Immunsystems) erforderlich ist.«[71] Dagegen kam eine jüngere Studie, die an 139 Frauen mit Brustkrebs im Anfangsstadium die Auswirkung von Entspannungsübungen allein auf den Gemütszustand mit der Wirkung von Entspannungsübungen plus Visualisierung verglich, zu dem Ergebnis, daß beide Methoden die Stimmung der Frauen verbesserten, daß aber beim zusätzlichen Einsatz von Visualisierung die Wirkung auf die Gemütslage größer war.[72] Es ist anzumerken, daß Meares *glaubte und erwartete*, Meditation ohne Visualisierung sei für Krebspatienten besser als Entspannung mit Visualisierung, während die Autoren der Brustkrebsstudie entgegengesetzter Auffassung waren und von einer entsprechenden Hypothese ausgingen.

Derartige Meinungsunterschiede sind bei Klinikern und Forschern keine Seltenheit. Eines Tages wird man vielleicht wissen, ob bei Krebs eine aggressive einer nichtaggressiven Visualisierung vorzuziehen ist, ob lebhafte Vorstellungsbilder besser sind als weniger lebhafte oder als ein vorstellungsfreier meditativer Zustand und ob in der Krebsfürsorge LeShans individuenorientierte Psychotherapie anderen Formen der Psychotherapie eindeutig überlegen ist. Doch selbst wenn man eines Tages auf diese Antworten stößt, werden sie fast mit Sicherheit Verallgemeinerungen gemittelter Reaktionen sein. Die meisten Kliniker sind sich darüber einig, daß es eine ungeheure Vielfalt individueller Reaktionen gibt. Wie Brown und Fromm feststellen, ist in der Verhaltensmedizin die Tendenz zu beobachten, von den »genormten Behandlungspaketen« zu individuelleren Formen überzugehen, vor allem auf dem Gebiet der Selbststeuerungs-Strategien (das heißt, Muskelentspannung, Visualisierung, Hypnose, Biofeedback und Meditation). Und bei der Hypnose und Visualisierung reagieren einzelne Patienten unterschiedlich auf verschiedene Arten von Suggestionen und Vorstellungsbildern.[73]

Für die meisten Kliniker, die ihre Patienten zu progressiver Muskelentspannung, Hypnose, Biofeedback, Visualisierung und Meditation anhalten, sind das einfach unterschiedliche Techniken zur Erreichung eines gemeinsamen Bereichs veränderter Bewußtseinszustände, in denen sich bestimmte Formen der Heilung am wirksamsten vollziehen. Lassen wir uns beispielsweise von Newton erklären, warum er die Arbeit, die er mit Krebspatienten durchführt, als Hypnose *präsentiert* (und nicht als Meditation oder Entspannung):

> Wir haben festgestellt, daß die Hypnose in allen Phasen unseres Programms am nützlichsten war. Ferner glauben wir, daß es einen eindeutigen Vorteil hat, sie als Hypnose statt als Tiefenentspannung oder Meditation zu präsentieren. Einige Aspekte haben wir schon erwähnt: die Bedeutung für das Überzeugungssystem des Patienten, der potentielle Placebo-Effekt dessen, was wir tun, das verstärkte Gefühl des Patienten, er könne beeinflussen, was mit ihm geschieht, und der Vorteil, den es für den Patienten hat, tiefgreifend veränderte Bewußtseinszustände zu erreichen. Das Etikett »Hypnose«, die Verwendung von Induktions- anstelle von Meditationstechniken und das Erlebnis hypnotischer Dissoziationsphänomene – dies alles sind nach unserer festen Überzeugung Faktoren, die zusätzliche Wirkung ausüben und den Behandlungsprozeß positiv beeinflussen. Aus diesem Grund verwenden wir spezifische, ziemlich mechanische und einfache Induktionstechniken anstelle von indirekteren und raffinierteren Methoden. Wir möchten, daß sich in dem Patienten sofort die Überzeugung herausbildet, es passiere etwas Konkretes und Wichtiges und er sei in der Lage, diese für ihn so wichtigen Geschehnisse selbst zu bewirken.[74]

Seit den Anfängen menschlicher Geschichte haben Heiler besondere Methoden entwickelt, um ihre Patienten (und häufig auch sich selbst) in veränderte, heilkräftige Bewußtseinszustände zu versetzen. Allerdings ist man sich nicht einig darüber, wie man sich am leichtesten in diese heilkräftigen Bewußtseinszustände versetzt und welche Techniken man am besten verwendet, sobald man sie erreicht hat. Dazu meinen Fromm und Brown – und die meisten Kliniker würden ihnen zustimmen –, entscheidend sei die Frage, welche Methoden sich für den einzelnen Patienten *und* den einzelnen Kliniker am besten bewährten.

Gibt es eine »krebsanfällige Persönlichkeit«?

Viele Patienten fragen, ob es so etwas wie eine »krebsanfällige Persönlichkeit« gebe – ein bestimmtes Persönlichkeitsbild oder bestimmte Persönlichkeitsmerkmale, die mit einem höheren Krebsrisiko verknüpft sind. Eine andere häufig gestellte Frage lautet, ob psychologische Gründe dafür verantwortlich sein könnten, daß der Krebs an einer bestimmten *Stelle* im Körper auftritt.

Sehr eingehend hat sich mit diesen Fragen Claus Bahne Bahnson beschäftigt, Psychiatrieprofessor am Jefferson Medical College in Philadelphia: »Seit mehr als zweitausend Jahren findet die Beziehung zwischen Streß und Krebs bei Wissenschaftlern großes Interesse. Aufgrund eines Persönlichkeitsbildes, das von Trauer, Depression und unbefriedigten emotionalen Bedürfnissen bestimmt ist, scheinen manche Menschen unter einem erhöhten Krebsrisiko zu leiden.«[75]

Nach Durchsicht der historischen Literatur gelangt Bahnson zu den gleichen Schlußfolgerungen wie LeShan nach seinen historischen Untersuchungen. Galen (ca. 130–200) stellte Brustkrebs häufiger bei »melancholischen Frauen« fest; Gendron (1759) gelangte zu dem Ergebnis, daß Frauen, die zu schwerer Depression und großer Angst neigten, häufiger an Krebs erkrankten. Nach Walshe »sind Not, plötzliche Unglücksfälle [und] chronischer Trübsinn« Ursachen für Krebs. Und Amussat (1854) meinte, »der Einfluß des Kummers scheint ... die häufigste Krebsursache zu sein«.[76] Laut Bahnson gab es in der Literatur zwischen 1870 und 1890 eine Flut von »psychosomatischen« Thesen über den Einfluß von Verlust, Trauer, Kummer und Melancholie auf die Entwicklung von Krebskrankheiten. 1926 berichtete E. Evans von einhundert Krebspatienten, die sie einer intensiven Psychotherapie unterzogen hatte. Danach hatten ihre Patienten vor Krankheitsbeginn eine zentrale emotionale Beziehung verloren oder abgebrochen. Wie Bahnson meint, gehört Evans zu den ersten Forschern, die eine psychodynamische Erklärung des Krebses vorgeschlagen haben.

Weiter berichtet Bahnson, daß Psychologie und Psychoanalyse

zwei große Krebstheorien entwickelt haben. Der einen zufolge sind Verlust und Depression potentielle Vorläufer der Erkrankung. Nach der zweiten »erhöht sich das Krebsrisiko durch ein bestimmtes Persönlichkeitsbild, das geprägt ist von Leugnung und Verdrängung, starker verinnerlichter Kontrolle und rigider Bindung an soziale Normen«. Er zitiert zahlreiche wissenschaftliche Studien, die für die Verlust-Depressions-Hypothese sprechen:

> Greene und Mitarbeiter sowie Schmale und Iker haben an Patienten mit Lymphomen und Leukämien beziehungsweise Gebärmutterkrebs bestimmte Persönlichkeitsfaktoren bewertet. Dabei erwies sich, daß einschneidende Verluste oder Trennungen – begleitet von Depression, Hilflosigkeit und Hoffnungslosigkeit – ein typischer Vorläufer solcher bösartiger Erkrankungen sind. Mit verschiedenen Mitarbeitern hat Greene sorgfältige klinische Studien durchgeführt und in allen Fällen berichtet, daß die Trennung von einem wichtigen Menschen oder der Verlust eines bedeutenden Zieles mit anschließender Depression psychologische Schlüsselfaktoren für die Entstehung bösartiger retikoendothelialer Erkrankungen seien.

Unter anderem zitiert Bahnson eine Untersuchung von Greene und Swisher, aus der hervorgeht, daß bei eineiigen Zwillingen der Zwilling, der Leukämie bekam, derjenige war, der im Gegensatz zum anderen Enttäuschung oder Verlust erlitten hatte. In einer anderen Studie stellten Schmale und Spence fest, daß sie *vorhersagen* konnten, welche Frauen mit Gewebsproben, die auf ein hohes Risiko für Gebärmutterhalskrebs schließen ließen, tatsächlich an Krebs erkrankten. Dabei stützten sie sich entweder auf einen kürzlich erlittenen Verlust in der Lebensgeschichte der Frauen oder auf eine Computeranalyse von Wörtern in ihrer Sprache, die auf Depression und Hoffnungslosigkeit schließen ließen.

Nach der klinischen Arbeit mit mehr als 500 Krebspatienten gelangten LeShan und Mitarbeiter zu einer ähnlichen Schlußfolgerung. Wie LeShan unterstrich, waren diese Patienten gekennzeichnet durch eine schwere, lähmende Erschöpfung und Depression (»Verzweiflung« hat er sie in der Kierkegaardschen Bedeutung des Wortes genannt) und litten vor dem klinischen Ausbruch des Krebses unter einer ausweglosen Lebenssituation. Weiter wies LeShan darauf hin, daß spätere Krebspatienten, wenn überhaupt, nur chronisch instabile affektive Objektbeziehungen hatten und von tiefer Hoffnungslosigkeit erfüllt waren, was die Möglichkeit anging, jemals ein echtes Gefühl oder einen wirklichen Sinn im Leben zu finden.[77]

Wie Bahnson berichtet, unterzogen LeShan und Worthington Krebspatienten und Kontrollpersonen einem Test zur persönlichen Geschichte und stellten fest, daß Krebspatienten: (1) »vor der Diagnose den Verlust einer wichtigen Beziehung erlitten hatten«, (2) »keine Möglichkeit hatten, feindselige Gefühle auszudrücken«, und (3) »Spannungen angesichts des Todes eines Elternteils zeigten, obwohl das Ereignis schon viele Jahre zurücklag«.[78] Aufgrund der eigenen klinischen Erfahrung nannte Bahnson weitere Persönlichkeitsmerkmale, die er häufig bei Krebspatienten beobachtet hatte:

- Kindheitstrauma, Verlust nahestehender Figuren, wenig Schutz und Liebe in der Kindheit, Mangel an elterlicher Zuwendung.
- Eine allumfassende Grundstimmung der Hoffnungslosigkeit, welche die gesamte Erfahrung durchdringt – die Gewißheit, daß alles schiefgehen muß, bei gleichzeitigen Schuldgefühlen infolge von Selbstvorwürfen.
- Ein Wiederholungszwang zu selbstzerstörerischen Antrieben, Einstellungen und Handlungen, der sich häufig bei Geburtstagen oder ähnlichen Anlässen äußert.
- Die Entwicklung eines Doppellebens oder Doppelselbstes, innerhalb dessen sich realistische Ich-Operationen entfalten, das aber getrennt und unabhängig von einem parallelen »Schattenselbst« ist, welches sich isoliert, ungeliebt, verletzt und im Stich gelassen fühlt.[79]

Nach den Erkenntnissen von Bahnson wirkt sich ein Verlust im Erwachsenenalter besonders traumatisch und schwerwiegend im Leben von Krebspatienten aus, wenn sie einen sehr schlimmen Kindheitsverlust, besonders der Eltern, erlitten und vor allem wenn sie eine konfliktbelastete und unbefriedigende Beziehung zur Mutter gehabt haben. Das Muster von Mißtrauen und Feindseligkeit wird aus den Kindheitserfahrungen in die Beziehungen des Erwachsenen übertragen, die aus diesem Grund instabil bleiben. Wenn dann die neuen Beziehungen zerbrechen, »melden sich wieder die ursprüngliche Verzweiflung und Hoffnungslosigkeit des die Liebe der Eltern vermissenden Kindes, und angesichts dieser erneuten Kränkung durch die Umwelt wird der Mensch wieder auf sich selbst zurückgeworfen. Grundsätzlich haben diese Menschen wenig Hoffnung, jemals Zuneigung oder Trost von anderen empfangen zu können.«[80]

Diese Theorie überprüfte Bahnson, indem er den Roe-Siegel-Fragebogen zur Eltern-Kind-Beziehung Herzpatienten, Krebspatienten und altersangeglichenen Kontrollpersonen vorlegte. »Wir haben festgestellt, daß Krebspatienten ihre Eltern tatsächlich gleichgültiger und liebloser in Erinnerung haben als andere Patienten oder normale Kontrollpersonen.« Nach Bahnson hat der isolierte Krebspatient in der Kindheit infolge konfliktbelasteter und gefühlsarmer Elternbeziehungen gelernt, die Äußerung seiner Gefühle zu unterdrücken.[81]

C. B. Thomas unterstreicht Bahnsons Auffassung. In einer prospektiven Untersuchung an 1337 Medizinstudenten, in der Thomas und ihre Mitarbeiter nach Vorhersagefaktoren für eine spätere Erkrankung suchten, stellten sie fest, daß »in verschiedenen Gruppen die enge Beziehung zu den Eltern ein leistungsfähiger Faktor war. Auf der Elternbeziehungs-Skala erzielten die Tumorpatienten neben den psychiatrischen Patienten die niedrigsten Werte. Dagegen rangierten die psychiatrischen Patienten bei der Mutterdominanz am höchsten und die Krebspatienten am niedrigsten. Von allen Gruppen in dieser prospektiven Studie zeigten die Krebspatienten also in bezug auf die Mutter den stärksten emotionalen Entzug.«[82]

In einer prospektiven Untersuchung an 2500 Personen stellte man in Schweden fest, daß Krebspatientinnen schon vor ihrer Erkrankung eine Neigung zur Depression zeigten. In einer anderen prospektiven Untersuchung an 2107 Angestellten der Western Electric zeigte sich eine signifikante Korrelation zwischen den Werten auf der Depressions-Subskala des verwendeten Persönlichkeitsfragebogens (»Minnesota Multiphasic Personality Inventory«) und der späteren Entstehung von Krebs.[83] Bahnsons Schlußfolgerung: »Es kann kaum ein Zweifel daran bestehen, daß zwischen Verlust und Depression auf der einen Seite und dem klinischen Ausbruch oder der Verschlimmerung der Krebserkrankung ein komplexer Zusammenhang besteht.«[84]

Allerdings konnte diese Hypothese von anderen Forschern nicht bestätigt werden. In einer jüngeren Untersuchung wurde keine Beziehung zwischen Depression und Krebshäufigkeit festgestellt, was Bernard Fox zu dem Schluß veranlaßte, daß der Zusammenhang, wenn es ihn denn gebe, nur eine Untergruppe von Patienten betreffe.[85] 1982 schrieben S. Greer und Peter M. Silberfarb, man müsse Patienten mit unterschiedlichen Krebsarten getrennt untersuchen.

Sie gelangten zu dem Schluß, daß die »Krebspersönlichkeit« auch weiterhin kein klares Bild erkennen lasse:

> In der weiteren Forschung wird es darauf ankommen, Patienten mit unterschiedlichen Arten neoplastischer Erkrankungen getrennt zu untersuchen. Systematische, kontrollierte Studien in diesem Bereich ... haben gezeigt, daß sich Männer mit Lungenkrebs systematisch von Kontrollpersonen mit anderen Lungenkrankheiten unterschieden: Die Krebspatienten hatten nur eingeschränkte Möglichkeiten zu Gefühlsäußerungen (Kissen, 1963). In einer Wiederholungsstudie (Kissen u. a., 1969) ließen sich diese Ergebnisse bestätigen. Eine nachfolgende Erhebung unter Männern mit Lungenkrebs ergab, daß psychologische Unterschiede zwischen den Krebspatienten und Kontrollpersonen bei jüngeren Männern am ausgeprägtesten waren (Abse u. a., 1974). Auf dieses interessante und überraschende Ergebnis stieß man auch in einer kontrollierten Untersuchung an Frauen mit Brustkrebs: Danach korrelierte unterdrückte Wut mit der Brustkrebsdiagnose, wobei die Korrelation aber statistische Signifikanz nur bei Frauen unter fünfzig erreichte (Greer und Morris, 1975). Diese Autoren entdeckten keinen signifikanten Zusammenhang zwischen Brustkrebs auf der einen Seite und Extraversion, Depression während der vorangegangenen fünf Jahre oder dem Verlust eines nahestehenden Menschen während der letzten zwanzig Jahre auf der anderen Seite. Auch in einer weiteren kontrollierten Untersuchung (Muslin u. a., 1966) konnte die Hypothese vom Zusammenhang zwischen Brustkrebs und dem vorangegangenen Verlust einer zentralen emotionalen Beziehung nicht bestätigt werden ... Gibt es eine krebsanfällige Persönlichkeit? Die Frage ist noch nicht schlüssig beantwortet (Fox, 1978) und bleibt ein interessantes Feld für weitere Forschung ... Die Forscher täten gut daran, die Warnung zu beherzigen, mit der Fox seinen umfassenden Überblick über das gesamte Feld beschließt: »Es ist wahrhaftig ein äußerst schwieriger Forschungsbereich.«[86]

Lydia Temoshok, die, wie oben erwähnt, wichtige Untersuchungen über bösartige Melanome durchführte, hat die Literatur über »Persönlichkeit, Bewältigungsstil, Gefühl und Krebs« durchgesehen, um festzustellen, ob es ein »integratives Modell« gibt, das erklären kann, wie sich diese Faktoren gegenseitig beeinflussen. Ihr Modell spricht

für sich selbst, bekommt aber zusätzliches Gewicht dadurch, daß J.
Holland Lydia Temoshoks Studie im Schlußabschnitt ihres Kapitels
in ihrem maßgeblichen Lehrbuch zustimmend erwähnt.[87] Temoshok
hat eine große Fülle von Arbeiten über die Rolle psychologischer Erkrankungen für Krebserkrankungen in anfänglichen und fortgeschrittenen Stadien durchgearbeitet.

> Angesichts dieser Heterogenität [der Untersuchungen] fanden
> wir es überraschend, daß es *überhaupt* Übereinstimmungen in
> der Literatur gab. Doch die Daten aus Untersuchungen, die un-
> terschiedlich angelegt waren, verschiedene Krebsarten erfaßten
> und mit unterschiedlichen Maßen arbeiteten, stimmen größten-
> teils in einer Konstellation von Faktoren überein, die einige
> Menschen offenbar stärker prädisponiert, Krebs zu bekommen
> oder seine Stadien rascher zu durchlaufen. Zu diesen Faktoren
> gehören (a) Persönlichkeitsmerkmale wie Gleichmut, Nettig-
> keit, Fleiß, Perfektionismus, Umgänglichkeit, Bindung an so-
> ziale Normen und rigidere Abwehrmechanismen, (b) Probleme
> bei der Äußerung von Gefühlen und (c) eine Haltung von oder
> Neigung zu Hilflosigkeit und Hoffnungslosigkeit.[88]

Temoshok entwickelte das Konzept eines »Typ-C-Verhaltensmu-
sters«, das nach ihrer Auffassung einen »Gegensatz zum Typ-A-Ver-
halten bildet, das Vorhersagewert für die koronare Herzkrankheit
hat«: »Dieser Hypothese zufolge zeigt sich das Typ-C-Individuum
vor allem kooperativ und ausgleichend, zurückhaltend, geduldig, wenig geneigt zum Ausdruck negativer Gefühle (besonders der Wut) und
gefügig gegenüber äußeren Autoritäten, womit es sich ganz anders
verhält als das feindselige, aggressive, angespannte und herrschsüch-
tige Typ-A-Individuum.« Dann beschreibt Temoshok die hypothetische Entwicklung eines Typ-C-Bewältigungsstils, durch den das Kind
– infolge von genetischer Anlage oder Familieninteraktionen – die
Herausforderungen des Lebens zu bewältigen lernt, indem es die Bedürfnisse anderer über die eigenen stellt, negative Gefühle unterdrückt und sich »kooperativ, zurückhaltend, ausgleichend und duld-
sam« verhält. Diese Art der Bewältigung mag sozial erfolgreich sein,
aber die chronische Blockade von Bedürfnissen und Gefühlen fordert
unter Umständen einen hohen psychobiologischen Preis. »Das Typ-
C-Individuum läßt sich als *chronisch* hoffnungslos und hilflos ansehen, obwohl es das möglicherweise nicht bewußt erkennt, das heißt,
ein solcher Mensch ist grundsätzlich davon überzeugt, es habe keinen

Zweck, seine Bedürfnisse zu äußern, da die Umwelt die Bedürfnisse doch nicht befriedigen kann und wird.«[90] Warum sollte das zur Entstehung von Krebs führen? Temoshok hat eine höchst interessante Antwort gefunden. Danach stehen dem Menschen prinzipiell zwei Möglichkeiten offen, mit seinen Gefühlen umzugehen: Indem er sie externalisiert, nach außen verlagert, oder internalisiert, verinnerlicht. Menschen, die ihre Gefühle verinnerlichen, entwickeln in der Regel unter Streß körperliche und keine psychischen Probleme. Nach Temoshok ist ein Organismus unter Streß im allgemeinen bestrebt, mit dem Streß auf dem höchsten Niveau mentaler Organisation fertig zu werden, das ihm zur Verfügung steht. Wenn das Problem die mentale Organisation auf diesem Niveau überfordert, reagiert der Organismus auf der nächst primitiven Ebene. Sowohl Typ-A- als auch Typ-C-Menschen neigen dazu, die emotionalen Reaktionen auf Streß zu verinnerlichen und deshalb körperliche Probleme zu entwickeln. Doch während die zu Herzerkrankungen neigenden Typ-A-Menschen streßerzeugende Situationen auf der mentalen Ebene der »Motivation« verarbeiten, deren biologische Grundlage das autonome Nervensystem und das endokrine System sind, verarbeiten Typ-C-Menschen streßerzeugende Situationen auf einer niedrigeren Organisationsebene – der mentalen Ebene der »Wahrnehmung«, deren biologische Grundlage die immunmodulatorischen Neuropeptide sind.[91]

Drei Dinge sind an Temoshoks Modell besonders hervorzuheben: Erstens postuliert Temoshok zwar, daß eine bestimmte Art der Reaktion auf Streß unter Mitwirkung einer genetischen Anlage in der Kindheit gelernt oder entwickelt wird, sie vermeidet aber alle konkreten Hypothesen über Kindheitsverluste und nachfolgende Depression, welche die oben beschriebenen Forschungarbeiten doch erheblich behinderten. Gewiß, auch nach ihrer Auffassung manifestiert die Typ-C-Persönlichkeit eine erlernte oder genetisch angelegte Hilflosigkeit/Hoffnungslosigkeit, aber sie nimmt keinen spezifischen Kindheitsverlust als Ursache dafür an. Zweitens legt sie ihrer Arbeit Normen zugrunde, die auch für die konventionellen Vertreter der Psychoonkologie akzeptabel sind. Daher betrachtet man ihre Überlegungen zur Rolle der Typ-C-Persönlichkeit beim Krebs, wenn sie auch zugegebenermaßen spekulativ sind, als eine plausible Möglichkeit, die vielfältigen und unterschiedlichen Forschungsdaten auf diesem Gebiet zu integrieren. Drittens hat ihre Arbeit dazu beigetragen – eine Folge der oben genannten Aspekte –, daß Hypothesen, die Typ-C-Verhaltensweisen einerseits und Häufigkeit und Fortschreiten von Krebserkrankungen andererseits verknüpfen und die damit große Ähnlichkeit zu Theorien aufweisen, die für die Schulmedizin bis dahin unannehmbar waren, gewissermaßen »stubenrein« wurden und sich der Schulmedizin eingliedern durften.

Spielt die Persönlichkeit bei der Genesung von Krebs eine Rolle?

Eine Sache ist es, sich zu fragen, ob die Persönlichkeit zur Häufigkeit oder zum Fortschreiten von Krebs beiträgt. Eines zusätzlichen Schrittes bedarf es jedoch, sich zu überlegen, ob der Krebspatient, wenn die Persönlichkeit tatsächlich das Fortschreiten der Krebserkrankung zu beeinflussen scheint, irgend etwas tun kann, um diese Beziehung zwischen Krebs und Persönlichkeit, Bewältigungsstil und Gefühlsausdruck zu verändern. Ich konzentriere mich hier auf die Forschungsarbeiten zu der Frage, ob man zu irgendwelchen Verallgemeinerungen über erfolgreiche psychologische Reaktionen auf Krebs gelangen kann. Nach Sichtung der Forschung nannten Greer und Silberfarb 1982 folgende Arbeiten:

1. Eine mit Mängeln behaftete prospektive Studie über verschiedene Krebsarten von K. M. Stavraky zeigte die günstigsten Ergebnisse in einer Gruppe von Patienten, die »sich insofern auffällig von allen anderen unterschied, als sich in ihr ein hoher Anteil an Personen befand, die starke feindselige Impulse ohne Verlust ihrer emotionalen Beherrschung zeigten«. Wie die Autoren darlegen, steht dieses Persönlichkeitsprofil im Gegensatz zur Reaktion der »Hoffnungslosigkeit« oder des »Aufgebens«.

2. Eine Untersuchung von A. D. Weisman und J. W. Worden, in der eine Anzahl von Patienten am Massachusetts General Hospital mit bösartigen Melanomen, Hodgin-Krankheit sowie Lungen-, Brust- und Darmkrebs beobachtet wurde: »Wie sie feststellten, hatten Patienten, die lange überlebten, engere persönliche Beziehungen, weniger emotionale Probleme, hielten ihre Ärzte für hilfreicher, beklagten sich weniger über und wurden besser fertig mit krankheitsbedingten Problemen, als es bei Patienten mit kurzen Überlebenszeiten der Fall war.«[92]

3. Eine Studie mit gegensätzlichen Ergebnissen an metastati-

schen Brustkrebspatientinnen des Johns Hopkins Hospital, in der L. R. Derogatis feststellte, daß Brustkrebspatientinnen mit langen Überlebenszeiten »größere emotionale Probleme (Angst, Depressionen, Schuldgefühle) hatten, sich schlechter auf ihre Krankheit einstellten und negativere Einstellungen zu ihren Ärzten erkennen ließen«.[93]

Greer führte auch eine eigene, inzwischen berühmt gewordene prospektive Studie durch: Fünf Jahre lang verfolgte er den Weg von Frauen mit Brustkrebs in frühem Stadium, die durch einfache Mastektomie mit oder ohne postoperative Strahlentherapie behandelt wurden. Ihre psychologische Reaktion auf den Brustkrebs wurde drei Monate nach der Operation durch ein strukturiertes Interview erfaßt:

Anhand einer Analyse der *verbalen* Äußerungen der Patientinnen erwies es sich als möglich, ihre psychologischen Reaktionen in vier große Kategorien einzuordnen: Leugnung, Kampfgeist, fatalistische Hinnahme und Hilflosigkeit/Hoffnungslosigkeit. Wie sich zeigte, wiesen die psychologischen Reaktionen nach drei Monaten einen Zusammenhang mit dem Ergebnis fünf Jahre nach der Operation auf: Ein günstiges Ergebnis (rückfallfreies Überleben) war signifikant häufiger bei Patientinnen, deren ursprüngliche Reaktion Kampfgeist oder Verleugnung gewesen war, als bei Patientinnen, die entweder fatalistische Hinnahme oder Hilflosigkeit/Hoffnungslosigkeit gezeigt hatten.[94]

Das Resultat, daß Frauen, die mit »Kampfgeist« oder »Leugnung« reagierten, besser davonkamen als »fatalistische« oder »hilflose« Frauen, bestätigte sich noch einmal bei einer Nachfolgeuntersuchung zehn Jahre später. Unter Verwendung der gleichen Untersuchungsinstrumente stellten DiClemente und Temoshok fest, daß fatalistische Hinnahme bei Frauen und Hilflosigkeit/Hoffnungslosigkeit bei Männern Vorhersagefaktoren für das Fortschreiten von Melanomen 18 bis 29 Monate nach der Diagnose waren. Ein halbes Dutzend anderer von Temoshok zitierter Untersuchungen stieß auf ein ähnliches Muster bei Patientinnen mit Gebärmutterhals-, Gebärmutter-, Eierstock- oder Brustkrebs und bei männlichen Patienten unabhängig von der Krebsart.[95]

Eine ungewöhnliche öffentliche Aufregung in den meist durch eine gewisse Zurückhaltung gekennzeichneten Forscherkreisen brach 1985 aus, als Barrie R. Cassileth vom Cancer Center der University of Pennsylvania in einem Artikel in der Zeitschrift *New England Journal of Medicine* berichtete, daß Persönlichkeitsfaktoren – und überhaupt alle psychosozialen Faktoren –, die allgemein in der Bevölkerung mit Langlebigkeit verknüpft sind, auf das Überleben in zwei Hochrisikogruppen der Krebspatienten keinen Einfluß hatten. Man folgte dem Weg einer Gruppe von 204 Patienten mit fortgeschrittenen bösartigen Erkrankungen, um ihre Überlebenszeit zu bestimmen. Die Krankheitsgeschichte einer zweiten Gruppe von 155 Patienten mit Melanomen in Stadium I oder II beziehungsweise in Stadium II verfolgte man, um die Zeit bis zu einem Rückfall zu bestimmen. Dabei erfaßte Cassileth psychosoziale Faktoren wie soziale Bindung, Berufszufriedenheit, Umgang mit Medikamenten und Drogen, Lebenszufriedenheit, subjektive Einschätzung der eigenen Gesundheit im Erwachsenenalter, Hoffnungslosigkeit/Hilflosigkeit und Wahrnehmung der Anpassungsleistung, die erforderlich war, um die Krebsdiagnose zu bewältigen. Nach ihren Daten wirkte sich keiner dieser Faktoren auf die Überlebensdauer oder den Zeitraum bis zum Wiederauftreten der Krankheit aus. »Unsere Untersuchung an Patienten mit fortgeschrittenen, sehr bösartigen Erkrankungen«, berichtet Cassileth, »läßt darauf schließen, daß allein die biologischen Faktoren der Krankheit die Prognose bestimmen und die potentiell lindernden Einflüsse psychosozialer Faktoren überlagern«. Wie Cassileth selbst einräumt, ist in ihrer Studie nicht »die Möglichkeit berücksichtigt, daß psychosoziale Faktoren oder Ereignisse entweder die Ursache der Krankheit sind oder den Krankheitsverlauf bei Patienten mit günstigeren Krebsprognosen beeinflussen«.[96]

Der Herausgeber des *New England Journal of Medicine* nahm Cassileths Artikel zum Anlaß, um einen breiten Angriff gegen alle diejenigen Wissenschaftler vorzutragen, die behaupteten, psychosoziale Faktoren könnten den Ausgang von Krebserkrankungen beeinflussen. Dieser Angriff wurde nun wiederum von der Presse aufgegriffen und als Seitenhieb der Zeitschrift gegen alle Vertreter von Geist-Körper-Methoden zur Behandlung von Krebs und anderen lebensbedrohenden Krankheiten dargestellt. Die Vertreter der Geist-Körper-Forschung reagierten mit einer Flut von Briefen an die Zeitschrift, die größtenteils nicht veröffentlicht wurden und in denen die Verfasser die methodische Grundlage der Cassileth-Studie beziehungsweise die Schlußfolgerungen des Leitartiklers heftig kritisierten. Dort seien, so Temoshok, »Schlüsse gezogen worden, welche die Daten einer sich rasch ausweitenden Literatur über psychosoziale Onkolo-

gie und Psychoneuroimmunologie einfach übergehen«.[97] Ferner
wies Temoshok darauf hin, daß mit Ausnahme einiger heiß disku-
tierter Untersuchungen von Grossarth-Matticek es noch keine »veröffentlichten Untersuchungen gibt, ... in denen man versucht hat,
den Gefühlsausdruck experimentell zu verändern und dadurch den
Verlauf günstig zu beeinflussen (allerdings sind gegenwärtig eine
Anzahl solcher Studien in Arbeit)«.[98]

Spontanremissionen

Seit kurzer Zeit gibt es auf diesem Gebiet eine klassische Quellen-
sammlung: *Spontaneous Remission: An Annotated Bibliography*
von Brendan O'Regan und Caryle Hirshberg vom Institute of Noetic
Sciences. Die Autoren beginnen mit einem Zitat des namhaften
Krebsforschers Lewis Thomas:

> Das seltene, aber spektakuläre Phänomen einer Spontanremis-
> sion bei Krebs hat einen festen Platz in den Annalen der Medi-
> zin, völlig unerklärlich, aber unbestreitbar ... Niemand hat die
> geringste Ahnung, wie das geschieht. Einige haben zur Erklä-
> rung die plötzliche Mobilisierung immunologischer Abwehr-
> kräfte bemüht, andere meinen, eine zwischenzeitlich aufgetre-
> tene Infektion von Bakterien oder Viren habe auf irgendeine
> Weise die Zerstörung der Krebszellen bewirkt, aber niemand
> weiß Genaues. Es ist ein faszinierendes Geheimnis, aber gleich-
> zeitig auch eine solide Grundlage für Hoffnungen auf die Zu-
> kunft: Wenn es einigen Hundert Krebspatienten gelungen ist,
> eine Riesenzahl bösartiger Zellen aus eigener Kraft zu vernich-
> ten, so läßt sich durchaus vorstellen, daß die Medizin lernen
> kann, dergleichen systematisch zu leisten.[99]

Thomas spricht von »einigen Hundert« Krebspatienten, bei denen
Spontanremissionen stattgefunden haben, tatsächlich aber haben
O'Regan und Hirshberg weltweit mehr als 1000 Artikel in der medizinischen Literatur gefunden, in denen über Spontanremissionen bei
Krebserkrankungen berichtet wird – wobei häufig gleich von mehreren Fällen die Rede ist. Und natürlich handelt es sich hier nur um die
veröffentlichten Fälle: Vorsichtig geschätzt, dürfte die Zahl der
Spontanremissionen, über die nicht berichtet worden ist, zehnmal so
groß sein wie die der veröffentlichten Fälle.

In ihrer vorbildlichen Arbeit fassen O'Regan und Hirshberg alle Studien über Spontanremissionen zusammen, bilden Gruppen nach den Krebsarten, für die Spontanremissionen gemeldet worden sind, und schildern mögliche Erklärungen für diese Vorgänge. Dazu zählen Fieber, Infektionen, psychospirituelle Techniken, Meditation, Diät, chinesische Kräuter und zahlreiche andere Faktoren.

Ich neige dazu, Spontanremissionen bei Krebs nicht als isoliertes Phänomen anzusehen, sondern als den äußersten Punkt auf einem Kontinuum: Wahrscheinlich sind bei vielen Krebsarten eine Vielzahl von Selbstreparatur-Mechanismen am Werk, selbst wenn die bösartige Erkrankung im Endeffekt den Sieg davonträgt. Meiner Meinung nach könnte die unterschiedliche Wirksamkeit dieser Mechanismen erklären, warum es bei vielen Krebserkrankungen derartige Unterschiede in der Lebenserwartung gibt. Deshalb habe ich die Literatur über Spontanremissionen nicht nur gelesen, um zu erfahren, was möglicherweise vollständige oder langandauernde Besserungen bewirkt, sondern auch, um zu sehen, welche Ursachen es unter Umständen für Teilremission und Lebensverlängerung gibt.

In einem Artikel beschreiben Yujiro Ikemi und seine Mitarbeiter von der japanischen Kyushu-Universität in Fukuoka eine Reihe von SRCs (nach englisch *spontaneous regressions in advanced cancer* – Spontanrückbildungen fortgeschrittenen Krebses). Anläßlich einer Forschungsreise nach Japan suchte ich Ikemi auf und unterhielt mich mit ihm und seinen Mitarbeitern. Sie haben Berichte über fünf eingehend dokumentierte SRC-Fälle veröffentlicht – »neben vielen anderen möglichen SRC-Fällen im Gebiet von Fukuoka«. Seither haben sie viele weitere Fälle gesammelt. Ihre Berichte sind faszinierend zu lesen.

Ein 64jähriger Mann mit einem histologisch festgestellten Krebs des rechten Oberkiefers lehnte jegliche medizinische Behandlung ab. Als Schinto-Priester glaubte er, »es ist Gottes Wille, und ich darf nicht darüber klagen. Was geschehen soll, wird eben geschehen.« Ikemi:

Zehn Tage nach dem »Krebsurteil« besuchte er den Präsidenten der religiösen Organisation, der zu ihm sagte: »Denken Sie daran, daß Sie von unschätzbarem Wert für unsere Kirche sind.« Das machte ihn sehr glücklich, und auf dem Heimweg weinte er vor Freude. Seit diesem bewegenden Erlebnis begann sich seine Heiserkeit [ein Symptom des Krebses] zu verbessern ... Heute sagt Dr. F.: »Die Krebserkrankung dieses Patienten scheint praktisch geheilt zu sein. Als ich mir das Stimmband mit dem Larygoskop ansah, war der Tumor praktisch verschwunden.«

Bei einem 81jährigen Kirchenarbeiter ergab eine Gewebsprobe, daß er unter einem tubulären Adenokarzinom litt. Ihm wurde eine Operation empfohlen, aber er lehnte ab:

> Als man ihm mit sechsundsechzig mitteilte, er habe Krebs, und ihm eine Gastroektomie vorschlug, berief er einen Familienrat ein. Er sagte seinen Verwandten, er wolle Gott dienen, solange er lebe, und er sei es zufrieden, wenn es Gott gefalle, ihm sein Leben zu nehmen. Er wolle sich keiner Operation unterziehen, sondern sein übliches Leben mit Arbeit und Sake (japanischem Reiswein) fortsetzen. Das fand die Zustimmung aller seiner Angehörigen. Von da an besserten sich die Magensymptome, und er arbeitete wie gewöhnlich.

Eine 39jährige Hausfrau mit extensivem metastatischen Magenkrebs unterzog sich einer Gastrektomie, die lindernde Funktion hatte, aber die Metastasen nicht beseitigte. Der Chirurg gab ihr noch ein bis drei Monate. Neun Jahre später, zur Zeit von Ikemis Bericht, war die Frau wohlauf. Sie sagte:

> Ehrlich gesagt, ich hatte keine Angst vor Krebs, denn ich hatte meinen Glauben. Doch ohne ihn hätte mich die Furcht vor der Krankheit überwältigt. Heute bin ich der Mutter meiner Freundin sehr dankbar, die mich zu diesem Glauben brachte ... Ich litt an Krebs, ... bevor ich das erreicht hatte, was man das »Krebsalter« nennt. Deshalb war ich zu einem frühen geistigen Erwachen gezwungen. Ich war ein verstockter Mensch und spürte nun, wie der Krebs mich veränderte. Glauben heißt für mich nicht, mich an das Leben zu klammern, nur den Wunsch nach Rettung zu haben, Glauben ist für mich die Dankbarkeit gegenüber Gott, der meine Seele gerettet hat. Seither habe ich angefangen, wirklich zu leben.

Bei einem 77jährigen Mann war mit 47 Jahren ein bösartiger Mastdarmtumor festgestellt worden, der die Darmwand durchbrochen hatte. Aus wirtschaftlichen Gründen hatte er eine Operation abgelehnt und war nun seit dreißig Jahren frei von allen Symptomen des

Mastdarmkrebses. Dazu Ikemi: »Als ihm die Diagnose gestellt wurde, war er nach eigenem Bekunden nicht geschockt ... Er erfuhr, daß er für die Operation 100 000 Yen aus eigener Tasche bezahlen mußte. Soviel Geld konnte er sich von niemandem leihen, deshalb beschloß er, hart zu arbeiten, solange ihm zu leben vergönnt war, selbst wenn es nur ein oder zwei Jahre waren. Er sagt, sein buddhistischer Vater sei ihm während dieser schweren Jahre eine große Stütze gewesen. Weltlicher Ehrgeiz sei ihm fremd gewesen.«

Bei einer 63jährigen Bauersfrau wurde mit 58 Jahren ein histologisch belegtes, umfangreiches metastatisches Adenokarzinom des Magens diagnostiziert. Zur Linderung führte man eine Operation durch und gab ihr noch ein bis drei Monate. Ihr ganzes Leben lang hatte die Patientin schwer auf dem eigenen Hof gearbeitet. Ikemi berichtet: »Durch ihre Krankheit kam es zu einer einschneidenden Veränderung ihrer Lebensweise. Vor der Operation hatte sie sich, wie gesagt, für die Familie aufgeopfert, nach der Operation verhielten sich alle Angehörigen sehr rücksichtsvoll und freundlich. Ihre jahrelange Selbstverleugnung fand ein Ende, und nun fühlte sie sich geborgen in der Liebe ihrer Familie.«

Die Autoren meinen, das gemeinsame an diesen Fällen sei gewesen, daß die Patienten erstens »die Krebserkrankung in einer mehr oder weniger schweren Existenzkrise erlitten haben und es ihnen offenbar gelungen ist, die Krankheit zu überwinden, weil sie die Verantwortung für die Lösung der Krise übernommen haben«. Zweitens »ist ihre seelische Verfassung zum Zeitpunkt des ›Todesurteils‹ frei von Angst und depressiven Reaktionen ... Alle unsere fünf Patienten überlassen sich ganz dem Schicksal oder Gottes Willen.« Drittens »ist in allen fünf Fällen eine tiefgreifende Veränderung der Lebenseinstellung beobachtet worden, die dazu führte, daß sich die Beziehung des Patienten zu seiner menschlichen Umwelt wieder besserte«.[100]

Über eine andere Untersuchung von Spontanremissionen haben Daan C. van Baalen und Marco J. de Vries von der Erasmus-Universität in Rotterdam berichtet. Im Laufe von 19 Monaten beobachteten die Autoren sieben SRC-Fälle. Die Tatsache, daß sie so viele Fälle fanden, brachte sie zu der Auffassung, »daß SRC eine häufigere Erscheinung ist, als gemeinhin angenommen wird«. Dann verglichen sie die Verhaltensmerkmale von sechs Patienten aus dieser Gruppe mit sechs Patienten, die unter fortschreitendem Krebs litten, indem sie Umschriften von Tiefeninterviews zu Rate zogen. Nachdem sie die Merkmale festgelegt hatten, an denen sich ihrer Meinung nach die wichtigsten Unterschiede zwischen den SRC-Fällen und den progressiven Krebsfällen erkennen ließen, gaben sie die Umschriften sechs Beurteilern und baten sie, diese unabhängig nach den acht Merkmalen auszuwerten, die nach Meinung der Autoren die SRC-von den progressiven Krebsfällen unterschieden.

Zwei der Patienten (beide SRC-Fälle) neigten zur Leugnung ihrer Krebserkrankung. Eine meinte:»Ich bin eine praktische Frau und will nicht wissen, an was ich leide.« [Es sei daran erinnert, daß *Leugnung* zusammen mit einer kämpferischen Einstellung zu den Vorhersagefaktoren für längeres Überleben bei Greers Brustkrebspatientinnen gehörte.] Im Verhaltensbereich waren die SRC-Patienten sehr viel eher bereit, nach der Krebsdiagnose Veränderungen vorzunehmen, wobei die häufigste Neuerung auf dem Gebiet der Ernährung eingeführt wurde: Fünf der sechs SRC-Fälle veränderten ihre Ernährungsweise, indem sie mehr aßen, der Qualität der Nahrung größere Aufmerksamkeit schenkten oder eine besondere Diät begannen, darunter auch Diäten, die von alternativen Ärzten und Heilpraktikern vorgeschlagen wurden. Im Gegensatz dazu zeigten die Patienten mit fortschreitendem Krebs eine größere Tendenz, sich gegen Veränderungen zu wehren.

Im sensorischen Bereich berichteten vier Patienten von einer veränderten Wahrnehmung ihrer Umwelt, und alle vier gehörten zur SRC-Gruppe. Einer von ihnen meinte:»Ich sah die Menschen in meiner Umgebung so unglaublich klar ... Ich hörte, was sie sagten, sehr viel besser als in der Vergangenheit. Ihre Gesichter, ihr Ausdruck, alle Einzelheiten traten viel deutlicher hervor ... Himmel, wie schön kann das Leben sein.«

Einer der auffälligsten Unterschiede lag im Bereich von Hoffnungslosigkeit und Depression:»Alle SRC-Patienten litten zur Zeit der Tumorrückbildung unter tiefgehenden Stimmungsschwankungen. Phasen der Depression und Hoffnungslosigkeit lösten sich mit solchen der Hoffnung ab. Die PRC-Patienten [*progressive cancer patients* – Patienten mit fortschreitendem Krebs] zeigten weniger Veränderungen in der Stimmung.«

Im Autonomiebereich»war bei allen sechs SRC-Patienten eine Verlagerung von Abhängigkeit und Hilflosigkeit zu Autonomie oder wachsender Autonomie zu beobachten ... PRC-Patienten waren im allgemeinen eher geneigt zu tun, was ihre Ärzte, Partner und/oder Familienangehörigen von ihnen verlangten.«

Kognitiv zeigte sich bei den SRC-Patienten eine größere Veränderung ihrer Vorstellungen über Krebs als bei PRC-Patienten. Dazu ein

SRC-Patient: »Jeder weiß, daß man an Krebs stirbt, aber ich war mir nicht sicher, ob das auch für mich galt. Ich hielt das (die allgemeine Ansicht) für Quatsch.«

Im Bereich ihrer existentiellen Lebensauffassungen »ließen alle SRC-Patienten erkennen, daß sie eine mehr oder weniger radikale Veränderung erfahren hatten«.

Eine Patientin, die immer Angst gehabt hatte, mit einem Mann zusammenzuleben, und deshalb viele gescheiterte Beziehungen hinter sich hatte, brach ihr Studium ab und zog mit einem Mann zusammen. In einem anderen Fall begann eine bis dahin gesittete Hausfrau auf ihren Mann zu fluchen und ihn in obszöner Weise zu beschimpfen. Und eine dritte berichtete: »Von dem Augenblick an, da ich Krebs bekam, begann ich wirklich zu leben. Zu anderen Menschen wurde ich sehr viel freundlicher und urteilte nicht mehr so rasch über sie. Ich genoß die Zeit, die mir noch vergönnt war, um mich nach innen zu wenden, darauf zu achten, was mir wichtig war und was ich aus meinem Leben machen wollte.« Aus dem Kreise der PRC-Patienten erlebten lediglich zwei wichtige existentielle Veränderungen.

Im Bereich sozialer Unterstützung erfuhren fünf der sechs SRC-Patienten Umgestaltungen ihrer Unterstützungssysteme, während das nur bei zweien der sechs PRC-Patienten der Fall war. In vier der fünf Fälle wurden die Beziehungen zu Ehepartnern und Familienangehörigen liebevoller, außerdem brachten drei der SRC-Patienten ihre Ansprüche deutlicher zum Ausdruck, was von der Familie akzeptiert wurde. Nur in zweien der sechs PRC-Fälle vollzogen sich ähnliche Veränderungen.

Aus naheliegenden Gründen hat man die Studie harscher Kritik unterzogen, doch ich glaube, die Kritik läßt dem Einfallsreichtum des Ansatzes und der potentiellen Bedeutung der Ergebnisse nicht genügend Gerechtigkeit widerfahren. Obwohl die Autoren die Grenzen ihrer kleinen retrospektiven Untersuchung zugeben, gelangen sie zu dem Schluß, daß ihre Daten auf deutliche Unterschiede in der psychologischen Geschichte von Patienten mit spontanen Krebsrückbildungen und anderen Krebspatienten hinweisen:

> Die signifikantesten Korrelate von SRC scheinen Verhaltens-und Wahrnehmungsveränderungen zu sein sowie Verlagerungen auf den Achsen Depression und Autonomie. Doch von Bedeutung sind auch Glaube an und Vertrauen in medizinische Verfahren – einschließlich der alternativen Medizin –, Veränderungen in den Vorstellungen über Krebs und seine Behandlung,

existentielle Veränderungen, Verbesserung der sozialen Unterstützung und die Qualität der zwischenmenschlichen Beziehungen ...

Die im allgemeinen hohen Werte der SRC-Patienten [für Depression] scheinen darauf schließen zu lassen, daß es einen Zusammenhang gibt zwischen SRC und der Bereitschaft, sich zeitweilig depressiven Stimmungen zu überlassen, statt sie zu unterdrücken oder in ihnen zu verharren ...

Die existentiellen Veränderungen müssen nicht unbedingt in eine Richtung gehen, die gemeinhin als »positiv« betrachtet wird, etwa ein gesteigertes Bewußtsein für den Sinn des Lebens oder sogenannte spirituelle und religiöse Bekehrungen. Das zeigte sich an zweien unserer Patienten. Ihre existentiellen Veränderungen ließen sich leicht als »negativ« im Sinne verstärkter Aggressivität und mißliebigen Verhaltens mißdeuten.

Schluß

Was bleiben dem Krebspatienten nach Durchsicht all dieser – vielfach widersprüchlichen – Forschungsberichte und klinischen Arbeiten für grundlegende Erkenntnisse über die psychologischen Methoden, die es gegenwärtig gibt?

Müßte ich einem Freund raten, würde ich folgendes sagen: »Zuerst und vor allem ist die besondere Persönlichkeit und Entwicklungsgeschichte des einzelnen zu berücksichtigen, denn die menschlichen Heilsysteme sind komplex und vielfältig. Daher wird sich die ›optimale‹ Behandlungsstrategie von Patient zu Patient und von Therapeut zu Therapeut unterscheiden. Suche dir deshalb die Therapien aus, die am besten zu dir zu passen scheinen, und versuche *irgendeinen Weg* zu finden, der dein psychobiologisches Heilpotential erhöht.« Diese grundlegenden Bemerkungen vorausgeschickt, würde ich ihm folgende Vorschläge unterbreiten:

● Von akutem Streß weiß man aus einigen Tierexperimenten, daß er das Tumorwachstum erhöhen kann und bei menschlichen Krebserkrankungen möglicherweise die gleiche Wirkung zeitigt, obwohl es auch Hinweise auf entgegengesetzte Effekte gibt. Trotzdem würde ich dir empfehlen, dir die wichtigsten Streßfaktoren in deinem Leben anzusehen und so viele wie möglich auszusondern. Beschäftige dich mit Techniken zum Streßabbau

– Entspannungsübungen, Meditation, Hypnose und Visualisierung – und probiere, ob sie dir helfen. Arbeite psychologisch an dir, um einen inneren Zustand zu erreichen, in dem du die Streßreize deiner Krankheit und deines Lebens leichter ertragen kannst. Mit diesen Entspannungstechniken will man die Lebensqualität erhöhen, aber auch, nach Möglichkeit, eine Lebensverlängerung erreichen. Beispielsweise glauben Meares und Newton, die günstigsten Krankheitsverläufe seien oft mit der Fähigkeit verknüpft, sich in einen tiefen und einfachen meditativen Zustand zu versetzen. Das ist eine lehr- und lernbare Fähigkeit.

• Auch soziale Unterstützung scheint sich außerordentlich positiv auf die Lebensqualität und vielleicht auch auf die Lebensdauer auszuwirken. Bemühe dich, dein soziales Unterstützungssystem zu stärken, wozu eine organisiserte Krebsgruppe gehören kann, aber nicht muß. Sorge nur dafür, daß du dir Formen der Unterstützung suchst, die für dich persönlich sinnvoll sind.

• Es gibt eine große Vielfalt von Verhaltens- oder Psychotechniken zur Linderung der Nebenwirkungen von Krebsbehandlungen und der nachteiligen Krankheitsfolgen selbst – etwa Schmerzen, Gewichtsverlust und Schlaflosigkeit. Suche einen Psychoonkologen oder anderen Psychotherapeuten auf, und stelle fest, ob er dir helfen kann.

• Ob es eine »Krebspersönlichkeit« oder entsprechende Verhaltensmuster gibt – eine Persönlichkeit, bei der eine erhöhte Wahrscheinlichkeit besteht, daß sie Krebs bekommt oder daß die Krankheit bei ihr rascher fortschreitet –, bleibt umstritten, doch es herrscht bei Forschern und Klinikern ein gewisser Konsens, der zu plausiblen hypothetischen Modellen geführt hat. So ergibt sich aus Temoshoks Untersuchung der Schluß, daß man unter Umständen lernen muß, seine Gefühle – vor allem Ärger – stärker zum Ausdruck zu bringen, um das Fortschreiten einer Krebserkrankung zu bremsen. Untersuchungen von Greer/Silberfarb und anderen können wir entnehmen, daß Interventionen, die das Empfinden der »Hilflosigkeit/Hoffnungslosigkeit« verringern, unter Umständen auch das Leben verlängern. Hier kann Einzel- oder Gruppentherapie helfen. Wenn du den Eindruck hast, daß du irgendwie in das Schema der hypothetischen »Krebspersönlichkeit« oder das entsprechende Verhaltensmuster paßt, solltest du dich um geeignete psychotherapeutische Hilfe bemühen.

- Die Literatur über Spontanremissionen bei Krebserkrankungen eröffnet einen hochinteressanten Ausblick auf die psychologischen Eigenschaften, die bei einigen Spontanheilungen eine Rolle spielen könnten.

- LeShan würde sagen, wer eine Persönlichkeit besitzt, die ihn in die Lage versetzt, um sein Leben zu kämpfen und sich intensiv auf die Suche nach seinem »besonderen Lied« zu begeben, der wird in der Regel eine bessere Prognose haben als jemand, der nicht um sein Leben kämpfen kann oder keinen überzeugenden Grund dafür findet. Sicherlich ist die Psychotherapie – als Einzel- oder Gruppentherapie – ein geeignetes Mittel, um diesen entscheidenden Prozeß der Individuation zu fördern.

- Sowohl Achterberg als auch die Simontons haben günstigere Krankheitsverläufe mit der Fähigkeit in Zusammenhang gebracht, ein starkes Immunsystem zu visualisieren, das einen schwachen Krebs überwindet. Dieses läßt sich oft lernen.

Die Forschungsdaten und die klinische Erfahrung im Bereich psychologischer Interventionen bei Krebspatienten zeigen sehr deutlich, daß man hier mit Vereinfachungen nicht weiterkommt. Wir wissen, daß psychologische Methoden die Lebensqualität von Krebskranken erheblich verbessern können. Wir wissen jedoch nicht, ob, in welchem Maße, bei welchen Krebsarten oder bei welchen Menschen psychologische Verfahren das Leben solcher Patienten verlängern können.

Mit Recht können skeptische Wissenschaftler nach wie vor geltend machen, daß die Daten, die für eine Lebensverlängerung durch psychologische Interventionen sprechen, noch keinen endgültigen Beweis liefern. Doch wenn Sie die vorliegende wissenschaftliche, klinische und populärwissenschaftliche Literatur durchsehen, werden Sie viele Gründe für die Entscheidung finden, mit Hilfe aller Ihnen zur Verfügung stehenden Hilfsmittel um Ihr Leben zu kämpfen.

Michael Lerner faßt in diesem Kapitel in vorbildlicher und seriöser Weise die verfügbare Grundliteratur zur Psychoneuroimmunologie zusammen. Er zeigt dem Leser nach dem Stand der wissenschaftlichen Kunst die Möglichkeiten, aber auch die Grenzen auf, die bis heute Therapieansätze der Psychoneuroimmunologie bieten. Ergänzend dazu soll noch auf die deutschsprachigen Veröffentlichungen aufmerksam gemacht werden.
Die Psychoneuroimmunologie ist noch eine junge Wissenschafts-

disziplin, die sich mit den Wechselbeziehungen zwischen dem Nervensystem, dem Hormonsystem und dem Immunsystem befaßt. Neuro- und immunchemische Signale, in Form von Neuropeptiden, Zytokinen und Immunopeptiden, scheinen wechselseitig zellgebundene Signalkaskaden anzustoßen, die immunkompetente Zellen in ihrer Aktivität mit neuronalen Zellen (Gehirn) in einem »Cross-Talk« zusammenschalten. Neuronen des Gehirns werden durch die Sinne und durch kognitive Leistungen aktiviert. Somit kann über eine mental-spirituelle Achse eine Verbindung zu einer molekular-somatischen Achse aufgebaut werden.

Die folgenden Publikationen dienen dem vertiefenden Verständnis:

Damasio, A. R., *Descartes' Irrtum*, List, München, 1995.

Schedlowski, M. & Tewes, U., *Psychoneuroimmunologie*, Spektrum Akademischer Verlag, Heidelberg, 1996.

Zänker, K. S., »Knotenpunkte eines psychosomatischen Netzwerkes. Moleküle und Zellen des Immunsystems, Hormone und Neuropeptide und Stress«. In: *Kommunikationsnetzwerke im Körper. Psychoneuroimmunologie – Aspekte einer neuen Wissenschaftsdisziplin* (Zänker, K. S., Hrsg.), Spektrum Akademischer Verlag, Heidelberg, 1991, S. 1–44.

Zänker, K. S., »Die Suche nach Stofflichkeit und Begrifflichkeit in der Vermittlung von Leib und Seele. – Unterwegs zu einem anderen Medizinkonzept«. In: *Herkunft, Krise und Wandlung der modernen Medizin. Kulturgeschichtliche, wissenschaftsphilosophische und anthropologische Aspekte.* Berliner Studien zur Wissenschaftsphilosophie & Humanontogenetik (Wessel, K. F., Hrsg.), Band 3, Kleine Verlag, Bielefeld, 1994, S. 124–134.

Zänker, K. S., *Das Immunsystem des Menschen. Bindeglied zwischen Körper und Seele.* C. H. Beck Wissen, C. H. Beck'sche Verlagsbuchhandlung, München, 1996.

Anmerkungen

1 Robert Ader, David L. Felten und Nicholas Cohen (Hg.), *Psychoneuroimmunology*, 2. Aufl., San Diego, Academic Press, 1991, S. XXV.

2 Bernie S. Siegel, *Prognose Hoffnung*, Düsseldorf, Econ, 1988.

3 Lawrence LeShan, *Diagnose Krebs, Wendepunkt und Neubeginn*, Stuttgart, Klett-Cotta, 1993.

4 O. Carl Simoton, Stephanie Matthews Simoton und James Creighton, *Wieder gesund werden*, Reinbek, Rowohlt Taschenbuch Verlag, 1992.

5 Joan Borysenko, *Gesundheit ist lernbar*, München, Droemer, 1991.

6 Jimmie C. Holland, »Historical Overview«, in: Jimmie Holland und Julia H. Rowland, *Handbook of Psychooncology*, New York, Oxford, 1989, S. 11.

7 Julia H. Rowland, »Developmental Stage and Adaptation: Adult Model«, a. a. O., S. 25.

8 a. a. O., S. 25–42.

9 Julia H. Rowland, »Intrapersonal Coping«, a. a. O., S. 44–45.

10 Julia H. Rowland, »Intrapersonal Resources: Social Support«, a. a. O., S. 59.

11 a. a. O., S. 65.

12 Jimmie C. Holland, »Stresses on Mental Health Practitioners«, a. a. O., S. 680.

13 Rene Mastrovito, »Behavioral Techniques: Progressive Relaxation and Self-Regulatory Therapies«, a. a. O., S. 492.

14 William H. Redd, »Management of Anticipatory Nausea and Vomiting«, a. a. O., S. 423.

15 T. G. Burish u. a., »Behavioral Relaxation Techniques in Reducing Distress of Cancer Chemotherapy Patients«, *Oncology Nursing Forum*, 10 (1983), S. 32–35. Zusammenfassend zitiert in: Steven E. Locke, *Psychological and Behavioral Treatments Associated with the Immune System: An Annotated Bibliography*, New York, Institute for the Advancement of Health, 1986, S. 234.

16 Redd, in: Holland und Rowland, *Handbook of Psychooncology*, S. 429–430.

17 D. F. Campbell u. a., »Relaxation: Its Effect on the Nutritional Status and Performance of Clients with Cancer«, *Journal of the American Dieticians Association*, 4 (1984), S. 201–204. Zusammenfassung in: Locke, *Psychological and Behavioral Treatments*, S. 235.

18 J. Cannici u. a., »Treatment of Insomnia in Cancer Patients Using Muscle Relaxation«, *Journal of Behavioral Therapy and Experimental Psychiatry*, 14 (1983), S. 251–256. Zusammenfassend zitiert in Locke, *Psychological and Behavioral Treatments*, S. 235.

19 Mastrovito, in: Holland und Rowland, *Handbook of Psychooncology*, S. 496–497.

20 a. a. O., S. 498.

21 Daniel P. Brown und Erika Fromm, *Hypnosis and Behavioral Medicine*, New Jersey, Lawrence Erlbaum Associates Publishers, 1987, S. 135.

22 Yehuda Shavit, »Stress-induced Immune Modulation in Animals: Opiates and Endogenous Opioid Peptides«, in: Ader, Felton und Cohen, *Psychoneuroimmunology*, S. 789–790.

23 Janice K. Kiecolt-Glaser und Ronald Glaser, »Stress and Immune Function in Humans«, a. a. O., S. 854.

24 Shavit, a. a. O., S. 791.

25 a. a. O., S. 793.

26 a. a. O., S. 795–796.

27 Kiecolt-Glaser und Glaser, a. a. O., S. 850.

28 a. a. O., S. 851.

29 Jimmie C. Holland, »Behavioral and Psychological Risk Factors in Cancer: Human Studies«, in: Holland and Rowland, *Handbook of Psychooncology*, S. 717.

30 Rowland, »Developmental Stage and Adaption: Adult Model«, a. a. O., S. 69.

31 Holland, »Behavioral and psychological Risk Factors in Cancer: Human Studies«, a. a. O., S. 720–721.

32 Lydia Temoshok, »Biopsychosocial Studies on Cutaneous Malignant Melanoma: Psychosocial Factors Associated with Prognostic Indicators, Progression, Psychophysiology, and Tumor-Host-Response«, *Social Science and Medicine*, 20 (8) (1985), S. 833–840.

33 A. J. Cunningham, »Psychotherapy for Cancer«, *Advances*, 1 (4) (1984), S. 8–14. Zusammenfassung in: Locke, *Psychological and Behavioral Treatments*, S. 223.

34 A. Meares, »What Can the Cancer Patient Expect from Intensive Meditation?«, *Australian Family Physician*, 9 (1980), S. 322–325. Zusammenfassend zitiert in Locke, *Psychological and Behavioral Treatments*, S. 228–229.

35 a. a. O., S. 230.

36 O. C. Simonton, S. Matthews-Simonton und T. F. Sparks, »Psychological Intervention in the Treatment of Cancer«, *Psychosomatics*, 21 (1980), S. 266–233. Zusammenfassung in: Locke, *Psychological and Behavioral Treatments*, S. 232.

37 A. J. Cunningham, »From Neglect to Support to Coping«, in: C. L. Cooper (Hg.), *Stress and Breast Cancer*, New York, John Wiley & Sons, 1988, S. 148.

38 Jany Scott, »Study Says Cancer Survival Rises with Group Therapy«, *Los Angeles Times*, 11. Mai 1989.

39 David Spiegel, »A Psychosocial Intervention and Survival Time of Patients with Metastatic Breast Cancer«, *Advances*, 7 (3) (Sommer 1991), S. 10–19.

40 J. R. Marshall und D. P. Funch, »Social Environment and Breast Cancer: A Cohort Analysis of Breast Cancer«, *Cancer*, 52 (1983), S. 1546–1550. Zitiert in: Holland und Rowland, *Psychooncology*, S. 713–714.

41 a. a. O., S. 713.

42 L. F. Berkman und S. L. Syme, »Social Networks, Host Resistance, and Mortality: A Nine-year Follow-up Study of Alameda County Residents«, *American Journal of Epidemiology*, 109 (1979), S. 186–204. Zitiert in: Holland und Rowland, *Handbook of Psychooncology*, S. 714.

43 Holland, »Behavioral and Psychological Risk Factors in Cancer: Human Studies«, in: Holland und Rowland, *Handbook of Psychooncology*, S. 723.

44 Fawzy I. Fawzy u. a., »A Structured Psychiatric Intervention for Cancer Patients«, *Archives of General Psychiatry*, 47 (1990), S. 720–735.

45 Fawzy I. Fawzy u. a. »Malignant Melanoma: Effects of an Early Structured Psychiatric Intervention, Coping, and Affective State on Recurrence and Survival 6 Years Later«, *Archives of General Psychiatry*, 50 (1993), S. 681–689.

46 LeShan, *Diagnose Krebs*, S. 35.

47 a. a. O., S. 17.

48 Gendron (1759), zitiert in: a. a. O., S. 18.

49 Walter Hoyle Walshe (1846), zitiert in: a. a. O., S. 19.

50 Willard Parker (1885), zitiert in: a. a. O., S. 20.

51 LeShan, a. a. O., S. 22–24.

52 a. a. O., S. 34.

53 a. a. O., S. 35–36.

54 C. G. Jung, zitiert bei Russell A. Lockhart, »Cancer in Myth and Dream«, in James Hillman (Hg.), *An Annual of Archetypal Psychology and Jungian Thought*, 2, Frühjahr 1977. (Leider handelt es sich um eine Rückübersetzung, da die Textstelle trotz eingehender Suche nicht aufzufinden war, A. d. Ü.)

55 O. Carl Simonton, Stephanie Matthews Simonton und James Creighton, *Wieder gesund werden*, Reinbek, Rowohlt, 1982, S. 182–183.

56 a. a. O., S. 186–187.

57 a. a. O., S. 194.

58 a. a. O., S. 195–196.

59 a. a. O., S. 199–200.

60 Martin L. Rossman, *Healing Yourself: A Step-by-Step Program for Better Health Through Imagery*, New York, Walker & Co., 1987, S. 71.

61 a. a. O., S. 14.

62 a. a. O., S. 81–82.

63 a. a. O., S. 88.

64 a. a. O., S. 137–141.

65 Jeanne Achterberg, *Gedanken heilen, Die Kraft der Imagination*, Reinbek, Rowohlt, 1990, S. 257–259.

66 Brown und Fromm, *Hypnosis and Behavioral Medicine*, S. 2.

67 a. a. O., S. 34.

68 a. a. O., S. 140–143.

69 Bernauer Newton, »The Use of Hypnosis in the Treatment of Cancer Patients«, *American Journal of Clinical Hypnosis*, 25 (2–3) (1982/83), S. 105–107.

70 a. a. O., S. 110–111.

71 Ainslie Meares, »A Vivid Visualization and Dim Visual Awareness in the Regression of Cancer in Medidation«, *Journal of the American Society of Psychosomatic Dental Medicine*, 25 (1978), S. 85–88. Zusammenfassung in: Locke, *Psychological and Behavioral Treatments*, S. 227.

72 Linda R. Bridge u. a., »Relaxation and Imagery for Breast Cancer Patients«, *Advances*, 6 (2) (1989), S. 28–30.

73 Brown und Fromm, *Hypnosis and Behavioral Medicine*, S. 32–33.

74 Newton, »The Use of Hypnosis«, a. a. O., S. 108–109.

75 Claus Bahne Bahnson, »Stress and Cancer: The State of the Art«, *Psychosomatics*, 21 (12) (1980), S. 975.

76 ebd.

77 a. a. O., S. 976.

78 ebd.

79 a.a.O., S. 977–978.

80 a.a.O., S. 978.

81 a.a.O., S. 979.

82 C. B. Thomas, K. R. Duszynski und J. W. Shaffer, »Closeness to Parents and the Family Constellation in a Prospective Study of Five Disease States: Suicide, Mental Illness, Malignant Tumor, Hypertension, and Coronary Heart Disease«, *Johns Hopkins Medical Journal*, 134 (1974), S. 251–270. Zitiert in: a.a.O., S. 979.

83 a.a.O., S. 979–980.

84 a.a.O. S. 980.

85 Bernard H. Fox, »Depressive Risk and Symptoms of Cancer«, *Journal of the American Medical Association*, 262 (9) (1989), S. 1231.

86 S. Greer und Peter M. Silberfarb, »Psychological Concommitants of Cancer: Current State of Research«, *Psychological Medicine*, 12 (1982), S. 567–568.

87 Holland, »Behavioral and Psychological Risk Factors in Cancer: Human Studies«, in: Holland und Rowland, *Handbook of Psychooncology*, S. 722–723.

88 Lydia Temoshok, »Personality, Coping Style, Emotion and Cancer: Towards an Integrative Model«, *Cancer Surveys*, 6 (3) (1987), S. 545–567.

89 a.a.O., S. 548.

90 a.a.O., S. 559–560.

91 a.a.O., S. 560.

92 Greer und Silberfarb, »Psychological Concommitants of Cancer«, a.a.O., S. 568.

93 ebd.

94 a.a.O., S. 569.

95 Temoshok, »Personality, Coping Style, Emotion and Cancer«, a.a.O., S. 547.

96 Barrie R. Cassileth u.a., »Psychosocial Correlates of Survival in Advanced Malignant Disease«, *New England Journal of Medicine*, 312 (24) (1985), S. 1551–1555.

97 Temoshok, »Personality, Coping Style, Emotion and Cancer«, a.a.O., S. 546.

98 a.a.O., S. 552.

99 Lewis F. Thomas, *The Youngest Science: Notes of a Medicine Watcher*, Viking Press, 1982, S. 205, zitiert in: Brendan O'Regan und Caryle Hirshberg, *Spontaneous Remission: An Annotated Bibliography*, Sausalito, Calif., Institute of Noetic Sciences, 1993. S. 1.

100 Yujiro Ikemi u.a., »Psychosomatic Consideration on Cancer Patients Who Have Made a Narrow Escape from Death«, *Dynamische Psychiatrie*, 8 (1975), S. 77–93.

101 Daan C. van Baalen, Marco J. de Vries und Marjolein T. Gondrie, »Psych-Social Correlates of ›Spontaneous‹ Regression in Cancer«, Monographie, Fachbereich Allgemeine Pathologie, Medizinische Fakultät der Erasmus-Universität, Rotterdam, April 1987.

TEIL IV
Hauptrichtungen der Ernährungswissenschaft und unkonventionelle Ernährungstherapien gegen Krebserkrankungen

Kapitel 11
Wissenschaftliche Erkenntnisse über den
Zusammenhang von Ernährung und Krebs:
Nährstoffe

Den meisten Ärzten ist die wissenschaftliche Literatur über Ernährung und Krebs kaum bekannt. Die meisten Patienten, die glauben, sie seien dank populärwissenschaftlicher Gesundheitsratgeber mit dem Zusammenhang zwischen Ernährung und Krebs vertraut, wissen in Wirklichkeit genauso wenig über den ernährungswissenschaftlichen Kenntnisstand wie die Ärzte, deren Unwissenheit sie beklagen.

Wenn ein Patient seinen Arzt fragt, wie er sich im Hinblick auf die Ernährung verhalten soll, raten ihm die meisten Onkologen einfach, er solle »sein Gewicht halten«. Fragt dann der Patient, ob es irgendwelche Erkenntnisse gebe, die darauf schließen ließen, daß Nahrungszusätze den Verlauf der Krebserkrankung beeinflussen könnten, so werden die meisten Onkologen die Frage nachdrücklich verneinen.

Bittet der Patient nun einen ernährungsorientierten alternativen Krebstherapeuten um Rat hinsichtlich einer Diät, so wird ihm der Therapeut in der Regel ein detailliertes und häufig sehr strenges Ernährungsprogramm verordnen. Wenn der Patient fragt, ob es irgendwelche Anhaltspunkte dafür gibt, daß die Ernährungsweise auf den Verlauf der Krebserkrankung einwirken kann, wird der Therapeut die Frage wahrscheinlich entschieden bejahen.

Interessanterweise haben der Onkologe und der alternative Krebstherapeut oft eines gemeinsam: *Keiner von beiden hat die maßgebliche wissenschaftliche Literatur über Ernährung und Krebs sorgfältig gelesen.* Hätte beispielsweise der Onkologe diese Literatur zu Rate gezogen, dann hätte er dem Patienten unter Umständen eine ganz andere Antwort gegeben: »Wissen Sie, das ist ein medizinisches Neuland, das ich, offen gestanden, von meiner Ausbildung her nicht kenne. In den alternativen Therapien werden viele Behauptungen aufgestellt, die ich mit Vorsicht behandeln würde, und ich bin davon überzeugt, daß einige der alternativen Therapien nicht ungefährlich sind. Doch ich habe mich eingehend genug mit der Literatur beschäftigt, um zu wissen, daß Diäten und Ernährungsweisen den Verlauf einiger Krebserkrankungen grundsätzlich beeinflussen können – und zwar positiv wie negativ.

An Ihrer Stelle würde ich es mit einer gesunden, nahrhaften Kost versuchen, einfach weil Sie Kraft und Energie brauchen werden, um mit dem Krebs und der Therapie fertig zu werden. Nehmen Sie ein paar Vitaminzusätze – ein Multivitaminpräparat und vielleicht darüber hinaus einige Antioxidationsmittel, also die Vitamine C, E und A –, um sicher zu gehen, daß der Nährstoffbedarf gedeckt wird. Von besonderer Bedeutung wird das während des Krankenhausaufenthalts und der Behandlung sein, weil sie zu Nährstoffdefiziten führen können.

Was nun die alternativen Ernährungstherapien angeht, habe ich, wenn ich mich auch nicht sehr eingehend mit ihnen beschäftigt habe, den Eindruck, daß die Ergebnisse unterschiedlich sind. Einigen Patienten geht es offenbar gut bei diesen Therapien, zumindest fühlen sie sich gut, während das bei anderen nicht der Fall ist. Sehr vorsichtig wäre ich bei jeder Therapie, bei der ich ständig an Gewicht verlöre, ohne es auf einem vernünftigen Niveau stabilisieren zu können. Eine Megavitamintherapie sollte nur unter ärztlicher Aufsicht vorgenommen werden, weil manche Nährstoffe das Krebswachstum beschleunigen, statt es zu verlangsamen. Andererseits sprechen einige Daten für eine pharmakologische Verwendung von Vitaminen bei Krebs – zur Unterstützung der Strahlen- und der Chemotherapie sowie anderer Behandlungsformen. Es wird einige Mühe kosten, aber Sie und ich sollten in der Lage sein, uns mit den wissenschaftlichen Untersuchungen vertraut zu machen oder, noch besser, einen Ernährungswissenschaftler zu finden, der diese Literatur kennt und Ihre Fragen beantworten kann.«

So müßte nach meinem Dafürhalten die ehrliche und verantwortungsvolle Antwort eines Onkologen lauten, den ein Krebspatient nach dem Zusammenhang zwischen Ernährung und Krebs beziehungsweise nach Ernährungstherapien befragt. Jedenfalls ist sie besser als die Standardantwort, es gebe keine »Anhaltspunkte« dafür, daß die Ernährung den Verlauf einer Krebserkrankung beeinflusse. In der wissenschaftlichen Literatur gibt es nämlich eine *Fülle* von hochinteressanten und häufig auch wichtigen Studien, die sich nicht nur mit der Krebsvorbeugung, sondern auch – was weit wichtiger für den Krebspatienten ist – der Krebsbehandlung befassen.

Das Problem für den Krebspatienten und den Onkologen, die versuchen, sich einen Überblick über dieses Gebiet zu verschaffen, liegt darin, daß in den ernährungswissenschaftlichen Texten die interessantesten Untersuchungen meist so vorsichtig dargestellt und – zu Recht – neben so vielen anderslautenden Ergebnissen genannt werden, daß es einem Krebspatienten und selbst seinem Arzt nur selten gelingen wird, die betreffenden Studien herauszufinden.

Dagegen werden in den unkonventionellen Therapien wiederholt Behauptungen aufgestellt und als gesichert ausgegeben, die entweder der wissenschaftlichen Literatur eindeutig widersprechen oder entscheidende Probleme übergehen, vor allem indem sie einzelne Studien überinterpretieren. Dem Arzt oder Krebspatienten, der sich um ein Verständnis dieser Fragen bemüht, würde ich zunächst das Standardwerk von Maurice Shils und Vernon Young (in früheren Auflagen von Goodhart und Shils) empfehlen: *Modern Nutrition in Health and Disease*[1]. Shils' Kapitel über Ernährung und Krebs ist ein geeigneter Ausgangspunkt für den Leser, der in Erfahrung bringen möchte, welche Auffassungen gegenwärtig in der Ernährungswissenschaft vorherrschen.

In diesem und den folgenden Kapiteln wage ich mich in das Niemandsland zwischen der wissenschaftlichen und der unkonventionellen Literatur über Ernährung und Krebs vor. Ich werde das mit so viel Verantwortungsgefühl wie möglich tun, obwohl ich trotz jahrelanger Recherchen kein Experte auf diesem Gebiet bin. Deshalb sollte der Leser meine Daten und Deutungen mit Vorsicht aufnehmen und selbstverständlich mit seinem Arzt besprechen – wenn irgend möglich, auch mit einem qualifizierten Ernährungswissenschaftler –, bevor er sich auf irgendein drastisches Selbstheilungsprogramm einläßt.

Mein Ausflug in die ernährungswissenschaftlichen Methoden der Krebsbehandlung soll eine ungefähre Karte von einem Gebiet liefern, dem nach meiner Auffassung weder die allgemein anerkannten noch die unkonventionellen ernährungswissenschaftlichen Texte Gerechtigkeit widerfahren lassen. Die Karten, die ich hier vorlege, werden im Laufe der Zeit vielleicht der Korrektur bedürfen, doch ich hoffe die allgemeinen Umrisse einigermaßen richtig wiederzugeben. Das vorliegende und das folgende Kapitel gehören notwendigerweise zu den terminologisch schwierigsten dieses Buches. Wer will, kann einfach die Untertitel überfliegen oder gleich den Schluß lesen, der die wichtigsten Ergebnisse zusammenfaßt.

Vier Kategorien von Diät- und Ernährungstherapien bei Krebs

Diät- und Ernährungsverfahren zur Behandlung von Krebs lassen sich in die folgenden Hauptkategorien unterteilen:

1. Empfehlungen verschiedener staatlicher und nichtstaatlicher Stellen für Ernährungsweisen, die das Krebsrisiko senken.
2. Empfehlungen der gleichen staatlichen und nichtstaatlichen Stellen für die Ernährung von Krebspatienten. Diese Ratschläge richten sich direkt an die Patienten oder an Onkologen und andere Ärzte, die Krebskranke behandeln. Interessanterweise stehen die Empfehlungen der ersten Kategorie – zur Verringerung des Krebsrisikos – häufig in direktem Gegensatz zu den Ernährungsratschlägen, die Krebspatienten erhalten, damit sie nach der Krebsdiagnose ihr Gewicht halten.
3. Die epidemiologische, experimentelle und klinische *Forschungsliteratur* über Ernährung und Krebs, mit der nur sehr wenige Onkologen und Krebspatienten vertraut sind.
4. Die Behauptungen und Ergebnisse einer Vielzahl von unkonventionellen Krebstherapeuten, Forschern und populärwissenschaftlichen Autoren über Diät-und Ernährungsverfahren zur Krebstherapie.

Im vorliegenden Kapitel werde ich die beiden ersten Kategorien kurz und die dritte – die Forschungsliteratur über Ernährung und Krebs – eingehender besprechen. Zwei Gründe habe ich für die detaillierte Behandlung der Forschungsliteratur über Diät, Ernährung und Krebs. Erstens *gibt es, tief in der Literatur vergraben, eine ungeheure Fülle von wissenschaftlichen Daten über Ernährungsmethoden, die unmittelbare Bedeutung für die Krebsbehandlung, geeignete Verhaltensweisen des Patienten und künftige Forschungsrichtungen haben.* Zweitens kann uns nur eine sorgfältige Durchsicht der ernährungswissenschaftlichen Literatur in die Lage versetzen, die Behauptungen jener unkonventionellen Ernährungstherapien zu beurteilen, die ich in den folgenden Kapiteln vorstellen werde. In diesem Kapitel beschäftige ich mich mit den Nährstoffen, den Hauptbausteinen der Ernährung. Im nächsten Kapitel geht es um die Spurenelemente – Vitamine und Mineralien.

Offizielle Empfehlungen zur Krebsvorsorge

Entscheidenden Einfluß auf die heutigen Auffassungen über Ernährung und Krebsvorsorge hatte ein Bericht aus dem Jahr 1982 mit dem Titel *Diet, Nutrition and Cancer*, den das National Research Council der National Academy of Sciences herausgegeben hat. Verantwortlich für den Bericht war der Ausschuß für Diät, Ernährung und Krebs des Research Council unter Leitung von Clifford Grobstein, Professor für Biologie und Public Policy an der University of California in San Diego. Nach sorgfältiger Durchsicht der wissenschaftlichen Literatur gab der Ausschuß eine Reihe von »vorläufigen Ernährungsrichtlinien« heraus, die den Amerikanern helfen sollten, ihr Krebsrisiko zu verringern. Dazu gehörten:

1. Hoher Fettkonsum steht mit vermehrtem Auftreten bestimmter Krebserkrankungen (vor allem der Brust und des Dickdarms) in Zusammenhang, und ... geringerer Fettverzehr ist mit seltenerem Auftreten dieser Krebsarten verknüpft. Der Ausschuß empfiehlt, den Verzehr gesättigter wie ungesättigter Fette in der durchschnittlichen amerikanischen Kost zu verringern. *Ein vernünftiges Ziel wäre es, den Fettkonsum von seinem gegenwärtigen Niveau (ungefähr 40 Prozent) auf 30 Prozent der Gesamtkalorienzahl zu verringern. Die wissenschaftlichen Daten lassen nicht eindeutig darauf schließen, daß der Fettkonsum genau 30 Prozent der Gesamtkalorienzahl betragen sollte. Eher scheinen sie eine noch größere Reduzierung zu rechtfertigen* [Hervorhebung von M. L.]. Doch nach Ansicht des Ausschusses ist die vorgeschlagene Reduzierung (d. h. ein Viertel des Fettverzehrs) eine vernünftige und realistische Zielvorgabe, die sich aller Wahrscheinlichkeit nach günstig auswirken wird.

2. Nach Ansicht des Ausschusses sollten in der täglichen Nahrung unbedingt Obst, Gemüse und Vollkornprodukte enthalten sein. Aus epidemiologischen Untersuchungen geht hervor, daß der häufige Verzehr solcher Nahrungsmittel in umgekehrtem Zusammenhang mit der Häufigkeit verschiedener Krebsarten steht. Diese Ergebnisse bestätigten sich in Labortests von ... Obst (vor allem Zitrusfrüchten) und Gemüse (besonders wenn es reich an Karotin[2] war oder zu den Kreuzblütlern gehörte).

Diese Empfehlungen gelten nur für die in der natürlichen Nahrung enthaltenen Nährstoffe – nicht für die zusätzliche Einnahme einzelner Nährstoffe ... Es gibt sehr wenige Informationen über die Auswirkungen verschiedener Mengen einzelner Nährstoffe auf das Krebsrisiko beim Menschen. *Deshalb sieht sich der Ausschuß außerstande vorherzusagen, welche Folgen für die Gesundheit hohe und möglicherweise toxische Dosen isolierter Nährstoffe haben, die in Form von Zusätzen eingenommen werden* [Hervorhebung von M. L.].

3. In einigen Teilen der Welt, besonders in China, Japan und Island, wo die Menschen häufig eingesalzene (auch gepökelte) oder geräucherte Nahrungsmittel zu sich nehmen, ist eine größere Häufigkeit von Krebserkrankungen bestimmter Organe, besonders der Speiseröhre und des Magens, zu beobachten ... Der Ausschuß empfiehlt, den Verzehr [dieser] Lebensmittel ... auf ein Mindestmaß zu beschränken.

4. Zweckbestimmt verwendete Zusätze (direkter oder indirekter Art) sollten auf ihre karzinogene Wirkung untersucht werden, bevor ihre Verwendung für Lebensmittel erlaubt wird.

5. Übermäßiger Alkoholgenuß ist, vor allem in Verbindung mit Zigarettenrauchen, mit einem erhöhten Krebsrisiko der oberen Verdauungs- und Atemwege in Verbindung gebracht worden ... Der Ausschuß empfiehlt, Alkohol, wenn überhaupt, nur in Maßen zu genießen.[3]

1984 fügte die American Cancer Society die folgenden Empfehlungen hinzu: »Essen Sie mehr ballaststoffreiche Lebensmittel, achten Sie darauf, daß Ihre Kost reich an den Vitaminen A und C ist, nehmen Sie zu den Kreuzblütlern gehörende Gemüsesorten zu sich, und vermeiden Sie starkes Übergewicht«.[4]

Und in der jüngsten Ausgabe des Werkes *Cancer: Principles and Practice of Oncology*[5] gibt das National Cancer Institute im Prinzip die gleichen Ernährungsrichtlinien:

1. Verringern Sie den Fettkonsum auf 30 Prozent der täglichen Kalorien oder weniger.
2. Erhöhen Sie den Verzehr von Ballaststoffen auf 20 bis 30 Gramm, jedoch höchstens 35 Gramm pro Tag.
3. Reichern Sie Ihre tägliche Ernährung mit verschiedenen Gemüse- und Obstsorten an.
4. Vermeiden Sie starkes Übergewicht.
5. Genießen Sie alkoholische Getränke nur in Maßen, wenn überhaupt.

6. Schränken Sie den Verzehr eingesalzener, gepökelter und geräucherter Lebensmittel auf ein Mindestmaß ein.

Warum gehen die allgemeinen Ernährungsrichtlinien nicht auf die Bedürfnisse von Krebspatienten ein?

Da Gewichtsverlust für manche Krebspatienten zu einem schwerwiegenden Problem werden kann, raten die Ärzte diesen Patienten in der Regel, alles zu essen, was ihnen schmeckt und dazu beiträgt, daß sie ihr Gewicht halten. Shils faßt diese Ratschläge so zusammen: »Beim Patienten mit leichter bis mäßiger Magersucht und Geschmacksveränderungen kann eine sorgfältige Prüfung von Nahrungsvorlieben und -abneigungen sowie ein zeitgerechtes Angebot fester und flüssiger Speisen das Gewicht stabilisieren.«[6] Außerdem gibt es eine umfangreiche wissenschaftliche Literatur über besondere Ernährungshilfen für Patienten mit spezifischen Komplikationen nach Strahlentherapie, Operation und medikamentöser Behandlung beziehungsweise mit Problemen, die aus der Krebserkrankung selbst erwachsen.[7]

Doch die Fachbücher sind auffällig zurückhaltend in bezug auf die Ernährung von Krebspatienten, die keine besonderen Bedürfnisse aufgrund von behandlungs- oder krankheitsbedingten Problemen haben. So gibt es in DeVitas Werk *Cancer: Principles and Practice of Oncology* ein umfangreiches Kapitel, das sich mit Fragen der Ernährung und Krebsvorbeugung beschäftigt, und in einem anderen Kapitel einen langen Abschnitt über Eß- und Verdauungsprobleme von Krebspatienten, die durch die Behandlung oder die Krankheit selbst verursacht werden, aber *keine* allgemeinen Ernährungsempfehlungen für den Krebspatienten, der durch eine Diät seinen allgemeinen Gesundheitszustand kräftigen oder nach Krebstherapien seine Widerstandskraft und Genesung fördern möchte.

Dieses Schweigen ist merkwürdig, denn der Krebspatient kann sich zu Recht fragen, ob es für ihn, der bereits Krebs hat, sinnvoll ist, Ernährungsempfehlungen zu folgen, die der Krebs*vorbeugung* dienen. Dieser Patient überlegt: Wenn eine besondere Ernährungsweise – etwa eine fettarme, ballaststoffreiche Vollwertkost, die besonderen Wert auf frisches Obst und Gemüse sowie Vollkornprodukte legt – das Auftreten einiger häufiger Krebsarten verringert, könnte eine solche Diät dann auch die Entwicklung der gleichen, bereits zum Ausbruch gekommenen Krebserkrankungen verlangsamen oder zum Stillstand bringen? Und könnte eine strikte therapeutische Diät, die auf den gleichen Grundsätzen beruht, noch effektiver zur Verlangsamung oder Umkehr der Krebserkrankung beitragen beziehungsweise noch besser vor einem Rückfall schützen, als es eine gemäßigte, zur Prophylaxe ausreichende Diät vermag?

Keine dieser Fragen – und es sind entscheidende Fragen für Krebspatienten – wurde in dem Bericht *Diet, Nutrition and Cancer* der National Academy of Sciences angesprochen noch, wie gesagt, in einem der maßgeblichen onkologischen oder ernährungswissenschaftlichen Werke erwähnt. Und auch keine andere schulmedizinische Organisation oder Institution, die Ernährungsrichtlinien zur Krebs*vorbeugung* herausgegeben hat, ist auf diese Fragen eingegangen. Sicherlich lassen sich naheliegende Gründe dafür finden: Zum einen sind die wissenschaftlichen Probleme sehr komplex, und zum anderen gibt es keine angemessenen klinischen Untersuchungen am Menschen.

Doch das Schweigen der Fachleute hat noch einen anderen Grund. Nach den ungeschriebenen Gesetzen der amerikanischen Schulmedizin setzt ein Ernährungwissenschaftler seine berufliche Zukunft aufs Spiel, wenn er die Rolle der Ernährung für den Verlauf und die Behandlung von Krebserkrankungen in Bereichen untersucht, die über den derzeitigen offiziellen Konsens hinausgehen. Die gleiche Gefahr droht einem in der Forschung tätigen Psychologen, der beschließt, die Auswirkungen psychologischer Interventionen auf den Verlauf von Krebserkrankungen zu untersuchen. Beide riskieren sie erhebliche berufliche Sanktionen, wenn sie sich auf dieses Gebiet vorwagen. Dabei legen die Ergebnisse der ernährungswissenschaftlichen Forschung durchaus nahe, die Frage zu untersuchen, ob der Krebspatient – allein oder mit Hilfe eines Arztes beziehungsweise Ernährungswissenschaftlers – den Verlauf der Krebserkrankung verlangsamen und vielleicht sogar umkehren kann oder ob er die Möglichkeit hat, sich vor den Nebenwirkungen der Behandlung zu schützen, indem er seine Ernährungweise verändert.

Wie der Psychologe gehört der Ernährungswissenschaftler in die Randbezirke der medizinischen Disziplinen, denen die Krebsbehandlung obliegt. Wie der Psychologe hat auch er Schwierigkeiten, die Ärzte zu vernünftigen alimentären Interventionen zu bewegen, selbst wenn es *unwiderlegliche* wissenschaftliche Beweise für deren Wirksamkeit gibt. Warum sollte sich der Ernährungswissenschaftler also auf eines der riskantesten Gebiete der modernen Medizin wagen, auf dem die Beweislage so unübersichtlich und widersprüchlich ist und die beruflichen Sanktionen so hoch sind? Aus der Sicht des Ernährungswissenschaftlers ruiniert die Arbeit auf diesen umstrittenen Feldern auch seine Glaubwürdigkeit als Fürsprecher von Ernährungstherapien in Bereichen, in denen die moderne Ernährungswissenschaft über gesicherte Ergebnisse verfügt, die aber von der Schulmedizin dennoch immer noch vernächlässigt oder nicht zur Kenntnis genommen werden.

Während Ernährungswissenschaftler und Onkologen also die Frage nach einer therapeutischen Ernährungsweise für weitgehend gesunde Krebspatienten ausklammern, wimmelt es in der *Forschungsliteratur* von außerordentlich interessanten Studien, die sich direkt mit den entscheidenden Fragen der Diät und Ernährungsweise in der Krebs*behandlung* wie *-vorbeugung* beschäftigen.

Wiederum zeigt sich eine auffällige Parallele zwischen den Untersuchungen, die für Ernährungsbehandlungen des Krebses sprechen, und den Studien, die psychologische Interventionen nahelegen. Wie wir im nächsten Kapitel sehen werden, gibt es heute deutliche Hinweise darauf, daß Ernährungsverfahren wie psychologische Methoden die Nebenwirkungen konventioneller Therapien lindern und in einigen Fällen sogar die konventionellen Therapien *unterstützen* können. Außerdem sprechen die Daten dafür, daß eine geeignete Ernährungsweise in manchen Fällen die Wirkung von Chemo- und Strahlentherapie fördern kann, während sie diese in anderen beeinträchtigt. Überdies hat es ganz den Anschein, als ob Diät und Ernährung einige Aspekte der Immunkompetenz stärken oder schwächen, unbeschadet der Frage, ob eine verstärkte Immunkompetenz wirksam gegen den Krebs hilft oder nicht. Daten aus Tier- und Laborversuchen lassen darauf schließen, daß Diät und Ernährung Krebswachstum und -rückbildung auch unmittelbar beeinflussen, was natürlich die Frage aufwirft, ob das auch für Menschen gilt.

Doch es gibt einfach keine kontrollierten klinischen Versuche über radikale therapeutische Diäten. Zwar halte ich es für unwahrscheinlich, daß irgendeine dieser Ernährungsmethoden ein auch nur annähernd zuverlässiges Heilverfahren für Krebserkrankungen darstellt, doch die entscheidende Frage lautet, ob sie zur Lebensqualität und Lebensverlängerung beitragen können, besonders wenn sie mit anderen gesundheitsfördernden Komplementärtherapien und der vernünftigen Anwendung konventioneller Therapien kombiniert werden.

Da diese Untersuchungen noch nicht durchgeführt worden sind, sind schulmedizinische Äußerungen wie »es gibt keine Anhaltspunkte dafür, daß diese Therapien Krebs kurieren«, doppelt irreführend: (1) Wahrscheinlich lautet die eigentliche Frage nicht, ob sie kurieren, sondern ob sie zur Bewältigung und Behandlung des Krebses beitragen, und (2) resultiert der Mangel an beweiskräftigen Daten aus einem Mangel an wissenschaftlichen Untersuchungen und nicht aus der mangelhaften Ausbeute an solchen Daten trotz umfangreicher Untersuchungen.

»Unterernährung« und Kalorienreduzierung

Ernährungswissenschaftler unterscheiden zwischen »Kalorienreduzierung«, wobei der Verzehr eines wichtigen Kalorienlieferanten in der Ernährung, meist Kohlenhydrate, eingeschränkt wird, und »Unterernährung«, bei der alle Bestandteile der Nahrung reduziert werden. Auch einzelne Spurenelemente, unter anderem Vitamine und Mineralien, können selektiv reduziert werden.[8] Eines der wichtigsten Ergebnisse in diesem Zusammenhang ist die Beziehung zwischen hoher Kalorienaufnahme und Krebshäufigkeit. Das zeigt die epidemiologische Literatur über hormonbedingte Krebsarten – Brust-, Prostata-, Dickdarm- und Eierstockkrebs. In der Veröffentlichung *Diet, Nutrition and Cancer* der National Academy of Sciences heißt es: »Berg (1975) hat darauf hingewiesen, daß die internationale Streuung von hormonabhängigen Krebsarten zu dem Verdacht geführt hat, diese Krebsarten könnten mit Wohlstand in Zusammenhang stehen. Wenn Ernährungsweisen, so meinte er, wie sie für Wohlstandsgesellschaften typisch sind, von Kindheit an praktiziert würden, könnten sie das Hormonsystem überstimulieren, zu Störungen der Stoffwechselprozesse führen und letztlich Krebs hervorrufen.«[9]

Als Armstrong und Doll in 32 Ländern die Korrelation von Krebsvorkommen und Kaloriengesamtaufnahme untersuchten, stießen sie auf signifikante Korrelationen zwischen der Kaloriengesamtzahl und dem Auftreten von Mastdarmkrebs und Leukämie bei Männern sowie der Brustkrebs-Sterblichkeit bei Frauen.[10]

Für den Verdacht, daß es zwischen vielen häufigen Krebsarten und der Wohlstandsernährung eine Beziehung gibt, liefert die Experimentalforschung gute Gründe. Maurice Shils schreibt: »Es hat sich eindeutig gezeigt, daß bei Versuchstieren, denen man Nahrung vorenthalten hat, bis sie an Gewicht verloren, seltener spontane Tumoren auftraten und transplantierte Tumoren eine geringere

Wachstumsrate zeigten.« Dabei verhält es sich nicht nur so, daß Nahrungsknappheit die Krebsentwicklung und die Wachstumsrate transplantierter Tumoren verlangsamt, sondern:»Wenn Ratten mit transplantierten Tumoren nach vorhergehendem Eiweißentzug wieder ein reichliches, vollständiges Nahrungsangebot erhalten, so erhöht sich das Verhältnis von Tumorgewicht zum Gewicht des Wirtsgewebes ebenfalls beträchtlich.«[11]

Lawrence Kushi, ein sehr bewanderter ernährungswissenschaftlicher Epidemiologe, gegenwärtig außerplanmäßiger Professor am Fachbereich Entwicklung und Ernährung des Menschen an der School of Public Health der University of Minnesota, tritt in der Frage der Überernährung und des potentiellen Nutzens von Nährstoffreduzierung für ein vernünftiges Gleichgewicht ein:

> Entscheidend ist in diesem Bereich das Gleichgewicht zwischen körperlicher Aktivität und Nahrungsaufnahme. Tierstudien zur Unterernährung vermitteln uns die Erkenntnis, daß die Kalorienreduzierung wohl kein sinnvoller Ansatz zur Bekämpfung des Krebses ist ... Vielmehr sollte man meiner Meinung nach diese Studien so interpretieren, daß ausreichende körperliche Aktivität und ein gesundes Energiegleichgewicht einen wichtigen Beitrag zur Prophylaxe und Heilung vieler Krankheiten einschließlich des Krebses leisten ... Für Menschen, die in unserer Gesellschaft leben, mag das in einigen Fällen bedeuten, daß sie den Verzehr bestimmter Nahrungsmittel (zum Beispiel Fleisch) einschränken, vielleicht aber insgesamt die Nahrungsaufnahme *steigern*, und zwar als *direkte* Folge verstärkter körperlicher Aktivität.[12]

Aus wissenschaftlichen Untersuchungen wissen wir, daß der Hemmungseffekt der »Unterernährung« vom Tumortyp, dem Ausmaß der Nahrungsreduzierung und dem Vorhandensein krebserregender Wirkstoffe abhängt. Shils:

> Ein Vergleich an männlichen Ratten zwischen einer üblichen und vier Diäten, die sich hinsichtlich des Eiweißanteils (Kasein), des Kohlenhydratanteils oder der Kaloriengesamtzahl unterschieden, zeigte, *daß das Tumor-Gesamtrisiko direkt und exponentiell mit der Kalorienaufnahme in Zusammenhang stand. Innerhalb jeder Ernährungsgruppe drohte schwereren Ratten ein größeres Tumorrisiko als leichteren Ratten ... Geringstes*

Vorkommen, größte zeitliche Verzögerung des Auftretens, Fehlen bösartiger Epitheltumoren und größte Lebenserwartungen waren zu beobachten, wenn die Aufnahme von Eiweiß, Kohlenhydraten und Gesamtkalorien gering war.[13] [Hervorhebung von M. L.]

Diese Ergebnisse legen natürlich den Schluß nahe, daß »Unterernährung« (oder ein gezielter Mangel an bestimmten Nährstoffen oder Spurenelementen) möglicherweise von therapeutischem Nutzen für Krebspatienten ist. Shils merkt dazu an:

Der Versuch, bereits vorhandene neoplastische Wucherungen durch gezielten Nährstoffmangel zu hemmen *oder wirklich umzukehren*, geht von der Möglichkeit aus, daß bestimmte Tumorzellen auf solche Mangelzustände empfindlicher reagieren als normale Gewebsarten. Eine erhöhte Sensibilität mag sich ... aus dem unterschiedlichen Bedarf an bestimmten Nährstoffen erklären, so daß sich nahrungsbedingte Mangelzustände ... auf Tumorzellen negativer auswirken als auf die Wirtszellen.

Man ist zu dem Schluß gelangt, daß die *Kalorienaufnahme das Einnisten und das Wachstum transplantierter Tumorzellen nur verzögern kann, wenn sich das Wirtsgewicht verringert.* Entsprechend sind Eiweißmangel und andere Reduzierungen nur dann hemmend, wenn sie mit langsamem Wachstum oder Gewichtsverlust verknüpft sind.[14] [Hervorhebungen von M. L.]

Wie wir sehen werden, sind diese wissenschaftlichen Daten von großem Interesse, wenn es gilt, die therapeutischen Behauptungen vieler alternativer Krebsbehandlungen zu beurteilen, die häufig den Eiweißverzehr und die Kaloriengesamtzahl einschränken und deshalb oft zu einem erheblichen Gewichtsverlust des Patienten führen. Wenn denn alternative Therapien, die diese Art der Nahrungsreduzierung praktizieren, für einige Patienten von Nutzen sind, so lautet die entscheidende Frage: In welchem Maße ist die Kalorien- und Eiweißreduzierung für diesen Effekt verantwortlich?

In einem der zitierten Abschnitte, der wert ist, daß wir ihn im Gedächtnis behalten, stellt Shils in aller Deutlichkeit fest, daß der Versuch, den Verlauf von Krebserkrankungen durch die Ernährungsweise zu hemmen oder umzukehren, auf der Annahme beruht, daß Krebszellen *möglicherweise* für alimentäre »Mangelzustände«, die durch therapeutische Diäten hervorgerufen werden, eine größere

Sensibilität zeigen als gesunde Zellen. Dem liegt die bestechende Vorstellung zugrunde, daß die Ernährungsweise – wie die Chemotherapie – den Verlauf der Krebserkrankung hemmen oder umkehren kann, ohne den Patienten durch den Nährstoffmangel allzu schwer in Mitleidenschaft zu ziehen. Es ist allerdings darauf hinzuweisen, daß Shils zwar *beschreibt*, auf welcher Annahme solche Ernährungstherapien beruhen, daß er sie aber nicht empfiehlt.

Zwar mögen Krebszellen auf Nahrungsentzug empfindlicher reagieren als normale Zellen, doch sind sie häufig – wie das wachsende Gewebe des Fetus – besser als normale Zellen in der Lage, sich die nötigen Energien und Nährstoffe trotz Nahrungsentzug zu verschaffen. Mit anderen Worten, Nahrungsentzug hemmt *tatsächlich*, wenn er bis zum Gewichtsverlust geht, die Krebsentwicklung in einigen Experimentalmodellen. Doch es fragt sich, ob der Krebs nicht trotz dieser Hemmung insofern einen relativen Vorteil gegenüber gesunden Zellen behauptet, als er dann alle noch zur Verfügung stehenden Nährstoffe für sich beansprucht. Natürlich ist das ein entscheidender Gesichtspunkt für Krebspatienten. Wenn eine sehr eingeschränkte Diät zu Gewichtsverlust führt, mit dem Erfolg, daß der Patient sein Gewicht dadurch auf einem gesünderen niedrigeren Niveau stabilisiert und der Tumor an weiterem Wachstum gehindert wird, so ist das ein entscheidender klinischer Sieg. Wenn sich der Patient dagegen auf einem niedrigeren Gewicht einpendelt, der Tumor aber in der Nährstoffverwertung einen Vorteil behauptet, dann wird er wachsen – wenn auch langsamer infolge der reduzierten Nahrungsaufnahme – und der Gewichtsverlust sich progressiv fortsetzen. Gelingt es dem Patienten nicht, sein Gewicht auf einem niedrigeren Niveau zu stabilisieren, dann könnte das entweder daran liegen, daß die Diät für diesen Patienten nicht geeignet ist, oder der Tumor ist bei der Nährstoffaufnahme so überlegen, daß sich eine solche Stabilisierung nicht erreichen läßt. Wohlgemerkt, das sind hypothetische Möglichkeiten.

Man hat auch die Reduzierung bestimmter *Spurenelemente* (Vitamine und Mineralien) untersucht, die nicht mit den oben erörterten *Nährstoffen* (Fett, Eiweiß und Kohlenhydrate) zu verwechseln sind. Beispielsweise hat man verschiedene Aminosäuren in der Nahrung eingeschränkt, um festzustellen, ob sich die Entwicklung von Krebserkrankungen ohne übermäßigen Gewichtsverlust des Wirtsorganismus hemmen läßt. So hat sich bei Mäusen die Reduzierung von Phenylalanin und Tyrosin negativ auf das Wachstum von S91-Melanomen ausgewirkt.[15] Wie Shils weiter ausführt, sind auch Vitamine reduziert worden: »Isolierte Mangelzustände an Folsäure, Pyridoxin oder Riboflavin haben in diesen Untersuchungen stärker als ein genereller Vitaminmangel das Wachstum bestimmter Tumoren eingeschränkt.«[16]

Auch die zelluläre Immunität steht zur Einschränkung der Nahrung oder bestimmter Nährstoffe in einer komplexen Beziehung. Während man anfänglich die eingeschränkte Immunfunktion für eine Folge der Krebserkrankung selbst hielt, haben zahlreiche Untersuchungen gezeigt, daß veränderte Immunreaktionen durch Fehlernährung hervorgerufen werden können. Shils:

> Die Immunität läßt sich vermehrt aufbauen, *indem man entweder den Ernährungszustand verbessert oder im Gegenteil bestimmte Mangelzustände hervorruft, in der Hoffnung, das Tumorwachstum zu verlangsamen und die Immunreaktionen zu fördern* [Hervorhebung von M. L.]. 1949 haben Stoerk und Emerson festgestellt, daß die Erzeugung eines Riboflavinmangels in C3H-Mäusen [bestimmter Mäusestamm] sechs bis vierzehn Tage nach Implantation des Lymphosarkoms 6C3H-CD innerhalb von zehn Tagen zu einer beträchtlichen bis vollständigen Rückbildung des Tumors und zu einer 30- bis 37prozentigen Heilungsrate führte; versuchte man erneut, Tumoren in »geheilte« Mäuse einzuimpfen, so »gingen« sie nicht »an«, egal ob Riboflavin in der Nahrung verabreicht wurde oder nicht. Die Autoren vermuteten, der [Riboflavin-]Mangel habe das Tumorwachstum verlangsamt und der Immunabwehr die Möglichkeit zum Eingreifen gegeben.[17]

Auf der anderen Seite kann die zelluläre Immunität durch Eiweißreduzierung auch *eingeschränkt* werden. Nachdem Shils sehr interessante Argumente für eine eingehendere Beschäftigung mit der »Unterernährung« in der Krebstherapie dargelegt hat, gelangt er doch zu dem Schluß:

> Es gibt eine wachsende Zahl klinischer Anhaltspunkte dafür, daß die Wiederherstellung der zellulären Immunität durch geeignete Ernährung und Infektionskontrolle eine wichtige Maßnahme zur Absenkung von Morbidität und Mortalität ist. Zahlreiche alimentäre Mangelzustände können die verschiedenen Parameter der Immunmechanismen nachteilig beeinflussen. Die Bedeutung einer optimalen Infektionsabwehr beim

Krebspatienten zeigt, wie wichtig eine angemessene Ernährung ist.[18]

Die National Academy of Sciences nennt einen weiteren Punkt, der zur Vorsicht mahnt: Aus vielen Studien über Kalorienreduzierung geht nicht eindeutig hervor, ob die entscheidende Variable die Verminderung der Kaloriengesamtaufnahme oder nur die Fettreduzierung in der Nahrung ist.[19]

1988 hat Ludwik Gross in einem Beitrag für die Zeitschrift *Cancer* die einschlägigen Veröffentlichungen zur Hemmung von Tumoren und Leukämie bei Ratten und Mäusen durch Unterernährung geprüft. Er stellte fest, daß durch eingeschränkte Nahrungsaufnahme die Tumorhäufigkeit bei Ratten, die einer Gesamtkörper-Gammastrahlung ausgesetzt wurden, für weibliche Tiere von 93 auf 35 Prozent und für männliche Tiere von 59 auf 7 Prozent zurückging. In einer ähnlichen Studie an Mäusen fiel nach Nahrungsreduzierung die strahlungsinduzierte Leukämie von 50 auf 4 Prozent:

> Übertrüge man die Ergebnisse der an Ratten und Mäusen durchgeführten Experimente auf den Menschen, hieße das, daß wir alle (besonders diejenigen, die mehrere Fälle von Krebs oder Leukämie in der Familie haben) darauf achten sollten, unser Gewicht unter den Werten zu halten, die für unser Alter, unser Geschlecht und unsere Größe als normal gelten. Das trifft insbesondere auf Menschen zu, die großen Dosen ionisierender Strahlung ausgesetzt waren.[20]

Wie Gross darlegt, zeigen die Daten der American Cancer Society, daß bei Männern und Frauen mit Übergewicht die Krebshäufigkeit um fast 50 Prozent höher liegt als bei Personen gleichen Geschlechts und Alters, die normal- oder untergewichtig sind.[21] Besonders wichtig scheint seine Empfehlung, die Kalorienaufnahme einzuschränken, für relativ junge Menschen zu sein, die gute Überlebenschancen haben, sich aber wegen einer Krebserkrankung einer Strahlentherapie unterziehen müssen und noch ein langes Leben vor sich haben, in dem ein strahlungsinduzierter Krebs auftreten könnte.

Zusammenfassend läßt sich feststellen, daß es in der entscheidenden Frage, ob eine Reduzierung der Kaloriengesamtzahl oder die Reduzierung bestimmter Nährstoffe oder Spurenelemente die Genesungschancen des Patienten erhöhen oder verringern, Anhaltspunkte für *beide Möglichkeiten* gibt. Ohne Frage kommen in Bevölkerungsgruppen mit geringerer Kalorienaufnahme bestimmte Krebsarten seltener vor. Doch ob Nahrungsreduzierung eine bereits vorhandene Krebserkrankung hemmen oder umkehren kann – ob es einen bestimmten alimentären Grenzwert gibt, bei dem das menschliche Leben und die Immunkompetenz noch erhalten bleiben, der Krebs aber gehemmt oder zur Rückbildung gebracht wird –, ist wissenschaftlich noch nicht geklärt.

Viele alternative Ernährungstherapien – darunter die Gerson-Diät, die makrobiotische Diät, die Hippokrates-Diät und die Livingston-Wheeler-Diät, um nur einige zu nennen – führen häufig zu Gewichtsverlust. Sie entziehen der Kost bestimmte Nährstoffe und reichern sie mit anderen an. Viele *gesunde* Menschen, die sich an diese Diäten halten, *stabilisieren* ihr Gewicht auf einem niedrigeren Niveau, oft dem ihrer Schul- oder Studienzeit. Auch bei einigen Krebspatienten, vor allem solchen mit langsam wachsenden Tumoren, pendelt sich das Gewicht dabei auf einem neuen Wert ein. Manchmal läßt sich in Experimentalstudien nachweisen, daß der Gewichtsverlust der entscheidende Punkt ist, der zur Hemmung oder Umkehr der Krebserkrankung führt. Andererseits hat man auch die unkundige oder unvorsichtige Handhabung alternativer Ernährungstherapien mit fortdauerndem Gewichtsverlust und nachweisbar verminderter Immunkompetenz in Zusammenhang gebracht. Noch entscheidender ist die Frage, ob die durch alternative Ernährungstherapien bewirkte Stabilisierung des Gewichts auf einem niedrigeren Niveau alles in allem wirklich ein Gewinn für den Krebspatienten ist, bedenkt man, daß der Tumor gegenüber dem Wirtsorganismus möglicherweise einen Vorteil in Sachen Nährstoffaufnahme besitzt und wie hoch der Energiebedarf mancher Krebsarten ist. Einerseits mag der Patient sein Gewicht vorübergehend stabilisieren, und vielleicht wird sich sogar das Tumorwachstum verlangsamen. Andererseits hat er sein Körpergewicht und seine Energiereserven verringert, und die entscheiden, wie man weiß, bei vielen Krebserkrankungen über die Lebensdauer, weil Tumorzellen häufig Vorteile in der Energiebeschaffung haben. So hat man in einer Untersuchung an Patienten mit kleinzelligem Lungenkrebs festgestellt, daß ihr Energieverbrauch um 37 Prozent höher war als der normaler Kontrollpersonen.[22]

Ganz gleich, welchen Standpunkt man in dieser Frage bezieht, vereinfachende Argumente sind auf keinen Fall gerechtfertigt. Die Frage, ob Diät- und Ernährungstherapien, die nach Maßgabe vieler unkonventioneller Methoden den Verzehr bestimmter Nährstoffe einschränken, für Menschen mit bestimmten Krebserkrankungen förderlich oder schädlich sind, bleibt wissenschaftlich ungeklärt. Doch nach meiner Einschätzung gibt es gute Gründe für die Annahme, daß diese selektiv nährstoffreduzierenden Therapien sowohl Nutzen wie Unheil stiften können.

Fette, Proteine und Kohlenhydrate in der Nahrung

»Von allen Nahrungsfaktoren, die einen epidemiologischen Zusammenhang mit Krebserkrankungen verschiedener Organe erkennen lassen, hat man das Fett wohl am gründlichsten untersucht und am häufigsten eine direkte Beziehung ermittelt«, heißt es in *Diet, Nutrition and Cancer*.[23] In epidemiologischen Untersuchungen gab es Korrelationen zwischen hohen Fettanteilen in der Ernährung und Magen-Darm-Krebs (besonders Dickdarmkrebs) sowie endokrinen Krebsarten – Brust-, Prostata-, Eierstock- und Hodenkrebs.[24]

Die Nahrungsfette gelten in der Regel als krebsfördernd, nicht aber als krebserregend. In experimentellen Tierversuchen verstärkt eine Steigerung des Fettteils in der Nahrung von 5 auf 20 Prozent sowohl das Vorkommen als auch die Wachstumsrate von chemisch induziertem Brustkrebs. Doch die Brustkrebswerte steigen *nur* an, wenn die fettreiche Kost nach und nicht vor der chemischen Tumorinduktion verabreicht wird.[25]

Aus einer Untersuchung von Goodman u. a. an der University of Hawaii, in der man den früheren Verzehr von Nahrungsfett und Cholesterin bei Lungenkrebspatienten mit dem von Kontrollpersonen verglich, ging hervor, daß Männer im höchsten Viertel der Cholesterinaufnahme ein 2,2mal größeres Lungenkrebsrisiko hatten als Männer im niedrigsten Viertel. Allerdings wurde dieser Zusammenhang nicht für Frauen nachgewiesen und war auf *starke Raucher* beschränkt. Ähnliche Ergebnisse fand man für Fette generell, gesättigte Fette und, bis zu einem gewissen Maße, auch für ungesättigte Fette, doch die hohe Korrelation zwischen Fett und Cholesterin ließ nicht zu, die Wirkung dieser Nährstoffe getrennt zu untersuchen.[26] Das Ergebnis schien darauf hinzudeuten, daß Nahrungsfett Lungenkrebs fördert, aber nicht hervorruft.

In einer Untersuchung über die Beziehung zwischen Nahrungsfett und Krankheitsverlauf beziehungsweise Überleben von Brustkrebspatientinnen, die Gregorio u. a. an der State University of New York durchgeführt haben, gelangten die Autoren zu der Annahme, das Sterblichkeitsrisiko werde zu jedem Zeitpunkt pro 1000 g monatlichem Fettverzehr um das 1,4fache gesteigert, wobei sich der Zusammenhang bei Patienten in fortgeschrittenem Krankheitsstadium am deutlichsten zeigte.[27] Dieses Ergebnis deckt sich mit den Daten von P. I. Tartter und seinen Mitarbeitern in Mount Sinai, die zu dem Schluß gelangt sind, daß ein niedriger präoperativer Cholesterinspiegel (und geringeres Gewicht) mit einem längeren krankheitsfreien Überleben verknüpft ist.[28]

Obwohl die Daten eine eindeutige Sprache sprechen, ist noch nicht klar, durch welche Mechanismen das Fett tumorfördernd wirkt. Dennoch heißt es im Bericht der National Academy of Sciences:

> Von allen untersuchten Nahrungsbestandteilen ... lassen die Ergebnisse aus epidemiologischen wie experimentellen Studien mit großer Wahrscheinlichkeit darauf schließen, daß es eine kausale Beziehung zwischen Fettverzehr und Krebshäufigkeit ... besonders der Brust und des Dickdarms gibt. Die Daten aus Tierversuchen deuten darauf hin, daß bei insgesamt geringer Fettaufnahme *die mehrfach ungesättigten Fette stärker zur Tumorigenese beitragen als gesättigte Fette* [Hervorhebung von M. L.], während die am Menschen gewonnenen Daten keine klare Unterscheidung zwischen den verschiedenen Fettbestandteilen zulassen.[29]

Dieser letzte Punkt ist überraschend: In Tierversuchen wirken mehrfach ungesättigte Fette krebserregender als gesättigte Fette, wenn die Fettaufnahme gering ist. Andererseits korrelieren in epidemiologischen Studien tierische Fette mit *erhöhter Krebshäufigkeit*, wenn der gesamte Fettkonsum *relativ hoch* ist.

Sechs Jahre nach dem Bericht der National Academy of Sciences hat Tim Byers geprüft, welche Fortschritte seit der Veröffentlichung des Berichtes in der Fett-Krebs-Frage zu verzeichnen waren. Seine Schlußfolgerung: »Es gibt nach wie vor Anhaltspunkte, obwohl sie nicht ganz schlüssig sind, daß Nahrungsfett möglicherweise eine wichtige Rolle beim Dickdarmkrebs spielt ... Doch die hypothetische Beziehung zwischen Nahrungsfett und Brustkrebs haben neuere Ergebnisse nicht recht bestätigen können.«[30] Diese Vorbehalte finden wir auch bei Shils: »Angesichts sich mehrender negativer Anhaltspunkte bleibt eine eindeutige positive Beziehung noch nachzuweisen.«[31]

Auch die Forschungsliteratur über Nahrungseiweiß und Krebs ist nicht eindeutig. Nach einer relativ kurzen Erörterung gelangt die

National Academy of Sciences zu folgendem Schluß:»Eiweißverzehr ist *möglicherweise* mit einem erhöhten Krebsrisiko bestimmter Organe verknüpft«, aber »da die Daten über Eiweiß im Vergleich zu denen über Fett relativ spärlich sind und es in der westlichen Ernährungsweise eine hohe Korrelation zwischen Fett- und Eiweißkonsum gibt, ist der Ausschuß nicht in der Lage, in dieser Frage zu einer klaren Schlußfolgerung zu gelangen«[32].

Gleiches gilt für Kohlenhydrate: Auch hier waren der Akademie die Daten zu spärlich, um zu eindeutigen Feststellungen über die Rolle der Kohlenhydrate (Ballaststoffe möglicherweise ausgenommen) beim Krebs zu gelangen, mit Ausnahme der Tatsache, daß eine hohe Kohlenhydrataufnahme zu einer hohen Kaloriengesamtzahl beiträgt, die, wie wir gesehen haben, mit einem erhöhten Krebsrisiko einhergeht.[33]

Ballaststoffe in der Nahrung

Zu den Ballaststoffen gehören unverdauliche Kohlenhydrate und einige kohlenhydratähnliche Stoffe. Solche unverdaulichen Nahrungsbestandteile kommen in Gemüse, Obst und Vollkornprodukten vor. In der westlichen Ernährungsweise ist der Anteil an Ballaststoffen häufig gering. Aufgrund epidemiologischer Untersuchungen äußerten Burkitt und Trowell 1975 die Hypothese, das vermehrte Auftreten bestimmter Krebsarten und anderer chronischer Erkrankungen gehe möglicherweise auf den geringen Verzehr von Ballaststoffen zurück.[34] Daraufhin folgten umfangreiche Forschungsarbeiten. Im Bericht der National Academy of Sciences von 1982 wird festgestellt, es gebe keinen schlüssigen Beweis dafür, daß Ballaststoffe gegen Krebserkrankungen von Dick- und Mastdarm schützen, daß aber bestimmte Anteile der Ballaststoffe eine schützende Wirkung haben könnten.[35] In den Jahren nach der Veröffentlichung von *Diet, Nutrition and Cancer* bewahrheitete sich die Vorhersage, daß bestimmte Ballaststoffarten prophylaktisch wirken, andere nicht und wieder andere das Tumorwachstum fördern.

Lucien R. Jacobs von der Medizinischen Fakultät der University of California in Davis hat die Forschungsliteratur durchgesehen und festgestellt, daß »die meisten Experimente mit Weizenkleie und Zellulose Anhaltspunkte für einen deutlichen Schutzeffekt erbracht haben. Im Gegensatz dazu haben zahlreiche andere Ballaststoffe gezeigt, daß sie die Tumorentwicklung verstärken. Dazu gehören Pektin, Maiskleie, unbehandelter Karrageentang, Agar-Agar, Metamucil und Luzerne.«[36]

Die Literatur über Magen-Darm-Krebs beim Menschen und Ballaststoffe haben David M. Klurfeld und David Kritchevsky eingehend durchgesehen. Nach ihren Erkenntnissen finden sich die höchsten Korrelationen zwischen Ballaststoffen in der Nahrung und Magen-Darm-Krebs in internationalen Untersuchungen, »die sich im Hinblick auf zahlreiche Umweltvariablen unterscheiden. Untersuchungen an kleineren Gruppen innerhalb eines Kulturkreises haben die Ergebnisse aus internationalen Vergleichen nicht nennenswert bestätigt. Die Dickdarmkrebshäufigkeit in verschiedenen Regionen der Vereinigten Staaten schwankt so erheblich, daß die Nahrung wohl nur für einen geringfügigen Prozentsatz des Risikos verantwortlich sein kann ... Deshalb wäre der Schluß übereilt, daß ein hoher Ballaststoffanteil in der Nahrung gegen Magen-Darm-Krebs schützt.«[37] Doch die Forscher sind sich uneins. Es gibt Hypothesen, denen zufolge Ballaststoffe gegen Brust- und Prostatakrebs sowie Darmkrebs schützen.[38]

Schluß

Wie epidemiologische Studien, Laborexperimente und klinische Versuche zeigen, gibt es sehr gute Gründe für die Hoffnung, daß sich mit Hilfe alimentärer Interventionen die Krebsvorbeugung verbessern, die Nebenwirkungen der Behandlung lindern und der Verlauf einiger Krebserkrankungen verlangsamen oder umkehren lassen.

Allerdings ist es schockierend, daß die gleiche Zurückhaltung, welche die psychologische Forschung zur Krebsintervention kennzeichnet – und die deshalb nicht mit dem nötigen Nachdruck vorangetrieben wurde –, auch die ernährungswissenschaftliche Forschung beeinträchtigt. In ihren Laborexperimenten sind die Ernährungswissenschaftler ziemlich kühn, wenn sie die Auswirkungen von Nährstoffen auf den Krebsverlauf, auf die Behandlungsfolgen oder die Behandlungsresultate untersuchen. Doch wenn es darum geht, diese hochinteressanten Laborstudien an Tieren und Zellinien in Untersuchungen am Menschen zu überprüfen, fühlen sie sich durch drohende berufliche Sanktionen eingeengt. Es geht ihnen da genauso wie den psychologischen Forschern, die sich in der Frage, ob psychologische Interventionen das Leben von Krebspatienten verlängern können, ähnliche Beschränkungen auferlegt haben.

In den letzten Jahren hat sich das Klima am National Cancer Institute (NCI) und in der American Cancer Society ein wenig zugunsten der Ernährungstherapien verändert – fast im gleichen Maße, wie ein Stimmungsumschwung gegenüber psychologischen Therapien zu verzeichnen war. Allerdings beschäftigen sich die klinischen Interventionsstudien, die das NCI gegenwärtig durchführt, in erster Linie mit der Krebsprophylaxe – oder zumindest dem Versuch, Rückfälle zu verhindern. Dabei untersucht man vor allem einzelne Nährstoffe oder kleine Nährstoffkombinationen.[39] Die alimentären Interventionen, die tatsächlich untersucht werden, sind in der Regel *unbedeutend* im Vergleich zum entschiedenen Einsatz alternativer Ernährungsmethoden, mit denen durch grundlegende Veränderungen der Ernährungsweise – manchmal in Verbindung mit einer Multivitamintherapie (vgl. nächstes Kapitel) – bereits vorhandene Krebserkrankungen bekämpft werden oder der Vorbeugung gedient werden soll.

Diese mangelnde Bereitschaft, umfassende alimentäre Interventionen an Krebspatienten zu überprüfen, ist um so bedauerlicher, als solche Interventionen genauso wie psychologische Interventionen in der Regel unschädlich sind und die Lebensqualität verbessern. Deshalb könnte man Krebspatienten leicht zur Teilnahme an solchen klinischen Versuchen gewinnen.

Weder die psychologischen Studien noch die Ernährungsuntersuchungen geben eine Antwort auf die eigentliche Frage, die den Krebspatienten, die sich für unkonventionelle Therapien interessieren, am Herzen liegt: Ob nämlich eine Kombination aus radikalen psychologischen, alimentären und (häufig) noch anderen Interventionen in ihrer kumulierenden Wirkung den Krebs verlangsamen oder rückbilden kann. Es gibt absolut keinen wissenschaftlichen Grund dafür, daß man diese kombinierten Methoden nicht – wie kombinierte Chemotherapien oder kombinierte Programme aus Bestrahlung, Chemotherapie und anderen Interventionen – gemeinsam bewerten sollte.

Viele Forscher sind beispielsweise der Meinung, daß bei metastatischem Brustkrebs im frühen Stadium *die Patientinnen wenig, wenn überhaupt, durch die frühe Anwendung von Chemo- oder Strahlentherapie zu gewinnen haben.* Gleiches gilt für viele Patienten mit nicht-kleinzelligem Lungenkrebs, metastatischem Darmkrebs und metastatischem Prostatakrebs. So können wir also feststellen, daß die in den Vereinigten Staaten und in Europa am häufigsten vorkommenden Krebsarten – Dickdarm, Prostata, Brust und Lunge – an wichtigen Entwicklungspunkten der Krankheit keine unmittelbaren konventionellen Interventionen erfordern. Viele dieser Patienten – sicherlich eine klare Minderheit – wären nur allzu gern bereit, an gründlichen klinischen Versuchen über weniger toxische oder atoxische Therapien teilzunehmen.

Obwohl also die ernährungswissenschaftliche wie die psychologische Literatur darauf schließen läßt, daß massive Interventionen durchaus von Nutzen sein können, werden offensichtlich die kombinierten Interventionen, die diese Minderheit der Krebspatienten am meisten interessiert – und die die größte Ähnlichkeit mit alternativen Therapien aufweisen, für die gewisse Erfolge klinisch bezeugt sind –, nicht in klinischen Versuchen getestet. Es gibt keinen vernünftigen wissenschaftlichen Grund dafür, daß Untersuchungen, die prüfen, ob solche Kombinationstherapien das Leben von Krebspatienten erleichtern oder verlängern können, in der nationalen Forschung nicht vorrangig behandelt werden.

Was können wir nun aus diesen etwas komplizierten und verwirrenden Daten schließen? Einige praktische Richtlinien:

1. Zur Krebsvorbeugung sollte das Nahrungsfett auf ein Mindestmaß eingeschränkt werden – laut der National Academy of Sciences zumindest auf 30 Prozent der Kaloriengesamtaufnahme. Das gilt für *alle* Fette – nicht nur für tierische, sondern auch für pflanzliche und mehrfach ungesättigte Fette. Kontrovers sind die Ansichten über die Beziehung zwischen Nahrungsfett und häufigen Krebsarten wie Dickdarm-, Prostata- und Brustkrebs, wobei die Korrelationen in internationalen epidemiologischen Erhebungen (in denen möglicherweise versteckte Faktoren am Werke sind) am deutlichsten ausfallen, während sie in nationalen Untersuchungen ein widersprüchliches Bild ergeben.
2. Im Idealfall sollte man das Gewicht – zur Vorbeugung wie zur Behandlung – in normalen Grenzen halten. Ungeklärt ist die Frage, ob Kalorienreduzierung (und die Einschränkung bestimmter Nährstoffe), wie sie von einigen alternativen Ernährungstherapien verordnet wird, einen Gesundheitszustand herstellt, in dem der Krebs unterernährt und gehemmt, der Körper aber ausreichend mit Nährstoffen versorgt wird.
3. Zur Krebsvorsorge sollte man täglich frisches Obst und Gemüse essen.
4. Zur Krebsvorsorge sollte Alkohol in mäßigen Mengen, wenn

überhaupt, genossen werden. Das Rauchen sollte man vollständig einstellen.

5. In Tierversuchen hat sich gezeigt, daß Ballaststoffe – Weizenkleie und Zellulose – einen gewissen Schutz gegen Krebs bieten, wärend, Mais, Metamucil und Luzerne unter Umständen krebsfördernd sind.

Nach Durchsicht der ernährungswissenschaftlichen Literatur gewinnt man vor allem den Eindruck, daß es sich um ein vielversprechendes Gebiet handelt. Möglicherweise kann es dazu beitragen, dem Krebs wirksamer vorzubeugen, die Nebenwirkungen der konventionellen Behandlung zu lindern und ihren Nutzen zu steigern, den allgemeinen Gesundheitszustand und die Lebensqualität zu verbessern und in einigen Fällen auch das Leben des Krebspatienten zu verlängern. Es ist dringend geboten, die Forschung auf diesem Gebiet voranzutreiben.

Wissenschaftliche Erkenntnisse hinsichtlich eines Zusammenhanges zwischen der Krebsentstehung, der Ernährung und den Ernährungsgewohnheiten haben sich erst in der letzten Dekade deutlich herausgebildet. M. Lerner beschreibt in klaren Worten die Schwierigkeiten, auf die auch heute noch Patienten treffen können, wenn sie Fragen zur Ernährung während oder nach einer Tumortherapie ansprechen. Die Ausbildung der Ärzte in Ernährungsfragen ist mangelhaft und oft auf ein Selbststudium beschränkt. Andererseits wurde wenig wert- und interessenfreie Wissenschaft im akademischen Raum betrieben, da Ernährungsstudien große Patientenzahlen und damit einen hohen logistischen, zeitlichen und finanziellen Aufwand erfordern, damit seriöse Ergebnisse erzielt werden können. Die Ernährungsindustrie war in der Vergangenheit nur an wenigen Fragen (z. B. Butter vs. Margarine) interessiert und bereit, solche Fragestellungen finanziell zu fördern.

Nun hat sich das Blatt gewendet. Fragestellungen zur Ernährung nehmen, nicht zuletzt durch die permanenten Nachfragen der Patienten, in der Krebsforschung einen bedeutenden Raum ein, obwohl die adäquate finanzielle Unterstützung einer Grundlagenforschung immer noch mangelhaft ist und, wenn Studien mit Einzelsubstanzen durchgeführt werden, von industriellen Interessen gesteuert wird. Dies ist dann nicht zu kritisieren, wenn dabei ein Fortschritt zu Fragen der Ernährung auf folgenden drei kardinalen Gebieten erzielt werden kann:

1. Ernährung und Krebsprävention.
2. Ernährung während einer Krebstherapie.
3. Ernährung nach einer Krebstherapie.

Die Fragen zur Ernährung und Krebsprävention konnten in einer kürzlich veröffentlichten wissenschaftlichen Videodokumentation hinreichend behandelt werden.[40]

Die Fragen der Ernährung während einer Chemotherapie bedürfen einiger prinzipieller Erläuterungen. Viele molekulare Mechanismen zur Wirkung einer Krebstherapie (Chemotherapie, Strahlentherapie) auf bösartige Zellen fußen auf der Erzeugung von »freien Radikalen«, hochreaktionsfähiger Moleküle, die anderen Molekülen in ihrer nächsten Umgebung Elektronen entziehen, ihre eigene Elektronenschale damit auffüllen, dadurch aber Zellen, auch Krebszellen, schädigen. Im allgemeinen wird von solchen Molekülen angenommen, ursächlich an der Krebsentstehung beteiligt zu sein. Deshalb raten viele Ärzte zu Nahrungsmitteln oder Nahrungsmittelinhaltsstoffen, die einen hohen Gehalt an »Radikalfängermolekülen« besitzen. Dies ist auch grundsätzlich bei Fragen der Ernährung bezüglich Krebsprävention oder nach einer Krebstherapie richtig. Es ist aber äußerst zweifelhaft, ob solche Radikalfänger, z. B. Vitamin E, auch während der Therapiezyklen gegeben werden sollen. Sie hemmen ubiquitär die Entstehung von »freien Radikalen« und können so zu einer verminderten Wirkung der Krebstherapie beitragen, ohne daß dies für den Patienten evident wird.

Wenn M. Lerner von einer Mangelernährung spricht, so ist dies als eine Kalorienreduktion zu verstehen. Es ist schlichtweg falsch zu glauben, daß Tumorzellen durch bestimmte Mangeldiäten, verstanden als das Fehlen »essentieller Stoffe« für Tumorzellwachstum in einem Ernährungsregime, ausgehungert und damit absterben würden. Unser biochemisches Wissen über die verschiedensten Tumorentitäten ist noch viel zu gering, um genaue Angaben zu einzelnen Nahrungsmittelinhaltsstoffen machen zu können, die, wenn der Nahrung entzogen, schon bestehendes Tumorzellwachstum hemmen können. Umgekehrt können wir aber Nahrungsmittelinhaltsstoffe, die einen bestimmten Schutz vor einer Zellentartung bieten, in angereicherter Form als Nahrungsmittelergänzungsstoffe, sogenannte Prävenkine, zuführen. Vor allem der amerikanische Markt bietet hier eine Fülle solcher Nahungsmittelergänzungsstoffe (Polyphenole, Flavone und Flavonoide, Curcumine, Cumarine) an, die durchaus in experimentellen Arbeiten eine präventive Wirkung gezeigt haben.

M. Lerner weist zu Recht darauf hin, daß das Gewicht eine bedeutende Einflußgröße hinsichtlich der Ernährung ist. Es ist keine Dramatik, wenn der Patient im Laufe der Therapie maßvoll an Gewicht verliert; der Gewichtsverlust darf natürlich nicht, für sich gesehen, zu einem weiteren Morbiditätsfaktor werden. Während der Therapie ist es ratsam, den Eiweißbedarf über Fischeiweiß und den weiteren Kalorienbedarf durch hochwertige Teigwaren zu decken. Nach einer Therapie sollte das verlorene Gewicht stetig bis zu einem individuellen Idealgewicht zurückgewonnen werden, wobei auf eine ausgewogene Nahrung zwischen hochwertigem Eiweiß (Fisch, Fleisch aus ökologischem Landbau), Kohlenhydraten (Nudeln) und Gemüse (Kohlsorten, Sojaprodukte) und Obst (Zitrusfrüchte) unbedingt Wert gelegt werden sollte.

M. Lerner stellt im Teil IV die Bedeutung der Ernährung im Krebsgeschehen als einen wichtigen Eckpfeiler der konventionellen und komplementären Krebstherapien dar. Er zeigt an der Biographie einzelner Wissenschaftler, die sich schon frühzeitig diesem Thema zugewandt haben, wie schwer es oftmals ist, Wege der Anerkennung zu finden. M. Lerner wiederholt dieses narrative Stilelement nochmals, wenn er über unkonventionelle pharmakologische Therapien im Teil V schreibt.

Anmerkungen

1 Maurice E. Shils und Vernon R. Young (Hg.), *Modern Nutrition in Health and Disease*, Philadelphia, Lea & Febiger, 1988; vor allem die Beiträge: M. E. Shils, »Nutrition and Diet in Cancer«; D. H. Hornig u. a., »Ascorbic Acid«; und Q. N. Myrvik, »Nutrition and Immunology«.

2 Eine Vorstufe des Vitamin A.

3 National Academy of Sciences, National Research Council, Comittee on Diet, Nutrition and Cancer, *Diet, Nutrition and Cancer*, Washington, DC, National Academy Press, 1982, S. 1–15–1–16.

4 Marion Nestle, *Nutrition in Clinical Practice*, Greenbrae, CA, Jones Medical Publications, 1985, S. 183.

5 Vincent T. DeVita (Hg.), *Principles and Practice of Oncology*, 3. Aufl., Philadelphia, Lippincott Company, 1989, S. 177.

6 Maurice E. Shils, »Nutrition and Diet in Cancer«, in: Shils and Young (Hg.), *Modern Nutrition in Health and Disease*, S. 1415.

7 a. a. O., vgl. insbesondere die Graphik »Consequences of Cancer Treatment Predisposing to Nutrition Problems«, S. 1408.

8 a. a. O., S. 1380–1381.

9 National Academy of Sciences, *Diet, Nutrition and Cancer*, S. 4–1.

10 a. a. O., S. 4–2.

11 Maurice E. Shils, »Nutrition and Neoplasia«, in: Robert S. Goodhart und Maurice E. Shils (Hg.), *Modern Nutrition in Health and Disease*, Philadelphia, Lea & Febiger, 1980, S. 1187.

12 Lawrence Kushi, persönliche Mitteilung an den Verfasser, 25. Januar 1991.

13 Shils, »Nutrition and Neoplasia«, a. a. O., S. 1153–1154.

14 a. a. O., S. 1159.

15 a. a. O., S. 1160.

16 a. a. O., S. 1160–1161.

17 a. a. O., S. 1161.

18 a. a. O., S. 1162–1163.

19 National Academy of Sciences, *Diet, Nutrition and Cancer*, S. 4–4.

20 Ludwik Gross, »Inhibition of the Development of Tumors or Leukemia in Mice and Rats After Reduction of Food Intake: Possible Implications for Humans«, *Cancer*, 62, 1988, S. 1463–1465.

21 a. a. O., S. 1464.

22 D. Russell u. a., »Effects of total Parenteral Nutrition and Chemotherapy on the Metabolic Derangement in Small Cell Lung Cancer«, *Cancer Research*, 44, 1984, S. 1706; zitiert in: Moshe Shike und Murry F. Brennan, »Supportive Care of the Cancer Patient«, in: DeVita (Hg.), *Cancer: Principles and Practice of Oncology*, S. 2031.

23 National Academy of Sciences, *Diet, Nutrition and Cancer*, S. 5–1.

24 a. a. O., S. 5–17.

25 a. a. O. S. 5–19.

26 M. T. Goodman u. a., »The Effect of Dietary Cholesterol and Fat on the Risk of Lung Cancer in Hawaii«, *The American Journal of Epidemiology*, 128 (6), 1988, S. 1241–1255.

27 D. I. Gregorio, »Dietary Fat Consumption and Survival Among Women with Breast Cancer«, *Journal of the National Cancer Institute*, 75 (1), 1986, S. 37–41.

28 P. I. Tartter, »Cholesterol and Obesity as Prognostic Factors in Breast Cancer«, *Cancer*, 47 (9), 1981, S. 2222–2227.

29 National Academy of Sciences, *Diet, Nutrition and Cancer*, S. 5–20–5.21.

30 Tim Byers, »Diet and Cancer: Any Progress in the Interim?«, *Cancer*, 62, 1988, S. 1713–1724.

31 Maurice Shils, »Nutrition and Diet in Cancer«, in: Shils und Young, *Modern Nutrition in Health and Disease*, S. 1396.

32 National Academy of Sciences, *Diet, Nutrition and Cancer*, S. 6–11.

33 a. a. O., S. 7–5.

34 a. a. O., S. 8–1.

35 a. a. O., S. 8–5.

36 Lucian R. Jacobs, »Modification Experimental Colon Carcinogenesis by Dietary Fiber«, in: Lionel A. Poirier, Paul M. Newberne und Michael W. Pariza

(Hg.), *Essential Nutrients in Carcinogenesis*, New York, Plenum Press, 1986, S. 105–118.

37 David M. Klurfeld und David Kritchevsky, »Dietary Fiber and Human Cancer: Critique of the Literature«, in: Poirier u. a., *Essential Nutrients in Carcinogenesis*, S. 119.

38 Melvyn R. Werbach, *Nutritional Influences on Illness*, Tarzana, Ca, Third Line Press, 1987, S. 100.

39 Ralph W. Moss, *The Cancer Industry*, New York, Paragon House, 1989, S. 233.

40 K. S. Zänker, *Krebs und Prävention*, SpektrumVideothek, Spektrum Akademischer Verlag, Heidelberg, 1997.

Kapitel 12
Können Vitamine und Mineralien helfen? Aus wissenschaftlicher Sicht: Spurenelemente

Unter Wissenschaftlern scheint kaum umstritten zu sein, daß Vitamine und Mineralien einige Krebsarten verhindern, hemmen und gelegentlich auch beschleunigen können. Auch bei der Rückbildung mancher Krebserkrankungen spielen sie möglicherweise eine Rolle. Aus Tierversuchen und klinischen Studien weiß man ferner, daß Vitamine die Wirkung von Krebsbehandlungen wie Strahlen- und Chemotherapie verstärken, gegen ihre Nebenwirkungen schützen und vielleicht sogar das Leben von Krebspatienten verlängern können, die zugleich mit schulmedizinischen Therapien und Vitaminen behandelt werden. Nach meiner Ansicht wäre eine sorgfältige Prüfung dieser sehr interessanten wissenschaftlichen Untersuchungen gleichermaßen nützlich für Krebspatienten wie für ihre Ärzte und Therapeuten, die Nahrungszusätze oder Ernährungsveränderungen als eine Form der Behandlung oder Gesundheitsförderung in Betracht ziehen.

Vitamin A, Retinoide und Karotinoide

In der Forschungsliteratur über Ernährung und Krebs wird den Retinoiden bei weitem der größte Platz eingeräumt. Zu den »Retinoiden« gehören Vitamin A (Retinol) und seine Isomere, Derivate (Retinal, Retinsäure) sowie synthetische Analogstoffe. Laut Peter Greenwald, Direktor der Abteilung Krebsprophylaxe und -kontrolle am National Cancer Institute (NCI), besitzen Retinoide die Fähigkeit, die Krebszelle zu modifizieren und sie in einigen Fällen sogar wieder zur Differenzierung zu veranlassen, das heißt, sie wieder in den Normalzustand zu überführen. »*Retinoide sind in der klinischen Prophylaxe von besonderem Interesse, weil sie ihre antineoplastische Aktivität in Zellen entfalten können, die bereits entdifferenziert oder in einen malignen Zustand versetzt worden sind.*«[1] [Hervorhebung von M. L.] Einfacher ausgedrückt, Retinoide können manchmal den Differenzierungsverlust von Zellen aufhalten, der für das Fortschreiten von Krebserkrankungen charakteristisch ist. Das ist natürlich von höchstem Interesse für Krebspatienten.

Beispielsweise hat man herausgefunden, daß Vitamin A in Labortests die abnorme Entdifferenzierung von Epithelzellen der Prostata unterdrücken kann, *nachdem* ein potentiell bösartiger Zustand durch chemische Mittel oder Strahlung hervorgerufen worden ist. Laut Greenwald »kam der bösartige Phänotyp vollständig zum Ausdruck«, als man dem Kulturmedium Vitamin A entzog.[2] Bei leukämischen Promyelozyten gelang es Retinoiden, die bösartigen Zellen wieder zur vollständigen Differenzierung zu veranlassen, woraufhin sie die Form und die biochemischen Eigenschaften eines gesunden Granulozyten annahmen.[3]

Andere Retinoide haben »die maligne Progression in drei verschiedenen Blasenkrebs-Systemen von Nagetieren durchgehend zum Stillstand gebracht« und die Krebsentwicklung in chemisch induzierten Brust- und Hautkrebsmodellen gehemmt. »Die Rückbildung chemisch induzierter Tumoren und eine Verzögerung beim Auftreten transplantierter Tumoren ist von einigen anderen synthetischen Retinoiden berichtet worden.«[4]

Im Fortgang erläutert Greenwald, daß Betakarotin, eine Vorstufe von Vitamin A in der Nahrung, für Krebspatienten von besonderem Interesse ist, weil es eine sehr geringe Toxizität besitzt und seine Blutspiegel in direkter Beziehung zur Nahrungsaufnahme stehen, während die Blutspiegel der Retinoide streng reguliert werden.[5] Greenwald:

> Wegen seiner Fähigkeit, Singlett-Sauerstoff zu deaktivieren und organische freie Radikale einzufangen, hat man dem Betakarotin eine unmittelbare chemoprophylaktische Wirkung nachgesagt ... In etwa zwanzig Berichten hat man Krebsinzidenz und Vitamin-A- oder Betakarotinaufnahme bewertet. In neun retrospektiven Studien wurde eine signifikante Zunahme des Krebsrisikos verschiedener Organe mit verminderter Vitamin-A-Aufnahme in Verbindung gebracht. Die Risiken, die für Gruppen mit geringer Vitamin-A-Aufnahme berichtet wurden, waren etwa zweimal so groß wie für die Gruppen mit hoher Aufnahme.[6]

Der Bericht *Diet, Nutrition and Cancer* der National Academy of Sciences gelangte zu folgendem Schluß: »Tierstudien lassen erkennen, daß eine vermehrte Aufnahme dieses Vitamins A in den meisten, aber nicht allen Fällen einen Schutzeffekt bei Krebsinduzierung durch chemische Karzinogene entfaltet.«[7]

In epidemiologischen Studien hat man eine geringe Vitamin-A-Aufnahme mit einem erhöhten Krebsrisiko von Dickdarm, Lunge, Gebärmutterhals, Kehlkopf, Harnblase, Speiseröhre, Magen, Mastdarm, Prostata und Mund in Verbindung gebracht. In drei Berichten, die auf Daten aus Kohortenstudien beruhen, hat man eine umgekehrte Beziehung zwischen Vitamin-A-Blutspiegeln und Krebserkrankungen beobachtet – obwohl zwischen höheren Vitamin-A-Spiegeln und höherer Vitamin-A-Aufnahme noch kein eindeutiger Zusammenhang nachgewiesen werden konnte.[8] Laut einer Studie von Menkes und Mitarbeitern, die im *New England Journal of Medicine* veröffentlicht wurde, besteht beispielsweise eine hohe umgekehrte Korrelation zwischen dem Betakarotinspiegel und dem Risiko von Plattenepithelkarzinomen.[9] In einer Untersuchung über Ernährung und Lungenkrebs, in der man die Ernährungsgeschichte von 332 Lungenkrebspatienten mit der von 865 Kontrollpersonen verglich, fand man einen eindeutig negativen Zusammenhang zwischen Betakarotinaufnahme in der Nahrung und Lungenkrebsrisiko.[10] Dieses Ergebnis bestätigte sich, als W. C. Willett von der Harvard Medical School 1990 zwölf Untersuchungen durchsah. In jeder Studie wurde ein hoher Konsum von karotinoidhaltigen Obst- und Gemüsesorten mit einem verminderten Lungenkrebsrisiko in Zusammenhang gebracht, obwohl dieses Ergebnis auch die Möglichkeit offenläßt, daß irgendein anderer Faktor in den Nahrungsmitteln für das Resultat verantwortlich ist. Gleichzeitig wurde aber kaum eine Beziehung zwischen Vitamin-A-Aufnahme und Lungenkrebsrisko festgestellt.[11]

In klinischen Studien konnte nachgewiesen werden, daß Vitamin A und Retinoide eine Vielzahl von präkanzerösen und kanzerösen Entwicklungen zur Rückbildung bringen, vor allem wenn sie das Epithelgewebe betreffen. In zwei klinischen Versuchen wirkte Retinoidtretinat prophylaktisch gegen das Wiederauftreten von oberflächlichen Blasentumoren und regte bei Rauchern die Rückbildung von Bronchialmetaplasien an.[12] Entsprechend wurde an Patienten mit Leukoplakie in der Mundhöhle, einer präkanzerösen Läsion, die mit Krebs in der Mundhöhle in Zusammenhang steht, in einem randomisierten klinischen Versuch nachgewiesen, daß 13-*cis*-Retinsäure bei 67 Prozent der behandelten Patienten die Größe der Läsionen verringerte (gegenüber 10 Prozent der Kontrollpersonen) und die Dysplasie bei 54 Prozent der behandelten Patienten (gegenüber 10 Prozent der

Kontrollpersonen) zur Rückbildung brachte.[13] Diese durch ein Retinoid bewirkte *Rückbildung* einer präkanzerösen Läsion beim Menschen ist ein aufsehenerregendes Ergebnis.

Infolge der Laborergebnisse, der epidemiologischen Studien und der ersten klinischen Versuche, die zeigten, daß Retinoide zur Rückbildung präkanzeröser Entwicklungen beitragen und sich prophylaktisch gegen das Wiederauftreten einiger Tumoren einsetzen lassen, hat man in der Forschung eine große Zahl von Interventionsstudien durchgeführt, um die Wirksamkeit von Retinoiden bei der Prophylaxe und Bekämpfung menschlicher Krebserkrankungen zu überprüfen. 1986 führten Forscher am NCI 19 »chemoprophylaktische Interventionsstudien« auf, in denen man die Fähigkeit von Retinoiden bewertet hatte, »präkanzerösen Läsionen vorzubeugen, präkanzeröse Läsionen rückzubilden, die Inzidenz von bösartigen Erkrankungen zu verringern, die Mortalität infolge von bösartigen Erkrankungen zu reduzieren und die Gesamtzahl von bösartigen Erkrankungen einzuschränken«.[14]

Mit anderen Worten, »Chemoprophylaxe« wurde zur höflichen Bezeichnung, unter der die Fähigkeit von Nährstoffen, kanzerösen und präkanzerösen Erkrankungen nicht nur vorzubeugen, sondern ihren Verlauf auch tatsächlich umzukehren, in die Welt der schulmedizinischen Krebsforschung Eingang fand. Der Ernährungswissenschaftler Lawrence Kushi meint, für die Einstellung der Schulmediziner zur Frage nach dem Zusammenhang zwischen Ernährung und Krebs sei der Begriff »Chemoprophylaxe« typisch, denn er sei »der Versuch, als medizinisches Paradigma hinzustellen, was im wesentlichen eine Verhaltens- oder Lebensstil-Intervention sei, d. h. eine Veränderung der Ernährungsweise«.[15]

Von einer sehr interessanten klinischen Studie hat Frank L. Meyskens, Jr., berichtet, damals am Cancer Center der University of Arizona in Tucson:

Umfangreiche Laboruntersuchungen haben gezeigt, daß Vitamin A sowie seine natürlichen und synthetischen Derivate (die Retinoide) bei vielen normalen und umgewandelten [z. B. kanzerösen] Zellen die Proliferation hemmen und die Differenzierung und/oder Reifung anregen. Auch epidemiologische Erhebungen sprechen für die Ansicht, daß Vitamin A ein natürlicher Hemmstoff bei der Entwicklung menschlicher Krebserkrankungen ist. Diese Beobachtungen haben uns veranlaßt, die Frage zu untersuchen, *ob Retinoide als Krebsabwehrstoffe wir-*

*ken. Wir schlagen vor, Präkanzerose und Krebs grundsätzlich
als ein Kontinuum zu definieren, das von Normalität bis Ab-
normalität reicht und auf dem sich die Bedingungen von Vorbeugung und Behandlung verwischen.*[16] [Hervorhebung von
M. L.]

Ausgehend von den Laboruntersuchungen, die zeigten, daß Retinoide die Differenzierung in Melanomzellen von Mäusen und Menschen fördern, begann Meyskens 1978 einen Vergleich zwischen Injektionen mit BCG (attenuierten Rinder-Tuberkelbazillen) allein und
BCG-Injektionen plus Vitamin A bei bösartigen Melanomen in Stadium I (für Hochrisiko-Patienten) und Stadium II. Zur Zeit der Veröffentlichung im Jahr 1984 (ausgehend von den ersten 120 Patienten)
zeigten die mit BCG plus Vitamin A behandelten Patienten eine
»günstigere« Tendenz zu rückfallfreiem Überleben als die Patienten,
die nur BCG erhalten hatten.[17] Eine anschließende unveröffentlichte
Untersuchung von Meyskens konnte die ersten Ergebnisse nicht bestätigen. Aber diese Bemühungen sind doch so interessant, daß ich
sie nicht übergehen wollte (Frank L. Meyskens, Jr., persönliche Mitteilung, 1993).

Ferner berichtete Meyskens von »beträchtlicher zytostatischer
Aktivität« in einem breitangelegten klinischen Versuch an zahlreichen kanzerösen und präkanzerösen Hauterkrankungen, in dem das
Retinoid 13-*cis*-Retinsäure verwendet wurde. An Patienten mit fortgeschrittenem metastatischen Kopf- und Halskrebs beobachtete er
kurzfristige positive Reaktionen der Haut und des subkutanen Gewebes und an acht von zwölf Patienten mit dem T-Zell-Lymphom *My-
cosis fungoides* positive Reaktionen, »wobei vier Patienten fast vollständig von der Krankheit befreit wurden«.[18]

Die positiven Ergebnisse aus der Experimentalforschung und
auch aus dem ersten klinischen Versuch, in dem Vitamin A gegen
Melanome eingesetzt wurde (wobei diese Resultate allerdings von
einer zweiten Untersuchung nicht bestätigt werden konnten), sind
von besonderem Interesse, weil von Melanomen berichtet wird, sie
gehörten zu den Krebsarten, die am häufigsten auf die Gerson-Diät,
eine alternative Ernährungstherapie gegen Krebs, reagieren. Die
Gerson-Rohkostdiät, zu der die häufige Einnahme frischer Gemüsesäfte gehört, sorgt für eine sehr hohe Betakarotinaufnahme. Ich
habe persönlich mehrere Melanompatienten gekannt, denen es mit
dem Gerson-Programm jahrelang gut ging. Andererseits verläuft
die Melanomerkrankung äußerst unterschiedlich, und die psycholo-

gische Komponente könnte, wie in Kapitel 10 berichtet, einen entscheidenden Anteil an der günstigeren Entwicklung der Krankheit gehabt haben.

Die B-Vitamine

Im Bericht *Diet, Nutrition and Cancer* der National Academy of Sciences heißt es, die Literatur über die Beziehung zwischen B-Vitaminen in der Nahrung und Krebshäufigkeit lasse keine Schlußfolgerungen zu.[19] Der Ausschuß schrieb: »Da B-Vitamine wesentliche Bestandteile jeder angemessenen Ernährung und für die Erhaltung der Zellintegrität und der Stoffwechselfunktion notwendig sind, werden schwere Mängel bei einer dieser Vitaminarten natürlich die Wachstumsrate der Tumorzellen verringern und die normalen Funktionen des Organismus beeinträchtigen.«[20]

Aus Tannenbaums Untersuchungen in den fünfziger Jahren ergaben sich die entscheidenden Beweise dafür, daß »Unterernährung« die Häufigkeit und Entwicklung von Tumoren in Tieren verringert. Nennenswerte Unterschiede in der Tumorhäufigkeit von Tieren, deren Nahrung große, mittlere und niedrige Mengen von B-Vitaminen enthielt, fand man jedoch nicht.[21]

Wie bei anderen Vitaminen ergeben sich auch hier aus dem Zusammenwirken bestimmter B-Vitamine und anderer Nährstoffe manchmal verblüffende Wirkungen. In einer Untersuchung an Mäusen mit transplantierbaren Tumoren hemmte eine Kombination aus den Vitaminen B_{12} und C die Mitoseaktivität der Tumorzellen und »führte zu einer hundertprozentigen Überlebensrate, während keines der beiden Vitamine alleine bei gleicher Dosierung irgendeinen Effekt hatte«. Die Wirkung war spezifisch für Aszitestumoren.[22]

Auf der anderen Seite kann Vitamin B_{12} auch als leistungsfähiger Tumorpromoter wirken, das heißt, das Wachstum von Tumoren fördern. So fütterte ein Forscher Ratten mit karzinogenem DAB (3,3'-Daminobenzidin) und teilte sie dann in zwei Gruppen auf; eine erhielt zusätzlich Vitamin B_{12}, die andere hingegen nicht. Bei den zusätzlich mit dem Vitamin versorgten Ratten traten in 78 Prozent der Fälle Lebertumoren auf, während es in der anderen Gruppe nur 17 Prozent waren. Als man in beiden Gruppen Methionin zur Nahrung hinzugab, fiel die Tumorhäufigkeit auf 33 beziehungsweise 11 Prozent. Bei Kontrolltieren, die Vitamin B_{12} erhielten, aber dem krebserregenden Stoff nicht ausgesetzt wurden, traten keine

Tumoren auf. Etliche andere Forscher haben diese Ergebnisse bestätigt: Vitamin B_{12}, das in Verbindung mit Vitamin C, wie vorhergehende Studien zeigten, ein wirksames Mittel gegen Tumoren ist und allein nicht im Verdacht steht, Krebs zu erregen, fördert in Gegenwart eines Karzinogens das Tumorwachstum, wird in dieser Wirkung jedoch durch Hinzufügung eines weiteren Spurenelements beeinträchtigt.[23]

Eines der interessantesten B-Vitamine für Krebspatienten ist Vitamin B_6. Hans Ladner und Richard Salkeld, ein deutscher und ein Schweizer Forscher, berichteten von einem interessanten kontrollierten klinischen Versuch, bei dem im Verlauf einer siebenwöchigen Strahlentherapie der Hälfte einer Gruppe von 210 Patientinnen im Alter von 45 bis 65 Jahren mit Endometriumkrebs 300 mg Pyridoxin (Vitamin B_6) verabreicht wurde.[24] *Im Vergleich zu Patientinnen, die den Zusatz nicht erhielten, stellten die Forscher eine fünfzehnprozentige Verbesserung der Fünfjahresüberlebensdauer fest und beobachteten keine Nebenwirkung des Zusatzes.* Die theoretische Grundlage des Versuchs waren Tierexperimente, aus denen hervorging, daß gesunde Tiere, die einer Ganzkörperbestrahlung ausgesetzt wurden, sowie Tiere mit Tumoren Tryptophan-Stoffwechselstörungen entwickelten, die den durch Vitamin-B_6-Mangel hervorgerufenen Störungen glichen. Beim Menschen werden solche Störungen bei der Hodgkin-Krankheit sowie bei Blasen- und Brustkrebs beobachtet. Eine Studie ließ darauf schließen, daß Vitamin-B_6-Zusätze zur Korrektur der Stoffwechselanomalien möglicherweise Rückfällen bei Blasenkrebs vorbeugen können.[24] Ferner berichteten Ladner und Salkeld über »günstige Auswirkungen von Pyridoxindarreichung auf strahleninduzierte Symptome – Übelkeit, Erbrechen und Durchfall – bei gynäkologischen Patientinnen, die mit energiereicher Strahlung behandelt worden waren, und stellten fest, daß sich die Beeinträchtigung des Vitamin-B_6-Status durch 300 mg Pyridoxin täglich beheben ließ«.

Dann untersuchten Ladner und Salkeld den Vitamin-B_6-Status von 6300 gynäkologischen Patientinnen mit Krebserkrankungen von Gebärmutterhals, Gebärmutter, Endometrium (Gebärmutterschleimhaut), Eierstock und Brust. Bei Gebärmutter-, Eierstock- und Brustkrebs stellten sie vor der Strahlentherapie fest: »Je weiter der Tumor fortgeschritten war, desto deutlicher war die Beeinträchtigung des Vitamin-B_6-, -B_1- und -B_2-Status. Im Verlauf der Bestrahlung verschlechterte sich der Vitamin-B-Status fortlaufend.« Daraus ergab sich die wichtige Erkenntnis, daß sich Lebensqualität und

Überlebensdauer durch B $_6$-Zusätze verbessern lassen. Ferner stellten sie fest, daß Chemotherapie – Doxorubicin, Cisplatin und Cyclophosphamid – keine »definitive Verschlechterung« des Vitamin-B $_6$-Status bei Frauen mit metastatischem Endometrium- oder Brustkrebs hervorrief.[25] Diese Untersuchung mit ihrem Ergebnis, daß sich die Lebensqualität von Frauen mit Brust- und gynäkologischem Krebs verbessert, wenn sie während der Strahlentherapie Vitamin-B $_6$-Zusätze aufnehmen, gewinnt besonderes Interesse im Lichte eines ähnlichen Berichts über Vitamin C, von dem unten die Rede sein wird.

Von Vitamin B $_6$ ist ferner berichtet worden, es sei mit besonderem Erfolg zur Hemmung von bösartigen Melanomzellen eingesetzt worden. Von diesen Experimentaldaten ausgehend, hat eine Forschungsgruppe eine Pyridoxalcreme zur lokalen Anwendung entwickelt, die, »wenn sie Patienten mit rezidiven bösartigen Melanomen aufgetragen wurde, die Größe der subkutanen Knötchen erkennbar verringerte und zu einer vollkommenen Rückbildung der Hautpapeln führte«. Bei aller Vorläufigkeit »sind die Ergebnisse äußerst interessant und können zu einer erfolgreicheren lokalen Behandlung dieser in hohem Maße tödlich verlaufenden Krebserkrankung führen«.[26]

Linus Pauling und die Vitamin-C-Kontroverse

Nachdem der zweifache Nobelpreisträger Linus Pauling hochdosiertes Vitamin C gegen Krebs wie gegen gewöhnliche Erkältungen empfohlen hat, ist es in der Öffentlichkeit zu einer Kontroverse über die Wirksamkeit dieses Vitamins gekommen. 1976 berichteten Pauling und sein schottischer Kollege Cameron in den *Proceedings of the National Academy of Sciences*, sie hätten in einer Studie Krebspatienten in »hoffnungslosem Stadium« täglich zehn Gramm Vitamin C in kleineren Dosen verabreicht. Nach ihrem Bericht überlebten 22 Prozent der Patienten in ihrer Experimentalgruppe den Zeitpunkt, zu dem ihre »Unbehandelbarkeit« festgestellt wurde, um mehr als ein Jahr, während der Wert bei historischen Kontrollpersonen (Patienten, denen in der Vergangenheit eine vergleichbare Diagnose gestellt wurde, die aber kein Vitamin C genommen hatten) 0,4 Prozent betrug. Ferner stellten sie fest, daß 370 nichtrandomisierte Kontrollpersonen die gleichen Überlebenswerte zeigten wie die historischen Kontrollpersonen.

In der wissenschaftlichen Gemeinschaft wurde erbitterte Kritik an dieser Studie geübt. Melvyn Werbach von der medizinischen Fakul-

tät der University of California in Los Angeles faßte die Kritik wie
folgt zusammen: (1) kein prospektiver randomisierter Doppelblindversuch, (2) Mangel an exakt definierten Kriterien für »Unbehandelbarkeit«, (3) keine Einteilung der Patienten durch histologische Klassifizierung der Krebszellen nach Typ und Ursprung und (4) keine
Überprüfung, ob die Versuchs- und Kontrollpersonen sich auch
wirklich an die Behandlungspläne hielten.[27]

In der Mayo-Klinik führte man zwei experimentelle Doppelblindversuche durch, um festzustellen, ob sich die von Pauling und Cameron behaupteten Überlebensvorteile auch unter Bedingungen zeigen
würden, welche die Mayo-Forscher für wissenschaftlich optimal
hielten. In der ersten Studie teilten E. T. Creagan und seine Mitarbeiter 150 Patienten mit fortgeschrittenem Krebs durch Zufallsverfahren in zwei Gruppen ein:

> Sechzig »evaluierbare« Patienten erhielten Vitamin C, und 63
> vergleichbare, durch Zufallsverfahren ausgewählte Patienten
> bekamen ein Laktose-Placebo, während 27 der durch Zufallsver-
> fahren bestimmten Patienten es vorzogen, nicht teilzunehmen.
> Weder Vitamin C noch das Placebo wirkten sich günstig auf die
> Überlebenszeit aus, die im Durchschnitt 51 Tage betrug. *Aller-
> dings überlebten die Patienten, die eine Teilnahme ablehnten,
> im Durchschnitt nur 25 Tage, was die Frage aufwirft, inwiefern
> die Entscheidung, sich nicht zu beteiligen, das Überleben beein-
> flußt haben könnte* [Hervorhebung von M. L.]. Wie die Auto-
> ren anmerken, hat ein großer Prozentsatz der Patienten in dieser
> Untersuchung, im Gegensatz zur früheren Studie von Pauling
> und Cameron, Strahlen- und/oder Chemotherapie erhalten.[28]

In dem zweiten Versuch, der in der Mayo-Klinik unternommen
wurde, um die Pauling-Cameron-Ergebnisse zu wiederholen oder zu
widerlegen, führten Charles Moertel (der der zweite Autor der ersten
Studie war) und seine Mitarbeiter einen randomisierten kontrollierten Doppelblindversuch an 100 Patienten mit fortgeschrittenem
Dickdarmkrebs durch, die keiner Chemotherapie unterzogen worden
waren und zweieinhalb Monate lang entweder die von Pauling empfohlenen zehn Gramm Vitamin C oder ein Placebo erhielten. Es gab
keine Unterschiede in der Überlebenszeit der beiden Gruppen, *obwohl keiner der Patienten in der Vitamin-C-Gruppe starb, solange
das Vitamin verabreicht wurde.* Die Schlußfolgerung von Moertel
u. a. lautete: »Aufgrund dieser und der vorhergehenden randomi-

sierten Studie läßt sich feststellen, daß eine hochdosierte Vitamin-C-Therapie bei fortgeschrittenen malignen Erkrankungen keine Wirkung zeigt, gleichgültig ob der Patient vorher einer Chemotherapie unterzogen wurde oder nicht.«[29]

Im Anschluß an die Veröffentlichung dieser Untersuchung erklärte der Forschungsleiter Moertel im Fernsehen, Vitamin C sei »absolut wertlos«. In seiner Erwiderung warf Pauling der Mayo-Klinik »falsche und irreführende« Behauptungen im Hinblick auf die Untersuchung vor und verlangte eine Richtigstellung und Entschuldigung vom *New England Journal of Medicine*, das die Untersuchung veröffentlicht hatte. Der Herausgeber lehnte das Ansinnen ab. Auch verweigerte die Zeitschrift die Veröffentlichung zweier Briefe von Pauling und zumindest zweier weiterer Briefe, in denen Kritik an der Mayo-Studie geäußert wurde. In der sehr renommierten englischen Zeitschrift *New Scientist* berichtete Evelleen Richards:

Pauling hat sich nie mit der Unterstützung aus unorthodoxen Kreisen zufrieden gegeben. Immer hat er sich um Anerkennung durch die Schulmedizin bemüht. Doch trotz seiner Überzeugung, daß das medizinische Establishment sich niemals unvoreingenommen und objektiv mit seinen Thesen auseinandergesetzt habe, bleibt sein Glaube an die wissenschaftliche Methode als höchstes Schiedsgericht der Wahrheit ungebrochen. Cameron, der seine berufliche Einstellung als »absolut konventionell, in mancher Hinsicht sogar konservativ«, beschreibt, teilt Paulings Auffassung. Optimistisch glaubt er daran, daß das National Cancer Institute einen neuen Versuch durchführen wird, sobald jemand die »Mängel« in der letzten Untersuchung der Mayo-Klinik nachgewiesen hat. Ein neuer Versuch, so Cameron, »darf nicht von Vitamin-C-Enthusiasten oder -Gegnern durchgeführt werden, sondern muß unvoreingenommenen Ärzten übertragen werden. Dabei sollte nicht Geheimniskrämerei die Vorgehensweise bestimmen, sondern offene Zusammenarbeit, die auf wechselseitig gebilligten Protokollen beruht.«

Da liegt das Problem. Die Vorstellung eines kooperativen Verfahrens, das sich an wechselseitig gebilligten Kriterien orientiert, läßt sich nicht leicht realisieren. Selbst wenn sich beide Seiten darauf einigen könnten, wie sie ihre beiderseitigen Behauptungen bezüglich des Vitamin C überprüfen wollen, so legen neuere Untersuchungen über die Soziologie wissenschaftlicher Erkenntnis doch die Annahme nahe, daß intersubjektive

Verfahrensregeln für Experimente nicht unbedingt Auseinandersetzungen über »Tatsachen« und ihre Interpretation beenden. Aus diesen Studien scheint vielmehr hervorzugehen, daß sich die Anlage eines Experimentes nicht immer von den Überzeugungen derer trennen läßt, die das Experiment entwerfen und auswerten. Das neueste Kapitel der Vitamin-C-Kontroverse scheint diese soziologische These zu bestätigen. Schon die flüchtige Analyse zeigt, daß das Team der Mayo-Klinik einfach nicht die gleiche Sprache spricht wie Cameron und Pauling.

Wieder und wieder haben Cameron und Pauling betont, daß die massiven Vitamin-C-Dosen, die sie empfehlen (10 Gramm oder mehr pro Tag), wichtig für Krebspatienten sind, die einen vermehrten Bedarf an diesem Vitamin zeigen. Anders als die konventionelle Chemotherapie, so Cameron und Pauling, zerstört das Vitamin C die Krebszellen nicht, sondern schränkt ihre Entwicklung ein, trägt entscheidend zur Anregung des Immunsystems bei und verbessert den allgemeinen Gesundheitszustand sowie das Wohlbefinden des Patienten. Deshalb versprechen Pauling und Cameron keine »Krebsheilung«, obwohl sie einige Fälle beschrieben haben, die diese Bezeichnung zu verdienen scheinen. Erwarten würden sie auf der Grundlage ihrer Untersuchungen, daß bei Patienten, die Vitamin C erhalten, die Tumoren langsamer wüchsen und einige der quälendsten Krebssymptome gelindert würden. Diese Patienten würden etwas – aber doch signifikant – länger leben und sich einer besseren Lebensqualität erfreuen. Ferner weisen Cameron und Pauling darauf hin, daß Vitamin C nicht die belastenden Nebenwirkungen der konventionellen Chemotherapie hervorruft, daß es kostengünstig ist und sich ohne komplizierte Apparaturen anwenden läßt.

Dann berichtete Richards über die methodologische Kritik von Pauling und Cameron an Moertels Untersuchung. Erstens, so diese Kritik, wurde die Vitamin-C-Konzentration im Urin nicht regelmäßig untersucht, doch die Proben, die genommen wurden, deuteten darauf hin, daß zumindest eine der Kontrollpersonen von sich aus Vitamin C nahm. Zweitens wurde in der Untersuchung der Mayo-Klinik das Vitamin C abgesetzt, sobald die Tumoren wieder zu wachsen begannen, was nach einer mittleren Zeitspanne der Fall war. In der Cameron-Pauling-Untersuchung dagegen wurde die Vitamin-C-Darreichung unbegrenzt fortgesetzt. »Deshalb hatte die beobachtete Wirkung nicht nur mit der Frage zu tun, ob der Tumor fortschritt

oder nicht, sondern auch, in welchem Maße der Tumor bei fort-
gesetzter Vitamin-C-Darreichung wuchs und ob der allgemeine
Gesundheitszustand des Patienten in irgendeiner Weise seine Widerstandsfähigkeit gegen den Krebstod beeinflußte.«[30]

Der dritte, und wohl wichtigste, Einwand von Pauling und Cameron betraf das »Rückkoppelungsphänomen«. Dazu Richards:

> Wenn jemand plötzlich aufhört, große Dosen Vitamin C zu neh-
> men, fällt sein Vitamin-C-Spiegel weit unter den Normalwert.
> In der Medizin kennt man diesen Effekt seit zwölf Jahren. Paul-
> ing und Cameron haben ihre Patienten immer wieder vor den
> möglichen Gefahren dieses Mechanismus gewarnt. Ihrer Mei-
> nung nach kann die daraus resultierende zeitweilige Schwä-
> chung des Immunsystems zu einem rascheren Tumorwachstum
> führen. Diese Möglichkeit hat das Team der Mayo-Klinik ent-
> weder außer acht gelassen oder nicht gekannt. Als die Ärzte der
> Klinik bei den Patienten, die Anzeichen für ein Fortschreiten des
> Tumors zeigten, das Vitamin C plötzlich absetzten, lösten sie
> damit das Rückkoppelungsphänomen aus. Nach Auffassung
> von Pauling und Cameron beeinträchtigt dieses Versäumnis die
> Studie der Mayo-Klinik. Die Studie widerlege ihre Ergebnisse
> nicht, sagen sie. Sie nehmen sogar an, die Kombination aus
> Rückkoppelungsphänomen und der anschließenden hochtoxi-
> schen Chemotherapie habe möglicherweise das Leben der Pa-
> tienten verkürzt, die an der Mayo-Studie teilgenommen haben.
> Ungeachtet der schlüssigen Kritik von Pauling und Cameron
> zeigt die Untersuchung der Mayo-Klinik auch sehr deutlich,
> wie das Eigeninteresse die Bewertung von Behandlungsarten
> beeinflußt. Zu Anfang der Untersuchung räumte das For-
> schungsteam der Mayo-Klinik ein, das starke zytotoxische
> Mittel Fluorouracil habe (allein oder in Verbindung mit ande-
> ren Medikamenten) keinen Nutzen in der Behandlung von
> Dick- und Mastdarmkrebs gebracht. Trotzdem griffen sie bei
> mehr als fünfzig Prozent der Patienten ihrer Untersuchung auf
> diese Behandlung zurück, als sie nach den gleichen Kriterien
> befanden, Vitamin C sei wirkungslos. Die Ärzte zogen eine
> Behandlung vor, die nach allgemein gebilligten Regeln kon-
> trolliert und verabreicht wird und in den anerkannten theore-
> tischen Rahmen paßt: Und doch ist diese Behandlung thera-
> peutisch nutzlos und hochgiftig ... Angesichts der eigenen
> Einschätzung dieser Behandlung durch die Ärzte der Mayo-

Klinik läßt sich ihre von Moertel anschließend moralisch be-
gründete Entscheidung, bei einer so großen Zahl von Patienten
das Vitamin C oder Placebo abzusetzen und durch Chemotherapie zu ersetzen, schwerlich rechtfertigen.

Von seiten der Schulmedizin wurde immer wieder mit Nachdruck vorgebracht, man müsse Camerons und Paulings Arbeit
einer sorgfältigen Prüfung unterziehen. Aus etlichen Untersuchungen wissen wir, daß eine Therapie, sobald sie einmal von
der Ärzteschaft anerkannt und befürwortet wird, nur gegen erhebliche finanzielle, öffentliche und wissenschaftliche Widerstände abgeschafft werden kann, selbst wenn nachgewiesen
wird, daß sie wirkungslos ist oder dem Patienten schadet.[31]

So konnten die Vertreter der Paulingschen Auffassung mit einem
gewissen Recht vorbringen, daß keine der beiden Mayo-Untersu-
chungen Paulings und Camerons These wirklich überprüft habe – die
erste nicht, weil die Patienten zuvor einer Chemotherapie unterzogen wurden, und die zweite nicht, weil (a) die Kontrollpersonen nicht
hinreichend auf eine von der Studie unabhängige Einnahme von Vitamin C untersucht wurden, weil (b) das Vitamin C abgesetzt wurde,
sobald die Tumoren wieder zu wachsen begannen, und deshalb möglicherweise ein »Rückkoppelungsphänomen« hervorgerufen wurde,
und weil (c) die anschließende Chemotherapie möglicherweise die
Überlebenszeit verkürzt hat.

Während die Schulmedizin geschlossen die Auffassung vertritt,
die Untersuchungen der Mayo-Klinik hätten jegliche positive Rolle
des Vitamin C in der Krebsbehandlung »widerlegt«, finden sich in
der jüngsten Ausgabe des ernährungswissenschaftlichen Standard-
werkes *Modern Nutrition in Health and Disease*, das von Maurice E.
Shils und Vernon R. Young herausgegeben wird, zwei sehr unterschiedliche Auffassungen zur Kontroverse über Vitamin C und Krebs
in verschiedenen Abschnitten des Buches. In seinem Überblick über
alimentäre Krebsbehandlungen tut Shils die ganze Kontroverse in
einem einzigen Absatz ab, ohne auf Paulings Arbeit oder die Kritik an
den Untersuchungen der Mayo-Klinik einzugehen: »Ascorbinsäure
in der hohen Dosis von 10 Gramm täglich brachte bei 100 Patienten
mit fortgeschrittenem Dick- und Mastdarmkrebs, die vorher keiner
Chemotherapie unterzogen worden waren, keinen Vorteil gegenüber
einem Placebo. Der Doppelblindversuch ließ auf keinen meßbaren
Unterschied im Fortschritt der Krankheit oder im Überleben schließen. In einer früheren Studie hatte dasselbe Forschungsteam nachge-

wiesen, daß dieses Vitamin auch in Verbindung mit Chemotherapie keinen Vorteil gegenüber einem Placebo bewirkt.«[32]

Doch im selben Buch gelangen Hornig und seine Mitarbeiter in dem Kapitel über Vitamin C zu einer differenzierteren Einschätzung der Paulingschen Arbeit. Nachdem sie Paulings Untersuchung und die beiden Studien der Mayo-Klinik beschrieben haben, kommen sie auf die Kontroverse mit jener Untertreibung und Vorsicht zu sprechen, die für viele Wissenschaftler charakteristisch ist: »Zu dieser Kontroverse sind unterschiedliche Auffassungen veröffentlicht worden.« *Daraufhin* berichten sie von einer japanischen Untersuchung, in der bei hochdosiertem Vitamin C längere Überlebenszeiten beobachtet wurden. Die beschriebene japanische Studie spricht, wenn sie auch mit Mängeln behaftet ist, für die Paulingsche Auffassung:

Beobachtungen in zwei Krankenhäusern an Krebspatienten im letzten Stadium, die entweder niedrig dosiertes Ascorbat (4 Gramm täglich oder weniger) oder hochdosiertes Ascorbat (5 Gramm täglich oder mehr) erhielten, ergaben für die Gruppe mit hoher Dosierung einen mittleren Überlebenswert von 105 Tagen gegenüber 35 Tagen in der Gruppe mit niedriger Dosierung. Die Darreichung von Ascorbinsäure schien das Wohlbefinden vieler Krebspatienten zu verbessern, was sich in einem geringeren Bedarf an Schmerzmitteln, größerem Appetit und gesteigerter geistiger Regsamkeit äußerte. Leider hat man diese Studien unzureichend kontrolliert und die Klassifizierung von »niedrig-«- und »hochdosiert« willkürlich vorgenommen. *Überdies scheint die Region der Primärtumoren von Bedeutung für die Wirksamkeit der Ascorbinsäure zu sein, wobei Gebärmutter- und Magenkrebs am besten ansprechen.* In vitro konnte für Ascorbinsäure ein Hemmeffekt für das Wachstum menschlicher Melanomzellen nachgewiesen werden. In 1 mmol Ascorbat wurden keine Melanomkolonien beobachtet, und in 0,6 mmol Ascorbat war die Fähigkeit von Melanomzellen, Kolonien zu bilden, zehn bis zwanzigmal geringer als bei normalen menschlichen Amnionzellen. *Noch einmal sei gesagt, daß weitere kontrollierte Untersuchungen erforderlich sind, um endgültig festzustellen, welche Rolle das Vitamin C beim Krebs spielen kann.*[33] [Hervorhebung von M. L.]

Das vermittelt Ihnen einen Eindruck von der öffentlichen Kontroverse über Vitamin C. Dabei ist von besonderem Interesse, daß einige der namhaftesten Autoritäten in der Vitamin-C-Forschung heute einer möglichen Anwendung des Vitamin C in der Krebstherapie aufgeschlossener gegenüberstehen.

Krebsprophylaxe und Vitamin C

Aus epidemiologischen Untersuchungen ergibt sich ein indirekter Zusammenhang (indirekt, weil in ihnen nicht Vitamin C selbst, sondern Lebensmittel erfaßt werden, von denen man weiß, daß sie viel Vitamin C enthalten) zwischen hoher Vitamin-C-Aufnahme und einem geringeren Krebsrisiko, vor allem was Speiseröhren- und Magenkrebs angeht. Insbesondere hat man beobachtet, daß reichlicher Verzehr von Frischobst gegen Magenkrebs schützt. Auch in einer Fall-Kontroll-Studie über den Zusammenhang zwischen Vitamin-C-Aufnahme und Gebärmutterhalsdysplasie, einer präkanzerösen Veränderung, stellte Vitamin C seine schützende Wirkung unter Beweis. Das gelang hingegen nicht in einer Fall-Kontroll-Studie über Dickdarmkrebs.[34] In diesem Zusammenhang ist interessant, daß nach der oben zitierten japanischen Untersuchung Magen- und Gebärmutterkrebs am besten auf eine Vitamin-C-Therapie ansprechen.

Unlängst hat Gladys Block vom NCI 46 epidemiologische Studien durchgesehen und in 33 von ihnen konkrete Anhaltspunkte für eine Schutzwirkung von Vitamin C gefunden. Insgesamt war im oberen Viertel der Vitamin-C-Aufnahme das Krebrisiko ungefähr halb so groß wie im unteren Viertel des Vitamin-C-Konsums. 21 von 29 Studien, in denen der Obstverzehr erfaßt wurde, wiesen einen Schutzeffekt nach, was besonders für Krebserkrankungen von Speiseröhre, Kehlkopf, Mundhöhle, Bauchspeicheldrüse, Magen, Mastdarm und Gebärmutterhals galt. Block: »Zwar werden wohl Ascorbinsäure, Karotinoide, Folat und andere Faktoren in Obst und Gemüse gemeinsam wirken, doch offenbar zeigt sich immer deutlicher, wie wichtig die Ascorbinsäure für die Krebsprophylaxe ist.«[35]

In einer zusammenfassenden Analyse von zwölf Fall-Kontroll-Studien hat Geoffrey Howe vom National Cancer Institute in Kanada unlängst herausgefunden, daß Obst- und Gemüseverzehr, vor allem aber die Vitamin-C-Aufnahme einen durchgängigen Schutzeffekt erkennen läßt. *Howe gelangte zu dem Schluß, daß das Brustkrebsrisiko in der Gesamtbevölkerung um 16 Prozent sinken würde, wenn die nordamerikanischen Frauen ihren Obst- und Gemüseverzehr so steigern würden, daß die Vitamin-C-Aufnahme aus diesen Lebens-*

mitteln im Durchschnitt auf 380 Milligramm pro Tag ansteigen würde.[36]

Ein Aspekt der Schutzwirkung von Vitamin C liegt möglicherweise in der Fähigkeit dieser Substanz, die krebserregende Zelltransformation zu verhindern. Richard Schwarz von der University of California in Berkeley hat nachgewiesen, daß das Vorhandensein von Vitamin C in einer Kultur primärer Sehnenzellen von Vögeln und des Rous-Sarkomvirus »den Normalzustand [von Zellen] stabilisiert, indem es die Virusherstellung einschränkt und die Synthese differenzierter Proteine fördert«.[37]

Aus den Experimentaldaten geht hervor, daß Vitamin C auch die Bildung der krebserregenden Nitrosamine hemmen kann, die in Tabakrauch, Marihuana, einigen Kosmetika, Rostschutzmitteln, Gummiprodukten, Gummisaugern für Säuglingsflaschen und gepökeltem Fleisch vorkommen. Vorstufen der Nitrosamine findet man in vielen Lebensmitteln: In Reaktion mit dem Konservierungsmittel Natriumnitrit bilden sie im sauren Medium des menschlichen Magens die krebserregenden Nitrosamine.[38] Da Vitamin C die Bildung von Nitrosaminen im Magen verhindern kann, bietet es, wie vielfach angenommen, einen besonderen Schutz gegen Magenkrebs.

Diese Fähigkeit des Vitamin C, die Nitrosaminkonzentration im Magen zu verringern, wies man in einer Untersuchung an Patienten mit Speiseröhrenkrebs in der nordchinesischen Provinz Lin-Xian nach, einem Gebiet mit gehäuftem Auftreten von Speiseröhrenkrebs. Man maß die Nitrosaminkonzentrationen im Magen und die Läsionen des Speiseröhrenepithels und fand eine positive Korrelation: Je höher die Nitrosaminkonzentration war, desto mehr Läsionen zeigten sich. Anschließend gab man den Versuchspersonen dreimal täglich eine Stunde nach den Mahlzeiten 100 Milligramm Vitamin-C-Zusätze. Die Folge war ein deutlicher Rückgang der Nitrosaminprodukte im Urin, deren Werte jetzt denen in Gebieten mit geringem Speiseröhrenkrebs-Risiko entsprachen.[39]

Für weiteren Schutz sorgt Vitamin C durch seine Wirkung als Antioxidationsmittel. An dieser Stelle möchte ich kurz auf die allgemeinere Frage eingehen, wie Vitamin C, Selen und andere Antioxidationsmittel, von denen zum Teil unten noch die Rede sein wird, den Organismus gegen die Wirkstoffe mit dem schönen Namen »freie Radikale« schützen.

Freie Radikale sind potentiell krebserregende Verbindungen, die von gesunden und kranken Zellen während der Atmung und des Intermediärstoffwechsels gebildet werden. Dazu Carmina Borek vom

Fachbereich Pathologie und Radiologie am College of Physicians and Surgeons der Columbia University:

> Der Oxidationszustand der Zelle ist auch für den Schutz vor der krebserregenden Wirkung von Strahlung und chemischen Stoffen von höchster Bedeutung ... Weiteren Schutz bieten inhärente Zellfaktoren wie Enzyme, Vitamine, Spurenelemente und Stoffe mit niedrigem Molekulargewicht. Dazu gehören *Superoxiddismutase und -katalase, Peroxidasen und Thiole, Vitamin A, C und E sowie das Spurenelement Selen* [Hervorhebung von M. L.]. Diese Antioxidationsmittel verteidigen die Zelle gegen erhöhte Konzentrationen von freien Radikalen, die durch Strahlung, krebserregende Chemikalien und Tumorpromoter gebildet werden. Die freien Radikale ... schädigen die Zelle in unterschiedlichem Maße.[40]

Borek faßt die Erkenntnisse auf diesem Gebiet wie folgt zusammen:

> Freie Radikale werden von lebenden Zellen ständig gebildet ... Unter optimalen Bedingungen des zellulären Stoffwechsels reichen die Antioxidationsmittel der Zelle aus, um hinreichenden Schutz gegen Oxidationsbelastungen zu bieten. Doch unter Einwirkung von krebserregenden Stoffen oder bei Stoffwechselbelastungen, welche die Konzentration freier Radikaler erhöhen, erweist sich der inhärente Schutz unter Umständen als unzureichend, was am Ende zu neoplastischen [kanzerösen] Veränderungen führt ... Bei solchen Belastungen ist die Zelle auf die äußere Zufuhr von Antioxidationsmitteln angewiesen, um mit den zusätzlich anfallenden freien Radikalen fertig zu werden und die Oxidationsschäden und die krebserregenden Transformationen auf ein Mindestmaß einzuschränken. Einige Antioxidationsmittel in der Nahrung wirken direkt, andere Stoffe wie das Selen gewähren Schutz, indem sie hohe Konzentrationen inhärenter schützender Enzymsysteme anregen, welche die Peroxide zerstören. Das ermöglicht der Zelle, ihre Selbstreinigungskräfte zu mobilisieren und die »Überlastung« durch freie Radikale und ihre Giftprodukte zu bewältigen und dergestalt den Ausbruch oder das Fortschreiten maligner Transformationen zu vermeiden.[41]

Zwei Antioxidationsenzyme, Superoxiddismutase (SOD) und Superoxidkatalase, spielen auch in einigen alternativen Krebstherapien eine Rolle. Diese Stoffe gehören zum Antioxidationsabwehrsystem der Zelle gegen freie Radikale.

Wie Vitamin C gegen Sauerstoffradikale wirkt, hat Etsuo Niki von der Universität Tokio beschrieben: »Freie Radikale greifen Lipide, Proteine, Enzyme und DNA an und verursachen eine Vielzahl von pathologischen Zuständen und Krebs ... *Als wäßrige Radikale im Vollblut entstanden, hat Ascorbinsäure [Vitamin C] sie rascher als irgendein anderes Antioxidationsmittel beseitigt* [Hervorhebung von M. L.] und damit Lipide und Proteine wirksamer geschützt als Bilirubin, Harnsäure oder Tocopherol (Vitamin E).«[42]

In ähnlicher Weise haben sich Balz Frei und Bruce Ames von der University of California in Berkeley mit der Wirksamkeit ausgewählter Antioxidationsmittel im menschlichen Plasma befaßt. *Ascorbinsäure erwies sich als das wirksamste der von ihnen getesteten Antioxidationsmittel* und als das einzige, das die Lipidperoxidation wirklich verhindern konnte, statt nur das Tempo des Prozesses zu verlangsamen. Außerdem stellten sie fest, daß die Wirkung mit der Plasmakonzentration der Ascorbinsäure zunahm.[43]

Auf eine andere mögliche Wirkungsweise des Vitamin C hat Joachim Liehr von der medizinischen Fakultät der University of Texas hingewiesen, der in Tierversuchen feststellte, daß *Vitamin C möglicherweise die östrogenbedingte Krebsentstehung verhindert, indem es die Konzentrationen von Stoffwechselprodukten des Östrogens verringert.*[44] Die mögliche Wirkung von Vitamin C steht in engem Zusammenhang mit dem Nahrungseisen. Dazu der Schweizer Forscher Alfred Hanck:

Eisenmangel ist ein erschwerender Faktor für Krebspatienten ... Nur zweiwertiges Eisen wird absorbiert, und Ascorbinsäure wandelt dreiwertiges Nahrungseisen in bioverfügbares zweiwertiges Eisen um. Vitamin C verbessert den Hämoglobinstatus und damit die Sauerstoffversorgung des Gewebes, wodurch sich die oxidative Energieerzeugung steigert ... Der zytotoxische Effekt von Ascorbinsäure gegenüber malignen Zellen wird beträchtlich durch die Chelatbildung mit zweiwertigem Eisen erhöht ... Die gesteigerte Wirksamkeit wird dem Umstand zugeschrieben, daß der Ascorbat-Eisen-Komplex während des Zellkontaktes eine längere Halbwertzeit hat als die Ascorbinsäure.[45]

Vitamin C hemmt das Wachstum in menschlichen Tumorzellinien

Man hat auch nachgewiesen, daß Vitamin C sich hemmend auf Tumorwachstum auswirkt. In einer wichtigen Untersuchung aus dem Jahr 1989[46] berichtete eine Gruppe von belgischen Forschern in der Zeitschrift *Cancer*, daß Natriumascorbat (Vitamin C) und Vitamin K_3 getrennt und kombiniert auf menschliche Brust-, Mund- und Endometriumkrebs-Zellinien angewandt wurden. Während beide in hohen Konzentrationen hemmend auf das Krebszellwachstum einwirkten, zeigten die Vitamine, kombiniert dargereicht, in ihrem Zusammenwirken schon bei sehr viel niedrigeren Konzentrationen, in denen sie separat atoxisch waren, negative Auswirkungen auf das Zellwachstum. Unterdrückt wurde der Hemmungseffekt, wenn der Kultur Katalase hinzugefügt wurde, was darauf schließen läßt, daß die beobachteten Auswirkungen auf Krebszellen mit der Bildung von Wasserstoffperoxid zusammenhingen.[46] Zweifellos bietet die Untersuchung viele Anregungen für klinische Versuche mit dieser Vitaminkombination. Von zusätzlichem Interesse ist sie, weil der Mechanismus, dem man die synergetische Wirkung der Vitamine zuschreibt, die Herstellung von Wasserstoffperoxid ist. Diese Substanz wird nämlich von einigen Vertretern alternativer Krebstherapien schon lange verwendet.

In anderen Untersuchungen hat man nachgewiesen, daß krebsbedingte Belastungen die Vitamin-C-Konzentration im Plasma von Patienten und Versuchstieren senken. Das hat man unlängst an Patientinnen mit Gebärmutter-, Gebärmutterhals- und Eierstockkrebs sowie an Leukämie- und Lymphompatienten nachgewiesen.[47] Wenn Krebsstreß die Vitamin-C-Konzentrationen senkt und abnorm niedrige Vitamin-C-Konzentrationen die Immunfunktionen beeinträchtigen, scheint dies noch ein zusätzlicher Grund für die Darreichung von Vitamin-C-Zusätzen bei Krebspatienten zu sein.

Vitamin C hilft bei Strahlen- und Chemotherapie

Von der Kontroverse über die Pauling-Cameron-Studien abgesehen, ist der wichtigste Bericht über Vitamin C, der mir vor Augen gekommen ist, ein Versuch, der den Nutzen von Vitamin C in Verbindung mit einer Strahlentherapie nachweist. Hanck erörtert die Literatur und beschreibt die Untersuchung:

Während der Strahlentherapie sind Rückgänge von einigen Vitaminkonzentrationen beobachtet worden, [unter anderem] bei den Vitaminen E, B_{12}, Folsäure und Vitamin C. Von mehreren Forschern ist berichtet worden, daß die Plasmakonzentrationen von Vitamin C unter dem Einfluß von Strahlenbehandlungen zurückgegangen sind. *Ferner hat man eine Potenzierung oder Verstärkung des Letaleffektes der Strahlung gegen Tumorzellen nachgewiesen, wenn gleichzeitig Ascorbinsäure verabreicht wurde* [Hervorhebung von M. L.]. Unlängst hat man in einem prospektiven klinischen Versuch an fünfzig Krebspatienten die Auswirkungen einer Strahlentherapie mit zusätzlicher Ascorbinsäurebehandlung untersucht. Die Patienten wurden durch Zufallsverfahren in zwei Gruppen unterteilt. [Es handelte sich um Patienten mit Krebserkrankungen von Zunge, Mandeln, Gebärmutterhals, Speiseröhre, Hals, Haut, Lippen und Wangen sowie dem Ewing-Sarkom.] ... Nach einem Monat waren Krankheitsfortschritte bei 5 Prozent der Patienten in der Kontrollgruppe und bei 3 Prozent in der Experimentalgruppe zu beobachten. Nach vier Monaten waren diese Werte auf 20 Prozent in der Kontrollgruppe und 7 Prozent in der Experimentalgruppe angestiegen.

Auf der Grundlage von 20 Fällen stellte Hanck nach sechs Monaten fest, daß in der Kontrollgruppe 45 Prozent der Patienten ohne Krankheit und 50 Prozent mit Krankheit überlebt hatten, während es in der Vitamin-C-Gruppe 67 beziehungsweise 33 Prozent waren. Weiterhin beobachtete er, daß die Patienten bei Darreichung von Vitamin C weniger unter Anämie, Schmerzen, Appetitlosigkeit und Gewichtsverlust litten. Alle Nebenwirkungen der Strahlentherapie waren in der Regel geringer ausgeprägt. Da Vitamin C außerordentlich gut verträglich ist, empfiehlt Hanck dringend weitere klinische Untersuchungen über die Auswirkungen hoher Dosen dieses Vitamins.[48]

In einer ähnlichen Untersuchung beobachtete Paul Okunieff vom Massachusetts General Hospital ebenfalls, daß Vitamin C Haut und Knochenmark gegen Strahlung schützt. Für den Tumor selbst erwies es sich als nicht giftig, schützte ihn aber auch nicht vor Strahlung.[49]

Ein weiteres für Krebspatienten möglicherweise interessantes Ergebnis ist der Schutz, den Vitamin C gegen Herzschäden durch Adriamycin (ADR, Doxorubicin) gewährt hat. Kan Shimpo und seine Mitarbeiter an der Universität Fujita in Japan meinen:

Ein möglicher Grund für die ADR-bedingte Toxizität ist die Induzierung der Peroxidation in Herzlipiden. Ascorbinsäure ist ein wirksames Antioxidationsmittel. Deshalb gehen wir von der Erwartung aus, daß Lipidperoxidation und Herztoxizität von ADR durch vorherige Behandlung der Tiere mit Ascorbinsäure verringert werden ... Ascorbinsäure ... hat das Leben von Mäusen und Meerschweinchen, die mit ADR behandelt wurden, signifikant verlängert ... Die Ergebnisse lassen auch darauf schließen, daß eine Kombinationsbehandlung mit ADR und Ascorbinsäure oder ihren Derivaten klinisch wirksam ist.[50]

Auch Kedar N. Prasad vom Health Science Center der University of Colorado hat in seinen Experimentalstudien nachgewiesen, daß zwei Formen des Vitamin C – Natrium-L-Ascorbat und Natrium-D-Ascorbat – die Wirksamkeit der Strahlentherapie und der chemotherapeutischen Mittel 5-Fluorouracil (5-FU) sowie Bleomycin verstärkten. Das galt aber nur für Neuroblastomzellen von Mäusen und *nicht* für Gliomzellen von Ratten.[51] Bei Durchsicht der Forschungsliteratur über Nährstoffe und Krebs fällt auf, daß es viele Untersuchungen gibt, in denen Vitamine eine Zellinie beeinflussen, eine andere aber nicht, oder daß sie sich auf unterschiedliche Zellinien sogar entgegengesetzt auswirken.

Vitamin C kann bei Leukämie helfen oder schaden

Wie komplex die Frage nach dem Zusammenhang zwischen Nährstoffen und Krebs ist, wird durch ein Experiment unterstrichen, das bei *einigen* Menschen mit Leukämie auf mögliche Gefahren bei der Verwendung von Vitamin C schließen läßt, dagegen bei *anderen* unter Umständen auf beträchtlichen Nutzen. Scheinbar paradox wirkt Vitamin C in Zellkulturen von Krebspatienten mit akuter alymphatischer Leukämie und Präleukämie oder dem myelodysplastischen Syndrom (MDS). Nach einer Untersuchung von Chan H. Park an der University of Kansas *verstärkten* L-Ascorbinsäure und Glutathion (das die Wirkung der L-Ascorbinsäure potenziert) das Wachstum von Leukämiezellen in Proben von einem Drittel der Patienten, *unterdrückten* das Wachstum von Leukämiezellen bei einem Sechstel der Patienten und *blieben* ohne Auswirkungen auf den Rest der Proben. Sehr interessant ist, daß sich das Ergebnis bestätigen ließ: In Wiederholungsversuchen reagierten Zellkulturen von entsprechend erkrankten Patienten auf die gleiche Weise, das heißt, teils wurde das Wachstum gefördert und teils unterdrückt. Die Ascorbinsäure-Verbindung, die in diesem Experiment verwendet wurde, verstärkte das Zellwachstum auch bei 24 Prozent der Zellkulturen von normalen Kontrollpersonen.[52] Ferner stellten Park und Bruce F. Kimler fest, daß die beobachteten Effekte von L-Ascorbinsäure einen prognostischen Wert für Patienten mit MDS hatten: Patienten, die empfindlich auf L-Ascorbinsäure reagieren, haben kürzere Überlebenszeiten als Patienten, die keine solche Empfindlichkeit zeigen. Daraus schlossen die Autoren, daß MDS eine ideale Krankheit ist, um mittels In-vivo-Versuchen festzustellen, wie sich der Krankheitsprozeß durch gezielte Darreichungen von L-Ascorbinsäure beeinflussen läßt. Solche Versuche werden gegenwärtig vorbereitet.[53]

Diese Ergebnisse lassen erkennen, daß Leukämiepatienten, die vorhaben, eine Vitamin-C-Therapie auszuprobieren, das nur in enger Zusammenarbeit mit Onkologen tun sollten, am besten, nachdem sie sich vorher vergewissert haben, daß ihre Gewebskultur zu der Minderzahl jener gehört, die positiv auf Vitamin C reagieren. Die grundsätzlichere Bedeutung dieses Experimentes liegt jedoch darin, daß *verschiedene Patienten mit einer Krebserkrankung gleicher histologischer Art auf den gleichen Nährstoff unterschiedlich reagieren können.* Sehr interessant ist auch, daß Vitamin C das Zellwachstum bei 25 Prozent der Zellkulturen von gesunden Versuchspersonen verstärkte. Allerdings ist darauf hinzuweisen, daß eine Laboruntersuchung über die Auswirkungen von Vitamin C auf eine Zellkultur *nicht* vorhersagt, wie das Vitamin die Krebszellen eines Patienten beeinflußt. Doch für die vielen Krebspatienten, die beabsichtigen, von sich aus – oder auf den Rat eines Arztes, der mit der Forschungsliteratur nicht vertraut ist – Vitamin C zu nehmen, sind die möglichen Risiken von Vitamin C für Leukämiepatienten von großer Bedeutung. Vor allem, sagte Hippokrates, füge niemandem Schaden zu.

In einer Zusammenfassung der Vitamin-C-Forschung heißt es 1982 im Bericht der National Academy of Sciences: »Die spärlichen Daten lassen darauf schließen, daß Vitamin C die Bildung bestimmter krebserregender Stoffe einschränken kann und daß der Verzehr von Vitamin-C-reichen Lebensmitteln mit einem geringeren Krebsrisiko des Magens und der Speiseröhre verknüpft ist.«[54] Inzwischen sind sehr interessante und möglicherweise bedeutsame Befunde hinzugekommen. Die Kontroverse über die Frage, ob Vitamin C das Leben von Krebspatienten in fortgeschrittenem metastatischen Stadium verlängern kann, ist wissenschaftlich noch nicht geklärt, weil sowohl die Cameron-Pauling-Untersuchungen als auch die Wiederholungsstudien Mängel aufweisen. Allerdings spricht die japanische Untersuchung, obwohl ebenfalls mit Mängeln behaftet, für die Paulingsche Hypothese.

Auch wenn die Hanck-Studie mit einer Mischung verschiedener Tumorarten arbeitete, läßt sie die reale Möglichkeit erkennen, daß Vitamin C einerseits die Überlebensdauer verlängern und andererseits die Wirkung der Strahlentherapie unterstützen beziehungsweise die Nebenwirkungen schwächen könnte. Allerdings geht aus Parks Laborexperiment mit menschlichen Leukämiezellinien hervor, daß zumindest bei Leukämie Vitamin C für manche Patienten ein Risiko darstellt, während es sich für andere als hilfreich erweisen kann. Und die Studie, in der man Vitamin C und Vitamin K_3 in ihrer synergetischen Wirkung auf Brust-, Mund- und Endometriumzellkulturen untersucht hat, läßt darauf schließen, daß der chemotherapeutische Nutzen dieser Vitamine sehr viel höher sein könnte, wenn man sie kombiniert darreichen würde.

Vitamin E kann bei Krebs, Chemotherapien und Bestrahlung helfen

Über Vitamin E heißt es im Bericht *Diet, Nutrition and Cancer* der National Academy of Sciences nur kurz, es (vor allem Alphatocopherol) hemme wie Vitamin C die Bildung krebserregender Nitrosamine. Doch der Ausschuß fand keine Berichte, die darauf schließen lassen, daß sich Vitamin E auf Krebserkrankungen auswirkt, die durch Nitrosamine hervorgerufen werden. Die Daten einiger Studien zeigten allerdings, daß Vitamin E die Tumorentwicklung einschränkte.[55] Allerdings wird in dieser kurzen Zusammenfassung die mögliche Bedeutung von Vitamin E für Krebspatienten viel zu gering eingeschätzt.

Erstens: Zwar verhindern beide – Vitamin C wie Vitamin E (Alphatocopherol) – die Bildung von krebserregenden Nitrosaminen und vermindern die Konzentrationen fäkaler Mutagene, doch zusammen gelingt es ihnen besser als einzeln, diese Konzentrationen zu reduzieren. Entsprechend blieb Vitamin E separat ohne Wirkung auf chemisch hervorgerufene Krebserkrankungen bei Tieren, verstärkte aber die vorbeugende Wirkung von Selen.[56] Zweitens: Einigen Formen von Vitamin E gelingt es, das Wachstum von Säugerkrebszellen einzuschränken und die Differenzierung zu fördern. Prasad, einer der besten Kenner des Vitamin E, hat nachgewiesen, daß von den verschiedenen Formen des Vitamin E das Vitamin-E-Sukzinat offenbar am besten in der Lage ist, in Laborexperimenten das Wachstum von Säugerkrebszellinien zu verringern und ihre Differenzierung zu fördern, vielleicht weil »Tumorzellen diese Form des Vitamin E leichter aufnehmen als andere Formen«.[57] Drittens: Hochdosiertes Alphatocopherol hat das Wachstum menschlicher Neuroblastomzellen bei lebenden Krebspatienten eingeschränkt und eine gutartige Mastitis (Brustentzündung) gebessert.[58] Viertens, und das ist ein sehr wichtiger Aspekt: Vitamin E unterstützt die Wirkung von einigen Chemotherapien, von Bestrahlung und Hyperthermie auf Krebszellinien. Prasad:

> Vitamin E fördert ... die Wirkung ionisierender Strahlung auf Tumorzellkulturen, ohne die Strahlungsreaktion normaler Gewebe zu beeinträchtigen. Ferner fördert Vitamin E die Wirkung von Hyperthermie auf Tumorzellkulturen und hemmt die Produktion von Prostaglandin an der E-Reihe, von denen wir wissen, daß sie das Immunsystem des Wirts schwächen. Schließlich beeinträchtigt Vitamin E die toxischen Effekte einiger Chemotherapeutika. Diese Untersuchungen lassen darauf schließen, daß Vitamin E zu den Mitteln gehört, die eine sehr wichtige Rolle bei Krebsprophylaxe und -behandlung spielen könnten.[59]

In Tierversuchen hat sich gezeigt, daß Vitamin E Doxorubicin-bedingte Herz- und Hauttoxizität sowie Bleomycin-bedingte Lungenfibrose abschwächt (Doxorubicin und Bleomycin sind zwei sehr häufig verwendete Chemotherapeutika). Abgesehen von dem Schutz, den Vitamin E in Tierversuchen vor Herzschäden durch Doxorubicin gewährt, wird auch berichtet, es bewahre Menschen möglicherweise vor dem Haarausfall, den das gleiche Chemotherapeutikum hervorruft. Im *New England Journal of Medicine* faßt Werbach eine Untersuchung von Wood zusammen: »69 Prozent der Patientinnen, die neben Doxorubicin [Adriamycin] täglich 1600 IU *dl-Alpha*tocopherolacetat [Vitamin E] erhielten, bekamen keine Alopezie [Haarausfall]. Bei den Patientinnen, die trotzdem Alopezie bekamen, ging man davon aus, daß sie das Vitamin E zu kurz vor der Chemotherapie bekommen hatten; mit der Darreichung soll fünf bis sieben Tage vor Anfang der Chemotherapie begonnen werden. «[61]

Für mich sind diese Vitamin-E-Studien ein verblüffendes Beispiel

für die Vernachlässigung der Ernährungswissenschaft in der Krebsbehandlung. Jedes Jahr bekommen Hunderttausende von Frauen in
der ganzen Welt begleitend zu einer Brustoperation eine Doxorubi-
cintherapie. Dabei verlieren sie nicht nur einen Teil ihrer Brust oder
die ganze Brust, sondern obendrein noch ihr Haar. Außerdem erleiden viele noch einen Herzfehler, eine belegte Nebenwirkung von Doxorubicin. Wenn sich in einer, zugegebenermaßen vorläufigen, Untersuchung gezeigt hat, daß Vitamin E gegen Haarausfall bei Doxo-
rubicintherapie schützt, *warum hat man dann die Wiederholung
dieser Studie nicht zu einem Forschungsziel von nationaler Dring-
lichkeitsstufe erklärt?* Wenn sich darüber hinaus in Tierversuchen
gezeigt hat, daß das Vitamin möglicherweise gegen Herzschäden
schützt, *warum ist das dann nicht als weiterer Hinweis auf die Notwendigkeit einer gründlichen Wiederholung gewertet worden?* Ich
wüßte keine überzeugende Antwort auf diese Fragen. Wenn einige
Onkologen behaupten, die wissenschaftlichen Beweise reichten noch
nicht aus, um Patienten, die sich einer Doxorubicinbehandlung unterziehen, die Einnahme von Vitamin E zu empfehlen, dann müßte
der Versuch, diese Beweise zu beschaffen, eines der wichtigsten Anliegen unserer Forschung sein. Wenn andere dagegenhalten, es gebe
bereits hinreichende Beweise, um Vitamin E bei Doxorubicinbehandlung zu empfehlen, *dann wirft das die nicht minder beunruhigende
Frage auf, warum man nur einer kleinen Minderheit von Patienten
sagt, sie sollen während dieser Therapie Vitamin E nehmen.* Dem
biomedizinischen Krebsforscher mag das Bemühen, Frauen mit
Brustkrebs den Haarausfall zu ersparen, während er um ihr Leben
kämpft, trivial erscheinen. Doch für den patientenzentrierten praktischen Arzt ist es keinesfalls trivial, wenn er Frauen mit Brustkrebs
vor Haarausfall bewahren kann. Für das *Leid* der Frauen spielt der
Haarausfall eine wesentliche Rolle. Wenn sich das Problem also ab-
wenden läßt, sollte es ein vordringliches Anliegen sein, die kosten-
günstigen und ungefährlichen Versuche durchzuführen, welche die
Frage von Haarausfall und Vitamin E klären und das Vitamin möglicherweise zu einem Standardelement von Doxorubicintherapien
machen würden. Aber selbst für den strengen biomedizinischen Forscher, den die Frage des Haarausfalls nicht berührt, müßte die Aussicht, mit Vitamin E *einer Herzschädigung vorbeugen zu können,*
von großem Interesse sein. Noch einmal: Die Untersuchungen wären kostengünstig und könnten unter Umständen Leben retten.

Schließlich sei noch einmal daran erinnert, daß viele heilsame Effekte der Antioxidationsvitamine A, C und E beim Krebs laut Prasad

am besten durch ihre synergetischen Wechselwirkungen erreicht werden.[62] Untersucht man diese Stoffe also einzeln, wird man möglicherweise ihrer Fähigkeit nicht gerecht, das Wachstum von Krebszellen zu unterdrücken, die normale Zelldifferenzierung zu fördern, die Immunfunktion zu stärken, die Wirkung bestehender Krebstherapien zu unterstützen und den Organismus vor den schädlichen Nebenwirkungen einiger dieser Therapien zu schützen.

Mineralien und Krebs

Mineralien sind an der Förderung und Hemmung menschlicher Krebserkrankungen beteiligt. Wir wollen uns mit den Forschungsbefunden zu Selen und Zink befassen. Selen ist wichtig, weil es ein breites Wirkungsspektrum gegen Krebs bietet. Zink ist wichtig, weil es ein Selenantagonist ist und möglicherweise seinerseits verschiedene Tumoren unterstützt oder hemmt.

In winzigen Mengen aufgenommen, ist Selen wichtig für die Gesundheit des Menschen. Laut Prasad hat man bei den Mineralien »nur für Selen eine Rolle in der Krebsprophylaxe nachweisen können«:

Wie Vitamin E wirkt Selen als Antioxidationsmittel und stärkt die Immunabwehr des Körpers. Deshalb lassen sich viele Auswirkungen von Vitamin-E-Mangel durch Selen beheben oder verhindern. Einige Laborversuche haben den Schluß nahegelegt, daß die Kombination aus Vitamin E und Selen in der Krebsprophylaxe wirksamer ist als einer der beiden Stoffe allein.

Einige Metalle, so Blei, Kadmium, Arsen, Quecksilber und Silber, heben die Wirkung von Selen auf... Aus neueren Laborexperimenten wissen wir, daß *Zink in hohen Dosen* die Wirksamkeit von Selen aufhebt. Deshalb *darf jemand, der Selen nimmt, keine übermäßigen Zinkmengen zu sich nehmen (mehr als 20 Milligramm in Nahrung oder Zusätzen)* [Hervorhebung von M. L.].

Wie man gezeigt hat, erhöht eiweißreiche Kost, die viel ungesättigte Fette enthält, den Selenbedarf des Körpers...

Selenpräparate enthalten den Stoff in anorganischer Form (Natriumselenit) und in verschiedenen organischen Verbindungen. Aus einigen Studien geht hervor, daß Natriumselenit befriedigend absorbiert wird, während organisches Selen, unter anderem Hefeselen, sehr gut vom Körper aufgenommen wird. Aus diesem Grund gilt Hefeselen als besonders geeignete Darreichungsform für den Menschen ... In Forschungsberichten heißt es, Selendosen von ungefähr 250–300 Mikrogramm pro Tag (in der Nahrung oder in Zusätzen) könnten zur Krebsvorsorge beitragen. Wenn jemand im Durchschnit 125 bis 150 Mikrogramm Selen pro Tag aufnimmt, wird ein Zusatz von 100 Mikrogramm in der Regel keine nennenswerten Nebenwirkungen hervorrufen.[63]

Gerhard Schrauzer von der University of California in San Diego, einer der namhaftesten Selenforscher, erklärt:

Abgesehen von seinen Funktionen als essentielles Spurenelement scheint Selen auch als physiologischer *Widerstandsfaktor* zu wirken [Hervorhebung von M. L.]. In diese Kategorie fällt auch sein Beitrag zur Krebsvorsorge. Ferner schützt Selen vor freien Radikalen, Mutagenen, giftigen Schwermetallen und bestimmten bakteriellen, pilzartigen und viralen Erregern. Der Selenbedarf nimmt unter Belastung zu, genauso wie bei Infektionen der Bedarf an bestimmten Vitaminen wächst.[64]

Laut Schrauzer ist Selen der wirksamste Stoff in der alimentären Krebsprophylaxe. Die Tierforschung hat gezeigt, daß seine Schutzwirkung um so größer ist, je früher im Leben mit der Einnahme begonnen wird, und daß die selenbedingte Abwehr gegen viral hervorgerufene Krebsarten nicht mehr funktioniert, wenn der Stoff aus der Nahrung des Tieres entfernt wird. Trotzdem gelingt es Selen, die Wachstumsrate spontaner oder transplantierter Brusttumoren bei Tieren zu verlangsamen und die Entwicklung einiger bösartiger Zelllinien umzukehren, wenn es in pharmakologischen Konzentrationen eingesetzt wird.[65] Ferner hat Selen generell die Fähigkeit bewiesen, das Immunsystem in einigen Tiermodellen anzuregen, was möglicherweise zu seiner Wirkung gegen Krebs beiträgt.[66]

Von besonderem Interesse für Krebspatienten, die sich einer Chemotherapie unterziehen, ist die Erkenntnis, daß Selen, »wie wir heute wissen, die Tumorbildung unter Einwirkung praktisch aller bekannter krebserregender Stoffe verhindert oder verzögert«, wahrscheinlich, so Schrauzer, »weil es auf die Zellteilungsrate einwirkt«.[67] Für Patienten, die sich einer Strahlentherapie unterziehen, sind die Forschungsarbeiten von Carmina Borek von besonderem

Interesse. Wie sie herausgefunden hat, hemmt die Vorbehandlung einer Mäusezellinie mit ungiftigen Natriumselenitkonzentrationen »die unter dem Einfluß von Röntgenstrahlen entstehende bösartige Transformation«, was sie auf die Fähigkeit des Selens zurückführt, »in den Zellen, die den krebserregenden Wirkstoffen ausgesetzt sind, eine starke Vermehrung der Systeme zur Beseitigung freier Radikale anzuregen«.[68] Borek:

> In der Antioxidationswirkung gibt es eine enge Wechselbeziehung zwischen Selen und Vitamin E. Doch die Wirkung von Vitamin E auf Krebs verändert sich je nach dem untersuchten Modell und hängt wahrscheinlich von seiner Konzentration im Gewebe ab. Eine echte Schutzfunktion haben wir bei Selen beobachtet. Am wirksamsten erwies es sich, wenn die Zellen mit dem Spurenelement präinkubiert wurden. Häufig kann Selen tatsächlich gegen Schäden durch Strahlen- und Chemotherapie schützen.[69]

Viele Menschen, die an Ernährungsfragen interessiert sind, nehmen neben Selen auch Zink als Nahrungszusatz zu sich. Das lebenswichtige Mineral spielt eine entscheidende Rolle bei der Zellreplikation, Beseitigung von Gewebeschäden und Wachstum. Häufig haben Kinder mit Zinkmangel eine geringe Körpergröße. Man nimmt an, daß geringfügiger Zinkmangel in den Vereinigten Staaten weit verbreitet ist. Bei Tieren und Menschen wird durch starken Zinkmangel die Immunfunktion geschwächt.[70]

Zink kann Tumorwachstum fördern und verzögern. Im Bericht der National Academy of Sciences wird eine epidemiologische Untersuchung aus England und Wales beschrieben, nach der Magenkrebs häufiger bei Menschen beobachtet wurde, in deren Gärten der Boden hohe Zinkkonzentrationen aufwies. Schrauzer und seine Mitarbeiter untersuchten die Ernährung in 27 Ländern und berichteten von einer direkten Korrelation zwischen größerer Zinkaufnahme und erhöhter Häufigkeit von Leukämie und Krebserkrankungen des Darms, der Brust, der Prostata und der Haut. Daraus schlossen die Forscher, daß Zink als erwiesener Antagonist des Selens das Krebsrisiko erhöht. Wie Schrauzer ferner feststellte, korrelierten hohe Zinkkonzentrationen in Blutproben von gesunden Spendern aus allen Teilen der Vereinigten Staaten direkt mit den Sterblichkeitsraten durch Krebserkrankungen von Darm, Brust, Eierstock, Lunge, Blase und Mund in den verschiedenen Regionen, aus denen die Proben stammten. Die

Zink- und Selenspiegel im Blut befanden sich in umgekehrtem Verhältnis zueinander. *Andererseits* geht aus zwei Untersuchungen über Speiseröhrenkrebs hervor, daß in Ländern, in denen diese Krebsart häufiger vorkommt, der Zinkgehalt in der Nahrung niedriger war. Auch im Blut von Patienten mit Speiseröhrenkrebs war der Zinkspiegel niedriger als im Blut von gesunden Kontrollpersonen. Natürlich können sich in letzteren Studien »die veränderten Zinkspiegel nach und nicht vor dem Ausbruch der Krebserkrankung gebildet haben«.[71]

Die Experimentaldaten, die im Bericht der National Academy of Sciences genannt werden, bestätigen die epidemiologischen Befunde: Danach kann Zink das Tumorwachstum sowohl fördern als auch verzögern:

> Zinkmangel scheint das Wachstum transplantierter Tumoren zu verzögern, während er die Häufigkeit einiger chemisch hervorgerufener Krebsarten erhöht. In manchen Experimenten hat sich gezeigt, daß Nahrungszink, wenn es den alimentären Bedarf überschreitet, chemisch hervorgerufene Tumoren in Ratten und Hamstern unterdrückt, daß es aber, im Trinkwasser verabreicht, bei Mäusen dem Schutzeffekt von Selen entgegenwirkt. Diese Daten reichen nicht aus, um die Zinkeffekte und die Wechselwirkungen zwischen Zink und anderen Mineralien im Hinblick auf die Tumorbildung zu klären.[72]

Zwar sind die Forschungsergebnisse zur Wirkung von Zink auf die Tumorbildung kompliziert und unheitlich, doch sie zeigen im großen und ganzen ziemlich deutlich, daß man mit Zinkzusätzen vorsichtig sein sollte, wenn man Krebs hat. Und da Selen nachweisbar ein breites Wirkungsspektrum gegen Krebs zeigt, ist Krebspatienten bei Zink besondere Vorsicht angeraten, denn es ist ein Selenantagonist. Ich habe viele Krebspatienten erlebt, die ziemlich große Zinkmengen im Rahmen einer umfassenden Megavitaminkur nahmen. Angesichts der vorliegenden wissenschaftlichen Daten haben wir es hier mit einem weiteren ernstzunehmenden Beispiel für einen Bereich zu tun, in dem die blinde Anwendung von Nahrungszusätzen Schaden anrichten kann.

Allergie, Lebensmittelempfindlichkeiten und Krebs

Zu Anfang des 20. Jahrhunderts war die amerikanische Schulmedizin ziemlich interessiert an Lebensmittelallergien und -empfindlichkeiten. Schlagartig ging dieses Interesse zurück, als die moderne pharmazeutische Forschung die Möglichkeit schuf, viele allergische Reaktionen mit Antihistaminen in den Griff zu bekommen. So verlagerte sich die Allergieforschung aus dem Sprechzimmer ins Labor. Während sich die Laborforschung zunehmend auf die Antigen-Antikörper-Reaktionen konzentrierte, spaltete sich eine Splittergruppe von Allergologen, die »klinischen Ökologen«, ab und richtete ihre Aufmerksamkeit auf die empirischen Beziehungen zwischen Lebensmitteln und anderen Allergenen sowie die klinischen Reaktionen, die sie auslösen. Hinzu kam, daß die klinische Ökologie genau zu der Zeit ins Leben gerufen wurde, als die petrochemische Revolution nach dem Zweiten Weltkrieg die amerikanische Wirtschaft eroberte. Dadurch waren die amerikanischen Verbraucher einer Vielzahl neuer chemischer Stoffe ausgesetzt, mit deren Wirkung keine der vorhandenen medizinischen Disziplinen so recht umzugehen wußte. Deshalb führten die klinischen Ökologen neben ihrem Interesse für Lebensmittelallergien und andere Allergieprobleme auch empirische Untersuchungen über diese chemischen Empfindlichkeiten durch.

Die klinischen Ökologen bleiben eine »alternative« ärztliche Gruppe, von den meisten Kollegen der Schulmedizin nicht ernst genommen. Wie viele andere Splittergruppen ziehen auch die klinischen Ökologen viele »Gläubige« an, die zu übertriebenen Behauptungen neigen. Doch nach meiner Einschätzung ist ihre Beschäftigung mit den Reaktionen des Menschen auf Lebensmittel, chemische Stoffe und andere Substanzen eine durchaus ernst zu nehmende Forschungsrichtung.

In der offiziellen Ernährungswissenschaft spielt die Beziehung zwischen Allergien und Krebs nur eine zweitrangige Rolle, obwohl sie unter Umständen durchaus von Bedeutung ist. *Die entscheidende Frage lautet, ob Allergien gegen Krebs helfen oder seine Entstehung fördern.* 1988 hat William McWhorter vom NCI die Ergebnisse einer Reihe von Untersuchungen aus den letzten drei Jahrzehnten zusammengefaßt: »In dreizehn [Studien] gelangte man zu dem Schluß, Allergien böten Schutz, in dreien wurde kein Zusammenhang entdeckt und zweien zufolge ist Allergie ein Risikofaktor. Nach der Hypothese, die häufig genannt wird, um einen angeblichen Schutzeffekt zu erklären, besitzen Menschen mit Allergien ein hyperstimuliertes

Immunsystem, das besser in der Lage ist, beginnende bösartige Erkrankungen aufzuspüren und zu beseitigen.«

McWhorter berichtete von einer prospektiven Studie an 6108 Erwachsenen, die in den Jahren von 1971 bis 1975 im Zuge der »First National Health and Nutrition Examination Survey« (der ersten Erhebung zur US-amerikanischen Gesundheit und Ernährung) beobachtet wurden.[73] Ihm ging es um die mögliche Beziehung zwischen einer Allergiegeschichte und dem Risiko, später an Krebs zu erkranken. Die Allergiegruppe – die Personen, denen ein Arzt gesagt hatte, sie hätten Asthma, Heuschnupfen, Nesselsucht, Lebensmittelallergie oder irgendeine andere Allergie – umfaßte 30,1 Prozent der Stichprobe beziehungsweise 26,3 Prozent, wenn man die Kategorie auf den Personenkreis mit einer Allergiegeschichte von mehr als fünf Jahren einschränkte. McWhorter stellte fest, daß Allergiekranke – nach ethnischer Zugehörigkeit, Geschlecht, Alter und Rauchgewohnheiten erfaßt – einen »hochsignifikanten positiven Zusammenhang zwischen einer Allergie in der Krankengeschichte und der Entwicklung einer Krebskrankheit aufwiesen«. Auch Allergien in der Familie erwiesen sich als Risikofaktor für eine spätere Krebsbildung.

Als McWhorter die Allergien in spezifische Untergruppen und die Krebserkrankungen in spezifische Diagnosen unterteilte, stellte er fest, daß der *auffälligste Krebszusammenhang zwischen Nesselsucht und »lymphatischen und hämatopoetischen Malignitäten bestand, wozu Leukämien, Lymphome und Myelome gehörten* [Hervorhebung von M. L.] ... Für Personen mit Nesselsucht war das Risiko, eine lymphatisch-hämatopoetische Malignität auszubilden, besonders hoch.«[73]

Wie der Autor anmerkt, ist diese Untersuchung die erste prospektive Studie, die Alter, Geschlecht, Rauchgewohnheiten und ethnische Zugehörigkeit erfaßt und der eine durch Zufallsauswahl bestimmte Stichprobe der US-Bevölkerung zugrunde liegt. Zu den Grenzen der Untersuchung gehören die geringe Anzahl von Menschen mit bestimmten Allergien und bestimmten Krebsarten und die sehr reale Möglichkeit, daß allergische Symptome von Menschen mit höherem Krebsrisiko – Nicht-Weißen, Rauchern, Männern und älteren Menschen – nicht immer ihrem tatsächlichen Auftreten entsprechend angegeben wurden.[74]

In seinem Standardwerk *Modern Nutrition in Health and Disease* bestätigt Maurice Shils McWhorters Ergebnisse in einem wichtigen Punkt: Er berichtet von einer Reihe von Untersuchungen, die auf ein erhöhtes Risiko für Darmlymphome bei Patienten mit Zöliakie schließen lassen. Zöliakie ist eine Allergie oder Überempfindlichkeit gegen den Gliadinanteil in Gluten, dem Getreideeiweiß. In drei voneinander unabhängigen Untersuchungen, die Shils durchgesehen hat, zeigte sich eine sehr hohe Darmlymphomhäufigkeit bei einer Reihe von Zöliakiepatienten: 10 Prozent in der einen Untersuchung, 6,2 in einer zweiten und 6,9 in der dritten: »Aufgrund dieser Beziehung sollte bei Ausbruch von Zöliakie der Verdacht auf ein Lymphom überprüft werden, vor allem im mittleren Alter, aber auch bei jungen Leuten, zumal wenn sie bestimmten ethnischen Gruppen angehören. *Männer über 40, die schon lange unter Zöliakie leiden und keine glutenfreie Kost zu sich nehmen, sind besonders gefährdet.*«[75] [Hervorhebung von M. L.]

Dazu möchte ich einige persönliche und klinische Anmerkungen machen. Ich habe ein besonderes Interesse an diesem Thema, weil mein Vater an einem Non-Hodgkin-Darmlymphom erkrankte und mein Bruder ein Kind mit Zöliakie hat. Mit vierzig habe ich selbst Zöliakie bekommen, die, wenn ich nicht darauf achte, von Nesselsucht begleitet ist, und bei meinem Sohn ist eine Weizenallergie festgestellt worden, der durchaus eine allgemeine zöliakale Empfindlichkeit zugrunde liegen könnte. Es gibt gute Gründe für die Annahme, daß bei meinem Vater eine nicht-diagnostizierte Zöliakie vorlag, denn er hat sein Leben lang unter Hautausschlägen gelitten, ähnlich denen, die mein Bruder und ich bekommen, wenn wir uns nicht an eine Zöliakiediät halten. Meines Wissens werden Lymphompatienten (einschließlich der Patienten, die an der Hodgkin-Krankheit leiden) selten, wenn überhaupt, unterrichtet, wie häufig die Zöliakie dem Lymphom vorangeht. Ich frage mich hier – wie auch bei anderen Forschungsarbeiten zum Thema Ernährung und Krebs –, ob nicht eine Diät, die mit einer gewissen Wahrscheinlichkeit der Lymphombildung vorbeugt, auch zur Therapie eines bereits bestehenden Lymphoms beitragen kann, besonders wenn in der Krankengeschichte eine Zöliakie vorkommt.

Ferner vermute ich, daß die Allergie gegen bestimmte Krebsarten schützt – besonders in manchen Phasen einer allergischen Lebensgeschichte –, zu anderen Zeiten und bei anderen Krebsarten aber eine krankheitsfördernde Rolle spielen könnte. In Anlehnung an Hans Selyes Streßstudien glauben einige Allergologen, daß Allergien möglicherweise das Immunsystem über einen beträchtlichen Zeitraum stimulieren, daß aber andauernder Streß (auch allergischer Streß) über längere Zeiträume die Widerstandskraft letztlich schwächen könnte. Mit anderen Worten, die Allergie könnte sich in jüngeren Jahren als Schutzfaktor erweisen, doch wenn Allergien und andere Belastungen die Immunkompetenz im späteren Leben beeinträchtigen, wird sie möglicherweise zu einem Risikofaktor. In dieser Hinsicht ist ein Ergebnis der McWhorter-Studie von großem Interesse: Die Altersgruppe, in der Allergien einen Schutzeffekt zu haben schienen, war die Gruppe der jüngsten von der Erhebung erfaßten Erwachsenen – die 25 bis 34jährigen –, bei der die Wahrscheinlichkeit, bei bestehenden Allergien Krebs zu bekommen, kleiner als eins war – nämlich 0,7.[76]

Manchmal testet man die Immunfunktion bei Krebspatienten, indem man überprüft, ob sie *in der Lage sind,* eine allergische Reaktion zu erzeugen. Sowohl in der Schulmedizin als auch in einigen alternativen Therapien (vor allem im Gerson-Programm) gilt die rückkehrende Fähigkeit zur allergischen Reaktion als Zeichen für eine Erholung des Immunsystems. Von vielen alternativen Ernährungstherapien für Krebserkrankungen wird berichtet, daß sie allergische Reaktionen bei gesunden Menschen verringern, und das mit gutem Grund: Häufig beseitigen oder reduzieren sie in erheblichem Maße den Kontakt mit verbreiteten Lebensmittelallergenen wie Weizen, Milchprodukten, Koffein, künstlich aufbereiteten Kohlenhydraten, Schokolade und Eiern. Das wirft die Frage auf, ob es nützlich ist, dem Krebspatienten Belastungen durch alimentäre, chemische oder andere Allergien beziehungsweise Überempfindlichkeiten zu ersparen. Dabei geht man von der Hypothese aus, daß sich die Abwehrkräfte erholen und den Krebs bekämpfen können, wenn man den erheblichen Immunstreß infolge von Allergie oder Überempfindlichkeit beseitigt. Meines Wissens werden gegenwärtig keine Forschungsarbeiten zu dieser wichtigen Frage durchgeführt.

Zusammenfassung

Zu welchen Schlüssen können wir also hinsichtlich der Forschung über Vitamine und Mineralien gelangen? Gesichert dürften folgende Erkenntnisse sein:

1. Die Vitamine A (mit den Retinoiden und Karotinoiden), C und E sowie einige B-Vitamine haben ihre Wirksamkeit gegen Krebs in experimentellen, epidemiologischen und klinischen Studien unter Beweis gestellt. Generell ist diese Wirkung am größten bei den Vitaminen A, C und E, die An-

tioxidationsmittel sind. Deshalb sollte die Verwendung dieser Vitamine für Prophylaxe und Behandlung in Betracht gezogen werden.

2. An Vitamin C hat sich eine heftige Kontroverse entzündet: Noch ist nicht geklärt, ob es in pharmakologischen Dosen, wie Cameron und Pauling behaupten, zu längerem Überleben beiträgt. Doch aus jüngeren Studien geht hervor, daß es unter Umständen gegen Krebs schützt, die Tumorentwicklung einschränkt, Nebenwirkungen von Strahlen- und Chemotherapie abschwächt und deren Ergebnisse unterstützt. Einige neuere Untersuchungen sprechen auch für Paulings und Camerons Hypothese, daß Vitamin C möglicherweise die Tumorprogression verlangsamt und die Überlebensdauer verlängert. Interessant sind Zellinienversuche, die darauf schließen lassen, daß sich die Wirkung von Vitamin C erheblich potenzieren läßt, wenn man es zusammen mit Vitamin K_3 verabreicht.

3. *Leukämiepatienten sollten mit der Einnahme von Vitamin C vorsichtig sein.* In einer Untersuchung förderte es in einigen menschlichen Leukämiezellinien die Entwicklung der Krankheit, während es sie in anderen Zellinien hemmte. Das führt zu dem grundsätzlicheren Schluß, daß Nährstoffe Krebserkrankungen generell fördern oder einschränken können. Möglicherweise gilt das nicht nur für verschiedene Zellinien oder Tiermodelle beziehungsweise für verschiedene menschliche Krebsarten, sondern für histologisch identische Krebsarten verschiedener Patienten: Unter Umständen hemmt ein Nährstoff die Krebserkrankung bei einem Patienten, während der gleiche Stoff sie bei einem anderen fördert. Doch wahrscheinlich ist diese Fähigkeit einiger Nährstoffe, Krebserkrankungen in verschiedene Richtungen zu beeinflussen, relativ selten im Vergleich zum Vermögen bestimmter Nährstoffe, den Krebs gleichbleibend entweder zu hemmen oder zu fördern.

4. Ein breites Spektrum positiver Wirkungen beim Krebs zeitigt Vitamin E – besonders Vitamin-E-Sukzinat. Es unterstützt die Wirkung von Selen und einigen Chemotherapien, der Strahlentherapie und der Hyperthermie. Möglicherweise schützt es auch vor Haarausfall und bewahrt (wie Tierversuche möglich erscheinen lassen) das Herz vor der Toxizität des Doxorubicins.

5. Bei Vitamin-B-Zusätzen ist Vorsicht geboten. Vitamin B_{12} kann als Tumorpromoter und Tumorhemmer wirken. Seine tumorfördernde Wirkung kann vor allem durch Methionin gebremst werden. Viele Krebspatienten weisen einen Mangel an Vitamin B_6 (Pyridoxin) auf, mit dem man in einem kontrollierten prospektiven Versuch die Wirkung der Strahlentherapie verbessert hat.

6. Bei den Mineralien wirkt Selen in vielerlei Hinsicht stimulierend auf das Immunsystem und hemmend auf Krebserkrankungen ein, während Zink ein Selenantagonist ist. Zwar ist Zink grundsätzlich ein essentielles Spurenelement, sollte aber bei Krebs nur mit größter Vorsicht eingesetzt werden.

M. Lerner beschreibt kompetent die Stellung der Vitamine und Spurenelemente im Krebsgeschehen. Seine Aussagen hinsichtlich eines Synergismus oder einer additiven Wirkung einer Chemo- oder Strahlentherapie mit den Vitaminen A, C und E sowie Selen müssen nochmals aufgegriffen werden, damit ein scheinbarer Widerspruch zum Kommentar im Kapitel 11 geklärt wird.

Der Zeitpunkt der Verabreichung von Antioxidantien innerhalb eines Chemo- oder Strahlentherapieschemas hat einen bedeutenden Einfluß auf die Wirksamkeit. Die Aktivität »freier Radikale« ist ein molekulares und zelltötendes Prinzip der Chemo- und Strahlentherapie. Die biologischen Reaktionszeiten »freier Radikale« sind sehr kurz und liegen im Bereich von Nanosekunden. Hohe Konzentrationen von Antioxidantien in der Akutphase der Therapie würden das zelltötende Prinzip der Therapie schwächen, da sie »freie Radikale« einfangen und damit deren zellschädigendes Potential aufheben. Es ist also angezeigt, erst in Tagesabständen nach einer Chemo- oder Strahlentherapie Antioxidantien in ein Therapieschema einzubauen.

Gänzlich anders stellt sich das Szenario der Antioxidantien in der primären (Prävention des Primärtumors) oder tertiären (Prävention von Metastasen) Krebsprävention dar. In der Krebsprävention hat sich unter der Begrifflichkeit orthomolekulare Medizin bzw. orthomolekulare Prävention eine Therapierichtung etabliert, die mit Hochdosisgaben von Kombinationen verschiedener Antioxidantien und anderen Zellschutzsubstanzen arbeitet. Wissenschaftliche, klinische Erkenntnisse dazu werden derzeit in Studien erarbeitet. Die zu erwartenden Ergebnisse werden u. a. das Für und Wider der Argumente der Hochdosis-Vitamin-C-Therapie, wie sie von Linus Pauling vorgeschlagen und angewendet wurde, neu zu bewerten helfen.

»Freie Radikale« und ihre Gegenspieler, Substanzen, die ein antioxidatives Potential besitzen, stehen in einem Yin-Yang-Verhältnis. Das Gleichgewicht im Organismus sollte sich nicht chronisch auf die eine oder andere Seite verschieben.

Es ist dazu anzumerken, daß eine der wichtigsten molekularen Waffen des Immunsystems (Leukozyten) die Erzeugung »freier Radikale« ist, mit deren Hilfe die Leukozyten Membranlipide von Bakterien angreifen und somit eine bakterielle Infektion eindämmen.

Anmerkungen

1 Peter Greenwald, »Principles of Cancer Prevention: Diet and Nutrition«, in: Vincent T. DeVita, Jr., (Hg.), *Principles and Practice of Oncology*, Philadelphia, Lippincott, 1989, S. 169.
2 ebd.
3 ebd.
4 ebd.
5 ebd.
6 ebd.
7 National Academy of Sciences, National Research Council, Committee on Diet, Nutrition and Cancer, *Diet, Nutrition and Cancer*, Washington, National Academy Press, 1982, S. 9–5.
8 Greenwald, »Principles of Cancer Prevention: Diet and Nutrition«, in: DeVita (Hg.), *Cancer: Principles and Practice of Oncology*, S. 170; vgl. auch: Melvyn R. Werbach, *Nutritional Influences on Illness*, Tarzana, CA, Third Line Press, 1987, S. 103–104; und: National Academy of Sciences, *Diet, Nutrition and Cancer*, S. 9–2 – 9–3.
9 M. S. Menkes u. a., »Serum Beta-Carotene, Vitamins A and E, Selenium and the Risk of Lung Cancer«, *New England Journal of Medicine*, 315 (1986), S. 1250; Zusammenfassung in: Werbach, *Nutritional Influences on Illness*, S. 104.
10 L. LeMarchand u. a., »Vegetable Consumption and Lung Cancer Risk: A Population-Based Case-Control Study in Hawaii«, *Journal of the National Cancer Institute*, 81 (15) (1989), S. 1158–1164.
11 W. C. Willett, »Vitamin A and Lung Cancer«, *Nutritional Review*, 48 (5) (1990), S. 201–211.
12 W. Bollag, »Vitamin A and the Retinoids: From Nutrition to Pharmacotherapy in Dermatology and Oncology«, *Lancet*, 8329 (1) (1983), S. 860–863.

13 Waun Ki Hong u. a., »13-Cis-Retinoid Acid in the Treatment of Oral Leuko-
    plakia«, *New England Journal of Medicine*, 315 (1986), S. 1501–1505.

14 William D. DeWys u. a., »The Chemoprevention Program of the National
    Cancer Institute«, in: Frank L. Meyskens, Jr., und Kedar N. Prasad, *Vit-
    amins and Cancer: Human Cancer Prevention by Vitamins and Micronut-
    rients*, Clifton, NJ, Humana, 1986, S. 301–310.

15 Lawrence Kushi, persönliche Mitteilung an den Autor, Juli 1990.

16 Frank L. Meyskens, Jr., »Prevention and Treatment of Cancer with Vitamin
    A and the Retinoids«, in: K. N. Prasad (Hg.), *Vitamins, Nutrition and Can-
    cer*, Basel, Karger, 1984, S. 266.

17 a. a. O., S. 270.

18 a. a. O., S. 271.

19 National Academy of Sciences, *Diet, Nutrition and Cancer*, S. 9–15.

20 a. a. O., S. 9–12.

21 a. a. O., S. 9–13.

22 M. E. Poydock u. a., »Inhibiting Effect of Vitamins C and B_{12} on the Mitotic
    Activity of Ascites Tumors«, *Experimental Cell Biology*, 47 (3) (1979),
    S. 210–217; Zusammenfassung in: Werbach, *Nutritional Influences on Ill-
    ness*, S. 109.

23 Isao Eto und Carlos L. Krumdiek, »Role of Vitamin B_{12} and Folate Deficien-
    cies in Carcinogenesis«, in: Lionel A. Poirier u. a. (Hg.), *Essential Nutrients
    in Carcinogenesis*, New York, Plenum Press, 1986, S. 313–330.

24 Hans A. Ladner und Richard M. Salkeld, »Vitamin B_6 Status in Cancer Pa-
    tients: Effect of Tumor Site, Irradiation, Hormones and Chemotherapy«, in:
    George Tryfiates und Kedar N. Prasad (Hg.), *Nutrition, Growth and Cancer*,
    New York, Alan R. Liss, 1988, S. 273–281.

25 a. a. O., S. 278.

26 Robert D. Reynolds, »Vitamin B_6 Deficiency and Carcinogenesis«, in: Poi-
    rier u. a. (Hg.), *Essential Nutrients in Carcinogenesis*, S. 339–345.

27 E. Cameron und L. Pauling, »Supplemental Ascorbate in the Supportive Tre-
    atment of Cancer: Prolongation of Survival Times in Terminal Human Can-
    cer«, *Proceedings of the National Academy of Sciences USA*, 73 (1976),
    S. 3685–3689,; vgl. auch: »Supplemental Ascorbate in the Supportive Treat-
    ment of Cancer: Reevualation of Prolongation of Survival Times in Terminal
    Human Cancer«, *Proceedings of the National Academy of Sciences USA*, 75
    (1978), S. 4538–4542; beide zusammengefaßt in: Werbach, *Nutritional In-
    fluences on Illness*, S. 107–108.

28 E. T. Creagan u. a., »Failure of High-Dose Vitamin C (Ascorbic Acid)
    Therapy to Benefit Patients with Advanced Cancer: A Controlled
    Trial«, *New England Journal of Medicine*, 301 (1979), S. 687–690; a. a. O.,
    S. 107.

29 C. G. Moertel u. a., »High Dose Vitamin C versus Placebo in the Treatment
    of Patients with Advanced Cancer Who Have Had No Prior Chemotherapy:
    A Randomized Double-Blind Comparison«, *New England Journal of Medi-
    cine*, 312 (1985), S. 137–141; a. a. O., S. 107.

30 Evelleen Richards, »Vitamin C Suffers a Dose of Politics«, *New Scientist*, 27. Februar 1986, S. 46–49.

31 a. a. O., S. 48–49.

32 Maurice E. Shils, »Nutrition and Diet in Cancer«, in: Maurice E. Shils und Vernon R. Young (Hg.), *Modern Nutrition in Health and Disease*, Philadelphia, Lea & Febiger, 1988, S. 1414.

33 Dietrich H. Hornig u. a., »Ascorbic Acid«, in: Shils und Young, *Modern Nutrition in Health and Disease*, S. 425; das Zitat der japanischen Krankenhausstudie ist aus: A. Murata, F. Morishige und J. Yamaguchi, »Prolongation of Survival Times of Terminal Cancer Patients by Administration of Large Doses of Ascorbate«, in: A. Hanck (Hg.), *Vitamin C: New Clinical Application in Immunology, Lipid Metabolism and Cancer*, Bern, Huber, 1982, S. 103–104.

34 National Academy of Sciences, *Diet, Nutrition and Cancer*, S. 9–8.

35 Gladys Block, »Epidemiologic Data on the Role of Ascorbic Acid in Cancer Prevention«; Tagungszusammenfassung, »Ascorbic Acid: Biological Functions and Relation to Cancer«, National Institutes of Health, Bethesda, MD, 2. September 1990.

36 Geoffrey Howe, »Dietary Factors and Risk of Breast Cancer: Combined Analysis of 12 Case-Controlled Studies«, *Journal of the American Medical Association*, 82 (7) (1990), S. 561–569.

37 Richard I. Schwarz, »Ascorbate Stabilizes the Differentiated State and Reduces the Ability of Rous Sarcoma Virus to Replicate and to Uniformly Transform Cell Cultures«; Tagungszusammenfassung, »Ascorbic Acid: Biological Functions and Relation to Cancer«, National Institutes of Health, Bethesda, MD, 2. September 1990.

38 Alfred B. Hanck, »Vitamin C and Cancer«, in: Tryfiates und Prasad (Hg.), *Nutrition, Growth and Cancer*, S. 307–320.

39 a. a. O., S. 309.

40 Carmina Borek, »Free Radicals, Dietary Antioxidants and Mechanisms in Cancer Prevention: in Vitro Studies«, in: Meyskens und Prasad (Hg.), *Vitamins and Cancer*, S. 68.

41 a. a. O., S. 75.

42 Etsuo Niki, »Action of Ascorbic Acid as a Scavenger of Active and Stable Oxygen Radicals«; Tagungszusammenfassung, »Ascorbic Acid: Biological Functions and Relation to Cancer«, National Institutes of Health, Bethesda, MD, 2. September 1990.

43 Balz Frei und Bruce N. Ames, »Ascorbic Acid Protects Plasma Lipids Against Oxidative States«, Tagungszusammenfassung, »Ascorbic Acid: Biological Functions and Relation to Cancer«, National Institutes of Health, Bethesda, MD, 2. September 1990.

44 Joachim G. Liehr, »Inhibition by Vitamin C of Incidence and Severity of Renal Tumors Induced by Estradiol or Diethylstilbestrol«, Tagungszusammenfassung, »Ascorbic Acid: Biological Functions and Relation to Cancer«, National Institutes of Health, Bethesda, MD, 2. September 1990.

45 Hanck, »Vitamin C and Cancer«, in: Tryfiates und Prasad (Hg.), *Nutrition, Growth and Cancer*, S. 310.

46 Vincenzo Noto u. a., »Effects of Sodium Ascorbate (Vitamin C) and 2-Methyl-1,4-Naphthoquinone (Vitamin K3) Treatment on Human Tumor Cell Growth in Vitro«, *Cancer*, 63 (1989), S. 901–906.

47 Hanck, »Vitamin C and Cancer«, in: Tryfiates und Prasad (Hg.), *Nutrition, Growth and Cancer*, S. 312.

48 a. a. O., S. 312–314.

49 Paul Okunieff, »Interactions Between Ascorbic Acid, Radiation Therapy, and Misonidazole«, Tagungszusammenfassung, »Ascorbic Acid: Biological Functions and Relation to Cancer«, National Institutes of Health, Bethesda, MD, 2. September 1990.

50 Kan Shimpo u. a., »Ascorbic Acid and Adriamycin Toxicity«, Tagungszusammenfassung, »Ascorbic Acid: Biological Functions and Relation to Cancer«, National Institutes of Health, Bethesda, MD, 2. September 1990.

51 K. N. Prasad u. a., »Sodium Ascorbate Potentiates the Growth Inhibitory Effect of Certain Agents on Neuroblastoma Cells in Culture«, *Proceedings of the National Academy of Sciences USA*, 76 (2) (1979), S. 29–32; vgl. auch: K. N. Prasad, »Modulation of the Effects of Tumor Therapeutic Agents by Vitamin C«, *Life Sciences*, 21 (2) (1980), S. 275–280. Zusammenfassung zitiert in: Werbach, *Nutritional Influences on Illness*, S. 108.

52 Chan H. Park, »Vitamin C in Leukemia and Preleukemia Cell Growth«, in: Tryfiates und Prasad (Hg.), *Nutrition, Growth and Cancer*, S. 321–330.

53 Chan H. Park und Bruce F. Kimler, »Growth Modulation of Human Leukemic and Preleukemic Progenitor Cells by L-Ascorbic Acid«, Tagungszusammenfassung, »Ascorbic Acid: Biological Functions and Relation to Cancer«, National Institutes of Health, Bethesda, MD, 2. September 1990.

54 National Academy of Sciences, *Diet, Nutrition and Cancer*, S. 9–10.

55 ebd.

56 Kedar N. Prasad, »Summary and Overview«, in: Poirier u. a. (Hg.), *Essential Nutrients in Carcinogenesis*, S. 543–547.

57 K. N. Prasad, »Mechanisms of Action of Vitamin E on Mammalian Tumor Cells in Culture«, in: Tryfiates and Prasad (Hg.), *Vitamins, Nutrition and Cancer*, S. 76–104.

58 a. a. O., S. 364.

59 K. N. Prasad, »Modification of the Effect of Pharmacological Agents, Ionizing Radiation and Hyperthermia on Tumor Cells by Vitamin E«, in: Prasad (Hg.), *Vitamins, Nutrition and Cancer*, S. 76–104.

60 K. N. Prasad u. a., »Vitamin E Enhances the Growth: Inhibitory and Differentiating Effects of Tumor Therapeutic Agents on Neuroblastoma and Glioma Cells in Culture«, *Proceedings of the Society for Experimental Biological Medicine*, 164 (2) (1980), S. 158–163; Zusammenfassung in: Werbach, *Nutritional Influences on Illness*, S. 109–110.

61 L. Wood, »Possible Prevention of Adriamiacin-Induced Alopecia by Toco-

pherol«, *New England Journal of Medicine*, 312 (1985), S. 1060; Zusammenfassung in Werbach, ebd.

62 K. N. Prasad, *Vitamins Against Cancer: Facts and Fiction*, Denver, Nutrition Publishing House, 1984, S. 91.

63 a. a. O., S. 65–67.

64 Gerhard N. Schrauzer, »Selenium in Nutritional Cancer Prophylaxis«, in: K. N. Prasad (Hg.), *Vitamins, Nutrition and Cancer*, S. 240–250.

65 a. a. O., S. 243.

66 a. a. O., S. 244.

67 a. a. O., S. 243.

68 Carmina Borek, »Free Radicals, Dietary Antioxidants and Mechanisms in Cancer Prevention: In Vitro Studies«, in: Meyskens und Prasad (Hg.), *Vitamins and Cancer*, S. 65–92.

69 a. a. O., S. 73.

70 National Academy of Sciences, *Diet, Nutrition and Cancer*, S. 10–8.

71 a. a. O., S. 10–8 – 10–9.

72 a. a. O., S. 10–10–10–11.

73 William P. McWhorter, »Allergy and Risk of Cancer: A Prospective Study Using NHANESI [First National Health and Nutrition Examinations Survey] Followup Data«, *Cancer*, 62 (1988), S. 451–455.

74 a. a. O., S. 454.

75 Maurice E. Shils, »Nutrition and Neoplasia«, in: Robert S. Goodhart und Maurice E. Shils (Hg.), *Modern Nutrition in Health and Disease*, Philadelphia, Lea & Febiger, 1980, S. 1177.

76 McWhorter, »Allergy and Risk of Cancer«, S. 453.

Kapitel 13
Unkonventionelle Ernährungstherapien gegen Krebs
– ein Überblick

Bei einer Erörterung unkonventioneller Ernährungstherapien gegen Krebs empfiehlt es sich, eine Typologie aufzustellen, welche die grundlegenden Unterschiede zwischen den verschiedenen Verfahren klarstellt. Zum Beispiel:

- Die meisten unkonventionellen Ernährungstherapien gegen Krebs sind vegetarisch, aber es gibt einige Ausnahmen.
- Einige Ernährungstherapien gegen Krebs beruhen hauptsächlich auf Rohkost (etwa die Gerson-Diät und die Weizen-Gras-Therapie des Hippokrates), während andere (die Makrobiotik zum Beispiel) vorwiegend gekochte Lebensmittel verwenden.
- Viele Ernährungstherapien gegen Krebs verwenden neben einer bestimmten Diät auch Nahrungszusätze (so das Livingston-Programm), während andere (etwa die Makrobiotik) auf alle Zusätze verzichten.
- Einige Ernährungstherapien gegen Krebs legen großen Nachdruck auf die Einbeziehung bestimmter Nahrungsmittel, von denen man aus wissenschaftlichen Untersuchungen weiß, daß sie gegen Krebs wirken (so Keith Blocks Ernährungsprogramm), während dieser Gesichtspunkt in anderen Verfahren keine Rolle spielt.
- Verschiedenen Nahrungsmitteln, von denen es in der traditionellen Medizin hieß, sie würden gegen Krebs helfen, kommt in einigen Ernährungstherapien eine besondere Bedeutung zu, doch diese Empfehlungen stehen manchmal in direktem Widerspruch zueinander – etwa in der makrobiotischen und in der ayurvedischen Diät.
- Einige Therapien (wie die Gerson-Diät) legen großen Nachdruck auf eine Ernährung, die wenig Natrium und viel Kalium enthält, während andere (etwa die Makrobiotik) diesem Punkt keinen Wert beimessen.
- Einige Therapien (die Gerson-Diät zum Beispiel) schreiben strikt organische Lebensmittel vor, andere nicht.

- Einige Thrapien schränken Eiweiß ein, andere nicht.
- Einige Therapien sehen Entgiftungsmaßnahmen vor (so die Einläufe der Gerson- und Hippokrates-Diät), andere nicht.
- Einige Therapien sind rein alimentär, andere kombinieren alimentäre, psychologische, spirituelle, immunstimulierende und andere Behandlungsformen.

Trotz der großen Vielfalt von Ernährungstherapien sind einige Gemeinsamkeiten zu erkennen. Zu den meisten alternativen Ernährungsbehandlungen gegen Krebs gehört frische Vollwertkost in ausgewogener Zusammenstellung, wobei es sich vorwiegend um vegetarische Lebensmittel handelt. Grundsätzlich verändern diese Diäten die Ernährungsweise in einer Art, die, wie epidemiologische Studien zeigen, die Häufigkeit vieler verbreiteter Krebsarten senkt. Wenn sie manchmal sehr drastische Veränderungen der Ernährungsweise vorschreiben, so liegt das daran, daß es natürlich sehr viel schwieriger ist, eine vorhandene Krebserkrankung zu beseitigen, als der Krebsbildung vorzubeugen.

Für Krebspatienten gibt es einen entscheidenden Unterschied zwischen Ernährungsprogrammen, von denen man weiß, daß sie auf einer angemessenen Kost beruhen, und anderen Programmen, deren Wirkung, wenn es sie denn gibt, offenbar auf den krebshemmenden Effekten selektiver Nährstoffreduzierung beruht (vgl. Kapitel 11). Letztere Verfahren sind, wie die Chemotherapien, nicht ohne ein echtes Risiko: Sie gehen davon aus, daß der Krebs für Nährstoffentzug anfälliger ist als der Wirtsorganismus und daß der Krebs in Mitleidenschaft gezogen wird, bevor der Patient zuviel an Gewicht verliert.

Tatsächlich gilt für alle Krebs-Ernährungstherapien, daß verschiedene Patienten höchst unterschiedlich auf sie reagieren; das trifft sowohl auf Behandlungen zu, von denen man weiß, daß sie für die meisten Menschen eine angemessene Ernährung bedeuten, als auch auf Programme, die mit starkem Nährstoffentzug arbeiten. Unter Umständen erweist sich für einen bestimmten Krebspatienten die auf einer angemessenen Kost beruhende Diät als unzureichend, was sich in ständigem Gewichtsverlust äußert, der sich auf keinem gesunden Niveau stabilisieren läßt. Hingegen wird möglicherweise ein anderer Krebspatient sein Gewicht auf einem ausreichenden, wenn auch niedrigen Niveau stabilisieren, obwohl er einer sehr restriktiven Diät folgt. Allerdings bergen die restriktiven Diäten natürlich zusätzliche Risiken.

So spricht vieles dafür, daß *intensive* Ernährungstherapien gegen Krebs im Idealfall von unvoreingenommenen, ernährungswissenschaftlich ausgebildeten Onkologen überwacht werden sollten, die in der Lage sind, das Ernährungsprogramm nach den individuellen Reaktionen und Bedürfnissen des Patienten abzuändern. Leider sind solche Onkologen außerordentlich dünn gesät. Deshalb bleibt der Patient häufig sich selbst überlassen, oder er findet Hilfe bei einem Arzt, der bestenfalls über allgemeine praktische Erfahrungen in Ernährungsfragen verfügt. Tragisch sind die Fälle, bei denen die Selbstbehandlung oder die Beaufsichtigung durch einen Arzt oder Heilpraktiker ohne ernährungswissenschaftliche Ausbildung zu fortlaufendem Gewichtsverlust, unwiderruflicher Schwächung des Patienten und seinem Tod führen.

Das Problem des Gewichtsverlustes in Krebs-Ernährungstherapien

Lassen Sie mich die Geschichte von Luis erzählen, einem wunderbaren Südamerikaner mit metastatischem Prostatakrebs, der am Commonweal Cancer Help Program teilnahm. Ihm war es dank eines guten konventionellen Arztes, der ihm eine Hormontherapie und ein makrobiotisches Programm verordnet hatte, sehr gut gegangen. Seit einigen Jahren hatte sich seine Krebserkrankung nicht mehr bemerkbar gemacht. Eines Tages erhielt ich einen Anruf von dem Arzt, der Luis in der makrobiotischen Diät unterwiesen hatte. Er berichtete, daß sich Luis, als der Krebs wieder auftrat, in eine mexikanische Klinik begeben hatte, wo man ihm eine sehr restriktive Rohkostdiät verordnete. Obwohl er immer schwächer wurde, deuteten die Ärzte der Klinik seine Symptome physiologischen Verfalls als »Heilkrisen«. Schließlich schwächte ihn die Diät derart, daß er starb. Der makrobiotische Arzt war entsetzt. Ihm habe das, so sagte er, auf entsetzliche Weise vor Augen geführt, wie gefährlich einige Ernährungstherapien seien. Zwar glaube er, daß es »Heilkrisen« (nach der ganzheitlichen Gesundheitstheorie die zeitweilige Verstärkung einiger Symptome bei Entgiftung und allmählicher Erholung des Körpers) in vielen ganzheitlichen Behandlungen tatsächlich gebe, andererseits sei ihm aber klar geworden, wie gefährlich dieser Begriff in der mexikanischen Klinik mißbraucht worden sei, an die Luis sich gewandt hatte: Tatsächlich habe dieses Ernährungsprogramm seinen Tod verschuldet.

Was Luis erlebt hat, ist nicht der Normalfall, aber leider auch keine absolute Ausnahme. Die Frau eines namhaften amerikanischen Wissenschaftlers hat mir berichtet, daß ihr Mann, als er an Leberkrebs erkrankte, der Weizen-Gras-Diät des Hippokrates folgte. Viele Krebspatienten benutzen das Hippokrates-Programm als kurzfristige Entgiftungstherapie. Doch dieser Mann hielt unbeirrt an der extrem restriktiven Rohkostdiät fest, obwohl er infolge seiner Krankheit und seines körperlichen Zustands ständig an Gewicht verlor, ohne daß sich das geringste Anzeichen einer Stabilisierung zeigte. Vorbehaltlos hatte seine Frau ihn bei dem Programm unterstützt, da die konventionelle Medizin keinen Rat mehr wußte. Doch als er immer magerer wurde, wuchs ihre Besorgnis. Wie sie mir sagte, war sie überzeugt, daß die Diät entscheidend zu seinem Tode beigetragen habe.

In einem weiteren Fall, der mir bekannt ist, unterzogen sich ein Mann mit Prostatakrebs und seine Lebensgefährtin gemeinsam einer makrobiotischen Diät. Dem Mann bekam diese Ernährungsweise sehr gut, aber die Frau, die solidarisch genau dasselbe wie er essen wollte, verlor unaufhaltsam an Gewicht, so daß sich ihre Freunde große Sorgen zu machen begannen. Schließlich überzeugten die Freunde sie davon, daß *sie* andere physiologische Voraussetzungen besaß als ihr Partner und sie ihre Ernährungsweise erweitern mußte. Das tat sie, ohne ihre vorwiegend makrobiotische Kost grundlegend zu verändern, und konnte so ihr Gewicht auf einem gesunden Niveau stabilisieren.

Ich möchte damit deutlich machen, daß Ernährungstherapien gegen Krebs, obschon in der Regel ungiftig und grundsätzlich gesundheitsfördernd, *gefährlich sein können*, wenn sie nicht hinreichend beaufsichtigt oder ohne die nötige Selbstkritik und Vernunft durchgeführt werden. Wie bei den Chemotherapien gilt es auch bei diesen restriktiven Ernährungstherapien, den Punkt zu finden, wo der Körper noch die lebensnotwendigen Stoffe erhält, der Krebs aber, zumindest theoretisch, in seiner Entwicklung eingeschränkt wird (vgl. Kapitel 11). In der Regel ist dazu eine sorgfältige Beaufsichtigung der Behandlung erforderlich. Ausschlaggebend scheint die Frage zu sein, ob sich nach ein paar Monaten der Diät das Gewicht des Patienten *stabilisiert* – was oft auf dem Niveau der Schul- oder Studienzeit geschieht. Findet eine solche Stabilisierung nicht statt und setzt sich der Gewichtsverlust unaufhaltsam fort, läßt sich fast mit Sicherheit davon ausgehen, daß die Diät den Patienten nicht mit den Nährstoffen versorgt, die er braucht.

Andererseits ist darauf hinzuweisen, daß viele Krebspatienten ein wenig abnehmen müssen, besonders wenn sie Brustkrebs oder andere Krebsarten haben, bei denen Übergewicht ein bekannter Risikofaktor ist. In Kapitel 11 haben wir genauer betrachtet, warum sich Kalorienreduzierung für die Primärprävention wie für die Vorbeugung gegen Rückfälle bestimmter Krebserkrankungen empfiehlt. Auch sollte es uns nicht überraschen, daß eine bestimmte Ernährungstherapie bei einem Patienten positive Reaktionen hervorrufen kann und bei einem anderen negative. Wie verschiedene Menschen mit der gleichen Krebserkrankung auf eine bestimmte Chemotherapie unterschiedlich reagieren, so sprechen sie auch auf Ernährungstherapien ganz uneinheitlich an. Da mit diesen Therapien bislang nur wenige klinische Versuche durchgeführt worden sind, sollten Arzt und Patient sorgfältig auf jede Veränderung achten, die von der Diät bewirkt wird.

Ian Gawlers Umgang mit Krebsdiäten

Der australische Tierarzt Ian Gawler hat ein interessantes Beispiel dafür geliefert, wie ein vernünftiger integrativer Ansatz der Krebsbehandlung aussehen kann, in dem Diät, Meditation und einige der anderen bereits erörterten Therapien nebeneinander verwendet werden. Nachdem ihm ein Bein amputiert worden war und sich inoperable und deutlich sichtbare Brustwandtumoren gebildet hatten, genas Gawler doch noch von einem fortgeschrittenen metastischen Knochenkrebs. Dabei arbeitete er mit dem inzwischen verstorbenen Ainslie Meares zusammen, einem australischen Psychiater, der Gawlers Geschichte als Beispiel für die Wirksamkeit intensiver Meditation veröffentlichte. Später wurde Gawler zu einem der führenden australischen Vertreter einer ganzheitlichen Krebstherapie. Obwohl seine Ernährungstherapie nicht sehr bekannt ist, möchte ich sie hier doch beschreiben, weil sie zeigt, wie sich ein sehr intensives, ganzheitliches, alimentär-psychologisches Programm aus vernünftigen Grundsätzen und Erkenntnissen der ernährungswissenschaftlichen und psychologischen Literatur entwickeln läßt.

Zunächst einmal gibt Gawler einen leicht verständlichen Überblick über die grundlegenden Diätmöglichkeiten, zwischen denen der Patient wählen kann. Im Prinzip gibt es laut Gawler vier Möglichkeiten:

Erstens können Sie auf jegliche Veränderung in ihrer Ernährungsweise verzichten. Das sei, so betont Gawler, für manche Menschen durchaus angebracht. Zweifellos findet manche außergewöhnliche Genesung von Krebserkrankungen ohne irgendeine solche Veränderung statt. Andererseits ist aber, wie Daan C. Baalen und Marco J. de Vries von der Erasmus-Universität in Rotterdam in ihrer Untersuchung über Krebsremissionen in den Niederlanden feststellten, die Veränderung der Ernährungsweise eine der häufigsten Begleiterscheinungen von Spontanrückbildungen bei Krebserkrankungen.[1]

Zweitens kann man einer Erhaltungsdiät folgen, die im Prinzip eine gesunde Vollwertkost ist und alle gesundheitschädlichen Nahrungsmittel und Nährstoffe vermeidet. Das ist eine nützliche Maßnahme und, wie Gawler betont, ein entscheidender Fortschritt für Patienten, die sich bislang sehr unzulänglich ernährt haben. Die Entscheidung für eine gesunde Vollwertkost – wie sie etwa von der National Academy of Sciences empfohlen wird – kann schon an sich ein wichtiger Schritt in Richtung Gesundung sein.

Drittens kann man ein individuelles Ernährungsprogramm von beliebiger Intensität entwickeln. Dazu entschloß sich Gawler schließlich, nachdem er drei Monate lang Erfahrungen mit der Gerson-Diät gesammelt hatte. Die positiven oder negativen Reaktionen auf Nahrungsmittel der Gerson-Diät zeigten ihm, wie er seine Ernährungsweise am besten auf seine individuellen Bedürfnisse abstellen konnte.

Viertens kann man sich strikt an eines der intensiven Programme halten, etwa die Gerson-Diät, die Makrobiotik oder das Bristol-Diätprogramm, was allerdings nach Möglichkeit unter ärztlicher Aufsicht geschehen sollte.[2]

Aufgrund jahrelanger Erfahrung mit speziellen Diäten schlug Gawler vier Grundsätze für Ernährungstherapien gegen Krebs vor: (1) der Körper sollte entgiftet werden; (2) jede Unausgewogenheit an Vitaminen und Mineralien muß behoben werden; (3) man sollte für eine gesunde Verdauung sorgen und sich nur von frischen, lebenswichtigen, reinen und geeignet zubereiteten Lebensmitteln ernähren; und (4) der Patient muß eine positive Einstellung zu seinem Leben im allgemeinen und zur Diät im besonderen herstellen und bewahren.[3] Alle vier Punkte wollen wir kurz erörtern.

Entgiftung

Es ist kaum zu begreifen, daß das Entgiftungskonzept – die Entfernung vorhandener Gifte aus dem Körpersystem und das Bestreben, keine neuen einzuschleusen – so gut wie keinen Anklang in der schulmedizinischen Ernährungswissenschaft findet, *obwohl in der menschlichen Biologie hinreichend belegt ist, daß toxische Stoffe krebserregend wirken.* In vielen Systemen der traditionellen Medizin, vor allem in der Naturheilkunde, gehört die Entgiftung zum grundlegenden Repertoire. Gawler:

> Es ist durchaus sinnvoll, alle Giftstoffe aus dem System zu entfernen und dann jede Ursache für die Einführung neuer toxischer Stoffe zu vermeiden. Letzteres ist leichter als ersteres und läßt sich bewerkstelligen, indem man alle Dinge vermeidet, die mit einem erhöhten Krebsrisiko in Verbindung gebracht werden.
>
> Dagegen ist die Befreiung des Körpers von Giftstoffen lange nicht so einfach, weder theoretisch noch praktisch. Sicherlich ist die Frage in der Ärzteschaft umstrittener. Und doch funktioniert diese Methode. Ich vermute, das läßt sich auch beweisen ... Weniger vernünftig ist der übermäßige Eifer, mit dem einige Patienten die Entgiftung betreiben [zum Beispiel durch übertriebene Einläufe]. Vielleicht liegt das am Gefühl der Unsauberkeit, das Kranke manchmal befällt, aber es betrübt mich, wenn ich sehe, wie manche Menschen Vergnügen daran zu finden scheinen, sich durch Reinigungs- und Abführmaßnahmen geradezu gewaltsam zu entgiften. Entgiften heißt nicht nur, die Gedärme nach Belieben zu reinigen, sondern ist ein *gründlicher Frühjahrsputz* für den *ganzen* Körper und kann ganz unangestrengt geschehen.[4]

Gawler empfiehlt, »viel frische, lebenswichtige Nahrungsmittel zu essen, um den Prozeß einzuleiten«. Mit Gerson glaubt er an den Wert frisch zubereiteter Gemüse- und Obstäfte, ist aber nicht wie jener der Auffassung, daß diese Säfte zwölfmal am Tag im Stundenrhythmus getrunken werden müssen. Auch teilt er Gersons Vorstellung, daß roher organischer Lebersaft zur Blutbildung beitragen kann. Außerdem hat er festgestellt, daß Gersons Kaffee-Einläufe tatsächlich leberstimulierend wirken – ein Punkt, auf den ich bei der Erörterung der Gerson-Diät zurückkommen werde.

Nahrungszusätze bei Störungen des Vitamin- und Mineralhaushalts

Wie in Kapitel 11 erwähnt, spricht einiges dafür, daß sich heute viele Amerikaner unausgewogen ernähren, daß Krebspatienten vor und nach dem Ausbruch ihrer Erkrankung falsche Ernährungsgewohnheiten erkennen lassen und daß bestimmte Nährstoffe, wie man aus Laborexperimenten und Tierversuchen weiß, den Verlauf einiger Krebserkrankungen verlangsamen, zum Stillstand bringen oder gar umkehren können. Diese Forschungsarbeiten werfen die Frage auf, ob Krebspatienten Nahrungszusätze verwenden sollen. Dies ist, wie Gawler zu Recht meint, eines der schwierigsten Gebiete der Ernährungswissenschaft, zu dem sich kaum klare Aussagen machen lassen. Nach seiner Auffassung liefern die Gerson-Diät und einige andere intensive Ernährungsprogramme die erforderlichen Nährstoffe in hoher Konzentration, in natürlicher Form und in ausgewogener Zusammenstellung.

Doch viele Krebspatienten, die intensiven Diäten folgen, nehmen dennoch Zusätze, obwohl diese von den Vertretern dieser Therapien überwiegend abgelehnt werden. So hat Gawler eine Megavitamintherapie ausprobiert, stellte aber fest, daß sie ihm nicht half, obwohl »ich zu bestimmten Zeiten das Bedürfnis nach bestimmten Zusätzen hatte und von ihnen profitierte ... Zusätze sind ein schwieriges Gebiet, auf dem ich selbst noch keine Klarheit gewonnen habe. Deshalb möchte ich hier auch auf eindeutige Empfehlungen verzichten.«[5]

Verdauung und frische Kost

Für die Empfehlung, die Verdauung zu normalisieren und die Ernährungsweise auf frische, nahrhafte, reine und geeignet zubereitete Lebensmittel umzustellen, sprechen überzeugende Forschungsergebnisse, die auf einen höheren Nährwert solcher Lebensmittel schließen lassen. Gleichzeitig äußern sich Ärzte und Ernährungswissenschaftler der Schulmedizin aber selten in so ganzheitlichen Begriffen über die Beschaffenheit der Nahrungsmittel, die Patienten zu sich nehmen sollen. Dazu meint Gawler:

> Auch die Auffassung, die Verdauung durch bestimmte Zusätze zu fördern, ist medizinisch umstritten. Doch ich halte diesen Weg für besser [als Nahrungszusätze], da kaum ein Zweifel

daran besteht, daß die meisten Krebspatienten anfänglich unter Verdauungsstörungen leiden. Gerson hat den Zusatz von Magensäure und Pankreasenzymen empfohlen. Mehrfach ist behauptet worden, daß Pankreasenzyme Krebszellen angreifen und verdauen können. Mir erscheinen die Beweise dafür nicht ausreichend. Andererseits läßt sich kaum vorstellen, daß solche Zusätze Schaden anrichten, und es gibt viele Indizien für einen möglichen Nutzen. Als ich mich der Gerson-Therapie unterzog, habe ich sie genommen; allerdings gehörten sie zu den ersten Dingen, die ich dann absetzte.[6]

Positive Einstellung zur Nahrung

Der Gedanke, es sei wichtig, eine positive Einstellung zum Leben im allgemeinen und zu einer gesunden Ernährungsweise im besonderen zu entwickeln und aufrechtzuerhalten, wird in der Schulmedizin praktisch nie erörtert, spielt aber bei Gawler eine große Rolle:

> Auf dem ganzen Gebiet der Ernährungsfragen gibt es viel Aufregung, Streit und die konkrete Aussicht auf Hilfe. Wichtig ist, daß Sie sich selber klarmachen, welche Bedeutung es für Sie hat. Sie müssen ein gutes Gefühl bei Ihren Entscheidungen haben. Es ist unbedingt erforderlich, daß Sie sich ein umfassendes Bild machen und zu klaren Entschlüssen kommen. Denn letztlich sollte das Essen Sie fröhlich stimmen. Sie sollten in der Lage sein, sich zu Tisch zu setzen, für das zu danken, was Sie zu essen haben, zu wissen, daß es Ihrer Situation angemessen ist, und es mit einem Lächeln auf Ihren Lippen und einem Lied in Ihrem Herzen verzehren.[7]

Kurzum, die vier grundlegenden alimentär-psychologischen Konzepte, die Gawler erörtert – und die für viele alternative Krebstherapien repräsentativ sind –, befinden sich nicht im Widerspruch zu den wissenschaftlichen Erkenntnissen, gehen aber insofern über sie hinaus, als ihnen die Auffassung zugrunde liegt, daß solch eine Diät und Einstellung zur Gesundung des Krebspatienten beitragen kann.

Besonders wertvoll an Gawlers Beitrag zum Gebiet der ganzheitlichen alimentär-psychologischen Krebstherapien ist der Umstand, daß seine Haltung nicht doktrinär ist. Er selbst hat eine eindeutig belegte Gesundung von einer fortgeschrittenen Krebserkrankung erlebt, an der er eigentlich hätte sterben müssen. Seine Genesung trat ein, als er sich intensiven alimentären und psychologischen Maßnahmen unterzog. Doch machte ihn dieses Erlebnis nicht zu einem Missionar und Eiferer, wie es – verständlicherweise – oft der Fall ist. Er kam nicht auf die Idee, fortan eine bestimmte Ernährungstherapie als *alleinseligmachendes Programm* für jeden Krebspatienten zu verkünden, sondern vertrit statt dessen mit allen Einschränkungen, wenn auch sehr entschieden, die Auffassung, daß die Ernährung bei manchen Krebspatienten von entscheidender Bedeutung für die Genesung sein kann. Er verschweigt nicht, daß die Entgiftung in der heutigen Schulmedizin nicht einmal erwähnt wird und daß Ernährungszusätze umstritten sind. Deshalb überläßt er es jedem, die Form und Intensität seiner Ernährungsintervention allein zu bestimmen. Er selbst hatte sich für eines der kompromißlosesten Ernährungsprogramme – die Gerson-Diät – entschieden, um sie allmählich abzuändern, bis er zu einem Programm gelangte, das auf seine individuellen Bedürfnisse zugeschnitten war.

Wir sollten Gawlers Beispiel eines flexiblen und vernünftigen Ernährungsprogramms für Krebspatienten im Gedächtnis behalten, wenn wir in den nächsten vier Kapiteln einige der wichtigsten Ernährungstherapien betrachten.

Anmerkungen

1 Daan C. van Baalen, Marco J. de Vries und Marjolein T. Gondrie, »Psycho-Social Correlates of ›Spontaneous‹ Regression in Cancer«, Monographie, Fachbereich Allgemeine Pathologie, Medizinische Fakultät, Erasmus-Universität, Rotterdam, Niederlande, April 1987, S. 6.
2 Ian Gawler, *You Can Conquer Cancer*, Melbourne, Hill of Content, 1986, S. 99.
3 a. a. O., S. 90/91.
4 a. a. O., S. 91.
5 a. a. O., S. 97.
6 ebd.
7 a. a. O., S. 9.

Kapitel 14
Die Gerson-Diät – eine radikale Antikrebstherapie

>*»Für mich ist Max Gerson eines*
>*der größten Genies in der Geschichte der Medizin.«*
>ALBERT SCHWEITZER

Vor der Entwicklung der makrobiotischen Diät war die Gerson-Therapie viele Jahre lang die bekannteste Ernährungstherapie gegen Krebs in den Vereinigten Staaten. Noch heute werden sie und Ernährungsprogramme, die sich eng an sie anlehnen, von vielen Tausenden Krebspatienten praktiziert. Das Gerson Institute in Bonita, Kalifornien, unter Leitung von Max Gersons Tochter Charlotte Gerson und die Gerson Clinic in Tijuana, Mexiko, setzen seine Arbeit fort. Die Therapie des deutschen Arztes Max B. Gerson ist eine Mischung aus wissenschaftlichen Forschungsergebnissen und europäischer Volksmedizin und verlangt von dem Patienten, sich über eine längere Zeit von vegetarischer Rohkost zu ernähren. Später können gekochte Lebensmittel und einige tierische Produkte hinzukommen. Jede Stunde trinkt der Patient bestimmte, frisch zubereitete Gemüse- und Fruchtsäfte, macht vier verschiedene Arten von Einläufen, auch Kaffee-Einläufe, und nimmt täglich zwei bis drei Gläser frischen Kalbslebersaft zu sich.[1]

Die Gerson-Diät, wie sie heute in Mexiko praktiziert wird, ist eine radikale Krebstherapie, die ein *enormes* Maß an persönlichem Einsatz verlangt. Wenn sie richtig durchgeführt wird, ist sie eine Ganztagsbeschäftigung für einen mobilen und energischen Menschen, der keinem Beruf nachgehen muß und das ganze Jahr über Zugang zu den erforderlichen frischen, organischen Produkten hat. Am besten ist es, wenn die Diät gemeinsam von einem Krebspatienten und einem Partner oder Freund durchgeführt wird, und selbst dann nimmt sie noch fast die gesamte Zeit der beiden in Anspruch. Wahrscheinlich sind die psychologischen Konsequenzen einer solchen fortgesetzten Beschäftigung mit der körperlichen Genesung ein wichtiger Faktor für die Heilerfolge, die dem Gerson-Programm zugeschrieben werden.

Die Medizinhistorikerin Patricia Spain Ward von der University of Illinois in Chicago hat die Geschichte der Gerson-Therapie für das Office of Technology Assessment skizziert[2]:

> Zu den unrühmlichsten Ereignissen in der Geschichte der amerikanischen Medizin gehört der Umstand, daß die führenden Vertreter der Ärzteschaft den Gedanken, die Ernährungsweise beeinflusse die Gesundheit, so lange als Quacksalberei verworfen haben. Ohne das uralte Erfahrungswissen in Ernährungsfragen zu kennen, das von vorchristlicher hippokratischer Zeit bis zum Ende des 19. Jahrhunderts in der westlichen Medizin heimisch war, und ohne über den Bestand an überzeugenden modernen Forschungsdaten der ernährungswissenschaftlichen Biochemie informiert zu sein, haben die politisch orientierten Sprecher der medizinischen Organisationen in den Vereinigten Staaten lange den Standpunkt vertreten, Operation und Bestrahlung seien die einzigen akzeptablen Krebsbehandlungen ...
>
> Die Entwicklung zeigte, daß Fortschritte insbesondere auf dem Gebiet der Krebsimmuntherapie – auch der Ernährungsbehandlung und der Hyperthermie – ausblieben, weil über die Besetzung von Posten und die Haltung von Publikationsorganen (und damit über Praxis und Forschung) von Männern entschieden wurde, die selbst weder Wissenschaftler noch Praktiker oder Forscher waren und häufig nicht begreifen konnten, wie rasch und komplex sich die wissenschaftlichen Grundlagen der Medizin im 20. Jahrhundert veränderten.
>
> Nirgends zeigt sich dieses Mißverhältnis zwischen der Organisation der Ärzteschaft und dem Wandel der wissenschaftlichen Grundlagen tragischer als in dem Schicksal, das Max B. Gerson (1881–1959), dem Begründer der bekanntesten Ernährungstherapie gegen Krebs vor Aufkommen der Makrobiotik, in Amerika zuteil wurde. Dieser hervorragende Gelehrte und Beobachter klinischer Phänomene war ein Produkt der medizinischen Ausbildung in Deutschland, die Ende des 19. und Anfang des 20. Jahrhunderts in den Vereinigten Staaten für besser gehalten wurde als das amerikanische Ausbildungssystem, so daß jeder, der es sich leisten konnte, nach Deutschland ging, um seine Kenntnisse zu vervollkommnen.[3]

Gersons Biographie

1909 legte Gerson an der Universität Freiburg sein Examen ab, wo er bei führenden Spezialisten für innere Medizin, physiologische Chemie und Neurologie studiert hatte. 1919 hatte er eine Praxis eröffnet und eine wirksame Ernährungstherapie gegen Migräne entwickelt, an der er selber litt. »Als er 1920 Migränepatienten mit dieser salzfreien Diät behandelte«, so berichtet Ward, »entdeckte er, daß sie auch gegen Lupus vulgaris (die damals als unheilbar geltende Hauttuberkulose) und, wie er später herausfand, Arthritis half.«[4]

Sein Erfolg bei Hauttuberkulose machte Gersons Namen bekannt und verschaffte ihm Gelegenheit, die Diät an einer großen Zahl von Tuberkulosepatienten einer Spezialklinik des bayerischen Staates zu erproben. Dann wurde die Diät auch auf Fälle von Lungentuberkulose angewendet. Gerson wurde Mitglied der preußischen Gesundheitsbehörde und beriet den preußischen Gesundheitsminister in der Frage, wie sich ausgelaugte Böden wieder für die Landwirtschaft aufbereiten lassen. Ward: »Als er erfuhr, daß moderne Anbaumethoden den Pflanzen häufig ihren natürlichen Mineral- und Vitaminreichtum entziehen, während sie die Natriumkonzentration erhöhen, wurde für ihn das Wohlergehen der Erde zu unserem eigenen Wohlbefinden. Schließlich bezeichnete er den Boden, der die Lebensmittel nährt, die wir essen, als unseren ›externen Stoffwechsel‹.«[5]

Gegen Krebs setzte Gerson seine Diät erstmals 1928 ein, als eine Frau mit Gallengangkrebs, der schon Metastasen in der Leber gebildet hatte, darauf beharrte, daß er ihr diese Diät verordne, obwohl es ihm eigentlich widerstrebte. Bei dieser Gelegenheit gab ihm die Patientin das Rezept einer Spezialsuppe, die nach einer alten deutschen Überlieferung schon Hippokrates Krebskranken verschrieben hatte und die Gerson später in die eigene Therapie übernahm. »Nachdem sich Gerson gegen seinen Willen und ohne Hoffnung auf Erfolg auf dieses Unternehmen eingelassen hatte«, berichtet Ward, »stellte er zu seinem Erstaunen fest, daß seine Patientin nach sechs Monaten vollständig genesen schien. In rascher Folge erzielte er dann die gleichen guten Ergebnisse bei zwei Patienten mit inoperablem Magenkrebs.«[6]

Nach Hitlers Machtergreifung ging Gerson nach Wien, wo seinem Bericht zufolge die Diät bei sechs Krebspatienten keinerlei Wirkung erzielte, was seiner Ansicht nach auf die schlechte Diätaufsicht in dem Krankenhaus zurückzuführen war, in dem er arbeitete. Anschließend flüchtete er nach Paris, wo die Diät seinen Angaben zufolge in drei von sieben Fällen zu guten Resultaten führte. 1938 emigrierte er in die Vereinigten Staaten und absolvierte 1939 die für die ärztliche Niederlassung erforderliche Prüfung in New York, wo er weiter an der Vervollkommnung seiner Diät arbeitete.[7] Ward:

> Obwohl er bis 1946, als er eine Klinik in Nanuet im Staate New York eröffnete, kein eigenes Krankenhaus hatte, gelang es Gerson dank einer sehr gutgehenden Praxis in der Park Avenue und der Zusammenarbeit mit dem Gotham Hospital, genügend Daten zu sammeln, um 1945 einen vorläufigen Bericht zu veröffentlichen. Seine recht bemerkenswerten Fälle legte er in aller Bescheidenheit dar und gelangte zu dem Schluß, er habe noch nicht genügend Beweise, um entscheiden zu können, ob seine Diät die Entstehung von Krebs beeinflussen oder den Verlauf eines aufgetretenen Tumors verändern könne. Er behauptete lediglich, die Diät, die er ziemlich detailliert beschrieb, könne den Allgemeinzustand des Patienten günstig beeinflussen, die Folgen einer bösartigen Erkrankung aufschieben und eine weitere Behandlung ermöglichen.[8]
>
> Einen öffentlichen Angriff auf Gerson startete die AMA [American Medical Association] erst im November 1946, ein paar Monate, nachdem er als Zeuge zugunsten eines Gesetzentwurfs des Senats aufgetreten war, der vorsah, 100 Millionen Dollar bereitzustellen, um die führenden Krebsexperten der Welt zusammenzubringen und die Suche nach Methoden zur Vorbeugung und Heilung von Krebs zu koordinieren.[9]

In vielerlei Hinsicht ließ die Senatsanhörung erhebliche Feindseligkeit gegen konventionelle Verfahren der Krebstherapie erkennen, und es wäre naiv gewesen, nicht mit einer Reaktion der American Medical Association zu rechnen. Gerson ließ Patienten aus seiner Klinik aufmarschieren, bei denen konventionelle Therapien nicht angeschlagen hatten; der ärztliche Leiter des Gotham Hospital lobte in seiner Aussage Gersons Leistung in höchsten Tönen und berichtete auch von den Ergebnissen einer Untersuchung, in der man zu der Überzeugung gelangt war, daß Patienten, die keine Krebstherapie erhalten hatten, länger lebten als konventionell behandelte Kranke. Ein anderer Zeuge bezeichnete Gersons Erfolge als »wunderbar« und forderte, wie Ward berichtet, die Senatoren auf, ihre geplante Krebskommission gegen jegliche Einflußnahme durch bestehende medizinische Organisationen abzuschirmen.[10]

Damals hatte die AMA gerade ihre Vorherrschaft in der amerikanischen Medizin etabliert. Geleitet wurde sie von Morris Fishbein, der sich durch seine Angriffe auf Gerson, Hoxsey und andere Pioniere unkonventioneller Therapien in den Augen vieler Vertreter dieser Krebstherapien verhaßt gemacht hatte. Für mich ist es keine Überraschung, daß Fishbein angesichts einer Kongreßanhörung, die sich gegenüber der konventionellen Krebstherapie und der AMA-Vorherrschaft so feindselig zeigte, zum Gegenangriff überging. Die Einzelheiten des Prozesses, mit dessen Hilfe die AMA Gersons ärztlichen Ruf ruinierte, sind von Ward und anderen beschrieben worden. Am Ende stand Gerson kein Krankenhaus mehr Verfügung, und selbst die Versicherung gegen Kunstfehler hatte man ihm gekündigt:

> 1981 hieß es in einer Veröffentlichung des von seiner Tochter Charlotte Gerson geleiteten Gerson Institute, 1956 sei das Manuskript eines Buches, in dem er seine Therapie beschrieb, aus seinen Akten verschwunden. Mit fünfundsiebzig Jahren, isoliert von seinen ärztlichen Kollegen und nicht mehr in der Lage, Assistenten zu gewinnen, schrieb Gerson das gesamte Manuskript noch einmal, um zu zeigen, »daß es selbst in fortgeschrittenen Fällen eine wirksame Krebstherapie gibt«. 1958 wurde die Schrift unter dem Titel *A Cancer Therapy: Results of Fifty Cases* veröffentlicht. Im Jahr darauf starb Gerson an Lungenentzündung.[11]

Interpretation des AMA-Angriffs auf Gerson

Bei der Bewertung dieser Geschichte lande ich irgendwo zwischen der Deutung, welche die Vertreter der Gerson-Therapie liefern, und der Interpretation seiner schulmedizinischen Kritiker. Viele Medizinhistoriker wären sich sicherlich mit Ward darin einig, daß die Ablehnung von Ernährungsverfahren zur Gesundheitsförderung im allgemeinen und zur Krebsbekämpfung im besonderen zu den »unrühmlichsten Ereignissen in der jüngeren Geschichte« der amerikanischen Medizin gehört. Aus der Rückschau und angesichts wissenschaftlicher Forschungsdaten, die immer deutlicher zeigen, daß Gersons Diät und ähnliche Verfahren womöglich wirklich gegen Krebs helfen können, erscheint der Angriff von Fishbein und der AMA gegen Gerson tatsächlich in einem sehr unerfreulichen Licht.

Andererseits zeigt die genaue Lektüre des Wardschen Berichtes über Gersons Schicksal, daß der AMA-Angriff auf Gerson schwerlich unerwartet gekommen sein kann. Ein emigrierter Arzt auf der Flucht aus Deutschland läßt sich in New York nieder und hat dank einer unkonventionellen Krebstherapie nach wenigen Jahren eine gutgehende Praxis an der Park Avenue, äußert sich laut und unüberhörbar zu den Gesundheitsgefahren des Tabaks (Philip Morris war damals der wichtigste Anzeigenkunde des *Journal of the American Medical Association* [12]) und hat obendrein noch die Stirn, vor dem Kongreß als Zeuge aufzutreten, wobei er genesene Patienten zeigt, die von der Schulmedizin bereits aufgegeben worden sind. Bei der gleichen Anhörung schlagen andere Zeugen vor, 100 Millionen Dollar für die Erforschung offensichtlich verwandter innovativer Krebstherapien bereitzustellen. Gersons Krankenhauschef erklärt in seiner Aussage, überhaupt keine Behandlung sei besser als eine konventionelle Krebstherapie, und ein anderer Zeuge legt den Gesetzgebern ans Herz, »die bestehenden medizinischen Organisationen« (eine deutliche Anspielung auf die AMA) keinen Einfluß auf ihre Untersuchung nehmen zu lassen.

Ungeachtet der Verdienste der Gerson-Therapie vertrat die Schulmedizin kategorisch die Auffassung, Ernährungstherapien brächten keinerlei Vorteil für die Krebsbehandlung, und bis auf den heutigen Tag sind die Belege für eindeutige, positive Resultate der Gerson-Therapie äußerst umstritten. In zeitgenössischen Untersuchungen wird das Gerson-Programm als eine potentiell nützliche *Ergänzung* für konventionelle Therapien beschrieben. Doch auch wenn Gerson, wie Ward betont, in der eigenen Aussage über seine Therapie bescheiden blieb, ließ er doch zu, daß er für eine sehr öffentliche Kritik am medizinischen Establishment seiner Zeit rekrutiert wurde, und er distanzierte sich auch nicht von Zeugenaussagen, die seine Fälle als »Wunder« bezeichneten. Seine Kollegen und er hätten sich zweifellos über die enormen politischen Gefahren klar sein müssen, in die sie sich da begaben. Die AMA hat Gerson erst angegriffen, als er an dieser Kongreßanhörung teilgenommen hatte. Vorher hatte er in seiner lukrativen ärztlichen Praxis unbehelligt die alternative Krebstherapie praktizieren und eng mit einem New Yorker Krankenhaus zusammenarbeiten können. So erweist sich die Legendenbildung einiger Gerson-Anhänger, derzufolge Gerson ein Verfahren entdeckt habe, das Krebs »kurieren« könne, und er deshalb zum unschuldigen Opfer einer willkürlichen Hexenjagd der AMA geworden sei, bei genauerem Hinsehen als ebenso wenig haltbar wie die Einschätzung der Gerson-Kritiker, er sei einfach ein »Quacksalber« gewesen, dem nur zuteil geworden sei, was er verdient habe.

Nach meiner Auffassung wären weitere historische Untersuchungen erforderlich, um die Frage zu klären, warum Gerson an den Kongreßanhörungen teilgenommen hat. Entweder war er in bezug auf die Politik der amerikanischen Medizin naiv, da er erst vor kurzem eingewandert war, oder sehr schlecht beraten. Vielleicht war er auch überzeugt, er müsse die amerikanische Öffentlichkeit über die möglichen Vorteile von Ernährungstherapien gegen Krebs aufklären, und ließ sich deshalb für die Anhörungen gewinnen, obwohl er genau wußte, welche Gefahren er damit heraufbeschwor. Viele der bekanntesten Vertreter unkonventioneller Krebstherapien sind, zu Recht oder Unrecht, von solchem missionarischen Eifer beseelt, der gelegentlich mit einer faszinierenden Siegesgewißheit und Selbstsicherheit gepaart ist. Allerdings findet man diese Wesensmerkmale auch bei besonders charismatischen Vertretern der Schulmedizin.

Welche Gründe Gerson auch immer gehabt haben mag, an den Kongreßanhörungen teilzunehmen, jedenfalls entschied er sich für eine Handlungsweise, die sich aus der Rückschau nur als beruflicher Selbstmord bezeichnen läßt. Heute ist nicht mehr zu entscheiden, was geschehen wäre, wenn er die Arbeit in seiner Praxis ruhig fortgesetzt, Kontakte zur Ärzteschaft geknüpft und eine Reihe von Berichten veröffentlicht hätte, in denen er deutlich gemacht hätte, daß seine Ernährungstherapie kein Heilverfahren gegen Krebs war, sondern nur eine unterstützende Methode, die überdies noch genauerer Überprüfung bedurfte. Statt dessen starb er als ein weiterer Märtyrer für die Sache der alternativen Krebstherapien.

Die Gerson-Therapie

Zur Heilung sind nach Gerson folgende Voraussetzungen erforderlich:

> Der Körper muß entgiftet werden – das heißt, er muß mit ionisierten Mineralien, mit natürlichen Lebensmitteln aktiviert werden, damit die lebenswichtigen Organe funktionsfähig sind. Zur Heilung ruft der Körper eine Art Entzündung hervor. Das ist eine gewaltige Transformationsreaktion. Sie macht den Körper in höchstem Maße überempfindlich oder allergisch gegen abnorme oder fremde Substanzen (unter anderem Bazillen, Krebszellen, Narben und so fort). Deshalb gilt: Je bösartiger die Zellen, desto wirksamer die Behandlung.[13]

Die entscheidenden Elemente der Gerson-Therapie sind[14]:

1. Salz- und Wasserregulierung durch Natriumreduzierung und Kaliumzusätze.
2. Hohe Dosen von Spurenelementen durch häufige Darreichung roher Obst- und Fruchtsäfte.
3. Extreme Fettreduzierung.
4. Vorübergehende Eiweißreduzierung durch eine weitgehend vegetarische Ernährung.
5. Darreichung von Schilddrüsenextrakten.
6. Häufige Kaffee-Einläufe.

Später wurde die Diät ergänzt durch den Saft roher Kalbsleber, Jodlösung, Schilddrüsenextrakt, Kaliumzusätze, Pankreatin und Vitamin C.[15]

Die gründliche wissenschaftliche Ausbildung, die Gerson genossen hatte, veranlaßte ihn, die medizinische Literatur seiner Zeit immer wieder durchzusehen, um herauszufinden, warum diese empirisch entwickelte Ernährungstherapie offensichtlich bewirkte, daß einige Patienten genasen und andere positiv reagierten. Schließlich gelangte er zu der Überzeugung, daß es sich beim Krebs um eine Familie von Degenerationskrankheiten handelt, denen Stoffwechselstörungen zugrunde liegen. Seiner Überzeugung nach sind bei Krebspatienten zahlreiche Stoffwechselfunktionen beeinträchtigt, unter anderem der Fett-, Eiweiß-, Kohlenhydrat-, Vitamin- und Mineralhaushalt. Außerdem glaubte er, daß die sauerstoffliefernden Enzyme inaktiviert werden und daß die Wirksamkeit der Darmbakterien beeinträchtigt ist.[16]

Gerson meinte, seine Therapie aktiviere diese Elemente des gestörten Stoffwechsels. Allerdings war er auch davon überzeugt, die Diät und andere Medikationen könnten, falls ohne aktive Entgiftung dargereicht, zu einer Überlastung der Leber durch die vom Körper freigesetzten Gifte und damit zum Tode des Patienten führen. Von zentraler Bedeutung war für ihn die Gesundheit der Leber; deshalb versuchte er ihre Entgiftung durch Kaffee-Einläufe anzuregen, die in Abständen von drei oder vier Stunden verabreicht werden sollten. Durch sie wurden, wie er meinte, die Galleabsonderung und Freisetzung von Giftstoffen bewirkt.[17] 1978 stellten die Herausgeber des Werkes *Physiological Chemistry and Physics* fest, daß »Kaffee-Einläufe eine Erweiterung der Gallengänge bewirken und dadurch die Ausscheidung toxischer Krebsspaltprodukte durch die Leber und die

Dialyse von Giftprodukten aus dem Blut durch die Darmwand fördern«.[18] Kaffee-Einläufe, wie sie vom *Merk Manual* schon lange empfohlen wurden, waren für Gerson ein logischer Bestandteil des Entgiftungsprozesses. Ihm kam es darauf an, die Nahrung wieder mit Oxidationsenzymen anzureichern, da sich seiner Meinung nach Krebszellen unter Sauerstoffmangel entwickeln und durch eine entsprechende Sauerstoffversorgung der Zellen verhindert oder zerstört werden können. Diesen Sauerstoff versuchte er durch frische organische Frucht- und Gemüsesäfte zuzuführen, die mit Mühlen und Pressen aus rostfreiem Stahl zubereitet werden sollten.[19]

Die dritte Säule der Gersonschen Therapie zur Wiederherstellung eines gesunden Stoffwechsels war die Normalisierung des Kalium- und Natriumverhältnisses im Körper. Nach seiner Auffassung trägt eine Ernährungsweise, die reich an Natrium und arm an Kalium ist, zum Tumorwachstum bei, so daß kaliumreiche und natriumarme Diäten sowie Kaliumzusätze dieses gestörte Gleichgewicht wiederherstellen können.[20]

Wissenschaftliche Belege für die Wirksamkeit der Gerson-Therapie

Wegen der Angriffe der AMA galt Gersons Therapie jahrzehntelang als Prototyp der »Krebsquacksalberei«. Doch als in den letzten Jahren die ernährungswissenschaftliche Forschungsliteratur zum Thema Krebs immer stärker anwuchs – in aller Stille und hinter jenen Türen, die das schulmedizinische Vorurteil gegen Ernährungsmaßnahmen in der Krebstherapie fest verschlossen hielt –, hat sich eine wachsende Zahl von Ärzten und Forschern die Frage gestellt, ob es mit der Gerson-Therapie nicht doch etwas auf sich habe.

1980 schrieb William Regelson im *Journal of the American Medical Association*, also genau jenem Organ, das den Angriff gegen Gerson vorgetragen hatte: »Vielleicht müssen wir uns bald fragen, ob die natriumarme Gerson-Diät mit ihren seltsamen Kaffee-Einläufen und Schilddrüsenextrakten nicht ein Verfahren war, das bei Patienten, die kräftig genug waren, es zu überleben, die mitoseregulierende Wirkung des intrazellulären Natriumgehaltes gelegentlich in einem klinisch relevanten Umfang veränderte.«[21]

Eine ähnliche Hypothese, derzufolge sich ein günstigeres Natrium-Kalium-Verhältnis (wie es zum Beispiel die Gerson-Diät hervorruft) auf die bösartige Mitogenese auswirken könnte, hatte schon neun Jahre zuvor Clarence D. Cone, Jr., im *Journal of Theoretical Biology* unterbreitet.[22] In einer Reihe von Untersuchungen hatte Cone Anhaltspunkte dafür gefunden, daß die elektrische Polarisation an den Membranen gesunder Zellen signifikant höher ist als an den Membranen proliferativer Krebszellen. Dieses »elektrische Transmembranpotential« kann unter anderem die Fähigkeit der Zelle beeinflussen, innerhalb und außerhalb der Zellmembranen für ein gesundes Verhältnis der Natrium- und Kaliumkonzentrationen zu sorgen.[22] Grundsätzlich wiesen gesunde Zellen an ihren Wänden hohe Kalium- und niedrige Natriumkonzentrationen sowie hohe elektrische Polarisationen auf, während die Krebszellen höhere Natrium-, niedrige Kaliumkonzentrationen und geringere elektrische Polarisationen besaßen.

In einem Artikel aus dem Jahr 1983 untersuchte der Molekularbiologe G. N. Ling die klinische Relevanz der neuen Ergebnisse und ihre möglichen theoretischen Grundlagen. Dort heißt es:

Wer die Zellen als Grundeinheit des Lebens anerkennt, muß auch davon ausgehen, daß lebende Materie keine kontinuierliche Masse ist, sondern aus separaten Einheiten besteht. Diese Diskontinuität zwischen der Zelle und ihrer wäßrigen Umgebung ist auf raffinierte Art selektiv. So weiß man seit den Anfängen der Biologie, daß Wasser relativ mühelos aus der Zelle heraus und in sie hineingelangen kann ... [Später] erkannte man, daß die Membran der lebenden Zelle nicht nur für Wasser durchlässig ist, sondern auch für eine Vielzahl von im Wasser gelösten Stoffen. Besonders überraschend an dieser neuen Erkenntnis war die Durchlässigkeit für Zucker, freie Aminosäuren und Salz, die bei hoher Konzentration zu einer unaufhaltsamen Schrumpfung der Zelle führen ...

Wenn die Zellmembran für einen bestimmten gelösten Stoff durchlässig ist, erwartet man, daß diese Substanz nach einer gewissen Zeit innerhalb der Zelle die gleiche Konzentration wie im externen Medium annimmt und beibehält. Doch alte wie junge Zellen zeigen die erstaunliche Gemeinsamkeit, daß sie die gleiche hohe Kalium- und die gleiche niedrige Natriumkonzentration im Zellwasser haben, während die wäßrige Umgebung, in die diese Zellen getaucht sind, in der Regel niedrige Kalium- und hohe Natriumkonzentrationen aufweist.[23]

Im Fortgang seiner Ausführungen schlug Ling eine sehr komplizierte Erklärung für die Beibehaltung der Beziehung vor. Auf diesen Ansatz stützte sich F. W. Cope in seinem Artikel »A Medical Application of the Ling Association-Induction Hypothesis: The High Potassium, Low-Sodium Diet of the Gerson Cancer Therapy«.[24] Cope:

> In diesem Artikel möchte ich zeigen, daß die modernen Forschungsarbeiten über Kationenassoziation [das Verhalten von Ionen in einer Lösung] und den Wasserhaushalt in Zellen einige Schlußfolgerungen bestätigen und präzisieren, zu denen Gerson aufgrund seiner medizinischen Experimente an Krebspatienten gelangte. Ein wesentlicher Bestandteil der Gersonschen Krebstherapie war eine Diät, die arm an Natrium und reich an Kalium war. Er stellte in seinen Experimenten fest, daß sich Krebserkrankungen rascher zurückbildeten, wenn er neben einer Diät, die bereits reich an Kalium war, noch große Mengen anorganischer Kaliumlösungen darreichte. Gerson versuchte die biochemischen und biophysikalischen Gründe für die beobachteten Erfolge der natriumarmen und kaliumreichen Kost bei Krebserkrankungen zu verstehen. Da ihm die Bedeutung dieser Frage klar war, räumte er in seinem Buch der Beziehung zwischen seinen Beobachtungsdaten und gesicherten Forschungsergebnissen großen Raum ein. Wie er feststellte, zeigten Krebspatienten stets eine bemerkenswerte Degeneration anderer Gewebsarten ... So gelangte er zu dem Schluß, daß die beobachteten Erfolge der natriumarmen, kaliumreichen Kost in der Krebstherapie daher rührten, daß sie die umfangreichen Gewebsschädigungen allmählich beseitigten.[24]

Gewebsschädigungen, durch welche Ursachen und in welchem Gewebe auch immer hervorgerufen, bewirken eine Reihe von ähnlichen Veränderungen im Salz- und Wasserhaushalt des Gewebes. Cope faßt sie unter der Bezeichnung »Gewebsschädigungs-Syndrom« zusammen.

> Besonders leicht erkennbare Merkmale des Gewebsschädigungs-Syndroms sind verringerte Kalium-, erhöhte Natriumkonzentrationen und ein erhöhter Wassergehalt der Zelle (Zellschwellung oder Gewebsödeme) ...
> Die kaliumreiche, natriumarme Diät der Gersonschen Krebstherapie ist eine logische Strategie zur Gesundung der Körper-

gewebe, die wahrscheinlich alle – auf jeden Fall aber das Lebergewebe – unter dem Gewebsschädigungs-Syndrom leiden ...

In der geschädigten oder teilweise geschädigten Zelle verlieren die Zellproteine an allen oder einigen Assoziationsstellen die Neigung, lieber Kalium als Natrium zu wählen. Doch wenn sich in der Umgebung der Zelle die Kaliumkonzentration gegenüber der Natriumkonzentration erhöht, sind die Assoziationsstellen gezwungen, wieder mehr Kalium anstelle von Natrium zu akzeptieren ... In der Regel gewinnen die Proteine dadurch ihre normale Konfiguration zurück. Deshalb ist die Gerson-Diät mit ihrem Ziel, die Kaliumkonzentration des Gewebes zu erhöhen und seine Natriumkonzentration zu verringern, eine logische Therapie zur Beseitigung des Gewebsschädigungs-Syndroms bei Krebspatienten.[24]

Bis hierhin habe ich in erster Linie Hypothesen wiedergegeben, welche die molekularbiologischen und chemischen Aspekte der Gerson-Diät betreffen. Es gibt aber auch Anhaltspunkte aus der klinischen Forschung.

1983 veröffentlichte ein ungarisches Forschungsteam unter Leitung von Zs.-Nagy in der Zeitschrift *Cancer Research* die Ergebnisse einer Studie, in der man intraoperatives Biopsiematerial von menschlichen Schilddrüsentumoren Röntgenmikroanalysen unterzogen und diese Zellen mit normalen menschlichen Epithelzellen verglichen hatte. Anschließend untersuchten die Forscher die Natrium- und Kaliumkonzentrationen in den bösartigen und normalen Zellen und stellten fest, daß steigende Natrium- und sinkende Kaliumkonzentrationen charakteristisch für höhere Malignität der menschlichen Schilddrüse waren. Das spricht für Cones Thesen über die Beziehung zwischen Depolarisation der Zellmembran und Zellteilungsrate.[25]

Zwei Jahre später berichteten zwei Forscher vom H. D. Anderson Cancer Center der University of Texas in Houston, hohe Kaliumkonzentrationen hätten die Form und die Wachstumsfähigkeit der Zellen von Rattennieren verändert, die mit einem Sarkomvirus infiziert worden waren. Hohe Kaliumkonzentrationen gaben hundert Prozent der Zellen ihre normale Struktur zurück. Ferner merkten die beiden Wissenschaftler an, andere Forscher hätten über positive Effekte von hohen Kaliumkonzentrationen auf die Zelldifferenzierung berichtet.[26]

Ein zum Teil kontrollierter klinischer Versuch mit einer modifizierten Gerson-Diät

Eine endgültige Bewertung des Gerson-Programms können nur kontrollierte klinische Versuche bringen. Kürzlich hat ein mutiger österreichischer Chirurg mit seinen Kollegen einen – wie er selbst zugab – methodisch nicht ganz einwandfreien kontrollierten klinischen Versuch an Patienten des eigenen Krankenhauses durchgeführt, die bereit waren, sich einer modifizierten Gerson-Diät zu unterziehen.[27]

Dr. Peter Lechner und seine Kollegen von der zweiten chirurgischen Abteilung des Landeskrankenhauses Graz wenden seit vier Jahren eine modifizierte Gerson-Behandlung an. Dabei lassen sie den Lebersaft und den üblichen Schilddrüsenextrakt fort, wenn es sich nicht um Fälle von Hypothyreodismus handelt. »Aus Furcht vor schweren Blutungen – besonders bei Patienten mit einer durch Lebermetastasen bedingten Störung der Hämostase –« entschieden sie sich auch gegen die Nikotinsäure.

> Unsere Patienten bekommen nicht mehr als zwei Kaffee-Einläufe pro Tag, einen am Morgen und einen am Nachmittag, nicht später als fünf Uhr, um Schlafstörungen zu vermeiden. *Bei vier Einläufen pro Tag erkrankten drei Patienten gleich zu Anfang der Therapie an Colitis* [Hervorhebung von M. L.].
>
> Die Gerson-Therapie ist für uns keine alternative, sondern eine zusätzliche Behandlung, oft in Verbindung mit Chemo- und/oder Strahlentherapie. Ausnahmslos handelt es sich um Patienten, die vorher operiert worden sind. Also ist in jedem Falle die Diagnose zumindest durch eine Gewebsprobe bestätigt worden.[27]

Bei den 60 Patienten handelte es sich um Männer und Frauen im Alter zwischen 23 und 74 Jahren mit unterschiedlichen Krebserkrankungen, die zuvor an verschiedenen Behandlungen teilgenommen hatten. Das Gerson-Programm wurde ambulant durchgeführt, so daß seine Einhaltung nicht genau überprüft werden konnte. Wie Lechner selbst anmerkt, wenden seine Kollegen und er die Therapie erst seit vier Jahren an: »Allgemein gilt, daß onkologische Behandlungen einen Beobachtungs-, Dokumentations- und Bewertungszeitraum von mindestens fünf, besser zehn Jahren brauchen, bevor sich endgültige Schlüsse ziehen lassen.« Und weiter heißt es:

Es gibt auch einen sehr persönlichen Aspekt: Alle unsere Ärzte sind Allgemeinchirurgen und folglich eher konservativ oder sogar skeptisch gesinnt. Keiner von uns ist ein begeisterter Anhänger alternativer Methoden. Wir beobachten unsere Patienten sehr sorgfältig und ziemlich kritisch. Aus diesem Grund möchten wir auch genauer in Erfahrung bringen, wie und warum die Therapie möglicherweise wirksam ist. Ferner führen wir in Zusammenarbeit mit namhaften Physiologen und Biologen grundlegende Forschungsarbeiten besonders im Hinblick auf die Kaffee-Einläufe durch. Experimente an Ratten überzeugten uns davon, daß zwei Bestandteile der Kaffee-Einläufe zu einer verstärkten Gallebildung führen. Rektal angewandt, werden diese Stoffe vom Blut der Pfortader aufgenommen und beschleunigen die Ausscheidung von Phenacein und einiger freier Radikale [muß wegen der kurzen biologischen Halbwertzeit (10 sec) sehr angezweifelt werden; d. Hrsg.] in die Galle. In naher Zukunft werden wir weitere Daten dazu veröffentlichen.[27]

Wie Lechner feststellen mußte, war nur ein kleiner Prozentsatz der Patienten bereit, sich dem zwar modifizierten, aber immer noch sehr radikalen Gerson-Programm zu unterziehen. Unter den Verweigerern suchten sich die Forscher Patienten aus, deren Fälle ähnlich gelagert waren wie die der Gerson-Patienten, so daß sie zu Vergleichszwecken »Paare« bilden konnten. Dieses Verfahren wirft, wie wir noch sehen werden, methodische Probleme auf. In ihrer Untersuchung erfaßten sie neunzehn Paare von Frauen mit Brustkrebs, die eine radikale Mastektomie hinter sich hatten, wobei Art und Stadium der Malignität in allen Fällen genau erfaßt waren. Von sechs Paaren prämenopausaler Frauen, die alle zu einer Hochrisikogruppe gehörten, bekam eine Gerson-Patientin (GP) eine Metastase, während das bei dreien der Nicht-Gerson-Patientinnen (NGP) der Fall war. Bei den sieben Paaren prämenopausaler Frauen traten bei zwei NGPs lokale Rückfälle und bei zweien Metastasen am Rückgrat auf. Bei sechs Paaren postmenopausaler Frauen zeigten sich bislang keine weiteren Krankheitsanzeichen.

Ferner vertrugen die GPs die Strahlentherapie und vor allem die Chemotherapie deutlich besser. Bei ihnen waren keine Veränderungen der Leber- oder Nierenfunktion und keine Beeinträchtigungen der Zellzählung im Blut erkennbar. Bei NGP-Frauen mußte die Chemotherapie wegen sehr schlechter Ergebnisse der Zellzählung abgebrochen werden. In der NGP-Gruppe traten klinische Nebeneffekte wie Übelkeit, Erbrechen, Appetitlosigkeit, Gewichtsverlust und Haarausfall dreimal so häufig wie in der GP-Gruppe auf.

Bei den Patientinnen mit Lebermetastasen zeigten die GPs abermals eine »signifikant höhere Toleranz« für Chemotherapie. Zu den drei Patientinnenpaaren mit Lebermetastasen schreibt Lechner: »Fünf der sechs Frauen sind inzwischen tot, nur eine, eine GP, lebt noch, wobei ihr Krankheitszustand seit vierzehn Monaten ›unverändert‹ ist. Ihre Partnerin starb schon vor acht Monaten. *In keinem Fall bewirkte die Gerson-Therapie eine vollständige Remission, aber die Überlebenszeiten der beiden GPs waren mindestens doppelt so hoch wie die ihrer Partnerinnen* [Hervorhebung von M. L.]. Das könnte an der Wirkung der Kaffee-Einläufe liegen.«

Bei vier Patientinnen mit Lungenmetastasen, die gewöhnlich zu Pleuralergüssen führen und Punktionen und Drainagen erfordern, »mußte bei zwei NGPs der Hydrothorax doppelt so häufig punktiert werden wie bei den GPs. Die sehr viel langsamere Wiederkehr der Pleuralergüsse bei den GPs läßt sich möglicherweise auf die strikte Vermeidung von jeglichem Nahrungsnatrium zurückführen.«

Zwei Patientinnen hatten Hirnmetastasen:

Die GP »erholte« sich für einen Zeitraum von drei Monaten, wobei die meisten Symptome verschwanden. Wie die CT-Untersuchung zeigte, war die Größe des peritumurösen Ödems um mehr als dreißig Prozent verringert. Dabei dürfte es sich um die gleichen Ursachen wie im Falle der Pleuralergüsse handeln. Beide Patientinnen starben, die GP vier Monate später als die NGP.

Knochenmetastasen sind sehr häufig, weshalb wir zwölf Patientinnen in der entsprechenden Untergruppe hatten. *Diese Tumorart, die gewöhnlich chemotherapeutisch behandelt wird, spricht kaum auf die Gerson-Therapie an* [Hervorhebung von M. L.]. In bezug auf Tumorgröße und Überlebenszeit gibt es keinen signifikanten Unterschied zwischen der NGP- und der GP-Gruppe. Nur die Lebensqualität scheint in der GP-Gruppe besser zu sein, wofür wahrscheinlich zwei Gründe verantwortlich sind: (1) Die zweimal täglich vorgenommenen Kaffee-Einläufe sorgen für eine gewisse Schmerzlinderung, so daß die meisten GPs nur geringe Dosen nicht-steroidaler Antirheumatika (Aspirin oder ähnlicher Schmerzmittel) benötigen. Gewöhnlich nehmen sie keine Alkaloide, so daß sie trotz ihrer Krankheit ein relativ aktives Leben führen können. (2) Bei GPs tritt keine Hyperkalziämie auf, welche die Leberfunktion verändern könnte, was möglicherweise auf die Einnahme von mehr als zwei Litern Saft pro Tag zurückzuführen ist.[27]

Bei Patienten mit Dick- und Mastdarmkarzinomen stellte Lechner in bezug auf lokale Rezidive oder sekundäre Fernmetastasen keinen signifikanten Unterschied fest. »Nach der Operation erholen sich GPs gewöhnlich besser als NGPs und scheinen leichter zuzunehmen.« Die Beobachtung, daß Gerson-Patienten eine größere *Gewichtszunahme* zu verzeichnen haben, ist erstaunlich angesichts der Bedenken, die ich oben hinsichtlich möglicher *Gewichtsverluste* bei radikalen Ernährungstherapien geäußert habe.

»Patienten mit Lebermetastasen schienen am besten auf die Gerson-Therapie anzusprechen«, meint Lechner. Nach radikaler chirurgischer Resektion erhalten Lechners Patienten keine intravenöse oder intraarterielle Chemotherapie mehr, »weil die Ergebnisse in der Vergangenheit eher unbefriedigend waren«. Für die meisten Patienten – mit Ausnahme jener, die sich für Lebertransplantationen entscheiden – »bleibt die Gerson-Therapie die einzige Behandlung ... Wir haben bereits acht Paare, zehn Männer und sechs Frauen zwischen zweiunddreißig und vierundsiebzig Jahren, in unsere Untersuchung einbezogen. Die Laborbefunde aller Patienten zeigen signifikante Unterschiede zwischen der GP- und der NGP-Gruppe.« Weiter heißt es bei Lechner:

Die Leberenzymmuster, die bei vier Patienten zu Beginn der Behandlung um mehr als das Vierfache über den Normalwerten lagen, wurden nach vier Monaten bei zwei GPs vollkommen normal und blieben es mehr als ein Jahr lang. Bei einer der beiden Frauen war die Gallenblase entfernt worden ... Sie starb an Leberversagen. Die andere führt noch immer ein aktives Leben. Ultraschall- und CT-Untersuchungen lassen kein Wachstum der Metastasen erkennen.

Bei vier anderen Paaren war der Erfolg nicht so deutlich; die Enzymmuster blieben hoch, und die Krankheit schritt augenscheinlich fort. Obwohl alle diese Patienten innerhalb von zwei Jahren nach der Operation starben, war die Lebensspanne der GPs in allen Fällen mehr als doppelt so lang wie die der NGPs. Wie die Brustkrebspatientinnen benötigten auch hier die GPs weniger Schmerzmittel als ihre Partner, und infolge der regel-

mäßigen Einläufe bekam keiner von ihnen einen Darmver-
schluß, obwohl zwei unter weit fortgeschrittener Peritonealkar-
zinose litten. Von den letzten vier Patienten dieser Untergruppe
erlebte einer der GPs eine vollständige Remission, die seit einem
halben Jahr anhält ... Unter allen Patienten ist er der einzige,
bei dem die Gerson-Therapie unter Umständen tatsächlich die
Tumoren beseitigt hat, obwohl wir eher dazu neigen, den Fall als
»Spontanremission« einzustufen und nicht auf die Ernährungstherapie zurückzuführen.[27]

Es lohnt sich, Lechners Bericht genauer zu betrachten. Bei der Auswahl der »Paare« – je ein Gerson-Patient und ein Patient, der die
Gerson-Behandlung abgelehnt hat – ergeben sich methodische Probleme. Vielleicht hatten die GPs einfach einen stärkeren Lebenswillen. Andererseits vermittelt Lechner mit seiner Untersuchung zumindest eine ungefähre Vorstellung von den Auswirkungen einer
modifizierten Gerson-Therapie, die vier Jahre lang an dreißig Patienten erprobt wurde.
    Nach Lechners Erfahrungen befinden sich Gerson-Patienten deut-
lich im Vorteil. Einige lebten länger, andere waren gesünder, sprachen besser auf die konventionellen Therapien an, hatten weniger
unter Nebenwirkungen zu leiden, verspürten weniger Schmerzen
und empfanden eine höhere Lebensqualität. Einige dieser Vorteile
schienen in direkter Beziehung zur Gerson-Diät zu stehen. Doch
auch die psychischen und körperlichen Eigenschaften, die diesen
Menschen ermöglichten, sich der Diät zu unterziehen, trugen sicherlich zu den besseren Ergebnissen in vielen Kategorien bei.
    Trotz aller Deutlichkeit sind diese Ergebnisse nur ein schwacher
Abklatsch der sensationellen Resultate, die Gerson für sich in
Anspruch nahm, die ihm zu Lebzeiten von Mitarbeitern und Bewun-
derern zugeschrieben wurden und welche die Leiter des Gerson-
Institutes nach seinem Tode verkündeten. Andererseits hat Robert
Houston zu Recht darauf hingewiesen, daß Lechner eine abge-
schwächte Therapie verwendet und sie überdies mit Chemotherapie
und Bestrahlung kombiniert hat, die beide immunsuppressiv wirken.
So könnte die Stärkung des Immunsystems, die das Gerson-Programm bewirkt, durch seine Verwendung als Komplementärtherapie
wieder aufgehoben worden sein.[28]

Behauptungen zur Wirkung der Gerson-Diät

Was Gerson erklärt hat und was andere in seinem Namen behauptet haben, läßt ein verwirrendes Bild entstehen. Hinzu kommt, daß Gerson selbst im Laufe der Zeit, während er seine Behandlungsmethode weiterentwickelte, verschiedene Dinge an verschiedenen Orten gesagt hat. 1949 erklärte er in einem frühen Bericht: »Wir räumen vorbehaltlos ein, daß sich jede Therapie, vor allem wenn sie einer so wandlungsfähigen Krankheit wie dem Krebs gilt, schwer zu bewerten ist. Gegenwärtig läßt sich noch kein endgültiges Urteil über die Gerson-Diät treffen, aber wir hoffen später genügend Fälle beibringen zu können, um eine statistische Analyse zu ermöglichen.«[29]

Als Gerson sich gegen Ende seines Lebens ein zweites Mal an die Niederschrift des Buches *A Cancer Therapy* machte, erklärte er: »Dieses Buch soll zeigen, daß es selbst in fortgeschrittenen Fällen eine wirksame Krebsbehandlung gibt.« Was heißt das? Wenn wir uns Lechners Ergebnisse in Österreich ansehen, darf man Gersons Theorie sicherlich als »wirksame Behandlung« bezeichnen, so wie man eine Chemotherapie, die deutlich bessere Ergebnisse als andere Chemotherapien erzielt, eine »wirksame Behandlung« nennen kann. Doch Gerson hat diesen Satz in einem Buch geschrieben, in dem er fünfzig Fälle von fortgeschrittenem Krebs präsentierte, die seiner Meinung nach durch die Behandlung »kuriert« worden sind. Und einem Vortrag aus dem Jahr 1956 gab er den Titel »The Cure of Advanced Cancer by Diet Therapy« (»Die Heilung von fortgeschrittenem Krebs durch Diättherapie«). Dort schrieb Gerson: »Ich möchte Ihnen von unserem Maßnahmenkatalog berichten, um zu beweisen, daß diese Behandlung bei Krebs tatsächlich erfolgreich ist. Da haben wir zunächst einmal die Ergebnisse. Ich denke, ich darf behaupten, daß ich selbst in diesen weit fortgeschrittenen Fällen eine Erfolgsquote von 50 Prozent habe. Das wirkliche Problem tritt auf, wenn die Wiederherstellung der Leber nicht gelingt.«[30]

Was meint Gerson mit einer Erfolgsquote von »50 Prozent« in sehr fortgeschrittenen Fällen. Hören wir ihn selbst: »Die Zahl von Fällen im Endstadium ist bei meinen Patienten auf insgesamt 90 Prozent angestiegen, da sie sich erst an mich wenden, wenn die üblichen Behandlungen erfolglos geblieben sind ... In ungefähr 50 Prozent dieser Fälle konnte der Zustand verbessert und der Patient gerettet werden; der Prozentsatz könnte höher sein, wenn die Zusammenarbeit mit dem Hausarzt reibungsloser vonstatten ginge, der Patient selbst kooperativer wäre und die Familienangehörigen nicht so heftigen Widerstand gegen die strenge Diät leisten würden.«[31] Gerson vertrat also die Auffassung, es sei ihm gelungen, 50 Prozent der von der Schulmedizin schon aufgegebenen Fälle von fortgeschrittenem Krebs zu *kurieren.* Mir erscheint diese Behauptung kaum glaubhaft.

Weiter stellt sich die Frage, wie eindeutig die Beweise in den fünfzig Fällen waren, die Gerson in seinem Buch *A Cancer Therapy* schildert und die er zu seinen besten zählt. Dazu schreibt Mark F. McCarty von der McNaughton Foundation:

> Dr. Gerson hat fünfzig Fälle veröffentlicht, die den Erfolg seiner Methoden, wie er meinte, am besten dokumentierten. Nun zeigt aber eine genauere Untersuchung dieser Fälle, daß viele von ihnen keineswegs hinreichende Beweise für eine Reaktion auf die Diät bieten: In einigen Fällen hat unmittelbar vorher eine konventionelle Behandlung stattgefunden; Tumore oder radiologische Befunde, die nach Exstirpation des Primärtumors auftreten, werden häufig ohne Beweis als Rückfall gewertet; in einigen Fällen wurde nie eine Gewebsprobe gemacht, und in etlichen anderen handelte es sich um Tumorarten, bei denen es gelegentlich zu Spontanremissionen kommt. Wenn ich bei Gerson eine direkte Täuschungsabsicht ausschließe (und seine Ehrlichkeit wird im allgemeinen auch von seinen Gegnern nicht bestritten), so gewinne ich dennoch den Eindruck, daß sich zumindest in einigen der Fälle auf eine objektive Tumorrückbildung unter dem Einfluß der Gerson-Methoden schließen läßt. Bei einer Senatsanhörung über Krebsforschung im Jahr 1945 wurden die Briefe von fünf unabhängigen Ärzten vorgelegt, die über ihre persönlichen Erfahrungen mit Gerson-Patienten berichteten. Von den beobachteten Resultaten zeigten sie sich sehr beeindruckt und empfahlen dringend eine gründliche Überprüfung der Methode. Einer dieser Ärzte behauptete, die Linderung starker Schmerzen sei in ungefähr 90 Prozent der Fälle erreicht worden. Bislang sind Gersons Methoden noch nie einem kontrollierten Versuch unterzogen worden.[32]

Wie der heutige Direktor des Gerson Institute, Gar Hildenbrand, ein sehr gelehrter Mann, glaubt, sind die Ergebnisse, die sein Institut gegenwärtig erzielt, durchaus mit Gersons Resultaten zu vergleichen. Doch weder er noch andere langjährige Beobachter des Gerson-

Programms behaupten im Ernst, die Therapie hätte bei Krebspatienten im fortgeschrittenen Stadium Heilerfolge von 50 Prozent zu verzeichnen.

Wissenschaftliche Bewertungen des Gerson-Programms

1987 stellte Gar Hildenbrand eine wichtige und ehrgeizige »Best-Case-Analyse« des Gerson-Programms auf. Dabei wollte sich der Verfasser auf Patienten konzentrieren, die entweder noch keiner konventionellen Behandlung unterzogen worden waren oder denen eine vorherige konventionelle Behandlung nicht geholfen hatte.[33] Die Untersuchung war ein heroisches Unterfangen und von doppelter Bedeutung, weil sie einen der bislang ernsthaftesten Versuche *durch den Vertreter einer alternativen Krebstherapie* darstellte, die Prüfung des Verfahrens selbst zu entwerfen, zu finanzieren und vorzunehmen. Leider erwies sich die Studie als undurchführbar, weil die Gerson-Therapeuten sich auf ihr Gedächtnis verlassen mußten, um zu entscheiden, wer gut auf das Programm angesprochen hatte, weil die Zahl der »reinen« Fälle, in denen es weder eine konventionelle Intervention gegeben hatte noch der natürliche Verlauf der Krankheit den günstigen Ausgang erklären konnte, sehr klein ist, weil vollständige Aufzeichnungen über Patienten, die jahrelang behandelt worden sind, nur sehr schwer und unter erheblichen Kosten zu beschaffen sind und weil die notwendige Neubewertung noch schwieriger und kostspieliger ist. So zeigte die Studie, auf welche Probleme eine reine Best-Case-Analyse als Vorstufe kontrollierter klinischer Versuche oder anderer formaler Bewertungen stößt.

1989 besuchte eine objektive und qualifizierte Forschungsgruppe unter Leitung von Karol Sikora, Professor für klinische Onkologie an der Royal Postgraduate Medical School der University of London, die Gerson-Klinik im Auftrag einer englischen Versicherungsgesellschaft. Ungehindert konnten die Mitglieder der Gruppe die klinischen Verfahren beobachten und hatten freien Zugang zu den Akten, die vom Klinikpersonal als »best cases«, günstigste Fälle, des Gerson-Verfahrens eingestuft wurden. Neben der Best-Case-Studie führten die Forscher eine psychologische Beurteilung der damals in der Klinik untergebrachten Patienten durch:

> Im Zuge unserer Untersuchung hatten wir freien Zugang zu allen stationären Patienten und ihren Akten. Außerdem stand

uns eine Stichprobe von Akten über Patienten zur Verfügung, die nach Meinung der Klinikleitung besonders gut auf die Behandlung angesprochen hatten. Aus einer Gesamtzahl von 3000 Patienten, die seit 1974 behandelt worden waren, untersuchten wir 149 Fallgeschichten. Das Gerson Institute hatte sie anhand der Antworten auf einen Fragebogen ausgewählt, den es in den letzten zwei Jahren Patienten zugeschickt hatte. Die häufigsten Tumoren waren Melanom (24), Brustkrebs (29), Dick- und Mastdarmkrebs (21), Prostatakrebs (11) und Lungenkrebs (15) ... Für 27 der Patienten, die geantwortet hatten, gab es eine unabhängige Dokumentation ihres Krankheitszustands von ihren »konventionellen« Ärzten und damit eine Bewertung nach onkologischen Standardkriterien (s. Tabelle S. 355).[34]

In ihrer psychologischen Studie fanden die Forscher eine sehr bemerkenswerte Verbesserung der Lebensqualität und eine verstärkte Schmerzlinderung, so daß sich selbst bei fortgeschrittenem Krebs kein Bedarf an Opiaten ergab:

> Die Patienten in der Klinik wurden einer psychologischen Beurteilung unterzogen ... Auffällig war ihre Überzeugung, Einfluß auf ihren Gesundheitszustand nehmen zu können, und – vielleicht infolgedessen – ihre guten Resultate in den Kategorien Stimmung und Zuversicht. Besonders ungewöhnlich erschienen die geringen Werte für Schmerzen und Schmerzmittelbedarf, obwohl viele unter fortgeschrittenen metastatischen Erkrankungen litten und einige vorher Opiate erhalten hatten.[34]

In der Frage, wie die Tumoren auf die Therapie reagiert hätten, gelangten die Forscher zu folgendem Schluß:

> Wir konnten wenig objektive Anhaltspunkte für einen Antitumor-Effekt der Gerson-Therapie finden, zumal die meisten Fälle wegen einer parallel vorgenommenen konventionellen Therapie keine Beurteilung zuließen. Doch bei einigen wenigen Patienten war eine tatsächliche Tumorrückbildung belegt. Angesichts der schlechten Prognose für die meisten Patienten war es vielleicht wichtiger, daß die Therapie für sie und ihre Angehörigen von subjektivem Nutzen war. Es gibt Anhaltspunkte für die Hypothese, daß eine Reaktion, die von »Kampfgeist« zeugt, mit einer besseren Prognose einhergeht, und Spiegel und

Patienten mit beurteilbarer Erkrankung

Tumor	Zahl	Reaktion	klinischer Verlauf
Melanom	9	N/A	im Rahmen des natürlichen Verlaufs
Prostata mikroinvasiv	2	N/A	im Rahmen des natürlichen Verlaufs, keine Anzeichen für Ausbreitung nach 9 und 13 Jahren
Prostata, metastatisch	1	CR	erhöhte Werte für saure Phosphatase (23 Einheiten/l, 1984), Rückkehr zu Normalwerten 0–6 Einheiten/l, 1986)
Brust	2	N/A	nach Biopsie blieben Restmassen; eine Patientin nahm außerdem Hormone
geringgradiges Non-Hodgkin-Lymphom	3	1 CR 2 N/A	2 waren wegen parallel erfolgter konventioneller Therapie nicht zu beurteilen, 1 hatte eine Masse von 4 × 4 cm (durch Biopsie bestätigt), die sich zurückbildete
Endometrium	3	1 N/A 1 CR 1 PD	1 Karzinom in situ wurde invasiv, 1 durch Biopsie belegtes Ca zeigte bei anschließender Hysterektomie keine krankhaften Veränderungen
Zervix	1	N/A	Stadium-1A-Ca bei Ringbiopsie vollständig exzidiert
Astrozytom	1	PD	langsam fortschreitende Krankheit nach anfänglicher Reaktion
Pankreasgastrinom	1	PD	Knoten und Lebermetastasen bei Operation; langsam fortschreitende Erkrankung
Pankreas	2	2 N/A	1 nicht durch Biopsie bestätigter Tumor rückgebildet, 1 keine Information nach positiver Biopsie
Adenokarzinom des Hartgaumens	1	SD	positive Biopsien 1975, 1977, 1984; kein Fortschritt
Blase	1	N/A	Stadium 2B (1966), kaum differenziert, nur Exzisionsbiopsie; Chemotherapie und Zystektomie abgelehnt

Aus: Reed u. a., Lancet, 336, 15. September 1990, S. 676–677.
CR – Vollremission; PD – fortschreitende Erkrankung; SD – stabiler Krankheitszustand; N/A – nicht zu bewerten; Ca – Karzinom.

Mitarbeiter konnten zeigen, daß Patientinnen mit metastatischem Brustkarzinom, die sich neben der konventionellen Chemotherapie auch einer Psychotherapie unterzogen, signifikant bessere Überlebenszeiten hatten. In diesem Lichte betrachtet, könnte dem Umstand, daß sich das Wohlgefühl der Gerson-Patienten verbessert, größere Bedeutung zukommen.[34]

Die Forscher meinten, das Beispiel der Gerson-Therapie sei »wegweisend« für die onkologische Praxis: »Es gehört zum Wesen dieser Therapie, daß sie vom Patienten einen aktiven Beitrag zu seiner Gesundung verlangt. Damit befriedigt sie ein Bedürfnis, daß von der konventionellen Therapie nicht berücksichtigt wird, denn dort spielt der Patient eine im wesentlichen passive Rolle. Diese Verfahren könnten für Onkologen wegweisend sein und ihnen zeigen, wie sie mit verzweifelten Krebspatienten und ihren Angehörigen umgehen sollten.«[34]

Zusammenfassung

Verschiedene Gründe haben mich bewogen, so ausführlich auf die Gerson-Therapie einzugehen. Erstens ist sie im Westen die älteste und bekannteste alternative Ernährungstherapie gegen Krebs, weshalb über sie mehr wissenschaftliche Informationen zu erhalten sind als über die meisten anderen Ernährungsbehandlungen. Zweitens haben die Schwierigkeiten bei der Beurteilung der Therapie, ihre historischen und wissenschaftlichen Probleme, große Ähnlichkeit mit den Fragen, die durch andere Ernährungstherapien aufgeworfen werden. Drittens sind die Ergebnisse einer solchen Beurteilung meiner Ansicht nach repräsentativ für die Erfolge, die im großen und ganzen von anderen intensiven Ernährungstherapien zu erwarten sind.

Zu welchen Schlußfolgerungen können wir also gelangen? Ich denke, aus den gegenwärtig verfügbaren Daten, die sehr interessant, aber noch nicht eindeutig sind, läßt sich vernünftigerweise der Schluß gewinnen, daß die Gerson-Therapie manchen Patienten mit bestimmten Krebsarten hilft, wenn die Patienten die Kraft und die Bereitschaft aufbringen, sich der Diät zu unterziehen. Ferner können wir zu dem Schluß gelangen, daß die Gerson-Methode für keine Krebsart einen *Heilerfolg garantieren* kann.

Wenn unvoreingenommene Forscher sorgfältig untersuchen, bei

welchen Krebsarten die Gerson-Therapie die besten Ergebnisse erzielt, und hinreichend kontrollierte klinische Tests durchführen, dann wird sich, denke ich, die Therapie bei diesen Erkrankungen als nützliche Unterstützung vernünftig angewandter konventioneller Therapien erweisen. Außerdem wird sie vielleicht Erfolge bei einigen Krebsarten erzielen, bei denen die konventionelle Behandlung – wenn überhaupt – nur schlechte Ergebnisse bewirkt. Bei einigen Krebsarten, bei denen die Standardmethoden nur begrenzte Wirkung haben – sagen wir, in zehn bis fünfundzwanzig Prozent der Fälle –, dafür aber ein hohes Maß an Toxizität besitzen und die Lebensqualität stark mindern, wird die Gerson-Therapie wohl eine legitime Alternative sein. Schließlich wage ich die Vorhersage, daß sich in kontrollierten klinischen Versuchen neben einer Vielzahl von Fällen mit verlängerter Lebensdauer und verbesserter Lebensqualität eine kleine, aber signifikant höhere Zahl von *Heilerfolgen* ergeben wird.

Nach Auffassung von Gar Hildenbrand, dem derzeitigen Direktor des Gerson Institute, ist die Gerson-Therapie eine *notwendige Ergänzung* der Standardbehandlungen. Damit rückt er von der ursprünglichen Behauptung des Begründers und seiner Anhänger ab, es handle sich um eine Heilmethode, und begibt sich auf sicheren wissenschaftlichen Boden. Vielleicht wird man eines Tages zu der Erkenntnis gelangen, daß die Gerson-Therapie eine wichtige historische Rolle gespielt hat, weil sie uns wieder vor Augen geführt hat, daß die Ernährung zur Krebsbehandlung dazugehört. Allerdings wird sich, wie ich glaube, erweisen, daß sie nur *eine* Möglichkeit für eine notwendige alimentäre Komplementärbehandlung darstellt. Wir können davon ausgehen, daß es andere unterstützende Ernährungstherapien gibt und geben wird, von denen einige am Ende vielleicht bessere Erfolge erzielen werden als Gersons Diät. Ich glaube, Max Gerson, dieser große Pionier der alimentären Krebstherapien, dieser hochgelehrte Mann und hervorragende Empiriker, der davon überzeugt war, daß nur die Ergebnisse am Krankenbett entscheiden, wäre damit zufrieden gewesen, auf diese Weise im Gedächtnis der Nachwelt erhalten zu bleiben.

Von Albert Schweitzer ist der Ausspruch überliefert: »Für mich ist Dr. Max Gerson eines der größten Genies in der Geschichte der Medizin.«[35] Vertieft man sich in Gersons Schriften, die Arbeiten über ihn und die wissenschaftliche Detektivgeschichte, die wir hier zu lösen versuchten, so ist leicht zu erkennen, warum er soviel Bewunderung hervorgerufen hat. Er war ein durch und durch integrer Mann, der unserer Zeit gezeigt hat, welche Heilkräfte in einer Ernährungsmedizin schlummern, die er aus dem schulmedizinischen Wissen seiner Zeit und aus seinen eigenen empirischen Erkenntnissen entwickelt hat. Einerseits der Wissenschaft und andererseits seinen Krebspatienten verpflichtet, hat er versucht, die Ernährungstherapie zu verstehen und zu modernisieren.

Anmerkungen

1 Im Oktober 1989 schickte das Gerson Institute an alle Patienten eine Mitteilung mit der Aufforderung, den Kalbslebersaft durch Karottensaft US-amerikanischer Erzeuger zu ersetzen. Der Grund für diese Entscheidung waren mehrere Bakterieninfektionen am Hospital de Baja in Kalifornien, wo der Lebersaft zur Therapie gehörte. 1950 hatte Gerson den Lebersaft in seine Therapie aufgenommen, weil er glaubte, der Nährwert von Obst und Gemüse gehe aufgrund moderner Anbaumethoden zurück. Nach Auffassung des Gerson Institute darf man heute von den modernen biologisch-dynamischen Anbaumethoden höherwertiges Obst und Gemüse als zu Gersons Lebzeiten erwarten.
2 Patricia Spain Ward, »History of Gerson Therapy«, Bericht für das U. S. Congress Office of Technology Assessment (OTA), durchgesehene Auflage, Juni 1988. Dieser Bericht rief im OTA eine stürmische Kontroverse hervor, weil ein Mitglied in einem Kommentar feststellte, in der Arbeit werde die Gerson-Diät viel zu positiv dargestellt, während Vertreter der alternativen Therapien einwandten, der Bericht sei gespickt mit Vorurteilen gegen Gerson im besonderen und alternative Therapien im allgemeinen. Dagegen erklärte Rosemary Stevens, Vorsitzende des OTA Advise Panel on the Unconventional Cancer Therapies Report, in einer öffentlichen Sitzung, das Ward-Papier liefere eine wissenschaftlich einwandfreie und objektive Darstellung seines Gegenstands.
3 a. a. O., S. 1–2.
4 a. a. O., S. 2.
5 a. a. O., S. 4.
6 ebd.
7 a. a. O., S. 5.
8 a. a. O., S. 11.
9 a. a. O., S. 12.
10 ebd.
11 a. a. O., S. 15.
12 a. a. O., S. 12.
13 Max Gerson, *A Cancer Therapy: Results of Fifty Cases*, Del Marc, Totality Books, 1977, S. 7–10.

14 Gar Hildenbrand, »Let's Set the Record Straight, Part 5 – Bread, Propaganda and Circuses«, *The Healing Newsletter*, The Gerson Institute, März bis Juni 1987.

15 Max Gerson, »Effects of a Combined Dietary Regime on Patients with Malignants Tumors«, *Experimental Medicine and Surgery*, 7 (4) (1949), S. 299–317; zitiert in: U. S. Congress Office of Technology Assessment, *Unconventional Cancer Treatments*, Washington, Government Printing Office, September 1990, S. 45.

16 Max Gerson, »Krebskrankheit, ein Problem des Stoffwechsels«, *Medizinische Klinik*, 49 (26) (1954), S. 1028–1032.

17 Max Gerson, »The Cure of Advanced Cancer by Diet Therapy: A Summary of 30 Years of Clinical Experimentation«, *Physiological Chemistry and Physics*, 10 (1978), S. 449–464.

18 Freeman W. Cope, »A Medical Application of the Ling Association-Induction Hypothesis: The High Potassium, Low Sodium Diet of the Gerson Cancer Therapy«, *Physiological Chemistry and Physics*, 10 (1978), S. 465–468.

19 Gerson, »The Cure of Advanced Cancer by Diet Therapy«, S. 46.

20 a. a. O., S. 45–46.

21 William Regelson, »The ›Grand Conspiracy‹ Against the Cancer Cure«, *Journal of the American Medical Association*, 243 (4) (1980), S. 337–339.

22 Clarence D. Cone, Jr., »The Role of the Surface Electrical Transmembrane Potential in Normal and Malignant Mitogenesis«, *Annals of the New York Academy of Sciences*, 1971, S. 420–432.

23 G. N. Ling, »The Association-Induction Hypothesis: A Theoretical Foundation Provided for the Possible Beneficial Effects of a Low Sodium, High Potassium Diet and other Similar Regimens in the Treatment of Patients Suffering from Debilitating Illness«, *Agressologie*, 24 (7) (1983), S. 293–302.

24 Cope, »A Medical Application of the Ling Association-Induction Hypothesis: The High Potassium, Low Sodium Diet of the Gerson Cancer Therapy«, *Physiological Chemistry and Physics*, S. 465.

25 Imre Zs.-Nagy u. a., »Correlation of Malignancy with Intracellular Na-K Ratio in Human Thyroid Tumors«, *Cancer Research*, 43 (1983), S. 5395–5397.

26 Chiu-Nan Lai und Frederick F. Becker, »Potassium-Induced Reverse Transformation of Cells Infected with a Temperature-Sensitive Transformation Mutant Virus«, *Journal of Cellular Physiology*, 125 (1985), S. 259–262.

27 P. Lechner, »The Role of a Modified Gerson Therapy in the Treatment of Cancer«, hektographiertes Manuskript, Zweite Abteilung für Chirurgie, Landeskrankenhaus, Graz, Österreich, 1987.

28 Robert Houston, persönlicher Brief an den Autor, 4. Mai 1991.

29 Max Gerson, »Effects of a Combined Dietary Regimen«, *Experimental Medicine and Surgery*, 1949, S. 299–315.

30 Max Gerson, »The Cure of Advanced Cancer by Diet Therapy: A Summary of 30 Years of Clinical Experimentation«, *Physiological Chemistry and Physics*, 10 (1978), S. 449–463.

31 Gerson, *A Cancer Therapy*, S. 33.

32 Mark F. McCarty, »Aldosterone and the Gerson Diet – A Speculation«, *Medical Hypotheses*, 7 (1981), S. 591–597.

33 Office of Technology Assessment, *Unconventional Cancer Treatments*, S. 50.

34 Alison Reed, Nicholas James und Karol Sikora, »Mexico: Juices, Coffee Enemas, and Cancer«, Brief an den Herausgeber, *Lancet*, 336, 15. September 1990, S. 676–677.

35 Gerson, *A Cancer Therapy*, Umschlag.

Kapitel 15
Makrobiotik – Diät und Lebensweise

In den Vereinigten Staaten ist die Makrobiotik heute die verbreitetste unkonventionelle Ernährungstherapie. Vor allem bekannt als vorwiegend vegetarische, fettarme Diät mit hochkomplexen Kohlenhydraten, ist die Makrobiotik jedoch auch eine spirituelle Lebensphilosophie, der viele Anhänger in aller Welt mehr oder weniger streng folgen. Gegenwärtig ist Michio Kushi, um den es in diesem Kapitel vor allem geht, der einflußreichste makrobiotische Lehrer. Kushis Lehre ist keineswegs die einzige in der makrobiotischen »Bewegung«, doch da er der bekannteste Makrobiotiker ist und eindeutige Aussagen zu makrobiotischen Heilerfolgen bei Krebs gemacht hat, eignet er sich in besonderem Maße für diese Analyse.

Als wichtigster Lehrer einer sehr breiten Bewegung zieht Kushi zwangsläufig eine Vielzahl teils kritischer, teils positiver Reaktionen von Insidern und Außenstehenden auf sich. Doch das alles ändert nichts daran, daß er zweifellos ein philosophischer Denker in jener großen Tradition ist, die Aldous Huxley die Ewige Philosophie genannt hat – die Philosophie, die den Kern aller großen spirituellen Traditionen der Welt bildet. Kushi ist ein kontemplativer Beobachter, der sich sowohl für den Mikrokosmos menschlicher Gesundheit als auch für den Makrokosmos planetarischer Geschichte und Evolution interessiert. Darin erinnert er an Rudolf Steiner, den Begründer der Anthroposophie, und Edgar Cayce, den amerikanischen Seher: Alle drei liefern ihren Anhängern eine spirituelle Perspektive, die sich auf die Ewige Philosophie gründet, Empfehlungen für eine gesunde und ausgewogene Lebensweise und detaillierte Vorschläge für die Behandlung von Krankheiten einschließlich des Krebses.

Das Wort »Makrobiotik« kommt aus dem Griechischen – *makros* = »groß« und *bios* = »Leben«. In ihrer heutigen Gestalt entstand sie Ende des 19. und Anfang des 20. Jahrhunderts durch das Wirken des Lehrers Yukikazu Sakurazawa und des Arztes Sagen Ishisuka. Von beiden wird berichtet, sie hätten sich von schwerwiegenden Krankheiten kuriert, indem sie die modernen, chemisch aufbereiteten Speisen, die Japan damals eroberten, zugunsten einer einfachen Diät aus

braunem Reis, Misosuppe, Meeresgemüse und anderen traditionellen japanischen Speisen aufgaben. Nach ihrer Gesundung schickten
sie sich an, eine Synthese aus traditioneller östlicher Medizin und
Philosophie, Wedanta (einem spirituellen System des Hinduismus),
ursprünglichen christlichen und jüdischen Lehren sowie ganzheitlichen Ansätzen der modernen Naturwissenschaft und Medizin zu
entwickeln.[1] (Einigen Kritikern zufolge haben Sakurazawa und Ishisuka dieses theologische Fundament überhaupt nicht beabsichtigt.
Vielmehr seien spätere Vertreter der Makrobiotik, vor allem Michio
Kushi, für das religiöse Element verantwortlich.) Als Sakurazawa in
den zwanziger Jahren nach Paris ging, schrieb er unter dem Pseud-
onym George Ohsawa und nannte seine Lehre Makrobiotik.

Kushis Biographie

1926 wurde Michio Kushi in Japan geboren. An der Universität Tokio, der angesehensten Universität Japans, studierte er während des
Zweiten Weltkriegs Jura. In einer vom Kushi-Institut herausgegebe-
nen Biographie heißt es:

> Die Atombomben auf Hiroshima und Nagasaki machten einen
> so tiefen Eindruck auf ihn, daß er beschloß, sein Leben dem
> Weltfrieden zu widmen. Nach dem Krieg setzte er seine Studien
> in Tokio fort, wobei er sich dem internationalen Recht zu-
> wandte. Durch Fürsprache von Norman Cousins, dem Heraus-
> geber der Zeitung *Saturday Review*, von Professor Shigeru
> Nanbara, Kanzler der Universität Tokio, und von Reverend
> Toyohiko Kagawa, dem christlichen Evangelisten, gelangte er
> 1949 in die Vereinigten Staaten, wo er sich weiter mit den
> Grundlagen einer Weltordnung beschäftigte.[2]

Während des Studiums an der Columbia University begann Kushi
daran zu zweifeln, daß sich gesellschaftlicher Wandel durch politische
Mittel bewerkstelligen lasse. Er kam mit Albert Einstein, Thomas
Mann, Upton Sinclair, Robert M. Hutchins, Harold Urey, Pitrim So-
rokin sowie anderen prominenten Wissenschaftlern, Schriftstellern
und Staatsmännern zusammen. Sie alle ermutigten ihn, seine Studien
fortzusetzen, teilten ihm aber auch mit, ihres Wissens nach gebe es
keine dauerhafte Friedenslösung für die Menschheit.

Vor seinem Fortgang aus Japan hatte Kushi kurze Zeit bei George

Ohsawa in der Student World Government Association verbracht. Nach Ohsawas Überzeugung war Nahrung der Schlüssel zur Gesundheit und Gesundheit der Schlüssel zum Frieden. Die Rückkehr zu einer natürlichen Vollwertkost werde der Menschheit, so meinte er, ihr körperliches und seelisches Gleichgewicht zurückgeben und sie friedlicher stimmen. Als Kushi in New York lebte, stellte er fest, daß sich seine Gesundheit und sein Bewußtsein positiv veränderten, nachdem er seine Ernährungsweise umgestellt hatte. Im Laufe der nächsten zehn Jahre vertiefte er sich mit Hilfe seiner Frau Aveline in traditionelle und moderne Ernährungstheorien und begann Makrobiotik zu lehren.[4]

In den sechziger Jahren zog Kushi nach Boston und gründete Erewhon (eine der ersten Vertriebsgesellschaften für natürliche Lebensmittel), um die Nahrungsmittel verfügbar zu machen, die für eine makrobiotische Lebensweise erforderlich sind. 1971 gründeten seine Anhänger das *East-West Journal*, und im folgenden Jahr begann die East-West Foundation die makrobiotische Lehre und Forschung zu unterstützen. 1978 riefen Michio und Aveline Kushi das Institute for One Peaceful World mit Niederlassungen in ganz Europa ins Leben. Kushi ist mit vielen Politikern und Leitern internationaler Organisationen zusammengekommen, hat Vorträge vor Tausenden von Experten aus dem Gesundheitswesen gehalten und ist von zahlreichen bekannten Zeitungen und Zeitschriften porträtiert worden.[5]

Heute beschreibt Kushi die Makrobiotik

als einzigartige Synthese aus östlichen und westlichen Einflüssen. Sie ist eine Lebensführung, die von einer möglichst umfassenden Sichtweise, der unendlichen Ordnung des Universums, ausgeht. Zur makrobiotischen Praxis gehören das Verständnis und die konkrete Anwendung dieser Ordnung auf unsere Lebensführung, unter anderem auch auf die Auswahl, die Zubereitung und den Verzehr unserer täglichen Nahrung, sowie die Ausrichtung unseres Bewußtseins. Die Makrobiotik schreibt nicht eine Diät für alle vor, sondern entwirft Ernährungsgrundsätze, die verschiedene klimatische und geographische Voraussetzungen, Altersstufen, das Geschlecht, das Ausmaß körperlicher Betätigung sowie die stetem Wandel unterworfenen persönlichen Bedürfnisse berücksichtigen.[6]

Vor zwanzig Jahren traf Kushi eine wichtige und weitreichende Entscheidung. Er beschloß, der Welt die Makrobiotik vor allem als Mittel zur Vorbeugung und Linderung von Krebserkrankungen zu empfehlen. Dazu meinte sein Sohn Lawrence Kushi, ein renommierter Ernährungswissenschaftler, in einem Gespräch mit mir: »Vor zwanzig Jahren galt die Makrobiotik allgemein als eine Lebensphilosophie, die sich vor allem mit der Ordnung des Universums beschäftigte. Später fand sie weithin Beachtung als Diät zur Krebsvorbeugung. Diesen Wandel hat Michio Kushi bewirkt. Mancher wird sich fragen, ob das die richtige Entscheidung und ob Krebs unbedingt die richtige Krankheit war.«[7]

Die Frage ist berechtigt, denn Michio Kushi ist kein unbedachter Mann, sondern jemand, der in Lehre und Praxis stets Wert darauf legt, das »Ganze« im Auge zu behalten. Wenn wir davon ausgehen, daß es Kushis Lebensziel war, eine Bewegung zu gründen, die durch Gesundheit, reine Lebensmittel und rechte Lebensführung zum Weltfrieden gelangen sollte, so ergibt sich daraus kein zwingender Grund, die Rolle der Makrobiotik vorwiegend darin zu sehen, dem Krebs vorzubeugen oder ihn zu »lindern«. Darüber hinaus fehlt es noch an wissenschaftlichen Beweisen, daß die makrobiotische Diät bei Krebs genauso wirksam ist, wie sie es offenbar bei Herzkrankheiten ist. Denn die Arbeiten von Dean Ornish und anderen lassen darauf schließen, daß eine sehr fettarme vegetarische Ernährungsweise in Verbindung mit Yoga-artigen Stretchübungen und Gruppenarbeit nicht nur die Symptome von Angina pectoris[8] entscheidend lindern, sondern auch eine allmähliche Besserung der arteriellen Verschlußkrankheit bewirken kann.[9] Entsprechend stellten Frank M. Sacks und Kollegen von der Harvard Medical School fest, daß Populationen mit makrobiotischer Ernährung wesentlich geringere Blutdruckwerte und Cholesterinspiegel aufwiesen als der Durchschnitt der Bevölkerung.[10] Wie andere vegetarische Diäten, die auf Milchprodukte verzichten, eignet sich die Makrobiotik sehr gut zur Vorbeugung von Herzkrankheiten und Bluthochdruck, desgleichen, falls Ornishs Untersuchungen von anderen bestätigt werden sollten, zur Symptomkontrolle und Rückbildung bei arteriosklerotischen Verschlüssen. Da es weit weniger Anhaltspunkte für die »lindernde« Wirkung der Makrobiotik bei Krebserkrankungen gibt, stellt sich tatsächlich die Frage, ob Kushi mit dem Krebs die richtige Krankheit gewählt hat.

Womöglich wirken Makrobiotik und ähnliche vegetarische Diäten vorbeugend gegen die Krebsarten, die am engsten mit einer fettreichen westlichen Ernährung verknüpft sind, obwohl noch einmal darauf hinzuweisen ist, daß diese Beziehung nicht annähernd so eindeutig ist wie der Zusammenhang zwischen fettreicher Ernährung und Herzkrankheit. Vielleicht werden sich makrobiotische und ähnliche Diäten eines Tages für Menschen mit bestimmten Krebsarten als nützlich erweisen, weil sie das Tumorwachstum hemmen oder umkehren und das krankheitsfreie Überleben nach chirurgischer oder medizinischer Behandlung verlängern. Doch es werden exakte wissenschaftliche Forschungsarbeiten erforderlich sein, um festzustellen, ob und in welcher Weise die Makrobiotik gegen Krebs hilft, und die Ergebnisse aus solchen Untersuchungen werden sicherlich noch mindestens ein Jahrzehnt auf sich warten lassen.

Die Diät zur Krebsvorbeugung

Die gemeinsam mit Alex Jack verfaßte Abhandlung *The Cancer Prevention Diet: Michio Kushi's Blueprint for the Relief and Prevention of Disease*[6] ist Kushis wichtigste Schrift über den Einfluß der Makrobiotik auf Krebs. Das Buch, das jeder, der sich ernsthaft mit alternativen Krebstherapien beschäftigt, genau lesen sollte, gliedert sich in drei Teile.

Teil I, »Preventing Cancer Naturally«, behandelt Krebs, Ernährung und Makrobiotik im Kontext der modernen Zivilisation. Überzeugend wird dargelegt, daß unsere zunehmend unnatürliche Lebensweise, die jeden Kontakt mit der Natur und der Ordnung des Universums verloren hat, uns für eine Vielzahl von degenerativen Störungen, unter anderem eben auch Krebs, anfällig macht. Das läßt sich wohl kaum bestreiten.

In Teil II wird die allgemeine Theorie der Makrobiotik auf vierzehn der häufigsten Krebsarten angewandt.

Teil III trägt den Titel »Recipes and Menus«. Dort erfolgt eine sehr wichtige Erörterung von »Hausmitteln, die sich an der traditionellen makrobiotischen Medizin und Volksmedizin des Ostens orientieren, aber für die praktische Anwendung in der modernen Gesellschaft abgewandelt sind«.[11] Das interessanteste Hausmittel ist ein Lehm-Kohl-Umschlag, von dem es heißt, er könne einen Tumor ohne Operation durch die Haut herausziehen. Auf dieses Mittel werde ich im vorliegenden Kapitel noch eingehender zurückkommen.

Obwohl der Titel des Buches in erster Linie ein Diätprogramm ankündigt, macht der Text den Leser mit dem ganzen philosophisch-spirituellen System und der Lebensführung bekannt, die zur Makrobiotik gehören. Und während der Titel von Vorbeugung spricht, beschäftigt sich der Text vor allem mit dem Einsatz des Programms zur »Linderung« der Krankheit. Häufig wird deutlich, daß Kushi viele Formen konventioneller Behandlung mißbilligt. In weiten Teilen des Buches geht es um Maßnahmen, die man normalerweise als unterstützende oder ergänzende *Behandlungsformen* bezeichnen würde. Diese Punkte merke ich weder kritisch noch beipflichtend an – ich erwähne sie nur.

Allerdings legt Kushi Wert auf die Feststellung, daß er die Makrobiotik nicht für ein unterstützendes Behandlungssystem hält. Nachdrücklich hat er in einem Brief an das Office of Technology Assessment erklärt: »Makrobiotik ist weder eine Behandlung noch eine Therapie, sondern einfach eine vernünftige Lebensweise.«[12] Doch einige der spezifischen Empfehlungen, die er im Hinblick auf Krebserkrankungen abgibt, gehen über den Rahmen einer »vernünftigen Lebensweise« hinaus.

Beispiel Brustkrebs

Das Kapitel über Brustkrebs gehört zu den besten Beispielen für Kushis Krebsempfehlungen. Da sich viele Frauen mit Brustkrebs überlegen, ob sie einer makrobiotischen Diät folgen sollen, möchte ich auf dieses Kapitel genauer eingehen. Es beginnt mit einer Erörterung der Überlebensraten bei Brustkrebspatientinnen, die sich einer konventionellen Behandlung unterziehen:

> Ungefähr 65 Prozent der Frauen mit Brustkrebs überleben fünf Jahre oder mehr. 1973 berichteten Forscher des italienischen Krebsinstituts in Mailand, man habe zwischen Frauen mit vollständiger und partieller Mastektomie keine Unterschiede in der Überlebens- oder Rückfallquote festgestellt. 1977 veröffentlichte der schweizerische Krebsforscher Jan Sytgersward Zahlen, nach denen Krebspatientinnen, die keine Strahlentherapie erhalten hatten, eine um 10 Prozent höhere Überlebensdauer aufwiesen als Patientinnen mit Strahlentherapie. Am 15. März 1980 hieß es in der englischen Medizinzeitschrift *The Lancet*: »Insgesamt hat sich die Überlebenszeit von Patientinnen mit primärem Brustkrebs in den letzten zehn Jahren nicht verbessert, obwohl man Metastasen immer häufiger mit Mehrfach-Chemotherapie behandelt. Ferner hat es keine Verbesserung der

Überlebenszeiten nach Auftreten der ersten Metastase gegeben, und möglicherweise hat sich die Überlebensdauer mancher Patientinnen, die Chemotherapie erhalten haben, sogar verringert.«[13]

In Kushis Buch fallen zwei Probleme auf: Die medizinischen Zitate haben keine Fußnoten, die auf die entsprechenden Artikel verweisen, und die Zitate sind häufig unvollständig oder einseitig ausgewählt. In unserem Beispiel gilt Kushis erste Aussage über die Gleichwertigkeit von partieller und kompletter Mastektomie für das Überleben allgemein als richtig. Die zweite Feststellung über den Überlebens-Nachteil der Strahlenbehandlung ist viel zu pauschal und würde in dieser Form überwiegend abgelehnt werden. Die dritte Äußerung, derzufolge bei primärem Brustkrebs keine Verlängerung der Lebenserwartung zu verzeichnen ist, wird weithin bestritten. Allgemein als korrekt gilt wiederum die vierte Behauptung – daß es keine Fortschritte in der Lebensdauer nach Auftreten der ersten Metastase gibt. Ich möchte damit nur zeigen, daß wissenschaftliche Untersuchungen von Kushi in diesem und anderen Büchern sehr ungenau zitiert und die wissenschaftlichen Probleme nicht immer objektiv dargestellt werden.

Anschließend erörtert Kushi die Ursachen, die er für Brustkrebs verantwortlich macht. Zwar sprechen wissenschaftliche Daten für seine Auffassung, daß an der Entstehung von Brustkrebs eine Ernährungsweise beteiligt ist, die reich an tierischem Fett und arm an Ballaststoffen ist (wenn diese These auch noch immer umstritten ist), doch mit den Mechanismen, auf die er die Entstehung von Brustkrebs zurückführt, findet er in der Wissenschaft bestenfalls begrenzte Zustimmung. Wenn wir uns über längere Zeit unzulänglich ernähren, verlieren wir unsere Fähigkeit, sagt Kushi, überflüssige Abfallstoffe und Gifte auszuscheiden. Das ist sicherlich unbestritten. Doch die von ihm behaupteten Mechanismen der Tumorbildung gehen über alle derzeit akzeptierten wissenschaftlichen Theorien hinaus:

Das kann gravierend sein, wenn sich unter der Haut eine Fettschicht entwickelt hat, welche die Ausscheidung durch die Körperoberfläche verhindert. Zu häufiger Verzehr von Milch, Käse und anderen Milchprodukten, Eiern, Fleisch, Geflügel und anderen fett- oder ölreichen Speisen führt diesen Zustand herbei. Sobald er erreicht ist, beginnen sich innere Schleim- oder Fettablagerungen zu bilden, zunächst in Regionen, die einen direk-

ten Zugang zur Außenwelt haben, also in Nebenhöhlen, Innen-
ohr, Lungen, Nieren, Genitalapparat und Brüsten.[14]

Laut Kushi können sich aus solchen Schleim- oder Fettablagerungen
in der Brust Zysten bilden, wobei dieser Prozeß durch den Verzehr
von Speiseeis, Milch, Limonade, Fruchtsaft und anderen »gekühlten
oder gefrorenen« Speisen beschleunigt werden kann. Stillen schützt
die Mutter, so Kushi, vor der Bildung von Zysten und Tumoren,
während Kuhmilch wegen ihrer Unterschiede zur Muttermilch für
den Menschen ungeeignet ist: »Der übermäßige Konsum von Milchprodukten in der modernen Ernährungsweise und ihre immer künst-
lichere und wertlosere Form sind wesentliche Gründe für die wachsende Häufigkeit von Brustkrebs, Herzkrankheiten und anderen
ernsthaften Erkrankungen. Die Qualität unserer Nahrung bestimmt
die Qualität unseres Blutes. Die Qualität des Blutes bestimmt ihrerseits die Qualität der Muttermilch und die biologische Kraft der nächsten Generation.«[15]

Viele Wissenschaftler würden Kushi wohl beipflichten, was die
Rolle übermäßiger Nahrungsaufnahme und die mögliche Rolle von
Giften für die Ätiologie des Brustkrebses angeht. Auch seine Ansicht
zur Schutzwirkung des Stillens würden sie akzeptieren, doch der Rest
seiner Theorie ist aus schulmedizinischer Sicht nicht haltbar.

Einer der folgenden Abschnitte trägt den Titel »Medical Evidence«
(»Medizinische Daten«) und führt eine Reihe faszinierender Ergebnisse aus der Medizingeschichte und der modernen Wissenschaft
auf. Die vielen Daten, die Kushi auflistet, sprechen für seine Auffassung, daß eine vorwiegend aus Getreide bestehende Ernährung die
Krebserkrankung lindern und dem Krebspatienten ein längeres Leben ermöglichen kann, daß künstliche Säuglingsnahrung mit erhöhter Brustkrebshäufigkeit der Mütter in Zusammenhang steht, daß in
Tierversuchen die Kalorienreduzierung zu einer geringeren Brust-
krebsinzidenz führt und daß eine vegetarische Ernährung dem Brustkrebs vorbeugt.[16]

In einem Abschnitt mit dem Titel »Diagnosis« beschreibt Kushi
zunächst konventionelle Diagnosemethoden und dann die Diagnose
aus Sicht der Makrobiotik oder der östlichen Medizin:

Zum einen empfiehlt die östliche Medizin die Selbstuntersu-
chung der Brust, zum anderen forscht sie nach Anzeichen für
beginnende Störungen der weiblichen Brust im Zustand und
Aussehen der Wangen. Aufgrund paralleler embryonaler Ent-

wicklung zeigen die Wangen Veränderungen im Fortpflanzungsapparat und im gesamten Brustbereich an, also auch in Lungen und Brüsten.

Wangen mit gut entwickeltem festen Fleisch und sauberer, reiner Hautarbe lassen, besonders wenn es dort keine Falten und Pickel gibt, auf gesunde Funktionen des Atmungs- und Verdauungssystems schließen. Wenn keine heftige körperliche Anstrengung geleistet wird und kein kaltes Wetter herrscht, deuten rote oder rosa Wangen auf eine abnorme Ausdehnung der Blutkapillaren infolge von Herz- und Kreislauferkrankungen hin, die auf übermäßigen Genuß von Yin-Speisen und -Getränken zurückzuführen sind – etwa Obst, Säfte, Zucker und Drogen. Milchweiße Wangen werden durch zu unmäßigen Verzehr von Milchprodukten wie Milch, Käse, Sahne und Joghurt verursacht. Exzessiven Konsum von Mehlprodukten und Obst zeigt eine blaßrosa Färbung an, die mit Weiß gemischt ist. Beide Farben lassen auf Fett- und Schleimansammlungen in verschiedenen Körperregionen, unter anderem Brüsten, Lunge, Darm und Genitalapparat, schließen.

Flecken von Fettgewebe, das dunkel, rot oder weiß ist, sind Anzeichen von Fettansammlungen entweder in der Lunge oder in der Brust und gehen häufig mit einer beginnenden Zysten- oder Tumorbildung einher. Kaffee und andere anregende aromatische Getränke können zum Auftreten dieser Farbe in den Wangen beitragen ... Auch bestimmte Farben und Zeichen, die sich im Augenweiß zeigen, können abnorme Zustände in entsprechenden Körperregionen signalisieren ... Wenn grüne Blutgefäße entlang des Herz- oder Lungenmeridians auf der weicheren Innenseite des Arms zwischen Handgelenk und Ellenbogen auftreten, ist die Entwicklung kanzeröser Zustände in Brust oder Lunge zu vermuten. [Mit »Meridian« meint Kushi die in der Akupunktur angenommenen Energiekanäle.][17]

Natürlich sind alle diese Behauptungen mit der Schulmedizin beim besten Willen nicht mehr zu vereinbaren.

Der nächste große Abschnitt im Kapitel über Brustkrebs heißt »Dietary Recommendations« (»Ernährungsempfehlungen«) und beginnt mit den Dingen, die man vermeiden sollte:

Bei Brustkrebs sollten alle Milchprodukte, alle fett- und ölhaltigen Nahrungsmittel, unter anderem Fleisch, Geflügel und Eier

sowie andere tierische Produkte, vermieden werden. Auf Zuk-
ker, Honig und andere Süßmittel sowie alkoholfreie Erfri-
schungsgetränke, desgleichen andere Nahrungsmittel und Getränke, die mit Zucker behandelt worden sind, muß ebenfalls
verzichtet werden. Der Speiseplan sollte keine tropischen
Früchte, Fruchtsäfte und Gemüsesorten wie Kartoffeln, Yams-
wurzeln, Süßkartoffeln, Spargel, Tomaten und Auberginen
enthalten. Da Mehlprodukte übermäßig viel Schleim bilden,
muß auf sie verzichtet werden – ausgenommen der gelegentli-
che Verzehr von Vollkornweizen- oder Roggenbrot, wenn es
nicht mit Hefe oder Sauerteig gebacken wird. Chemisch oder
künstlich hergestellte beziehungsweise behandelte Nahrungsmittel und Getränke sind strikt zu vermeiden. Selbst ungesät-
tigtes Gemüseöl darf nicht oder allenfalls über einen Zeitraum
von ein bis zwei Monaten in geringen Mengen zum Kochen verwendet werden. Von allen eiskalten Speisen und Getränken,
auch Eiskrem, ist abzuraten. Man sollte auf alle Anregungsmit-
tel, Gewürze, Kaffee, Alkohol und aromatisierte Getränke sowie
Drogen verzichten, denn sie fördern das Tumorwachstum,
wenn sie auch nicht zur Entstehung des Brustkrebses beitragen.[18]

Dann erörtert Kushi die Diät, die er für Brustkrebs empfiehlt und die
sich nicht sonderlich von seiner allgemeinen Krebsvorbeugungsdiät
unterscheidet[19]:

Fünfzig bis sechzig Prozent unseres täglichen Nahrungsvolu-
mens sollten aus Vollkornprodukten bestehen. Besonders zu
empfehlen ist brauner Rund- oder Mittelkorn-Reis aus dem
Schnellkochtopf, dazu häufig Hirse oder Gerste.
   Fünf bis zehn Prozent Suppe: täglich zwei Schalen Miso-
suppe oder Tamarisoyasoßenbrühe, gekocht mit Kombu, Wa-
kame oder anderen Meeresgemüsen sowie verschiedenen Land-
gemüsen wie Zwiebeln und Karotten.
   Zwanzig bis dreißig Prozent in vielfältiger Form gekochtes
Gemüse.
   Hülsenfrüchte, zum Beispiel Azukibohnen oder Linsen, mit
Meeresgemüse wie Kombu oder mit Zwiebeln und Karotten ge-
kocht, können zum täglichen Speiseplan gehören.
   Fünf Prozent oder weniger Gerichte aus Meeresgemüse.

Anschließend beschäftigt sich Kushi mit Gewürzen (Sesamsalz, Kelp oder Wakamepulver). »Feingehackte Schalotten, gemischt und erwärmt mit einer gleichen Menge Miso und einer kleinen Prise geriebenem Ingwer, helfen, verhärtete Gewebe und Tumoren aufzuweichen.«[19]

In der Schulmedizin würde man die Diät im großen und ganzen als ausgewogen, viele der besonderen Empfehlungen aber als unsinnig bezeichnen.

Kushis »häusliche Pflege«

Der folgende Abschnitt, »Home Cares« (»Häusliche Pflege«), gehört zu den interessantesten und wichtigsten in dem Buch. Dort beschreibt Kushi Hausrezepte, die angeblich dafür sorgen, daß der Tumor mit Hilfe von Lehm-Kohl-Umschlägen durch die Haut ausgeschieden wird:

> Bei Brusttumoren empfiehlt sich, ein Handtuch in heißes Wasser zu tauchen, auszuwringen und drei bis fünf Minuten auf die befallene Region zu legen, um die Durchblutung anzuregen. Danach kann ein Umschlag, der zu fünfzig Prozent aus grünem Lehm und zu fünfzig Prozent aus Kohl- oder anderen Pflanzenblättern besteht, auf den erkrankten Bereich gelegt werden, um die Ausscheidung der Giftstoffe zu fördern, die sich dort angesammelt haben ... Dieser Lehm-Kohl-Umschlag kann vier Stunden lang oder über Nacht an seinem Platz gelassen und täglich bis zu einem Monat angewendet werden, nach Möglichkeit unter Aufsicht eines erfahrenen Makrobiotikberaters. *Dieser Umschlag zieht allmählich die überschüssigen Schleim- und Fettmengen aus den inneren Bereichen des Brustgewebes an die Oberfläche der Haut. Schließlich werden der fettige Schleim, die klebrigen Stoffe und das unreine Blut, aus denen der Tumor besteht, ausgeschieden* [Hervorhebung von M. L.].
>
> In Fällen, wo die Brust schon chirurgisch entfernt worden ist und die Lymphknoten, der Nacken und manchmal auch der Arm angeschwollen sind, kann nach einem kurzzeitigen Ingwerumschlag ein Buchweizenpflaster aufgelegt werden.[20]

Dieser Abschnitt ist von besonderer Bedeutung, weil Kushi ausdrücklich behauptet, es gebe eine Alternative zur operativen Entfer-

nung mancher Brusttumoren. Das läßt nur zwei Möglichkeiten zu:
Entweder ist die Behauptung richtig und wichtig – dann müßte sie
wissenschaftlich bestätigt werden – oder falsch und potentiell gefährlich, weil Frauen, hätten sie sich für diese Methode entschieden, auf
die frühe Entfernung eines Brusttumors verzichten und warten würden, bis der Tumor weiter fortgeschritten wäre. Bei der Verwendung
von Umschlägen ist eine gewisse Vorsicht angebracht. So berichtet
Keith Block, ein Internist und Onkologe aus Evanston in Illinois, der
auch Dozent an der University of Illinois ist, er habe einige Frauen
behandelt, die nach längerer Verwendung von Umschlägen an ihn
überwiesen worden seien. In einigen Fällen habe schon die flüchtige
Untersuchung Tumoren ergeben, die so groß geworden seien, daß sie
mit Ausflüssen und Blut die Haut durchbrochen hätten; während
anfangs vielleicht eine einfache Resektion genügt hätte, blieb diesen
Patientinnen jetzt nur noch begrenzte Hoffnung auf Genesung.[21]

In einem Abschnitt mit dem Titel »Other Considerations« (»An-
dere Gesichtspunkte«) empfiehlt Kushi, den ganzen Körper zweimal
täglich mit einem Handtuch abzureiben, das in heißes Ingwerwurzel-
Wasser getaucht worden ist. Ferner seien Wolle, Kunstfasern und
Metallschmuck zu vermeiden. (»Allerdings spricht nichts gegen das
Tragen eines Eherings.«)

Kushi warnt die betroffenen Frauen davor, sich zu lange vor einem
Fernsehgerät oder anderen Quellen elektromagnetischer Energie
aufzuhalten: »Strahlung schwächt die Brustregion.« Sein psychologischer Rat: »Brustkrebspatientinnen sind depressiv und sollten alles
tun, was zu einer fröhlichen und ruhigen Wesensart beiträgt. Sie
sollten lächeln, optimistisch sein, tanzen, singen und jeden Tag um
seiner selbst willen genießen.«[22]

Der letzte Abschnitt im Kapitel über Brustkrebs ist der Fallge-
schichte von Phyllis Crabtree vorbehalten: »Im Oktober 1972 unterzog sich eine fünfzigjährige Hauswirtschaftslehrerin, Kindergärtne-
rin und Großmutter aus Philadelphia einer Krebsoperation, bei der
ihr Gebärmutter, Eierstock und Eileiter entfernt wurden. Im Januar
1973 metastasierte der Tumor, und ihr wurde in einer modifizierten
radikalen Mastektomie die rechte Brust entfernt.« Weiter berichtet
Kushi, daß ihr Sohn Philip, der ein ausgebildeter Makrobiotiker war,
makrobiotische Speisen ins Krankenhaus brachte und sie allmählich
der makrobiotischen Diät zu folgen begann. Dann suchte sie Kushi
auf, der eine strengere Heildiät verordnete.

Im nächsten Sommer suchte Mrs. Crabtree mich erneut auf, und ich teilte ihr mit, daß sie zu sechzig Prozent geheilt sei, aber weiterhin auf ihre Ernährung achten sollte. Im Herbst 1978 hatte Phyllis den Krankheitsausbruch fünf Jahre überlebt, was 85 Prozent der Frauen mit ähnlichen Operationen an Gebärmutter und Brust nicht vergönnt ist.

»Ich verdanke der Makrobiotik mehr als nur die ›Heilung‹ vom Krebs«, meinte sie. »Für mich bedeutet sie auch eine Linderung meiner Rückenschmerzen (durch Osteoporose bedingt) und einer Harnweginfektion (beides Beschwerden, unter denen sie seit dreißig Jahren litt). Die Migräneanfälle sind seltener geworden und treten nicht mehr so heftig und lange auf. Selbst meine Bewegungskrankheit (Kinetose) hat sich gebessert.

Dank der Diät hält mein Mann nun sein Gewicht. Vor vielen Jahren haben Michios Vorträge in Los Angeles dafür gesorgt, daß Phil aus seiner ›Hippiewelt‹ wieder in den Schoß der Familie zurückgefunden hat. Und meine Tochter, die ein Mädchen adoptiert hat, weil sie offenbar unfruchtbar war, hat heute drei Töchter, zwei davon ›makrobiotisch angesetzt‹.«[23]

Zur Analyse von Kushis Brustkrebs-Programm Analysiert man Kushis Empfehlungen zum Thema Brustkrebs, so ist vor allem auf fünf Punkte hinzuweisen:

1. Wie bereits angemerkt, greift Kushi gern und häufig auf die medizinische Literatur zurück, verfährt dabei aber flüchtig und nicht immer ausgewogen. Manchmal ist die angedeutete Kritik an der schulmedizinischen Behandlung berechtigt und würde so auch von objektiven Onkologen akzeptiert werden. Doch solche Äußerungen stehen neben kaum belegten Behauptungen, die das gleiche Gewicht erhalten wie gerechtfertigte Kritikpunkte.
2. Kushis Theorie über die *Ursachen* des Brustkrebses verbindet die schulmedizinische Auffassung, nach der eine fettreiche Ernährung zum Brustkrebs beitragen kann (wobei er nicht erwähnt, daß diese Theorie im eigenen Lager umstritten ist), mit der makrobiotischen Theorie (Verwandlung von Schleim in Zysten und Tumoren), die poetisch, faszinierend und unbewiesen ist.
3. Kushis Erörterung des *diagnostischen Systems* der Makro-

biotik fußt auf einer skeptischen Beschreibung der schulmedizinischen Diagnose und einer eigenen Auffassung von der
diagnostischen Praxis der östlichen Medizin, für die es aus
konventioneller medizinischer Sicht keinerlei Beweise gibt.

4. Kushis *Diätempfehlungen* sorgen für eine gesunde und ausgewogene Kost, gründen sich aber auf eine komplizierte makrobiotische Ernährungstheorie, die ebenfalls jeder Grundlage in der wissenschaftlichen Medizin entbehrt. Darüber
hinaus unterscheiden sich die für Brustkrebspatientinnen ge-
dachten Empfehlungen der makrobiotischen Diät für oder
gegen bestimmte Speisen von den entsprechenden Ratschlägen anderer Diätsysteme der traditionellen Medizin, die genauso ehrwürdiger Herkunft sind. Beispielsweise gibt die
ayurvedische Medizin aus Indien bei Brustkrebs Ernährungsempfehlungen, die sich erheblich von den makrobiotischen Richtlinien unterscheiden und manchmal sogar im
Widerspruch zu ihnen stehen. Mithin liegt der Makrobiotik
eine Ernährungstheorie zugrunde, die nicht nur aus schulmedizinischer Sicht unbewiesen ist, sondern in vielerlei
Hinsicht auch anderen Diätsystemen, etwa dem naturheilkundlichen oder dem ayurvedischen Ernährungsprogramm,
widerspricht. Übrigens befinden sich diese anderen traditionellen Diätsysteme auch untereinander im Gegensatz zueinander. Allerdings würde Kushi zu Recht darauf hinweisen, daß die großen Systeme der traditionellen Medizin zwar
im einzelnen unterschiedliche Ernährungsempfehlungen abgeben mögen, daß sie im großen und ganzen aber insofern
übereinstimmen, als sie alle großen Wert auf frische Voll-
kostnahrung mit besonderer Berücksichtigung von Getreide-
produkten legen. Wenn Kushi Meeresgemüse empfiehlt, so
lassen sich dafür, wie wir noch sehen werden, recht interessante wissenschaftliche Forschungsergebnisse anführen.

5. Wohl am interessantesten (aus schulmedizinischer Sicht) ist
die Behauptung, daß ein Lehm-Kohl-Umschlag, der regelmäßig auf eine Brust mit einem bösartigen Tumor gelegt
wird, diesen durch die Haut aus dem Körper ziehen kann. Die
Behauptung verlangt zwingend eine objektive wissenschaftliche Überprüfung. Läßt sich der Erfolg des Lehm-Kohl-Um-
schlags anhand vorliegender Krankengeschichten bestätigen,
wie Kushi behauptet? Läßt sich dieser Erfolg durch unabhängige wissenschaftliche Beobachter wiederholen? Wie ver-

läuft die Krankheit weiter bei Patientinnen, die ihre Tumoren auf diese Weise behandelt haben, im Vergleich zu solchen, denen er chirurgisch entfernt wurde? Wie sieht die Metastasenhäufigkeit im Vergleich aus? Gibt es bei den Umschlägen medizinische Komplikationen? Und wie schneiden sie im Vergleich zu den Komplikationen bei Operation und Strahlentherapie ab? Wie fallen die Vergleiche hinsichtlich Lebensqualität und Lebenserwartung aus? Welche Gefahren hat das Verfahren, wenn sich der Tumor vergrößert oder durchbricht?

Geht man von der Schilderung der oben erwähnten Fälle aus, handelt es sich in der Tat um sehr ernste Probleme. Die Vorstellung, man könne mit Umschlägen Fett und Schleim abziehen und auf diese Weise Tumoren beseitigen, verträgt sich kaum mit dem heutigen medizinischen Erkenntnisstand über die Beschaffenheit von Tumoren. Und aus der Sicht des Arztes sind die Gefahren, die ein Aufschub der medizinischen, radiologischen oder chirurgischen Behandlung des Brustkrebses heraufbeschwört, wirklich äußerst ernst zu nehmen. Doch wenn sich der Erfolg dieser Behandlung belegen ließe, wäre sie ein wichtiger Fortschritt in der Therapie des Brustkrebses – und käme wohl der Bedeutung der Diät als unterstützender Maßnahme gleich. Hätte dagegen diese Behandlung *keine* Wirkung, wäre sie ein gefährlicher Irrweg, ein großes Risiko. Wie selten makrobiotische Methoden einer sorgfältigen wissenschaftlichen Untersuchung unterzogen werden, zeigt der Umstand, daß sich meines Wissens noch kein Forscher mit dieser Frage beschäftigt hat.

Kushis Behauptung, daß dieses Verfahren *überhaupt* funktioniere, ruft bei vielen Schulmedizinern Ungläubigkeit – ja, Entsetzen – hervor. Doch meine Vermutung, daß es hier durchaus Dinge gibt, die einer genaueren Untersuchung wert sind, geht auf die Begegnung mit einer Krebskranken am Anfang meiner Forschungstätigkeit zurück (bevor mir klar war, wie wichtig es ist, solche Behauptungen zu dokumentieren). Sie berichtete mir, ihr Tumor sei mit Hilfe ähnlicher Umschläge durch die Haut herausgezogen worden. Auch John Fink von der International Association of Cancer Victors and Friends in Santa Barbara berichtete mir von dem Fall einer Frau, deren Krebs auf diese Weise behandelt worden war. Diese Berichte bestärken mich in dem Eindruck, daß die Frage unbedingt objektiv geprüft werden sollte.

Schwieriger sind Kushis Ratschläge zur Lebensführung zu beurteilen – Bemühen um eine positive Einstellung, Vermeiden von Wolle, Kunstfasern, Metallschmuck, elektromagnetischer Strahlung aus Fernsehgeräten und anderen Apparaten. Viele Psychotherapeuten wären durchaus nicht einverstanden mit Kushis Empfehlung, die Frauen sollten »alles tun, was zu einer fröhlichen und ruhigen Haltung beiträgt«, sondern würden die Frauen statt dessen auffordern, sich ihre inneren Zustände – auch ihre Furcht, ihre Angst und so fort – bewußt zu machen. Allerdings decken sich Kushis Empfehlungen durchaus mit den psychologischen Ratschlägen anderer östlicher Traditionen, die häufig lehren, daß man die »negativen« Gefühle durch »positive« ersetzen soll. Das sei, so diese Lehren, der westlichen Tradition, nach der man seine Gefühle zum *Ausdruck* bringen soll, überlegen, weil man sie so »überwinde«, statt sich von ihnen gefangen nehmen zu lassen. Sehr problematisch ist Mrs. Crabtrees »metastatischer Brustkrebs«. Nach allen verfügbaren Informationen hört es sich nicht so an, als habe Mrs. Crabtree überhaupt metastatischen Brustkrebs gehabt. Vielmehr scheint sie Gebärmutter- oder Eierstockkrebs gehabt zu haben, der anschließend Metastasen in der Brust gebildet hat. Das ist etwas ganz anderes. Dagegen ist die Geschichte ihrer Genesung überzeugend. Immerhin erwähnt Kushi, daß mindestens 15 Prozent der Frauen mit ähnlichen Krebserkrankungen so lange leben wie Mrs. Crabtree, und die zahlreichen anderen Gesundheitsvorteile, die Mrs. Crabtree und ihre Angehörigen angeblich erfahren haben, klingen für jeden, der mit der Wirkung von Programmen wie der Makrobiotik vertraut ist, durchaus glaubhaft.

Kushis allgemeines Krebsprogramm

Die makrobiotische Methode wirkt laut Kushi am besten bei Krebserkrankungen von Brust, Gebärmutterhals, Dickdarm, Bauchspeicheldrüse, Leber, Knochen und Haut. Bei Lungenkrebs, so sagt er, seien die Dinge »schwieriger zu verändern«, und »Krebsarten, die durch Eierverzehr hervorgerufen werden, gehören zu den problematischsten Erkrankungen, besonders wenn sie tief im Körperinneren, etwa in den Eierstöcken oder Hoden, auftreten«.[24]

Wenn Kushi von spezifischen Empfehlungen zu einer allgemeineren Beschreibung des Krebses übergeht, gelangt er auf festeren – wenn auch immer noch umstrittenen – Boden. Seiner Ansicht nach übersieht die moderne Wissenschaft die eigentliche Ursache des

Krebses – den allgemeinen biologischen Niedergang, den wir der modernen Zivilisation und Ernährungsweise verdanken.[25] Um eine angemessene Antwort auf den Krebs zu finden, müssen wir, wie er glaubt, unsere Perspektive erweitern und eine neue Kultur schaffen, die weniger konkurrenzorientiert und materialistisch ist. Auch müssen wir nach seiner Überzeugung den Dualismus in unserer Vorstellung vom Krebs überwinden und den Nutzen der Erkrankung begreifen. Kushi: »Krebs ist nur das Endstadium in einer Reihe von Krankheitsereignissen, die den Menschen der modernen Welt häufig heimsuchen, weil er den Nutzen von Krankheitssymptomen nicht erkennt.«[26]

Ein gesunder Organismus kann sich, wie Kushi meint, durch normale Ausscheidungskanäle von einem begrenzten Überschuß an Nähr- und Giftstoffen befreien, doch wenn der Mißbrauch fortgesetzt wird, greift der Körper zu schwerwiegenderen Maßnahmen wie Fieber, Hautkrankheiten und anderen oberflächlichen Symptomen. Falls wir auch diese Symptome unterdrücken oder nicht zur Kenntnis nehmen, versucht der Körper, die Unreinheiten in Form von Fettablagerungen, chronischer Schleimbildung, Scheidenausflüssen, Zysten, gutartigen Tumoren und ähnlichen Erscheinungen zu lokalisieren. Setzen wir unsere ungesunde Lebensführung trotzdem fort, so wird eine »kritische Masse« erreicht, bei der diese Ansammlungen bösartig werden können:

> Solange wir damit fortfahren, Nährstoffe, Chemikalien und andere Substanzen, die in unserem Körper keinem nützlichen Zweck dienen, im Übermaß zu uns zu nehmen, müssen sie auch weiterhin irgendwo gesammelt werden, damit sie unsere normalen Lebensfunktionen nicht beeinträchtigen. Falls wir ihnen nicht gestatten, sich in eingegrenzten Regionen zu sammeln und Tumoren zu bilden, werden sie sich im ganzen Körper ausbreiten, einen totalen Zusammenbruch verursachen und zum Tod durch Blutvergiftung führen. Krebs ist nur das Endstadium eines langen Prozesses ... Krebs ist der letzte, verzweifelte Versuch des Körpers, das Leben zu verlängern, und wenn es nur ein paar Monate oder Jahre sind.[26]

Diese Denkweise, wenn auch nicht alle Einzelheiten seiner Argumentation, teilt Kushi mit vielen Vertretern östlicher und westlicher Naturheilverfahren.

Yin und Yang in Kushis Diät

Bei der Änderung und Abstimmung der Krebsvorbeugungsdiät auf
die besondere Krebsart, an der ein Patient erkrankt ist, geht Kushi
von der grundsätzlichen Dichotomie aus, welche die Makrobiotik in
praktisch allen Erscheinungen des Universums zu erkennen meint –
dem Wechselspiel der Kräfte von »Yin« und »Yang«.

Yin und Yang sind zwei philosophische Begriffe aus dem alten
China, von denen es heißt, in ihnen würden sich die »Universalge-
setze von Harmonie und Bedingtheit« verkörpern. Kushi fürt sie auf
Konfuzius und Laotse zurück.[27] Im Yin, dem weiblichen Prinzip, ma-
nifestiert sich die nach außen gerichtete, zentrifugale Bewegung von
Materie oder Energie. Yang, das männliche Prinzip, steht für die zum
Mittelpunkt strebende, zentripetale Bewegung von Materie oder
Energie. Es wirkt konzentrierend. Praktisch alles läßt sich nach dem
Prinzip von Yin und Yang einteilen, auch Nahrungsmittel und
Krebsarten. So hat Kushi eine Klassifizierungstabelle von Yin- und
Yang-Speisen zusammengestellt (s. S. 379).

Sehr interessant ist die Frage, ob die Makrobiotik unter den Begriffen *Yin* und *Yang* das gleiche versteht wie die traditionelle chinesische Medizin. Viele gut unterrichtete Fachleute, so Keith Block,
Lawrence Kushi und Gordon Saxe, nehmen an, die Bedeutung oder
zumindest die Anwendung dieser Begriffe unterscheide sich erheblich von ihrer Rolle in der traditionellen chinesischen Medizin. Einer
meiner Gesprächspartner meinte, einige Heilpraktiker gäben die Makrobiotik irgendwann auf, um sich eingehend mit der chinesischen
Medizin zu beschäftigen, weil sie von der unscharfen Verwendung
dieser Begriffe in der Makrobiotik enttäuscht seien. Ein anderer vertrat die Auffassung, Ohsawa habe geglaubt, die Menschen im Westen würden das Element der Bewegung im Begriffssystem von Yin
und Yang nur schwer verstehen können, weshalb er es als Struktur
und nicht als dynamische Wechselbeziehung dargestellt habe. Deshalb befinde sich die Verwendung der Begriffe *Yin* und *Yang* in der
Makrobiotik häufig im Gegensatz zu ihrem Gebrauch in der traditionellen chinesischen Medizin. Für Alex Jack, der zusammen mit
Michio Kushi die Schrift *The Cancer Prevention Diet* verfaßt hat,
gibt es eine konstruktive Beziehung zwischen dem Verständnis dieses Begriffspaares in der Makrobiotik und dem in der traditionellen
chinesischen Medizin: »Was die unterschiedliche Verwendung von
›Yin‹ und ›Yang‹ in der traditionellen chinesischen Medizin und in
der Makrobiotik anbelangt, so geht die Makrobiotik von einem dyna-

Yin- und Yang-Nahrungsmittel

Ausgesprochene Yang-Nahrungsmittel	Ausgewogene Nahrungsmittel	Ausgesprochene Yin-Nahrungsmittel
raffiniertes Salz	Vollkornprodukte	Obst aus gemäßigten Klimata
Eier	Samen	weißer Reis, weißes Mehl
Fleisch	Bohnen und Bohnenprodukte	tropische Obst- und Gemüsesorten
Käse	Nüsse	Milch, Sahne, Joghurt
Geflügel	Meeresgemüse	Öle
Fisch	Wurzeln, runde und Blattgemüse	Gewürze (Pfeffer, Curry, Muskatnuß usw.)
Meeresfrüchte	Quell- oder Brunnenwasser	aromatische und anregende Getränke (Kaffee, schwarzer Tee, Pfefferminztee usw.)
	nicht-aromatische und nicht-anregende Teearten	Honig, Zucker, synthetische Süßmittel
	natürliches Meersalz	Alkohol
		Nahrungsmittel, die chemische Stoffe, Konservierungsmittel, Farbstoffe oder Pestizide enthalten
		Rauschgifte (Marihuana, Kokain usw.)
		Medikamente (Beruhigungsmittel, Antidepressiva usw.)

mischen Verständnis der Struktur und des Energieflusses aus, der sich von der traditionellen östlichen Auffassung herleitet. Heute nimmt die chinesische Medizin gelegentlich einen statischeren Standpunkt ein. Doch die Auffassungen ergänzen sich eher, als daß sie gegensätzlich sind.«[28]

Die Debatte zeigt einen Punkt von grundsätzlicher Bedeutung: Die

Makrobiotik ist weitgehend Michio Kushis private Auslegung bestimmter Grundprinzipien der traditionellen chinesischen Medizin, gesehen durch die Brille seines persönlichen Interesses an gesundheitsfördernden Verfahren.

Medizinisches Endstadium oder makrobiotische Hoffnung

Kushis allgemeinere Empfehlungen »zur natürlichen Krebsvorbeugung« entsprechen weitgehend jenen ewigen Lehren, die allen großen medizinischen und spirituellen Traditionen zugrunde liegen. Bei ihm sind es[29]:

- Selbstbeobachtung, um eine natürlichere, harmonischere, kontemplativere, positivere und konstruktivere Lebenseinstellung zu finden.
- Achtung vor der natürlichen Umwelt, damit wir mit unserem Planeten, den wir zum Leben brauchen, nicht noch weiteren Raubbau treiben.
- Eine Ernährungsweise von natürlicher Ausgewogenheit in Einklang mit den Entwicklungsgesetzen, mit universellen Ernährungstraditionen, der ökologischen Ordnung, dem Wechsel der Jahreszeiten und individuellen Unterschieden.
- Ein aktives Leben im Alltag.

In einer Erörterung der Frage, ob sich Krebspatienten »medizinisch im Endstadium befinden oder aus makrobiotischer Sicht noch zu Hoffnung Anlaß geben«, setzt Kushi sich mit dem wahrhaft schwierigen und heiklen Problem der Beziehung zwischen makrobiotischem Programm und konventionellen Therapien auseinander:

> Möglicherweise ist die Genesung von Patienten, die einer medizinischen Behandlung unterzogen wurden, komplizierter und schwieriger, weil diese Menschen unter den Nebenwirkungen der Behandlung leiden und durch Chemotherapie, Strahlung oder andere Methoden geschwächt sind. In der Makrobiotik versuchen wir, die Beschaffenheit des Blutes und der Zellen durch eine natürliche Lebensführung zu verändern und die natürlichen Abwehrkräfte des Körpers zu stärken ...
> Ein Fall wird medizinisch dann als Endstadium eingestuft, wenn die derzeit bekannten Behandlungsmethoden keine Hoff-

nung mehr versprechen. Manchmal wird zur Probe noch eine Operation vorgenommen und dem Patienten dann mitgeteilt, daß man keine Behandlung mehr durchführen wird. Menschen in dieser Situation haben mit der Krebsvorbeugungsdiät oft bessere Genesungschancen als Patienten, denen von der modernen Medizin Heilchancen eingeräumt werden und die eine konventionelle Behandlung erhalten. [30]

Dies ist nun wieder eine sehr konkrete Äußerung, und es wäre interessant, sie wissenschaftlich zu überprüfen. Mich würde es allerdings sehr überraschen, wenn sich Kushis Behauptung als wahr erwiese.

Anschließend nennt Kushi einige Faktoren, die den Genesungsprozeß beeinträchtigen können. Dazu gehören:

• Fehlende Dankbarkeit: Der Sinn für Dankbarkeit ist unentbehrlich für den Heilprozeß. Der Mensch muß erkennen, daß seine Eß- und Lebensgewohnheiten für die Krebserkrankung verantwortlich sind und er sich glücklich schätzen muß, Gelegenheit zu haben, seine Ernährungsweise und Lebensführung zu ändern. Doch viele Krebspatienten ... beklagen sich unablässig, wenn die neue Diät eingeführt wird ... Solche Menschen denken, sie hätten zufällig Krebs bekommen und hätten nichts getan, um ihn zu verdienen ... Nicht das geringste verstehen Menschen dieser Art von sich, der Natur oder Gott, und sie sind unfähig zur Selbstanalyse ... Für diese Menschen ist die Makrobiotik nur eine weitere Pille, die man einnimmt, um sie wieder abzusetzen, wenn die Symptome verschwinden. Vielleicht überleben sie eine Zeitlang, aber sie werden sich nie wirklich heilen oder glücklich werden. Auf dem Totenschein wird Krebs, Herzinfarkt oder Grippe stehen, doch die wirkliche Ursache wird Hochmut sein.

• Nachlässige Diätbefolgung ... Falsch ist es auch, die Makrobiotik mit anderen Diäten oder Ernährungsprogrammen zu verwechseln und sie alle miteinander zu kombinieren, »um auf Nummer Sicher zu gehen«.

• Fehlender Wille: In einigen Fällen wird Menschen, die gar nicht mehr leben wollen, meist von einem wohlmeinenden Angehörigen oder Freund die Krebsvorbeugungsdiät angetragen. Bei solchen Menschen, die häufig auch nicht auf Ratschläge hören, sind die Heilchancen sehr gering. Wir können sie in unsere Liebe, unser Mitgefühl und unsere Gebete einschließen. Doch

letztlich müssen wir, wenn ein Mensch denn wirklich sterben
will, seine Entscheidung respektieren.

- Fehlende Familienunterstützung: Unter den vielen Patienten,
  die ich beraten habe, waren zahlreiche Männer mittleren Alters,
  die, obwohl verheiratet, allein kamen. Als ich sie fragte, warum
  ihre Frauen nicht mitgekommen seien, hörte ich oft, daß ihre
  Frauen mit ihrer, der Männer, Entscheidung für die Makrobiotik nicht einverstanden seien . . . Ich habe auch Frauen erlebt, die
  keine Unterstützung bei ihren Männern fanden, oder Kinder,
  deren Eltern Verständnislosigkeit zeigten. Mit diesen Menschen habe ich großes Mitgefühl, weil sie in einem ganz konkreten Sinne allein sind. Ihren Angehörigen fehlt es an Verständnis, Liebe und Fürsorge – wesentlichen Voraussetzungen ihrer
  Genesung . . . Trotz ihres Mutes sind ihre Erfolgsaussichten gering. Von allen Krebspatienten, die ich kennengelernt habe, waren diejenigen, die genasen, entweder alleinstehend und koch-
  ten selbst für sich oder hatten die rückhaltlose Unterstützung
  ihrer Angehörigen, manchmal in solchem Maße, daß diese
  ebenfalls mit der Diät begannen und lernten, makrobiotisch zu
  kochen. Deshalb sollte ein Krebspatient in diesem Falle prüfen,
  ob er die Möglichkeit hat, seine Lebenssituation so zu verändern, daß sich die Voraussetzungen verbessern.[31]

Nach Kushi sind spirituelles Bewußtsein, die Erfahrung tiefen Leidens, das den Wunsch weckt, dem makrobiotischen Programm zu
folgen, Wille und Entschlossenheit sowie die Liebe und Fürsorge von
Angehörigen und Freunden wichtige Begleitumstände der Genesung.[31]

In seinem Katalog von Faktoren, die der Heilung abträglich sind,
zeigt sich sehr deutlich jene Mischung aus ewiger Weisheit und umstrittener Anwendung bestimmter Maßnahmen, die für große Teile
der makrobiotischen Philosophie höchst charakteristisch ist. Wenn
Kushi nachdrücklich betont, der Patient müsse einsehen, daß seine
Lebensführung den Krebs verursacht habe, und wenn er diejenigen
Patienten unnachsichtig verurteilt, die sich über die Diät beklagen
oder nicht dankbar sind, weil die Krebserkrankung ihnen die Möglichkeit gibt, ihre Ernährungsweise und Lebensführung zu verändern, so ist diese Ansicht höchst umstritten bei vielen fortschritt-
lichen Psychotherapeuten, die für eine positivere Haltung in der
alimentären und psychospirituellen Krebstherapie eintreten.

Im übrigen wird Kushis rigorose Haltung auch nicht von allen Makrobiotiklehrern geteilt. Vor allem hält man für unverantwortlich, daß er behauptet, der Patient habe seine Krebserkrankung selbst »verursacht«, und daß er Menschen einen Vorwurf daraus macht, wenn sie die makrobiotische Diät ablehnen oder nicht »dankbar« für die Chancen sind, die der Krebs ihnen seiner Meinung nach eröffnet. Das seien erschreckende Beispiele für jene »Schuldkultur« – die Züchtung von Schuldgefühlen auf seiten des Patienten –, die für eine Reihe von Krebstheorien der New-Age-Bewegung kennzeichnend sei. Dazu heißt es in der Verteidigung eines anonymen Kushi-Anhängers:

> Mit dieser Auffassung soll dem Patienten das Gefühl vermittelt werden: »Wenn ich die Krankheit verursacht habe, dann kann ich mich auch wieder von ihr befreien.« So ... gelangt der Patient möglicherweise zu der Einsicht, daß es an ihm liegt und er die Voraussetzungen besitzt, seine Behandlung/Genesung selbst in die Hand zu nehmen. Diese Auffassung kann also einen Erkenntnisprozeß auslösen, der dem Patienten seine Einflußmöglichkeiten klarmacht ...
>
> Ferner möchte ich darauf hinweisen, daß die Vorstellung, man verursache die Krebserkrankung selbst, auch unmittelbare Bestätigung findet: Viele Anhaltspunkte sprechen dafür, daß die Lebensführung (Ernährung, Rauchen, körperliche Betätigung und so fort) das Krankheitsrisiko erheblich beeinflußt.

Auch mit der Auffassung, die makrobiotische Diät dürfe nicht verändert werden, fände Kushi keine Zustimmung bei vielen Klinikern, die mit einem abgeänderten makrobiotischen Programm arbeiten. Hingegen dürfte er mit seiner Überzeugung von der Bedeutung des »Lebenswillens« und der »Familienunterstützung« kaum auf Widerspruch stoßen.

Kushis Strategie

Strategisch hat Kushi einige geschickte Entscheidungen getroffen, als er sich entschloß, die Makrobiotik als »vernünftige Lebensführung« und als Erziehungsprogramm anzubieten. Im Gegensatz zu den Vertretern vieler alternativer Ernährungsverfahren bezeichnet er seine Methode nicht als *Krebstherapie*. Zwar berichtet er von Beispielen, in denen Patienten angeblich von metastatischen oder anderen lebensbedrohenden Krebserkrankungen genasen, während sie einem makrobiotischen Programm folgten, aber die Fälle enthalten häufig deutliche Hinweise darauf, daß es sich möglicherweise um Fehldiagnosen gehandelt hat oder die Krankheitssituation auch aus schulmedizinischer Sicht nicht völlig hoffnungslos war.

Ferner hat er ein Erziehungsmodell zur Vermittlung des Programms entwickelt und einen systematischen Ausbildungsgang für Makrobiotikberater und -lehrer entworfen. Er selbst hat zehn Bücher geschrieben und anderen geholfen, Bücher und Artikel über die Verwendung der makrobiotischen Diät zu veröffentlichen. Aus all diesen Gründen befand sich die Makrobiotik in einem strategischen Wettbewerbsvorteil gegenüber all jenen alternativen medizinischen Ernährungsprogrammen, die als *Heilverfahren* gegen Krebs ausgegeben werden. In solchen Fällen ist natürlich mit einem weit heftigeren Widerstand aus dem schulmedizinischen Lager zu rechnen.

Eine der wenigen anderen Gruppen von Heilpraktikern, die es ähnlich geschickt verstanden hat, ernsthafte Konflikte mit der Schulmedizin zu vermeiden, ist nicht zufällig die Gruppe, die sich der traditionellen chinesischen Medizin verschrieben hat. Oft (nicht immer) haben die Vertreter dieser Richtung noch vorsichtiger agiert als Kushi. Zum Thema Krebs geben sie überhaupt keine klaren Aussagen ab, und diejenigen, die ihn behandeln, betonen die rein unterstützende Funktion ihrer Maßnahmen. Dank dieser behutsamen Strategie können Zehntausende von amerikanischen Krebspatienten in den Genuß der traditionellen chinesischen Medizin kommen. Das Geschick, für unkonventionelle Behandlungsmethoden solche Nischen außerhalb der Schulmedizin zu entdecken, findet man sehr häufig bei Menschen aus östlichen Kulturen, denn sie sind daran gewöhnt, Geduld zu beweisen und ihre Ziele auf indirektem Wege zu errreichen, wenn der direkte Widerstand gegen die Staatsmacht kontraproduktiv oder gefährlich wäre.

Die Beweislage

Fallgeschichten, von denen Ärzte berichten, und wissenschaftliche Untersuchungen, die sich mit der Wirkung der Makrobiotik auf Krebserkrankungen befassen, gibt es nur in sehr unzulänglicher Form. Dennoch lassen sie darauf schließen, daß sich die Makrobiotik zumindest bei einigen Krebspatienten positiv auswirken könnte.

Eines der glaubhaftesten unabhängigen Zeugnisse für die Wirkung des makrobiotischen Verfahrens bei Krebs stammt von dem Arzt Anthony Sattilaro. 1982 hat er in seinem Buch *Recalled by Life*[32] berichtet, wie er von einem Prostatakrebs genesen ist, der schon Metastasen in Schädel, Schulter, Brustbein und Rippen gebildet hatte. Er unterzog sich einer konventionellen Therapie, aber sein Arzt teilte ihm mit, er habe bestenfalls noch wenige Jahre zu leben. Daraufhin wandte er sich der Makrobiotik zu, erlebte eine spirituelle Erweckung und genas anschließend. Die Geschichte seiner Gesundung bewirkte für die Makrobiotik das, was die Akupunkturerlebnisse von James Reston, einem Kolumnisten der *New York Times*, für dieses Verfahren bedeuteten: Der Bericht eines einzigen Menschen lenkte die öffentliche Aufmerksamkeit auf eine bis dahin eher fremd anmutende Therapie. Entscheidend war, daß beide Autoren glaubwürdig waren. Reston war ein angesehener Journalist und Kolumnist, Sattilaro Direktor des Methodist Hospital in Philadelphia, nachdem er vorher Leiter der Anästhesieabteilung gewesen war. Allerdings bezweifelten einige Schulmediziner, ob Sattilaros Krebs *wirklich* so lebensbedrohend war, wie er ihn dargestellt hat. (Diese Debatte entschied Sattilaro schließlich, indem er 1989 an einem Rückfall seines Krebsleidens starb.)

Nachdem Sattilaro seine Genesung zunächst mit Hilfe der Makrobiotik erreicht hatte, distanzierte er sich später von der makrobiotischen Bewegung, vor allem von ihren sektiererischen Tendenzen und ihrem Dogma. Doch sein Glaube an die Bedeutung seiner eigenen spirituellen Erweckung und der vegetarischen Vollwertkost blieb ungebrochen.

Ein zweiter wichtiger und unabhängiger Zeuge für den Nutzen einiger der im makrobiotischen Programm verwendeten Nahrungsbausteine ist der Arzt Keith Block, dessen Behandlungsprogramm ich in Kapitel 17 schildern werde. Block ist ein besonders glaubwürdiger Beobachter, weil er deutlich zwischen den sektiererischen und ideologischen Zügen der Makrobiotik auf der einen Seite und ihren Grundelementen auf der anderen Seite unterscheidet. Nachdem er eine Zeitlang fest an die makrobiotische Ernährungslehre geglaubt hatte, löste sich Block allmählich von ihr und entwickelte sein eigenes System:

> Ich hatte Probleme mit dem makrobiotischen System, hielt aber vieles für wichtig und nützlich, was sich auch mit anderen Diäten deckte: vor allem die Bedeutung von komplexen Kohlenhydraten, Ballaststoffen, fettarmen Nahrungsmitteln und sparsamem Eiweißverzehr.
>
> Glaube ich, daß Nahrung Krebs heilt? Gewiß nicht allein und

an sich. Glaube ich, daß Nahrung Krebs verursachen oder seiner Therapie entgegenwirken kann? Ganz gewiß. Glaube ich, daß angemessene Nahrung eine Reihe unbekannter und komplexer Folgen hat, die im Bestreben, das Tumorwachstum einzuschränken, auf andere biochemische Systeme einwirken? Sicherlich glaube ich das.[33]

Block hat zahlreiche eingehend dokumentierte Fälle zusammengestellt, in denen sein individuelles, modifiziertes, aber immer noch an der Makrobiotik ausgerichtetes Ernährungssystem, wie er glaubt, eine wichtige Rolle bei der Einschränkung oder Rückbildung der Krebserkrankung gespielt hat. Diese Fälle hat er Experten vorgetragen und begrüßt jede offene Überprüfung seiner Ergebnisse.[33]

Zwar finden wir in der wissenschaftlichen Literatur keine veröffentlichten Untersuchungen über Makrobiotik und Krebsbehandlung, dafür es gibt drei unveröffentlichte Studien, alle mit methodischen Mängeln behaftet, aber dennoch äußerst interessant im Hinblick auf das, was sie zeigen und was sie nicht zeigen. Die folgende Geschichte verdanke ich Vivien Newbold, einer jungen Notfallärztin von großer Überzeugungskraft:

> Im Dezember 1983 stellte man bei einem guten Freund inoperablen Dickdarmkrebs fest, der schon die Leber in Mitleidenschaft gezogen hatte. Man gab ihm nur noch vier bis sechs Monate. Da es für diese Krankheit, sobald sie sich über den Darm hinaus ausgebreitet hat, noch keine Behandlung gab und gibt und da die Chemotherapie bestenfalls die Möglichkeit einer kurzfristigen Lebensverlängerung bot, beschloß er, auf jede medizinische Behandlung zu verzichten und sich statt dessen der Makrobiotik zuzuwenden. Hundertprozentig, das heißt, ohne die geringsten Abweichungen, hielten sich seine Familie und er an die makrobiotische Diät und verschrieben sich auch ganz der makrobiotischen Lebensweise. Fast jeden Abend verabreichten ihm Frau und Sohn *Shiatsu*-Massagen. Nach drei Monaten makrobiotischer Diät begann er mit dem Lauftraining, und im September 1984 lief er einen halben Marathon. Im November 1985 zeigte sich bei einer CT-Untersuchung kein Anzeichen von Krebs mehr, und auch heute erfreut er sich ausgezeichneter Gesundheit. Wirklich erstaunlich ist das angesichts des Umstandes, daß nur ein einziger Fall einer Spontanremission bei metastatischem Dickdarmkrebs dokumentiert ist.[34]

Nach diesem Erlebnis schickte Newbold sich an, die Krankengeschichte von Krebspatienten zu dokumentieren, die (1) Makrobiotik
mit und ohne Chemotherapie verwendeten, (2) Makrobiotik speziell
bei Bauchspeicheldrüsen- und Hirntumoren verwendeten, (3) Makrobiotik bei anderen schweren Erkrankungen anwendeten und bei
denen (4) sich ein fortgeschrittener, unheilbarer, durch Biopsie belegter Krebs im Zuge einer makrobiotischen Ernährung und Lebensführung vollständig zurückgebildet hatte.[35] Wie Gar Hildenbrand bei
seiner Best-Case-Analyse der Gerson-Therapie entdeckte, daß
»reine« Gerson-Gesundungen nur schwer zu ermitteln waren,
mußte auch Newbold feststellen, daß die Aufgabe, die sie sich gestellt
hatte, äußerst schwierig war. Nach sehr umfangreichen Recherchen
fand sie schließlich sechs Fälle, bei denen eine vollständige Remission
von fortgeschrittenen malignen Erkrankungen bei gleichzeitiger Anwendung konventioneller Therapien und makrobiotischer Diät vorlag. Newbold ließ die Fälle von Pathologen und Radiologen unabhängig überprüfen und bestätigen. Kopien der Krankenberichte können
andere Forscher bei ihr beziehen.

Bei drei angesehenen medizinischen Zeitschriften – *New England
Journal of Medicine*, *Lancet* und *Journal of the American Medical
Association* – hat sie ihren Bericht eingereicht. Newbold: »In allen
Fällen wurde der Bericht wegen zu geringen Leserinteresses oder aus
ähnlichen Gründen abgelehnt. In keinem Falle wurde der Versuch
gemacht, die dem Artikel zugrundeliegenden Daten eingehend zu
prüfen.«[36]

Bei der Zusammenfassung ihrer Studie in einer anderen Veröffentlichung schrieb Newbold: »Die Zahl der Patienten in dieser ...
Gruppe ist klein, und obwohl sie nicht beweist, daß die Makrobiotik
die Genesung von Krebs bewirken kann, läßt sie doch darauf schließen, daß sie für Patienten, denen die Schulmedizin keine Hoffnung
mehr bietet, allemal einen Versuch wert ist.«[37]

Versuche, Makrobiotik und Krebs wissenschaftlich zu untersuchen

James Carter, Leiter des Fachbereichs Ernährungswissenschaft an der
Tulane School of Public Health, und Gordon Saxe, Doktorand in Epidemiologie an der University of Michigan, haben mit Kollegen zwei
retrospektive Untersuchungen über die Auswirkung der makrobiotischen Diät durchgeführt. In der ersten Untersuchung erfaßten sie

Primärtumoren der Bauchspeicheldrüse, um festzustellen, ob Patienten, die einer makrobiotischen Diät folgten, eine längere Überlebensdauer aufwiesen als Patienten mit Bauchspeicheldrüsenkrebs, die im gleichen Zeitraum vom SEER (»Surveillance Epidemiology and End Results« – einem landesweiten Krebsregister) erfaßt wurden. Für Pankreaskrebs hatte man sich entschieden, weil die Prognose sehr schlecht ist, er rasch zum Tode führt (und deshalb nur eine kurze Phase von Nachuntersuchungen erforderlich ist, um Daten über die Lebensverlängerung erheben zu können) und es sich um eine Krebserkrankung handelt, bei der die Makrobiotik positive Ergebnisse für sich in Anspruch nimmt.

Carter und Saxe haben Patienten mit Pankreaskrebs erfaßt, die von 1980 bis Mitte 1984 von Makrobiotikberatern behandelt wurden und die makrobiotischen Diäten nach eigenem Bekunden mindestens drei Monate lang befolgten. (Von 109 Patienten, die sich hatten beraten lassen, wurden 36 angetroffen, und 23 erfüllten die Voraussetzungen der Untersuchung.) Bei diesen 23 Patienten und bei allen SEER-Patienten, bei denen im gleichen Zeitraum Pankreaskrebs festgestellt worden war, verglichen Carter und Saxe die durchschnittliche und mittlere Überlebensdauer sowie das Verhältnis von Patienten, die bis zu bestimmten Zeitpunkten (zum Beispiel ein Jahr nach der Diagnose) noch lebten. Die durchschnittliche und die mittlere Überlebensdauer der Makrobiotikpatienten betrugen 17,3 beziehungsweise 13,3 Monate, die Werte der SEER-Gruppe dagegen 6,0 beziehungsweise 3,4 Monate. In der makrobiotischen Gruppe überlebten 52,2 Prozent der Patienten ein Jahr, bei den SEER-Patienten 9,7 Prozent. Carter und Saxe stellten fest, daß die makrobiotischen Patienten deutlich länger als die nicht-makrobiotische Population überlebten, daß aber dieser Unterschied auch auf die Auswahlkriterien oder andere methodische Verzerrungen zurückzuführen sein könnte. So gelangten sie zu dem Schluß, ihre Ergebnisse brächten keinen Beweis dafür, daß die Veränderung der Ernährungsweise der Grund für die längere Überlebensdauer sei. Allerdings meinten sie, diese Ergebnisse ließen zusammen mit etlichen medizinisch dokumentierten Berichten über Remissionen bei makrobiotischen Pankreaskrebspatienten auf eine mögliche Wirkung dieser Diät schließen.

Die entscheidende Frage lautet, ob es wirklich das makrobiotische Programm war oder eine verzerrte Auswahl beziehungsweise andere Mängel, die für den krassen Unterschied zwischen der Überlebensdauer der Makrobiotikpatienten und der der SEER-Stichprobe verantwortlich waren. Die Antwort ist nicht eindeutig. Damit hängt auch die Frage zusammen, was mit den 67 Prozent der Makrobiotik-patienten geschehen war, die Carter und Saxe nicht erreicht hatten. Als Carter und Saxe von der Hypothese ausgingen, daß zu ihren 23 Teilnehmern einige der Patienten mit den längsten Überlebenszeiten aller ursprünglich ermittelten Makrobiotikpatienten gehörten und die anderen – nicht erreichten – Makrobiotikpatienten sich zwar den gleichen einschneidenden Veränderungen ihrer Ernährungsweise unterzogen, aber nur die gleiche Überlebenskurve erreichten wie die SEER-Patienten (eine sehr vorsichtige Annahme), errechneten die beiden Forscher für die Makrobiotik-Patienten eine Ein-Jahres-Überlebensrate von 20 Prozent gegenüber 9,7 Prozent in der SEER-Guppe. Bei der Annahme, die von Carter und Saxe erreichten Patienten hätten die längsten Überlebenszeiten aller Makrobiotikpatienten gehabt, betrug die einjährige Überlebensrate der Makrobiotikpatienten nur noch ungefähr 12 Prozent, die der SEER-Gruppe, wie gesagt, 9,7 Prozent – was bei einer Stichprobe dieser Größe praktisch keinen Unterschied bedeutet.[39]

In einer anschließend vorgenommenen Analyse fand Saxe heraus, daß bei einer Beschränkung des Überlebensvergleichs auf die SEER-Patienten, die noch mindestens vier Monate nach der Diagnose lebten, der Unterschied zusammenschmolz, aber immer noch statistisch signifikant war (was natürlich immer noch durch Verzerrungen anderer Art zu erklären ist). So verringerte sich beispielsweise der Unterschied für den Zeitpunkt ein Jahr nach der Diagnose von 52,2 Prozent gegenüber 9,7 Prozent auf 52,2 Prozent gegenüber 37,7 Prozent. Andererseits stellte er fest, daß nur wenige der Makrobiotikpatienten auch weiterhin ausreichende Beratung, Kochanweisungen, Diätinformationen oder soziale Unterstützung erhalten hatten. Infolgedessen könnte die Diätbefolgung überschätzt und das therapeutische Potential einer veränderten Ernährungsweise unterschätzt worden sein.[40]

Nach meiner Auffassung lassen diese Studien auf die Möglichkeit schließen, daß die Patienten, die sich der makrobiotischen Diät unterzogen, erhebliche Überlebensvorteile hatten. Übrigens entspricht die berichtete Größenordnung dieser Verbesserungen in etwa der Verdoppelung der Überlebensdauer, von der David Spiegel in seinen psychologischen Gruppen von Frauen mit metastatischem Brustkrebs berichtete, und ähnlichen Daten aus etlichen Studien zu psychologischen Interventionen, in denen die Teilnehmer mit historischen und anderen Kontrollpersonen verglichen wurden (vgl. Kapitel 10). Offenbar bewegen sich auch die Ergebnisse, die Lechners österreichische Forschungsgruppe in ihrer unzulänglich kontrollierten Untersuchung an Teilnehmern der Gerson-Diät ermittelte, in ähnlichen Größenbereichen (vgl. Kapitel 14).

In einer zweiten Studie untersuchten Carter und Mitarbeiter elf Fälle von Prostatakrebs. Die elf Männer, die alle eine konventionelle Behandlung erhielten und einer makrobiotischen Diät folgten, wurden mit Kontrollpersonen verglichen, die sich nur einer konventionellen Behandlung unterzogen. Außerdem wurden Krebspatienten eines entsprechenden Stadiums aus der Literatur zum Vergleich herangezogen. Die mittlere Überlebenszeit der makrobiotischen Gruppe betrug 81 Monate, die der nicht-makrobiotischen Population 45 Monate. Bei der Beschreibung dieser Untersuchung gelangt der Bericht *Unconventional Cancer Treatments* des Office of Technology zu dem Schluß, daß die gleichen methodologischen Schwierigkeiten, die bereits in der ersten Studie vorgelegen hätten, auch eine Bewertung der zweiten unmöglich machten.[41]

Am New England Medical Center Hospital in Boston verglichen Barry R. Goldin und Kollegen die Östrogenausscheidung von gesunden Frauen in der Prä- und Postmenopause, die sich makrobiotisch und normal ernährten. Wie sie feststellten, scheiden »vegetarische« (makrobiotische) Frauen zwei- bis dreimal mehr Östrogen im Stuhl aus als Frauen mit Normalernährung. Bei letzteren liegt der Blutspiegel der Östrogenprodukte um etwa 50 Prozent höher als bei den Vegetarierinnen. »[Die] Daten lassen darauf schließen, daß bei Vegetarierinnen größere Mengen der biliären Östrogene einer erneuten Absorption [im Darm] entgehen und mit dem Stuhl ausgeschieden werden. *Die Unterschiede des Östrogenhaushalts könnten die geringere Brustkrebshäufigkeit bei vegetarischen Frauen erklären*« [Hervorhebung von M. L.].[42]

Wissenschaftliche Untersuchungen, die für einzelne Elemente der makrobiotischen Diät sprechen

Es gibt auch Anhaltspunkte dafür, daß eine makrobiotische Diät die Prognose bei Brustkrebs erheblich beeinflussen könnte. L. E. Holm und seine Kollegen am Karolinska-Krankenhaus in Stockholm führten eine Studie an Frauen durch, die sich einer Brustkrebsoperation unterziehen mußten. Dabei stellten sie fest, daß sich die Tumorgröße zum Zeitpunkt der Operation im umgekehrten Verhältnis zur Ballaststoffaufnahme befand und Patientinnen mit Tumoren, die reich an Östrogenrezeptoren waren, proportional mehr Kalorien aus Kohlenhydraten und retinolhaltigen Nahrungsmitteln aufnahmen. Nach Meinung der Forscher geht aus diesen Daten hervor, »daß die Ernährungsgewohnheiten der westlichen Welt (etwa hohe Fettaufnahme sowie geringer Verzehr von Kohlenhydraten und Ballaststoffen) bestimmte Prognosefaktoren bei Brustkrebs beeinflussen – zum Beispiel die Tumorgröße und die ÖR[Östrogenrezeptor]-Konzentration des Tumors«.[43] Entsprechend hat Saxe vor kurzem in der vorläufigen Auswertung einer Studie an 225 Brustkrebspatientinnen im Krankenhaus der University of Michigan festgestellt, daß bei übergewichtigen Patientinnen dreimal so häufig wie bei schlanken Frauen eine bösartige Erkrankung in fortgeschrittenem Stadium diagnostiziert wird.[44]

Wie Takeshi Hirayama vom Nationalen Institut für Krebsforschung in Japan 1981 berichtet hat, korrelierte in einer großangelegten prospektiven Untersuchung an 260 000 japanischen Männern und Frauen der tägliche Verzehr einer Suppe aus Soyabohnenpaste (Miso) mit einer erheblich verringerten Magenkrebsrate. Die standardisierte Sterberate bei Männern, die täglich Misosuppe zu sich nahmen, betrug 171,9 pro 100 000 gegenüber einer Rate von 255,9 bei Männern, die nie Misosuppe zu sich nahmen. Dazwischen lagen die Werte für Männer, welche die Suppe gelegentlich oder selten zu sich nahmen. Bei Frauen betrugen die Raten 77,8 bei täglichem Misosuppenkonsum und 113,6 bei Frauen, welche die Suppe niemals zu sich nahmen. Wie Hirayama anmerkt, könnten die Ergebnisse bestimmten Verbindungen wie zum Beispiel Proteasehemmern oder anderen zuträglichen Faktoren in der Soyabohnenpaste zu verdanken sein. Sie könnten aber auch auf andere bekömmliche Nahrungsmittel zurückzuführen sein, die häufig zusammen mit Soyabohnensuppe verzehrt werden, zum Beispiel grünes und gelbes Gemüse.[45]

In einer anderen Studie stellten Goro Chihara und seine Mitarbeiter vom gleichen Institut in Japan fest, daß ein Polysaccharidpräparat aus *Lentinus edodes*, einem in der makrobiotischen Diät häufig verwendeten Pilz, stark wachstumshemmend auf das in Mäusen implantierte Sarkom 180 wirkte.[46]

Interessant sind auch zwei Untersuchungen über Seetangarten, die in der Makrobiotik verwendet werden. Jane Teas von der Harvard School of Public Health und ihre Kollegen stellten fest, daß Brustkrebs bei japanischen Frauen in der Prämenopause dreimal seltener ist als bei vergleichbaren amerikanischen Frauen, und beschlossen deshalb zu prüfen, ob brauner Seetang (Kelp), ein häufiges Nahrungsmittel in Japan, dafür mitverantwortlich ist. »Einige Untersuchungen haben gezeigt, daß Seetangextrakte das Wachstum von Tumoren hemmen können, die man Labortieren implantiert. Wir wollten sehen, ob der regelmäßige Verzehr von Seetang bei karzinogen induzierten Brusttumoren von Ratten prophylaktisch wirkt.«[47]

Die mit dem Karzinogen DMBA (7,12-Dimethylbenzanthracen) behandelten Sprague-Dawley-Ratten wurden als gutes Modell angesehen, weil der Brustkrebs bei Ratten, wie beim Menschen, im Gangsystem der Brustdrüse entsteht. Die Tumoren sind hormonabhängig und entsprechen deshalb dem Östrogenrezeptor-positiven Brustkrebs bei Frauen. Bei den Versuchsratten, die in ihrem Futter Kelp erhielten, dauerte die Tumorbildung fast doppelt so lange wie bei den Kontrolltieren, und bereits entwickelte Adenokarzinome wiesen eine Rückbildungsquote von 13 Prozent auf.[47]

In einer zweiten Seetangstudie beschäftigten sich Y. Tanaka und seine Kollegen von der McGill University in Montreal mit der Frage, ob Polysaccharide aus braunem Seetang (Kelp) die Absorption von radioaktivem Strontium im Darm verhindern:

> Polysaccharide aus braunem Seetang sind aus praktischer wie theoretischer Sicht einzigartige Wirkstoffe, weil sie Strontium selektiv binden ... Unser Interesse [an ihnen] wurde geweckt, weil sich aus ihnen Stoffe gewinnen lassen, welche die Absorption radioaktiver Produkte der Kernspaltung im Darm verhindern können, und weil sie sich aufgrund ihrer Fähigkeit, Metallionen aus dem Meerwasser zu konzentrieren, möglicherweise zur natürlichen Dekontamination verwenden lassen.[48]

Für Patienten, die sich einer Strahlentherapie unterziehen, ist die Fähigkeit von Kelp, die Absorption radioaktiver Produkte möglicherweise zu verhindern, von einigem Interesse.

Auch eine kleine Gruppe von epidemiologischen Studien unterstreicht, daß es durchaus sinnvoll wäre, die Rolle der makrobiotischen Diät für die Prophylaxe des Brustkrebses genauer zu untersuchen. Ernst Wynder von der American Health Foundation in New York und seine Mitarbeiter beschreiben Forschungsarbeiten, die zeigen, daß bei japanischen Einwanderern auf Hawaii eine deutliche Zunahme des Brust- und Prostatakrebses zu verzeichnen ist.[49] Dieser Anstieg läßt sich am besten mit der Übernahme der amerikanischen Ernährungsweise durch die Einwanderer und ihre Nachkommen erklären, deren Krebsrate sich daraufhin der der Weißen auf Hawaii annähert. Entsprechend hat man die allmähliche Zunahme von Brust- und Prostatakrebs in Japan seit den fünfziger Jahren mit einem vermehrten Fettverzehr in Verbindung gebracht. Nach Wynder u. a. liegt zwischen 20 und 30 Prozent Fettanteilen an der Gesamtkalorienaufnahme eine Schwelle, bei der sich die stimulierende Wirkung des Fetts auf die Brustkrebsbildung bemerkbar zu machen beginnt. Deshalb empfehlen die Forscher der Bevölkerung im allgemeinen und Frauen in Risikogruppen im besonderen, den Fettanteil in ihrer Nahrung auf 25 Prozent der Gesamtkalorienmenge zu beschränken.

In ihrer Analyse der Überlebensraten von Brustkrebspatientinnen zitieren Wynder u. a. Untersuchungen, die darauf schließen lassen, daß sich die deutlichsten Unterschiede bei Frauen in der Postmenopause zeigen. Diese Ergebnisse vertragen sich mit den Resultaten von Fall-Kontroll-Studien, nach denen Brustkrebspatientinnen mit fettreicher Ernährung kürzere Überlebenszeiten hatten als Patientinnen, die sich fettarm ernährten. Daraus schlossen Wynder u. a.: »Zu unserer Überraschung nehmen die meisten Ärzte die Möglichkeit kaum zur Kenntnis, daß Stoffwechselüberlastungen durch entsprechende Nahrungsaufnahme neben der offenkundigen Übergewichtigkeit auch Störungen vieler Körperfunktionen hervorrufen können. Deshalb dürften geeignete Ernährungsmaßnahmen sehr wahrscheinlich wirksame pharmakologische Interventionen darstellen, vor allem wenn sie zu einem frühen Zeitpunkt des Krankheitsprozesses eingesetzt werden; kein Zweifel: ›Wir sind, was wir essen.‹«[49]

So gesehen könnte die makrobiotische Diät ein guter Orientierungsrahmen für Menschen sein, die sich in ihrer Ernährung nach den obigen Empfehlungen richten möchten, denn die Makrobiotik ist großenteils aus der traditionellen japanischen Ernährung entwickelt worden. Allerdings lassen sich die von Wynder u. a. angeführten Brustkrebsdaten unterschiedlich auslegen. Man könnte sie so verstehen, daß eine japanische Ernährungsweise von größerer Wirkung bei älteren Amerikanerinnen wäre, die allerdings nur schwer zu der Diät zu überreden wären, während sie jüngeren Amerikanerinnen weniger helfen würde, obwohl diese eher zu jenen Subkulturen gehören dürften, in denen man solche Diäten bereitwilliger akzeptiert. Nach dieser Interpretation wäre ein entscheidender Aspekt das Maß an kulturellem Streß, dem ältere Frauen ausgesetzt wären, wenn sie sich zu einer solchen Diät entschlössen. Nun fördert aber akuter Streß, wie ich in Kapitel 10 gezeigt habe, die Tumorentwicklung in Tierstudien und gilt auch beim Menschen als Tumorpromoter. Wenn die

radikale Veränderung der Ernährungsweise von einigen älteren
Frauen als größerer Lebensstreß empfunden wird, könnte dieser Umstand alle potentiellen Vorteile der fettarmen Kost aufheben.

Noch eine zweite Interpretation der Daten von Wynder u. a. wäre
möglich: Zu dem Zeitpunkt, als die Untersuchung durchgeführt
wurde, hielten sich eher die älteren japanischen Frauen an die traditionelle, fettarme Kost, während die jüngeren Frauen ihre Ernährungsweise schon den westlichen Gewohnheiten angepaßt hatten. So
könnte dieser Umstand – und nicht biologische oder hormonelle Faktoren – erklären, warum jüngere japanische Frauen fast die gleichen
Überlebenszeiten aufwiesen wie jüngere amerikanische Frauen.
Wenn diese Deutung richtig wäre, könnte eine japanische oder makrobiotische Kost für prämenopausale Frauen mit Brustkrebs genauso hilfreich sein wie für ältere Frauen.

Zusammenfassung

Alles in allem führen uns die wissenschaftlichen Daten, die Fallberichte und klinischen Versuche zu ganz ähnlichen Schlußfolgerungen bezüglich der makrobiotischen Diät, wie wir sie schon anläßlich
der Gerson-Diät gezogen haben. Ganz sicher ist das makrobiotische
Programm keine zuverlässige »Heilmethode« gegen irgendeine
Krebsart. Wäre sie es, hätten die Forscher, die sich sehr bemüht haben, besonders positiv verlaufene Fälle (»best cases«) für ihre Analyse zu entdecken, bestimmt sehr viel mehr Berichte über verblüffende Genesungen gefunden.

Andererseits gibt es eine beträchtliche Zahl überzeugend doku-
mentierter, unerwarteter Genesungen – auch von metastatischen
Krebserkrankungen. Die vorliegenden Daten lassen, wie im Falle der
Gerson-Diät, darauf schließen, daß jemand, der sich dazu entschließt, einer so strengen Diät wie der Makrobiotik zu folgen, aus
psychologischen Gründen eher eine positive Einstellung zur Frage
der Lebensqualität und Überlebensdauer hat – Faktoren, die zu den
möglichen positiven Effekten der Diät noch hinzukommen. Sehr
grob geschätzt, dürfte die Wirkung der makrobiotischen Diät in den
Fällen, in denen sie offenbar anschlägt, die Überlebensdauer etwa
verdoppeln, was der Größenordnung entspricht, die von einer Anzahl psychologischer Interventionen und, im Zusammenhang mit
einigen Krebsarten, von der Gerson-Diät berichtet wird.

Aber ist diese hypothetische Verlängerung der Lebensdauer tatsächlich der Diät zuzuschreiben? Michio Kushis Sohn Lawrence meint, wahrscheinlich wirke nicht die makrobiotische Diät an sich gegen Krebs, sondern jede gesunde vegetarische Diät (die keine übermäßigen Mengen an Milchprodukten enthalte), und dennoch liefere die makrobiotische *Philosophie* »einen Orientierungsrahmen zur Beurteilung von alimentären Ansätzen der Krebstherapie ... Offenbar sind bestimmte Anwendungsprinzipien von Nutzen; dabei wird diese Anwendung jedoch (zumindest oberflächlich betrachtet) nicht unbedingt der ›makrobiotischen‹ Diät ähneln, wie sie sich die meisten Menschen vorstellen.«[50] Das ist sicherlich richtig: Wenn sich bei einigen Patienten, die so verschiedenen vegetarischen Diäten wie dem Gerson-Programm und der Makrobiotik folgen, gleiche Wirkungen zeigen, so können diese Effekte nicht auf eine *einzige* Diät zurückzuführen sein.

Meiner Meinung nach ist Michio Kushi der festen Überzeugung, daß der Lebenswille, eine gesunde Einstellung zum Leben und die makrobiotische Diät in ihrem Zusammenwirken die günstigsten Ergebnisse erzielen. Aus meiner zehnjährigen Erfahrung als Vegetarier kann ich außerdem feststellen, daß ich mich mit einer breiten und etwas aufgelockerten makrobiotischen Diät im allgemeinen wohler fühle als mit irgendeiner anderen vegetarischen Diät. Ich fühle mich zufriedener, kräftiger und verspüre weniger Heißhungeranfälle als bei einer völlig flexiblen vegetarischen Diät. Sobald das Verlangen nach Elementen einer früheren Ernährungsweise überwunden ist, sollte man sich danach richten, wie man sich bei der Diät fühlt. Ich glaube, dieses Empfinden sagt einem genau, was für einen gut ist und was nicht. Deshalb nehme ich an, daß eine makrobiotisch ausgerichtete Ernährung *für mich* mehr ist als nur eine gesunde vegetarische Kost, die etwas merkwürdig und eingeschränkt ist. In ihr verkörpert sich wirkliches Wissen. Vermutlich resultiert ein Großteil meines Wohlgefühls aus dem Verhältnis der verschiedenen empfohlenen Nahrungsmittel, der Zubereitung, dem Meeresgemüse und der Misosuppe. Bevor ich allmählich zu einer aufgelockerten makrobiotischen Diät gelangte, hatte ich jahrelang zuviel Salat und Rohgemüse gegessen. Ich fühlte mich schwach und empfand Heißhunger auf Öl und Milchprodukte. Als ich den Anteil der Getreideprodukte auf 50 Prozent meiner Nahrungsaufnahme erhöhte, trug das wesentlich zu einer Veränderung meines Befindens bei. Deshalb vermute ich, daß eine sehr breit angelegte makrobiotische Diät gesünder ist als andere vegetarische Diäten – zumindest für einige Vegetarier, zu denen auch ich gehöre.

Allerdings ist erstaunlich, daß eine Gemeinschaft, die so groß, intelligent und überwiegend wohlsituiert ist wie die makrobiotische Gemeinde, kaum ernsthafte Anstrengungen unternommen hat, überprüfbare wissenschaftliche Daten über den Einfluß der makrobiotischen Kost auf Krebserkrankungen zusammenzutragen. Zwar lassen die vorliegenden Daten darauf schließen, daß die Makrobiotik bei manchen Krebsarten zumindest von gewissem Nutzen sein kann, aber es liegen eben nicht mehr als Anhaltspunkte vor. Ich denke, die makrobiotischen Ärzte und ihre Kollegen in der medizinischen Forschungsgemeinschaft haben die Pflicht, mehr als nur vorläufige Studien, Fallgeschichten und die klinisch-philosophischen Abhandlungen von Michio Kushi und anderen Makrobiotiklehrern vorzulegen – sie müssen endlich ein paar ernsthafte Untersuchungen durchführen. In ihnen wäre nicht nur die Diät zu beurteilen, sondern auch die sehr viel erstaunlicheren »Hausmittel« – vor allem die Lehm-Kohl-Umschläge, von denen die Anhänger sagen, sie könnten Tumoren durch die Haut herausziehen, während Kritiker sie für potentiell gefährlich halten. Selbst für eine Gemeinschaft, der es nach eigenem Bekunden um langfristige Entwicklungen geht, wäre es nun an der Zeit, einige kleine, aber sorgfältig geplante Fall-Kontroll-Studien, prospektive Untersuchungen oder randomisierte klinische Versuche über den Einfluß der makrobiotischen Diät auf Krebs durchzuführen. Angesichts der Mittel, die das Kushi-Institut und andere makrobiotische Programme landesweit flüssig machen, und der Bereitschaft hochqualifizierter makrobiotischer Forscher, für wenig Geld zu arbeiten, sollte eigentlich keine Notwendigkeit bestehen, auf staatliche Forschungsgelder zu warten. Das Geld für solche prospektiven klinischen Versuche müßte sich unschwer in der makrobiotischen Gemeinschaft aufbringen lassen.

Als dieses Buch in Druck ging, erhielt ich von Alex Jack, der zusammen mit Kushi die Schrift *The Cancer Prevention Diet* verfaßt hat, einen Brief, in dem er sich zu der 1993 erschienenen, erheblich veränderten und erweiterten Neuauflage äußerte:

Zehn Jahre lang hat Michio seine Vorstellungen und Verfahren überdacht und verbessert. Die Ergebnisse dieses Prozesses sind in die neue Auflage eingeflossen, die unter anderem einige neue Diätempfehlungen, Hausmittel, Rezepte und Gerichte enthält. Dem wenig unterrichteten Leser mag das ziemlich belanglos erscheinen, doch für den erfahrenen Makrobiotiklehrer oder Arzt handelt es sich um eine wichtige Entwicklung.

In den letzten zehn Jahren haben wir, denke ich, eine allgemeine Entspannung und Annäherung zwischen der Ganzheits- und Schulmedizin erlebt, ein Vorgang, in den auch die Makrobiotik einbezogen war. Meiner Ansicht nach sind Makrobiotiklehrer heute aufgeschlossener für konventionelle Ärzte und Therapien und eher bereit, sie in die Behandlung einzubeziehen oder ihre Patienten, wenn notwendig, an sie zu überweisen. Ähnliches gilt für die Schulmedizin. Ihre Vertreter begegnen der Makrobiotik mit größerer Toleranz, und viele Ärzte verhalten sich sehr ermutigend und wohlwollend. Ich glaube, diese friedliche Koexistenz kommt in der neuen Auflage von *The Cancer Prevention Diet* zum Ausdruck, weshalb viele Abschnitte gestrichen wurden, in denen bisher Kritik an der modernen Medizin geäußert wurde. So hat Michio sogar einen Abschnitt eingefügt, in dem er Diätempfehlungen für Patienten gibt, die sich einer Strahlen-, Chemo- oder konventionellen Therapie anderer Art unterziehen.[51]

Anmerkungen

1 *Biography of Michio Kushi*, Kushi Institute, ohne Datum, S. 2.
2 ebd.
3 ebd.
4 ebd.
5 a. a. O., S. 3.
6 Michio Kushi und Alex Jack, *The Cancer Prevention Diet: Michio Kushi's Nutritional Blueprint for the Relief and Prevention of Disease*, New York, S. Martin's Press, 1983, S. 17.
7 Telefongespräch mit dem Autor, Juli 1990.
8 Dean Ornish u. a., »Effects of Stress Management Training and Dietary Changes in Ischemic Heart Disease«, *Journal of the American Medical Association*, 249 (1) (1983), S. 54–59.
9 *New York Times*, »Health Section«, 16. November 1989.
10 Frank M. Sacks u. a., »Blood Pressure in Vegetarians«, *American Journal of Epidemiology*, 100 (5), S. 390–398.
11 Kushi, *The Cancer Prevention Diet*, S. V-VI.
12 Michio Kushi, Brief, zitiert in: U. S. Congress Office of Technology Assessment, *Unconventional Cancer Treatments*, Washington, Government Printing Office, September 1990, S. 59.
13 Kushi, *The Cancer Prevention Diet*, S. 146.

14 a. a. O., S. 147.
15 a. a. O., S. 149.
16 a. a. O., S. 150–155.
17 a. a. O., S. 156–157.
18 a. a. O., S. 157.
19 a. a. O., S. 159.
20 a. a. O., S. 160–161.
21 Keith Block, Brief an den Autor, 27. November 1991.
22 Kushi, *The Cancer Prevention Diet*, S. 161.
23 a. a. O., S. 162–163.
24 a. a. O., S. 76–77.
25 a. a. O., S. 19.
26 a. a. O., S. 24.
27 a. a. O., S. 58.
28 Alex Jack, persönliche Mitteilung an den Autor, 16. April 1991.
29 Kushi, *Cancer Prevention Diet*, S. 26–34.
30 a. a. O., S. 90.
31 a. a. O., S. 90–97.
32 Anthony Sattilaro, *Recalled by Life*, New York, Avon Books, 1982.
33 Auf der Symington Foundation Conference über neue Richtungen in der Krebsbehandlung bei Commonweal beschrieb Block vor einer internationalen Zuhörerschaft von Onkologen, Psychotherapeuten und anderen mit Krebspatienten befaßten Berufsgruppen einige seiner Fälle, in denen Ernährung und psychosoziale Faktoren möglicherweise erheblich zur Kontrolle oder Rückbildung der Tumoren beigetragen haben.
34 Vivien Newbold, »Macrobiotics: An Approach to Achievement of Health, Happiness and Harmony«, in: Edward Esko (Hg.), *Doctors Look at Macrobiotics*, New York, Japan Publications, 1988, S. 45.
35 ebd.
36 Vivien Newbold, Brief an Helen E. Sheehan, Leiterin des Professional Education Programs, American Cancer Society, 4. März 1988.
37 Newbold in: Esko (Hg.), *Doctors Look at Macrobiotics*, S. 46.
38 James Carter u. a., »Cancers with Suspected Nutritional Links: Dietary Management?«, hektographiertes Manuskript, Fachbereich Ernährungswissenschaft, School of Public Health and Tropical Medicine, Tulane University, New Orleans, Februar 1990, zitiert in: Office of Technology Assessment, *Unconventional Cancer Treatments*, S. 64–65.
39 Gordon Saxe, Telefongespräch mit dem Autor, Juli 1990.
40 Gordon Saxe, persönliche Mitteilung an den Autor, 31. Januar 1991.
41 Carter u. a., »Cancers with Suspected Nutritional Links«, zitiert in: Office of Technology Assessment, *Unconventional Cancer Treatments*, S. 65.
42 Barry R. Goldin u. a., »Effect of Diet on Excretion of Estrogen in Pre- and Postmenopausal Women«, *Cancer Research*, 41 (1981), S. 3771–3773.
43 L. E. Holm, »Dietary Habits and Prognostic Factors in Breast Cancer«, *Journal of the National Cancer Institute*, 81 (16) (1989), S. 1218–1223.

44 Gordon Saxe, Gespräch mit dem Autor, 21. August 1991.

45 Takeshi Hirayama, »Relationship of Soybean Paste Soup Intake to Gastric Cancer«, *Nutrition and Cancer*, 3 (1982), S. 223–233.

46 Goro Chihara u. a., »Fractionation and Purification of the Polysaccharides with Marked Antitumor Activity, Especially Lentinan, from *Lentinus edodes* (Berk.) Sing. (An Edible Mushroom)«, *Cancer Research*, 30 (1970), S. 2776.

47 Jane Teas u. a., »Dietary Seaweed (Laminaria) und Mammary Carcinogenesis in Rats«, *Cancer Research*, 44 (1984), S. 2758–2761.

48 Y. Tanaka, »Studies on Inhibition of Intestinal Absorption of Radioactive Strontium«, *Canadian Medical Association Journal*, 99 (1968), S. 169–175.

49 Ernst L. Wynder u. a., »Diet and Breast Cancer in Causation and Therapy«, *Cancer*, 58 (1986), S. 1805–1811.

50 Lawrence Kushi, Gespräch mit dem Autor, 24. Januar 1991.

51 Alex Jack, Brief an den Autor, 29. September 1993.

Kapitel 16
Virginia C. Livingston – Die Verbindung von Ernährung, Nahrungszusätzen und Immuntherapie

Die Lebensgeschichte von Virginia C. Livingston, die 1990 mit fast neunzig Jahren starb, ist sehr dramatisch und zugleich sehr typisch für all die Ärzte, die es wagten, vom schulmedizinischen Weg der Krebstherapie abzuweichen. Nach mühevollen Forschungsarbeiten behauptete sie, eine Mikrobe entdeckt zu haben, die Krebs verursache. Daraufhin entwickelte sie einen Impfstoff, der angeblich gegen diese Mikrobe wirkte. Obwohl ihre Behauptung von der Schulmedizin kategorisch abgelehnt wird, ist sie bisher noch keiner genauen Überprüfung unterzogen worden.

Neben dem Impfstoff hat Livingston auch ein vielseitiges alimentäres, medizinisches und immunstimulierendes Programm entwickelt, das teilweise auf die Tradition der deutschen Naturheilkunde von Max Gerson und Josef Issels zurückgeht. Deshalb kann sie als Krebs-Ernährungstherapeutin der »zweiten Generation« angesehen werden, zumal ihr Programm zu einer guten Hälfte aus Ernährungsmaßnahmen besteht. In der Livingston Clinic in San Diego wird dieses Programm noch heute angeboten.[1]

Livingstons Biographie

Zu Beginn ihrer medizinischen Laufbahn war Virginia Livingston eine der ersten Ärztinnen ihrer Zeit. Großonkel und Vater waren beide Ärzte, und der Vater gehörte zu den ersten Mitgliedern des American College of Physicians. Sie war eine von vier Frauen, die 1936 an der New York University in Medizin promovierten, und wurde die erste Assistenzärztin überhaupt an einem New Yorker Krankenhaus – dem Gefängniskrankenhaus für geschlechtskranke Prostituierte.[2]

Während ihrer Zeit am Gefängniskrankenhaus begann sie sich für Tuberkulose und Lepra zu interessieren, die auf einer benachbarten Station für Infektionskrankheiten behandelt wurden. Ein paar Jahre später, als Schulärztin, beschäftigte sie sich mit Sklerodermie, einer degenerativen Erkrankung von Haut und Geweben, bei der Livingston ähnliche Ursachen vermutete wie bei Tuberkulose, Lepra und Krebs. Sie stellte fest, daß die Färbung mit rotem Farbstoff bei Sklerodermie zahlreiche »säurefeste« Organismen sichtbar machte (Organismen, die sich färbten, wenn sie dem diagnostischen Färbemittel ausgesetzt wurden). Ihrer Meinung nach ähnelten diese Organismen denjenigen, die man bei Lepra und Tuberkulose findet. Da sie Sklerodermie und Krebs für verwandte Krankheiten hielt, fragte sie sich, ob sich nicht auch ähnliche Mikroorganismen in Krebsgeweben entdecken ließen. »Da überlegte ich mir«, so schreibt sie, »ob Sklerodermie nicht eine Art von langsamem Krebs wäre, und ich beschloß, Krebsgewebe auf die gleiche Art zu untersuchen ... Ich prüfte die verschiedensten Arten solcher Gewebe, ... und fand in allen einen ähnlichen Mikroorganismus.«[3]

Etwa zu dieser Zeit lernte sie die Medizinerin Eleanor Alexander-Jackson von der Cornell University kennen, die herausgefunden hatte, daß der Tuberkelbazillus mannigfaltigen Formveränderungen unterworfen und folglich »pleomorph« ist (fähig, Form und Größe zu verändern). Damals meinte man, Krebs werde durch ein Virus verursacht. Zur Unterscheidung von Viren und Bazillen benutzte man ein Spezialfilter. Da Viren viel kleiner als Bazillen sind, konnten sie das Filter passieren. Durch die Zusammenarbeit mit Alexander-Jackson gelangte Livingston zu der Auffassung, die säurefesten Organismen, die sie bei Sklerodermie, Lepra, Tuberkulose und Krebs beobachtete, würden eine Familie von pleomorphen Organismen bilden, die manchmal in so winziger Gestalt aufträten, daß sie Viren glichen, manchmal aber auch Bazillengröße annähmen.[4]

Erstaunlicherweise bekam Livingston die Möglichkeit, ein Forschungsprogramm zu entwickeln, um ihre bemerkenswerte Hypothese zu überprüfen: Eine Familie von Mikroben – mit der Fähigkeit, Größe und Gestalt enorm zu verändern – sollte für die Entstehung von Krebs, Tuberkulose, Lepra und Sklerodermie verantwortlich sein. Zu einer Zeit, da Ärztinnen kaum eine Chance hatten, führende Positionen in der Krebsforschung zu bekleiden – schon gar nicht, wenn sie bahnbrechende Hypothesen vertraten –, gründete sie das Rutgers-Presbyterian Hospital Laboratory for the Study of Proliferative Diseases, das dem Bureau of Biological Research der Rutgers University angegliedert war. Von der American Cancer Society erhielt sie Forschungsmittel und verfügte über eine Reihe eindrucksvoller und gut ausgestatteter medizinischer Labors. »Die nächsten Jahre an der Rutgers University«, schreibt Livingston, »sollten die wichtigsten für meine Arbeit in der Krebsforschung sein. Alle Mitglieder unseres Forschungsteams waren der festen Überzeugung, unsere Arbeit werde ein für allemal beweisen, daß der Mikroorganismus *Progenitor cryptocides* [oder PC – diesen Namen gab sie später dem Organismus, den sie entdeckt zu haben glaubte] Krebs verursache und sich ein Impfstoff gegen ihn finden lasse.«[5]

Alexander-Jackson verließ die Cornell University, um in dem neuen Labor mit Livingston zusammenzuarbeiten. 1950 veröffentlichten beide im *American Journal of Medical Sciences* einen Bericht, der noch vier weitere Verfassernamen trug, unter anderem den von James Hillier, dem Erfinder des Elektronenmikroskops und Leiter der Abteilung für Elektronenmikroskopie an den RCA Victor Laboratories der Princeton University, und von John Anderson, dem Leiter des Fachbereichs Bakteriologie an der Rutgers University, einem namhaften Histologen und Pathologen. In diesem Bericht beschrieben sie, wie im Fall von *P. cryptocides* den Koch-Postulaten (»der allgemein anerkannten, narrensicheren Methode zum Beweis eines Krankheitserregers«) Genüge getan werden konnte. Aus menschlichen und tierischen Krebstumoren gewann man reine Kulturen von *P. cryptocides* und injizierte sie infektionsfähigen Tieren. Daraufhin entwickelten sich ähnliche Krankheitsläsionen wie die, aus denen die Kulturen stammten. Aus den Tumoren der infizierten Tiere wurden abermals reine Kulturen isoliert. Livingston: »Die Koch-Postulate waren zur Zufriedenheit der ganzen Gruppe und unserer Biologen als Vorgesetzten an der Rutgers University erfüllt.«[6]

Damit hatte Livingston den von ihr und einigen Kollegen als befriedigend empfundenen Nachweis erbracht, daß sie einen Mikroorganismus isoliert hatte, der bei Tieren wie Menschen Krebs erregt. Es bedarf keiner Erwähnung, daß dies für Livingston und jeden, der ihr die Entdeckung abnahm, eine historische Leistung bedeutete. »Der nächste Schritt«, sagt sie,

> bestand in dem Nachweis, daß das bösartige Wachstum nicht die ganze Krankheit ist. Seit mehr als hundert Jahren wurde von Forschern wie Rudolf Virchow die Auffassung vertreten, Krebszellen seien Parasiten im Körper. Für ihn waren die kleinen kokkenartigen Granula, deren Teilung er in Krebstumoren beobachtete, nicht die Entwicklung von Tochterzellen in Mutterzellen, sondern intrazelluläre Parasiten und die eigentliche Krankheitsursache ... Tatsächlich verhält es sich möglicherweise so, daß der Parasit in der Krebszelle die normale in eine

kranke Zelle verwandelt, die nicht durch normale Zellwachstumsprozesse reifen kann. Mit anderen Worten, der Tumor ist nicht die Krankheit.[7]

Doch ihre Behauptungen fanden nicht die Zustimmung der medizinischen Gemeinschaft. 1953 wies Dr. Iago Gladston, Sprecher der New York Academy of Medicine, ihre Hypothesen zurück, wobei er die mehrheitliche Auffassung der medizinischen Gemeinschaft zum Ausdruck brachte: »Das ist eine alte Geschichte, die genauerer Untersuchung nicht standgehalten hat. Die Mikroorganismen, die in bösartigen Tumoren vorkommen, haben sich als sekundäre Eindringlinge und nicht als primäre Ursache der Malignität herausgestellt.«[8]

Daß Livingstons kühne These nicht die Zustimmung der Ärzteschaft fand, war nicht weiter verwunderlich, aber daß sich so heftiger Widerstand gegen die Fortsetzung ihrer Forschungsarbeiten und die Verteidigung ihrer These regte, war aus wissenschaftlicher Sicht unbegreiflich. 1953 mußte Livingston ihr Labor in New Jersey schließen, was nach ihrer Darstellung auf Betreiben des Memorial Sloan-Kettering Cancer Center in New York geschah, das ihre Arbeit nicht billigte.[9] Tief enttäuscht zog Livingston nach Kalifornien, in die Nähe ihrer Familie. Doch in Europa und in einer kleinen Splittergruppe der mikrobiologischen Forschungsgemeinschaft in den Vereinigten Staaten blieb das Interesse an Livingstons Theorie und ähnlichen Hypothesen weiterhin lebendig.

An der University of California in San Diego wurde Livingston außerordentliche Professorin für Mikrobiologie und setzte dort ihre Forschungsarbeiten fort. 1969 legten sie, Alexander-Jackson und ihre Mitarbeiter auf einer Tagung der Academy of Sciences über »Mikroorganismen und Malignität« eine Reihe von Berichten vor. Einige von ihnen wurden in den *Annals of the New York Academy of Sciences* veröffentlicht.[10]

Für Livingston war *P. cryptocides* ein, wie sie sagte, »obligater Symbiont« – ein Organismus, der zwangsläufig in allen menschlichen Zellen vorhanden ist und eine entscheidende Rolle für die Fortpflanzung spielt, unter anderem bei Befruchtung und Schwangerschaft –, der aber auch an der Entwicklung der Krebszelle beteiligt ist.[11] Bei Krankheiten, vor allem solchen, welche die normale Immunfunktion schwächen, soll er sich bösartig verändern und proliferieren. Krebs ist laut Livingston eine Immunschwäche, die durch Umweltgifte und falsche Ernährung hervorgerufen wird.[12]

Mit anderen Worten: In dem klassischen Streit zwischen Wissenschaftlern, die den Erreger für die Hauptursache einer Krankheit halten, und den Forschern, die glauben, der Erreger fasse nur Fuß in einem Organismus, der zuvor durch schlechte Ernährung, Gifte oder andere Streßfaktoren geschwächt worden sei, bezog Livingston eine mittlere Position. Zwar spielte ihrer Auffassung nach der Erreger eine wichtige Rolle – sie glaubte, man könne ihn isolieren und es lasse sich ein Impfstoff zur Krebsprophylaxe und -bekämpfung entwickkeln –, aber sie hielt auch den geschwächten Zustand des Organismus für entscheidend, weil er nach ihrer Meinung die erschöpfte Umgebung darstellt, die der Krankheitserreger braucht, um seine pathologische Gestalt annehmen und sich schrankenlos vermehren zu können.

Die Einstellung, die das Forschungsestablishment mehrheitlich zu Livingstons Arbeit einnimmt, faßte das Office of Technology Assessment 1990 so zusammen:

Mit der Auffassung, die verschiedenen Mikroben, die im Gewebe und Blut von Krebspatienten beobachtet werden, seien in Wirklichkeit verschiedene Erscheinungsformen einer einzigen Mikrobe, findet [Dr. Livingston], von ein paar Forschern abgesehen, wenig Anklang. Gegenwärtig gibt es für ihre Behauptung, daß die beobachteten mikrobiellen Formen nur Spielarten eines einzigen pleomorphen Organismus seien, keine unabhängigen Beweise. Die Daten zeigen vielmehr, daß es sich bei der Bakterienkultur, die Livingston isoliert hat, nicht, wie sie behauptet hat, um eine einzige neue Art handelt: Die von Livingston zur Verfügung gestellten *P. cryptocides* wurden als verschiedene Arten der Gattungen *Staphylococcus* und *Streptococcus* bestimmt. Unbestritten ist, daß sich aus dem Tumorgewebe und Urin von Krebspatienten Bakterien der verschiedensten Arten isolieren lassen. Von vielen Forschungsgruppen liegen Berichte vor, daß sie verschiedene Bakterienarten und -stämme aus solchem Material gewonnen haben. Bei einigen dieser Bakterien hat man auch nachgewiesen, daß sie morphogenen Verwandlungen unterworfen sind, wie sie für Bakterien ohne Zellwand (also pleomorphe Mikroorganismen) charakteristisch sind.[13]

Die Livingston-Krebsbehandlung

1965 unternahm Livingston auf Bitten einer Freundin den Versuch, deren Mann, einem Arzt, zu helfen, der an einem bösartigen Lymphom der Thymusdrüse erkrankt war. Sie »behandelte ihn mit einem autogenen Impfstoff [einem Impfstoff aus Eigenblut] zur unspezifischen Immunstimulation, mit leichten Antibiotika und Diät. Gestorben ist er erst vor kurzem an einem Herzinfarkt, nachdem er noch fast zwanzig Jahre gelebt hat.«[14]

1968 gründete sie die Klinik, die später den Namen Livingston-Wheeler Medical Clinic bekommen sollte. In den 22 Jahren von 1968 bis zu Dr. Livingstons Tod im Jahr 1990 wurde die Livingston-Wheeler-Klinik zu einer der bekanntesten Stätten alternativer Therapie in den Vereinigten Staaten und zum Ziel vieler Krebspatienten, die nach anderen Behandlungsmöglichkeiten suchten. Sie existiert noch immer und bietet im wesentlichen die von Livingston entwickelte Behandlung an. Zum komplizierten und ausgeklügelten Programm gehören:

- Eine vorwiegend vegetarische Vollkostdiät, die strikt auf alle Geflügelprodukte verzichtet und Rauchen, Alkohol, Kaffee, raffinierten Zucker sowie aufbereitete Nahrungsmittel verbietet. »Mikroben *lieben* Zucker, Eisen und Kupfer. Bei Krebspatienten ist Eisenmangel ein Abwehrmechanismus und ein Zeichen dafür, daß etwas anderes nicht in Ordnung ist, aber keine Krankheit an sich.«[15]
- Frische Vollbluttransfusionen von einem jungen, gesunden Menschen – am besten einem Familienmitglied – und Gammaglobulin (häufig plazentaren Ursprungs) als Lieferant von Antikörpern.
- Milzextrakt, »um die weißen Blutkörperchen zu vermehren [und] die immunogenen Systeme anzuregen«.
- Eine Vielzahl von Impfstoffen, unter anderem ein autogener Impfstoff aus dem Eigenblut des Patienten – BCG-Impfstoff (ein abgeschwächter Rindertuberkelbazillus, den Livingston als »engen Verwandten von *Progenitor cryptocides*« beschreibt) – zur Anregung der Immunfunktion, und andere unspezifische Impfstoffe.
- Ein Programm von Nahrungszusätzen, das unter anderem aus den Vitaminen B_6, B_{12}, Leberextrakt, verschiedenen anderen Vitaminen und manchmal intravenös verabreichtem Vitamin C

besteht. »Wir glauben, daß die Vitamine A, C und E wirksame Antikrebs-Wirkstoffe sind.«[16] Spurenmineralien, vor allem organisches Jod (wie es zum Beispiel in Kelp vorkommt), werden ebenfalls verordnet, da »Jod wichtig für den Stoffwechsel des oxidativen Schilddrüsenhormons ist. Wenn der Patient es verträgt, wird das Schilddrüsenhormon auch zusätzlich dargereicht.«[17] [Hier ist auf die in Kapitel 12 erwähnten Forschungsdaten zu verweisen, nach denen Vitamin B$_{12}$ das Tumorwachstum manchmal fördern kann.]

- Antibiotika, die nach Livingston Tumoren zum Schrumpfen bringen können, aber grundsätzlich die Zahl von *P. cryptocides* (der Krebsmikrobe) im Blut verringern.

- Ein Programm zur Ansäuerung des Blutes, »da wir wissen, daß das Blut von Tumorpatienten eher alkalisch ist. Zu diesem Zweck kann man Salzsäure in verschiedenen Formen darreichen.«[18]

- Sorgfältige Zahnhygiene, wobei besonders sorgfältig darauf geachtet wird, alle Infektionen der Zähne, Mandeln und Nebenhöhlen zu beseitigen (ein besonderer Maßnahmenkatalog, den Livingston mit dem deutschen Krebstherapeuten Josef Issels teilte).[19]

- Häufige heiße Wannenbäder mit einer Tasse weißem Essig, um »die Ausscheidung von Giften durch die Haut« zu unterstützen, dazu »Abführmaßnahmen und Einläufe«, von denen Livingston annahm, daß sie die *P.-cryptocides*-Population verringern und zur Entgiftung beitragen würden.[20]

- Normale Einläufe, auch Kaffee-Einläufe, und manchmal hoch dosierte Einläufe zur Entgiftung.[21]

- Eine selektive Anwendung konventioneller Therapien. Zur Beeinflussung des Krankheitsverlaufes sind nach Livingston »zwei Vorgehensweisen möglich: Zum einen kann man die Krebszellen auf jede mögliche Weise zerstören, und zum anderen kann man die Immunität stärken, um den Angriffen des Erregers, des PCs, Widerstand zu leisten. Der bekanntere destruktive Weg besteht in Operation, Bestrahlung und Chemotherapie. Dabei ist die erste Methode, die Operation, wahrscheinlich noch das nützlichste der drei Verfahren, weil sie physisch so viele Krebszellen wie möglich entfernt, so daß die immunologische Belastung des Patienten gemindert wird.«

Livingston meinte, Bestrahlung zerstöre die Immunität, sei aber von gewissem Nutzen bei lokalisierten Knochenläsionen. Auch bei der Frühbehandlung einiger Solitärtumoren, bei winzigen metastatischen Läsionen und im Frühstadium mancher Lymphome ließ sie die Bestrahlung gelten. Die Rolle der Chemotherapie war nach ihrer Auffassung schwer zu bewerten, wirkt aber, wie sie annahm, der immunologischen Behandlung der Krankheit im allgemeinen entgegen. Für akzeptabel hielt sie die Chemotherapie bei akuter Leukämie, prämenopausalem Brustkrebs, Lymphom, multiplem Myelom, Wilms-Tumor bei Kindern und Chorionkarzinom. Doch sogar bei diesen Krebsarten maß sie der Chemotherapie nur begrenzte Bedeutung bei. »Selbst wenn man die Chemotherapie einsetzt«, sagte sie, »sollte man gleichzeitig eine Immunisierung durchführen oder diese in die Intervalle zwischen kurze Chemotherapiephasen verlegen. In jedem Falle müssen wir uns klarmachen, daß der Patient letztlich nur überlebt, weil wir ein potentiell intaktes Immunsystem anregen. Alles andere ist von zweitrangiger Bedeutung.«[22]

Die Diät Ihrem Buch *The Conquest of Cancer* gab Livingston den Untertitel *Vaccines and Diets* (Impfstoffe und Ernährung). Die Ernährung spielte in ihrer Therapie eine wichtige Rolle, denn sie sollte die Erneuerung des geschädigten Immunsystems unterstützen. Drei Diäten entwickelte sie für ihre Patienten: eine für akut Kranke, eine für rekonvaleszente Patienten und eine für Patienten, die einem Erhaltungsprogramm folgten.

Die strenge Diät (für akut Kranke) bestand mindestens zu 50 Prozent aus Rohkost (manche Patienten erhielten ein ganzes Jahr lang reine Rohkostdiäten). Dazu gehörten bis zu ein Liter frischer Karottensaft pro Tag, andere frische Gemüsesäfte, Vollkornbrote und andere Vollkornprodukte, frisches Obst, Nüsse, gebackene oder gekochte Kartoffeln, Salate, selbstbereitete Suppen und rohes oder frisch gekochtes Gemüse.[23] Im Mittelpunkt der Diät standen die frischen Säfte. Das waren neben reinem Karottensaft auch Karottensaft gemischt mit dem Saft von Äpfeln, Kohl, Gurke, roter Bete oder Tomate.[24] In großen Teilen hat die Livingston-Diät auffällige Ähnlichkeit mit der Gerson-Diät, ist aber lange nicht so restriktiv.

Vitamintherapie In der Schrift *The Physicians Handbook* faßt Livingston ihre Auffassung von der Megavitamintherapie zusammen.[25]

Megavitamine verwenden wir in unserem Programm, weil sich beim besten Willen nicht feststellen läßt, welche individuellen Mangelzustände vorliegen. Unsere Erfahrung zeigt, daß man mit hohen Dosierungen die besten Ergebnisse erzielt. Bei Vitamin A verwenden wir nur Naturöle. Auf hohe Dosen dieses Vitamins sprechen viele Läsionen der Schleimhäute und Haut an. Wir empfehlen Megadosen von Vitamin C und relativ hohe Dosen von Vitamin E. Im allgemeinen werden die Dosierungen gut vertragen, denn wenn der Patient auf eine von ihnen überempfindlich reagiert, kann die Dosis verringert oder ein Ersatzstoff genommen werden ... *In jedem Einzelfall sollte der Arzt die Dosis festsetzen* [Hervorhebung von M. L.]. Häufig reichen wir die Vitamine per Injektion dar, besonders beim paraneoplastischen Syndrom und nach Chemotherapie, wenn Schmerzen in Nervenwurzeln und peripheren Nerven auftreten. In vielen Fällen wirken Vitamin B_{12}, Leberextrakt und Vitamin-B-Komplex ohne Folsäure schmerzlindernd. Offenbar hemmt Abszisinsäure, ein Analogstoff des Vitamin A, das Tumorwachstum. Leider ist diese Säure sehr kostspielig und selten, weshalb wir Nahrungsmittel empfehlen, die sie in großen Mengen enthalten, zum Beispiel Nüsse, Kerne und Wurzeln, außerdem reife Blätter und Gemüsesorten. Unbedingt zu vermeiden sind grüne Sprossen und grüne Säfte, in denen Tumorwachstumsfaktoren enthalten sind.[26]

Hier ist abermals auf die in Kapitel 12 zitierten Forschungsergebnisse hinzuweisen, nach denen das von Livingston empfohlene Vitamin B_{12} das Tumorwachstum fördern kann.

Livingstons Mängel

An der Krebsforscherin Livingston fällt auf, wie schlecht sie die Wirkung ihrer Behandlung auf Krebspatienten dokumentiert hat – für eine Wissenschaftlerin, die an die strenge Arbeit im Labor gewöhnt war, ein erstaunliches Versäumnis.

In ihrem Buch *The Conquest of Cancer* trug Livingston einige Daten zusammen. Wie sie sagte, stammten sie von hundert Fällen, die sie zufällig aus den Klinikakten ausgewählt hatte. Nachdem sie die Patienten aussortiert hatte, die nicht an Krebs litten, dem Programm nicht folgten oder erst seit kurzem in der Klinik weilten, blieben 62

Krankenberichte übrig, von denen 17 offiziell als Endstadium eingestuft worden waren. Auf diese 62 Patienten verteilten sich die verschiedenen Krebsarten mit folgenden Häufigkeiten: 21 Fälle von
Brustkrebs verschiedener Art, fünf Lungenkrebs, drei Gebärmutterkrebs, drei Eierstockkrebs, sechs Darmkarzinom, sechs Melanom,
zwei Basalzellkarzinom, drei Prostatakrebs, zwei Nierenkrebs, ein
Pankreaskrebs, ein Beckenkrebs, ein Speiseröhrenkrebs, ein Kehl-
kopfkrebs und sechs Fälle von Hodgkin-Krankheit. Zusammenfassend behauptete Livingston zu diesen Fällen: »Eine Prüfung der 62
zufällig ausgewählten Fälle zeigt, daß unsere Erfolgsquote bei 82 Prozent lag. Unter Einbeziehung der Patienten, bei denen wir unsere
Methode zwar als erfolglos bewerteten, aber doch eine *gewisse* Hilfe
leisten konnten, kommen wir auf mehr als 90 Prozent.« Abschließend stellte sie fest:

> Das Einverständnis des Patienten vorausgesetzt, werden wir je-
> dem niedergelassenen Arzt oder qualifizierten Forscher Fotoko-
> pien aller Krankenberichte zugänglich machen. Ebenfalls die
> Zustimmung des Patienten vorausgesetzt, werden wir jedem
> dieser qualifizierten Wissenschaftler ermöglichen, sich zum
> Zwecke persönlicher Interviews mit dem Patienten in Verbin-
> dung zu setzen. Für jeden Arzt, möglichen Patienten oder jeden
> Vertreter einer autorisierten Institution steht die Klinik zur Be-
> sichtigung offen. Nach wie vor besteht unser Angebot an jedes
> Mitglied der American Cancer Society oder des National Cancer
> Institute, unsere Klinik, unser Programm und die Ergebnisse,
> die wir mit Krebspatienten erzielen, eingehend zu untersu-
> chen.[27]

Für eine Wissenschaftlerin setzt Livingston ihre »Erfolgsquote« erstaunlich unbedenklich auf »82 Prozent« fest. Es gibt eine Vielzahl
positiver anekdotischer Berichte von Patienten, denen in der Livingston-Klinik geholfen wurde. Verschiedene Freunde von mir, die man
als Experten bezeichnen darf, haben die Klinik aufgesucht und Patienten mit sehr ungünstigen Prognosen gesehen, denen es offenbar
gut ging. Natürlich gab es andere, denen, soweit erkennbar, nicht
geholfen werden konnte.

Inzwischen haben zwei unabhängige Forscher in Virginia vorläufige Daten erhoben, die für einige von Livingstons Behauptungen zu
sprechen scheinen. Vincent Speckhart ist außerordentlicher Professor für klinische Medizin am Medical College von Hampton Roads,

East Virginia Medical School, und Alva Johnson ist Professorin für Mikrobiologie an der gleichen Hochschule. Laut Speckhart haben sie einen pleomorphen Organismus isoliert, der in mancherlei Hinsicht Livingstons Beschreibung entspricht. Bei einer Untersuchung an 40 Patienten hat Speckhart festgestellt, daß der autogene Impfstoff, wenn er gemäß Livingstons Anweisungen gewonnen wird, die Immunsuppression von Krebspatienten aufheben kann.[28]

Von einer vollständigen Rückbildung berichtet Speckhart bei drei Patienten mit minimaler Krankheitsausprägung, die den Impfstoff verwendeten – ein Patient mit chronischer lymphozytischer Leukämie, ein Patient mit malignem Lymphom und eine Brustkrebspatientin. Außerdem spricht er von einer Teilreaktion bei einem Patienten mit einem malignen Melanom.[29] Gegenwärtig erproben Speckhart und Johnson den autogenen Impfstoff in einem prospektiven klinischen Versuch.[30] Anthony Strelkauskas von der University of South Carolina untersucht im Augenblick die Immunreaktion von Brustkrebspatientinnen auf den autogenen Impfstoff.[31]

Große Ähnlichkeit hat Livingstons Impfstoff mit dem Maruyama-Impfstoff aus Japan, der dort vielleicht die verbreitetste alternative Krebstherapie darstellt. Der Maruyama-Impfstoff ähnelt BCG, ist aber aus menschlichen Tuberkelbazillen statt aus Rinderbazillen entwickelt. Mir ist keine Untersuchung über die Beziehung zwischen dem Maruyama-Impfstoff und Livingstons autogenem Impfstoff auf der Grundlage von *P. cryptocides* bekannt. Leider gibt es auch keine kontrollierten klinischen Versuche über den Maruyama-Impfstoff in Japan, aus denen wir auf dem Vergleichsweg Beurteilungskriterien für den Livingston-Impfstoff gewinnen könnten.

Cassileths Fall-Kontroll-Studie der Livingston-Therapie

Einer der zuverlässigsten Forscher aus der Gruppe der schulmedizinischen Beobachter unkonventioneller Krebstherapien hat die Auffassung geäußert, Livingston habe bei der Behandlung fortgeschrittener metastatischer Krebserkrankungen wahrscheinlich »genauso viel Erfolg wie Onkologen«. Die erste systematische Überprüfung dieser Behauptung war eine Untersuchung von Barrie Cassileth und Mitarbeitern von der University of Pennsylvania, über die am 25. April 1991 im *New England Journal of Medicine* ein Bericht erschien.[32] In dieser Studie wurde festgestellt, daß es zwischen einer Gruppe von Patienten mit metastatischem Krebs und schlechten Prognosen, die in der Livingston-Klinik behandelt wurden, und einer vergleichbaren Gruppe, die sich am Cancer Center der University of Pennsylvania einer konventionellen Therapie unterzogen, keinen Unterschied in der Überlebenszeit gab. Doch interessanterweise (und merkwürdigerweise) gelangten die Forscher auch zu dem Ergebnis, bei den Patienten in der Livingston-Wheeler Clinic sei die Lebensqualität von Anfang an *geringer* gewesen als bei den Patienten an der University of Pennsylvania. Bei den untersuchten Patienten handelte es sich um Kranke mit inoperablem Dickdarm- oder Mastdarmkarzinom im Stadium D der Dukes-Klassifikation, mit nichtkleinzelligem Lungenkrebs, ausgebreitetem Melanom und inoperablem Adenokarzinom der Bauchspeicheldrüse.

Nach meiner Einschätzung liegt Barrie Cassileths Untersuchungen unkonventioneller Krebstherapien eine konservative, aber faire Einstellung zugrunde, obwohl ihr einige Vertreter dieser Therapien erhebliche Vorurteile unterstellen. Die allgemeinen Bemerkungen zu Beginn der Studie erwecken den Eindruck, daß die Haltung der Autorin gegenüber unkonventionellen Behandlungen tatsächlich kritisch ist. Doch die Untersuchung selbst ist aus politischen wie wissenschaftlichen Gründen ein sehr wichtiges Forschungsdokument. Betrachten wir die entscheidende Schlußfolgerung: »Bei dieser Stichprobe von Patienten mit fortgeschrittenen Erkrankungen und bei dieser besonderen unorthodoxen Behandlungsmethode führte die konventionelle wie die unorthodoxe Behandlung zu ganz ähnlichen Ergebnissen.« Das ist in der Tat eine verblüffende Aussage. »Wir gingen von der Hypothese aus, daß die Überlebenszeit zwischen den beiden Gruppen sich nicht unterscheiden würde, weil wir annahmen, daß unbewiesene Verfahren bei einer Erkrankung im Endstadium nicht wirksamer sind als die konventionelle Behandlung, *die selbst weitgehend wirkungslos ist*.«[32] [Hervorhebung von M. L.]

Eine Lesart dieses Resultates wäre, daß Patienten ihre Zeit und ihr Geld nicht mit dieser alternativen Behandlung verschwenden sollten. Man kann diese Schlußfolgerung aber natürlich auch so verstehen, daß konventionelle Behandlungen genauso zweifelhaft sind: »Unsere Ergebnisse legen den Schluß nahe, daß man die konventionelle Therapie für Krankheiten der hier untersuchten Art mit der Alternative vergleichen müßte, die ein Verzicht auf Behandlung und eine rein palliative Pflege bedeutete.«

Eine dritte, nicht in der Untersuchung erwähnte Möglichkeit wäre, daß sowohl die hier untersuchte konventionelle wie die alternative Therapie einen gewissen Nutzen für diese Gruppen gebracht hätten, entweder durch Placebo-Effekt oder eine bescheidene biologische Wirkung. Das ließe sich nur beurteilen, wenn man beide Therapieformen mit einer Patientengruppe vergliche, die ohne Behandlung in palliativer Pflege wäre. Im Hinblick auf die Lebensverlängerung, so es sie denn gibt, läßt diese Untersuchung darauf schließen, daß Patienten mit ausgewählten metastatischen Krebserkrankungen in der Livingston-Klinik nicht schlechter fahren als bei Fortsetzung von Chemotherapie und Bestrahlung. »Die konventionelle und die unbewiesene Behandlungsform, die beide Gegenstand dieser Untersuchung waren, zeigten gleiche Wirksamkeit.« Weiter heißt es bei Cassileth u. a.: »In dieser Untersuchung wurde nur eine unorthodoxe Therapie erfaßt, das Programm der Livingston-Wheeler Clinic, und beteiligt waren nur Patienten mit Diagnosen und Krankheitsstadien, für die es keine wirksame konventionelle Behandlung gibt. Deshalb lassen sich die Ergebnisse nicht auf Patienten in weniger fortgeschrittenen Krankheitsstadien oder auf andere Behandlungsformen übertragen.«

Die zweite Forschungshypothese der Untersuchung lautete, bei den Patienten in der Livingston-Wheeler Clinic sei die Lebensqualität höher. »Bei dieser Hypothese schlossen wir uns der allgemeinen Annahme an, daß Patienten größeren Nutzen von bestimmten Aspekten einer unorthodoxen Therapie hätten, vor allem von der aktiven Beteiligung an der Behandlung und dem Fehlen der häufig bei Chemotherapie auftretenden Toxizität.« Berichte in den Medien erweckten den Eindruck, die Untersuchung habe bei Livingston-Patienten überraschenderweise eine geringere Lebensqualität ermittelt. Tatsächlich aber ist die Studie, wie eine genaue Lektüre zeigt, zu dem Ergebnis gekommen, die Lebensqualität der Patienten in der Klinik der University of Pennsylvania sei »zu allen Zeiten, auch bei Behandlungsbeginn« besser gewesen und »hat sich in beiden Patientengruppen in gleichem Maße verschlechtert«.

Der Umstand, daß die Lebensqualität der Patienten in der konventionellen Behandlung *von Anfang an* deutlich besser war, wirft die Frage auf, ob nicht die Livingston-Patienten trotz aller Anstrengungen der Forscher, vergleichbare Patientengruppen zusammenzustellen, *von Beginn an deutlich kränker* waren. Wenn man bei einer erneuten Analyse der Daten dieser Untersuchung zu dem Ergebnis käme, daß der Unterschied der Lebensqualität auf diese Ursache zurückging, das heißt, daß die Livingston-Patienten tatsächlich von Anfang an kränker waren – eine rein hypothetische Möglichkeit –, dann würde der Umstand, daß sie genauso lange lebten wie die Pa-

tienten am Krebszentrum der University of Pennsylvania darauf
schließen lassen, daß das Livingston-Programm für Patienten mit
dieser Diagnose und diesem Krankheitsstadium etwas wirksamer war
als die konventionelle Therapie.

Andererseits bedeutet die Livingston-Studie ein weiteres kleines,
aber wichtiges Glied in einer Beweiskette aus einer wachsenden Zahl
von Untersuchungen. In ihnen zeigt sich, daß unkonventionelle
Krebstherapien auf Ernährungsbasis für Patienten mit fortgeschrittener metastatischer Erkrankung keine außergewöhnlichen Vorteile
bringen, zumindest solange man nicht Patienten betrachtet, welche
die Therapien rigoros und ausdauernd befolgen (was in diesen Studien nicht geschehen ist).

All das legt den Schluß nahe, daß sich die Wirksamkeit solcher
Komplementärtherapien alimentärer (wie psychologischer) Art
kaum anders als durch kontrollierte klinische Versuche überprüfen
läßt. Bevor nicht jemand eine solche Untersuchung durchgeführt
hat, werden wir nicht wissen, wie wirksam Ernährungsinterventio-
nen bei Krebs sind, noch werden wir entscheiden können, ob die
Wirksamkeit kombinierter psychologischer und alimentärer Interventionen größer (oder kleiner) ist als die Summe ihrer Teile. Aber
wir wissen, daß in den vorliegenden Fallstudien alimentärer Krebstherapien eindeutige »Heilerfolge« dünn gesät sind und die Fall-
Kontroll-Studien – ungeachtet all ihrer methodologischen Schwierigkeiten – augenscheinlich keine auffälligen Überlebensvorteile der
Patienten erkennen lassen, die sich Ernährungstherapien unterziehen. Ob eine Untersuchung von Patienten, die solchen Ernährungsprogrammen kompromißlos folgen, bessere Ergebnisse zeigen würde,
wissen wir nicht.

Zusammenfassung

Um zu einer Bewertung des Livingston-Programms zu kommen,
müssen wir folgende Fragen stellen:

- Läßt sich die Wirksamkeit ihres aus *P. cryptocides* gewonnenen
  autogenen Impfstoffs empirisch nachweisen?
- Und gesetzt, das ist der Fall, wirkt er dann aus den von ihr angenommenen oder aus anderen Gründen?
- Hat sie einen Mikroorganismus gefunden, der Krebs verursacht,
  und wenn, handelt es sich dann tatsächlich um einen, wie es in

ihrer Beschreibung heißt, pleomorphen Organismus, der so wirkt, wie sie behauptet?

- Wie viele andere Elemente ihrer Therapie tragen zu ihren klinischen Ergebnissen bei? Haben die Diät, die Vitamine, die Einläufe und die selektive Verwendung konventioneller Therapien, allein oder kombiniert, eine wesentliche Rolle gespielt?
- Hat sie tatsächlich klinische Erfolge in dem von ihr behaupteten Ausmaß erzielt?

Ob Livingston tatsächlich, wie sie behauptet, eine Krebsmikrobe gefunden hat, weiß ich nicht. Es ist eine interessante Hypothese, die wissenschaftlich überprüft werden sollte. Wie berichtet, ist gegenwärtig eine kleine Gruppe von internationalen Ärzten und Forschern damit beschäftigt, pleomorphe Organismen und Bakterien ohne Zellwand zu untersuchen, so daß diese Ideen sicherlich weiterverfolgt werden. Unklar bleibt, ob irgend jemand eine strenge, unabhängige Untersuchung durchführen wird, um Livingstons Behauptungen zu überprüfen.

Während ihre Behauptungen über die »Krebsmikrobe« und den Impfstoff offene Fragen sind, deren Klärung der Wissenschaft überlassen bleiben muß, läßt sich die umfassende Natur des immunstimulierenden und alimentären Programms, das sie um ihren Impfstoff herum entwickelte, leicht überschauen. Livingston war eine brillante Wissenschaftlerin (unabhängig davon, ob sie recht hatte oder nicht) und eine einfallsreiche, pragmatische Klinikerin, die alle Anregungen aufnahm, gleichgültig wo sie sie entdeckte, um sie in ihr Behandlungsprogramm einzugliedern. Aufmerksam hat sie die Methoden anderer Kliniker verfolgt, so das Gerson-Programm und andere Ernährungs-Stoffwechsel-Programme im Gebiet von San Diego und Tijuana, einem der Zentren alternativer Krebstherapie in Nordamerika. Häufig besuchte sie Tagungen, auf denen Vertreter dieser Kliniken sprachen. Eine enge Freundschaft verband sie mit Josef Issels, einem Pionier der Ernährungs-Stoffwechsel-Therapie in Deutschland, von dem sie einiges übernahm. Ihre Ernährungs-Stoffwechsel-Therapie ist ein Beispiel für ein schlüssiges Programm, das sich von Forschern, die ihre Ergebnisse überprüfen möchten, sicherlich leicht wiederholen läßt.

Allerdings halte ich die von Livingston behauptete Erfolgsquote von 82 Prozent für völlig unglaubwürdig und ähnlich übertrieben wie die 50 Prozent, mit denen Max Gerson seine Erfolge beziffert hat. Gleiches gilt für die Behauptungen, die viele andere alternative Krebskliniken im Gebiet von San Diego und Tijuana in die Welt setzen. Leider sind solche übertriebenen Behauptungen symptomatisch für alternative Krebstherapeuten. Das mindert ihre Glaubwürdigkeit erheblich. Als Ärztin und Wissenschaftlerin hätte Livingston derartige Zahlen eigentlich nicht veröffentlichen dürfen. Diese Mißgriffe haben sicherlich dazu beigetragen, daß sie in der wissenschaftlichen und medizinischen Gemeinschaft eine Außenseiterin geblieben ist.

Dennoch gehört Livingston zweifellos zu den seriösesten Vertretern der alternativen Krebstherapie: ehrlich, glaubwürdig und wissenschaftlich ausgerichtet, hat sie die Grundlagen ihrer Krebstherapie und ihrer Behandlungsprotokolle offengelegt und jede objektive Überprüfung von außen begrüßt. Das Versäumnis, die klinische Arbeit objektiv zu untersuchen, haben auch viele andere Kliniker begangen. Immer noch offen ist die Möglichkeit, daß sich ihre Arbeit in der Rückschau als historisch bedeutsam erweisen könnte – entweder ihre mikrobiologische Forschung und ihr Impfstoff oder ihre alimentäre und immunstimulierende Behandlung.

Anmerkungen

1 Virginia Livingston war viele Jahre hindurch auch unter dem Namen Virginia Livingston-Wheeler bekannt, wie ja auch das Institut Livingston-Wheeler Clinic heißt. Auf Bitten der Familie habe ich auf den Doppelnamen verzichtet.

2 Virginia Livingston-Wheeler, *The Conquest of Cancer: Vaccines and Diet* (New York, Franklin Watts, 1984), S. 55–56.

3 a. a. O., S. 57.

4 a. a. O., S. 57–58.

5 a. a. O., S. 59.

6 a. a. O., S. 63.

7 ebd.

8 a. a. O., S. 87.

9 a. a. O., S. 88.

10 a. a. O., S. 98–99.

11 a. a. O., S. 129.

12 U. S. Congress Office of Technology Assessment, *Unconventional Cancer Treatments*, Washington, Government Printing Office, September 1990, S. 109.

13 a. a. O., S. 108.

14 a. a. O., S. 97.

15 Livingston-Wheeler, *The Conquest of Cancer*, S. 24.
16 a. a. O., S. 127.
17 a. a. O., S. 128.
18 a. a. O., S. 125–130.
19 Virginia Livingston-Wheeler, *Physician's Handbook: The Livingston-Wheeler Medical Clinic*, San Diego, Livingston-Wheeler Medical Clinic, 1980, S. 5.
20 a. a. O, S. 5.
21 Office of Technology Assessment, *Unconventional Cancer Treatments*, S. 110.
22 Livingston-Wheeler, *Physician's Handbook*, S. 3–4.
23 Livingston-Wheeler, *Conquest of Cancer*, S. 153–154.
24 a. a. O., S. 162.
25 *Physician's Handbook* wird nicht mehr aufgelegt, und einige Aspekte der dort beschriebenen Therapie werden auch nicht mehr praktiziert. Doch der Leser findet in dieser Schrift eine Schilderung der von Livingston verwendeten Megavitamintherapie.
26 Livingston-Wheeler, *The Microbiology of Cancer: Physician's Handbook*, San Diego, Livingston-Wheeler Medical Clinic, S. 14.
27 a. a. O., S. 15–38.
28 Gemessen an der Umkehr der negativen Antigenreaktion auf Hauttests in eine positive Reaktion.
29 Vincent Speckhart, persönliche Mitteilung an den Autor, 1990.
30 Office of Technology Assessment, *Unconventional Cancer Treatments*, S. 111.
31 ebd.
32 Barrie R. Cassileth u. a., »Survival and Quality of Life Among Patients Receiving Unproven as Compared with Conventional Cancer Therapy«, *New England Journal of Medicine*, 324 (1991), S. 1180–1185.

Kapitel 17
Keith Block – Die Synthese von Ernährung, Fitneß und psychologischer Betreuung in einem praktischen onkologischen Ansatz

Der Arzt Keith Block gehört zu den wichtigsten Vertretern einer Gruppe von Krebstherapeuten, die nach einem »Mittelweg« suchen, das heißt, die einen integrierten Ansatz der Krebsbehandlung praktizieren. Zwar besitzt er im mittleren Westen der Vereinigten Staaten einen gewissen Bekanntheitsgrad, ist aber ansonsten weder im Lager der konventionellen noch in dem der alternativen Krebstherapie ein Begriff. Allerdings hat sich sein Name bei vielen Menschen im Lande herumgesprochen, die seine Arbeit schätzen – etwas, was für viele der besten individuellen Therapeuten gilt, die ich kennengelernt habe.

Block steht für jene Gruppe von Ärzten, von denen wir in Zukunft weit mehr brauchen werden: ein klinischer Internist, der eine zusätzliche Ausbildung in Ernährungs- und Verhaltensonkologie absolviert hat und sich um die sorgsame und effektive Anwendung konventioneller Krebstherapien bemüht. Gleichzeitig legt er großen Wert auf die zusätzliche Nutzung angemessener Komplementärtherapien. Obwohl bislang sehr wenig objektive Beweise für die Wirksamkeit von Blocks Verfahren vorliegen, könnte er doch ein Beispiel für eine künftige hämatologisch-onkologische Praxis der Schulmedizin sein.

Blocks Biographie

Bald nach Beginn des Medizinstudiums erkrankte Keith Block an einem Leiden, das die konventionelle Medizin nicht heilen konnte. Nachdem er verschiedene Therapien ausprobiert hatte, verhalf ihm eine makrobiotische Diät zur Besserung. Nach Beendigung des Studiums praktizierte er als Arzt, der aus seinem beruflichen Interesse an der Makrobiotik kein Hehl machte. Doch schon frühzeitig meinte er, zahlreiche Schwächen des makrobiotischen Systems zu erkennen, und wurde sich allmählich bewußt, daß er erhebliche Einwände gegen die makrobiotische Behandlung von Krebs und anderen Krankheiten hatte. Deshalb sagte er sich von der makrobiotischen Bewegung los und begann eine eigene Komplementärbehandlung zu entwickeln.

Gegenwärtig betreibt Block eine Privatpraxis in Evanston, Illinois, und hat ein eigenes, vielseitiges Krebsbetreuungsprogramm entwickelt, zu dem auch eine Belegstation am Edgewater Medical Center (EMC) in Chicago gehört, das der Medizinischen Hochschule der University of Illinois angegliedert ist. Er ist Medizinischer Direktor des Krebsbehandlungsprogramms am EMC und Vizepräsident der Chicagoer Gruppe der American Cancer Society. Ein Großteil der Menschen, die ihn konsultieren – sie kommen aus der näheren Umgebung und aus allen Teilen des Landes –, sind Krebspatienten.

Kennengelernt habe ich Block auf der Lloyd Symington Foundation Conference in Commonweal über neue Richtungen in der Krebsbehandlung, einem jährlichen Treffen für fortschrittliche Therapeuten und Forscher. Außerdem haben wir im Beratungsausschuß des Berichtes über unkonventionelle Krebstherapien für das Office of Technology Assessment des US-Kongresses zusammengearbeitet.

Medizinische Caritas

Nach Blocks eigenem Bekunden beruht sein Programm auf medizinischer Caritas (lateinisch – Nächstenliebe), worunter er die »mitfühlende Betreuung anderer Menschen« versteht. Er sagt: »Den Kern des Modells bildet eine sorgfältig gepflegte, sehr spezielle Arzt-Patient-Beziehung ... Der behandelnde Arzt muß nicht nur die Beschwerden des Patienten erkennen und behandeln, sondern sich auch um dessen psychologische, biomechanische, alimentäre und physiologische Kraftreserven kümmern. Außerdem hat der Arzt die Aufgabe, ... die medizinische Versorgung des Patienten zu koordinieren.«[1]

Blocks Behandlungsmodell besteht aus sechs Elementen: einem biomedizinischen, biopsychosozialen, biochemischen und biomechanischen Stufenverfahren sowie der Anwendung neuer Diagnose- und Therapiemethoden, die ein Mindestmaß an Invasivität bedeuten. Die letzten beiden Elemente sind anschauliche Beispiele für Blocks Grundhaltung und sein Verständnis von »Caritas«. Mit »Stufenverfahren« meint er, daß zuerst die wirksamsten und am wenigsten invasiven Verfahren angewendet werden, bevor man, falls notwendig, zu invasiveren Methoden greift. Außerdem verwendet er diagnostische und therapeutische Verfahren, die nichtinvasiv oder nur wenig invasiv sind. Dazu gehören ausgeklügelte Labortests, mit denen sich die Aktivität und Aggressivität von bösartigen Erkrankungen bestimmen lassen, Antagonisten der Nebenwirkungen konventioneller Therapien (SEAs – nach englisch *side effects antagonists*) und therapeutische Agonisten (TEAs), die aus Behandlungen oder pharmakologischen Wirkstoffen zur Unterstützung konventioneller Krebstherapien bestehen. SEAs und TEAs umfassen eine Vielzahl von Nahrungsbestandteilen, welche die Immunreaktion stärken können. Wenn erforderlich, wendet Block eine modifizierte Version der enteralen Ernährung (über den Dünndarm) und der parenteralen Ernährung (durch Injektion) an, die den Patienten und nicht den Tumor ernähren soll. Gegenwärtig erprobt er psychologische Interventionen, die negative konditionierte Reaktionen auf die Chemotherapie aufheben sollen, und Pflanzen, die interessante Wirkungen auf das Immunsystem haben.[2]

Zu Blocks Grundvoraussetzungen gehört eines der großen Themen, die sich durch die ganze Medizingeschichte ziehen: die Notwendigkeit einer mitfühlenden Betreuung, die sich nicht nur mit der Diagnose der physischen Krankheit, des Krebses beispielsweise, zufriedengibt, sondern auch begreift, *was für ein Mensch diese Krankheit hat*. Lippenbekenntnisse zu dieser Auffassung sind auch von den Vertretern der Schulmedizin zu hören, doch Block nimmt diese Haltung sehr ernst und versucht sie systematisch in die Tat umzusetzen:

Mit diesem klinischen Modell lassen sich Behandlungsformen entwickeln, die nicht nur einfach von einer Diagnose der Erkrankung ausgehen, sondern die gesamte psychosoziale und kulturelle »Gestalt« des Patienten zu erfassen suchen. Ohne eine klare Erkenntnis dessen, was für den Patienten von tiefster Bedeutung ist – etwa Prestige, Libido, Kontrollprobleme –, schlägt der Arzt unter Umständen eine Behandlung vor, die der Patient aus psychologischen, kulturellen oder sozialen Gründen nicht akzeptieren kann. Wie viele Ärzte zu ihrem Entsetzen feststellen mußten, wird eine Behandlung, die einem ängstlichen oder widerstrebenden Patienten aufgezwungen wird, das Problem eher verschlimmern als verbessern. Statt den eigenen klinischen Ansatz zu überprüfen, neigen viele Ärzte dazu, den Patienten oder sogar das Verfahren für den Mißerfolg verantwortlich zu machen. Erforderlich ist nicht eine Veränderung der technischen Methoden, sondern des klinischen Modells.[3]

Die Bedeutung dieser Aussage läßt sich gar nicht hoch genug einschätzen. Damit geht Block über den üblichen Ansatz vieler alternativer und komplementärer Therapien hinaus, die ihre Verfahren als Ergänzung oder als Ersatz konventioneller Therapien vorschlagen. Statt dessen vertritt Block die Auffassung, *das Gesamtpaket konventioneller und komplementärer Therapien müsse auf die besondere Persönlichkeit des einzelnen Patienten zugeschnitten werden, und dieses Bestreben habe im Mittelpunkt der besonderen und intensiven Beziehung zwischen Patient und Arzt zu stehen.* Damit sagt Block zwar nichts Neues – es ist so alt wie die ältesten Schamanentraditionen –, aber er erinnert uns daran und setzt es in die Tat um.

Die entscheidenden Gesichtspunkte der anderen vier Teilelemente seines Modells einer *medizinischen Caritas* sind:

Die biomedizinischen Profile: Jeden Patienten unterzieht Block einer gründlichen Untersuchung – ätiologischer Rückblick, körperlicher Check-up, Labortests, Diagnosetests und erneute Begutachtung der Gewebsproben. Seine Neuerungen bestehen vor allem in einer Reihe biomedizinischer Tests zur Beurteilung der alimentären und immunologischen Situation.[4]

Die psychosozialen Profile: In einem eingehenden Interview mit jedem Patienten arbeitet Block vier wichtige psychosoziale Profile heraus: ein Bedürfnisprofil des Patienten, ein Einstellungsprofil, ein Streßprofil und ein Lernprofil. Ferner ermittelt er, wie die sozialen Unterstützungssysteme des Patienten und seine Lebensweise aussehen. Anhand dieser Profile – und der Ergebnisse der biomedizinischen Bewertung – entwickelt er einen individuellen Behandlungsplan.

Teilweise in Anlehnung an Abraham Maslows bekannte »Bedürfnishierarchie« ist in dem Bedürfnisprofil enthalten, was nach dem Empfinden des Patienten entscheidend für sein Überleben als Persönlichkeit ist. »Um dieses Profil zu entwickeln«, sagt Block,

> versuche ich festzustellen, ob der stärkste Antrieb des Patienten sein Bedürfnis nach Sicherheit ist (der Wunsch, körperlich, biologisch und psychisch abgesichert zu sein), nach Zugehörigkeit (der Wunsch nach herzlichen, wechselseitig befriedigenden Beziehungen), nach Selbstachtung (der Wunsch, den selbst auferlegten Leistungskriterien und Maßstäben zu genügen) oder nach Status und Prestige (der Wunsch, Anerkennung und Lob von anderen zu erhalten). Diese Erkenntnisse ... brauche ich, um dem Patienten in geeigneter Weise gegenüberzutreten und

eine Beziehung zu ihm herzustellen, die unseren diagnostischen und therapeutischen Zielen am förderlichsten ist.[5]

Beispielsweise reagiert ein Patient mit ausgeprägten Sicherheitsbedürfnissen in der Regel sehr gut auf Zuspruch und Beruhigung. »Andererseits«, sagt Block, »kann man einem Patienten mit starkem Bedürfnis nach Selbstachtung Leistungen (z. B. das Erreichen von Behandlungzielen) abverlangen. Sind seine Sicherheitsbedürfnisse gering, sind ihm ungeschminkte Informationen und Ratschläge zuzumuten, die jemand mit hohen Sicherheitsbedürfnissen unter Umständen als lähmend empfände.«[6]

Das Einstellungsprofil orientiert sich an Steven Greers Arbeit mit Brustkrebspatientinnen am Kings College in England. Seine Brustkrebspatientinnen unterteilte Greer in vier Gruppen: hoffnungslos-fatalistisch, stoisch-beherrscht, leugnend und offensiv-kämpferisch. Wie er herausfand, wiesen die »offensiv-kämpferischen« und, überraschenderweise, die »leugnenden« Patientinnen die längsten Überlebenszeiten auf, während die »stoische« und die »hoffnungslos-fatalistische« Gruppe schlechter abschnitten. Dazu Block:

Dieses besondere Profil muß mit dem Bedürfnisprofil des Patienten in Zusammenhang gebracht werden. Es ist sinnlos, jemanden der stoisch-beherrschten Gruppe zuzuordnen, wenn man nicht erkennt, daß es sich um eine Manifestation von hohen Selbstachtungsbedürfnissen handelt ... Das ist für den Kliniker ein Signal: Es kann entscheidend für das Überleben mancher Patienten sein, daß er ihre Abwehrmechanismen durch die Konfrontation mit der »Realität« durchbricht. Solche Funktionen der »Wahrheit« muß der Kliniker verstehen, um den Interessen seiner Patienten dienen zu können. In diesem speziellen Kommunikationsbereich braucht man viel Geschick und Taktgefühl, um einerseits ehrlich zu bleiben und andererseits die Gefühle des Patienten nicht zu verletzen.[7]

Das Streßprofil fußt auf der bekannten »Hohme Stress Rating Scale« und anderen Techniken zur Bewertung der Belastungen, denen die Patienten im Zeitraum des letzten Jahres ausgesetzt waren. Block: »An sich lösen streßerzeugende Ereignisse noch keine Gesundheitskrise aus. Entscheidend ist vielmehr, wie der Patient solche Ereignisse *wahrnimmt* – wie die Ereignisse auf die sozialen Bedürfnisse und Bewältigungsfähigkeiten des Patienten einwirken. Auf diesem

Umweg können sie zu gravierenden Gesundheitsproblemen führen.«[8]

Das Lernprofil geht von der Frage aus, auf welchen Lernwegen der Patient Informationen über sich und den Rest der Welt verarbeitet. Mit bestimmten Techniken ermittelt Block, ob der Patient bei der Informationsverarbeitung eher auditiv, visuell oder kinästhetisch vorgeht. Mit anderen Techniken bestimmt er die Hypnotisierbarkeit oder den »Suggestibilitäts-Quotienten« des Patienten. In wieder anderen Techniken geht es um die Fähigkeit des Patienten, mit Streß umzugehen oder Tiefenentspannung zu lernen.

> [Diesen] Resultaten vermag der Arzt zu entnehmen, wieviel Einfluß er auf den Patienten oder der Patient auf sich selbst ausüben kann, welche besonderen Techniken sich für den Patienten empfehlen – zum Beispiel Biofeedback, Hypnose oder repetitive Arbeitstechniken – und ob in erster Linie verbale, visuelle oder kinästhetische Methoden angewandt werden sollten … Die Ausarbeitung und Umsetzung dieses Profils ist [wesentlich], weil man Patienten oft in diesem Bereich am ehesten das Gefühl vermitteln kann, für ihre medizinische Behandlung und ihre Heilung selbst verantwortlich zu sein.[9]

Zwar wendet sich Block mit diesen Ausführungen an Fachkollegen, aber die entsprechenden Maßnahmen lassen sich ohne Mühe so abwandeln, daß auch der Patient selbst sie anwenden kann (was durchaus in Blocks Sinne ist). Im Grunde rät Block allen Menschen, die angesichts schwerer Krankheit Heilung suchen, sich die folgenden Fragen zu stellen:

- Welche Bedürfnisse habe ich? Was ist für mich persönlich von grundsätzlicher Bedeutung? Wer bin ich auf der tiefsten mir zugänglichen Ebene, und was ist mir auf dieser Ebene am wichtigsten?
- Welche Streßfaktoren gibt es in meinem Leben, und wie erlebe ich sie? Wie haben sie meine tiefste Vorstellung von mir selbst im Laufe des letzten Jahres beeinflußt?
- Wie lerne ich? Wie verarbeite ich Informationen über mich und die Welt? Welche Methoden zum Umgang mit kognitiver und affektiver Information sind für mich am nützlichsten? Welche Dinge empfinde ich als besonders entspannend und heilsam?

Kurz, was wir brauchen, wie wir auf Anforderungen reagieren, was wir als Streß erleben und wie wir lernen – das sind die vier psychologischen Bereiche, mit denen wir uns laut Block entweder unter Anleitung eines Arztes oder allein auseinandersetzen müssen.

Das biochemische Profil: »Da die Diät ein wichtiger Teil meiner klinischen Methode ist«, sagt Block, »muß ich die Eßgewohnheiten eines Patienten kennen und wissen, welche Einstellung er zur Ernährung hat. Wenn man versucht, die Ernährungsweise eines Menschen zu ändern, ohne zu wissen, was Nahrung für ihn bedeutet, kann das bedeuten, daß man noch einen weiteren Streßfaktor in sein Leben bringt.«[10] Zur Bewertung der Eßgewohnheiten verwendet Block ein alimentär/soziales Profil, das ihm hilft, zwischen den biologischen und sozialen Nahrungsbedürfnissen zu unterscheiden – die Voraussetzung, um für jeden Patienten ein realistisches Ernährungsprogramm zu entwickeln.

Das biomechanische Profil: In stärkerem Maße als die meisten anderen Vertreter komplementärer Krebsbehandlungen berücksichtigt Block den Bereich köperlicher Fitneß. Solche Therapeuten widmen sich in der Regel spirituellen, psychologischen, alimentären oder immunstimulierenden Verfahren, aber selten biomechanischen oder körperlichen Methoden. Block geht aus von »der Analyse der Körperwerte, dazu den gegenwärtigen und früheren Bewegungsgewohnheiten des Patienten und seinen derzeitigen Bedürfnissen im Hinblick auf Herzkreislaufsystem, Lunge und Bewegungsapparat. Anhand dieser Faktoren kann ich bestimmen, welches sportliche Programm sich für ihn am besten eignet, wobei ich nicht nur berücksichtige, wozu er fähig, sondern auch, wozu er *bereit* ist.« Blocks Methode ist kardiovaskulär, aerobisch, isometrisch, strukturell und neurokinästhetisch (unter Verwendung von Bewegungen, die ein »Cross-crawl-Patterning« verstärken). Entwickelt hat Block diese Übungen aus Bewegungselementen, die er in abgewandelter Form aus verschiedenen westlichen und östlichen Gymnastiksystemen übernommen hat.[11]

Für sein Fitneßprogramm nennt Block drei Ziele:

1. Die Leistungsfähigkeit in *allen* lebenserhaltenden Systemen – Herzkreislauf, Lunge, Bewegungsapparat, Nervensystem, Stoffwechsel, Immunsystem und Gesamtheit der Organfunktionen – auf ein Höchstmaß zu steigern. *Programme, die nur auf ein organisch-physiologisches System einwirken, sind höchst unzulänglich* [Hervorhebung von M. L.].

2. In jedem einzelnen Patienten die Fähigkeiten zu erhalten, intensiv zu arbeiten und auf dem ihm möglichen Leistungsgipfel zu agieren ...

3. Ein erhöhtes Empfinden von Wohlbefinden, Vitalität und seelischer Kraft hervorzurufen. Ziemlich sinnlos dürfte es sein, großartige körperliche Ergebnisse zu erzielen, wenn sich die Stimmung des Patienten meist auf dem Tiefpunkt befindet. Ein geeignetes Programm muß in der Lage sein, dem Patienten bei der Überwindung seelischer Belastungen zu helfen – ob sie nun innere oder äußere Ursachen haben.[12]

Für Patienten, die dazu in der Lage sind, beginnt Blocks grundlegendes Fitneßprogramm häufig mit einer halben Stunde raschem Gehen fünfmal die Woche. Andere können mit isometrischen Übungen, Dehnungsbewegungen oder ganz vorsichtiger Aerobic anfangen. Allmählich werden dann alle Patienten an ein umfassenderes Programm gewöhnt.

Anwendung der Ergebnisse auf Diagnose, Behandlung und Patiententraining

Im Zusammenhang mit der Frage, wie man die Diagnose mitteilt, geht Block auch ausführlich darauf ein, wie wichtig es ist, eine Form der Ansprache zu finden, »der es augenblicklich gelingt, die inneren Kräfte des Patienten für den Kampf gegen seine Krankheit zu mobilisieren«.[13]

Bei der Behandlungsplanung unterscheidet er zwischen der biomedizinischen Therapie und dem komplementären Zusatzprogramm. Blocks Einstellung zur biomedizinischen Therapie orientiert sich vor allem an der hippokratischen Lehre, daß der Arzt »keinen Schaden anrichten« darf. Das komplementäre Zusatzprogramm besteht aus einem individuell abgestimmten Maßnahmenkatalog, der dem Patienten ermöglichen soll, »sich von negativen Denkmustern zu befreien und sich lebensbejahende Einstellungen anzueignen«.

Das Zusatzprogramm ist dazu gedacht, die biomedizinische Therapie zu verstärken und zu unterstützen. Sein unmittelbarer Nutzen liegt unter anderem darin, daß der Patient immer etwas Konstruktives und Positives für seine Behandlung tun kann. Er ist nicht einfach der passive Empfänger einer medizinischen Behandlung ... Selbst in einem möglicherweise hoffnungslosen Fall können diese kombinierten Aktivitäten dem Patienten helfen, eine Einstellung zu seinem Leben zu gewinnen, die Zeit, die ihm bleibt, intensiv zu nutzen, viele Probleme zu klären, bevor er an die endgültige Schwelle des Todes gelangt, und die Kraft zu gewinnen, um den Angehörigen und Freunden Lebewohl zu sagen, die einen so großen Teil seines Lebens mit ihm geteilt haben.[14]

Block hat ein Dreieinhalb-Tage-Programm entwickelt, zu dem die Einübung der für jeden Patienten entwickelten biochemischen, biopsychosozialen und biomechanischen Pläne gehört. Es umfaßt Ernährunganleitung, Fitneßberatung und Streßabbauprogramme. »Die Sitzungen im Rahmen des intensiven Gesundheitstrainings sollen«, so sagt Block, »beim Patienten ein Gefühl der Autonomie und Kompetenz erzeugen, ein Empfinden, das, wie ich finde, bedauerlicherweise bei der Behandlung von Krankheiten aller Art fehlt. Dem Patienten das Gefühl zu geben, daß er für sich verantwortlich ist und Einfluß auf die Behandlung hat, ist genauso wichtig wie das Verschreiben der richtigen Medikamente.« Durch den Abbau negativer körperlicher und emotionaler Faktoren und die Förderung seiner seelischen Kräfte »*entsteht eine Grundlage, auf der invasive Techniken, wenn sie denn erforderlich sind, ein Höchstmaß an Wirksamkeit entfalten können. Sicherlich gibt es keinen heute praktizierenden Arzt oder Chirurgen, der nicht großen Wert darauf legen würde, daß sich sein Patient in bestmöglicher körperlicher Verfassung befände, bevor er sich den Risiken aussetzt, die jedem invasiven Verfahren innewohnen.*« [Hervorhebung von M. L.]

Blocks Ernährungsprogramm

Block hat sein Ernährungsprogramm aus der Makrobiotik entwickelt. Zwar ist schon diese in ihren Behauptungen zum Thema Krebs meist nicht ganz so kühn wie andere alternative Ernährungsverfahren, doch Block äußert sich dazu noch vorsichtiger und nimmt einen Standpunkt ein, den ich für höchst vernünftig halte. Block:

Obwohl der Bereich Ernährung und Diät in meinem klinischen Programm mit besonderer Aufmerksamkeit bedacht wurde, ist er weder wichtiger noch unwichtiger als andere Teile. Ich bin kein Ernährungswissenschaftler oder Diätexperte, noch behaupte ich, die Diät hätte wunderbare Heilkräfte. Allerdings bin ich der festen Überzeugung, daß die Ernährung ein entscheidender Gesundheitsfaktor ist – daß das, was wir essen, eine wichtige Voraussetzung für die Fähigkeit unseres Körpers ist, Krankheiten zu widerstehen und gesund zu bleiben. Ich glaube, daß die Ernährung im Rahmen einer Behandlung sowohl therapeutisch als auch komplementär wirken kann.[15]

Die Block-Diät fußt auf traditionellen Diäten, denen man überall in der Welt seit langer Zeit gesundheitszuträgliche Wirkungen nachsagt. Im wesentlichen besteht sie aus Vollkornprodukten, Gemüse, Hülsenfrüchten, Obst, Nüssen und Samen, dazu dem wahlweisen Konsum tierischer Produkte. (Wenn es gewünscht wird, gestattet Block auch den begrenzten Verzehr von bestimmten Fischen und von Geflügel aus Bodenhaltung.) Eine bemerkenswerte Ähnlichkeit weist die Blocksche Diät mit den Ernährungsempfehlungen auf, welche die American Cancer Society, das National Cancer Institute, die American Academy of Sciences und die American Heart Association zur Prävention von Krebs und koronarer Herzkrankheit herausgegeben haben.[16] Ständig ziehen Block und seine Mitarbeiter die neueste wissenschaftliche Literatur zu Rate, um die indivuellen Ernährungspläne auf die Krankheit des Patienten, seine körperliche Verfassung, seine Nahrungsbedürfnisse und therapeutischen Erfordernisse abzustellen.

In ihrem therapeutischen Arsenal gegen Krebs ist für die meisten Ärzte die Ernährung die Waffe, die sie am schlechtesten verstehen und am seltensten einsetzen. Während ihres Medizinstudiums sind die meisten Ärzte kaum oder gar nicht mit der Ernährungswissenschaft in Berührung gekommen. Infolgedessen blieb ihnen verschlossen, welche Möglichkeiten in Diät und Ernährung stecken – in Ergänzung einer konventionellen Therapie oder als therapeutisches Instrument –, ... um den Mut und das Wohlbefinden des Patienten vor, während und nach der Behandlung zu stärken. Zwar begrüßen viele Ärzte die Ernährungsempfehlungen des National Cancer Institute und der American Cancer Society zur »Krebsprävention«, doch nur wenige verstehen die Prinzipien, auf denen diese Empfehlungen beruhen, oder die Gründe, die sie zu einer »präventiven« Diät machen.

> *Doch sobald ihre Patienten an Krebs erkranken, wird die Prä-*
> *ventionsdiät aufgegeben, und Ernährungsmaßnahmen für den*
> *Patienten bleiben, wenn sie denn überhaupt in Betracht gezo-*
> *gen werden, Versuch und Irrtum überlassen. Im schlimmsten*
> *Falle werden sie völlig aufgegeben oder durch eine Diät ersetzt,*
> *die der Fachmann als krebsfördernd bezeichnen würde. So kann*
> *nicht überraschen, daß eine Hauptursache für die Mortalität*
> *unter Krebspatienten der Tod durch falsche Ernährung ist.*[17]
> [Hervorhebung von M. L.]

Die Bedeutung dieses Punktes läßt sich kaum überschätzen. Mit gutem Recht kann man fragen, welche Gründe es gibt, Krebspatienten zur Absetzung einer Diät zu veranlassen, von der man weiß, daß sie einen gewissen Schutz gegen die Entwicklung von Krebserkrankungen bietet, und ihnen statt dessen eine Ernährungsweise zu empfehlen, die erwiesenermaßen krebsfördernd ist? Die Antwort, die man bekommt, lautet etwa wie folgt: Es gibt keinen Grund zu der Annahme, daß die Ernährungsweise, die dem Krebs vorbeugt, auch seine Entwicklung einschränkt, sobald er einmal vorhanden ist. Und gerade weil falsche Ernährung bei vielen Krebserkrankungen eine große Gefahr ist, wird der Patient aufgefordert, so viele Kalorien wie möglich zu sich zu nehmen. Das mag ein vernünftiges Argument sein, aber läßt sich von ihm sagen, es bringe eine Haltung zum Ausdruck, die »wissenschaftlicher« sei als die, die Block einnimmt?
Der Ernährungswissenschaftler Lawrence Kushi meint:

> Wenn wir der Meinung sind, daß bestimmte Ernährungsfaktoren *förderliche Elemente* der Krebsbildung sind, dann dürfte der Einfluß der Ernährung auf Wachstum und Ausbreitung des Tumors vor und nach der klinischen Manifestation der Krankheit im wesentlichen gleich sein ... Vor allem läßt sich mit gutem Recht darauf verweisen, daß der Zeitpunkt, zu dem die Krebserkrankung klinisch manifest wird, ziemlich willkürlich ist, vor allem wenn man berücksichtigt, wie rasant sich Technik und Akzeptanz von Vorsorgeuntersuchungen entwickeln. Natürlich wird es Fälle geben, in denen die Kalorienaufnahme von vorrangiger Bedeutung ist, doch bei Krebspatienten, die ansonsten gesund sind, ... lassen sich auf die Behandlung im großen und ganzen die gleichen Ernährungsregeln anwenden wie auf die Prävention.[18]

Nach zwölf Jahren klinischer Erfahrung berichtet Block, seine Diät habe im wesentlichen vier Vorteile:

(1) Die Patienten kommen mit ihrer Krankheit und Behandlung besser zurecht. Der Diätplan führt ihnen ständig vor Augen, daß sie selbst etwas für sich tun können, daß sie an der Behandlung beteiligt sind und daß sie für den Kampf gegen die Krankheit verantwortlich sind. (2) Bei konventionellen Behandlungen leiden die Patienten weniger unter Nebenwirkungen. Schmerzen, Übelkeit, Erbrechen, Hautreizungen und andere Nebenwirkungen, die im allgemeinen durch Krebstherapien hervorgerufen werden, gehen nach Bekunden der Patienten zurück oder hören ganz auf ... (3) Bei einigen Patienten scheint sich das Tumorwachstum zu verlangsamen, die Tumorzahl am Krankheitsherd zurückzugehen und die Überlebensdauer zu verlängern. (4) In hoffnungslosen Fällen wird den Patienten oft das Endstadium ihrer Krankheit erleichtert: Sie haben weniger Schmerzen, brauchen weniger Medikamente und haben weniger seelische Probleme. Viele Angehörige haben uns berichtet, wie aktiv und lebhaft sich die Kranken ihnen noch in ihren letzten Tagen zuwenden konnten.[19]

Ausdrücklich geht Block auf die in der Forschung noch nicht entschiedene Debatte ein, die ich in Kapitel 11 beschrieben habe und in der es um die Frage geht, ob eine kalorienarme Diät das Tumorwachstum verzögert, ohne daß es zu einem gefährlichen Gewichtsverlust kommt, oder ob eine fett- und kalorienreiche Kost für Krebspatienten mit Gewichtsproblemen die einzig vernünftige Ernährung ist. Nach Blocks Auffassung ist der *Appetit* und nicht das *Gewicht* der entscheidende Faktor: »Solange der Appetit bleibt und der Patient sein Gewicht irgendwann stabilisiert, ist ein anfänglicher Gewichtsverlust [wie er häufig bei vorwiegend vegetarischen Diäten mit therapeutischer Zielsetzung auftritt] kein Anlaß zur Besorgnis.«[20]

Die Block-Diät Diese Diät besteht zu 50 bis 60 Prozent aus komplexen Kohlenhydraten und zu 12 bis 25 Prozent aus Fett – Nahrungsmittel, die in erster Linie vegetarischen Ursprungs sind. Der Rest der Kalorien wird in Form von Eiweiß aufgenommen. In diesem Rahmen wird die Diät mit Hilfe einer umfassenden Austauschliste auf den Geschmack des einzelnen Patienten zugeschnitten.[21] Die Austauschgruppen sind: (1) Getreide, Nudeln und Brot, (2) Hülsenfrüchte, (3) Nahrungsmittel aus Sojabohnen, (4) Gemüse, (5) Nüsse, Samen und Öle, (6) Fisch, Geflügel und Milchprodukte sowie (7) Obst. In jeder Gruppe werden die Nahrungsmittel nach Nähr- und Kalorienwert geordnet. Auf diese Weise macht es Block seinen Patienten leicht, verschiedene Speisen oder Getränke auf einer Liste gegeneinander auszutauschen. Jeder Patient erhält je nach körperlichem Zustand, ethnischer Herkunft und Gewohnheit, klimatischen und geographischen Verhältnissen, Aktivitätsniveau und körperlichen Bedürfnissen einen individuellen Speiseplan.

Blocks Ernährungsmaßnahmen sind auf drei Ebenen angesiedelt: Übergang, Erhaltung und Therapie. Übergangsdiäten sind für Patienten bestimmt, die ihre Eßgewohnheiten gerade zu verändern beginnen, Erhaltungsdiäten für gesunde Menschen, die allen Richtlinien der Block-Programme folgen, und therapeutische Diäten für Patienten, die unter mehr oder weniger aktiven Erkrankungen leiden, die deshalb intensive Ernährungsmaßnahmen benötigen und bereit und fähig sind, sich gewissenhaft an die Diät zu halten. Als Block das Programm ursprünglich entwickelte, stellte er sieben verschiedene Austauschlisten zusammen. Jede beruhte auf einer anderen Eiweißart, weil sich verschiedene Eiweißquellen in bezug auf ihren Fettgehalt erheblich unterscheiden. In der klinischen Arbeit hat sich jedoch eine einzige »durchschnittliche« Austauschliste für die Patienten als praktischer im täglichen Gebrauch erwiesen.[22]

Zur Diät gehören nicht nur häufig konsumierte Nahrungsmittel, sondern auch eine große Zahl weniger bekannter Speisen von besonders vielseitigem oder speziellem Nährwert: Getreide wie Reismelde, Abessinisches Liebesgras und Amarant, Sojaprodukte wie Tempeh, Tofu und Miso, Shiitakepilze und viele Blattgemüsesorten, welche die meisten Menschen gar nicht kennen, dazu Meeresgemüse wie Kombu, Dulse, Hihiki, Arame und Wakame. Oberirdisch und unteriridisch wachsende Gemüsesorten wie Klettenwurzeln, Daikon und Lotosblätter vervollständigen den Speiseplan.[23] Viele dieser Nahrungsmittel hat die Makrobiotik bekannt gemacht. Eingeschränkt oder ausgeklammert werden die meisten Milchprodukte, Eier, rotes Fleisch, raffinierter Zucker, koffein- oder alkoholhaltige Getränke, verarbeitete Lebensmittel, einige weniger gesunde Öle und ein paar zu den Nachtschattengewächsen gehörende Gemüsesorten wie Auberginen und grüner Pfeffer.[24]

Wissenschaftliche Grundlagen des Blockschen Ernährungsprogramms

Für alle Bestandteile seines Ernährungsprogramms liefert Block eine ausführliche wissenschaftliche Begründung. Dort erörtert er die klinischen, epidemiologischen und experimentellen Daten, die seinen Entscheidungen zugrunde liegen. Eine eingehende Besprechung dieser Literatur würde den Rahmen dieses Buches sprengen, so müssen wir uns mit einer Zusammenfassung zufriedengeben, die die Wirkung seiner Diät erläutert:

1. Menge und Art des Nahrungsfettes können Tumorentwicklung und -wachstum beeinflussen, besonders im Fortpflanzungs- und Verdauungssystem. Rasch wachsende Krebszellen brauchen große Mengen von Lipiden, einem wichtigen Bestandteil der Zellmembran. Durch Einschränkung der Fettaufnahme kann man Tumorzellen diesen entscheidenden Nährstoff vorenthalten. In diesem Zusammenhang ist interessant, daß man an postmenopausalen japanischen Frauen mit Brustkrebs, die einer traditionellen bäuerlichen Ernährungsweise folgten, sehr viel längere Überlebenszeiten beobachtet hat als an postmenopausalen amerikanischen Brustkrebspatientinnen, die sich auf westliche Weise ernährten.[25] Vorläufige Forschungsergebnisse lassen auch darauf schließen, daß fettarme Ernährung möglicherweise die natürliche Aktivität von menschlichen Killerzellen erhöht[26], eine Tätigkeit, die für die Zerstörung von Tumorzellen im Körper entscheidend sein kann. Auch die konsumierten Fettarten können das Tumorwachstum beeinflussen. Offenbar fördern Fette, die viel Linolsäure enthalten, das Tumorwachstum. Deshalb empfiehlt Block für Krebspatienten die Verwendung von linolsäure-armen Fetten wie Oliven- und Canolaöl.

2. Für bestimmte Verbindungen in Shiitakepilzen (*Lentinus edodes*) und in Meeresgemüse der Klasse *Laminaria* oder Braunalgen (Kombu, Kelp) hat man nachgewiesen, daß sie schon bei Einnahme in relativ geringen Mengen gegen Tumoren vorgehen. Einige dieser Verbindungen wirken ähnlich wie Interferon oder verstärken die Wirkung interferonähnlicher Proteinpolysaccharide, die Zellen angreifen und zerstören. Auch hemmen und beeinträchtigen sie die Tumorbildung.

3. Eine vegetarische Diät enthält eine Vielzahl von pflanzlichen Nahrungsmitteln mit Wirkstoffen, die hemmen, blockieren

und unterdrücken. Dazu gehören Phenole, Indole, aromatische Isothiocyanate, methylisierte Flavone, Kumarine, Pflanzensterine, Selensalze, Proteasehemmer, Ascorbinsäure, Tocopherole, Retinole und Karotine. Sie alle beeinträchtigen die Tumorbildung und -promotion. Zu den Nahrungsmitteln, die diese Stoffe enthalten, gehören Kohlsorten, Zwiebeln und verwandte Gemüsearten, Winterkürbisse, Karotten und zahlreiche andere pflanzliche Lebensmittel. Diese Verbindungen wirken in vielen Stadien der Krebsbildung: Sie entziehen dem Körper karzinogene Stoffe, schalten freie Radikale aus, verbinden sich mit Schwermetallen zu unschädlichen Substanzen, reparieren DNA- und RNA-Schäden und wirken der Entstehung von Tumoren entgegen. Ferner erhöhen Proteasehemmer, wie man sie in Produkten von Sojabohnen findet, die Ausscheidung von Galleprodukten und von überschüssigem Eiweiß. Außerdem schützen sie die Zellen vor Veränderung durch ionisierende Strahlung, auch Röntgenstrahlung, wie sie in der Krebstherapie angewandt wird.

4. Schutzfunktion haben auch Ballaststoffe, besonders wenn sie reich an Phytaten sind, Verbindungen, die möglicherweise der Bildung des Darmkarzinoms entgegenwirken, und zwar dank ihrer Fähigkeit, die Herstellung bestimmter Arten von freien Sauerstoffradikalen zu senken (schädlichen chemischen Stoffen, die dank eines unpaaren Elektrons besonders reaktionsfähig sind). Phytate findet man vor allem in Getreidekörnern. Ballaststoffe vermehren die Fäkalmasse, beschleunigen den Transport potentiell krebserregender Stoffe durch den Darm und hemmen ihre karzinogene Aktivität.

5. Obwohl Block nichts von Nahrungszusätzen in Megadosen hält, verwendet er alimentäre wie botanische Zusätze in Fällen, in denen klinische Anhaltspunkte auf einen Nutzen solcher Interventionen schließen lassen. Verschiedene Nährstoffe, so die fettlöslichen Vitamine A und E, sowie Spurenmineralien, unter anderem Selen, können in ihrem Zusammenwirken die zellulär und Antikörper-vermittelten Immunfunktionen stärken und die Antigenität von Tumorzellen erhöhen. Das hilft nicht nur bei der Krebsvorbeugung, sondern ist auch eine nützliche therapeutische Maßnahme für Krebspatienten, deren Immunfunktion durch falsche Ernährung, konventionelle Behandlung und die Auswirkungen der Erkrankung selbst beeinträchtigt ist.

Verbesserte Immunfunktionen können den Heilprozeß beschleunigen, das Risiko sekundärer oder opportunistischer Infektionen verringern und bei der Abwehr des Tumors helfen. Ein wachsames, starkes Immunsystem hilft unter Umständen, einen Rückfall der Krebserkrankung zu verhindern, indem es die verbliebenen Krebszellen zerstört, bevor sie die Möglichkeit haben, sich zu vermehren.

Zu den botanischen Zusätzen gehören Wirkstoffe wie *Echinacea* und Knoblauch. Ihre Verwendung soll in erster Linie die Immunfunktion stärken und den Nebenwirkungen von Krebsbehandlungen entgegenwirken. In seiner klinischen Arbeit hat Block, wie er meint, immer wieder festgestellt, daß die exakte Verwendung ausgewählter alimentärer oder botanischer Wirkstoffe tatsächlich zur Verringerung von Nebenwirkungen und zur Verstärkung von Behandlungseffekten beiträgt.

6. Möglicherweise unterstützt die Diät die Dauer von Remissionen und verhindert das Wiederauftreten neoplastischer Erkrankungen. Einige Forscher haben die Vermutung geäußert, der Rückfall mancher Tumoren sei unter Umständen auf das Überleben von »Mikrometastasen« zurückzuführen, die sich der konventionellen Therapie entziehen. Nahrungsbestandteile, welche die Tumorbildung hemmen oder unterdrücken, hindern diese Zellen möglicherweise daran, neue Kolonien zu bilden, oder zerstören sie sogar.[27]

Schlußfolgerung

Zahlreiche Gründe sprechen nach meiner Auffassung für die klinische, wissenschaftliche und historische Bedeutung des Block-Programms:

Erstens ist Block kein alternativer Krebstherapeut, sondern ein konventioneller Internist, der sich an das Paradigma der Schulmedizin hält, medizinischer Direktor eines vielseitigen Krebsprogramms ist und in dieser Eigenschaft mit einer Chicagoer Universitätsklinik zusammenarbeitet.

Zweitens hat er sein Ernährungsprogramm, wie ich finde, völlig zu Recht in einen *praktischen Bezugsrahmen* eingebettet. Die Diät ist nur ein – wenn auch wichtiger – Teil seines Programms, dessen sechs Punkte einen biomedizinischen, biopsychosozialen, biochemisch-alimentären und biomechanisch-sportlichen Maßnahmenkatalog umfassen, dazu ein medizinisches Stufenverfahren und therapievermittelnde Techniken. Ich glaube, das ist genau die richtige Mischung.

Drittens stellt Block keine übertriebenen Behauptungen auf, was die Wirkung einer geeigneten Ernährung bei Krebserkrankungen angeht, spielt aber andererseits ihre mögliche Bedeutung auch nicht herunter. Er hat wissenschaftliche Daten gesammelt, klinische Beobachtungen vorgenommen und eine Theorie vorgeschlagen, die erklärt, wie die wissenschaftlichen und klinischen Beobachtungen zusammenpassen. Diese Theorie habe ich oben skizziert. Zwar stellt Block klar, daß geeignete Ernährung kein Wunder- oder Allheilmittel für Krebs ist, macht aber doch deutlich, daß sie aus klinischer Sicht offenbar die Lebensqualität erhöht, die Widerstandskraft stärkt, die Wirkung konventioneller Therapien erhöht, die Tumorentwicklung möglicherweise verlangsamt, die Größe und Zahl der auftretenden Tumoren reduziert und bei einigen Patienten das Wiederauftreten der Erkrankung verringert oder hinausschiebt.

Wenn Block davon abrät, routinemäßig Megadosen von Nahrungszusätzen zu geben, befindet er sich damit in Einklang mit der Makrobiotik und (weitgehend) dem Gerson-Programm, nicht aber mit Livingston und der Mehrheit der Krebs-Ernährungstherapien. Ob der Patient mit einem Programm, das nur eine Diät als komplementäre Krebs-Ernährungstherapie anbietet, besser fährt als mit einem Programm, das eine Megavitaminbehandlung vorsieht, ist eine Frage, deren Klärung nur die Forschung leisten kann und die deshalb dringend nach einer genaueren Untersuchung verlangt.

Zusammenfassung

Nach eingehender Beschäftigung mit den konventionellen und unkonventionellen Krebs-Ernährungstherapien, die ich in den vorangegangenen Kapiteln erörtert habe, bin ich zu folgenden Schlüssen gelangt:

Die wissenschaftlichen und klinischen Daten sprechen für die Hypothese, daß eine Ernährungskomponente in der Krebsbehandlung und -pflege für viele Patienten von gewissem Nutzen sein könnte. Noch wird diese Schlußfolgerung nicht von kontrollierten klinischen Versuchen bestätigt, aber ich glaube, daß sich die vorherrschende Auffassung der Schulmedizin – es gebe »keine Anhaltspunkte« für Ernährungseffekte bei Krebs – nicht mit den vorliegenden Forschungsergebnissen deckt. Genauer muß es heißen: Die verfügbaren Daten aus Laborexperimenten, Tierstudien und einigen fragmentarischen Untersuchungen am Menschen legen den Schluß nahe, daß Ernährungstherapien einige positive Effekte bei einigen Patienten mit einigen Krebsarten erzielen können und daß kontrollierte klinische Versuche so berechtigt wie erforderlich sind.

Wir wissen noch nicht, welche Rolle die Ernährung generell beim Krebs spielt, wie sie sich bei bestimmten Krebsarten in bestimmten Stadien auswirkt und welche unterschiedliche Wirkung sie bei unterschiedlichen Voraussetzungen hervorruft: bei Menschen von unterschiedlicher kultureller Herkunft, mit unterschiedlichen biochemischen Voraussetzungen und unterschiedlichen Vorstellungen über die Rolle, welche die Ernährung bei ihrem Kampf ums Überleben spielen kann. Doch ich wage die Vorhersage, daß bei einem erheblichen Teil dieser Krebspatienten eine komplementäre Ernährungstherapie die Überlebensdauer zumindest in bescheidenem Maße beeinflussen wird.

Genauso sicher ist, daß sich die Diät in keinem Falle als Allheilmittel erweisen wird. Wenn wir berücksichtigen, wie sehr man sich bemüht hat, Menschen ausfindig zu machen, die besonders gut auf das Gerson-, Makrobiotik- oder Livingston-Programm angesprochen haben, so ist ersichtlich, daß zwar bei einzelnen Krebspatienten *individuelle* »Heilerfolge« oder dauerhafte Remissionen mit Hilfe von alimentären Maßnahmen erreicht worden sind, daß dies aber nicht für die Mehrzahl der Krebspatienten gilt, die sich solchen Therapien unterziehen. Bestenfalls lassen sie die Überlebenskurve um etwa den gleichen Betrag ansteigen wie eine wirksame Chemotherapie. Wenn das richtig ist, so wird es mehr Menschen geben, die – an dem einen Extrem der Kurve – dauerhafte Remissionen bei sehr schweren Krebserkrankungen erreichen (Heilerfolge, wie sie uns aus gut dokumentierten Fallberichten bekannt sind), und mehr Krebspatienten, die im gesamten Bereich der Kurve länger leben. Vor allem hätten wir mehr Krebspatienten ohne Rückfälle. Es ist noch völlig unklar, ob Ernährungstherapien diese Wirkung auf alle Krebserkrankungen haben oder ob sie, was wahrscheinlicher ist, auf verschiedene Krebserkrankungen sehr unterschiedlich wirken. Außerdem besteht die hohe Wahrscheinlichkeit, daß sich einige Ernährungstherapien für bestimmte Krebserkrankungen sogar als ausgesprochen nachteilig erweisen.

Ich glaube, die vorliegenden Forschungsergebnisse sprechen dafür, daß die Wahrheit, wie so oft, in der Mitte liegt: auf halbem Wege zwischen den typischen Behauptungen der meisten alternativen Krebstherapeuten und der typischen Kritik der »Quacksalber-Jäger«. Viele, wenn nicht die meisten Vertreter von Krebs-Ernährungstherapien haben übertriebene Behauptungen über die Wirksamkeit ihrer Verfahren aufgestellt. Einige haben ihre Therapien als unterdrückte »Heilverfahren« für Krebs hingestellt. Andere haben der Öffentlichkeit die Krebspatienten präsentiert, die offenbar gut auf ihre Therapien angesprochen haben, aber interessierte Patienten nicht darüber aufgeklärt, welche Ergebnisse sie bei Krebspatienten *im allgemeinen* erzielen. Im Gegensatz dazu tun Quacksalber-Jäger alle Ernährungstherapien von vornherein als Schwindel ab – mit ebenso fragwürdiger Berechtigung.

Wir befinden uns erst am Anfang einer objektiven wissenschaftlichen Beurteilung von Krebs-Ernährungstherapien. Doch nach allen uns vorliegenden Daten spielt die Ernährung bei bestimmten Krebsarten eine wichtige Rolle in der Vorbeugung und eine gewisse Rolle in der Behandlung. Gegenwärtig noch unbeanwortet sind die Fragen, wie groß die Wirkung dieser Behandlung ist, welche Rolle individuelle Unterschiede spielen, wie bestimmte Krebsarten auf Ernährungsprogramme ansprechen und wie wirksam spezifische Diäten sind.

Anmerkungen

1 Keith I. Block, »Part 1 – Block Nutrition Program«; in: *New Clinical Care Model: Applications to Cancer Patient Care*, November 1989, S. 1–2; verfaßt für das Office of Technology Assessment; Verweise auf die Forschungsliteratur von Keith Block im persönlichen Gespräch mit dem Autor am 14. September 1990 aktualisiert.
2 ebd.
3 a. a. O., S. 3.
4 a. a. O., S. 4–5.
5 a. a. O., S. 7.
6 a. a. O., S. 7–8.
7 a. a. O., S. 8–9.
8 a. a. O., S. 9–10.
9 a. a. O., S. 12.
10 ebd.
11 a. a. O., S. 15.
12 a. a. O., S. 15–16.

13 a. a. O., S. 18.

14 a. a. O., S. 20.

15 a. a. O., S. 25.

16 a. a. O., S. 25–26.

17 a. a. O., S. 27–28.

18 Lawrence Kushi, persönliche Mitteilung an den Autor, 24. Januar 1991.

19 Block, »Part 1 – Block Nutrition Program«; in: *New Clinical Care Model,* S. 29–30.

20 a. a. O., S. 33.

21 a. a. O., S. 45.

22 a. a. O., S. 48.

23 a. a. O., S. 53.

24 ebd.

25 G. Sakamoto, H. Sugano und W. H. Hartmann, »Comparative Clinicopathology Study of Breast Cancer Among Japanese and American Females«, *Japanese Journal of Clinical Oncology,* 25 (1979), S. 161–170; zitiert von Keith Block im persönlichen Gespräch mit dem Autor, 14. September 1990.

26 J. Barone, J. R. Hebert und M. M. Reddy, »Dietary Fat and Natural Killer Cells Activity«, *American Journal of Clinical Nutrition,* 50 (1989), S. 861–867; zitiert von Keith Block im persönlichen Gespräch mit dem Autor, 14. September 1990.

27 Block, »Part 1 – Block Nutrition Programm«, in: *New Clinical Care Model,* S. 52–56.

TEIL V
Physikalische, traditionelle und pharmakologische Therapien

Kapitel 18
Physikalische und energetische Verfahren –
Gymnastik, Massage, therapeutische Berührung und
Chiropraktik

Die spirituellen, psychologischen, alimentären und physikalischen Verfahren zur Krebsheilung sind für mich ein »Therapie-Qartett« von ganz eigener gesundheitsfördernder Wirkung. Dabei ist anzumerken, daß die physikalischen Verfahren in der amerikanischen Kultur der komplementären Krebstherapien weniger Berücksichtigung finden als die anderen drei Mitglieder des Quartetts. Nicht überall legt man so wenig Wert auf physikalische Krebstherapien. Wie wir im nächsten Kapitel sehen werden, findet Qigong – ein psychophysiologisches Verfahren aus China – in seinem Heimatland viele Anhänger, die es für eine nützliche komplementäre Krebstherapie halten.

Doch während physikalischen Krebsbehandlungen in den Vereinigten Staaten selten Vorrang eingeräumt wird, billigt man ihnen häufig unterstützende Funktion zu. Eine große Vielzahl physikalischer Behandlungformen und energiezentrierter Therapien wird von Therapeuten empfohlen und von Krebspatienten angewendet. Zu den physikalischen Verfahren gehören Gymnastik, Massage und andere Formen der Körperarbeit, Chiropraktik, Bewegungstherapien und Tanz. Energietherapien, die eng mit physikalischen Therapien verwandt sind, umfassen Handauflegen, Akupunktur, Akupressur, Bioenergetik, therapeutische Berührung und andere Energie- und Gleichgewichtstechniken. Vielfach reicht die Energiemedizin weit zurück in die traditionelle chinesische Medizin und ihre Theorie vom Qi (der Lebensenergie), das sich auf Meridianen im Körper entlangbewegt und für die Gesundheit von Blut, Nerven und lebenswichtigen Organen sorgt. Ausführlicher gehe ich auf Qi und die Akupunktur in Kapitel 19 »Traditionelle chinesische Medizin« ein. Im vorliegenden Kapitel beschäftige ich mit mit Gymnastik, Massage, therapeutischer Berührung und Chiropraktik.

Gymnastik

Sehr häufig dient Gymnastik zur Ergänzung komplementärer Krebstherapien. Josef Issels, einer der großen Pioniere der alternativen Krebstherapie in Deutschland, wies die Patienten, die seine Klinik in den bayrischen Alpen aufsuchten, regelmäßig an, »einen Berg zu besteigen«. So hieß dann auch ein bekannter Dokumentarfilm der BBC über Issels. In ähnlicher Weise empfiehlt der Internist und Onkologe Keith Block, dessen Arbeit in Kapitel 17 beschrieben wurde, seinen Patienten ein umfangreiches Fitneßprogramm.

Ein Mann, dessen Genesung von einem metastatischen Dickdarmkarzinom im Memorial Sloan-Kettering Hospital in New York dokumentiert ist – ein ganz seltener Fall –, hat mir berichtet, er schreibe seine Gesundung seiner eisernen Entschlossenheit zu, mit dem Tennisspielen fortzufahren, obwohl er während der Chemotherapie das Gefühl hatte, er könne keinen Fuß mehr vor den anderen setzen. Viele Krebspatienten, denen ich begegnet bin, haben intuitiv irgendeine Form sportlicher Betätigung zu einem Bestandteil ihrer Bemühungen um Genesung gemacht. Und doch zeigen die Forschungsdaten zur sportlichen Betätigung, wie bei jeder anderen gesundheitsfördernden Maßnahme, kein ganz einheitliches Bild im Hinblick auf den Nutzen für den Krebspatienten.

Max Gerson, der bahnbrechende deutsche Ernährungstherapeut in der Krebsbehandlung, dessen Arbeit ich in Kapitel 14 beschrieben habe, war entschieden gegen jegliche sportliche Betätigung seiner Krebspatienten. Nach seiner Überzeugung brauchten sie absolute Ruhe, weshalb er jede Form sportlicher Aktivität für schädlich hielt. Vertreter von Yoga und Meditation lehnen gymnastische Übungen im Dienste von Gesundheit und Heilung zwar nicht ab, glauben aber, daß Aerobic zum Beispiel die »Wärme« an die Körperoberfläche befördere, während Yoga und Meditation die Wärme den inneren Organen zuführe, was für die Heilung wichtiger sei.

Aus Tierstudien über die Auswirkung von körperlicher Aktivität auf experimentell hervorgerufene Krebserkrankungen wissen wir, daß Aktivität in einigen Fällen die Krebsentwicklung verzögert, in anderen jedoch beschleunigt. 1987 berichteten R. A. Yedinak, D. K. Layman und J. K. Milner von der University of Illinois über eine sehr interessante Untersuchung, in der sie feststellen wollten, ob »die tumorbildende Wirkung von Nahrungsfett durch regelmäßige körperliche Aktivität beeinflußt werden kann«. Sie teilten weibliche Sprague-Dawley-Ratten in vier Gruppen auf: fettarme Ernährung und

Bewegungsarmut, fettreiche Ernährung und Bewegungsarmut, fettarme Ernährung und Aktivität, fettreiche Ernährung und Aktivität. Nach zwei Wochen dieses Programms erhielten die Ratten eine Dosis des krebserregenden Stoffes DMBA (7,12-Dimethylbenzanthracen). Die Forscher stellten fest, daß die fettreiche Kost die Tumorzahl sowohl in der Gruppe mit Bewegungsarmut als auch in der Gruppe mit körperlicher Aktivität verdoppelte.[1] Körperliche Aktivität *verringerte* die Tumorinzidenz um 25 Prozent bei Ratten mit fettarmer Kost, während sie die Tumorbildung bei Ratten mit fettreicher Kost *anregte*.[1]

Allerdings hat Layman mir in einem Telefongespräch mitgeteilt, er sei zu seiner Enttäuschung nicht in der Lage gewesen, die Studie zu wiederholen. Ein Problem solcher Untersuchungen an Tieren besteht, wie er erläuterte, darin, daß man die Tiere praktisch immer zur körperlichen Aktivität *zwingt*, so daß diese Betätigung für den Organismus zum Streß wird und nicht gerade als gesundheitsfördernde Maßnahme gewertet werden könne. Ein Wissenschaftler hat nach Laymans Auskunft versucht, die Tiere ihr Aktivitätsniveau selbst bestimmen zu lassen, und bei den Tieren, die sich freiwillig mehr bewegten, tatsächlich eine größere Resistenz gegen Krebs entdeckt. Doch das wirft wiederum die Frage auf, ob der Schutzeffekt von der Aktivität selbst herrührt oder von Faktoren, die das Tier zu einem höheren Aktivitätsniveau prädisponieren.[2]

Einige der wichtigsten Untersuchungen am Menschen hat Rose E. Frisch von der Harvard University durchgeführt. Frisch und Mitarbeiter bezogen 5398 Frauen im Alter zwischen 21 und 82 Jahren in ihre Erhebung ein.[3] Laut einer Zusammenfassung in der Zeitschrift *Oncology Times* gelangten sie zu folgendem Ergebnis: »In jeder Altersgruppe wiesen die Nichtsportlerinnen eine höhere Lebenszeit-Häufigkeit von Krebserkrankungen des Genitalapparates auf – Gebärmutter, Eierstock, Gebärmutterhals und Vagina. Das Risiko der Nichtsportlerinnen war 2,5mal so hoch wie das der Sportlerinnen.«[4]

Das Brustkrebsrisiko der Nichtsportlerinnen lag etwa doppelt so hoch wie das der Sportlerinnen. Die Untersuchung war sorgfältig im Hinblick auf Variablen kontrolliert, welche die Ergebnisse hätten beeinflussen können – Krebshäufigkeit in der Familie, Alter bei der ersten Menstruation, Zahl der Schwangerschaften, Verwendung oraler Verhütungsmittel, Östrogeneinnahme während der Menopause, Schlankheit, gegenwärtige und frühere Rauchgewohnheiten sowie derzeitige Ernährungsweise. Ferner stellte Frisch fest, daß sportliche Betätigung während der Collegejahre weit mehr Schutz vor Krebs bot als körperliche Aktivität, mit der die Nichtsportlerinnen im späteren Leben begannen – obwohl auch später aufgenommene Aktivität eine gewisse Wirkung zeigte. Von den Nichtsportlerinnen, die im späteren Leben mit dem Sport begannen, hatten 50 Prozent ein verringertes Krebsrisiko. Dazu heißt es in der *Oncology Times*:

> Dr. Frisch . . . macht bestimmte Gründe für das geringere Risiko bei früheren Sportlerinnen verantwortlich. Erstens ist bei Sportlerinnen möglicherweise die Östrogenkonzentration geringer, weil sie schlanker sind und weniger Fettgewebe haben, das Androgen in Östrogen umwandelt. Eine Verringerung des Östrogens, das die Zellen des Brustgewebes und des Genitalapparates zur Teilung veranlaßt, müßte also, so Frisch, die Zahl der Tumorzellteilungen einschränken. Zweitens ist unter Umständen das Östrogen, das Sportlerinnen produzieren, weniger wirksam. Je schlanker die Frau ist, um so weniger wirksam ist, wie wir aus früheren Untersuchungen wissen, das Östrogen, das sie herstellt – es veranlaßt die Zellen in Gebärmutter und Brust nicht zur Teilung.[5]

Daß intensive sportliche Betätigung die Konzentration hochaktiver Östrogenformen im Körper verringert, wurde in einer Studie von Rachel Snow bestätigt, einer Doktorandin, die mit Frisch zusammenarbeitete und Köperflüssigkeiten von Sportlerinnen und Nichtsportlerinnen untersuchte. Wie sie feststellte, bilden Mädchen und Frauen, die unter Anorexie oder Störungen des Menstruationszyklus leiden, in großen Mengen die inaktive Form des Östrogens. Tenley Albright, Olympiasiegerin im Eiskunstlauf, wurde später eine Spezialistin für Störungen des weiblichen Genitalapparates und arbeitete an der Studie von Frisch und Snow mit. Albright berichtete, nach neueren Forschungsergebnissen müsse man den unregelmäßigen Menstruationszyklus von Sportlerinnen als »angemessene Reaktion« des Körpers ansehen, die sich legen würde, sobald die Athletin ein ruhigeres Leben führe.[6]

Wie Frisch feststellte, ist bei Hochleistungssportlerinnen oft auch der Beginn der Menstruation verzögert. Nach ihrer Auffassung könnte das einen gewissen Schutz vor Krebserkrankungen der Brust und des Genitalapparates bieten. Tatsächlich vertritt sie die Auffassung, daß die Krebsanfälligkeit einer Frau um so größer sei, je mehr Ovulationsperioden sie in ihrem Leben gehabt habe. In diesem Zusammenhang verweist sie darauf, daß vor 100 Jahren die erste Periode in der Regel mit 15,5 Jahren auftrat. Heute liegt dieser Zeitpunkt im allgemeinen drei Jahre früher, bleibt aber bei 15,5 Jahren, wenn das Mädchen intensiv Sport betreibt. »Ich glaube, es hat keinen besonderen Vorteil, die erste Menstruation mit zwölfeinhalb Jahren zu bekommen«, sagt sie.[7]

In einer anderen Studie stellte Frisch fest, daß bei College-Sportlerinnen auch Krebserkrankungen des Verdauungsapparates und hämatopoetische Krebsarten (Lymphom, Leukämie, Myelom und Hodgkin-Krankheit) seltener waren. Interessanterweise gab es bei der Häufigkeit von bösartigen Melanomen und Hautkrebs keine signifikanten Unterschiede zwischen den beiden Gruppen.[8]

Weitere Anhaltspunkte für den Schutzeffekt sportlicher Betätigung im späteren Leben fanden Lawrence Garfinkel und Steven D. Stellman von der Abteilung für Epidemiologie und Statistik der American Cancer Society. In einer 1988 veröffentlichten Studie berichteten sie: »Sportliche Betätigung steht bei Männern und Frauen sowie Rauchern und Nichtrauchern in umgekehrter Beziehung zur Sterblichkeit.« Im einzelnen waren die Ergebnisse noch interessanter: Während die Menschen, die keinerlei Sport betrieben, eine deutlich höhere Krebsmortalität aufwiesen – und der Mortalitätsrückgang bei denen, die das Maß ihrer körperlichen Betätigung als »leicht« oder »mittel« beschrieben, beträchtlich war –, zeigte sich eine erhöhte Krebsrate bei männlichen und weiblichen Rauchern, die ihre sportlichen Gewohnheiten als »intensiv« beschrieben. Ferner genossen weibliche Nichtraucher mit »mittlerer« sportlicher Betätigung keinen größeren Schutz vor Krebs als Frauen, die einer »leichten« sportlichen Betätigung nachgingen, während für die Gruppe mit »intensiver« körperlicher Aktivität ein erhöhtes Krebsrisiko galt. Dagegen zeigte sich bei männlichen Nichtrauchern eine leichte Steigerung des Krebsschutzes beim Wechsel von leichter zu mittlerer sportlicher Betätigung und noch einmal eine winzige Zunahme beim Übergang zum Leistungssport. So interessant diese Korrelationen auch waren, sie blieben *zu klein, um statistisch signifkant* zu sein. Das erhöhte Krebsrisiko bei intensiver sportlicher Betätigung galt vor allem für Lunge, Dick- und Mastdarm sowie Bauchspeicheldrüse – aber interessanterweise nicht für die Brust oder den Genitalapparat.[9]

Allerdings deuten nicht alle Ergebnisse in die gleiche Richtung. Ralph S. Paffenbarger von der Medizinischen Hochschule der Stanford University gelangte in einer anderen umfassenden retrospektiven Untersuchung über die Auswirkungen körperlicher Betätigung (aktiver Sport während der Collegezeit) zu dem Ergebnis, daß die aktiven männlichen Studenten zwar ein erheblich *geringeres Risiko* hatten, Mastdarmkrebs zu bekommen, als inaktive Studenten, dafür aber ein erheblich *höheres Risiko*, an Prostatakrebs zu erkranken. Ferner konnte Paffenbarger in seiner Stichprobe nicht den Schutzeffekt sportlicher Betätigung für Brustkrebs beobachten, von dem Frisch berichtet hatte – tatsächlich fand er keinen der Schutzeffekte für Krebserkrankungen der Frau, die Frisch in ihrer Stichprobe entdeckt hatte.[10]

Es ergibt sich also ein recht kompliziertes Bild, wenn wir den Zusammenhang zwischen sportlicher Betätigung und Krebs untersuchen. Auffällig ist, daß offenbar der größte Schutzeffekt körperlicher Betätigung bei Krebs mit *begleitenden Schutzfaktoren* verknüpft ist. Sportliche Betätigung hilft Männern und Frauen – Rauchern und Nichtrauchern –, aber sie hilft Nichtrauchern mehr, und sie hilft am meisten, wenn sie in gemäßigter Form durchgeführt wird.

Die sportliche Betätigung kann also auf vielen verzweigten und verschlungenen Wegen das Krebsrisiko entweder senken oder erhöhen. Man hat auf ihre Verbindung mit Schlankheit hingewiesen, die vor Krebs schützt, und hat gezeigt, daß sie auf Östrogen, Ovulation und andere Faktoren einwirkt, die mit Krebserkrankungen der weiblichen Brust und des weiblichen Genitalapparates in Verbindung stehen. Ein weiterer Schutzeffekt, durch den sportliche Betätigung möglicherweise auf die Krebsbildung Einfluß nimmt, ist ihre Wirkung bei depressiven Zuständen. In zahlreichen Studien hat man nachgewiesen, daß körperliche Aktivität antidepressiv wirkt, und die Depression ist ein häufiger Vorläufer und Begleitfaktor von Krebserkrankungen. Sportliche Betätigung in gemäßigter Form kann in erheblichem Maße vor Depression schützen, was über komplexe Geist-Körper-Beziehungen möglicherweise zur Prävention oder Beeinflussung der Krebsbildung beiträgt.

Einige Forscher haben die Hypothese geäußert, daß intensive sportliche Betätigung im Körper möglicherweise die Produktion von freien Radikalen und Peroxid erhöht, was die größere Krebshäufigkeit in einigen Tierstudien und das (in den oben zitierten Studien statistisch allerdings nicht signifikant) erhöhte Krebsrisiko bei Menschen, vor allem bei Rauchern, erklären könnte.

Ein weiterer interessanter Beitrag zur Beziehung zwischen Krebs und körperlicher Betätigung stammt von Ron E. LaPorte, außerordentlicher Professor für Epidemiologie an der School of Public Health der University of Pittsburgh. LaPorte glaubt, daß *körperliche* und nicht unbedingt *sportliche* Aktivität der entscheidende Schutzfaktor gegen Krebs sei. Laut *Oncology Times* nimmt LaPorte aufgrund bestimmter Forschungsergebnisse an,»daß erhöhte körperliche Aktivität die Dauer der Darmpassage verringert. Eine verkürzte Darmpassage könnte mit verringertem Darmkrebsrisiko verknüpft sein, vermutet LaPorte, weil weniger Zeit für die Produktion von Karzinogenen zur Verfügung steht. Weiter führt er Daten an, nach denen ein vermindertes Krebsrisiko infolge erhöhter Wärmeeinwirkung und erhöhter Vitamin-A-Konzentrationen mit körperlicher Betätigung in Verbindung steht.«[11]

Eine sehr auffällige Lücke in der Literatur über Sport und Krebs besteht, soweit ich feststellen konnte, im Fehlen von Forschungsarbeiten, welche die Auswirkung von sportlicher Betätigung auf eine vorhandene Krebserkrankung untersuchen – immer geht es nur um Krebsprävention. Allerdings gibt es indirekte Anhaltspunkte für den Nutzen von körperlicher Betätigung für Krebskranke. Dem liegt die Überlegung zugrunde, daß ein verbesserter Funktionszustand – eine verbesserte Leistungsfähigkeit – bei manchen Krebsarten ein Vorhersagefaktor für günstigere Ergebnisse ist und daß »Funktionszustand« ein Synonym für die Fähigkeit zu körperlicher Aktivität ist. Auch trauen die meisten Onkologen einem Patienten, der sich in guter körperlicher Verfassung befindet, mehr Widerstandsfähigkeit gegen die Behandlung zu.

Der vollkommene Mangel an Untersuchungen über die Auswirkungen von sportlicher Betätigung auf die Überlebensdauer von Krebspatienten ist ebenso erstaunlich wie die spärliche Zahl von Studien zur Überlebenszeit bei psychologischen und alimentären Interventionen. Verantwortlich ist in beiden Fällen die unverständliche medizinische Annahme, das, was wir während einer Krebserkrankung essen, denken, fühlen und tun, habe keinerlei Einfluß auf den Ausgang der Krankheit, und deshalb lohne es sich nicht, das Subjekt dieses Krankheitsgeschehens zu untersuchen.

Massage

Bei den einwöchigen Kursen, die wir Krebspatienten im Rahmen des Commonweal Cancer Help Program anbieten, haben wir festgestellt, daß die drei einstündigen Massagen, die jeder Teilnehmer erhält, zu den beliebtesten Formen der Erholung und Entspannung gehören, die das Programm zu bieten hat. Den besorgtesten Teilnehmern versuchen wir möglichst frühe Massagetermine zu geben, weil sie bei den Patienten manchmal regelrechte Verwandlungen bewirken. Teilnehmer, deren Hautfarbe bei der Ankunft fast grau von der Chemotherapie ist, bekommen häufig schon nach ein oder zwei Massagen einen wesentlich rosigeren Ton. Und in Körperbereichen, die von chronischem Schmerz oder Verspannungen heimgesucht sind, verspüren unsere Krebspatienten Erleichterung oder vollständige Besserung.

Für viele Teilnehmer ist die Massage beim Commonweal die erste, die sie je bekommen haben. Die Berührungen, die sie während ihrer Krankheit von Ärzten oder medizinischem Personal erfahren haben, waren mit Schmerzen verbunden oder fanden bestenfalls im Rahmen neutraler diagnostischer oder therapeutischer Verfahren statt. Viele Teilnehmer haben ihre Körper und Narben seit Beginn der Behandlung niemandem gezeigt. Wenn nun ihr vernarbter Körper von einer wirklich freundlichen Masseuse mitfühlend und liebevoll behandelt wird, so ist das in vielen Fällen eine eminent wichtige Erfahrung. (Wir beschäftigen grundsätzlich Masseusen, weil die große Mehrheit unserer Teilnehmer Frauen sind.)

Die spärliche klinische Literatur über Massage bei Krebserkrankungen kommt zu zwar unterschiedlichen, aber überwiegend positiven Ergebnissen. Gelegentlich ist die berechtigte Sorge zu hören, daß Massagen durch Anregung der Blutzirkulation zur Ausbreitung des Krebses beitragen könnten. Aufgrund dieser Bedenken nehmen einige Massagepraxen grundsätzlich keine Krebskranken als Patienten an, und aus dem gleichen Grund raten auch einige Lehrbücher von Massagen für Krebspatienten ab. Andererseits könnten gesteigerte Blutzirkulation und Tiefenentspannung durchaus eine schützende Wirkung haben. Die Literatur zur Krankenpflege befürwortet Massagen für Krebspatienten.

Bei Commonweal halten wir uns an die Faustregel, grundsätzlich leichte Massagetechniken anzuwenden und vor allem jede Form der Tiefenmassage in Bereichen zu vermeiden, in denen Krebsaktivitäten vermutet werden. Ferner üben wir keinen Druck im Bereich von Knochenmetastasen aus und verzichten bei Krebserkrankungen des Lymphsystems auf alle Massagen, die Lymphbewegungen anregen. Schließlich vermeiden wir wegen der besonderen Beschaffenheit von Leukämiezellen alle Druckmassagen bei Leukämie.

In der Literatur über Massage für Krebspatienten zeigen zahlreiche Studien im Bereich der Krankenpflege, daß eine langsame Rük-

kenmassage ein Gefühl von Entspannung oder allgemeinem Wohlbefinden fördert. So empfiehlt K. Warren in einem Artikel für die
Zeitschrift *Nursing Times* eine langsame Rückenmassage zusammen
mit Ablenkung, gelenkter Visualisierung, fortschreitender Muskelentspannung, systematischer Desensibilisierung, Hypnose und Er-
nährungsumstellungen, um Patienten bei Übelkeit und Erbrechen zu
helfen, die durch Chemotherapie hervorgerufen werden.[12] In der
gleichen Zeitschrift berichtet S. Sims von einer Pilotstudie an sechs
Brustkrebspatientinnen, die sich einer Strahlentherapie unterzogen.
Bei ihnen führte Rückenmassage zu einem Rückgang der Symptome,
mehr innerer Ruhe und Lebensmut sowie weniger Spannungen und
Erschöpfungszuständen.[13] In einer deskriptiven Studie in der Zeitschrift *Oncology Nursing Forum* stellte L. A. Barbour fest, daß Patienten unter Verzicht auf Arzneimittel dank einer Vielzahl von Methoden zur Schmerzkontrolle in der Lage waren, unter anderem
durch Wärme, tiefes Atmen, Massage und Gymnastik.[14] In *Nursing
Mirror* berichtet B. Z. Dobbs, die Reflextherapie habe sich bei Krebspatienten im fortgeschrittenen Stadium als nützlich für Trost und
Schmerzkontrolle erwiesen.[15] Zur Reflextherapie gehört die Massage
von Händen und Füßen – eine Methode, der die Theorie zugrunde
liegt, daß bestimmte Druckpunkte an Händen und Füßen verschiedenen Körperzonen und inneren Organen entsprechen.

In der physikalischen Therapie ist die Massage häufig ein notwendiger Bestandteil der Behandlung von Lymphödemen, bei denen sich
nach Brustoperationen oder Strahlentherapie eiweißreiche Flüssig-
keiten des Lymphsystems im Gewebe sammeln. Eine entscheidende
Voraussetzung zur Behandlung des Lymphödems besteht darin, es
rechtzeitig zu lokalisieren und zu behandeln, weil es über längere
Zeit das Gewebe so in Mitleidenschaft ziehen kann, daß dieses die
Fähigkeit verliert, sich von der angesammelten Lymphe zu befreien.
Am Sir Michael Sobell House in London, das sich auf die Behandlung
von Lymphödemen spezialisiert hat, verwendet man keine Diuretika
mehr (sie bauen das Ödem auf Kosten einer Dehydration ab). Statt
dessen versucht man, auf die Bewegung der lymphatischen Schwellung mit Hilfe von Massagen sowie orthopädischen Ärmeln und
Strümpfen einzuwirken.[16]

Therapeutische Berührung

Die Bedeutung der therapeutischen Berührung für Medizin und Wissenschaft ist – wenn die wissenschaftlichen Studien zu ihrer Wirksamkeit gültig sind – wahrhaft unheimlich. In diesen Untersuchungen geschieht etwas – wenn sie denn stimmen –, was die Medizin beachten sollte und die Wissenschaft noch nicht erklären kann.

Die therapeutische Berührung ist eine moderne Spielart der uralten Praxis des Handauflegens. Viele unserer Vorfahren in Altertum und Mittelalter glaubten, Berührungen hätten magische Heilwirkung, besonders wenn sie von einem heiligen Mann oder Heiler vorgenommen würden. Heute erlebt das Handauflegen in vielen Kirchen eine Renaissance – und zwar weitgehend in seiner ursprünglichen Form. Dagegen ist die therapeutische Berührung eine neue und systematische Methode zur Heilung mit Händen. Entwickelt wurde sie von Dora Kunz, einer berühmten Heilerin, und Dolores Krieger, Professorin für Krankenpflege an der New York University. Nach Krieger hat die therapeutische Berührung zwar ihren historischen Ursprung im Handauflegen, bezieht ihre theoretischen Grundlagen aber einerseits aus der modernen Physik (die »behauptet, daß Energiefelder die Grundbausteine aller Materie sind, ... daß die Existenz des Menschen über jene Grenzen hinausreicht, die wir als physische Grenze wahrnehmen, und daß er über die Energie mit allen Dingen in seiner Umgebung in Wechselbeziehung steht«) und andererseits aus den östlichen Theorien des Qi und des Prana, dem chinesischen und dem indischen Begriff der Lebensenergie. Dazu Krieger:

> Nach der östlichen Literatur besitzt ein gesunder Mensch eine Überfülle von »Prana« oder »Qi« ... ein Kranker dagegen einen Mangel daran. Ein Mangel an Prana ist geradezu die östliche Definition von Krankheit. Prana oder Qi lassen sich von einem Gesunden auf einen Kranken übertragen, *wenn* – und das ist sehr wichtig – der Heiler die bewußte Absicht dazu hat. Diese Übertragung hilft dem Kranken, sein eigenes Energiesystem im Dienst der Selbstheilung zu stärken.[17]

Nach Kriegers Überzeugung ist jeder in der Lage, die therapeutische Berührung zu lernen: »Sie ist in allen Menschen eine natürliche Anlage, die sich entwickeln läßt.«[17]

Das Verfahren gliedert sich in drei Hauptphasen: Die erste ist die *Zentrierung* – ein kurzer Zeitraum, in dessen Verlauf sich der Therapeut in einen meditativen Bewußtseinszustand versetzt, so daß alle »Geschäftigkeit« aus seinem Denken verschwindet und er ganz offen für die Signale seines Patienten wird. Dann findet das »passive Zuhören« statt: Der Therapeut fährt mit den Händen ein paar Zentimeter *über* der Haut am Körper des Patienten entlang und »stimmt« sich auf alle Störungen des Energiefelds in der Umgebung des Körpers »ein«. Dabei sucht er nach Temperaturveränderungen oder anderen Energiegefällen, die auf grundlegende Störungen des Energiegleichgewichts hinweisen. Diesen Abschnitt bezeichnet man als *Bestandsaufnahme*. In der dritten Phase »glättet« der Therapeut, die Hände immer noch über der Haut des Klienten, das Energiefeld, das den Körper umgibt, und beginnt sich auf die Bereiche zu konzentrieren, in denen er verstärkte Spannungen gespürt hat. Er versucht den Energiefluß umzulenken, so daß dieser sich nicht mehr staut und wieder gleichmäßig durch den Körper fließt. Diese Phase ist die *Wiederherstellung des Gleichgewichts*.

Normalerweise dauert der ganze Prozeß nur fünfzehn bis zwanzig Minuten und sollte nicht in die Länge gezogen werden, damit der Klient nicht (nach der Ausdrucksweise der therapeutischen Berührung) zuviel Energie erhält und reizbar wird. »Die therapeutische Berührung«, sagt Krieger, »beruht darauf, daß die Heilenergie auf intelligente Weise vom Heiler zum Klienten gelenkt wird.«[18]

Heute wird die therapeutische Berührung von Krankenschwestern in vielen großen Krankenhäusern, in Hospizen und in der häuslichen Pflege angewendet, was allerdings noch vielfach auf den Widerstand konservativer Ärzte stößt. Wissenschaftliche Untersuchungen zur Wirksamkeit der Methode sind von Krieger und vielen anderen Forschern gemacht worden, unter anderem von Janet F. Quinn, einer außerordentlichen Professorin am Center for Human Caring der University of Colorado School of Nursing, und von Theresa Connell Meehan, Forschungsdirektorin für Krankenpflege am New York University Medical Center. Nach den vorliegenden Daten hat sich die therapeutische Berührung bislang in folgenden Fällen als wirksam erwiesen: bei der Linderung akuter Schmerzen von postoperativen Patienten, bei der Schmerzlinderung überhaupt, bei der Unterstützung grundlegender Stoffwechselfunktionen (durch Erhöhung der Hämoglobinwerte), bei Linderung der Angst von stationären Herzkreislaufpatienten, bei Verringerung des Verhaltensstresses von Frühgeborenen und bei der Linderung von Kopfschmerzen Erwachsener. Dagegen hat die therapeutische Berührung in einigen anderen Untersuchungen keine signifikanten Effekte erzielt.[19]

In einer neuartigen und methodisch sehr gelungenen Studie von Daniel Wirth, dem Präsidenten von Healing Sciences International in Orinda, Kalifornien, brachte man Collegestudenten kleine Experimentalwunden am Arm bei. Anschließend mußten sie ihren Arm durch ein Loch in der Wand stecken und wurden durch Zufallsverfahren in zwei Gruppen unterteilt: Entweder erhielten sie therapeutische Berührung oder nicht. Bei der Gruppe mit therapeutischer Berührung ging die Wundheilung deutlich rascher vonstatten.[20] Ganz ähnliche Ergebnisse erzielten Wirth und Mitarbeiter in einer Wiederholung der ursprünglichen Untersuchung.[21]

Ganz offenkundig geht die therapeutische Berührung von Annahmen über die Beschaffenheit der Wirklichkeit aus, die in unserer Kultur nicht allgemein geteilt werden. Doch diese Annahmen haben eine Geschichte, die weit über die Anfänge der großen Medizintraditionen hinausgeht. Jahr für Jahr machen Millionen von Amerikanern in religiösen Heilungszeremonien vom Handauflegen Gebrauch. Der Unterschied zur therapeutischen Berührung liegt darin, daß diese von Krankenschwestern und Forschern methodisch und nichtsektiererisch angewendet wird und man sich intensiv bemüht, ihre Wirksamkeit systematisch zu erforschen. Wie zutreffend die theoretische Basis der therapeutischen Berührung auch immer sein mag, ihre Wirkung in der körperlichen und seelischen Heilung ist in einer Reihe sorgfältiger Studien nachgewiesen worden. Krieger: »Für die therapeutische Berührung gilt, wie für die Akupunktur, daß ihre Wirkung im Begriffsrahmen der westlichen Naturwissenschaft noch keine angemessene Erklärung gefunden hat. Wir wissen, daß die Akupunktur wirkt – und darin liegt ihr Wert. Nun müssen wir aus der Sicht westlicher Naturwissenschaft noch erklären, *wie* sie wirkt. Zwar haben wir bereits mit der wissenschaftlichen Untersuchung begonnen, brauchen aber noch viel mehr Forschungsdaten.«[22]

Über die Anwendung der therapeutischen Berührung beim Krebs gibt es nur sehr wenig Literatur. M. L. Raucheisen vom Veterans Administration Medical Center in Washington beschreibt die Anwendung der therapeutischen Berührung bei einer »Vielzahl von Symptomen«, unter anderem Übelkeit und Erbrechen. Außerdem berichtet die Forscherin von der Wirksamkeit der Methode zur Unterstützung von Entspannungsübungen sowie zur Verbesserung von Schlafqualität und -dauer.[23] Cathleen Fanslow, Krankenschwester an einem New Yorker Hospiz und Lehrerin für therapeutische Berührung, macht umfassenden Gebrauch von dem Verfahren, um den Schmerz von Krebspatienten zu lindern und sterbenden Patienten die

Entspannung und den Trost zu vermitteln, die sie brauchen, um sich in ihr Schicksal zu fügen und friedlich zu sterben.

Auch im Commonweal Cancer Help Program wenden wir die therapeutische Berührung oder das einfache Handauflegen an. Dabei lassen wir die Teilnehmer *miteinander* arbeiten, so daß jeder Teilnehmer Gelegenheit hat, einerseits jemand anderem eine Heilerfahrung zu vermitteln und andererseits eine solche Erfahrung zu empfangen. Die überwiegende Mehrzahl der Teilnehmer empfindet diese einfache Form der Heilberührung als außerordentlich positiv. Häufig ruft sie das Gefühl einer geistigen, emotionalen und spirituellen Heilung hervor und macht sich manchmal auch nachdrücklich bei den körperlichen Symptomen bemerkbar. Viele Teilnehmer erklären, es mache ihnen größere Freude, die therapeutische Berührung zu verabreichen, als sie entgegenzunehmen. Das könnte allerdings daran liegen, daß die Teilnehmer unseres Krebshilfeprogramms größtenteils Frauen mit Brustkrebs sind, die häufig bekunden, sie hätten ihr ganzes Leben lang übermäßig gegeben und immer Schwierigkeiten gehabt zu nehmen.

Chiropraxis

Wohl eher als bei anderen Ärzten kann man bei Chiropraktikern ein Interesse an unkonventionellen Verfahren für Krebspatienten erwarten. Oft sind sie mit einer Vielzahl alimentärer und physikalischer Zusatzbehandlungen für Krebserkrankungen vertraut – die einen förderlich, die anderen möglicherweise schädlich. Großer Schaden kann entstehen – und das kommt gelegentlich vor –, wenn ein Krebspatient sich mit Rücken- oder Halsschmerzen, die durch eine undiagnostizierte Wirbelsäulenmetastase verursacht sind, an einen Chiropraktiker wendet. In solchen Fällen kann die physische Manipulation von Hals oder Rückgrat größeren Schaden oder gar einen Bruch des betroffenen Wirbels bewirken. Kundige Chiropraktiker sind sich dieser Gefahr sehr wohl bewußt. Dazu schreibt der Chiropraktiker W. D. Defoyd:

Metastatische Erkrankungen der Lendenwirbelsäule sind eine relativ häufige, aber sehr schlimme Ursache für Schmerzen des unteren Rückenbereichs. Da Chiropraktiker in zunehmendem Maße für die Grundversorgung von Rückenschmerzpatienten in Anspruch genommen werden, muß jeder Chiropraktiker mit dieser Möglichkeit rechnen. Wenn Verdacht auf eine Metastase besteht, läßt sich durch sorgfältige Berücksichtigung der Krankengeschichte sowie von Befunden physikalischer, labortechnischer und bildgebender Verfahren eine korrekte Diagnose stellen.[24]

Lange Zeit hat die Ärzteschaft die Chiropraxis abgelehnt – vielfach ist das auch heute noch der Fall –, weil sie häufig mit Patienten zu tun hat, die mit Chiropraktikern nicht sehr gut gefahren sind (wie Chiropraktiker oft mit Patienten zu tun haben, die mit Ärzten schlecht gefahren sind). Typisch ist die Warnung von P. Shvartzman und A. Abelson vom Ben-Gurion-Krankenhaus in Israel:

> Häufig bringen Rückenschmerzen die Patienten zur Verzweiflung, und sie erwarten vom Hausarzt oder Orthopäden, daß er ihnen auf rasche, einfache Art Linderung verschafft. Meist verordnet man Ruhe und Schmerzmittel, dazu Muskelrelaxanzien, Wärme, Zug und Physiotherapie. Wenn diese Behandlungen nicht helfen, sucht der Patient manchmal Hilfe bei Wunderheilung, Akupunktur, Chiropraxis oder anderen unkonventionellen Behandlungsformen. Obwohl die Chiropraxis eine beliebte Alternative ist, sind ihre langfristigen Auswirkungen zweifelhaft. In der medizinischen Literatur finden sich zahlreiche Berichte über Patienten, deren Zustand sich durch sie verschlimmert hat. Ärzte sollten sich über die Gefahren einer chiropraktischen Behandlung im klaren sein, besonders bei Patienten mit gravierender Spondylitis [Wirbelentzündung], Osteoporose, Brüchen [und] Tumoren.[25]

Zwar werden Krebspatienten zu Recht vor der Behandlung durch unkundige Chiropraktiker gewarnt, doch haben Ärzte lange Zeit die Erleichterung und Hilfe, die Patienten durch Chiropraxis und ähnliche physikalische Verfahren erlangen können, erheblich unterschätzt.

Nehmen wir als Beispiel für eine konstruktive Anwendung der Chiropraxis eine Frau mit primärem Brustkrebs ohne Metastasen, die überdies seit längerem an Wirbelsäulenproblemen leidet. Sie unterzieht sich einer konventionellen Therapie, möchte aber darüber hinaus alles tun, um ihren allgemeinen Gesundheitszustand zu verbessern und damit das Rückfallrisiko zu vermindern. Deshalb sucht sie einen Chiropraktiker auf, der ihr mitteilt, daß die Wirbel, die mit den Nerven der Brust verbunden sind, falsch ausgerichtet sind und andere Ausrichtungsfehler in ihrer Wirbelsäule sie daran hindern, tief und richtig zu atmen, was wiederum die Sauerstoffversorgung ihres Blutes beeinträchtigt. Er schlägt eine kurze chiropraktische Behandlung vor (man hat sie vor Chiropraktikern gewarnt, weil bei ihnen angeblich alles auf eine endlose und teure Behandlung hinausläuft; nun freut sie sich, einen Therapeuten gefunden zu haben, der ganz ihren Vorstellungen entspricht). Er empfiehlt außerdem leichte Yoga-Übungen und gemäßigte sportliche Betätigung, damit sich die korrekte Ausrichtung ihrer Wirbel stabilisiert. Schließlich rät er ihr zu einer fettarmen Diät und einigen wichtigen Nahrungszusätzen. Sie stellt fest, daß die chiropraktischen Manipulationen tatsächlich die Rückenschmerzen beheben, unter denen sie schon lange leidet, daß sie aufrechter stehen kann, weniger ermüdet und tiefer zu atmen vermag. Auf jeden Fall hat sich diese Behandlung positiv auf ihren allgemeinen Gesundheitszustand und ihre Lebensqualität ausgewirkt. So hat sie vielleicht auch dazu beigetragen, das Rückfallrisiko der Krebserkrankung zu verringern.

Von einem Beispiel für eine erfolgreiche Zusammenarbeit zwischen einem Chiropraktiker und einem Onkologen berichtet S. E. Downs, der eine Frau mit bronchogenem Karzinom chiropraktisch behandelte, die unter Muskelkrämpfen und Schmerzen in Hals, Achselhöhlen und Rippen litt. Die Röntgenaufnahmen zeigten eine Läsion der Lunge, und Downs überwies die Frau zu einer konventionellen Behandlung ihrer Krebserkrankung. Während sie sich der Krebsbehandlung unterzog, wurde, wie Downs berichtet, »eine erhebliche Linderung ihrer Schmerzen durch eine manuelle Behandlung der Wirbelsäule erreicht«.[26]

Alles in allem gibt es in der Chiropraxis – wie in der Ärzteschaft und im gesamten Gesundheitswesen – Vertreter höchst unterschiedlicher Art. Es gibt ausgezeichnete Chiropraktiker und schlecht ausgebildete oder nachlässige. Doch viele Krebspatienten stellen fest, daß sie bei Chiropraktikern oft eine allgemeine Erleichterung für ihre chronischen und degenerativen Leiden finden. Im übrigen ist nicht uninteressant, daß die Kosten für chiropraktische Behandlungen vielfach von Krankenkassen und -versicherungen erstattet werden.

M. Lerner führt in diesem Kapitel mögliche Behandlungsmethoden auf, die supportiv oder ergänzend zu etablierten Therapiestrategien hinzugefügt werden können. In der Sportmedizin wurde in den letzten Jahren über Ergebnisse berichtet, die eindeutig darauf hinweisen, daß sportliche Aktivitäten und die Funktionen des Immunsystems in einem Zusammenhang stehen. Es wurde vermehrt beobachtet, daß Athleten im Hochleistungssport zum Zeitpunkt maximaler Leistungen sich vermehrt mit ernsten Infektionen auseinandersetzen mußten, wodurch ihre Leistungskurven wieder dramatisch abfielen. Messungen der verschiedensten Parameter des Immunsystems ergaben Werte, die auf eine Suppression der Immunaktivität hinweisen (Phänomen des Übertrainings). Umgekehrt läßt wohldosierter Sport im Bereich des Breitensports Rückschlüsse auf eine Stabilisierung oder Erhöhung der Immunkompetenz zu. Um die schmale Grenze der sportlichen Belastbarkeit nach einer Tumorerkrankung nicht in die Richtung einer Immundepression zu verschieben, ist es unbedingt notwendig, mit einem kompetenten (Sport-)Mediziner über ein mögliches Trainingsprogramm zu sprechen. Es ist ratsam, wo immer möglich, sich einer Sportgruppe anzuschließen, die sportmedizinisch überwacht wird. Gut ausgearbeitete, validierte und oftmals individualisierte Breitensportprogramme werden zukünftig einen bedeutenden Beitrag zur allgemeinen Gesundheitsvorsorge, auch speziell in der Onkologie als supportive Maßnahme zur Erhaltung der Lebensqualität, leisten.

Biochemisch darf als gesichert gelten, daß ein wohldosiertes individuelles Sportprogramm beim Gesunden wie beim Tumorpatienten Stoffe im zentralen Nervensystem (Endorphine, Enkephaline) freisetzen kann, die sowohl körperliches Wohlbefinden signalisieren als auch immunreaktive Zellen in ihrer Aktivität steigern können.

Anmerkungen

1 R. A. Yedinak, D. K. Layman und J. A. Milner, »Influences of Dietary Fat and Exercise on DMBA-Induced Mammary Tumors«, Zusammenfassung für Tagungszwecke, *Federation Proceedings*, 46 (3) (1987), S. 436.

2 D. K. Layman, persönliche Mitteilung an den Autor, 1991.

3 R. E. Frisch u. a., »Lower Prevalence of Breast Cancer and Cancers of the Reproductive System Among Former College Athletes Compared to Non-Athletes«, *British Journal of Cancer*, 52 (6) (1985), S. 885–891.

4 Sarah Tilyou, »Exercise May Reduce Risk of Certain Cancers«, *Oncology Times*, 15, August 1987.

5 ebd.

6 *The New York Times*, 16. Februar 1988.

7 ebd.

8 R. E. Frisch u. a., »Lower Prevalence of Non-Reproductive System Cancers Among Former College Athlethes«, *Medicine and Science in Sports and Exercise*, 21 (3) (1989), S. 250–253.

9 Lawrence Garfinkel und Steven D. Stellman, »Mortality by Relative Weight and Exercise«, *Cancer*, 62 (1988), S. 1844–1850.

10 Robert S. Paffenbarger, »Physical Activity and Incidence of Cancer in Diverse Populations: A Preliminary Report«, *American Journal of Clinical Nutrition*, 45 (1987), S. 312–317.

11 Tilyou, *Oncology Times.*

12 K. Warren, »Will I Be Sick, Nurse?«, *Nursing Times*, 84 (12) (1988), S. 53–54.

13 S. Sims, »Slow Stroke Back Massage for Cancer Patients«, *Nursing Times*, 82 (47) (1986), S. 47–50.

14 L. A. Barbour, »Nonanalgesic Methods of Pain Control Used by Cancer Patients«, *Oncology Nursing Forum*, 13 (6) (1986), S. 56–60.

15 B. Z. Dobbs, »Oncology Nursing 6: Alternative Health Approaches«, *Nursing Mirror*, 160 (9) (1985), S. 41–42.

16 C. Badger, »The Swollen Limb«, *Nursing Times*, 82 (31) (1986), S. 40–41.

17 *Therapeutic Touch – A New Skill From an Ancient Practice*; ein halbstündiges Videoband, produziert von Harriet Harvey für das Hospital Satellite Network und die American Journal of Nursing Company, 1985.

18 ebd.

19 ebd.; vgl. auch: Janet F. Quinn, »Building a Body of Knowledge: Research on Therapeutic Touch 1974–1988«, Monographie, Tabelle 1. Vorbereitet zur Veröffentlichung in: *Journal of Holistic Nursing*, Frühjahr 1988.

20 Daniel P. Wirth, »The Effect of Non-Contact Therapeutic Touch on Healing Rate of Full Thickness Dermal Wounds«, *Subtle Energies*, 1 (1) (Winter 1990).

21 Daniel P. Wirth, Joseph T. Richardson und William R. Eidelman, »Full Thickness Dermal Wounds Treated with Noncontact Therapeutic Touch«, unveröffentlichtes Manuskript, 1991.

22 *Therapeutic Touch – An New Skill From an Ancient Practice*, Videoband von Harriet Harvey.

23 M. L. Raucheisen, »Symptom Relief with the Use of Non-Invasive Techniques«, *Oncology Nursing Forum*, 12 (2, Ergänzungsheft) (1985), S. 94.

24 W. D. Defoyd, »The Use of Imaging Procedures in the Diagnosis of Metastatic Disease of the Lumbar Spine«, *Journal of Manipulative and Physiological Therapeutics*, 13 (3) (1990), S. 161–164.

25 P. Shvartzman und A. Abelson, »Complications of Chiropractic Treatment for Back Pain«, *Postgraduate Medicine*, 83 (7) (1988), S. 57–58.

26 S. E. Downs, »Bronchogenic Carcinoma Presenting as Neuromusculoskeletal Pain«, *Journal of Manipulative and Physiological Therapeutics*, 13 (4) (1990), S. 221–224.

Kapitel 19
Traditionelle chinesische Medizin – eine häufige Therapieergänzung bei amerikanischen Krebspatienten

Im Mai 1991 versammelten sich fünfunddreißig ehemalige Teilnehmer des Commonweal Cancer Help Program in Commonweal zu einem unserer regelmäßigen Treffen. Wir saßen in einem großen Kreis zusammen und stellten uns vor. Jeder nannte seinen Namen, den Ort, aus dem er kam, und einige der Maßnahmen, die sich bei ihm als besonders hilfreich erwiesen hatten. Die Teilnehmer beschrieben besonders rücksichtsvolle Chirurgen und Onkologen, sehr gute Krebs-Selbsthilfegruppen und Psychotherapeuten, bei denen sie Hilfe gefunden hatten. Am häufigsten aber wurden als ergänzende Maßnahmen Praktiken der traditionellen chinesischen Medizin genannt. Ein Teilnehmer nach dem anderen beschrieb, wie sehr ihm Akupunktur und Kräuterbehandlungen genützt hatten. Ganz besonders unterstrichen sie, wie gut es der chinesischen Medizin gelungen sei, die Nebeneffekte von Chemotherapie und Bestrahlung zu reduzieren.

Oben habe ich dargelegt, daß und warum meiner Meinung nach die spirituellen, psychologischen, alimentären und physikalischen Verfahren der Krebsbehandlung ein Quartett von grundsätzlich ehrlichen und vertrauenswürdigen Methoden zur Gesundheitsförderung von Krebspatienten darstellen. Nun möchte ich noch ein fünftes, sehr wichtiges Verfahren beschreiben. Es unterscheidet sich von den Mitgliedern des Quartetts lediglich dadurch, daß es häufig Elemente enthält, deren primär gesundheitsfördernder Charakter nicht immer offen zutage liegt. Diesen fünften Ansatz finden wir in den traditionellen medizinischen Verfahren aller Kontinente.

Wenn diese traditionelle Medizin ehrlich praktiziert wird, kann sie häufig viel für die Patienten bewirken. Nach Angaben der Weltgesundheitsorganisation verdankt ein Großteil der Weltbevölkerung seine medizinische Grundversorgung dem traditionellen System. Obwohl es auf der Welt viele verschiedene Systeme der traditionellen Medizin gibt, die sich im Laufe von Jahrtausenden entwickelt haben, habe ich mich dazu entschlossen, nur die traditionelle chinesi-

sche Medizin zu beschreiben, weil sie im Westen das bekannteste
dieser Systeme ist und von westlichen Krebspatienten häufig in Anspruch genommen wird.

Der Gegensatz zwischen traditioneller chinesischer Medizin und den alternativen Krebstherapien Mexikos

Nirgends äußert sich der Gegensatz zwischen den verschiedenen
komplementären Krebstherapien deutlicher als in dem Unterschied
zwischen den Vertretern der traditionellen chinesischen Medizin und
denen mancher Krebskliniken im Gebiet von Tijuana, Mexiko – und
anderer Kliniken in den Vereinigten Staaten, die der gleichen medizinischen Kultur angehören.

Vollmundig wird in vielen Kliniken von Tijuana behauptet, man
könne den Krebs dort in einem hohen Prozentsatz der Fälle »kurieren« oder zumindest erfolgreich behandeln. Den konventionellen
Therapien wirft man vor, sie seien unwirksam und schädlich. Vernünftige wissenschaftliche Untersuchungen über den Erfolg und die
Wirkungsweise dieser Therapien finden so gut wie nie statt.

Dagegen äußern sich die meisten Vertreter der traditionellen chinesischen Medizin sehr zurückhaltend über die Wirksamkeit ihrer
Krebstherapie. Häufig raten sie zu konventionellen Krebsbehandlungen. Ihre Methoden vertragen sich mit den konventionellen Therapien oder lindern die Nebenwirkungen von Chemotherapie und
Bestrahlung. Ferner führen Wissenschaftler in China, Japan, Hongkong und anderswo umfassende Forschungsarbeiten über praktisch
jeden Aspekt der traditionellen chinesischen Therapien durch – auch
wenn sie damit nicht immer den methodologischen Ansprüchen
westlicher Wissenschaft genügen.

Wenn man – von der Forschungsliteratur ausgehend – den Vertretern der traditionellen chinesischen Medizin überhaupt einen Vorwurf machen kann, dann den, daß sie die Erfolgsaussichten ihrer
Krebsbehandlungen *untertreiben* (obwohl es sicherlich auch da Ausnahmen gibt). In der Tat waren die Vertreter der chinesischen Medizin, denen ich in den Vereinigten Staaten und Japan begegnet bin,
äußerst bemüht, ein sehr bescheidenes Bild von den Möglichkeiten
ihrer Krebstherapien zu zeichnen, *ausgenommen* die Verbesserung
der Lebensqualität und die Linderung von Nebenwirkungen.

Erst als ich im Datennetz nach den einzelnen Elementen der chinesischen Medizin zu suchen begann, entdeckte ich, welchen Umfang die klinische und die Forschungsliteratur zu diesem Thema hat. Ich bin kein Experte für traditionelle chinesische Medizin, und die Abstracts, die Zusammenfassungen, die ins Englische übersetzt worden sind, stellen nur einen Bruchteil der gesamten Forschung dar, weshalb ich auch nur einen vorläufigen Eindruck von dieser außergewöhnlichen Literatur vermitteln kann.

Die orientalische Medizin, zu der die traditionelle chinesische Medizin gehört, ist ein großer und vielfältiger Bereich von Praxis, Theorie und Forschung. Beispielsweise unterscheidet sich der Einsatz von Akupunktur und Kräutertherapien in Japan erheblich von dem in China. Darüber hinaus gibt es in China, Hongkong und Taiwan viele verschiedene Schulen der traditionellen chinesischen Medizin. Aber auch diese verschiedenen Schulen weisen große innere Übereinstimmung in Theorie und Praxis auf. Aus Gründen der Einfachheit beschränke ich mich hier auf die traditionelle chinesische Medizin, wie sie in China praktiziert wird, auch wenn viele der zitierten Untersuchungen aus Japan stammen und eigentlich nicht für diese Schule stehen.

Englischsprachige Literatur über traditionelle chinesische Medizin

Michael Broffman ist ein amerikanischer Akupunkteur, der sich in Taiwan eingehend mit der traditionellen chinesischen Medizin beschäftigt hat. Er arbeitet an der Pine Street Medical Clinic in San Anselmo – einer Stadt in der Nähe von Commonweal – und gehört zu den gefragten Vertretern der chinesischen Medizin in unserem Gebiet. Theoretisch und praktisch gleichermaßen bewandert, betreut Broffman viele Krebspatienten, die auf ihn schwören.

Zu den englischsprachigen Experten der traditionellen chinesischen Medizin, auf die Broffman vor allem vertraut, gehören Paul Unschuld, Verfasser der Werke _Medical Ethics in China_ und _Medicine in China: A History of Ideas_, Nathan Sivin, aus dessen Feder das Buch _Traditional Medicine in Contemporary China_ stammt, und Ted Kaptchuk mit seinem Buch _The Web That Has No Weaver_ (deutsch: _Das große Buch der chinesischen Medizin_), einem der verständlichsten und beliebtesten Bücher für Bewohner der westlichen Hemisphäre, die sich um ein Verständnis der traditionellen chinesischen Medizin bemühen. Unten komme ich eingehender auf dieses Buch zurück.

Während Therapeuten wie Broffman überall im Lande die traditionelle chinesische Medizin als Ergänzung zu schulmedizinischen Therapien anwenden, hat der Forscher und Arzt David Eisenberg wesentlich dazu beigetragen, daß sich die schulmedizinische Forschung systematisch mit der traditionellen chinesischen Medizin zu beschäftigen begann. David Eisenberg vom Beth-Israel-Krankenhaus und der Harvard Medical School in Boston hat als erster amerikanischer Austauschstudent im Fach Medizin in der Volksrepublik China studiert. Zwischen 1979 und 1985 unternahm er mehrere Reisen nach China und schrieb zusammen mit Thomas Lee Wright eine der besten und faszinierendsten Einführungen in die traditionelle chinesische Medizin, *Encounters with Qi*, ein Buch, das sich wie ein Roman liest.[1] Heute ist er verantwortlich für das Austauschprogramm zwischen der Harvard Medical School und der Chinesischen Akademie der Medizinischen Wissenschaften. Außerdem bemüht er sich um das Zustandekommen gemeinsamer Forschungsprogramme über verschiedene Aspekte der traditionellen chinesischen Medizin, an denen chinesische und amerikanische Wissenschaftler beteiligt sind. Kürzlich hat er seinen letzten Erkenntnisstand in einer Rede zusammengefaßt, die in der Zeitschrift *Noetic Sciences Review* veröffentlicht wurde. Ihr Titel »Energy Medicine in China: Defining a Research Strategy Which Embraces the Criticism of Skeptical Colleagues« (»Energiemedizin in China – zur Definition einer Forschungsstrategie, welche die Kritik skeptischer Kollegen berücksichtigt«).[2]

Im folgenden versuche ich, Eisenbergs Erkenntnisse über die traditionelle chinesische Medizin mit den Ergebnissen anderer Untersuchungen zu verbinden und einen Überblick über die vier wichtigsten chinesischen Behandlungsmethoden zu geben, die alle in der Krebstherapie Anwendung finden:[3]

1. *Akupunktur*, eine Methode, die im Westen vor allem als ein System zur Schmerzlinderung bekannt ist, gilt in der orientalischen Medizin als ein Verfahren zur »Wiederherstellung des Energiegleichgewichts«. Ihre Vertreter sprechen davon, wie Eisenberg berichtet, daß sie »Energie durch die Nadeln eingeben« oder »Energie aus dem Körper ziehen«. Die Akupunktur setzt ein System von »Meridianen« voraus, die wie Energierohre durch den Körper verlaufen. Die »Akupunkturpunkte«, an denen die Nadeln gesetzt werden, sind wie Ventile an diesen Energierohren, über die sich die Energie regeln läßt.

2. *Akupressur* ist ein Massagesystem, bei dem die Finger an-

stelle von Nadeln benutzt werden. Es dient zur Diagnose wie
zur Behandlung. Eisenberg:

Lehrer, die beschrieben, was sie bei der Diagnose und Behandlung von Patienten auf dem Massagetisch taten, behaupteten, daß eine Energieübertragung stattfinde. Klinisch
beeindruckend fand ich die Erleichterung, die sie Patienten
mit akuten Schmerzen des Bewegungsapparates und/oder
Schmerzen infolge chronischer neurologischer Probleme
durch ihre Massagetherapie verschafften. Wichtiger noch: In
vielen Fällen war die Erleichterung, welche die Patienten verspürten, nicht kurzfristig, sondern dauerte – aus Gründen, die
ich mir nicht erklären konnte – Tage, Wochen oder Monate.
Das gehörte zu meinen beeindruckendsten Beobachtungen.[4]

3. *Kräutermedizin*, sagt Eisenberg, ist »die wichtigste Form der
   chinesischen Intervention«. Im Westen halten wir meist die
   Akupunktur für das bedeutendste System der traditionellen
   chinesischen Medizin. Doch in den letzten zwei Jahrtausenden haben die Chinesen auf der Grundlage ihrer empirischen und klinischen Erfahrungen ein riesiges Verzeichnis
   von pflanzlichen, tierischen und mineralischen Wirkstoffen
   angelegt.
4. *Qigong* – Energiemedizin – gehört zu den faszinierendsten
   Elementen der traditionellen chinesischen Medizin. Die körperlichen Bewegungen des Qigong, das Eisenberg als »einen
   Kampfsport« beschreibt, »sind kreisförmig, symmetrisch und
   langsam, ähnlich wie die Bewegungen in anderen Kampf-
   sportarten (etwa Taichichuan und Kungfu). Doch neben den
   körperlichen Bewegungen lernt der Qigong-Adept auch die
   Kunst des Zentrierens – die Herstellung eines bestimmten
   Gleichgewichtszustandes – und gleichzeitig die Meditation.«[5]
   Einige Qigong-Vertreter stellen, wie wir noch sehen werden,
   erstaunliche Behauptungen über die Wirksamkeit ihres Verfahrens bei Krebs auf.

Diese vier großen Bereiche zusammenfassend, nennt Eisenberg die
fünf wichtigsten (wenn auch unbewiesenen) Behauptungen im Hinblick auf die »energiemedizinischen« Aspekte des Systems:

1. Qi (Lebensenergie) existiert als physikalische Größe. Die

Chinesen behaupten, Qi lasse sich messen und beeinflussen und besitze biologische wie klinische Bedeutung.

2. »Qi-Meridiane« (Energiefelder) existieren als physikalische Größen. Die Chinesen behaupten, Meridiane seien meßbar und notwendig für Puls-, Zungen- und Energiediagnose. Die Meridiane würden sich in vorhersagbarer Weise durch Akupunkturstimulation, Kräutertherapien, Massage, Qigong oder andere kognitive Interventionen beeinflussen lassen.

3. Zungen-, Puls- und Energiediagnose sind zuverlässig und können zur Erhellung wichtiger physiologischer Beziehungen beitragen. Die Chinesen behaupten, winzige Veränderungen an der Pulsader, der Zunge und auf den Akupunkturmeridianen könnten Aufschluß über den Sitz und die Schwere von inneren Organstörungen geben.

4. Innere oder äußere Manipulationen des Qi können den Verlauf einer Krankheit verändern. Insbesondere behaupten die Chinesen, die Qigong-Therapie könne den Krankheitsverlauf von Krebserkrankungen, chronischen Krankheiten (z. B. Nierenversagen, chronischer Bronchitis und Arthritis), psychischen Störungen (wie Angst, Depression und Schizophrenie) und Immunschwäche (z. B. Aids) beeinflussen.

5. Paranormale (d. h. außersinnliche) Fähigkeiten sind »Qi-verwandte« Phänomene. Seit langem behaupten die Chinesen, daß Menschen, die sich in der Fähigkeit üben, ihr inneres und äußeres Qi zu steuern, und es darin zur Meisterschaft bringen, zu bemerkenswerten außersinnlichen Leistungen fähig sind.[6]

Im übrigen gibt es das Qi-Konzept, so Eisenberg, nicht nur in China. »Man findet es in den medizinischen Systemen von Tibet, Indien, dem alten Griechenland, Teilen der katholischen Kirche und in abgewandelter Form auch in jüngeren Theorien wie etwa der des ›animalischen Magnetismus‹, die Mesmer im 18. Jahrhundert vorgeschlagen hat.«[7] Im Yoga bezeichnet man Qi als *Prana*, eine Lebenskraft, die durch Yoga-Praktiken erhalten und gefördert wird. Auch in den Yoga-Sutren ist die Rede davon, daß Yoga-Anhänger paranormale Fähigkeiten entwickeln können, aber es wird nachdrücklich davor gewarnt, diese Kräfte weiter zu entwickeln, weil sie den Lernenden vom eigentlichen Ziel, der Selbstverwirklichung, ablenken könnten.

Wie im Yoga, stellt man auch in den orientalischen Medizinsystemen die Vorbeugung grundsätzlich über die Intervention. Eisenberg: »Man unterstreicht, daß der Lebenstil des einzelnen – Ernährung, körperliche Betätigung, Gedanken und Gefühle – eine entscheidende Rolle für den Krankheitsverlauf und die Erhaltung der Gesundheit spielt.«[8]

Eisenbergs Bericht über die traditionelle chinesische Medizin hat den Vorteil, daß er von einem medizinischen Forscher der Harvard University stammt, der intime Kenntnisse der traditionellen chinesischen Medizin mit den streng wissenschaftlichen Methoden und Maßstäben westlicher Forschung verbindet.

Für alle Leser, die etwas mehr über die traditionelle chinesische Medizin erfahren möchten, ist eine zweite wichtige Quelle, wie oben erwähnt, Ted Kaptchuks *Das große Buch der chinesischen Medizin.* Als ich Kaptchuks ausführlichere Darstellung las, nachdem ich Eisenbergs Buch bereits kannte, stellte ich fest, daß Kaptchuk mir die für die traditionelle chinesische Medizin entscheidenden Grundbegriffe noch näher brachte. Über Krebs findet man bei Kaptchuk nicht sehr viel, und auch auf Qigong geht er nicht ausführlich ein. Vielmehr bemüht er sich, die traditionelle chinesische Medizin in ihren eigenen Begriffen zu erklären. Kaptchuk zeigt, wie grundverschieden man im Osten und im Westen das Leben im allgemeinen und die Medizin im besonderen sieht und versteht:

> Die verschiedenen logischen Strukturen haben der jeweiligen Medizin verschiedene Richtungen gewiesen. Die westliche Medizin ist hauptsächlich mit isolierbaren Krankheitskategorien oder -ursachen beschäftigt, die sie herausgreift und zu ändern, zu kontrollieren oder auszuschalten versucht. Der westliche Arzt fängt mit einem Symptom an und sucht dann nach dem zugrunde liegenden Mechanismus – einer präzisen *Ursache* für eine spezielle *Krankheit* ...
>
> Der chinesische Arzt hingegen richtet seine Aufmerksamkeit auf das gesamte physiologische und psychologische Individuum. Alle relevanten Informationen, einschließlich der Symptome und generellen Charakteristika der Patienten, werden gesammelt und zusammengewoben, bis das, was die Chinesen ein »Muster der Disharmonie« nennen, erkennbar wird ... Die Frage nach Ursache und Wirkung steht zweitrangig neben der Wahrnehmung des Gesamtmusters.[9]

Im Fortgang erörtert Kaptchuk eingehend jeden wichtigen Teil der traditionellen chinesischen Medizin. Dabei gelingt es ihm, dem

Krebspatienten, der genau wissen möchte, was ein Vertreter der traditionellen chinesischen Medizin macht, wenn er ihn konsultiert, diese fremde Welt in allen Einzelheiten verständlich zu machen.

Kontrolle der durch Chemotherapie hervorgerufenen Übelkeit

Bevor ich auf die wichtigsten Ergebnisse der Forschungsliteratur über die traditionelle chinesische Medizin eingehe, möchte ich klarstellen, daß ich nur zu übersetzten Untersuchungen Zugang hatte, weitgehend mit Zusammenfassungen von Artikeln in Datenbanken arbeite und deshalb nicht für die methodologische Qualität vieler der zitierten Studien garantieren kann. Die chinesischen Studien über die traditionelle Medizin weisen, gemessen an westlichen Maßstäben, häufig erhebliche methodologische Mängel auf.

Die Forschungsarbeiten über die Anwendung von Akupunktur und Moxibustion (Wärmeapplikation an Akupunkturpunkten) lassen stark darauf schließen, daß diese Behandlungen vielfältige Beiträge leisten: zur Beseitigung oder Linderung von Erbrechen und Übelkeit nach Chemotherapie, zur Beseitigung oder Linderung bestimmter Schmerzarten, zur Linderung von Nebeneffekten, vor allem von Ödemen, nach einer Strahlentherapie und *möglicherweise* (Belege gibt es nur aus Tierexperimenten) zur Lebensverlängerung. Empirisch wissen wir von vielen Patienten, wie es ja auch das beschriebene Commonweal-Treffen zeigte, daß die traditionelle chinesische Medizin gegen die Nebenwirkungen von Chemotherapie und Bestrahlung hilft.

Über einen kontrollierten klinischen Versuch hat J. W. Dundee aus Belfast im *Ulster Medical Journal* berichtet. Danach hat die manuelle oder elektrische Akupunkturreizung des Punktes P6 (Neiguan) Übelkeit und Erbrechen vorgebeugt. Die Übelkeit ließ sich auch durch Akupressur lindern, aber nicht so wirksam wie durch Akupunktur. Der Autor gelangt zu dem Schluß, daß »Akupunktur eine nützliche Zusatzbehandlung zur Linderung der Übelkeit nach Krebs-Chemotherapie ist. Dieser Effekt läßt sich durch Akupressur um vierundzwanzig Stunden verlängern.«[10]

Von einer ähnlichen Untersuchung über die Wirkung elastischer Akupressurbänder bei chemotherapeutisch bedingter Übelkeit berichtete Stannard in der *Nursing Times*. In der Studie wurden Zeiträume, in denen 18 Patienten während der Chemotherapie solche

Armbänder trugen, mit Zeiträumen verglichen, in denen sie diese nicht oder nicht an der richtigen Stelle trugen. »Bei richtiger Anwendung der Akupressurbänder blieb die Übelkeit zwar, war aber in den meisten Fällen erheblich vermindert. Das Erbrechen reduzierte sich sowohl in der Häufigkeit als auch in der Menge des Erbrochenen; einige Patienten erbrachen überhaupt nicht. Antiemitika waren zwar noch erforderlich, konnten aber in der Dosis erheblich verringert werden.« Abschließend empfehlen die Autoren einen randomisierten kontrollierten klinischen Versuch, da es sich in dem von ihnen geschilderten Fall nur um eine exploratorische Studie handelte.[11]

Nicht uninteressant ist in diesem Zusammenhang, daß Seeleute, die zu Seekrankheit neigen, solche Armbänder häufig tragen. Man kann sie bei fast jedem Schiffsausrüster bekommen – und die Seeleute schwören auf sie.

Schmerzlinderung

Von kundiger Hand ausgeführt, läßt sich mit Hilfe von Akupunktur krebs- oder behandlungsbedingter Schmerz lindern. Viele amerikanische Krebspatienten bezeugen, daß sie dank der Akupunktur weniger Schmerzen verspürt hätten. Von Eisenberg hören wir, daß er umfangreiche Hirnoperationen beobachtet hat, die ohne Betäubung durchgeführt wurden. Trotz anfänglichen Widerstrebens erklärte sich Herr Lu, ein achtundfünfzigjähriger Professor aus Peking mit einem Hypophysentumor, bei seiner Operation zu einer Akupunktur-Analgesie, einer Schmerzkontrolle durch Akupunktur, bereit, nachdem man ihm versichert hatte, daß bei 90 Prozent aller Kopf- und Halsoperationen am Neurologischen Institut die Schmerzen auf diese Weise ausgeschaltet würden und man dabei weniger Nebenwirkungen hätte als bei anderen Analgesieformen.

Dann beschreibt Eisenberg, daß Lu zunächst ein leichtes Beruhigungsmittel von der Anästhesistin erhielt, die zehn Jahre lang in westlicher Anästhesiologie ausgebildet wurde, bevor sie die Akupunktur erlernte. Anhand der kollektiven Erfahrung, die Ärzteteams in Hunderten von gleichartigen Operationen gesammelt haben, suchte die Anästhesistin sieben Schlüsselpunkte aus. Zu den Punkten gehörten zwei im Bereich der Augenbrauen, zwei in der Nähe der rechten Schläfe und zwei im Bereich des rechten Schienbeins und Knöchels. Die Nadeln wurden an einen elektronischen Niederspannungs-Stimulationsapparat angeschlossen, wie er häufig in der Akupunktur benutzt wird. In regelmäßigen Intervallen schickte er einen elektrischen Strom durch die Nadeln. Die Anästhesistin wartete zwanzig Minuten, damit sich die schmerzstillende Wirkung der Akupunktur ganz entfalten konnte.

Lus Kopf lag in einem Spezialrahmen aus Metall, der ihn für die Operation immobilisierte. Ein steriler Schirm blendete die Chirurgen und das Operationsfeld aus Lus Blickfeld aus, so daß er nur Eisenberg und die Anästhesistin sehen konnte:

> Die Anästhesistin gab das Startzeichen, und die Chirurgen griffen zu ihren Skalpellen. An drei Seiten des zuvor markierten Rechtecks machten sie einen Einschnitt und hoben dann den dreiseitigen Vollhautlappen ab. Während des Einschnitts gab Lu keinen Laut von sich, zog keine Grimasse und ließ auch sonst kein Anzeichen von Schmerz erkennen. Er erklärte, er spüre, daß die Chirurgen Druck auf seine Haut ausübten, habe aber keinerlei Beschwerden. Pulsfrequenz und Blutdruck blieben auf dem gleichen Niveau wie vor der Operation.
>
> Mit Hochgeschwindigkeits-Knochenbohrern mit chirurgischen Spitzen trieben sie Löcher in die Ecken des rechteckigen Knochenstücks. Dann fädelten sie eine Drahtsäge durch zwei nebeneinanderliegende Löcher und zogen sie hin und her, bis der Knochen durchgesägt war. Diesen Vorgang wiederholten sie an allen vier Seiten des Rechtecks, bis sie das große Knochenstück entfernen konnten. Solche Manipulationen an Knochenoberflächen sind gewöhnlich außerordentlich schmerzhaft.
>
> Den ganzen Eingriff hindurch, der mehr als vier Stunden dauerte, war Lu bei vollem Bewußtsein, und seine Lebenszeichen blieben stabil. Während der ganzen Zeit, die er auf dem Operationstisch verbrachte, unterhielten wir uns.
>
> Nach Abschluß der Operation *stand Lu vom Operationstisch auf, schüttelte dem Chirurgen die Hand, dankte ihm überschwenglich, schüttelte der Anästhesistin und mir die Hand und ging ohne fremde Hilfe aus dem Operationssaal hinaus. Der große Tumor war entfernt und erwies sich anschließend als gutartig.*[12] [Hervorhebung von M. L.]

Später nahm Eisenberg an zwei Schilddrüsenoperationen teil:

> In gewisser Hinsicht waren diese Halsoperationen noch eindrucksvoller als Professor Lus Gehirnoperation. Bei einer Thy-

roidektomie (chirurgischen Entfernung der Schilddrüse) muß
der Hals weit aufgeschnitten werden, was fast immer unter
Vollnarkose geschieht. Bei den Schilddrüsenoperationen unter
Akupunktur-Analgesie wurden überhaupt keine Medikamente
verabreicht, sondern nur zwei Nadeln in die Hand gesetzt.[13]

Wie Eisenberg und Wright erläutern, wird die Akupunktur, obwohl
sie 3000 Jahre alt ist, erst seit kurzer Zeit bei Operationen angewandt,
weil die Chirurgie in der traditionellen chinesischen Medizin nur
eine untergeordnete Rolle spielte. Für diesen Zweck wurde sie erst
genutzt, als der Große Vorsitzende Mao zur Vereinigung der chinesischen und der westlichen Medizin aufrief. Die Forschungsarbeiten
zeigten, daß die Akupunktur zwar für eine 90- bis 95prozentige
Schmerzausschaltung bei Kopf- und Halsoperationen sorgte, daß
dies aber »nur« bei 70 bis 80 Prozent der Bauch-, Gebärmutter- und
Brustoperationen der Fall war. Durch Akupunktur ließen sich bei
Operationen in diesem Bereich die Bauchmuskeln nicht entspannen
und der Schmerz nicht ausschalten, der durch die Bewegung innerer
Organe hervorgerufen wird. Aufgrund dieser Ergebnisse, so berichtet Eisenberg, verwenden chinesische Anästhesisten seit den achtzi-
ger Jahren die Akupunktur in erster Linie nur noch bei Kopf- und
Halsoperationen.[14]

Auf eine andere Möglichkeit der Schmerzausschaltung durch
Akupunktur bei Krebserkrankungen im Hals- und Kopfbereich
macht Kondo aus Nagoya in Japan aufmerksam:

> Bei Kopf- oder Halskrebs verschlechtert sich der Allgemeinzu-
> stand des Patienten im Verhältnis zum Ausmaß der lokalen Er-
> krankung ziemlich langsam. Deshalb spielen Maßnahmen ge-
> gen die Schmerzen bei der Behandlung dieser Patienten eine
> große Rolle. Krebsschmerz läßt sich in drei Stadien unterteilen –
> das frühe, das mittlere und das Endstadium ... Im frühen und
> mittleren Stadium erweist sich die Akupunktur als wirksam und
> unterscheidet sich in der Form der Schmerzlinderung von ande-
> ren Schmerzmitteln.[15]

Eine Forschungsübersicht aus der ehemaligen Sowjetunion über die
Behandlung fortgeschrittener Krebsschmerzen erfaßt Schmerzmittel, Strahlentherapie, Nervenblockade, Operation und Akupunktur
als Maßnahmen der Schmerzlinderung. Die Autoren gelangen zu
dem Schluß: »Wie sich erwiesen hat, besitzt die Akupunktur gewisse

Vorteile gegenüber der Nervenblockade.«[16] In einem Fallbericht aus Leningrad wurden drei Frauen mit metastatischem Brustkrebs beschrieben, die aufgrund schwerer Beckenschmerzen bettlägrig waren. Nachdem sie Akupunktur erhalten hatten, verschwanden die Schmerzen vollständig, und sie erhielten ihre Mobilität zurück.«[17]

Es gibt sehr viel mehr chinesische, japanische und russische Studien, die sich mit der Anwendung von Akupunktur zu schmerzstillenden Zwecken beschäftigen, als amerikanische Untersuchungen. Zwar schildern einige amerikanische Studien deutlich die Wirksamkeit von Akupunktur für die Schmerzlinderung, doch meist wird Akupunktur-Analgesie bei der Bekämpfung von Krebsschmerz in der Rubrik »unbewiesene Methoden« oder »unübliche Methoden« erörtert.

Niemand weiß genau, wie die Akupunktur-Analgesie wirkt. Eisenberg berichtet von einer der verbreitetsten Hypothesen:

> Im Laufe der letzten Jahre haben Wissenschaftler entdeckt, daß die Akupunktur die Produktion bestimmter morphinartiger Stoffe im Gehirn anregt. Diese Stoffe schränken die Schmerzwahrnehmung ein. Man bezeichnet die neuentdeckten Verbindungen als Endorphine oder Enkephaline. Sie bestehen aus kleinen Aminosäureketten und dienen als Neuromodulatoren, das heißt, sie steuern die Aktivität des Nervensystems. Es gibt Erkenntnisse, die darauf schließen lassen, daß die Akupunktur die Produktion und Verteilung einer großen Vielzahl von Neuromodulatoren und Neutrotransmittern beeinflußt und dieser Vorgang wiederum die Schmerzwahrnehmung verändert.[18]

Wirkung bei Strahlenschäden

Durch Strahlenbehandlung verursachte Ödeme gehören für viele Krebspatienten zu den unangenehmsten Problemen; das gilt vor allem für Brustkrebspatientinnen. Zahlreiche Studien, meist aus Rußland, berichten vom Nutzen der Akupunktur im Rahmen eines integrierten Ansatzes zur Bekämpfung von Schmerz und Ödemen und zur Wiederherstellung der Immunfunktion nach einer Strahlentherapie.

Aus einer nichtkontrollierten sowjetischen Studie von Bardychev über die Wirkung von Akupunktur und Reflextherapie an 141 Brust- und Gebärmutterkrebspatientinnen mit spät auftretenden Strahlenschäden in Haut und Bindegewebe ging hervor, daß Akupunktur »eine wirksame Behandlungsform für Ödeme und Schmerzen darstellte. Sie verbesserte auch den Lymphfluß sowie die angiographischen Indizes und normalisierte die Hämostase. Bei Ödemen der Stadien I und II wurden die besten Ergebnisse erzielt.«[19] In einer weiteren nichtkontrollierten sowjetischen Studie von Kuzmina stellte man fest, daß Strahlenödeme um 22 bis 37 Prozent zurückgingen und sich die immunologische Gesundung beschleunigte, wenn man Laserakupunktur in Verbindung mit Massage, DMSO (Dimethylsolfoxid, einem entzündungshemmenden Mittel) und der üblichen medikamentösen Behandlung einsetzte.[20]

Auch Tierversuche zeigen, daß sich die Immunfunktion nach Bestrahlung durch Akupunktur anregen läßt. Aus einer taiwanesischen Studie an gamma-bestrahlten Mäusen ging hervor, daß sich bei Akupunktur, Elektroakupunktur und Laserakupunktur an Mäusen die Erholung der Leukozyten insgesamt und des Differentialbilds der weißen Blutkörperchen intensivierte, wobei die Laserakupunktur die größte Wirkung erzielte.[21]

Verlängerung der Überlebensdauer bei Krebs – Tierstudien

Während die meisten Vertreter der traditionellen chinesischen Medizin äußerst vorsichtig sind mit Behauptungen, Akupunktur oder andere Maßnahmen könnten das Leben verlängern, lassen einige Tierversuche doch darauf schließen. Beispielsweise hat man in einer israelischen Studie die Auswirkungen der Moxibustion auf transplantierte Brustkarzinome bei Mäusen untersucht. Mit und ohne Anwendung von Moxibustion wurden die Brusttumoren chirurgisch entfernt. Der Schutzeffekt der Moxibustion erwies sich als beträchtlich:

> Die operative Entfernung des Tumors vierzehn Tage nach der Impfung führte zum Tod von 61 Prozent der Mäuse im Vergleich zu einer 90prozentigen Todesrate bei einer Scheinoperation. Unter Hinzunahme einer Thermo-Moxibustions-Therapie sank der Prozentsatz auf 37,5 Prozent. Bei Entfernung der Tumormasse am 17. Tag nach der Impfung ergab sich eine 70prozentige Sterblichkeitsrate, während die Verbindung der Operation mit Thermo-Moxibustion die Sterblichkeit auf 40 Prozent drückte. Thermo-Moxibustion als einzige Behand-

lungsform erwies sich als wirksam, wenn sie entweder vor oder unmittelbar nach der Einimpfung der Tumorzellen angewandt wurde (35 beziehungsweise 33 Prozent im Vergleich zu 61,7 Prozent in der Kontrollgruppe).[22]

Ähnliche Ergebnisse ergaben sich in einer Studie, in der man Strahlenbehandlung und Akupunktur-Moxibustion bei Mäusen mit subkutanen Ehrlich-Aszitestumoren kombinierte: Die besten Therapieergebnisse wies die Gruppe auf, die mit Moxibustion und Elektroakupunktur behandelt worden war, während interessanterweise die mit Elektroakupunktur allein behandelte Gruppe keine signifikanten klinischen Resultate erkennen ließ.[23]

In einer weiteren sehr interessanten Tierstudie aus China untersuchte man die Wirkung von Akupunktur auf das Wachstum des Ehrlich-Aszitestumors in Mäusen, denen man die Tumorzellen eingeimpft hatte. Mäuse mit Akupunktur zeigten eine geringere Gewichtszunahme als die Kontrolltiere, »was darauf schließen ließ, daß das Wachstum der Tumorzellen in gewissem Maße durch die Akupunkturbehandlung gehemmt wurde«. Ferner betrug die mittlere Überlebensdauer der behandelten Mäuse 25 Tage, die der Kontrolltiere 16 Tage.[24]

Kräutertherapien bei Krebs

Bislang habe ich mich auf Akupunktur, Moxibustion und Akupressur beschränkt. Noch interessanter ist die wissenschaftliche Literatur über Kräuterbehandlungen der traditionellen chinesischen Medizin. Wie wir uns erinnern, weist Eisenberg darauf hin, daß im Gegensatz zu verbreiteten westlichen Vorstellungen die Kräutertherapie und nicht die Akupunktur die wichtigste Methode der traditionellen chinesischen Medizin ist. Wenn Sie im folgenden die häufig erstaunlichen Behauptungen über die Wirksamkeit solcher Kräutermittel lesen, müssen Sie zwei Dinge im Gedächtnis behalten: Erstens, klinische Studien sind in China häufig keine randomisierten kontrollierten klinischen Versuche. Und selbst wenn sie es sind, wird die Methodologie westlichen Maßstäben meist nicht gerecht. Deshalb sind die unten skizzierten Untersuchungen am Menschen zwar aufschlußreich und interessant, aber keineswegs das letzte Wort in dieser Frage.

Sehr bedenkenswert ist andererseits Kaptchuks Einwand, daß traditionelle chinesische Kräutertherapien häufig in traditionellen klinischen Kombinationen wirksamer sind als in vereinzelter Form, denn da werden sie zunächst in der westlichen wissenschaftlichen Analyse isoliert und dann einfach als neuer chemotherapeutischer Wirkstoff in der konventionellen medizinischen Behandlung dargereicht. Einerseits mögen also methodologisch mangelhafte Studien den potentiellen Nutzen traditioneller chinesischer Kräutermittel in gewisser Hinsicht übertrieben darstellen, doch andererseits kann die Übernahme dieser Mittel aus einer komplexen und ganzheitlichen traditionellen Medizin in ein westliches medizinisches System und ihre Verwendung als pharmakologische Wirkstoffe dazu führen, daß man die Wirkung der umfassenden traditionellen Therapien unterschätzt.

Diese Einschränkungen vor Augen, dürfen wir nicht übersehen, daß man aus traditionellen chinesischen Kräutertherapien bereits eine beträchtliche Zahl von Krebsmitteln gewonnen hat, unter anderem Indigorot aus *Dang-gui-lu-hui-wan*, Iris-Chinon aus *Iris lactea pallasii* und Zhuling-Polysaccharid aus *Polyporus umbellata*.[25] Ohne Frage sind die Bestandteile vieler traditioneller chinesischer Kräutermittel bei Krebserkrankungen pharmakologisch aktiv. Nach einer umfassenden Analyse von Eric J. Lien und Wen Y. Li an der University of Southern California School of Pharmacy hat man chinesische Kräuter und Pflanzen von 120 Arten, die zu 60 verschiedenen Familien gehörten, in der Krebsbehandlung angewendet. Ihre sehr fachwissenschaftlich gehaltene Arbeit *Structure Activity Relationship Analysis of Anti-Cancer Chinese Drugs and Related Plants*[26] ordnet die Mittel nach ihrer bio-organischen Struktur und ihrem chemischen Aufbau. Außerdem gibt sie an, wie die Pflanzen heißen, welchen biochemischen Wirkstoff sie enthalten und welche Forschungsdaten für ihre spezifische Krebswirksamkeit sprechen.

Juzentaihoto – ein Hoffnungsträger

Juzentaihoto, JT-48 oder JTT, je nach Übersetzung wird es anders buchstabiert und anders bezeichnet, gehört offenbar zu den chinesischen Kräutermitteln, die am gründlichsten untersucht wurden und von denen man sich am meisten verspricht. Herkömmlicherweise hat man es bei Anämie, Appetitlosigkeit und extremer Ermüdung oder Erschöpfung angewendet. Heute meint man, es könne »auch andere Vorteile von geringer Toxizität in Verbindung mit Chemo- oder

Strahlentherapie bieten [und] Leukämie bei Krebspatienten verhin-dern, die Zytostatika einnehmen«.[27]

So ist berichtet worden, Juzentaihoto sei bei Mäusen mit Blasen-tumoren wirksam gegen die toxischen Nebenwirkungen des Zytosta-tikums *cis*-Diaminodichlorplatin (DDP), schränke das Tumorwachs-tum ein und verlängere die Überlebensdauer.[28] In Tierstudien hat es offenbar gegen die Nebenwirkungen der Chemotherapeutika Mito-mycin C und Cisplatin geholfen. Außerdem hat es »deutliche Aus-wirkungen auf die Überlebenskurven« der Tiere gehabt, was darauf schließen läßt, daß es »möglicherweise eine neue Möglichkeit dar-stellt, die Toxizität [beider Chemotherapeutika] auszuschalten oder zu minimieren«.[29] Es erhöhte die Wirksamkeit einer Kombination aus Chemotherapie und Hyperthermie bei Mäusen mit experimen-tell hervorgerufenen Sarkomen, während es gleichzeitig die Chemo-toxizität von Mitomycin C verringerte oder aufhob.[30]

Außerdem unterstützte Juzentaihoto die biologische Erholung von Mäusen nach einer Strahlenbehandlung.[31] Bei postoperativen Patienten mit Magendarmkrebs erhöhte es die Parameter des Im-munsystems und des Fettstoffwechsels und führte zu einer »bemer-kenswerten Steigerung« in der Aktivität der Killerzellen.[32] Nach einem anderen Bericht hat es in einem randomisierten kontrollierten klinischen Versuch die Überlebensdauer von Patienten mit fortge-schrittenem Magendarmkrebs erhöht. Patienten, die das Kräuter-mittel erhielten, überlebten drei bis zehn Jahre, »erheblich länger, als gemeinhin angenommen«. Patienten, die einer Palliativoperation unterzogen wurden, erhielten eine Kräuterbehandlung, von der es hieß, sie diene dazu, »die Widerstandskräfte des Patienten zu stärken und die eindringende Krankheit abzuwehren«, in Kombination mit Chemotherapie. Kontrollgruppen bekamen eines von zwei Chemo-therapeutika – entweder 5-Fluorouracil (5-FU) oder MMF. »Die Kombination aus traditioneller Medizin und Chemotherapie war besser als Chemotherapie allein ... Immunologische Studien der Überlebenden zeigten eine Verstärkung der humoralen wie der zell-vermittelten Immunität.«[33]

Schließlich – und das ist das wichtigste Ergebnis – wurde berichtet, daß Kräuterbehandlung in Kombination mit Chemo- und Hormon-therapie *die Lebensdauer von Patientinnen mit metastatischem Brustkrebs verlängert und ihre Lebensqualität verbessert habe.* In einem kontrollierten klinischen Versuch am Krankenhaus des Natio-nalen Krebszentrums in Tokio erhielten Patientinnen mit fortge-schrittenem metastatischen Brustkrebs entweder Chemo- und Hormontherapie allein oder kombiniert mit Juzentaihoto. Es gab 58 Patientinnen in der Gruppe, die das Kräutermittel erhielt, und 61 in der Kontrollgruppe. Während der ersten 38 Monate der Studie unterschieden sich die Überlebenskurven nicht sonderlich, aber danach *war die Überlebensrate in der Gruppe, die Juzentaihoto erhielt, deutlich höher.* Bei den Patientinnen, die das Kräutermittel bekamen, war die Lebensqualität erheblich besser, was unter anderem die körperliche Verfassung, den Appetit und das Kältegefühl in Händen und Füßen betraf. Kräuterbehandelte Patientinnen zeigten sich auch gegen chemotherapeutisch bedingte Knochenmarksuppression geschützt. So schließen die Autoren vom Nationalen Krebszentrum: »Bei Patientinnen mit fortgeschrittenem Brustkrebs ist die Behandlung mit Juzentaihoto besser als eine Behandlung ohne das Kräutermittel.«[34]

Andere Versuche am Menschen mit traditionellen chinesischen Kräutern

1989 wurde an der Chinesischen Akademie der Medizinischen Wissenschaften in Peking in einem klinischen Versuch, der prospektiv randomisiert und kontrolliert war, die Darreichung eines traditionellen chinesischen Kräutermittels mit der Strahlenbehandlung des *Nasopharyngealkarzinoms* (einer Krebserkrankung des Rachens) kombiniert. In der kräuterbehandelten Gruppe zeigten sich laut Untersuchungsbericht eine auffällige Verlängerung der Überlebensdauer und eine geringere lokale Rückfallquote. Neunzig Patienten erhielten zusätzlich zur Strahlentherapie ein bekanntes Kräutermittel zur »Destagnation« (zur Auflösung von Blutstauungen), während 98 Kontrollpersonen nur einer Strahlentherapie unterzogen wurden. Die Fünf-Jahres-Überlebensrate (in dieser Untersuchung gemessen als die Zahl der überlebenden Patienten minus der Zahl, bei denen Rückfälle auftraten und eine erneute Behandlung erforderlich wurde) betrug in der kräuterbehandelten Gruppe 53 Prozent, in der Kontrollgruppe hingegen nur 37 Prozent – ein statistisch signifikantes Ergebnis. In der kräuterbehandelten Gruppe gab es auch weit weniger lokale Rückfälle (14 Prozent gegenüber 29 Prozent), während die Rate der Mestastasenbildung in beiden Gruppen gleich war (21 Prozent). Über das letzte Ergebnis waren die Forscher sehr froh, weil es offenbar die Überzeugung widerlegte, daß durch Destagnation die Ausbreitung des Krebses im Blutkreislauf gefördert werde.[35]

1989 zeigte ein klinischer Versuch in China an Patienten mit einem *Plattenepithelkarzinom der Speiseröhre* die Überlegenheit zweier Kräutertherapien gegenüber einer Chemotherapie, gemessen an einer histologischen Analyse des Tumorgewebes, wobei in der Untersuchung allerdings die Überlebensdauer unberücksichtigt blieb. In der Untersuchung verglich man drei Arten traditioneller chinesischer Kräutermedizinen an 42 Patienten, welche die Kräuter zusammen mit Cyclophosphamid (einem Chemotherapeutikum) vor der Operation erhielten, sowie einer Gruppe von 100 Patienten, die nur der Operation unterzogen wurden. Im Anschluß an die Operation wurden Gewebsproben aller Patienten untersucht. Wie die Forscher feststellten, waren die Infiltration der Gewebe durch Lymphoidzellen und die Degeneration des Krebsgewebes deutlicher ausgeprägt bei Patienten, die mit den Kräutern *Menispermum dehuricum D. C.* oder *Chelidonium majus L.* behandelt worden waren, und weniger erkennbar bei Patienten, die mit den Kräutern plus Chemotherapie oder nur der Operation behandelt worden waren. Dazu meint der Autor, die Wirkung der Kräuterbehandlungen könnte darauf beruhen, daß sie einen immunologischen Abwehrmechanismus aktivieren, während die Chemotherapie die Immunreaktion beeinträchtige, ohne das Krebsgewebe in erkennbarem Maße zu schädigen.[36]

In einer anderen chinesischen Studie (keinem kontrollierten Versuch) aus dem Jahr 1989 hat man die Wirkung einer kombinierten konventionellen und kräutermedizinischen Therapie bei *kleinzelligem Lungenkrebs* beurteilt und von längerer Überlebensdauer berichtet, offenbar im Vergleich zu den veröffentlichten Überlebensstatistiken. Die Autoren schließen: »Durch langfristig kombinierte Maßnahmen [Chemo-, Strahlen-, Immuntherapie und nicht näher genannte chinesische Kräuter] ließen sich offenbar die Überlebensraten verbessern und die Heilchancen erhöhen.«[37]

Die Kombination von Chemotherapie und Kräutertherapie bei *Leberkrebs* zeigte in einem weiteren nichtkontrollierten klinischen Versuch aus China gute kurzfristige Ergebnisse. Dreißig Patienten erhielten das immunstimulierende Kräutermittel *Bai-nian-le* in Verbindung mit den Therapeutika Levamisol und Cimetidin. Laut Bericht der Autoren nahm die Aktivität der Killerzellen zu, was zur Folge hatte, daß »der Ausbreitung der Tumormasse Einhalt geboten wurde und der klinische Zustand sich augenscheinlich verbesserte«.[38]

Astragalus membranaceus *und Ginseng*

1990 hat man in einer gemeinsamen Studie der Abteilung für klinische Immunologie und biologische Therapie des Texas System
Cancer Center in Houston und der Chinesischen Akademie der Medizinischen Wissenschaften in Peking herausgefunden, daß ein
fraktionierter Extrakt des Krauts *Astragalus membranaceus* die
Krebsabwehr der Killerzellen erhöhte, die schon durch eine geringe
Dosis von rekombinantem Interleukin-2, einem bekannten experimentellen Stoff, verstärkt worden war. Laut Untersuchungsbericht
fand eine »zehnfache Potenzierung« der Interleukin-Aktivität statt,
wenn es in Kombination mit dem Kräuterextrakt verabreicht wurde.
In Verbindung mit der Kräuterfraktion angewendet, regte eine kleine
und weit ungiftigere Dosis Interleukin die gegen die Tumorzellen
gerichtete Aktivität der Killerzellen genauso an, wie es eine zehnmal
größere Interleukin-Dosis ohne solche Unterstützung tat. Wie die
Autoren ausführen, haben sich hohe Dosen von rekombinantem In-
terleukin-2 als äußerst giftig erwiesen, so daß man bei der weiteren
Arbeit mit dem Stoff möglicherweise auf Methoden angewiesen sein
wird, die niedrigere Dosen der Substanz potenzieren. Diese potenzie-
rende Wirkung besitzt ein Extrakt aus *A. membranaceus.*[39]

Aus einer zweiten Untersuchung mit einer Fraktion des gleichen
Krauts (Fraktion F3) ging hervor, daß die Fraktion die durch das Chemotherapeutikum hervorgerufene Immunsuppression aufhob und
damit einen »überzeugenden Grund für die Anwendung von *Astragalus* in der Immuntherapie liefert«.[40]

1989 fand man in einer Studie mit einem Extrakt aus *Panax schin-
seng* heraus, daß die Substanz das Wachstum von Leberkrebszellen
in Kulturen hemmte, die Eiweißsynthese in diesen Zellen anregte
»und damit die funktionalen wie morphologischen Zellmerkmale
wieder in die normaler Leberzellen zurückverwandelte ... Wir haben
diesen Vorgang ›umgekehrte Umwandlung‹ oder ›Redifferenzierung‹ genannt, ein Prozeß, den man als Dekarzinogese betrachten
kann. Im vorliegenden Bericht beziehen sich die dargelegten Ergebnisse speziell auf die umgekehrte Umwandlung von B16-Melanom-
zellen, die [durch den Ginsengextrakt] induziert wurde.«[41]

Diese Art der Redifferenzierung von Zellinien, die dabei wieder
Aufbau und Funktion gesunder Zellen annehmen, wird, wie in Kapi-
tel 12 erläutert, in bestimmten Zellinien auch durch spezifische
Nährstoffe bewirkt.

Traditionelle Methoden zur Krebsbehandlung mit Kräutern

Natürlich ziehen die meisten Vertreter der traditionellen chinesischen Medizin keine wissenschaftlichen Untersuchungen zu Rate. Tatsächlich sind sich nach meinen Erkenntnissen die meisten dieser Heilkundigen gar nicht darüber im klaren, wie wichtig solche wissenschaftlichen Untersuchungen sind. Sie bieten einfach an, was nach ihrer Erfahrung die angemessenste Therapie in der besonderen Situation des Patienten ist.

Ein interessantes, aber, wie einige Fachleute meinen, etwas veraltetes Buch über chinesische Kräuter ist die Schrift *Treating Cancer with Chinese Herbs* von Hong-Yen Hsu. 34 Jahre lang war Hsu Präsident der Pharmazeutischen Gesellschaft Taiwans, Leiter der Behörde für Nahrungs- und Arzneimittelkontrolle im taiwanesischen Gesundheitsministerium und Direktor des Fachbereichs Botanik an der Universität Taiwan, bevor er das Oriental Healing Arts Institute in Los Angeles gründete. In der klassischen chinesischen Medizin, sagt Hsu, gibt es keinen eigentlichen Krebsbegriff. Man hält manche Tumoren einfach für gefährlicher als andere:

> Die heilbaren Tumoren entsprechen wahrscheinlich den gutartigen der westlichen Medizin. Im Laufe der Jahre haben die Chinesen viele, viele Rezepturen vervollkommnet, die Schwellungen abklingen lassen und Schmerzen lindern. Viel wissen sie auch über Ernährungsfragen und sind Experten auf dem Gebiet von Stärkungsmitteln, die in Form von Nahrungszusätzen dargereicht werden. Um diese Mittel geht es im vorliegenden Buch. Die Rezepturen und Kräuter sind nicht als Krebsheilmittel im engeren Sinne zu verstehen, aber viele von ihnen lindern Schmerzen und verlängern die Überlebensdauer, indem sie die Lebenskraft des Körpers stärken und dem Vordringen des Tumors Einhalt gebieten.[42]

Es heißt, die Wirkung der diversen Kräutermittel für verschiedene Krebsarten beruhe darauf, daß sie den Blutkreislauf anregen, »Stauungen« beseitigen, entgiften, »harte Verklumpungen« auflösen, »Ansammlungen« abtragen, »Gerinnungen« auflösen, »schwache Lebenskräfte« stärken, »Wärme« ausbreiten und so fort.[43] Neben den vielen spezifischen Mitteln für verschiedene Krebsarten und für individuelle Besonderheiten empfiehlt Hsu zwei allgemeine Krebsmittel: die »C-C-Kombination« und das japanische Rezept »W. T. T. C.«.[44] Dazu führt er Studien von Nakayama Koumei von der Chiba-Universität in Japan an, aus denen hervorgeht, daß W. T. T. C. die postoperative Überlebensdauer von Patienten mit Speiseröhren- und Magenkrebs um ungefähr 10 Prozent erhöhte und die rückfallfreie Überlebensdauer noch deutlicher verlängerte, obwohl »die Datenbasis wissenschaftlichen Ansprüchen nicht genügt«.[45]

Wie Chinesen verschiedene Krebsarten sehen, können wir vielleicht besser verstehen, wenn wir das Kapitel über Brustkrebs etwas genauer betrachten. Nachdem Hsu die westliche Auffassung dieser Erkrankung erörtert hat, beschreibt er das chinesische Denken:

> Generell ist die chinesische Medizin der Ansicht, Brustkrebs bei Frauen werde durch die Ansammlung von melancholischer Wut, Depression, Hemmung von Milz-Lebenskraft, Umkehr von Leber-Lebenskraft, Mangel von Blut und Lebenskraft, Blutstauung in den Muskeln, mehrjähriger Sputumansammlung und inneren Durchbrüchen verursacht. Brustkrebs steht in Verbindung mit den sieben Leidenschaften und der Erschöpfung des Blutes im Leber-Meridian, der melancholischen Ansammlung von Leber-Lebenskraft und der Hemmung von Qi ... Zunächst bemüht sich die chinesische Behandlung um Entgiftung, Linderung der Melancholie, Aufweichung der Verhärtung, Anreicherung des Blutes und Zerstreuung des gestauten Blutes.[46]

Anschließend nennt Hsu zahlreiche spezifische Kräuterrezepte, die Bestandteile haben wie »zehn frische gebackene Krabbenschalen« und »Saft aus frischem Spargel, eingenommen mit gelbem Wein«. Rein lyrisch gehört zu meinen Lieblingsrezepten die folgende Verordnung:

> Gleiche Teile von einem Wespennest, dem Kot einer männlichen Ratte und Melia werden leicht gebacken und zu einem Puder gemahlen, mit dem man Durchbrüche behandelt. Zu diesem Zweck wird das Puder auf die vom Krebs befallene Körperpartie gestreut.[47]

Broffman meint, die diagnostischen Abschnitte in Hsus Buch hätten zwar ihre Gültigkeit bewahrt, doch die Kräuterrezepte zur Krebsbehandlung hätten sich unter dem Einfluß der Zeit und neuerer Forschungsergebnisse gewandelt.[48]

Zwei neuere Bücher hält Broffman für geeigneter: *The Treatment of Cancer by Integrated Chinese-Western Methods* von Zhang Dai-zhao und *Chinese Herbal Therapies for Immune Disorders* von Sub-huti Dharmananda.

In seinem Buch beschreibt Dharmananda eine typische Tumorbe-handlung der traditionellen chinesischen Medizin. Dazu gehören: der Versuch, das Immunsystem mit Hilfe von chinesischen Kräutern zu schützen, wiederherzustellen und zu stärken, Antitoxintherapien, vorzugsweise aus Kräutern zusammengestellt, die Alkaloidbestand-teile enthalten und deshalb gegen Tumoren wirken, ein masseauflö-sendes (tumorauflösendes) Rezept, das sogar in Verbindung mit westlichen Behandlungen angewendet wird – weil die westliche Be-handlung die bösartige Masse letztlich in totes Gewebe umwandelt, ganz ähnlich einem Abszeß, der im Begriff ist aufzubrechen –, und unterstützende Therapien zur Behandlung bestimmter Symptome, etwa Übelkeit, die zu den Nebenwirkungen einer westlichen Thera-pie gehören. Wenn der Tumor aufgelöst ist, behält man die immun-stärkende Therapie noch einige Wochen bei, um dafür zu sorgen, daß die Körperfunktionen sich vollständig normalisieren. Die Zusatzthe-rapien kommen nur zum Zuge, wenn entsprechende Symptome sie erforderlich machen. Alle sechs Monate kommt der Therapieplan für einen kurzen Zeitraum (z. B. einen Monat) erneut zur Anwendung, um Tumorrezidive zu *verhindern*.[49]

Zhang Dai-zhao hat ein verständliches Buch geschrieben, das spe-zifische Rezepturen für Heilkundige der traditionellen chinesischen Medizin enthält. Im Abschnitt über Brustkrebs unterscheidet und klassifiziert er beispielsweise drei verschiedene Arten: »Qi-Stauung infolge von Leberdepression«, »Schleimfeuchtigkeit infolge von Milzbeeinträchtigung« und »gestaute Giftstoffe«. Jede Brustkrebsart ist durch ein anderes klinisches Bild gekennzeichnet und verlangt ein anderes therapeutisches Vorgehen. Jede macht ein anderes der üb-lichen Kräuterrezepte erforderlich.[50]

Qigong

Qigong ist der geheimnisvollste Teil der chinesischen Medizin und möglicherweise die älteste und wichtigste der fernöstlichen Kampf-sportarten. Dazu meint Eisenberg:

Zur Praxis des Qigong gehören einige der Schlüsselelemente, die wir aus dem westlichen Entspannungstraining kennen: das Achten auf die Atmung, die passive Ausblendung des Denkens und – dies eine Besonderheit von Qigong – Anweisungen für eine Technik, die dem Adepten erlaubt, den Ursprung seines Qi (der Lebensenergie) in einem Punkt unterhalb des Bauchnabels zu spüren und es durch den Körper zu bewegen ...

Es heißt, jeder könne Qigong-Übungen lernen, und es dauere ungefähr drei bis sechs Monate, bis man »sein Qi fühlen« (in Form von Wärme oder Fülle) und nach Belieben bewegen könne.

Aus westlicher Sicht erscheint die Praxis des Qigong am ehesten als eine Kombination von Verhaltenstechniken. An jedem Tag des Jahres werden sie in der Regel über einen Zeitraum von 30 bis 60 Minuten ausgeführt. Zu den Verhaltenskomponenten von Qigong gehören Auslösung von Entspannungsreaktionen und / oder andere Aspekte des Entspannungstrainings, Aerobic-Übungen, fortschreitende Muskelentspannung, gelenkte Visualisierung und Elemente des Placebo-Effekts. In China, wo täglich schätzungsweise 50 Millionen Menschen Qigong praktizieren, gibt es unvergleichliche Möglichkeiten, um die Wirkung von Verhaltenstherapien (das heißt, von nicht-pharmakologischen, kognitiven Methoden) auf eine Vielzahl von Krankheiten zu untersuchen.[51]

Wie Eisenberg betont, kann man bei den Grundübungen des Qigong, *wie bei den Grundübungen des Yoga*, sicher sein, daß man ein »Verhaltenspaket« von gesundheitsfördernden Praktiken bekommt, die im Laufe von Jahrtausenden überprüft und vervollkommnet wurden.

Der Qi-Begriff ist von zentraler Bedeutung für die chinesische Medizin und zahlreiche andere traditionelle Medizinsysteme. Es ist der Prana des Yoga: das mit vitaler Energie aufgeladene Gefühl, lebendig zu sein, das viele empfindsame Menschen und viele, die eine psychophysiologische Disziplin einigermaßen regelmäßig ausüben, als Erfahrungstatsache kennen. Qi oder Prana wird häufig durch Exzesse in den verschiedenen Aktivitätsbereichen des Lebens erschöpft: durch übermäßige sexuelle Aktivität, übermäßiges Essen, übermäßiges Fernsehen, übermäßige Arbeit, übermäßiges Sprechen. Diese und viele andere Aktivitäten, vor allem wenn sie in einem unausgeglichenen psychischen Zustand ausgeführt werden, erschöpfen den Prana oder das Qi. Ganz gewöhnliche Menschen können die Wahrheit dieser Feststellung *fühlen* – nicht nur Chinesen, sondern auch Bewohner westlicher Länder, die lernen, auf solche Dinge zu achten. *Subjektiv oder durch Selbsterfahrung wird die Realität des Qi von Millionen Menschen tief empfunden.*

Leider weiß die Wissenschaft noch nicht genau, was Qi ist, obwohl dieses Problem zu den interessantesten Fragen an der vordersten Front der wissenschaftlichen »Energiemedizin« gehört. Nach chinesischer Auffassung, so erläutert Eisenberg,

> ist »Qi« das, was das Belebte vom Unbelebten unterscheidet. Man versteht den Körper als eine komplizierte Anordnung von Leitungen, durch die das »Qi« fließt. Diese Leitungen sind die Akupunktur-Meridiane, wie sie auf den chinesischen Anatomietafeln dargestellt sind. Die Pathogenese hat mit dem Übermaß oder dem Mangel zu tun, die unauflöslich mit der Kraft des Yin (»weiblich«, »kalt«, »hohl« und so fort) und seiner Gegenkraft, dem Yang (»männlich«, »warm«, »massiv« und so fort), verknüpft sind.
>
> Der chinesische Kliniker muß nun feststellen, wo Qi im Übermaß existiert oder fehlt. Dabei beschränkt sich seine Tätigkeit im wesentlichen darauf, daß er die Krankengeschichte aufnimmt, beobachtet und sich an die Puls- und Zungendiagnose hält. Die diagnostische Bezeichnung, die der chinesische Kliniker wählt, benennt das spezifische Ungleichgewicht, das er bei der körperlichen Untersuchung festgestellt hat. Bei jeder Therapie, ob sie nun auf Nadeln, Kräutern, Veränderungen der Ernährungsweise oder Meditation beruht, geht es darum, das Gleichgewicht des Qi wiederherzustellen.
>
> Hier sei noch ein weiterer Aspekt der traditionellen chinesischen Terminologie hervorgehoben. Mit »innerem Qigong« oder »sanftem Qigong« ist die Fähigkeit eines Menschen gemeint, sein Qi im eigenen Körper zu spüren und zu bewegen. »Äußeres Qigong« oder »hartes Qigong« bezeichnet die (angebliche) Fähigkeit einiger Qigong-Meister, ihr Qi auszusenden und so andere belebte oder unbelebte Dinge zu beeinflussen.[52]

Hier geraten wir natürlich in Bereiche, denen der westliche Beobachter mit einiger Skepsis begegnet. So berichtet Eisenberg: »Diese Leute behaupten, sie hätten Qigong von frühester Jugend an praktiziert, und haben ihre scheinbar übernatürlichen Kräfte stolz vor Zuschauermengen zur Schau gestellt, die bis zu 50000 Menschen umfaßten. Qigong-Meister haben Steine mit Händen und Stirn gespalten, sich unter Lastwagen gelegt, sich von Kränen riesige Steinplatten auf den Leib legen lassen und behauptet, sie könnten in den menschlichen Leib hineinsehen und unbelebte Gegenstände nach Belieben bewegen.«

In einigen Forschungsberichten wird behauptet, bei der »Aussendung von Qi« habe man Wärmeveränderungen an der Hautoberfläche der Meister gemessen:

> Wärmeempfindliche Filme ließen darauf schließen, daß die Energie, die von Qigong-Meistern ausgesandt wurde, Linien an den Unterarmen und Beinen folgte, die den klassischen Akupunktur-Meridianen glichen.
>
> Noch phantastischer war eine zweite Gruppe von Veröffentlichungen. Die Pekinger Professorin Feng Li Da behauptete in einem Artikel, bei der Aussendung von Qi durch Qigong-Meister komme es *zu vorhersagbaren Veränderungen im Wachstum von Bakterienzellen.* Sie berichtete von der Fähigkeit mehrerer Qigong-Meister, das *Zellwachstum der Spielart einer häufigen Bakterienart zu verstärken oder einzuschränken.* Diese Experimente habe sie, so Feng, des öfteren mit unterschiedlichen Versuchsanordnungen wiederholt. Sie schien sich ihrer Ergebnisse sehr sicher zu sein.[53] [Hervorhebung von M. L.]

Die in Kapitel 18 beschriebene Literatur über die therapeutische Berührung vermittelt uns einen Eindruck, wie die wissenschaftliche Grundlage für diese Behauptungen aussehen könnte. In sorgfältig kontrollierten Blindversuchen beobachtete man Heilkundige, die, wie die Qigong-Meister, den Patienten nicht berührten und trotzdem das Empfinden hatten, Lebensenergie auf den Patienten zu übertragen. Wie die Ergebnisse zeigten, rief die therapeutische Berührung tatsächlich psychische Veränderungen im Patienten hervor. Doch Qigong geht weit über die therapeutische Berührung hinaus. Als Eisenberg 1988 eine Konferenz in Peking besuchte, bat er einen Qigong-Meister auf sein Hotelzimmer:

> Als er erschien, war er mit einem elektrischen Voltmeter und einer einfachen Drahtvorrichtung bewaffnet. Die bestand nur aus einem Stecker, an den zwei Kabel mit abisolierten Enden angeschlossen waren. Er steckte den Stecker in eine Steckdose

und demonstrierte mit einer Glühlampe, daß die Kabel unter Strom standen. Anschließend prüfte er den Strom mit dem Voltmeter in seiner Hand. Nun befeuchtete er Daumen und Zeigefinger beider Hände und ergriff damit die blanken Kabelenden. Ich war entsetzt und dachte, er werde einen tödlichen Schlag erleiden. Nichts dergleichen geschah. Statt dessen überzeugte er mich, daß er eine Glühlampe aufleuchten lassen konnte, indem er sie mit anderen Fingern seiner beiden Hände berührte. Noch merkwürdiger war seine Fähigkeit, die Spannung an seinen Händen nach Belieben zu regeln, indem er einfach das Voltmeter berührte – die Erdung in der einen und das Meßgerät in der anderen Hand. Mehrfach hintereinander regulierte er die Spannung von 0 bis 220 Volt oder hielt sie auf meine Bitte hin konstant.

Da ich solchen vollmundigen Behauptungen mit wachsender Skepsis begegne, fragte ich ihn, wie ich denn sicher sein könne, daß er tatsächlich elektrischen Strom durch seinen Körper leite und mich nicht mit irgendeinem raffinierten technischen Trick hinters Licht führe. Daraufhin bot er mir an, mich mit den Händen zu berühren, während er mit der Steckdose in der Wand verbunden sei. Ich lehnte ab, aber ein Kollege von mir erklärte sich bereit. Als ihn der Qigong-Meister an der Schulter berührte, verkrampften sich Trapez- und Bizepsmuskel meines Kollegen. Mehr noch, der Qigong-Meister vermochte den elektrischen Strom so zu steuern, daß er den Krampf auslöste oder nicht. Ich erlaubte dem Qigong-Meister, mich einen Sekundenbruchteil lang zu berühren, lange genug, um den Stromschlag zu spüren, der von seinem Zeigefinger ausging. Er stand tatsächlich unter »Strom«.[54]

Zum endgültigen Beweis holte der Qigong-Meister zwei Metallspieße und ein Schweinekotelett hervor und garte das Stück Fleisch mit Hilfe des elektrischen Stroms, der durch seine Hände floß. »Ich war verblüfft«, schreibt Eisenberg, »und ich kann nicht erklären, warum der Qigong-Meister seine Haut nicht verletzte, keine Herzrhythmusstörungen bekam, keinen epileptischen Anfall erlitt oder andere Schäden davontrug.«[54]

Auch wenn derartige Geschichten von verschiedenen Beobachtern bezeugt werden, wären sie ohne besonderes Interesse für uns, würde man nicht regelmäßig eine große Zahl von Patienten, die unter biopsiebelegten bösartigen Erkrankungen leiden, mit Qigong behandeln.

Dazu verwendet man eine Kombination aus innerem und äußerem Qigong. Auch eine Vielzahl anderer Erkrankungen, die meist das Nervensystem und den Bewegungsapparat betreffen, so zum Beispiel multiple Sklerose, werden Qigong-Therapien unterzogen.

Ein medizinischer Bericht über die Anwendung von Qigong bei Krebserkrankungen ist die Untersuchung von Meizhen Gao und Yongmo Liu von der Medizinischen Hochschule Hunan. Sie beschäftigen sich dort mit einer neuen Qigong-Methode, die von der verstorbenen Guo Ling gelehrt wurde, einer berühmten Qigong-Meisterin, die an Gebärmutterkrebs gelitten und sich sechs erfolglosen Operationen unterzogen haben soll. Daraufhin »begann sie nach Wegen zu suchen, Qigong so zu verändern, daß sie damit die eigene Krankheit heilen konnte«. Angeblich ist sie dank ihrer »neuen Qigong-Methode« vom Krebs genesen. Diese Methode lehrte sie viele Pekinger Patienten, die unter fortgeschrittenem Krebs litten, mit »beträchtlichen Erfolgen«.[55]

Meizhen Gao, einer der Verfasser der Studie, ist ein Arzt, der dank des »neuen Qigong« von schwerer Schlaflosigkeit geheilt wurde und daraufhin vier Krebspatienten in der Methode unterwies. »Diese Ergebnisse waren erstaunlich. Zu dem Zeitpunkt, da ich diese Seiten schreibe, haben drei der vier mehr als sieben Jahre überlebt.« Unter ihnen war auch eine 31jährige Frau mit einem (durch Biopsie und Röntgenbefunde dokumentierten) Lungenkarzinom, um dessentwillen sie im November 1979 eine Strahlentherapie erhielt. Im April 1980 kehrte sie mit einer Unterleibsmasse zurück, die sie zu einer weiteren Strahlentherapie zwang. Im Mai begann sie das »neue Qigong« zu praktizieren.

> Nach vier Monaten zeigte ihr allgemeines Wohlbefinden erste Besserungen. Im Oktober wechselte die Patientin zu einer anderen Art von Qigong über. Im April 1981 verschlechterte sich ihr Allgemeinzustand: Zu körperlicher Schwächung kamen Appetit- und Gewichtsverlust. Die Röntgenbilder zeigten neben dem ursprünglichen Schatten vielfältige unregelmäßige Schatten unterschiedlicher Dichte in beiden Lungenfeldern. Im Sputum traten Blutstreifen auf. Im Mai 1981 nahm sie Guo Lings Qigong wieder auf und ist ihm seither treu geblieben. Röntgenaufnahmen zeigen die Absorption der Schatten in beiden Feldern, und auch der ursprüngliche Tumorschatten ist nicht mehr zu erkennen. Im linken oberen Mediastinalraum zeigte sich eine Verdichtung des Pleuralschattens. Aufnahmen vom September

1984 ließen keinerlei Anzeichen eines Rückfalls erkennen. Bei einer Nachfolgeuntersuchung im Oktober 1986 war die Patientin am Leben und wohlauf.[56]

Im zweiten Fall handelte es sich um einen 50jährigen Mann, bei dem im April 1979 ein Adenokarzinom der rechten Lunge, Stadium II, mit Metastasen in den angrenzenden Lymphknoten, festgestellt wurde. Er erhielt eine Strahlentherapie und zwei Chemotherapien mit Cyclophosphiamid. Nachdem er mit dem »neuen Qigong« begonnen hatte, verbesserten sich sein Zustand und sein Appetit. Die Ödeme in den Beinen verschwanden. Im Oktober 1986 war er am Leben und bei guter Gesundheit.

Der dritte Fall war der einer 37jährigen Frau mit einem im September 1978 diagnostizierten Lymphsarkom des Mediastinums (des die beiden Lungenflügel trennenden Mittelfellraums), wobei sich schon Metastasen im Knochenmark und in fernen Lymphknoten gebildet hatten. Sie unterzog sich einer Chemotherapie und begann im Juli 1980 das »neue Qigong« zu praktizieren. Spätere Röntgenaufnahmen ließen keinen Tumorschatten mehr erkennen. Im Juli 1986 war sie am Leben und bei guter Gesundheit.

Im vierten Fall diagnostizierte man im November 1981 an einer 49jährigen Frau ein inoperables metastatisches Adenokarzinom der Lunge und schickte sie ohne Behandlung nach Hause. Im gleichen Monat begann sie das »neue Qigong« zu praktizieren. Röntgenaufnahmen vom Januar 1982 zeigten einen verkleinerten Schatten in der Lunge. Husten und andere Symptome waren verschwunden. »Ihre Angehörigen hatten ihr die wahre Diagnose verschwiegen, deshalb hatte sie mit Qigong aufgehört, nachdem alle Symptome fort waren. Nun verschlechterte sich ihr Zustand rasch, und sie wurde bettlägrig. Sie konnte die Qigong-Therapie nicht wieder aufnehmen und starb im Oktober 1982.«

In ihrer Erörterung dieser vier Fälle von fortgeschrittenem Krebs mit Fernmetastasen oder Rückfällen, bei denen den Patienten offenbar keine konventionellen Therapien halfen, betonen die Autoren, daß drei Patienten länger als sieben Jahre überlebt haben und die Röntgenbefunde eine Rückbildung oder ein völliges Verschwinden der Tumoren anzeigen. Vor allem habe Qigong in allen Fällen, so die Berichterstatter, den Allgemeinzustand der Patienten verbessert, was sich in einer Zunahme des Appetits, des Gewichts, der Kraft, des körperlichen Wohlgefühls und der Aktivität geäußert habe. Nach Ansicht der Autoren scheint Qigong eine rasche Erholung von allen

nachteiligen Reaktionen auf Chemo- und Strahlentherapie zu fördern – Mattigkeit, Übelkeit, Erbrechen, Appetitverlust, Haarausfall,
Gewichtsverlust und Rückgang der Leukozyten- und Blutplättchen-
zahl. Deshalb schlossen die Verfasser, Qigong wirke nicht direkt auf
die Krebserkrankung, sondern erlaube dem Patienten, seine Lebensenergie besser zu mobilisieren und zu lenken, so daß er eher mit dem
Krebs fertig werden könne.[56]

Wenig überraschend ist die Überzeugung dieser Ärzte, Qigong
müsse unbedingt auf genau die richtige Weise praktiziert werden –
es wirke nur, wenn es das »neue Qigong« sei, und der Zustand eines
Patienten werde sich sogleich verschlechtern, wenn er zu einer anderen Form von Qigong greife. Für die meisten Vertreter gesundheitsfördernder psychophysiologischer Disziplinen – auch rein
psychologischer oder rein physikalischer Therapien – ist die Auffassung typisch, nur ihr Verfahren *allein* könne Hilfe bringen. Vielleicht ist es gerade diese Überzeugung vom alleinigen Nutzen ihres
Verfahrens, die einen Teil ihres Erfolges bei bestimmten Patienten
ausmacht. Oder es verhält sich in einigen Fällen, etwa beim Qigong,
tatsächlich so, daß nur eine Art des Verfahrens wirksam ist und
andere nicht oder in weit geringerem Maße. Wir wissen es ganz
einfach nicht. Grundsätzlich aber wissen wir, daß an vielen der ungewöhnlichen Krebsheilungsgeschichten spirituelle, psychologische, alimentäre und physikalische Krebsbehandlungen in ganz verschiedenen Kombinationen und mit ganz verschiedenen Merkmalen
beteiligt waren.

Schluß

Nach meiner Einschätzung ist die traditionelle chinesische Medizin
eine der faszinierendsten Zusatztherapien für Krebs. Es gibt bemerkenswerte Anhaltspunkte für die These, daß sie Schmerzen lindert
und die Nebenwirkungen von Chemo- und Strahlentherapie abschwächt. Auch von Patienten werden solche Wirkungen häufig berichtet. Es gibt auch Anlaß zu der Annahme, daß die traditionelle
chinesische Medizin zur Verlängerung der Lebensdauer von Krebspatienten und zur Verringerung ihres Rückfallrisikos beitragen
könnte.

Die traditionelle chinesische Medizin und andere Medizinsysteme, die aus langer Beobachtung und Erfahrung entstanden sind – wie ebenfalls die indische Medizin (Ayurveda) –, finden auch im deutschsprachigen Raum eine zunehmende Verbreitung. Patienten wählen sie als zusätzliche Behandlungsform bei vielen Befindlichkeitsstörungen und Krankheiten. Krankheit ist in großem Maße ein Zustand, der durch die jeweilige Kultur definiert ist. Was in dem einen Kulturkreis ein noch normaler Zustand ist, ist in anderen Zusammenhängen bereits krankhaft. So scheint es auf den ersten Blick paradox, daß sich westlich geprägte Menschen einem medizinischen System zuwenden, dessen Auffassungen von Gesundheit und Krankheit sich stark von dem gewohnten Bild unterscheiden; viele Begriffe der traditionellen Medizinen sind losgelöst von ihrem kulturellen Hintergrund kaum zu verstehen. So kann sich ein Mitglied der westlichen Kultur in der Regel unter Entzündung oder Erkältung etwas vorstellen, ein Energieüberschuß in der Leber oder eine Schwäche des dritten Zentrums sind ohne Kenntnis der Hintergründe hingegen rätselhaft.

Die naturwissenschaftliche Medizin hat einen Krankheitsbegriff, der von mechanischen Fehlfunktionen von Organen und Organsystemen ausgeht, denen letztendlich eine molekulare und genetische Störung zugrunde liegt. Da die westliche Medizin, die in vielen Bereichen sehr erfolgreich ist, sich aus ihrem analytischen Ansatz heraus in erster Linie um die Störungen kümmert, fehlt ihr ein generelles Konzept von Gesundheit. Für sie ist Gesundheit einfach die Abwesenheit von Krankheit.

Die traditionellen Medizinen hingegen sind in Auffassungen von der ganzen Welt eingebettet. Erst in diesen philosophischen Systemen sind die Begriffe der jeweiligen traditionellen Medizin zu verstehen. So wird Krankheit als Mangel, Überschuß oder falsche Verteilung der Lebensenergie (Qi in China, Prana in Indien) erklärt. Yin und Yang, das chinesische Gegensatzpaar, das energetisch die ganze Welt durchzieht, finden sich auch im gesunden wie im kranken Körper wieder. Krankheit ist vor diesem gedanklichen Hintergrund eine Gleichgewichtsstörung der Energien, und folgerichtig haben die traditionellen Medizinen Techniken zur Beeinflussung dieser Energien entwickelt. Yoga, Heilpflanzen, Qigong, Akupunktur und Makrobiotik nehmen Einfluß auf die Verteilung und Lenkung der Energieströme. In einem solchen System ist der Übergang zwischen Gesundheit und Krankheit fließend und von jedem einzelnen beeinflußbar. Der Mensch ist, im Vergleich zur westlichen

Auffassung, in einem umfassenden Sinne in der Welt zu Hause, er ist existentiell eingebunden in die Energieflüsse des Mikro- und Makrokosmos, und gleichzeitig hat er praktische Handlungsmuster zur Verfügung, die ihn aktiv ins Geschehen eingreifen lassen.

Hierin liegt eine der Ursachen, daß die traditionelle Medizin neben der naturwissenschaftlichen, kausalanalytischen einen Platz gefunden hat und an Beliebtheit gewinnt.

Anmerkungen

1 David Eisenberg und Thomas Lee Wright, *Encounters with Qi: Exploring Chinese Medicine*, New York, Penguin, 1987.

2 David Eisenberg, »Energy Medicine in China: Defining a Research Strategy which Embraces the Criticism of Skeptical Colleagues«, *Noetic Sciences Review*, Frühjahr 1990, S. 4–11.

3 Andere Wissenschaftler gliedern die chinesische Medizin in abweichende Untergebiete auf, aber Eisenbergs Ansatz ist für den Anfänger besonders geeignet.

4 Eisenberg, »Energy Medicine in China«, S. 7.

5 ebd.

6 a. a. O., S. 8.

7 a. a. O., S. 9.

8 a. a. O., S. 6.

9 Ted J. Kaptchuk, *Das große Buch der chinesischen Medizin*, München, Heyne, 1994, S. 14–15.

10 J. W. Dundee, »Belfast Experience with P6 Acupuncture Antiemesis«, *Ulster Medical Journal*, 59 (1) (1990), S. 63–70.

11 D. Stannard, »Pressure Prevents Nausea«, *Nursing Times*, 85 (4) (1989), S. 33–34.

12 Eisenberg und Wright, *Encounters with Qi*, S. 68–74.

13 a. a. O., S. 74.

14 a. a. O., S. 76–77.

15 T. Kondo, »Studies on the Management of Cancerous Pain of the Head and Neck Region«, *Jibiinkoka-Rinsho*, 73 (9) (1980), S. 1469–1479.

16 I. A. Frid und D. G. Beliaev, »Treatment of Pain in Patients with Far Advanced Malignant Tumors«, *Voprosy Onkologii*, 26 (7) (1980), S. 76–81.

17 S. S. Iratsin u. a., »First Clinical Trial of Acupuncture in the Complex Treatment of Patients with Breast Cancer and Bone Metastases«, *Voprosy Onkologii*, 25 (5) (1979), S. 110–112.

18 Eisenberg und Wright, *Encounters with Qi*, S. 77.

19 M. S. Bardychev, »Acupuncture in Edema of the Extremities Following Ra-

diation or Combination Therapy of Cancer of the Breast and Uterus«, *Voprosy Onkologii*, 34 (3) (1988), S. 3–9-22.

20 E. G. Kuzmina, »Restoration of Immunologic Indices Following Reflexotherapy in the Combination Treatment of Radiation-Induced Edema of the Upper Limbs«, *Meditsinskaia Radioloiia (Moskva)*, S. 32 (7) (1987), S. 42–46.

21 D. M. Hau u. a., »Comparative Study on the Effects of Handling Acupuncture, Electro-Acupunture and Laser-Acupuncture on Counts of Various Leukocytes in Gamma-Irradiated Mice«, Zusammenfassung für die Tagung »Second International Conference on Anticarcinogenesis and Radiation Protection«, Gaitherburg, 8.-12. März 1987.

22 M. Sternfeld u. a., »The Contribution of Thermo-Moxibustion to Surgical Treatment in Transplanted Mouse Mammary Carcinoma«, *Acupuncture and Electro-therapeutics Research*, 10 (1–2) (1985), S. 73–78.

23 D. M. Hau, »Study of Therapeutic Effects of Acupuncture-Moxibustion and Irradiation on Mice Bearing Subcutaneous Tumor«, Zusammenfassung für die Tagung »Second International Conference on Anticarcinogenesis and Radiation Protection«, Gaitherburg, 8.-12. März 1987.

24 S. C. Lee und J. H. Lin, »An Inhibitory Effect of Acupuncture on the Growth of Ehrlich Ascites Cell Tumor in Mice«, *Chinese Medical Journal (Beijing)*, 22 (1975), S. 167–171.

25 J. Han, »Traditional Chinese Medicine and the Search for New Antineoplastic Drugs«, *Journal of Ethnopharmacology*, 24 (1) (1988), S. 1–17.

26 Eric J. Lien und Wen Y. Li, *Structure Activity Relationship Analysis of Anti-Cancer Chinese Drugs and Related Plants*, Long Beach, Oriental Healing Arts Institute, 1985.

27 H. Yamada, »Chemical Characterization and Biological Activity of the Immunologically Active Substances in Juzen-taiho-to (Japanese kampo prescription)«, *Gan To Kagaku Ryoho (Japanese Journal for Cancer and Chemotherapy*, 16 (4, T. 2–2) (1989), S. 1500–1505.

28 S. Ebisuno, »Basal Studies on Combination of Chinese Medicine in Cancer Chemotherapy: Protective Effects on the Toxic Side-Effects of CDDP and Anti-Tumor Effects with CDDP on Murine Bladder Tumor«, *Nippon Gan Chiryo Gakka Shi (Journal of Japan Society for Cancer Therapy)*, 24 (6) (1989), S. 1305–1312.

29 O. T. Iijima u. a., »Protective Side Effects of the Chinese Medicine Juzentaiho from the Adverse Effects of Mitomycin C and Cisplatin«, *Gan To Kagaku Ryoho (Japanese Journal of Cancer and Chemotherapy)*, 16, (4, T. 2–2) (1989), S. 1525–1532.

30 K. Komiyama u. a., »Potentiation of the Therapeutic Effect of Chemotherapy and Hyperthermia on Experimental Tumor and Reduction of Immunotoxicity of Mitomycin C by Juzen-taiho-to, a Chinese Herbal Medicine«, *Gan To Kagaku Ryoho (Japanese Journal for Cancer and Chemotherapy)*, 16 (2) (1987), S. 251–257.

31 Y. Ohnishi, »Preventive Effect of TJ-48 on Recovery from Radiation In-

jury«, *Gan To Kagaku Ryoho (Japanese Journal of Cancer and Chemotherapy)*, 16 (4, T. 2–2) (1989), S. 1494–1499.

32 T. Okamoto, »Clinical Effects of Juzendaiho-to on Immunologic and Fatty Metabolic States in Post-Operative Patients with Gastrointestinal Cancer«, *Gan To Kagaku Ryoho (Japanese Journal of Cancer and Chemotherapy)*, 16 (4, T. 2–2) (1989), S. 1533–1537.

33 G. T. Wang, »Treatment of Operated Late Gastric Carcinoma with Prescriptions of ›Strengthen the Patient‹s Resistance and Dispel the Invading Evil', in Combination with Chemotherapy: Follow-up Study of 158 Patients and Experimental Study in Animals«, Zusammenfassung für die Tagung »Erstes Schanghaier Symposium über gastrointestinale Krebserkrankungen«, 14.-16. November 1988, S. 244.

34 I. Adachi, »Role of Supporting Therapy of Juzenthaiho-to (JTT) in Advanced Breast Cancer Patients«, *Gan To Kagaku Ryoho (Japanese Journal of Cancer and Chemotherapy)*, 16 (4, T. 2–2) (1989), S. 1538–1543.

35 G. Z. Xu u. a., »Chinese Herb ›Destagnation‹ Series I: Combination of Radiation with Destagnation in the Treatment of Nasopharyngeal Carcinoma (NPC): A Prospective Randomized Trial on 188 Cases«, *International Journal of Radiation Oncology, Biology and Physics*, 16 (2) (1989), S. 297–300.

36 M. S. Xian, »Efficacy of Traditional Chinese Herbs on Squamous Cell Carcinoma of the Esophagus: Histopathological Analysis of 240 Cases«, *Acta Medicinae Okayama*, 43 (6) (1989), S. 345–351.

37 R. J. Cha, »Combined Modality Treatment of Small Cell Lung Cancer by Chemotherapy, Radiotherapy, Immunotherapy and Chinese Traditional Medicine«, *Chung-Hua Chieh Ho Ho Hu Hsi Tsa Chih (Chinese Journal of Tubercolosis and Respiratory Desease)*, 12 (1) (1989), S. 41–44, 63.

38 H. Y. Ling, »Preliminary Study of Traditional Chinese Medicine-Western Medicine Treatment of Patients with Primary Liver Carcinoma«, *Chung Hsi I Chieh Ho Tsa Chih (Chinese Journal of Modern Developments in Traditional Medicine)*, 9 (6) (1989), S. 325, 348–349.

39 D. Chu, »A Fractionated Extract of *Astragalus membranaceus* Potentiates Lymphokine-Activated Killer Cell Cytotoxicity Generated by Low-Dose Recombinant Interleukin-2«, *Chung Hsi I Chieh Ho Tsa Chih (Chinese Journal of Modern Developments in Traditional Medicine)*, 19 (1) (1990), S. 34–36.

40 D. T. Chu u. a., »Immune Restoration of Local Xenogeneic Graft-versus-Host Reaction in Cancer Patients in vitro and Reversal of Cyclophosphamide-Induced Immune Suppression in the Rat in vivo by Fractionated Membranaceus«, *Chung Hsi I Chieh Ho Tsa Chih (Chinese Journal of Modern Developments in Traditional Medicine)*, 9 (6) (1989), S. 351–354, 326.

41 S. Odashima u. a., »Induction of Phenotypic Reverse Transformation by Plant Glycosides in Cultured Cancer Cells«, *Gan To Kagaku Ryoho (Japanese Journal of Cancer and Chemotherapy)*, 16 (4, T. 2–2) (1989), S. 1483–1489.

42 Hong-Yen Hsu, *Treating Cancer with Chinese Herbs*, Long Beach, Oriental Healing Arts Institute, 1982, S. VII.

43 a.a.O., S. 25.

44 ebd.

45 a.a.O., S. 251–252.

46 a.a.O., S. 81–82.

47 a.a.O., S. 88.

48 Michael Broffman, persönliche Mitteilung an den Autor, 1991.

49 Subhuti Dharmananda, *Chinese Herbal Therapies for Immune Disorders*, Institute for Traditional Medicine and Preventive Health Care, Portland, S. 85–89.

50 Zhang Dai-zhao, *The Treatment of Cancer by Integrated Chinese-Western Medicine*, Boulder, Blue Poppy Press, 1989, S. 81–83.

51 Eisenberg, »Energy Medicine in China«, S. 8.

52 a.a.O., S. 8.

53 a.a.O., S. 9.

54 a.a.O., S. 9–10.

55 Meizhen Gao und Yongmo Liu, »Supplementary Treatment of Cancer by Quo Ling's ›New Qi Gong‹ Therapy«, Manuskript, Medizinische Hochschule Hunan, China, undatiert, S. 2.

56 a.a.O., S. 8.

Kapitel 20
Unkonventionelle pharmakologische Therapien
– ein Überblick

Den größten und unübersichtlichsten Bereich der unkonventionellen Krebstherapien bilden die unkonventionellen pharmakologischen Therapien. Von einigen ist einwandfrei belegt, daß sie Krebspatienten helfen, andere sind überhaupt nicht dokumentiert. Im allgemeinen haben die pharmakologischen Therapien größere Resonanz in den Medien gefunden als das Quartett der spirituellen, psychologischen, alimentären und physikalischen Therapien, die ich in den vorangegangenen Kapiteln beschrieben habe. Die pharmakologischen Therapien unterscheiden sich von dem Quartett der gesundheitsfördernden Therapien vor allem dadurch, daß *die pharmakologischen Behandlungen an sich keine erkennbare gesundheitsfördernde Wirkung erzielen.* Gebet, Psychotherapie und soziale Unterstützung, der Verzehr gesunder Lebensmittel, Entspannung, Stretching und Sport – sie alle haben auf die meisten Menschen eine *prinzipiell* gesundheitsfördernde Wirkung. Eine Tablette oder eine Spritze sind weder prinzipiell noch erkennbar förderlich für Ihre Gesundheit, es sei denn, die Behandlung ist pharmakologisch nützlich oder ruft einen positiven Placebo-Effekt hervor. (Gerechtigkeitshalber sei festgestellt, daß dies auch für einen Großteil der konventionellen Krebstherapien gilt.)

So ist der Bereich der pharmakologischen Therapien, da sie ohne unmittelbaren Nutzen für die Gesundheit sind, weit schwerer zu beurteilen als das zuvor beschriebene Quartett. In diesem Bereich ist die Krebsquacksalberei nicht nur eine größere Gefahr, sondern auch real sehr viel verbreiteter. Die Vertreter alternativer pharmakologischer Therapien sind auch in der Schulmedizin auf sehr viel heftigere Kritik gestoßen als die Vertreter der »Lebensführungs-Therapien«, mit denen wir es in den zurückliegenden Kapiteln vor allem zu tun hatten. Andererseits lassen sich die pharmakologischen Therapien viel leichter zum Gegenstand randomisierter, kontrollierter und prospektiver klinischer Doppelblindversuche machen als die Therapien des Quartetts.

Die Profitträchtigkeit pharmakologischer Therapien

Ein entscheidender Aspekt der pharmakologischen Therapien ist der Umstand, daß *sich mit ihnen leichter Geld verdienen läßt als mit dem Quartett gesundheitsfördernder Therapien.* Natürlich lassen sich auch spirituelle Heiler, Psychotherapeuten, Ernährungsberater und ähnliche Heilkundige bezahlen, und einige wahrlich nicht zu knapp, aber wir haben alle irgendeine Vorstellung davon, was uns das Erlernen einer gesunden Lebensweise wert ist. Außerdem gehören die gesundheitsfördernden Therapien im allgemeinen zu den *offenen* Therapien, die kein besonderes Geheimnis aus ihren Methoden machen. Offene Therapien schaffen offene Märkte, welche die Preise meist in vernünftigen Bereichen halten.

Der Wert, den eine Pille oder eine Injektion an sich hat, ist jedoch weit schwerer zu beurteilen. Dem pharmakologischen Wirkstoff wohnt ein Zauber inne, eben *weil* er *nicht* offenkundig gesundheitsfördernd ist und wir deshalb nicht wissen, wie er wirkt. Sein Nutzen beruht auf irgendwelchen geheimnisvollen inneren Eigenschaften des Wirkstoffs. Das Geheimnis zieht uns an. Und in gewissem Sinne gilt: Je größer und rätselhafter das Geheimnis ist, desto vernünftiger erscheint uns unter Umständen der Gedanke, uns dieses Lebenselixier unter finanziellen Opfern zu verschaffen.

Pillen lassen sich leichter zu Waren machen als gesundheitsfördernde Therapien, die auf einer bestimmten Lebensführung beruhen. Pillenpreise kann man mühelos heraufsetzen, so daß die Profitspannen höher werden. Und dank eines modernen Wunders – des Patentrechts – können Tabletten und Injektionen, die möglicherweise gegen Krebs helfen, das *Eigentum* von Unternehmen und Einzelpersonen werden, die dann für diese Wirkstoffe jeden Preis verlangen können, den der Markt hergibt.

Zweifellos ist die pharmazeutische Industrie im wissenschaftlichen, medizinischen, geschäftlichen und politischen Leben der Vereinigten Staaten [wie in der westlich geprägten Medizin allgemein; d. Hrsg.] eine sehr einflußreiche Kraft. Diese Industrie muß große Gewinne erzielen, damit sich ihre Investitionen amortisieren, besonders da die gesetzlichen Vorschriften so streng sind, daß es 100 bis 200 Millionen Dollar kostet, um ein neues Medikament auf den Markt zu bringen. Angesichts dieser Situation sind Medikamente, die sich *nicht* patentieren lassen, für die Industrie von geringem finanziellen Interesse. Sie können sogar eine erhebliche finanzielle Bedrohung darstellen, wenn sie in puncto Kosteneffektivität mit gewinnbringend patentierten Produkten konkurrieren können. Selbst wenn sich ein Medikament patentieren läßt, kann die Aussicht, daß es entweder nur einer kleinen Zahl von Wohlhabenden oder einer großen Zahl von Armen hilft, das Unternehmen davon abhalten, das Medikament auf den Markt zu bringen. Solche wenig rentablen Produkte bezeichnet man als *orphan drugs* (Waisen-Medikamente), und die Regierung in Washington ist sehr bemüht, Anreize zu schaffen, die den natürlichen Marktkräften entgegenwirken und die Unternehmen veranlassen, derartige Medikamente doch anzubieten.

Die Anbieter alternativer Krebstherapien, die auf der Wirkung pharmazeutischer Stoffe beruhen, sehen sich den gleichen Marktkräften gegenüber, mit denen auch die pharmazeutischen Unternehmen zu tun haben. Da den Herstellern alternativer Therapien manchmal *die Mittel fehlen, um ihre Wirkstoffe patentieren zu lassen*, halten sie sich an die ältere medizinische Tradition, in der die entscheidenden Ingredienzien im Trank des Medizinmanns ein Geheimnis bleiben, das vom Meister an den Schüler weitergegeben wird. Ein Beispiel dafür ist Harry Hoxsey, der durch seine gleichnamige Arznei bekannt geworden ist. In anderen Fällen ließen sich die Investitionen des Herstellers durch entsprechende Patente schützen. Der verstorbene Lawrence Burton auf den Bahamas und Stanislaw Burzynski in Texas haben sich ihre Behandlungen patentieren lassen. Wieder andere Heilkundige bieten eine offene pharmazeutische Therapie an, die von den Patienten kostenlos, zum Selbskostenpreis oder gegen einen geringen Aufpreis in Anspruch genommen werden kann. Man sollte meinen, daß Behandlungen der letzten Kategorie zu den beliebtesten Therapien dieser Art gehören müßten. Tatsächlich aber haben die geheimen Therapien und die patentierten alternativen pharmakologischen Therapien die meisten Krebspatienten, das größte Medieninteresse und die heftigste schulmedizinische Kritik auf sich gezogen.

Die »großen Meister«, die sich einzigartiger Erfolge rühmen

Eine Handvoll Vertreter unkonventioneller pharmakologischer Krebstherapien gilt bei Fürsprechern und wohlwollenden Beurteilern alternativer Krebstherapien als »groß«:

- Der verstorbene Lawrence Burton auf den Bahamas, der behauptete, seine geheime, patentierte immun-augmentative Therapie könne einige Krebsarten wirksam bekämpfen.

- Stanislaw Burzynski in Texas, der behauptet, er habe im menschlichen Urin eine Peptidfraktion gefunden, die gegen einige Krebsarten wirke.

- Joseph Gold in Syracuse, New York, der glaubt, Hydrazinsulfat könne die Lebensdauer von Krebspatienten verlängern.

- Emanuel Revici in New York, der behauptet, seine »physiologisch gelenkte Chemotherapie« könne einige Krebsarten kurieren oder stabilisieren.

- Gaston Naessens in Quebec, der sich gleich doppelter Berühmtheit erfreut: zum einen wegen eines bemerkenswerten Mikroskops, das er für Diagnosezwecke benutzt, und zum anderen wegen der Behauptung, er kenne wirksame pharmakologische Behandlungsmethoden gegen Krebs und Aids.

In den zurückliegenden Kapiteln haben wir bereits die Arbeit zweier anderer »großer« Vertreter der alternativen pharmakologischen Therapie-Szene erörtert: des doppelten Nobelpreisträgers Linus Pauling, von dem die bekannten Behauptungen über die Wirksamkeit von Vitamin C in der Krebstherapie stammen, und der verstorbenen Virginia Livingston, die meinte, sie hätte einen Krebsimpfstoff entwickelt. Diese eine Frau und die sechs Männer gelten heute allgemein als die fähigsten Vertreter der alternativen pharmakologischen Krebstherapien. Natürlich gäbe es noch andere Kandidaten für diese Liste, aber sie bietet doch eine repräsentative Auswahl.

Was haben die Vertreter alternativer pharmakologischer Krebstherapien gemeinsam? Der Vergleich ist durchaus sinnvoll, weil diese Heilkundigen kollektiv einem tiefsitzenden archetypischen Bedürfnis vieler Krebspatienten entgegenzukommen scheinen: ein unentdecktes Genie zu finden, das ein *wissenschaftlich erklärbares* Wundermittel zur Heilung oder Stabilisierung ihrer Krebserkrankung gefunden hat. Damit will ich nicht das Bedürfnis nach einer wissenschaftlich begründeten Heilmethode und unsere wissenschaftsgläubige Kultur diffamieren, sondern nur deutlich machen, daß viele Menschen in einer solchen Kultur spirituelle, psychologische, alimentäre, physikalische und traditionelle Ansätze der Krebstherapie als unzulänglich empfinden dürften.

Gemeinsam haben diese sieben Vertreter der alternativen pharmakologischen Therapien, daß sie: (a) bei ihren Anhängern als Erfinder modernster pharmakologischer Behandlungsmethoden gelten, mit denen sich zumindest einige Krebsarten kurieren oder stabilisieren lassen; (b) mit Ausnahme von Pauling, Gold, Livingston und Burzynski wenig Anstrengung gemacht haben, ihre Forschungsarbeiten in medizinischen Fachzeitschriften darzulegen; (c) trotz (oder möglicherweise wegen) des Geheimnisses, das ihre Therapien umgibt, als unvergleichliche Genies gelten und von ihren Patienten und Anhängern verehrt werden; (d) viel Beachtung in der alternativen Krebspresse, der New-Age-Presse und häufig auch den Massenmedien fanden; (e) wiederholt vor Gericht gebracht wurden, bisher aber alle Versuche abwehren konnten, sie an der Ausübung ihrer Tätigkeit zu hindern. Im allgemeinen sind ihre Therapien (mit Ausnahme der von Pauling und Gold) sehr kostspielig oder für die meisten amerikanischen Patienten mit großen Unbequemlichkeiten verbunden.

»Offene« und »geschlossene« pharmakologische Therapien

In Kapitel 8 habe ich einen Orientierungsrahmen zur Beurteilung alternativer Krebstherapien entworfen; dabei riet ich zu der Unterscheidung zwischen »offenen Therapien«, in denen alle Einzelheiten der Therapie bekannt sind und jedem Forscher zu einer Überprüfung zur Verfügung stehen, und »geschlossenen« oder »teilweise geschlossenen« Therapien, in denen der Therapeut praktisch sagt: »Ich habe hier ein geheimes oder einzigartiges System, mit dem ich Krebserkrankungen kurieren oder zum Stillstand bringen kann, und wenn du in meine Klinik kommst, dann mache ich es dir zugänglich.« Burton hat wichtige Teile seiner Therapie absichtlich geheimgehalten. Naessens hat nicht zugelassen, daß man sein wichtigstes Diagnosegerät – ein bemerkenswertes Mikroskop – genau untersuchte oder nachbaute. Dagegen sind Paulings, Golds, Livingstons und Burzynskis Therapien im herkömmlichen Sinne des Wortes »wissenschaftlich offen«. Ein Grenzfall ist Revici: Während sein Bezugssystem so eigen ist, daß eine einfache Beurteilung kaum möglich erscheint, ist seine Therapie offen genug, um als wissenschaftlich überprüfbar gelten zu dürfen.

Folgt daraus, daß Therapeuten mit geschlossenen oder teilweise geschlossenen Behandlungssystemen für den informierten Krebspatienten ohne Interesse sind? Die Meinungen darüber gehen auseinander. Anhänger dieser und anderer geschlossener oder teilweise geschlossener Therapien nennen in der Regel komplizierte Gründe, warum die Information, von der sie behaupten, sie sei von unschätzbarem Wert für die Menschheit, der Öffentlichkeit vorenthalten wird. So verweisen sie beispielsweise auf die Geheimhaltungspflicht, die ihnen pharmazeutische Firmen in bezug auf einige der verwendeten Medikamente auferlegt haben. Sie erklären, angesichts der Feindseligkeit, die dem verehrten Therapeuten aus Kreisen der Schulmedizin entgegengebracht werde, habe er keine andere Möglichkeit, als seine Investitionen durch eine persönliche Strategie der Geheimhaltung zu schützen. Manchmal vertreten sie auch die Auffassung, der Meister müsse seine Therapie vor einer schulmedizinischen Verschwörung schützen, die sich zum Ziel gesetzt habe, seine Heilmethoden gegen Krebs zu unterdrücken. Gelegentlich ist auch zu hören, der Meister habe seine Therapie zur wissenschaftlichen Überprüfung vorgelegt, sei aber mit Nichtachtung gestraft oder verfolgt worden (was häufig richtig ist) und habe deshalb kein Interesse mehr an einem wissenschaftlichen Urteil. Manchmal, so in Revicis Fall, können sie zu Recht darauf verweisen, daß der Therapeut seine Methoden gerne den wenigen Ärzten zugänglich gemacht hat, die bereit waren, sich bei ihm genauer mit dem Verfahren vertraut zu machen.

Andererseits reagieren die meisten Vertreter der Schulmedizin mit Ärger und Überdruß auf Therapeuten, die behaupten, mit unkonventionellen pharmakologischen Behandlungsmethoden entscheidende Erfolge in der Krebstherapie zu erzielen, aber nicht bereit sind, ihre Ergebnisse der wissenschaftlichen Gemeinschaft zur kompromißlosen Überprüfung vorzulegen. In der Tat sind die »Erklärungen«, warum Therapien geheimgehalten werden müssen – oder nicht vollständig beschrieben werden können –, nach meiner Einschätzung moralisch zweifelhaft. Die Argumente, mit denen ein Arzt rechtfertigt, daß er eine Therapie, die Krebskranken wirklich helfen könnte, der wissenschaftlichen Überprüfung vorenthält, sind auch von unvoreingenommenen Beobachtern schwer zu verstehen. Daß diese Argumente von vielen Fürsprechern alternativer Krebstherapien so unbedenklich hingenommen werden, gehört nach meinem Dafürhalten zu den bedenklichsten intellektuellen und moralischen Aspekten der alternativen Krebstherapie-Szene.

Unterscheidung zwischen Therapie, Therapeut und Dienstleistung

Für die Beurteilung alternativer Therapien habe ich in Kapitel 8 empfohlen, *zwischen der Plausibilität der Therapie selbst, der Glaubwürdigkeit und dem Charakter des Therapeuten und der Qualität der Dienstleistungen zu unterscheiden.* Selten ist diese Unterscheidung angebrachter als im Falle einer alternativen pharmakologischen Therapie, die geschlossen, kostspielig oder schwer zugänglich ist.

Lawrence Burton auf den Bahamas – der sich über die Schulmedizin lustig machte und gerne zugab, daß er einen Teil seiner immunaugmentativen Therapie für sich behielt – sorgte für sehr gute und ziemlich teure Dienstleistungen. Auch Stanislaw Burzynski in Texas, der versucht hat, seine Therapie nach den Spielregeln wissenschaftlicher Beurteilung einer offenen Prüfung unterziehen zu lassen, bietet gute, aber sehr teure Dienstleistungen an. Revici in New York, der heute weit über neunzig ist, vor langer Zeit aufgehört hat, wissenschaftliche Artikel in schulmedizinischen Zeitschriften zu veröffentlichen, aber ein außerordentlich umfangreiches wissenschaftliches Werk über seine Therapie geschrieben hat, bietet Dienstleistungen, die nicht viel kosten, aber nach Auskunft vieler Patienten ziemlich desorganisiert sind. Für viele Patienten macht ein solcher Mangel an Organisation die Therapie ebenso schwer zugänglich wie große finanzielle oder geographische Hindernisse. Naessens, der mit gallischem Stolz in einer entlegenen Kleinstadt in Quebec seinen eigenen Weg gegangen ist, bemüht sich durchaus, interessierten Kollegen viele Elemente seiner Therapie zu erklären, wacht aber eifersüchtig über das Geheimnis seines Mikroskops. Gerichtliche Auflagen haben seine Möglichkeiten, Dienstleistungen anzubieten, erheblich beschnitten.

Wirklich erstaunlich an diesen Therapeuten ist ihr *Bekanntheitsgrad* im Bereich der unkonventionellen Krebstherapien. In den vorstehenden Abschnitten haben wir gesehen, daß Krebspatienten eine beträchtliche Zahl offener und verhältnismäßig erschwinglicher »Lebensführungs-Therapien« zur Verfügung steht. Nun suchen aber viele Menschen in dieser Situation verständlicherweise nach einem Wundermittel, nach einer wirksamen Waffe, die über die Veränderung der Lebensführung hinausgeht. Vielleicht haben sie auch keine Lust oder sind nicht in der Lage, es mit den spirituellen, psychologischen, alimentären und physikalischen Methoden zu versuchen. Psychologisch ist äußerst interessant, *daß meist eine umgekehrte*

Beziehung zwischen der Offenheit einer alternativen pharmakologischen Therapie besteht und dem Interesse, das sie in der Öffentlichkeit findet. Man sollte erwarten, daß die offensten und am gründlichsten überprüften Therapien für die Patienten auch von größtem Interesse sind. So sind Paulings Arbeit mit Vitamin C und Golds Therapie mit Hydrazinsulfat von unabhängigen Wissenschaftlern eingehend untersucht worden – mit positiven wie negativen Resultaten. Gemeinsam ist ihren Therapien ferner, daß ihre Schöpfer relativ bescheidene Behauptungen in bezug auf die Krebswirksamkeit ihrer Verfahren aufstellen. Trotzdem finden ihre Behandlungsmethoden im allgemeinen weniger Aufmerksamkeit als die geschlossenen, teuren pharmakologischen Therapien. Ganz anders verhält es sich mit Lawrence Burton: Lange widersetzte er sich einer wissenschaftlichen Beurteilung seiner Arbeit, so auch entsprechenden Plänen des Office of Technology Assessment im Jahre 1990, das sich vergeblich bemühte, ein Protokoll zur Beurteilung seiner Therapie zu entwickeln, mit dem sich Burton einverstanden erklären konnte. (Burton und seine Mitarbeiter wären in diesem Punkt sicherlich anderer Meinung als ich.) Trotz des Geheimnisses, mit dem Burton seine Therapie umgab, war er von allen diesen Therapeuten wohl am bekanntesten.

Eine gewisse Ausnahme von der behaupteten Regel bildet Burzynski: Er hat seine Therapie unabhängiger wissenschaftlicher Überprüfung zugänglich gemacht und ist dennoch fast genauso bekannt wie Burton. Revici und Livingston liegen in der Mitte. Sie haben gewagte Behauptungen aufgestellt, was die Heilerfolge ihrer Krebstherapien anbelangt, und haben angeboten, ihre Therapien wissenschaftlich beurteilen zu lassen, aber es sind relativ wenig Anstrengungen unternommen worden, ihre Behauptungen zu überprüfen.

Lawrence Burton ist auch mein Lieblingsbeispiel für das, was eine Therapie, die ein »geheimes Wundermittel« für sich in Anspruch nimmt, Menschen zu bieten hat, die sich kein Leben mit vegetarischer Diät, Meditation, Yoga, Qigong, Akupunktur und all den anderen Methoden vorstellen mögen. Burton sagte seinen Patienten, sie könnten sich gerne vegetarisch ernähren, wenn sie Wert darauf legten, weil dann für ihn und seine Freunde mehr Steaks blieben, doch seine Therapie schlage bei Fleischessern genauso gut oder besser an. Er riet seinen Patienten, ihre Steaks zu genießen, sich ein paar Drinks zu gönnen und sich wegen des Rauchens nicht allzuviel Gedanken zu machen, wenn sie nicht gerade Lungenkrebs hätten. Und da er auf den Bahamas lebte, bot er seinen Patienten die angenehme Umgebung eines sehr noblen Feriengebietes. Einem New Yorker Geschäftsmann, bei dem man eine lebensbedrohende Krebserkrankung diagnostiziert hatte, der sein ganzes Leben ein Fleischesser, sozialer Trinker und Raucher war, der an die moderne Medizin glaubte und nichts übrig hatte für vegetarische Ernährung, Meditation und Gebet, mußte Lawrence Burtons Klinik im Vergleich zu den anderen Möglichkeiten als geradezu paradiesische Alternative erscheinen. Und wenn er sich dann in diese angenehme Klinik auf den Bahamas begab und sich im Kreise von Patienten bewegte, die überzeugt waren, daß es ihnen dank Burtons Therapie besser gehe, fiel es ihm nicht schwer, Mut zu fassen, Hoffnung zu schöpfen und sich die Meinung der anderen Patienten zu eigen zu machen, daß Burton ein Genie sei.

Da über diese »großen« Vertreter alternativer Krebstherapien schon soviel geschrieben worden ist – Schriften, die dem interessierten Leser leicht zugänglich sind –, habe ich als Kriterium für die Berücksichtigung im vorliegenden Buch die wissenschaftliche *Offenheit* der Therapien gewählt. Aus diesem Grund beschäftige ich mich nicht mit Lawrence Burton oder Gaston Naessens, so faszinierend sie auch sein mögen. Wie gesagt, es gibt leicht zugängliche Beschreibungen ihrer Therapien. Über Linus Pauling und Virginia Livingston habe ich bereits berichtet. Deshalb erörtere ich in den folgenden Kapiteln die Therapien von Stanislaw Burzynski, Joseph Gold und Emanuel Revici.

Die konventionellen pharmakologischen Krebstherapien, die von den jeweiligen nationalen Behörden zugelassen sind, stehen einem diffusen grauen Markt an pharmakologischen Therapien gegenüber, die nicht oder noch nicht die Zulassungskriterien erfüllen. Diese Polarisierung, die sich oft ideologisch verhärten kann, ist das eigentliche Dilemma der pharmakologischen Krebstherapien.

M. Lerner hat in diesem Kapitel den Sachverhalt für beide Lager objektiv und seriös beschrieben und sich erneut bemüht, dem Leser Entscheidungshilfen hinsichtlich möglicher Therapieformen an die Hand zu geben. Dieses Kapitel ist ein Schlüsseltext im Verständnis der Ursachen der Streitigkeiten zwischen konventionellen, naturwissenschaftlich offenen Therapiestrategien und unkonventionellen, sogenannten geschlossenen Therapieformen, die mehr oder weniger mit Mystizismus, Glauben an oder Hoffnung auf Wirksamkeit verbunden sind. Für M. Lerner ist es ein Anliegen, diese Polarisierung abzubauen, indem er dem Leser ein Verständnis dafür zu vermitteln versucht, wie der Weg verläuft, bis eine pharmakologische Krebstherapie vom Denkansatz bis zur Realisierung als Medikament zur Verfügung steht. Es liegt dabei auf der Hand, daß sich Interessenkonflikte zwischen einzelnen Forschern und der pharmazeutischen Industrie herausbilden können, die im ungünstigsten Fall zu Verzögerungen oder auch zur Nichtanerkennung von pharmazeutischen Substanzen in der Krebstherapie führen können. M. Lerner schildert in diesem Buch an verschiedenen Stellen wissenschaftliche Biographien von Forschern, die herkömmliche, von der »scientific community« anerkannte Wege der Erforschung von Substanzen verlassen haben. Die Gründe dafür sind so vielfältig, daß sie oft keiner logischen Begründung zugänglich sind. M. Lerner erzählt wissenschaftliche Biographien amerikanischer Krebsforscher nach, die sich in der Wissenschaftskultur der USA ereignet haben. Es ist für den Leser sicher interessant zu erfahren, daß die Entwicklung eines verkehrsfähigen Krebsmittels oft von Zufällen oder dem berühmten seidenen Faden abhängen kann, also jene berühmte kleine Unschärfe der nicht planbaren Realisation beinhaltet. In Europa ist die Situation nicht grundlegend verschieden, da die großen Pharmakonzerne, die im onkologischen Sektor arbeiten, multinationale Unternehmen sind.

In diesem Kapitel drückt sich ein fundamentales Anliegen dieses Buches aus. Der Leser oder Patient soll lernen, daß nicht alles, was er von der konventionellen oder komplementären Seite an pharmakologischen Therapien angeboten bekommt, jene Eindeutigkeit zur Wirksamkeit besitzt, wie sie im ersten Augenblick erscheinen mag. Der Leser oder Patient soll durch Hintergrundwissen den Mut und die Persönlichkeit entwickeln, gezielt nachzufragen, warum eine angebotene pharmakologische Therapie eine Wahrscheinlichkeit einer Wirksamkeit bei ihm zeigen könnte. Erscheint einem Patienten eine pharmakologische Therapie plausibel, so ist die innere Bereitschaft zur Durchführung dieser Therapie erhöht, und Nebenwirkungen werden oft weniger intensiv wahrgenommen. Es ist durchaus legitim, wenn sich ein Patient eine Art Frageliste aus den Aussagen dieses und des Kapitels 8 zusammenstellt, um sie mit seinem behandelnden Arzt zu diskutieren.

Aus der Aufgabe der Daseinsvorsorge und des Schutzes der Bevölkerung durch den Staat vor gesundheitlichen Schäden ist es unabdingbar notwendig, Regeln zur Prüfung von Medikamenten aufzustellen. Diese Regeln sind auch zeitgemäß zu hinterfragen, ob sie noch dem Ziel dienen, gesundheitlichen Schaden abzuwehren, oder ob sie die Entwicklung neuer Medikamente unverantwortlich hemmen. Die Risiko-Nutzen-Abwägung ist dabei das oberste Handlungsprinzip und kann nur für jeweils definierte Indikationsbereiche getroffen werden. Es ist durchaus verständlich, daß ein Medikament, das für eine lebensbedrohende Erkrankung eingesetzt werden soll, auch dann von der jeweiligen Landesbehörde zugelassen wird, wenn es ein breiteres Spektrum unerwünschter Wirkungen zeigt.

Zum Verständnis und zum Anliegen dieses Buches ist es nützlich, die Kapitel 8 und 20 nochmals im Zusammenhang zu lesen, um die Problematik und die Lösungsvorschläge, die M. Lerner hinsichtlich konventioneller und komplementärer pharmakologischer Krebstherapien macht, zu rekapitulieren.

Kapitel 21
Stanislaw Burzynski – Antineoplastone oder die Grenze medizinischer Glaubwürdigkeit

Stanislaw Burzynski ist ein leidenschaftlicher Wissenschaftler und gehört zu den bekanntesten Vertretern unkonventioneller pharmakologischer Therapien unserer Zeit. Darüber hinaus ist er sehr an einer offenen wissenschaftlichen Überprüfung seiner Therapie interessiert. Zwar ist seine Arbeit Gegenstand heftiger Kontroversen, doch es gibt konkrete Anhaltspunkte dafür, daß seine Therapie für manche Krebspatienten von Nutzen ist.

Burzynskis Arbeit ist von mehreren Autoren eingehend beschrieben worden, vor allem von Ralph W. Moss in dessen ausgezeichnetem Buch *The Cancer Industry*[1], in dem viele bekannte Vertreter der alternativen Krebstherapie ausführlich dargestellt werden. Moss ist ein wohlwollender Kritiker vieler alternativer Therapien und zugleich ein fähiger Wissenschaftsautor. Exakt beschreibt er auch, welchen politischen Einflüssen die unkonventionellen Krebstherapien unterworfen sind, und liefert die intelligentesten Argumente für die Auffassung, daß das Krebs-Establishment systematisch alle unabhängige wissenschaftliche Forschung über diese Therapien unterdrücke.[2] Bei den folgenden Ausführungen halte ich mich vor allem an Moss' Bericht und an meinen eigenen Besuch in Burzynskis Houstoner Klinik im Jahr 1982 sowie an einen Überblick einschlägiger wissenschaftlicher Arbeiten und an einen Besuch in Kurume, Japan, wo ich mit Wissenschaftlern zusammentraf, die glaubten, sie hätten einige von Burzynskis Ergebnissen in unabhängigen Untersuchungen bestätigen können.

Burzynskis Anfänge

1943 in Polen geboren, erwies sich Burzynski als ausgezeichneter Chemiker und machte 1967 das beste Examen seines Jahrgangs an der Medizinischen Hochschule von Lublin. Mit fünfundzwanzig promovierte er im Jahr darauf in Biochemie und war damit einer der jüngsten Träger beider Doktorgrade seit Menschengedenken. 1970

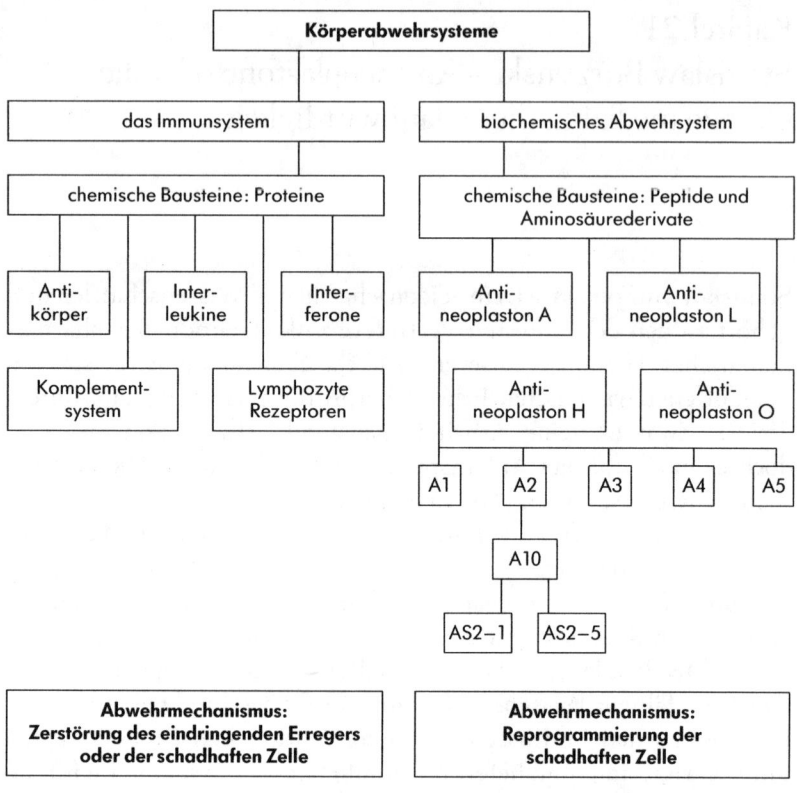

Quelle: Körperabwehrsysteme (Mit freundlicher Genehmigung von Stanislaw Burzynski, Burzynski Research Institute, Inc., Houston, Texas.)

wanderte er in die Vereinigten Staaten aus und bekam am Baylor College of Medicine in Houston eine Stelle als Forscher und Dozent.

Noch während seines Studiums in Polen hatte er sich für die unterschiedlichen Muster interessiert, welche die Peptide – kleine Aminosäureketten – bei verschiedenen Krankheiten des Menschen erkennen lassen. Am Baylor College setzte er diese Arbeit unter Aufsicht eines Mentors fort, der sich ebenfalls für Peptide interessierte. Zunächst arbeitete er mit seinem eigenen Blut, dann ging er zu Urin als Peptidquelle über. 1974 hatte er 119 Peptidfraktionen im menschlichen Urin isoliert und veröffentlichte seine Ergebnisse zusammen mit zwei Kollegen in einer renommierten Zeitschrift für physiologische Chemie und Physik.[3] Dazu Moss:

Bereits in Polen hatte Burzynski den Verdacht gehegt, daß einige dieser Peptidfraktionen gegen Krebs wirken könnten. Im

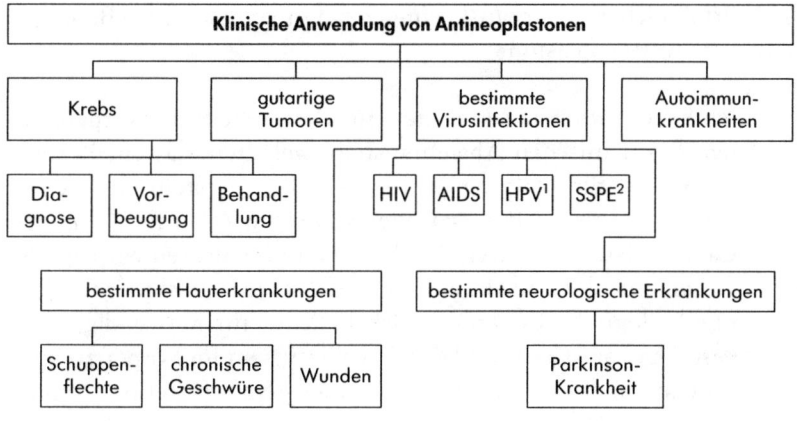

¹ Warzenvirus
² eine bestimmte Form der Enzephalitis

Quelle: Klinische Anwendung von Antineoplastonen (Mit freundlicher Genehmigung von Stanislaw Burzynski, Burzynski Research Institute, Inc. Houston, Texas.)

Blut eines Prostatapatienten fehlte einer der drei dünnen Peptidstreifen fast vollständig ...

Zu Burzynskis früher Arbeit schrieben die DuPont-Wissenschaftler: »Wie sie feststellten, konnten einige Peptide bis zu 97 Prozent der DNA-Synthese und Mitose in den neoplastischen Zellen ihrer Gewebekulturen unterdrücken.«

Die aktiven Peptidfraktionen bestanden aus zwei Gruppen. Eine war stark sauer, die andere, mit breiterem Wirkungsspektrum, leicht sauer oder neutral. Die stark saure Gruppe wirkte sehr intensiv auf eine ... Anzahl von Tumorzellinien ein, vor allem vom osteogenetischen Sarkom, einer Form des Knochenkrebses. Doch die andere Art stoppte das Wachstum vieler verschiedener Arten von Krebszellen. Nach langem Zögern entschied Burzynski sich, seine Aufmerksamkeit auf diese Gruppe von Peptiden mit breiterem Wirkungsspektrum zu konzentrieren. Und der eingestandenermaßen schlecht definierten Substanz gab Burzynski jetzt den Namen »Antineoplaston A«. Der neue Name war erforderlich, weil diese besonderen Harnpeptide noch niemals beschrieben worden waren. Der Name stammt aus dem Griechischen – *Neoplasma* ist die medizinische Bezeichnung für »neues Wachstum«, also Krebs. Alle späteren Formen der Neoplastone sind aus dieser Substanz entwickelt worden.⁴

1990 erhielt ich von Burzynski einen Brief mit einer kurzen Beschreibung der Antineoplastone:

> Ich habe Antineoplastone stets für Bestandteile des körpereigenen biochemischen Abwehrsystems gehalten, das ein Reparatursystem für fehlprogrammierte Zellen darstellt. In meiner frühen Arbeit am Baylor College, bevor wir den NCI[National Cancer Institute]-Zuschuß erhielten, untersuchten wir Peptide, die wir aus Blut und Harn isoliert hatten, auf verschiedene wichtige biologische Effekte … [Ich hielt es] für notwendig, mich besonders auf Krebs und das Abwehrsystem im Körper zu konzentrieren, das parallel zum Immunsystem arbeitet (s. Graphik S. 502) … Dieses System schützt uns vor dem »Feind in uns«, im Gegensatz zum Immunsystem, das Eindringlinge abwehrt. Infolgedessen handelt es sich hier in erster Linie um ein Reparatursystem, das nicht die Aufgabe hat, fehlprogrammierte Zellen abzutöten. Fehler in der Zellprogrammierung können zu so unterschiedlichen Krankheitsarten wie Krebs, gutartigen Tumoren, bestimmten Hauterkrankungen, Aids und Parkinson-Krankheit führen (s. Graphik S. 503] … Ich habe eine Theorie, wie dieses System bei all diesen Krankheiten arbeitet, und vorläufige Labordaten liegen mir auch vor … Mit ersten klinischen Erfahrungen können wir außerdem objektive Reaktionen bei Aids, Parkinson-Krankheit, gutartigen Tumoren, Schuppenflechte und Wundheilung dokumentieren … Ursprünglich kamen diese Patienten mit Krebsdiagnosen zu uns, sie litten aber [auch] an den genannten Krankheiten.[5]

Der Wendepunkt – Burzynskis Weigerung, im medizinischen Establishment zu forschen

Max Gerson fiel bei den Vertretern der Schulmedizin erst in Ungnade, *nachdem* er bei der Kongreßanhörung ausgesagt hatte, bei der die Genesung seiner Krebspatienten als »Wunder« bezeichnet wurde und seine Kollegen dem Kongreß empfahlen, Mittel zur Erforschung ähnlicher Verfahren bereitzustellen und zu *verhindern*, daß die vorhandenen medizinischen Organisationen (eine deutliche Anspielung auf die American Medical Association) sich in diese Forschungsarbeiten einmischten. Erst diese direkte Herausforderung der organisierten Medizin führte zu jenen juristischen und beruflichen Schikanen, die Gersons berufliche Existenz vernichteten. In Burzynskis Lebensgeschichte gibt es eine Parallele, obwohl er das medizinische Establishment nicht ganz so brüskierte und die nachfolgenden Schikanen unbeschadeter überstand.

Zunächst wurden die Berichte über Burzynskis Peptidentdeckungen von den Kollegen und Medien begeistert aufgenommen. Man forderte ihn auf, in den pharmakologischen Fachbereich des Baylor College überzuwechseln, was bedeutet hätte, daß er seine Stellung im Fachbereich Anästhesiologie hätte aufgeben müssen, wo er in völliger Freiheit hatte forschen können, aber wo seine Arbeit natürlich nicht viel mit den unmittelbaren Aufgaben des Fachbereichs zu tun hatte. Burzynski lehnte die Berufung in den Fachbereich Pharmakologie ab. Moss:

> Es sah wie eine Beförderung aus. Allerdings war sie an eine Bedingung geknüpft: Er mußte seine florierende Privatpraxis aufgeben. Andere hätten diese Chance wohl mit beiden Händen ergriffen und sich wohlgemut der schulmedizinischen Krebsforschung in die Arme geworfen. Schließlich winkte dafür reichlicher Lohn. Aber Burzynski zögerte ... Tief in seinem Inneren fürchtete er die Vereinnahmung durch die etablierten Institutionen.[6]

Das war, wie Gersons Brüskierung der organisierten Medizin, ein entscheidender Wendepunkt in Burzynskis Laufbahn. Wie Gerson aus Mitteleuropa eingewandert, wurde er freundlich im schulmedizinischen Establishment aufgenommen, weil seine Arbeit über Antineoplastone vielversprechend war. Von einem Mann mit so glänzenden Talenten, wie sie Burzynski später unter Beweis stellen sollte – als er in einer gewaltigen Kraftanstrengung ein Krebsforschungsprogramm aus eigenen Mitteln auf die Beine stellte –, hätte man erwarten sollen, daß ihm die sehr politisch geprägte Atmosphäre der großdimensionierten Krebsforschung zusagte, erweist sich doch dort politischer Instinkt oft als genauso wichtig für den Erfolg wie wissenschaftliche Brillanz und Forscherglück. Und doch lehnte Burzynski das Angebot ab. Dabei ließen ihn seine Vorgesetzten über die möglichen politischen Folgen nicht im unklaren. Später erzählte er Moss:

> »Zu den meisten medizinischen Entdeckungen«, [sagte Burzynski] mit einem leichten Anflug von Ironie, »kam es, weil irgendwelche Vorgesetzten ihre Untergebenen nicht nach-

drücklich genug daran gehindert haben, etwas Neues zu tun …« Außerdem war er dank seiner Privatpraxis unabhängig. »Wenn ich mich ihnen angeschlossen hätte«, sagte er, »hätte ich genau das tun müssen, was sie von mir verlangt hätten, obwohl ich ein eigenes Labor gehabt hätte.« Als er ihr Angebot ausschlug, wandten sich die etablierten Krebsforscher gegen ihn und fingen an, ihm das Leben schwerzumachen … Obwohl er ein eindruckvolles Zeugnis für eine verdienstvolle Tätigkeit erhielt, … ließen die Abschiedsworte seines Präsidenten nichts Gutes ahnen: »Warten Sie nur ab, Burzynski, die werden Ihnen noch in den Hintern treten!«[7]

Da das ein so wichtiger Wendepunkt in seinem Leben war, bat ich Burzynski, mir noch einmal die Gründe zu erläutern, die ihn zu dieser Entscheidung veranlaßt hatten. Er meinte, die Situation im Fachbereich Anästhesiologie sei einfach ideal gewesen. Er habe dort mehr Laborraum zur Verfügung gehabt, als man ihm im Fachbereich Pharmakologie in Aussicht gestellt habe, kurz zuvor Forschungsmittel in Höhe von 30 000 Dollar beantragt und die Hoffnung gehabt, ein quasi-selbständiges Forschungsinstitut gründen zu können, das nur lose mit dem Fachbereich Anästhesiologie verbunden gewesen wäre. Dagegen habe der pharmakologische Fachbereich in dem Ruf gestanden, sehr autoritär geführt zu werden. Deshalb befürchtete er, seine Forschungen nicht fortsetzen zu können. Burzynski meinte, als er das Angebot des pharmakologischen Fachbereichs ausschlug, habe er nicht die Absicht gehabt, Baylor zu verlassen, sondern erwartet, daß er in der Anästhesiologie bleiben könne. Zumindest hat er die Universitätspolitik falsch eingeschätzt. Die Situation habe sich »rapide verschlechtert«, sagte er. Seine Forschungsmittel wurden nicht bewilligt, und er mußte gehen.

Zur Entscheidung, das Baylor College zu verlassen, meinte Burzynski:

In der Frage, ob ich in Baylor hätte bleiben sollen, bin ich noch immer der Meinung, daß es zu einer Katastrophe geführt hätte. Ein unglücklicher Umstand in diesem Lande ist, daß es eine tiefe Kluft zwischen Grundlagenforschern und Klinikern gibt. Im Gegensatz zur europäischen Situation sehen Ärzte auf Grundlagenforscher herab, und praktizierende Mediziner werden in medizinischen Hochschulen von den Grundlagenforschern gehaßt. Dabei sind zahlreiche Entdeckungen in der Medizin nur möglich gewesen, weil Grundlagenforschung und klinische Forschung in einer Person vereinigt waren. Bekannte Beispiele dafür sind Louis Pasteur und Jonas Salk. Als ich in die Vereinigten Staaten kam, hatte ich ursprünglich nicht die Absicht, als Arzt zu praktizieren. Ich träumte davon, mein Leben der reinen Grundlagenforschung zu widmen. Doch meine Begeisterung verflüchtigte sich rasch, als ich bemerkte, wie Biochemiker von Klinikern behandelt werden. Wäre ich über das Jahr 1977 hinaus in Baylor geblieben, wäre ich auf das Wohlwollen arroganter Kliniker angewiesen gewesen, die mit Antineoplastonen genauso wie mit konventioneller Chemotherapie umgegangen wären. Das hätte nie geklappt, und das ganze Projekt wäre nach dem ersten erfolglosen klinischen Versuch abgeblasen worden. Andererseits muß ich zugeben, daß ich den Fehler gemacht habe, die »amerikanische Demokratie« zu ernst zu nehmen. Ich kam aus Polen, wo alle die höchste Meinung von den Vereinigten Staaten haben, und war deshalb überzeugt, das sei ein Land, in dem überall demokratische Verhältnisse anzutreffen seien. Das mag richtig sein, doch letztlich muß man diese Verhältnisse vor Gericht durchsetzen.[8]

Der Angriff des medizinischen Establishments

In allen Einzelheiten beschreibt Moss die Geschichte – die zu einer wissenschaftlichen Heldensage werden wird, wenn sich Antineoplastone letztlich als wichtige wissenschaftliche Entdeckung und als Grundlage für eine neue Krebstherapie erweisen sollten: Wie es Burzynski praktisch ganz allein gelang, ein neues Krebsmittel zu entwickeln, zu testen und von der FDA (Food and Drug Administration – der amerikanischen Gesundheitsbehörde) genehmigen zu lassen – ein Vorgang, der große und angesehene pharmazeutische Unternehmen zehn Jahre und bis zu 100 Millionen Dollar kostet.[9] Als Burzynski diese Aufgabe in Angriff nahm, hatte er das gesamte Krebs-Establishment gegen sich und ein Gesamtvermögen von 5000 Dollar. Man sollte dabei nicht aus den Augen verlieren, daß er auch den anderen Weg hätte gehen und all die massiven Widerstände vermeiden können, denen er später begegnete. Ob die inneren Hindernisse, die das Krebs-Establishment den eigenen Forschern in den Weg legt, größer gewesen wären als diejenigen, mit denen es Burzynski als Außenseiter zu tun bekam, kann uns die Geschichte nicht sagen. Angesichts der vorliegenden Hinweise auf die wissenschaftliche Bedeutung der Antineoplastone und der unternehmerischen Fähigkeiten, die Burzynski später unter Beweis gestellt hat, vermute ich, daß er es innerhalb des wissenschaftlichen Establishments der Vereinigten Staaten weiter gebracht hätte als außerhalb. Burzynski meint, daß er von den bürokratischen und autoritären Strukturen des Wissenschaftsbetriebs eingeengt worden wäre und nicht mehr die Freiheit gehabt hätte, seine Forschungsarbeiten fortzusetzen.

Nachdem er Baylor hatte verlassen müssen, sah sich Burzynski in einer Zwickmühle. Antineoplastone sind weitgehend *artspezifisch.* Dazu Moss:

> So befand er sich in einem klassischen Teufelskreis. Wenn er Antineoplastone an Menschen testete, bekam er es zweifellos mit der FDA zu tun. Aber wenn er sie nicht testete, konnte er nie auf die Genehmigung der FDA hoffen, weil Antineoplastone artspezifisch sind und deshalb keine allgemeinen Wirkungen bei Tierversuchen erzielen [welche die FDA damals zur Vorbedingung machte, bevor sie Experimente am Menschen genehmigte]. Deshalb beschloß er, zunächst Patienten zu behandeln, dabei gute Ergebnisse zu erzielen, mit seinen Honoraren die künftige Entwicklung der Arzneimittel zu finanzieren und sich später mit der FDA auseinanderzusetzen.[10]

In diesem Zusammenhang stellt Moss fest: »Finanzielle Erwägungen mußten eine Rolle spielen. *Jedem muß einleuchten, daß eine effektive Behandlungsmethode, die in Patenten niedergelegt ist, ein Vermögen wert ist.*[11] [Hervorhebung von M. L.]

Hätte sich Burzynski andererseits dem Krebs-Establishment angeschlossen, hätte er sicherlich einen Weg gefunden, die Vortests an Tieren zu umgehen, welche die FDA bei Krebsmitteln verlangt, und wäre rascher zu Versuchen an Menschen gelangt, als er es als Einzelgänger vermochte. Sobald er der FDA die Erlaubnis abgerungen hätte, klinische Versuche durchzuführen, wären die Antineoplastone dank der merkwürdigen Logik der amerikanischen Krebsforschung *eine legitime »experimentelle Krebstherapie« und nicht mehr eine »alternative Therapie« gewesen, die gefährlich und unbewiesen war, nur weil sie dann unter der Schirmherrschaft einer anerkannten wissenschaftlichen Institution durchgeführt worden wäre und nicht unter der eines unabhängigen Forschungszentrums, welches das Establishment herausgefordert hatte. Er hätte die Möglichkeit* gehabt, die FDA zum Verzicht auf einen nutzlosen Vortest an Tieren zu bewegen, eben weil er eine patentierbare Therapie in Zusammenarbeit mit einem bedeutenden pharmazeutischen Unternehmen und dem Krebszentrum einer großen Universität entwickelt hätte. Alle drei Parteien hätten von seinem Erfolg finanziell profitiert. Falls das FDA die klinischen Versuche verzögert hätte, wäre Burzynski dank seines Ansehens im medizinischen Establishment und dank der Bedeutung und des Einflusses seines Partners aus der pharmazeutischen Industrie in der Lage gewesen, die Antineoplastone außerhalb der Vereinigten Staaten an Menschen testen zu lassen.

Nachdem Burzynski aber seine Entscheidung getroffen hatte, bekam er, wie sein Fachbereichsdirektor ihm prophezeit hatte, das ganze Ausmaß an juristischen und behördlichen Schikanen zu spüren, das in der Macht von kommunalen, einzelstaatlichen und bundesstaatlichen Stellen steht. Er mußte eine Untersuchung der Ethik-Kommission der Harris County Medical Society über sich ergehen lassen, weil man ihn wegen der Verwendung nichtzugelassener Arzneimittel angezeigt hatte. Von schulmedizinischen Institutionen, die ihn zuvor mit Forschungsmitteln versorgt hatten, wurden ihm alle Zuwendungen gestrichen.[12] Danach wurden seine Büros von Beamten der FDA durchsucht, die 200000 medizinische Akten und Dokumente beschlagnahmten, und sein Verfahren wurde von der American Cancer Society auf die Liste der »unbewiesenen Methoden« gesetzt.[13] Von einer Versicherungsgesellschaft wurde er auf Schadenersatz verklagt, und vor den Geschworenen eines Bundesgerichtes mußte er seine Unschuld beweisen.

Obwohl Burzynski in Ungnade gefallen war, war das NCI bereit, drei seiner Antineoplastone in seinem üblichen Testverfahren zu prüfen. Moss:

Burzynski war zur Zusammenarbeit bereit, hatte aber seine Zweifel. In einigen Labor- und Präventivmodellen hatte sich das Mittel als wirksam erwiesen, aber der Standard-Vortest des NCI, P388-Mäuseleukämie, gehörte nicht zu ihnen ... Wie er vorhergesagt hatte, brachten diese Verbindungen bei Mäuseleukämie keine Erfolge. Folgerichtig schlug Burzynski dem NCI vor, die Antineoplastone in Zellkulturen zu erproben, die »festen menschlichen Tumoren glichen, insbesondere dem Adenokarzinom der Brust« ...
Mit seiner Kritik am P388-Mäusemodell stand Burzynski wahrlich nicht allein. Ausgerechnet Dr. John Vendetti, Leiter

der Abteilung für Arzneimittelprüfung im NCI, hatte 1983 an einem Artikel mitgewirkt, der die Grenzen dieses Mäusesystems angeprangert hatte. So haben Wissenschaftler am NCI festgestellt, daß von neunundsiebzig Arzneimitteln, die im P388 zuvor negativ abgeschnitten hatten, vierzehn später »erhebliche Wirksamkeit« zeigten, als sie in Zellkulturen erprobt wurden.[14]

Beurteilung der Antineoplastontherapie

1982 wurde Burzynski in Texas von dem kanadischen Onkologen David Walde besucht. Moss zitiert Waldes Bericht:

> »Ich hatte keine Ahnung, was mich bei meiner Ankunft dort erwartete, und wäre nicht erstaunt gewesen, irgendein dubioses Unternehmen vorzufinden, das Patienten schröpfte, ohne daß das Programm den geringsten therapeutischen Nutzen brachte. Außerdem nahm ich an, daß die Dokumentation der klinischen Fälle schlecht und unvollständig wäre, so daß eine Beurteilung schwer oder unmöglich sein würde.«

Was er vorfand, »übertraf meine kühnsten Erwartungen, und ich mußte all meine vorgefaßten Meinungen schleunigst über den Haufen werfen«.

Und Moss fährt fort:

> Zuerst besichtigte Walde die neue Produktionsstätte für Antineoplastone, die Tad Burzynski [Stanislaws Bruder] rasch in einem großen Gebäude im nahegelegenen Stafford eingerichtet hatte. Die Herstellungsbedingungen entsprachen den Richtlinien der FDA, und die gesamte Produktionsstätte – mit ihren technisch ausgefeilten, computergesteuerten Bedienungspulten, ihren Sicherheitscodes und sterilen Vorschriften – konnte sich mit jeder modernen pharmazeutischen Fabrik messen.
>
> »Ich konnte einfach nicht begreifen, wie ein einzelner Mensch ohne massive finanzielle Unterstützung von industrieller oder staatlicher Seite allein in der Lage war, eine so hochtechnisierte Produktionsstätte aus dem Boden zu stampfen. *Ich hatte den Eindruck, daß das gesamte Programm, Forschung wie Produktion, auf dem finanziellen Rücken der Patienten geschaffen*

wurde, ergänzt durch große private Bankkredite von Dr. B.«
[Hervorhebung von M. L.]

Walde gelangte [so schreibt Moss] zu dem Ergebnis, daß die Harnpeptide ein außerordentlich vielversprechendes Gebiet der Krebsforschung seien.[15]

Durch Moss' Walde-Zitate neugierig geworden, besorgte ich mir das Original und stellte fest, daß es sich um einen jener ausgewogenen Versuche zur Bewertung einer unkonventionellen Therapie handelt, die man in der Literatur so selten findet. Tasächlich hat Walde die positiven Aspekte festgehalten, von denen in Moss' Zitat die Rede ist, aber er hat auch einige andere aufschlußreiche Dinge erwähnt. Beispielsweise:

Dr. Burzynski behauptet nicht – und hat es nie getan –, er habe eine Heilmethode für alle Krebsarten. Mir gegenüber hat er nie eine derartige Behauptung geäußert. Er neigt dazu, sich rasch und begeistert zu Spekulationen über die möglichen theoretischen Weiterungen seiner Arbeit hinreißen zu lassen, die letztlich nicht nur das Ziel hat, Peptide in der Krebstherapie anzuwenden, sondern auch in einer Vielzahl von biologischen Modulationsprozessen. *So kann man ihn leicht dahingehend mißverstehen, er lebe in der Vorstellung, »die« Heilmethode schlechthin zu haben.* [Hervorhebung von M. L.]

In seinen Äußerungen war er sehr offen. Bei bösartigen Erkrankungen wie Eierstockkrebs, kleinzelligem Bronchialkarzinom und akuten Leukämien hat er niederschmetternde Ergebnisse erzielt. Er kann nicht erklären, warum Leber- und Knochenmetastasen des Brustkarzinoms offenbar ansprechen, während Lungen- und Weichteilerkrankungen fortschreiten, selbst wenn erstere sich rückbilden. Diese Situation steht im Gegensatz zu der der Standard-Chemotherapie, was natürlich die Möglichkeit einer Kombinationstherapie eröffnet, wenn später einmal die Wirksamkeit von Peptiden in der Krebstherapie, so es sie denn gibt, bewiesen sein sollte.

Die Krebsprozesse, die am besten auf Chemotherapie anzusprechen scheinen, reagieren kaum auf Peptide. Ein gutes Beispiel ist die Hodgkin-Krankheit, während bei Non-Hodgkin-Lymphomen in einigen Fällen spektakuläre Erfolge erzielt worden sind. Die Reaktionsdaten sind beileibe nicht vollständig und haben nur vorläufigen Wert ...

Ich hatte das Glück, einige seiner Krankenberichte einsehen zu dürfen, insgesamt etwa sechzig. Diejenigen, die man mir gezeigt hatte, waren ausgezeichnet dokumentiert ... Das Ausmaß der Reaktion, vollständige Remission, Teilremission, stabiler und progressiver Krankheitszustand waren wiederum nach Standardkriterien beurteilt worden. *Hier stimmte ich mit einer Anzahl von Beurteilungen nicht überein. Zweifellos legten bei einigen interessanten Reaktionen die Umstände den Schluß sehr nahe, daß sich im natürlichen Krankheitsverlauf eine Veränderung ergeben hatte.* [Hervorhebung von M. L.] Allerdings hat man mir nur eine kleine Zahl der insgesamt behandelten Fälle gezeigt. Bei vielen handelte es sich um das, was ich »unsaubere Fälle« nennen würde, das heißt, Fälle, die neben den Peptiden schon mit einem anderen Verfahren behandelt worden waren, so daß sich einwenden ließ, die Reaktion sei möglicherweise auf die Vorbehandlung und nicht auf die Peptide zurückzuführen.[16]

Wie Walde weiterhin anmerkt, gab es einen »außerordentlich hohen Patientenausfall«, woran viele Faktoren schuld waren: unter anderem die hohe Sterblichkeit, weil viele Patienten mit fortgeschrittenem Krebs kamen, der Umstand, daß »die Therapiekosten nur für sehr reiche Patienten erschwinglich sind«, die Tatsache, daß einige Patienten den Mut verlieren und die Behandlung abbrechen, die Probleme, die dadurch aufgeworfen werden, daß sich die Auswirkungen der Vorbehandlung nur schwer abschätzen lassen, und die kurze Dauer der Nachfolgeuntersuchungen. Walde: »So gelangt man zu dem Schluß, daß sich die Zahl beurteilbarer Fälle doch stark reduziert. Versuche, die Phase II entsprechen, sind deshalb statistisch völlig ungültig.«

Aufschlußreich sind auch die Gespräche, die Walde mit Burzynski über dessen Umgang mit den Massenmedien geführt hat:

Politisch ist die Situation im Augenblick fast unerträglich geworden. Nachdrücklich habe ich Dr. Burzynski geraten, er solle seine Daten nicht über die Massenmedien veröffentlichen. Daraufhin erwiderte er, nachdem seine Beiträge von wissenschaftlichen Zeitschriften und Tagungen wiederholt abgelehnt worden seien, stehe ihm nun kein anderer Weg mehr offen ... Er ist auf Patienten angewiesen, um seine Forschungsarbeiten fortführen zu können, denn mit ihrem Geld finanziert er sein Programm. Folglich braucht er die öffentliche Aufmerksamkeit, denn sie führt ihm die Patienten zu. Doch diese Medienberichte enden unvermeidlich mit Regierungsschelte oder mit Angriffen gegen die Krebsgesellschaften, die unter dem Vorwand vorgetragen werden, man wolle über eine Krebstherapie berichten ... Ich kann verstehen, warum man Dr. Burzynski kritisiert. Er behandelt Patienten nicht nur, um seine Peptide zu erforschen, sondern benutzt seine Patienten auch zur Finanzierung dieser Forschung.[17]

Doch trotz dieser Kritik fuhr Walde am Ende seines Besuches mit den eindeutig positiven Eindrücken nach Hause, die Moss oben zitiert hat. Er hatte zahlreiche Artikel aus der historischen und modernen Literatur über Urintherapie gelesen und war zu folgendem Schluß gekommen:

Das ganze Konzept der Modifikation biologischer Prozesse durch Peptide ist überzeugend belegt ... Mittlerweile liegen so viele Daten vor, daß wir verpflichtet sind, uns eingehender mit der Beschaffenheit und Wirkung dieser Peptide zu beschäftigen, so wie es uns Dr. Burzynski vorgemacht hat, *auch wenn seine Methode am Ende keine größeren therapeutischen Fortschritte bringen sollte*.[17] [Hervorhebung von Walde]

Ganz gleich, welche Fehler Waldes Analyse auch gehabt haben mag, sie war ein aufrichtiger Versuch zu einer ausgewogenen Beurteilung einer unkonventionellen Krebstherapie. Walde war Gründungsmitglied der Arzneimittelprüfungskommission des National Cancer Institute of Canada. Ferner ist er Kanadas führender Experte für Essiac, einer in Kanada beheimateten alternativen Krebstherapie. Nach meinem Dafürhalten ist er eine Ausnahmeerscheinung: ein Onkologe, der bereit ist, unkonventionelle Krebstherapien objektiv und unvoreingenommen zu beurteilen. Wie wir gleich sehen werden, ließ sich das von der nächsten kanadischen Delegation nicht behaupten.

Walde legte seinen Bericht Health and Welfare Canada vor. Daraufhin bat das Gesundheitministerium von Ontario zwei namhafte Ärzte um ein Gutachten über Neoplastone. Es wollte prüfen, ob es seine übliche Praxis, die Kosten für experimentelle Krebstherapien nicht zu erstatten, im Falle von Antineoplastonen fallen lassen sollte oder nicht. Bürokratisch wäre das für das Gesundheitswesen von Ontario eine einschneidende Maßnahme gewesen, und daß diese Möglichkeit überhaupt ins Auge gefaßt wurde, zeigt deutlich, wie unterschiedlich die Medizinkulturen der Vereinigten Staaten und Kanadas sind.

Zwei Ärzte aus Toronto, Martin E. Blackstein, Direktor der onkologischen Abteilung des Mount Sinai Hospital, und Daniel E. Bergsagel, Chefarzt des Princess Margaret Hospital, besuchten Burzynskis Klinik und Forschungsinstitut am 15. November 1982. Beide sind sie einflußreiche und angesehene Mitglieder des kanadischen Krebs-Establishments. Ihr Bericht fiel vernichtend aus. Die entscheidenden Punkte ihrer Kritik waren: (1) Es gebe wenig Anhaltspunkte dafür, daß Antineoplastone bei menschlichen oder tierischen Krebserkrankungen nennenswerte zytostatische Wirkung entfalteten; (2) Burzynskis Argument, daß Antineoplastone artspezifisch seien, liefere einen Vorwand dafür, die Standardtests mit tierischen und menschlichen Zellkulturen zu umgehen, so daß Tests an Menschen vorgenommen werden müßten; (3) vier Patienten, von denen Burzynski behauptet habe, bei ihnen hätten sich in einem Test mit Antineoplastonen Remissionen ergeben, hätten in Wirklichkeit nicht von der Behandlung profitiert; und (4) eine Prüfung von zwölf Fällen, die Burzynski als »günstigste Fälle« (*best cases*) bezeichne, habe sehr zweifelhafte Ergebnisse gebracht. Weiter hieß es in ihrem Bericht:

> Wir waren überrascht, daß uns Dr. Burzynski so fragwürdige Fälle zeigte. Folglich mußten wir den Eindruck gewinnen, daß er entweder sehr wenig über Krebs und die Reaktion verschiedener Tumoren auf Bestrahlung und hormonale Maßnahmen weiß oder denkt, wir seien dumm und er könne uns hinters Licht führen. Angesichts der Fälle, die man uns gezeigt hat, will uns scheinen, daß nur die Patienten noch am Leben waren, die entweder langsam wachsende Tumoren hatten oder wirksame Behandlungen erhalten hatten, bevor sie nach Houston überwiesen worden waren.[18]

Einen großen Abschnitt in seinem Kapitel über Burzynski hat Moss darauf verwandt, diesen Bericht zu widerlegen. Dort erklärt er, die Kritik der kanadischen Ärzte an Burzynskis Zellinienexperimenten sei völlig ungerechtfertigt, Artspezifität sei in der Natur weit verbreitet und im Hinblick auf Antineoplastone unabhängig nachgewiesen worden, und die zwölf Fälle von Burzynski hätten sie falsch gelesen und falsch verstanden. Auch Burzynski schrieb eine ausführliche

Stellungnahme und bezeichnete ihren Besuch als »völligen Fehlschlag und große Enttäuschung«. Sein Fazit:

> So zeigt sich deutlich, daß Dr. Bergsagel und Dr. Blackstein die Forschungsarbeiten, Produktionsprozesse und klinischen Daten, in die sie in Houston Einblick genommen haben, völlig entstellt wiedergegeben haben. Man sollte eigentlich erwarten, daß zwei Ärzte, die so bedeutende Stellungen in zwei großen Krankenhäusern in Toronto bekleiden, ihren Landsleuten kein derart verzeichnetes Bild präsentieren. Sie sollten wissen, daß die verzögerte Anerkennung dieser experimentellen Behandlungsmethode, die sie zu verantworten haben, viele kanadische Krebspatienten das Leben kosten wird.[19]

Wenn man den Blackstein-Bergsagel-Bericht und die Gegendarstellungen von Moss und Burzynski nebeneinander liest, hat man den Eindruck, Anwälten zu lauschen, die vor Gericht völlig gegensätzliche Darstellungen ein und desselben Sachverhalts vortragen. Nach den Unterlagen zu urteilen, erscheinen mir Burzynski und Moss in ihren Ausführungen etwas überzeugender zu sein, vor allem da ich vorher Waldes Bericht von seinem Besuch bei Burzynski lesen konnte. Wenn wir von der Zielvorstellung ausgehen, daß unkonventionelle Krebstherapien von unvoreingenommenen Onkologen objektiv beurteilt werden sollten, kommt Waldes Darstellung diesem Ideal sehr viel näher als der Blackstein-Bergsagel-Bericht.

Auf der anderen Seite möchte ich darauf hinweisen, daß Burzynski – nachdem er sich an die Massenmedien gewandt hatte, um sich vor den juristischen Schikanen der texanischen Standesorganisationen zu schützen und für den Patientenzulauf zu sorgen, den er brauchte, um sein Forschungsprogramm zu finanzieren – verschiedene Einzelheiten über die Verhandlungen zur klinischen Erprobung der Antineoplastone in Kanada veröffentlichte, was bei Walde Entsetzen und bei Bergsagel und Blackstein Verachtung hervorrief. Obwohl Walde einen sehr viel scharfsinnigeren, objektiveren und gründlicheren Bericht vorgelegt hat als seine Kollegen, ist den schulmedizinischen Onkologen schwerlich ein Vorwurf daraus zu machen, daß sie einem Forscher und Kliniker mit Mißtrauen begegneten, der gegen die wichtigsten Spielregeln verstieß, das heißt, der eine experimentelle Therapie an Patienten erprobte, ohne dazu die entsprechende Genehmigung in den Vereinigten Staaten oder in Kanada zu besitzen, und dessen Pressesprecher ständig mit Forschungsdetails an die Öffentlichkeit ging, die nicht für diese bestimmt waren. Oft hat man zu Burzynskis Verteidigung darauf hingewiesen, daß es nach den Buchstaben des Gesetzes in Texas damals noch erlaubt war, ein neues Krebsmittel innerhalb des Bundesstaates auch ohne eine entsprechende FDA-Genehmigung an Patienten zu erproben. Doch die formale Gesetzmäßigkeit vermochte den Schock nicht zu mindern, den das medizinische Establishment angesichts seines Vorgehens empfand.

Laut Moss ist Burzynski Waldes Vorschlag »rasch gefolgt« und hat wegen einer FDA-Genehmigung in Kanada angefragt, um dort weitere Studien vornehmen zu können.[20] Alle Aussichten darauf, so Moss, habe der Blackstein-Bergsagel-Bericht zunichte gemacht. Walde hat eine andere Erinnerung an diese Ereignisse – ein wichtiger Punkt. Danach lag der Grund, daß die Studien nicht vorankamen, in Burzynskis Weigerung zu kooperieren. Und diese Zusammenarbeit lehnte Burzynski nach Waldes Auffassung ab, weil »er um seine Patente fürchtete – er hatte Angst, sie könnten nicht hinreichend geschützt sein«[21].

Wenn Waldes Bericht stimmt, hätte Burzynski erneut die Möglichkeit gehabt, in die schulmedizinische Forschung zurückzukehren. Abermals bot sich ihm die Chance, seine Antineoplastone von unabhängigen Forschern prüfen und beurteilen zu lassen. Aus Burzynskis nachfolgendem Bericht geht hervor, daß er wirklich an einer unabhängigen Prüfung der Antineoplastone interessiert ist. Doch trotz des ungeheuren Drucks, der in den Vereinigten Staaten auf ihn ausgeübt wurde, war Burzynski laut Walde mehr am Schutz seiner Patente gelegen als an einer möglichst raschen, offenen Überprüfung seiner Therapie. Zwei Möglichkeiten gibt es, dieses Verhalten zu verstehen. Wenn wir Burzynski als Pharmaunternehmer sehen, der seine Patente schützt, weil sie ihm und seiner Forschung ein riesiges Vermögen eintragen können, dann hat er getan, was viele Pharmaunternehmen unter diesen Umständen getan hätten. Wenn wir dagegen anerkennen wollen, daß Burzynski ein verfolgter Philanthrop ist, der den Krebspatienten seine vielversprechende Therapie so rasch wie möglich zugänglich machen möchte, dann könnten wir sicherlich die Auffassung vertreten, daß die Gefahr, die den Patenten möglicherweise drohte, ein angemessener Preis war für die Möglichkeit, wieder von der Schulmedizin akzeptiert zu werden. Immerhin hatte dieser Mann dem Journalisten Gary Null bei dessen Recherchen über alternative Krebstherapien erklärt: »Ich werde kämpfen, ganz gleich was sie tun, denn ich glaube, ich bin auf dem

richtigen Weg. Ich glaube, wir haben den Menschen gegenüber eine Verpflichtung. Wenn Sie etwas gefunden haben, was die ganze Mühe wert ist, dann müssen Sie daran festhalten, und ich glaube, wir haben etwas gefunden, mit dem man Leben retten kann.«[22]
Burzynski nennt andere Gründe für seine Entscheidung, sich dem kanadischen Forschungsprojekt zu verweigern:

> Die Vorgänge um die kanadische Genehmigung hat Dr. Walde gründlich mißverstanden ... Für mich ging es keinesfalls um die Frage Patentschutz oder Antrag auf FDA-Genehmigung. Zunächst einmal war der Patentantrag bereits gestellt, und zum anderen hatte ich keinerlei Bedenken, die Einzelheiten der Antineoplastonenherstellung und -behandlung jedem Forscher auf der Welt mitzuteilen. Beispielsweise habe ich der Volksrepublik China das Verfahren zur Synthese von Antineoplaston A10 zugänglich gemacht, obwohl ich dort keinerlei Patentschutz genieße. In Zukunft könnte die Volksrepublik China ein Riesenmarkt für pharmazeutische Produkte werden, viel größer als der kanadische Markt. Dank dieser Maßnahme konnten die Ärzte in China schon vor einigen Jahren Antineoplaston A10 herstellen, so daß sie es heute erfolgreich in ihrer Forschung verwenden.
>
> Anfangs zeigten sich die kanadischen Behörden außerordentlich kooperativ, doch plötzlich veränderte sich ihr Verhalten, vielleicht infolge des zweiten kanadischen Besuchs [von Blackstein und Bergsagel]. Zum Schluß verlangten die kanadischen Behörden ungeheure Datenberge, die wir bei unseren Produktionsmethoden – wir stellen die Antineoplastone A2, A3 und A5 unter Laborbedingungen her – unmöglich liefern konnten. Um solche Daten zur Verfügung zu stellen und allen Auflagen gerecht zu werden, hätten wir eine vollautomatische urinverarbeitende Fabrik haben müssen ... Diese Fabrik hätte schon vor vielen Jahren fertiggestellt werden können, aber das ist bis auf den heutigen Tag nicht geschehen, weil wir so außerordentlich hohe Summen für unsere Verteidigung aufwenden mußten. Selbst heute können wir den kanadischen Bedingungen noch nicht genügen.[23]

Ich nehme Burzynski diese Äußerungen ab. Auch die Direktoren vieler Pharmaunternehmen wären wohl aufrichtig, wenn sie erklärten, daß es ihnen darum gehe, Menschenleben zu retten. Doch wenn man sich näher mit dem Big Business der pharmazeutischen Krebsindustrie befaßt – und das gilt gleichermaßen für die Schul- wie für die Alternativmedizin –, sieht man, wie dort die unbarmherzigen Regeln des Wirtschaftslebens greifen. Kein umsichtiger Pharmaunternehmer würde sich vorschnell auf Studien und Versuche einlassen, wenn er befürchten müßte, daß dabei seine Patente gefährdet wären. Allerdings meint Burzynski ja, Patentprobleme hätten nichts mit dem Scheitern des kanadischen Forschungsprojekts zu tun gehabt.

Ein Besuch in Japan – mein neu erwachtes Interesse an Burzynski

Der Blackstein-Bergsagel-Bericht kühlte mein Interesse an Burzynski auf Jahre hin ab, weil ich annahm, es handle sich um eine aufrichtige und objektive Stellungnahme. Damals hatte ich Waldes Resümee noch nicht gelesen. Aufgrund des Blackstein-Bergsagel-Berichts wies ich Burzynski der großen Kategorie jener alternativen Krebstherapien zu, auf die ich mir, ehrlich gesagt, keinen Reim machen kann. Bei meinem Besuch in Houston hatte ich den konkreten Eindruck gehabt, Burzynski sei ein qualifizierter Wissenschaftler und bei seiner Therapie handle es sich möglicherweise um die vielversprechendste und wissenschaftlich offenste aller pharmazeutischen Therapien, die ich kennengelernt hatte. Doch jetzt fragte ich mich natürlich, was mein journalistisches Urteil über Burzynski neben der fachlichen Prüfung durch zwei namhafte kanadische Ärzte galt, die sich Klinik und Produktionsstätten angesehen, einige Fallgeschichten geprüft hatten und offenkundig mehr als hinreichend qualifiziert waren, um den wissenschaftlichen Wert der Therapie zu beurteilen. Doch in den letzten Jahren haben sich einige der kenntnisreichsten und wohlwollendsten Beobachter alternativer Therapien, vor allem Ralph Moss und Robert Houston aus New York, so intensiv und so häufig mit Burzynski beschäftigt, daß ich mich veranlaßt sah, seine Methode noch einmal sorgfältig zu prüfen.

Ich hatte drei gute Freunde, die am Commonweal Cancer Help Program teilgenommen hatten und fest daran glaubten, daß am Burzynskischen Verfahren »etwas dran« sei. Eine Freundin war eine New Yorkerin mit Dickdarmkarzinom und Lebermetastasen. Während sie Burzynskis Programm folgte, hatten sich ihre Lebermetastasen stabilisiert, und dank der Therapie schienen viele Einschränkungen ihres Lebens zu entfallen, aber sie war *zutiefst* bekümmert über eine Nebenwirkung der Behandlung, unter der einige Patienten leiden, die jedoch von den Befürwortern selten genannt wird: ein starker Geruch, gegen den einige Menschen empfindlich sind, andere (wie ich) nicht. In ihrem Fall erinnerte der Geruch an Urin, so daß sie sich wie eine »Pennerin« vorkam, die sich beschmutzt hatte. Mindestens in einem Fall wurde sie des Geruchs wegen aufgefordert, ein Restaurant zu verlassen. Nun vermittelt die Krebserkrankung selbst schon das Gefühl einer extremen Isolierung, so daß diese Nebenwirkung äußerst deprimierend für meine Freundin war, obwohl sie fand, die Therapie nütze ihr.

Eine zweite Freundin kam aus dem nahegelegenen Stinson Beach. Sie hatte sich mit metastatischem Brustkrebs an Burzynski gewandt: Ihr hatte die Therapie zwar nicht geholfen, aber sie war der festen Überzeugung, daß das bei anderen Patienten durchaus der Fall war. Ein dritter Freund, ebenfalls aus einer benachbarten Stadt, litt an metastatischem Prostatakrebs und war mit großen Hoffnungen nach Texas gefahren, weil Burzynskis Therapie bei dieser Krebsart offenbar am besten wirkt. Doch er fand dort keine Hilfe und starb wenig später. Auch ein vierter Freund und Kollege, Gesundheitsberater wie ich, mit großem beruflichen Interesse an der objektiven Bewertung alternativer Krebstherapien, suchte Burzynski auf und gewann positive Eindrücke.

Endgültig zu der Überzeugung, daß an Burzynski »etwas dran« sei, gelangte ich, als ich auf Vorschlag von Robert Houston den Anästhesisten Hideaki Tsuda und seinen Kollegen Hiroshi Hara, einen Chirurgen, von der Medizinischen Hochschule Kurume in der Präfektur Fukuoka in Japan besuchte. Tsuda kannte Burzynski von der Baylor University und hielt viel von ihm – mit der Wertschätzung des Fachkollegen, nicht der Bewunderung des »Parteigängers«.

Später hatte Tsuda beschlossen, die Wirkung von Antineoplastonen auf Tiere und Menschen einer unabhängigen Prüfung zu unterziehen. Hara, er und fast ein Dutzend weiterer Kollegen bildeten die Antineoplaston-Studiengruppe. Tsuda verfügte über die Vorteile, auf die Burzynski verzichtet hatte: ein großes Krankenhaus und eine einflußreiche Stellung innerhalb der Universität. Weiter hatte er den Vorteil, daß es nach japanischem Gesetz sehr viel leichter ist, von Tierstudien zu klinischen Versuchen überzugehen. Das aufgeklärte japanische Krankenversicherungssystem übernimmt die Krankenhauskosten für praktisch alle Japaner, so daß die Aufwendungen für die Beobachtung von Patienten, die Antineoplastone bekommen, relativ bescheiden sind.

Im Verlauf zweier Studien an Mäusen, in denen Tsuda, Hara und ihre Kollegen sowohl Tumorprävention als auch -hemmung nachwiesen, lösten die Forscher die Frage bezüglich der Antineoplaston-Studien an Tieren, die den kanadischen Forschern soviel Kopfzerbrechen bereitet hatte, zu ihrer Zufriedenheit. Sie bestätigten die Unterschiede zwischen Tier- und Menschenstudien, was die Wirksamkeit von Antineoplaston A10 anbelangt, vermuteten aber die Erklärung darin, daß Antineoplastone in Mäusen nicht natürlich vorkommen und rasch ausgeschieden werden, während die Verweildauer beim Menschen länger ist. Deshalb wählten sie eine häufigere und größere Dosis in den Studien an thymuslosen Mäusen, wobei sie von der Überlegung ausgingen, kleinere Dosen könnten ausreichen, um die Tumorbildung zu verhindern, nicht aber um einen vorhandenen Tumor am Wachstum zu hindern. Sie schlossen:

> Antineoplaston A10 und A10-Injektionen sind ganz anders als herkömmliche Chemotherapeutika, weil sie zwar im Menschen, aber nicht in Tieren natürlich vorkommen. Nach den Experimentalstudien zu urteilen, wird eine größere und häufigere Dosis erforderlich sein, um quantitative zytostatische Effekte nachzuweisen. *In klinischen Fällen ist eine erhöhte Wirkung bei den gleichen Dosierungsniveaus zu erwarten, wie sie experimentell überprüft wurden.*[24] [Hervorhebung von M. L.]

Mit anderen Worten, Tsuda und seine Kollegen vermuteten, die bessere Wirkung gegen Krebs, die sie von höheren Antineoplaston-Dosen erwarteten, werde über die Krebsprävention hinausgehen und vorhandene Tumoren stabilisieren oder rückbilden. An dem Maßstab schulmedizinischer Krebstherapien gemessen, mögen die Mengen sehr hoch erscheinen, aber das verwendete Mittel kommt im Menschen natürlich vor und ist im allgemeinen nichttoxisch.

Dann legte Tsuda uns zehn Fallberichte über Patienten vor, an denen er und seine Kollegen die Antineoplaston-Therapie getestet hatten. Diese Fallgeschichten, über die mit einer Ausnahme noch nicht in wissenschaftlichen Zeitschriften berichtet worden ist, waren ausschlaggebend für meinen Sinneswandel, der mich zu der Auffassung gebracht hat, es sei vielleicht doch der Mühe wert, sich etwas näher mit den Antineoplastonen zu beschäftigen.

Ein Fall, den Tsuda öffentlich geschildert hat, wurde in der Juli-August-Ausgabe von *Oncology News*, Jahrgang 1990, berichtet. Auf einer schweizerischen Tagung, auf die ich unten noch eingehen werde, hat Tsuda berichtet, seine Gruppe habe einer älteren Frau mit

inoperablem metastatischen Eierstockkarzinom und massiver Bauch-
wassersucht eine Kombination aus Cisplatin und Antineoplastonen
verabreicht:

> Bei einer zweiten Operation im Anschluß an diese Therapie
> konnte der Eierstocktumor leicht entfernt werden. Dr. Tsuda
> berichtete: ...»Sie kann jetzt ihrem normalen Leben weitge-
> hend ohne Nebenwirkungen nachgehen. Durch diese Art von
> Kombination konnten wir den Krebs wirksamer bekämpfen, die
> unseligen Nebenwirkungen von Krebstherapeutika verringern
> und die Lebensqualität der Patientin erhalten.«[25]

Natürlich ist mein Bericht über die Arbeit von Tsuda und seinen Kollegen an der Medizinischen Hochschule Kurume in Japan eine jour-
nalistische Darstellung. Ich gebe die klinischen Eindrücke eines Arztes wieder, der erste und begrenzte Falldaten für mich zusammen-
faßte. Doch in all den Jahren, in denen ich mich nun mit diesem
Thema befasse, hat mich selten ein Bericht derart beeindruckt. Wenn
mich mein Urteil nicht völlig trügt, zeichnet Tsuda jenes hohe Maß
an Redlichkeit aus, das in Japan die wissenschaftliche Arbeit und viele
andere Lebensbereiche kennzeichnet. Er stellte klar, daß er von Burzynski nicht die geringsten finanziellen Zuwendungen für seine Forschungsarbeiten bekommen habe und sie auch nie angenommen
hätte, unter anderem weil er, wie er nur halb im Scherz erläuterte,
ein wenig älter sei als Burzynski und in Japan ein älterer Kollege
niemals eine solche Beziehung zu einem jüngeren Kollegen eingehen
würde. Wie Burzynski würde Tsuda jede Überprüfung seiner Ergebnisse von außen *begrüßen*. Ausdrücklich hat er mich gebeten, den
Verantwortlichen am Japanischen Krebsinstitut in Tokio zu übermitteln, daß er sich über jede Form konstruktiver Anleitung freuen
würde.

Unabhängige Laborexperimente, die für Burzynskis Methode sprechen

In die Vereinigten Staaten zurückgekehrt, gewann ich bei einer
Durchsicht unabhängiger Forschungsberichte über die Wirkung von
Antineoplastonen das verstärkte Gefühl, daß sie ein lohnendes Forschungsgebiet sein könnten. Einen Eindruck von der Spannung, mit
der die Antineoplaston-Forschung verfolgt wurde, vermittelte die

Juli-August-Ausgabe der Zeitschrift *Oncology News* des Jahres 1990. Unter Überschriften wie *Trials Underway at Several Research Centers* (Gegenwärtig Versuche an mehreren Forschungsinstituten) und *Antineoplastons: New Antitumor Agents Stir High Expectations* (Antineoplastone – neue zytostatische Wirkstoffe wecken hohe Erwartungen) brachte ein Artikel einen Bericht über unabhängige Untersuchungen von Dvorit Samid von der Uniformed Services University of Health Sciences in Bethesda, Maryland, die gezeigt hatten, daß »AS2–1 [das Antineoplaston] die Onkogen-Expression und die Proliferation maligner Zellen nachhaltig hemmt, ohne gegenüber normalen Zellen die geringste Toxizität erkennen zu lassen … Tatsächlich kann das Antineoplaston eine endgültige Differenzierung [Rückkehr zur normalen Zellstruktur] bewirken … ›Ein solch spektakulärer Vorgang ist selten zu beobachten‹, merkt Dr. Samid dazu an.«[26]

Auf der gleichen Konferenz berichtete Burzynski von einem Phase-II-Versuch mit Antineoplaston AS2–1 (das Samid getestet hatte) in Kombination mit dem Hormonmittel DES (Diäthylstilböstrol) an 14 Patienten mit Prostatakrebs, der resistent gegen Hormontherapie war: »Am Ende der Studie konnten wir zwei Fälle von vollständiger Remission, drei Teilremissionen, sieben objektive Stabilisierungen und zwei Fälle von progressivem Krankheitsverlauf feststellen. Die klinischen Verbesserungen waren von einem Rückgang der Prostatatumormarker und Verbesserungen der Knochen-Scans begleitet.«[27]

Burzynski hat jetzt auch einen Versuch der Phase II mit dem Astrozytom (einem Nervengewebstumor) abgeschlossen, aber noch nicht veröffentlicht. Obwohl er nicht über die Versuche sprechen darf, bevor sie veröffentlicht worden sind, berichten Patienten, daß er bemerkenswerte Erfolge bei Stadium-IV-Astrozytomen von Kindern, interessante Ergebnisse bei Astrozytomen von Erwachsenen und bei Glioblastomen (Gehirntumoren) von Kindern und Erwachsenen erzielt.

Am 16. März 1989 erteilte die FDA Burzynski die Genehmigung, an einem unabhängigen Institut einen klinischen Phase-II-Versuch über die Wirkung der Antineoplaston-Therapie an 15 Patientinnen mit metastatischem Brustkrebs durchzuführen.[28] Doch bis zum April 1991 hatte der Versuch nicht einmal begonnen, weil Burzynski noch nicht den richtigen Partner aus der Pharmaindustrie gefunden hatte, der bereit gewesen wäre, für die Versuchskosten in Höhe von 400000 bis 600000 Dollar aufzukommen.

Das wachsende Interesse, das schulmedizinische Krebsforscher an Burzynskis Arbeit zeigten, und die sich mehrenden Anhaltspunkte für die Wirkung von Antineoplastonen auf einige Krebsarten führte im Dezember 1991 zur Ankündigung einer vom NCI finanzierten Phase-II-Versuchsreihe mit Antineoplastonen an Patienten mit Gehirntumoren. Am 6. Oktober 1991 prüfte eine Besuchergruppe des NCI am Burzynski Research Institute anhand einer Best-Case-Auswahl die Wirkung von Antineoplastonen auf Gehirntumoren. Aufgrund dieser Prüfung gelangte das NCI zu dem Entschluß, durch Phase-II-Versuche die in diesen Fällen dokumentierte Tumorrückbildung zu überprüfen und die Tumorreaktion zu bestimmen. Das NCI wird vier unabhängige Phase-II-Versuche mit den Antineoplastonen A10 und AS2-1 an Gehirntumorpatienten mit Glioblastomen, Astrozytomen, pädiatrischen Gehirntumoren und niedriggradigen Astrozytomen durchführen.[29]

Burzynskis derzeitige Auffassung von der Wirksamkeit seiner Therapie

Den Arzt, der eine neue Therapie entwickelt hat, nach seiner Meinung über die Wirksamkeit der Therapie zu befragen ist ein heikler, aber wichtiger Schritt bei der Beurteilung unkonventioneller Krebstherapien.

In unserem Gespräch erklärte Burzynski, er sei klinisch beeindruckt, besonders von den Ergebnissen bei Prostatakrebs (wie oben beschrieben, hat er über die Ergebnisse eines entsprechenden klinischen Phase-II-Versuchs berichtet) und bei Gehirntumoren, besonders bei Kindheitsgliomen, zu denen er ebenfalls eine Phase-II-Studie durchzuführen beabsichtigt. Eindrucksvoll seien auch die Ergebnisse – abnehmend in der Reihenfolge der Nennung – bei Non-Hodgkin-Lymphomen (80 Prozent der Tumoren um 50 Prozent zurückgebildet) und Bauchspeicheldrüsenkrebs (70 Prozent der Tumoren um 50 Prozent zurückgebildet). Dann folgen Brustkrebs, Lungenkrebs und Dickdarmkarzinom. Ich fragte, ob von kurz- oder langfristigen Reaktionen die Rede sei, und er antwortete, er spreche von langfristigen Reaktionen. Ob das heiße, daß die Patienten geheilt seien? Nein, sagte er, die Krebserkrankungen könnten natürlich wieder auftreten. Im übrigen gäben die Zahlen, so fügte er hinzu, die Reaktion bei Anwendung seiner synthetischen Antineoplastone wieder. Derzeit errichte er gerade eine Produktionsstätte für natürliche Antineoplastone, die direkt aus Urin gewonnen würden. Mit dem natürlichen Produkt, sagte er, erwarte er bessere Reaktionen bei Mesotheliomen sowie Lungen-, Blasen-, Brust- und Dickdarmkrebs.

Ich wies darauf hin, daß Tsuda in Japan gesagt hat, Antineoplastone seien offenbar besser in der Lage, einen Tumor am Wachsen zu hindern und damit das Leben zu erhalten, als die Tumorgröße zu verringern, wovon er, Burzynski, in seiner Beschreibung objektiver Reaktionen ganz offenkundig ausgehe. Er erwiderte, Tsuda habe sich weitgehend auf die orale Anwendung von Antineoplastonen beschränkt, doch Injektionen seien wirksamer. Dann machte Burzynski interessante Ausführungen, die zeigten, wie er sich die Wirkungsweise von Antineoplastonen vorstellt:

> Beim Menschen sterben normale Zellen nach 20 bis 60 Teilungen ab. Sie sind dann voll ausdifferenziert und sterben. Bei Tieren können sie sich manchmal rückverwandeln, beim Menschen jedoch nicht. Dagegen werden Krebszellen im Prinzip unsterblich: Sie sterben nicht ab, und so wächst der Tumor im Zuge des Teilungsprozesses. Bei hochmalignen Zellen können diese 20 bis 60 Teilungen sehr rasch stattfinden. Wenn Sie also die Differenzierung erzwingen können, werden diese Zellen sehr viel rascher sterben, so daß Sie die Tumorrückbildung früher beobachten können. Aus diesem Grunde stellen sich bei Glioblastomen oder Krebserkrankungen der Bauchspeicheldrüse, die rasch wachsende Tumoren sind, bessere Ergebnisse ein. Bei langsamer wachsenden Tumoren, wie zum Beispiel Brustkrebs, muß man unter Umständen länger auf die Ergebnisse warten, wenn man nicht ein Chemotherapeutikum oder Interferon hinzunimmt, wodurch der Verlauf abgekürzt werden kann.[30]

Das Problem der unterschiedlichen Wirksamkeit von synthetischen und natürlichen Antineoplastonen beunruhigt einige Kritiker Burzynskis. In seiner frühen Arbeit mit Krebspatienten hat Burzynski die natürlichen Antineoplastone verwendet, die möglicherweise wirksamer sind. Ein Wissenschaftler, der Burzynskis Forschung von ihren Anfängen bis 1985 aus großer Nähe verfolgt hat, meinte:

> Als Burzynski das Naturprodukt verwendete, hatte ich den Eindruck, er sei auf etwas wirklich Wichtiges gestoßen. Jedenfalls ließen die ersten Fälle darauf schließen. Doch als er dann die synthetischen Stoffe verwendete, erzählte mir ein Freund, der

dort arbeitete, daß die Patienten einfach hinstarben. Ich glaube, er mußte aus wirtschaftlichen Gründen zu synthetischen Produkten übergehen – das Naturprodukt war in der Herstellung zu kostspielig.

Dieser Wissenschaftler, der sich mir gegenüber nur unter der Bedingung äußerte, daß ich seinen Namen nicht nenne, bezog seine Informationen aus erster Hand: von einem Mitglied aus Burzynskis Forschungsteam, das Burzynski *schätzte* und auch fachlich viel von ihm hielt. Es lohnt sich wohl, diese Meinung eines loyalen und langjährigen Burzynski-Mitarbeiters über die unterschiedliche Wirksamkeit von synthetischen und natürlichen Antineoplastonen festzuhalten, die im übrigen Burzynskis Auffassung ähnelt, daß die beiden Produkte bei verschiedenen Krebsarten unterschiedlich wirken. Allerdings beurteilt Burzynski das Problem letztlich anders:

> Die synthetischen Antineoplastone sind nicht weniger wichtig als die natürlichen. Sie haben einfach ein anderes Wirkungsspektrum ... Das könnte bei jemandem, der nur kurze Zeit bei uns gearbeitet hat, zu Fehleinschätzungen führen. Da wir wissen, welche Krebsarten am besten [auf synthetische oder natürliche Antineoplastone] reagieren, versuchen wir, unter den Patienten eine entsprechende Auswahl zu treffen. So sind wir bemüht, nur eine begrenzte Anzahl von Patienten mit Adenokarzinomen der Lunge aufzunehmen, weil unsere Produktionskapazität von Antineoplaston A2 sehr klein ist. Sobald die automatische Urinverarbeitungsfabrik fertig ist, werden wir in der glücklichen Lage sein, eine große Zahl von Lungenkrebspatienten aufnehmen zu können. [31]

Finanzen und Abkommen mit der Pharmaindustrie

Von Burzynskis Kritikern werden häufig noch zwei weitere Punkte angesprochen: das Finanzgebaren des Burzynski Research Institute und die Frage, ob Burzynski jemals ein Abkommen mit einem größeren Pharmaunternehmen treffen wird, damit es die Antineoplastone dem sehr kostenintensiven Prozeß der klinischen Versuche und, wenn möglich, der Vermarktung unterzieht, so daß sie allen Krebspatienten zugänglich sind.

Auf die Frage, ob die Finanzen des Instituts professionell verwaltet werden, erklärte Burzynski in aller Offenheit, in den ersten Jahren, von 1977 bis 1981, als er noch persönlich die Verantwortung trug, seien die Finanzen einwandfrei geführt worden, doch als das Institut wuchs, habe er »eine Reihe schlechter Leute« eingestellt. Das, was er unter einer guten Finanzverwaltung verstehe, gebe es erst seit zwei Jahren.

Doch eine noch wichtigere finanzielle Frage ist ethischer Natur. Ich fragte Burzynski, ob er seinen Patienten immer redlich mitteile, was sie seiner Meinung nach von der Behandlung erwarten könnten und was nicht, wo er doch einen erheblichen Patientenzustrom brauche, um sein Forschungsprogramm zu finanzieren, und wo die Patienten die hohen Therapiekosten oft nicht erstattet bekämen.

Burzynski erwiderte, in den ersten Jahren habe er nicht gewußt, welche Krebsarten ansprächen und welche nicht, so daß nach seiner Auffassung – und der von Kollegen, mit denen er die Frage diskutiert habe – die Entscheidung dem Patienten überlassen bleiben mußte. In späteren Jahren, sagte er, habe er den Patienten genauere Auskunft darüber geben können, ob er bei ihrer Krebsart Erfolge erzielt habe oder nicht, obwohl einige die Therapie auch bei geringen Erfolgsaussichten erproben wollten (dieses Dilemma ist auch konventionellen Onkologen wohlbekannt). In vielen Fällen, so fügte er hinzu, stelle sich die Wirksamkeit der Therapie nach sechs Wochen heraus, was die finanzielle Belastung des Patienten auf ein gewisses Maß beschränke.

Bleibt die grundsätzlichere Frage, ob Burzynski tatsächlich eine Partnerschaft mit einem größeren Pharmaunternehmen eingehen wird, um die Antineoplastone weiterzuentwickeln und zu vermarkten. Diese Frage beschäftigt auch Kritiker und Freunde, die wissen, wie tief Burzynskis Mißtrauen gegen große Verwaltungsapparate und Organisationen ist, von denen er seine Freiheit bedroht sieht.

Feierlich hat das Burzynski Research Institute verkündet, Burzynski habe ein Abkommen mit Sigma-Tau, Italiens größtem Pharmakonzern, unterzeichnet und das Unternehmen bevollmächtigt, in Europa Labortests, vorklinische und klinische Untersuchungen mit A10 und AS2–1 durchzuführen.[32] Doch im August 1990 hat Burzynskis Presseprecherin Le Trombetta ihre Enttäuschung über das schleppende Tempo zum Ausdruck gebracht, mit dem die angekündigten Studien und klinischen Versuche vorankamen. Außerdem habe Sigma-Tau. so berichtet Burzynski, anfangs Interesse daran bekundet, FDA-genehmigte Phase-II-Versuche an metastatischen Brustkrebspatientinnen durchzuführen, sei inzwischen aber von dem

Abkommen zurückgetreten. Es heißt, Burzynski stehe kurz vor einer Vereinbarung mit einem anderen Pharmaunternehmen, das sich nun endlich um die lange anstehenden Entwicklungs- und Genehmigungsprozeduren für Antineoplastone kümmern will. Die Frage ist nur, ob diese immer wieder angekündigten erfolgreichen Abkommen jemals zustande kommen.

Mißtrauen

Hegt Burzynski wirklich soviel Mißtrauen gegen große Organisationen, und hat diese Einstellung die Entwicklung von Antineoplastonen behindert? Die Frage ist von nicht unerheblicher Bedeutung.

Vielleicht sind Burzynskis frühe Erfahrungen mit den polnischen Behörden für seine Abneigung gegen alle bürokratischen Strukturen verantwortlich. Burzynski war einer der jüngsten und vielversprechendsten Absolventen der Medizinischen Hochschule von Lublin, aber er weigerte sich, in die Kommunistische Partei einzutreten, was, wie Moss berichtet, »Voraussetzung für eine akademische Karriere« war. Dank dieses Umstandes und der Eifersucht seiner Kommilitonen »sah sich Burzynski plötzlich zur polnischen Armee eingezogen – einer von zwei Ärzten an der ganzen Hochschule, die in diesem Jahr eine Einberufung erhielten ... Mit Hilfe einflußreicher Wissenschaftler gelang es ihm schließlich auszuwandern.«[33] Das war sicherlich eine prägende Erfahrung für einen so glänzenden jungen Wissenschaftler: Sein angeborener Instinkt, sich der Bürokratie der Kommunistischen Partei zu entziehen, führte zu einer militärischen Einberufung, die ausgesprochenen Strafcharakter hatte.

Nun kam er nach Amerika und setzte am Baylor College die außergewöhnlichen wissenschaftlichen Erfolge fort, die er schon an der Medizinischen Hochschule von Lublin erzielt hatte. Doch als man ihn in seiner neuen akademischen Heimstatt zu dem Schritt aufforderte, der dem Eintritt in die Kommunistische Partei entsprach – und der wiederum eine Voraussetzung für jede Beförderung war –, verweigerte er sich abermals und ging seinen eigenen Weg. Und wie einst in Polen hätte auch hier jeder Burzynski sagen können, daß die Folgen dessen, was er vorhatte, äußerst ernst sein würden.

In jüngerer Zeit blieben die Partnerschaften mit Pharmaunternehmen, die Burzynski in den Vereinigten Staaten und im Ausland zu interessieren vermochte, alle – aus welchen Gründen auch immer – in der Schwebe und nahmen keine konkrete Gestalt an. Die Forschungsarbeiten und klinischen Studien kommen voran, weil Burzynski offenbar wirklich wichtige wissenschaftliche Fakten entdeckt hat, aber die Frage für die kommenden Jahre lautet, ob Stanislaw Burzynski tatsächlich die großen pharmazeutischen Verträge unterzeichnen und erfüllen wird, die immer wieder angekündigt werden, denn sie sind die Voraussetzungen für die großen kontrollierten klinischen Versuche, die letztlich allein über den Wert von Antineoplastonen entscheiden können. Skeptiker behaupten, letztlich wolle er diese Versuche gar nicht. Ich glaube, das ist völlig falsch. Aber niemand kann wissen, ob er am Ende sein lebenslanges Mißtrauen gegen übermächtige bürokratische Strukturen überwindet und eine Partnerschaft mit einem Pharmaunternehmen eingeht, oder ob er versucht, für die wissenschaftliche Anerkennung der Antineoplastone aus eigener Kraft zu sorgen.

Zum Schluß fragte ich Burzynski, ob es etwas gäbe, was ich ihn nicht gefragt hätte und was er gerne noch klarstellen würde. Burzynski:

> Sie müssen verstehen, wie viele Versuche es seit meiner Zeit in Polen gegeben hat, mir meine Freiheit zu beschneiden. Seit vierzehn Jahren arbeite ich unter erschwerten Bedingungen und sehe mich mächtigen Feinden gegenüber: dem State Board of Medical Examiners [dem medizinischen Untersuchungsausschuß des Staates Texas], der FDA, den Versicherungsgesellschaften – das sind keine idealen Forschungsbedingungen.[34]

Wie Max Gerson und Emanuel Revici ist auch Burzynski ein großer Neuerer auf dem Gebiet der unkonventionellen Krebstherapie, und wie sie ist er als Flüchtling aus Mitteleuropa in die Vereinigten Staaten eingewandert. Alle drei stammen sie aus einer medizinischen Tradition, welche die Integration von wissenschaftlicher Forschung und klinischer Praxis tolerierte und schützte. Wenn Ärzten erlaubt ist, experimentelle klinische Programme über längere Zeit mit Krebspatienten durchzuführen, was das europäische System prinzipiell zuläßt, so birgt dieser Weg große Gefahren, verspricht aber auch großen potentiellen Nutzen. Gerson, Burzynski und Revici kamen nach Amerika in der Überzeugung, das Land der Freiheit zu betreten, und alle hatten sie ihre Ausbildung bereits in der permissiven Kultur der europäischen Medizin erhalten. Hinzu kommt, daß Burzynski wie viele Wissenschaftler von Natur aus antiautoritär ist. Jedenfalls erprobten alle drei ihre unkonventionellen Krebstherapien in dem neuen Land, in dem sie möglicherweise die feinen Hinweise auf die übliche medizinische Praxis nicht ganz verstanden. Und alle drei bekamen sie die ganze Wucht des Widerstands zu spüren, den die organisierte Medizin häufig aufbietet, wenn sich jemand, zumal auf dem Gebiet der Krebsforschung, nicht an die festgelegten Normen hält – die sowohl dem Schutz der Patienten als auch ärztlicher Standesinteressen dienen.

Arzt, Therapie und Dienstleistung

Um uns einen Weg durch den Dschungel widersprüchlicher Angaben über Burzynski und seine Antineoplastone zu bahnen, wollen wir zu der Unterscheidung zwischen *Arzt, Therapie* und *Dienstleistung* zurückkehren.

Der Arzt: Burzynski selbst ist, darüber sind sich die meisten Beobachter einig, ein hochbegabter Mann mit aufrichtigem wissenschaftlichen Interesse an einer offenen Prüfung seiner Antineoplaston-Forschung – eine Einstellung, die bei bekannten Vertretern alternativer pharmakologischer Krebstherapien relativ selten anzutreffen ist. Daß Burzynski angesichts des heftigen Widerstands, der ihm entgegenschlägt, eine so offene Einstellung bewahrt hat, verdient Anerkennung. Und doch, obwohl Burzynski zweifellos hochbegabt ist, obwohl er Wissenschaftler mit Leib und Seele ist und obwohl er (was am wichtigsten ist) möglicherweise eine wichtige Entdeckung in der Krebstherapie gemacht hat, bleiben berechtigte Zweifel hinsichtlich seiner Entscheidung, aus der Schulmedizin auszuscheren, statt innerhalb ihrer Grenzen zu bleiben – einer Entscheidung, die sich auf die Entwicklung der Antineoplaston-Therapie und die Aussicht, daß sie den Krebspatienten einmal, überprüft und zu vertretbaren Kosten, verfügbar sein wird, nachhaltig ausgewirkt haben dürfte. Diese Entscheidung beurteilen Burzynski und seine Fürsprecher ganz anders als seine Kritiker. Dennoch bleibt die Frage wichtig und berechtigt.

Die Therapie: Geht man von den – zugegebenermaßen spärlichen – Forschungs- und klinischen Daten aus, so besteht durchaus die Möglichkeit, daß die Antineoplastone in den kommenden Jahren ihren therapeutischen Wert nachdrücklich unter Beweis stellen. Noch ist man sich über das Ausmaß dieses Wertes nicht klar, aber er könnte, wie gesagt, erheblich sein. Wichtiger noch, Burzynski war bisher nur in der Lage, einen kleinen Ausschnitt des Bereichs zu untersuchen, den die Antineoplastone eröffnen. Gegenwärtig bringen die Antineoplastone nur einem kleinen Teil der Patienten Nutzen, die am Burzynski Research Institute Hilfe suchen und nicht nur an einer fortgeschrittenen Krebserkrankung leiden, sondern auch an den toxischen Nebenwirkungen einer früheren Behandlung. Trotz der Ergebnisse, die aus Laboruntersuchungen vorliegen, trotz der klinischen Phase-II-Versuche, von denen Burzynski berichtet hat, und der unabhängigen klinischen Studien von Tsuda in Japan zeigt uns die Geschichte der Wissenschaft mit hinreichender Deutlichkeit, daß noch ein langer Weg zurückzulegen ist, bevor wir über den tatsächlichen Nutzen der Krebstherapie mit Antineoplastonen Bescheid wissen.

Die Dienstleistung: Grundsätzlich betrachtet, dürften wohl die größten Zweifel an der Antineoplaston-Therapie aus dem Dienstleistungsbereich erwachsen. Ich habe bereits die Frage gestellt, ob Burzynski – aus der Sicht der Patienten und ihres Wohlergehens – die richtige Wahl getroffen hat, als er das Angebot ausschlug, sich dem Fachbereich Pharmakologie des Baylor College of Medicine anzuschließen und seine mit großem Interesse aufgenommenen Forschungsarbeiten innerhalb des Establishments fortzusetzen. War der Entschluß, ein umfangreiches Forschungsprogramm mit hohen Honoraren für ärztliche Leistungen zu finanzieren, eine moralisch richtige und notwendige Entscheidung? Hatte Burzynski recht, als er die Massenmedien umwarb, um die gegen ihn gerichteten Angriffe abzuwehren und in den ersten Jahren für den Patientenzustrom zu sorgen, auf den er angewiesen war, um seine Forschung fortzuführen? Wie entschieden sind die Versuche des Burzynski Research Institute, Krebspatienten von der Antineoplaston-Therapie abzuraten, wenn sie zwar keine Aussichten haben, von der Methode zu profitieren, aber so verzweifelt sind, daß sie unbedingt kommen wollen, und das Geld haben, um sich die Therapie leisten zu können?

Es gibt keine eindeutigen Antworten, nur Fragen. Beeindruckt hat mich, daß Burzynski einer Freundin von mir, die unter metastatischem Eierstockkrebs litt, klipp und klar mitteilte, sie werde wahrscheinlich keinen Nutzen von seiner Therapie haben. Diese Auskunft haben noch einige andere meiner Freunde bekommen, und das war weitgehend Burzynskis Verdienst. Weniger seriöse Kliniken, die unkonventionelle Krebsbehandlungen anbieten, zeichnen sich dadurch aus, daß sie jeden aufnehmen, der das Geld hat, die Therapie zu bezahlen.

Im übrigen steht Burzynski wahrlich nicht alleine vor der Frage, ob er zulassen soll, daß sich verzweifelte Patienten einer Therapie unterziehen, die ihnen möglicherweise nichts nützt. Das ist ein Problem, das sich Vertretern konventioneller wie experimenteller Therapien immer wieder stellt. Eine experimentelle schulmedizinische Krebstherapie, bei der dieses Dilemma besonders deutlich zutage trat, bot die privatwirtschaftlich betriebene Firma Biotherapeutics in Franklin, Tennessee, an. Geleitet wurde sie von früheren NCI-Forschern, die wie Burzynski hohe Horare für individuell zugeschnittene experimentelle Arzneimittel verlangten. (Heute ist das Unternehmen neu geordnet, heißt Response Technologies und bietet keine experimentellen Behandlungsprotokolle mehr an, sondern hat sich auf die ambulante Durchführung »intensiver« Krebstherapien spezialisiert, denen man sich sonst nur in Krankenhäusern unterziehen kann.) Auch Biotherapeutics wurde der Vorwurf gemacht, es nehme Patienten an, die wahrscheinlich keinen Nutzen von dem Programm haben könnten. Im Krebs-Establishment äußerte man sich mit Abscheu über die Geschäftspraxis von Biotherapeutics, die darin bestand, wohlhabenden Patienten (oft selbst Ärzte) experimentelle Therapien anzubieten. Das trage, so die Kritiker, zur Entstehung eines Zwei-Klassen-Gesundheitssystems für Reiche und Arme bei; außerdem lasse man Patienten für unbewiesene Therapien bezahlen. Mochte das Biotherapeutics-Team auch einen ausgezeichneten Ruf besitzen, im Establishment hatte man Angst, dieses Prinzip der bezahlten individuellen Forschung würde eine Bresche in den Cordon sanitaire schlagen, den man so sorgsam errichtet hatte, um der Krebsquacksalberei den Zugang zu den Vereinigten Staaten zu verwehren, so daß nun den schmutzigen Horden der unkonventionellen Krebstherapeuten Tor und Tür geöffnet wäre.

Derzeit gibt es in der Schulmedizin viele Beispiele für teure Therapien, die einigen Patienten helfen, aber auch vielen anderen Kranken vorgeschlagen werden, bei denen man sich kaum einen Nutzen davon versprechen kann – koronare Bypass-Operationen an Patienten, die davon wahrscheinlich nicht profitieren, gehören zu den empörendsten Beispielen. Daß Burzynski von seinen Patienten horrende Honorare für eine experimentelle Therapie verlangt, muß in diesem Zusammenhang gesehen werden.

Gegenwärtig kostet Burzynskis Therapie 3000 bis 5000 Dollar im Monat – 36000 bis 60000 Dollar im Jahr –, je nachdem, was für Medikamente der Patient erhält. Die meisten Patienten bekommen diese Kosten von ihren Krankenversicherungen nicht erstattet. Und selbst wenn eine Versicherungsgesellschaft bereit ist, dafür zu zahlen, wirft das die grundsätzliche Frage auf, ob wirklich alle Mitglieder dieser Krankenversicherung letztlich höhere Beiträge für eine sehr teure Therapie bezahlen sollen, deren Vorteile möglicherweise nur einer ganz kleinen Untergruppe von Krebspatienten zugute kommen. Doch noch einmal sei festgestellt, daß diese Einwände nicht nur für die Antineoplaston-Therapie gelten, sondern auch für viele andere Behandlungsformen, etwa die koronare Bypass-Operation.

Doch letztlich werden alle Fragen, mit denen wir uns hier beschäftigt haben, ihre Bedeutung verlieren. Die unerbittliche Schönheit der Wissenschaft wird am Ende zeigen, ob Burzynski mit seinen Antineoplastonen recht hat oder nicht. Wenn er recht hat, dürfte er zumindest einen Teil des Nobelpreises verdienen, denn eine *ungiftige* Chemotherapie gegen Krebs, selbst wenn sie nur von begrenzter Wirksamkeit wäre, hätte unschätzbaren Wert für die Menschheit. Und wenn er sich irrt, wenn sich die Ergebnisse aus den Phase-II-Versuchen nicht in umfassenderen kontrollierten Versuchen bewähren würden, dann wäre das einfach ein weiteres unglückliches Kapitel in der langen und enttäuschenden Geschichte der konventionellen und unkonventionellen Krebstherapien.

Sowohl das experimentelle als auch das therapeutische Vorgehen mit S. Burzynskis Antineoplastonen sind noch nicht so weit in den USA gediehen, daß mit einer dieser Substanzen ein »new drug approval« (NDA), also eine FDA-Zulassung, erreicht worden wäre. In den deutschsprachigen Ländern hat keines der verschiedenen Antineoplastone eine behördliche Zulassung erhalten. Die allgemeine Erfahrung hat gezeigt, daß der Aufwand, auch finanzieller Art, und die Anstrengung, Therapieversuche mit Substanzen zu unternehmen, die noch in keinem führenden Land hinsichtlich onkologischer Therapien zugelassen sind, unverhältnismäßig groß sind und ein Erfolg keineswegs gesichert ist. Natürlich steht es jedem Patienten frei, einen Versuch zu unternehmen. Aus diesem Grunde werden zwei Adressen angegeben, über die sich der Patient weitere Informationen einholen kann.

Burzynski Research Institute, 6221 Corporate Drive, Houston, TX 77036; Telefon: 001 713–7778233 oder

Burzynski Research Institute Inc., 12707 Trinity Drive, Stafford, Texas, 77477, USA.

Anmerkungen

1 Ralph Moss, *The Cancer Industry*, New York, Paragon House, 1989.

2 Ein weiterer, allerdings weniger günstig ausgefallener Bericht über Burzynskis Arbeit steht im *Report on Unconventional Cancer Therapies* des Office of Technology Assessment.

3 Moss, *The Cancer Industry*, S. 289–291.

4 a. a. O., S. 292.

5 Stanislaw Burzynski, persönliche Mitteilung an den Autor, 13. November 1990.

6 Moss, *The Cancer Industry*, S. 294–295.

7 a. a. O., S. 295–296.

8 Burzynski, persönliche Mitteilung an den Autor, 13. November 1990.

9 Moss, *The Cancer Industry*, S. 297.

10 ebd.

11 a. a. O., S. 296.

12 a. a. O., S. 298.

13 a. a. O., S. 287–288.

14 a. a. O., S. 299–300.

15 a. a. O., S. 300–301.

16 David Walde, unveröffentlichtes Memorandum, 22. November 1982, S. 7–8.

17 ebd.

18 M. E. Blackstein und D. E. Bergsagel, »The Treatment of Cancer Patients with Antineoplastons and the Burzynski Clinic in Houston, Texas«, Bericht für das Gesundheitsministerium der Provinz Ontario, ohne Datum.

19 S. R. Burzynski, »Response to Site Visit to Burzynski Research Institute on November 15, 1982 and Report by Drs. M. E. Blackstein and D. E. Bergsagel«, Burzynski Research Institute, ohne Datum.

20 Moss, *The Cancer Industry*, S. 301.

21 David Walde, Telefongespräch mit dem Autor, 30. August 1990.

22 Gary Null, »This Man Could Save Your Life, But He Can't Get the Money to Do It«, *Our Town*, 13.-19. Mai 1979. Zitiert in: Moss, *The Cancer Industry*, S. 297–298.

23 Burzynski, persönliche Mitteilung an den Autor, 13. November 1990.

24 K. Hashimoto u. a., »The Anticancer Effect of Antineoplaston A10 on Human Breast Cancer Serially Transplanted to Athymic Mice«, *Journal of the Japan Society for Cancer Therapy*, 25 (1) (1990), S. 1–5.

25 *Oncology News*, 16 (4) (1990), S. 1, 6.

26 a. a. O., S. 1.

27 a. a. O., S. 6; zu weiteren Einzelheiten vgl. Zusammenfassungen in den Protokollen des 9. Internationalen Symposiums über künftige Chemotherapietrends, Genf, 26.-28. März 1990.

28 Moss, *The Cancer Industry*, S. 334.

29 Presseverlautbarung, Burzynski Research Institute, 6. Dezember 1991.

30 Stanislaw Burzynski, persönliche Mitteilung an den Autor, 13. November 1990.
31 ebd.
32 Moss, *The Cancer Industry*, S. 333–334.
33 a. a. O., S. 290–291.
34 Stanislaw Burzynski, persönliche Mitteilung an den Autor, 13. November 1990.

Kapitel 22
Joseph Gold – Verhindert Hydrazinsulfat Gewichtsverlust, und verlängert es die Lebenserwartung von Krebspatienten?

Die Geschichte des Arztes Joseph Gold ist ein hochinteressantes Gegenbeispiel zu der des Stanislaw Burzynski. Wie dieser machte Gold seine Entdeckung – daß Hydrazinsulfat bei Krebs wirkt –, während er im medizinischen Establishment arbeitete, aber im Gegensatz zu Burzynski blieb er darin und hielt sich an die Spielregeln. Trotzdem blieb Hydrazinsulfat drei Jahre lang auf der Liste der American Cancer Society (ACS) für »unbewiesene Methoden«, bevor es als vielversprechende Experimentaltherapie anerkannt wurde.

Selbst heute noch, nachdem zahlreiche vorklinische und klinische Studien die geringe Giftigkeit von Hydrazinsulfat bewiesen und seine Fähigkeit belegt haben, den Ernährungszustand zu verbessern, zur Vermeidung von Gewichtsverlust (Kachexie) beizutragen und infolgedessen – zumindest bei einigen Krebsarten – das Leben zu verlängern, bleibt es ein Arzneimittel, das sich Krebspatienten selbst mit Hilfe wohlwollender Onkologen nur schwer beschaffen können.

Gold ist Direktor des Syracuse Cancer Research Institute in Syracuse, New York. 1968 veröffentlichte er einen Artikel, in dem er ein neues Verfahren zur Behandlung von Krebs vorschlug: die Verhinderung von Primärschädigungen, welche die Krebserkrankung dem Körper zufügt.

Gold hatte sich mit der Arbeit von Otto H. Warburg beschäftigt, dem Nobelpreisträger für Medizin des Jahres 1931, und ging bei seiner Neuerung von dessen umstrittener Theorie über den Stoffwechsel der Krebszelle aus. Beim normalen Zellstoffwechsel wird die Energie durch Atmung gewonnen – Aufnahme von Sauerstoff und Abgabe von Kohlendioxid und Wasser. Doch unter bestimmten Umständen, wenn etwa die Muskeln oder das Gehirn einen raschen Energiestoß benötigen, kann die Energie auch durch Fermentierung gewonnen werden, einen primitiven und verschwenderischen Prozeß, der für einfache Lebensformen charakteristisch ist. Laut Warburgs Theorie decken Krebszellen ihren Energiebedarf auf diese Weise.[1] Zwar ist Warburgs Theorie umstritten geblieben, gilt heute aber doch als teilweise richtig.

An Warburgs Theorie anknüpfend, stellte Gold folgende Überlegung an: Wenn die Tumorkachexie – der Gewichtsverlust, der Krebserkrankungen häufig begleitet – unterbrochen werden könnte, ließe sich die Krankheit vielleicht stabilisieren.[2] Wie Gold feststellte, resultiert die Kachexie daraus, daß der Krebs die eigenen Abfallstoffe auf Kosten der Körperenergie rückführt. Der Krebs verarbeitet den Brennstoff Glukose nur teilweise, wobei er den Abfallstoff Milchsäure produziert. Der Körper muß dann erhebliche Energie aufwenden, um die Milchsäure wieder in Glukose zu verwandeln. So steht dem Tumor zwar eine stetig wachsende Menge von Glukose zur Verfügung, doch bezahlen das die anderen Körpergewebe mit erheblichem Energieverlust.[3]

Von dieser theoretischen Perspektive ausgehend, begann Gold zu untersuchen, wie sich diese »kranke Beziehung« unterbrechen läßt. Er experimentierte mit verschiedenen Arzneimitteln und Diäten, bevor er Anfang der siebziger Jahre auf einen Artikel stieß, der den Schlüssel zur Lösung enthielt: Ein Stoff namens Hydrazinsulfat kann ein Enzym in der Leber blockieren, das entscheidend für die Umwandlung von Milchsäure in Glukose ist.[4] Als Gold berichtete, daß eine erschwingliche und leicht herzustellende chemische Substanz möglicherweise gegen Krebs helfen könnte, war das zwar für die Pharmaindustrie nicht von großem Interesse, wohl aber für viele Krebspatienten. Rasch verbreiteten die Fürsprecher unkonventioneller Krebstherapien die Nachricht, und Tausende von Krebspatienten nahmen das Mittel.

Manuel Ochoa vom Memorial Sloan-Kettering Cancer Center in New York führte eine frühe Pilotstudie durch, in der er die Wirkung von Hydrazinsulfat an 29 »angemessen behandelten« Patienten mit einer großen Vielfalt von Krebsarten überprüfte. Seinem Bericht zufolge ergaben sich keinerlei subjektive oder objektive Vorteile, dafür aber wurde eine »starke neurologische Toxizität bei der Hälfte der Patienten beobachtet«.[5] Gold unterzog die Methodologie der Studie einer strengen Kritik – in überzeugender Weise, wie ich finde.[6] Zwei weitere Studien mit negativem Ergebnis folgten. Dann veröffentlichte Gold einen Artikel über die positiven Effekte von Hydrazinsulfat bei Patienten, die das Mittel mit Genehmigung der Food and Drug Administration (FDA) von zahlreichen Ärzten bekamen.[7] Bei 70 Prozent der angemessen behandelten Patienten stellte Gold subjektive Verbesserungen fest und bei 17 Prozent objektive Verbesserungen, unter anderem Tumorrückbildung und Krankheitsstabilisierung. Doch im März 1976 wurde Hydrazinsulfat auf die ACS-Liste der unbewiesenen Methoden gesetzt, was wohl vor allem daran lag, daß es zu einer beliebten alternativen Krebstherapie geworden war, ohne innerhalb der wissenschaftlichen Gemeinschaft endgültig geprüft worden zu sein. Sobald das Mittel auf der ACS-Liste stand, bekam Gold keine Forschungsgelder mehr.[8]

Sowjetische Studien über Hydrazinsulfat

Zum Glück für die Wissenschaft und die Krebspatienten ließen sich einige Forscher in der damaligen Sowjetunion nicht von der negativen Meinung des ACS abschrecken und setzten die Untersuchung des Arzneimittels fort. Am Petrow-Institut für Onkologie in Leningrad erhielten ab 1975 und 1976 insgesamt 356 Patienten in großen nichtrandomisierten Versuchen ohne Kontrollgruppen nur Hydrazinsulfat. Die Schwierigkeiten, die sich bei solchen nichtkontrollierten Studien ergeben, sind bekannt, aber das Verdienst dieser Untersuchungen bestand darin, daß keine konkurrierende oder inkompatible Chemotherapie beziehungsweise Medikation das Bild trübte. Gold: »Die neunjährige Untersuchung brachte folgende Ergebnisse: 50 Prozent subjektive (Antikachexie-)Reaktion, 46 Prozent zytostatische Reaktion, Wiederherstellung von (zuvor verlorengegangener) Sensibilität für zytotoxische Mittel [z. B. Stoffe, die auf Krebszellen giftig wirken], Fälle von langfristigem Überleben und das Fehlen schwerwiegender klinischer Nebenwirkungen.«[9]

Die Patienten nahmen zu, hatten besseren Appetit, wurden kräftiger und leistungsfähiger. Bei 31 Prozent stabilisierte sich die Krebserkrankung, und bei weiteren 15 Prozent der Stichprobe bildeten sich die Tumoren zurück. Dazu Gold: »Laut Bericht stellten sich die therapeutischen Effekte *häufig erst in einer zweiten oder dritten Therapiephase ein* [Hervorhebung von M. L.], und die Verstärkung dieser Effekte bei Patienten, die sich nach dem Urteil der Ärzte ›praktisch im Endstadium‹ befanden, wurde als ›Faktor‹ von potentieller klinischer Bedeutung angesehen.«[9]

Wichtig ist in diesem Zusammenhang, daß die sowjetischen Studien an Patienten mit einer Vielzahl verschiedener Tumoren durchgeführt wurden und über die ganze Breite des Spektrums zu positiven Ergebnissen führten. Die sowjetischen Forscher berichteten von Wirkungen gegen Tumoren wie gegen Kachexie. Nach Golds Auffassung könnten beide Wirkungen miteinander in Zusammenhang stehen:

Mit einem spezifischen antikachektischen Wirkstoff läßt sich auch die Krebserkrankung wirksamer bekämpfen. Denn die verheerenden Folgen dieser Krankheit gehen hauptsächlich auf zwei Ursachen zurück: Eindringen des Tumors in lebenswichtige Organe mit anschließender Zerstörung ihrer Funktion und Verfall des Körpers infolge von Kachexie und daraus resultierender Beeinträchtigung aller Körpersysteme. Jeder dieser Prozesse hat seinen eigenen Stoffwechselmechanismus, jeder läßt sich durch eine eigene Therapie behandeln, und jeder steht in einer gewissen funktionalen Wechselbeziehung zum anderen.[10]

Das National Cancer Institute (NCI) nahm die Ergebnisse der sowjetischen Studien ohne Begeisterung zur Kenntnis und hielt ihnen zwei frühere negative Untersuchungen aus den Vereinigten Staaten entgegen. Doch das Interesse von Ärzten und Patienten in den Vereinigten Staaten wuchs weiter an, und schließlich brachte das NCI sein offizielles Interesse an metabolischen und antikachektischen Untersuchungen zum Ausdruck, wobei es aufgrund seiner komplizierten und widersprüchlichen bürokratisch-politischen Strukturen einerseits deutlich machte, daß es die Möglichkeiten des Hydrazinsulfats anerkannte, andererseits aber die Bereitstellung weiterer Forschungsmittel erschwerte. Dabei ging es nicht nur um Hydrazinsulfat: Vielmehr stritt man innerhalb des Krebs-Establishments über die Frage, wieviel Aufmerksamkeit man Aspekten wie Energiehaushalt, Kachexie und Ernährungsfaktoren schenken sollte. Die Kräfte, die Ernährungsfragen und Hydrazinsulfat feindlich gesinnt waren, bildeten zwar eine Übermacht, aber die Opposition hatte sich immerhin den Status schulmedizinischer Achtbarkeit erworben.[11] Eine beträchtliche Ironie liegt darin, daß später – im Jahre 1990 – Krebsforscher die Kachexie zur »alleinigen Ursache« von zwei Drittel aller Krebstodesfälle erklären sollten.[12]

Die American Cancer Society nimmt die Hydrazinsulfat-Therapie von der Liste der unbewiesenen Methoden

1982 setzte die ACS Hydrazinsulfat von seiner Liste unbewiesener Methoden ab. Tatsächlich begannen die ACS-Vertreter sich zu fragen, ob die Aufnahme des Mittels in diese Liste zu ihren Glanztaten zählte. Am 17. Mai 1988 schrieb Sandy Rovner in der *Washington Post*:

Welche Umstände nun tatsächlich dafür verantwortlich waren, daß Hydrazinsulfat auf die Liste der American Cancer Society für »unbewiesene Methoden« kam, ist, wie, selbst die ACS einräumt, etwas unklar ... Dazu meint die Medizinsoziologin Helen Sheehan, Leiterin des Fortbildungsprogramms der ACS: »Ich nehme an, infolge der Atmosphäre, die in der Laetrile-Phase [Laetrile: ein Krebsmittel aus Aprikosenkernen, A. d. Ü.] entstand, legte der Ausschuß einen gewissen Übereifer an den Tag. Vermutlich hat Laetrile wesentlich zu dieser Atmosphäre beigetragen, und sie [die Patienten, die Laetrile nahmen] wendeten auch Hydrazin an. Das tun sie noch immer, und es gibt noch immer eine Vielzahl inoffizieller Kanäle, über die man auch außerhalb der klinischen Versuche an Hydrazin herankommt ...

Soweit ich Einblick in die früheren Verhältnisse habe, wurden an diese Abteilung, die einwandfreie Forschungsarbeit leistete, viele Dinge delegiert, darunter auch Sachen wie Kräuter, Tees und ähnliches, so daß alles ein bißchen in diesen Verdacht geriet.«[13]

Chlebowski berichtet von einer Verlängerung der Lebensdauer bei Lungenkrebs

Hydrazinsulfat hätte in den Vereinigten Staaten noch viele Jahre lang zu den vogelfreien Krebsmitteln gehören können, hätte sich seiner nicht der junge Wissenschaftler Rowan T. Chlebowski von der University of California in Los Angeles angenommen. Von Ralph Moss wissen wir, auf welch wunderbarem Umweg Chlebowski dazu kam, eine Forschungsarbeit über Hydrazinsulfat durchzuführen:

Chlebowski ist ein intelligentes, ernsthaftes und, nach eigenem Bekunden, loyales Mitglied des Krebs-Establishments. 1980 wollte er chemische Bluttests an Krebspatienten durchführen. Verständlicherweise waren nur wenige Patienten bereit, sich an Tests zu beteiligen, die nicht irgendeinen therapeutischen Nutzen versprachen. *Gleichzeitig riefen Patienten in dem Krankenhaus an, in dem er arbeitete, und baten verzweifelt um Hydrazinsulfat* [Hervorhebung von M. L.]. Deshalb beschlossen Chlebowski und seine Kollegen, mit dem Mittel einen klinischen Doppelblindversuch durchzuführen, während sie dadurch gleichzeitig die Möglichkeit erhielten, ihre chemische Blutstudie durchzuführen.»[14]

Diese und nachfolgende Studien von Chlebowski zeigten, daß Hydrazinsulfat dem Gewichtsverlust von Krebspatienten deutlich entgegenwirkt. 1987 berichtete das Chlebowski-Team in der Zeitschrift *Cancer*, sie hätten in früheren Untersuchungen nachgewiesen, daß Hydrazinsulfat metabolisch aktiv sei und die erhöhte Glukosebildung verringere, die man bei Krebspatienten mit Gewichtsverlust beobachten könne. Dann schrieben sie von klinischen Beobachtungen über »kurzfristige Einnahme von Hydrazinsulfat« durch Krebspatienten, die unter Gewichtsverlust litten. Dabei hielten 71 Prozent der Hydrazin-Patienten ihr Gewicht oder nahmen zu, während dies nur bei 53 Prozent in der Placebo-Gruppe der Fall war. 63 Prozent der Hydrazinsulfat-Gruppe zeigten größeren Appetit, hingegen nur 25 Prozent in der Placebo-Gruppe. In der Hydrazinsulfat-Gruppe ließen 77 Prozent eine erhöhte Kalorienaufnahme erkennen, dagegen nur 53 Prozent in der Placebo-Gruppe. Hinzu kam, daß 71 Prozent der Patienten, die Hydrazinsulfat bekamen, keinerlei toxische Nebenwirkungen verspürten und der überwiegende Rest nur unter Übelkeit und Schwindel von leichter bis mittlerer Stärke litt. Bei zehn Prozent der Hydrazin-Patienten wurde die Behandlung wegen »toxischer Effekte« abgebrochen. Allerdings ließen auch sechs Prozent der Placebo-Patienten das Mittel wegen »toxischer Effekte« absetzen.[15]

Doch die wirklich sensationelle Nachricht stand noch aus. In der Ausgabe des *Journal of Clinical Oncology* vom Januar 1990 berichteten Chlebowski und seine Kollegen vom Harbor Medical Center der University of California über eine Untersuchung von vielleicht historischer Bedeutung: Bei einem randomisierten kontrollierten klinischen Versuch an 65 Patienten mit fortgeschrittenem inoperablen nicht-kleinzelligen Lungenkrebs hat Hydrazinsulfat die Überlebensdauer merklich verlängert.[16] Dabei hat Hydrazinsulfat die beste zur Verfügung stehende chemotherapeutische Behandlung dieser sehr schwierigen Krebserkrankung ergänzt. Die Verlängerung der Lebensdauer wurde bei Patienten erreicht, die »völlig ambulant« behandelt wurden: Bei diesen Patienten verlängerte Hydrazinsulfat das Leben um einen Mittelwert von 328 Tagen gegenüber einem Mittelwert von 209 Tagen bei den Patienten, die nur Chemotherapie erhalten hatten. Die Autoren räumten ein, daß ihre Untersuchung aufgrund der geringen Stichprobengröße nicht endgültig sei, daß sie aber die Berechtigung der großen, an mehreren Krankenhäusern durchgeführten Untersuchungen von Hydrazinsulfat belege, die gegenwärtig durchgeführt werden.

Allerdings war dieser Bericht im *Journal of Clinical Oncology* von einem Leitartikel begleitet, in dem davor gewarnt wurde, den Ergebnissen zuviel Bedeutung beizumessen, weil die Stichprobe zu klein und die Methodologie zu mangelhaft sei [17] – ein Umstand, den Gold in einer der folgenden Ausgaben bissig kommentierte. Er verwies darauf, daß der Verfasser nicht erwähnt habe, daß bei mehr als der Hälfte der anderen Artikel in derselben Ausgabe dieser Zeitschrift Studien an weniger Patienten als bei der Chlebowski-Studie durchgeführt worden waren, sie trotzdem aber nicht für kritikwürdig befunden wurden. [18] »Indem dieser Leitartikel sich speziell die Hydrazinsulfat-Studie herausgreift, empfiehlt er das Mittel weiterhin der allgemeinen ›Skepsis‹, trotz der Fülle von Daten, die das Gegenteil vermuten lassen«, schrieb Gold.

Schluß

Um die Chlebowski-Studie über nicht-kleinzelligen Lungenkrebs richtig einzuordnen, sollten wir uns daran erinnern, daß in der sowjetischen Untersuchung der Nutzen von Hydrazinsulfat bei einer Vielzahl von Tumorarten beobachtet wurde, nicht nur bei einer der schwierigsten Krebserkrankungen, dem nicht-kleinzelligen Lungenkrebs. Deshalb ist vielleicht die folgende Frage erlaubt: Wenn in einem kontrollierten klinischen Versuch nachgewiesen wird, daß Hydrazinsulfat die Lebensdauer bei einer der schwierigsten Krebsarten beträchtlich verlängert, können dann Krebspatienten nicht vernünftigerweise davon ausgehen, daß sich der Nutzen (wie die sowjetische Studie nahelegt) auch für andere Krebsarten bestätigen läßt? Könnte darüber hinaus dieser Nutzen nicht auch verhältnismäßig sein, das heißt, könnten Patienten mit Krebserkrankungen, deren natürlicher Verlauf länger oder variabler ist, Nutzeffekte erwarten, die sich über eine längere Dauer erstrecken?

Aufgrund der derzeit vorliegenden Studien glaubt Gold, es sei am besten, wenn man Hydrazinsulfat von Beginn der Behandlung an verschreibt – noch bevor der Gewichtsverlust auftritt –, weil die Stoffwechselvoraussetzungen für den Gewichtsverlust ähnlich sind wie die für das Tumorwachstum. [19]

Der nächste Abschnitt der Hydrazinsulfat-Debatte wird durch die

Ergebnisse von drei Phase-III-Studien ausgelöst werden, die gegenwärtig vom NCI finanziert werden. Die erste, eine Untersuchung an Patienten mit nicht-kleinzelligem Lungenkrebs, ist ein umfangreicher kontrollierter klinischer Versuch, der an mehreren Krankenhäusern stattfindet und im Juli 1989 begonnen wurde. Für den zweiten, der seit April 1990 läuft und ebenfalls an Patienten mit nicht-kleinzelligem Lungenkrebs durchgeführt wird, sind die Mayo Clinic sowie die North Central Cancer Treatment Group (NCCTG) verantwortlich. In einer dritten Studie, die ebenfalls von der NCCTG und der Mayo Clinic unternommen wird und im August 1990 begann, untersucht man Daten aus den Mayo-Kliniken in den ganzen USA. Interessanterweise wird diese letzte Untersuchung an Patienten mit Dickdarm- und Mastdarmkrebs durchgeführt, der gegen eine Chemotherapie mit 5-Fluorouracil (5-FU) resistent ist. Deshalb ist das die einzige Untersuchung, welche die Wirksamkeit von Hydrazinsulfat ohne begleitende Chemotherapie ermitteln wird.

Hydrazinsulfat kostet nicht viel und ist wohl keine Substanz, mit der sich wissenschaftlicher Ruhm erwerben läßt oder Pharmaunternehmen große Gewinne machen können. Da es leicht zu bekommen war und Hoffnungen weckte, ohne allzu giftig zu sein, begannen es einige amerikanische Krebspatienten zu nehmen, konnten sie doch keine weiteren zwanzig Jahre auf ein endgültiges Urteil der wissenschaftlichen Gemeinschaft warten. Zwanzig Jahre, nachdem das Mittel vorgeschlagen wurde, haben die Patienten – trotz beträchtlicher vorklinischer und klinischer Anhaltspunkte für seinen Nutzen – immer noch Schwierigkeiten, sich Hydrazinsulfat auf legalem Wege zu beschaffen, obwohl man es relativ leicht auf dem Schwarzmarkt der alternativen Therapie bekommen kann. Heute wird es *endlich* den großangelegten, vom NCI finanzierten Studien unterzogen, die für eine vollständige wissenschaftliche Bewertung erforderlich sind.

Begonnen habe ich dieses Kapitel mit einem Vergleich der Außenseiterrolle, für die sich Stanislaw Burzynski entschieden hat, und dem Weg innerhalb der Schulmedizin, den Joseph Gold gewählt hat. Gold, der im Krebs-Establishment geblieben ist und sich an die Spielregeln gehalten hat, hat, wenn überhaupt, wenig wissenschaftliche Anerkennung für seine jahrzehntelange Arbeit geerntet. Trotzdem hat Gold, indem er sich gegen die Außenseiterrolle entschied, das Hydrazinsulfat der Anerkennung durch das Establishment erheblich nähergebracht als Burzynski seine Antineoplastone. Dabei hatten diese den großen Vorteil, daß bei ihnen von Anfang an alles für eine erfolgreiche Karriere auf dem Pharmamarkt sprach.

Bei Drucklegung dieses Buches zeigen sich erste negative Ergebnisse in den Hydrazinsulfat-Versuchen an mehreren Krankenhäusern. Gold und andere Vertreter der Behandlung reagieren auf diese Resultate mit dem Vorwurf, daß es schwerwiegende Mängel in der Studie gebe, ein Vorwurf, den die Forscher zurückweisen. So wird der nächste Abschnitt in der Auseinandersetzung über Hydrazinsulfat darin bestehen, die Einzelheiten dieser Studie und des über sie entbrannten Streits zu analysieren.[20]

Hydrazinsulfat ist in mehreren klinischen Studien untersucht worden. 1984 findet Chlebowski[21] bei 38 Krebspatienten in einer Doppelblindstudie eine verbesserte Glukosetoleranz (die Fähigkeit, im Übermaß angebotenen Zucker abzubauen) bei Patienten, die mit dreimal 60 mg Hydrazinsulfat behandelt werden. Die Verträglichkeit war gut. 1987 veröffentlicht er eine Doppelblindstudie an 101 intensiv vorbehandelten Krebspatienten, derzufolge er nach einem Monat Hydrazinsulfat-Gabe bei diesen Patienten einen geringeren Gewichtsverlust feststellte im Vergleich zu Patienten, die Placebos erhielten.[22] Bei 65 Patienten mit nicht-kleinzelligem Bronchialkarzinom, die mit einer Standard-Chemotherapie und zusätzlich Placebos oder Hydrazinsulfat behandelt werden, findet sich eine statistisch nicht-signifikante Lebensverlängerung von etwas mehr als 100 Tagen. Die Kalorienaufnahme und die Konstanz der Bluteiweiße waren bei den mit Hydrazinsulfat behandelten Patienten signifikant besser.[23] 1987 finden Tayek und Mitarbeiter bei zwölf Patienten mit Lungenkrebs in einer Doppelblindstudie eine Verbesserung des Eiweißstoffwechsels.[24]

Im Gegensatz zu diesen Studien, die einen Trend zur Wirksamkeit von Hydrazinsulfat zeigen, stehen neuere klinische Studien mit deutlich mehr Patienten, die keine Wirksamkeit von Hydrazinsulfat gefunden haben. Bei 127 Patienten der Mayo-Klinik mit metastasierendem kolorektalen Karzinom ist in der mit Hydrazinsulfat behandelten Gruppe keine Verbesserung des Überlebens oder der Lebensqualität im Vergleich zur Placebo-Gabe gefunden worden. Im Gegenteil, der nicht-signifikante Trend ging gegen das Hydrazinsulfat. In dieser Studie wurde keine weitere spezifische Therapie angewandt.[25] An 291 Patienten mit inoperablem nicht-kleinzelligen Bronchialkarzinom wurden zu einer Chemotherapie Hydrazinsulfat oder Placebos hinzugefügt. Diese Studie zeigte keinen Vorteil für Hydrazinsulfat – im Gegenteil, auch hier war die Lebensqualität in der Hydrazinsulfat-Gruppe schlechter als in der Placebo-Gruppe. Darüber hinaus traten unter Hydrazinsulfat vermehrt Nervenschäden auf.[26] Eine weitere Studie der Mayo-Klinik an 243 Patienten mit inoperablem nicht-kleinzelligen Bronchialkarzinom, die ebenfalls eine Chemotherapie mit Hydrazinsulfat / Placebo kombinierte, zeigte keinen Vorteil für Hydrazinsulfat; es ergab sich sogar ein nicht-signifikanter Trend zu schnellerem Fortschreiten des Tumors und kürzerer Überlebenszeit bei den Hydrazinsulfat-behandelten Patienten.[27]

Im Gegensatz zu den vorgestellten Ergebnissen aus methodisch guten Arbeiten stehen Untersuchungen des russischen Wissenschaftlers V. A. Filov[28–30] der positive Ergebnisse von Hydrazinsulfat an über 600 Patienten vorstellt. Diese drei Arbeiten haben aber mehr den Charakter von Fallsammlungen, sind nicht Placebo-kontrolliert und leiden dadurch erheblich in ihrer Aussagekraft.

In einem Telefonat, in dem Joseph Gold auf die Ergebnisse der drei großen klinischen Studien angesprochen wurde, erklärte er den Mißerfolg dieser Studien mit der Beobachtung, daß viele Patienten gleichzeitig mit Hydrazinsulfat auch Beruhigungsmittel eingenommen hätten. Die Wirkung von Hydrazinsulfat werde durch Beruhigungsmittel aber abgeschwächt. Daher halte er die negativen Ergebnisse für nicht stichhaltig. Joseph Gold hat im Internet eine Adresse, unter der er alle Studien zu Hydrazinsulfat zusammengestellt hat (http: / /www.ngen.com / hs-cancer /), aber die drei großen klinischen Studien, die gegen Hydrazinsulfat sprechen, sind dort nicht aufgeführt. Diese Einseitigkeit macht sehr skeptisch, da nur bestätigende Informationen aufgeführt werden.

Zusammenfassend ist Hydrazinsulfat nach dem gegenwärtigen Stand der Untersuchungen bei Patienten mit kolorektalem Karzinom und Bronchialkarzinom nicht in der Lage, die Lebensqualität zu verbessern oder das Überleben zu verlängern. Eine Wirksamkeit bei anderen Krebsarten wird durch diese Ergebnisse unwahrscheinlich. Ob die Wechselwirkung zwischen Hydrazinsulfat und Beruhigungsmitteln die negativen Ergebnisse erklärt, bleibt eine zur Zeit ungelöste Frage.

Anmerkungen

1 Ralph W. Moss, *The Cancer Industry*, New York, Paragon House, 1989, S. 188.

2 a. a. O., S. 188–189.

3 a. a. O., S. 189.

4 a. a. O., S. 189–190.

5 Manuel Ochoa u. a., »Trial of Hydrazine Sulfate in Patients with Cancer«, *Cancer Chemotherapy Reports Part 1*, 59 (6), S. 1151–1154.

6 Moss, *The Cancer Industry*, S. 192.

7 Joseph Gold, »Use of Hydrazine Sulfate in Terminal and Preterminal Cancer Patients: Results of Investigational New Drug (IND) Study in 84 Evaluable Patients«, *Oncology*, 32 (1975), S. 1–10.

8 Moss, *The Cancer Industry*, S. 194–195.

9 Joseph Gold, »Hydrazine Sulfate: A Current Perspective«, *Nutrition and Cancer*, 9 (2 & 3) (1987), S. 59–66.

10 ebd.

11 Moss, *The Cancer Industry*, S. 200–201.

12 Brett C. Sheppard u. a., »Prolonged Survival of Tumor-Bearing Rats with Repetitive Low-Dose Recombinant Tumor Necrosis Factor«, *Cancer Research*, 50 (1990), S. 3931.

13 Sandy Rovner, »For Cancer Drug, A Long Road to Recognition«, *Washington Post*, 17. Mai 1988.

14 Moss, *The Cancer Industry*, S. 206.

15 Rowan T. Chlebowski u. a., »Hydrazine Sulfate in Cancer Patients with Weight Loss«, *Cancer*, 59 (1987), S. 406–410.

16 Rowan T. Chlebowski u. a., »Hydrazine Sulfate Influence on Nutritional Status and Survival in Non-Small-Cell Lung Cancer«, *Journal of Clinical Oncology*, 8 (1990), S. 9–15.

17 S. Piantadosi, »Hazards of Small Clinical Rials«, *Journal of Clinical Oncology*, 8 (1990), S. 1–3.

18 Gold, »Hydrazine Sulfate in Non-Small-Cell Lung Cancer«, Brief an den Herausgeber, *Journal of Clinical Oncology*, 8 (1990), S. 1117–1118.

19 Joseph Gold, persönliche Mitteilung an den Autor, 12. November 1990.

20 Jeff Kamen, »Hope, Heartbreak and Horror«, *Omni*, September 1993.

21 Chlebowski, R. T., Heber, D., Richardson, B. und Block, J. B., »Influence of Hydrazine Sulfate on Abnormal Carbohydrate Metabolism in Cancer Patients with Weight Loss«, *Cancer Research*, 44 (1984), S. 857–861.

22 Chlebowski, R. T., Bulcavage, L., Grosvenor, M., Tsunokai, R., Block, J. B., Heber, D., Scrooc, M., Chlebowski, J. S., Chi, J., Oktay, E. u. a., »Hydrazine Sulfate in Cancer Patients with Weight Loss. A Placebo-Controlled Clinical Experience«, *Cancer*, 59 (1987), S. 406–410.

23 Chlebowski, R. T., Bulcavage, L., Grosvenor, M., Oktay, E., Block, J. B., Chlebowski, J. S., Ali, I. und Elashoff, R., »Hydrazine Sulfate Influence on

546 *Verlängert Hydrazinsulfat die Lebenserwartung von Krebspatienten?*
Nutritional Status and Survival in Non-Small-Cell Lung Cancer«, *Journal of Clinical Oncology*, 8 (1990), S. 9–15.

24 Tayek, J. A., Heber, D. und Chlebowski, R. T., »Effect of Hydrazine Sulfate on Whole-Body Protein Breakdown Measures by 14C-Lysine Metabolism in Lung Cancer Patients«, *Lancet*, 2 (1987), S. 241–244.

25 Loprizi, C. L., Kuross, S. A., O'Fallon, J. R., Gesme, D. H., Jr., Gerstner, J. B., Rospond, R. M., Cobau, C. D. und Goldberg, R. M., »Randomized Placebo-Controlled Evaluation of Hydrazine Sulfate in Patients with Advanced Colorectal Cancer«, *Journal of Clinical Oncology*, 12 (1994), S. 1121–1125.

26 Kosty, M. P., Fleishman, S. B., Herndon, J. E., Coughlin, K., Kornblith, A. B., Scalzo, A., Morris, J. C., Mortimer, J. und Green, M. R., »Cisplatin, Vinblastine, and Hydrazine Sulfate in Advanced, Non-Small-Cell Lung Cancer: A Randomized Placebo-Controlled, Double-Blind Phase III Study of the Cancer and Leukemia Group B«, *Journal of Clinical Oncology*, 12 (1994), S. 1113–1120.

27 Loprizi, C. L., Goldberg, R. M., Su, J. Q., Mailliard, J. A., Kuross, S. A., Maksymiuk, A. W., Kugler, J. W., Jett, J. R., Ghosh, C., Pfeifle, D. M. u. a., »Placebo-Controlled Trial of Hydrazine Sulfate in Patients with Newly Diagnosed Non-Small-Cell Lung Cancer«, *Journal of Clinical Oncology*, 12 (1994), S. 1126–1129.

28 Filov, V. A., Danova, L. A., Gershanovich, M. L., Ivin, B. A., Dement'eva, N. P., Breivis, P. V., Ragaishene, V. P., Kas'ianenko, I. V., Lisitsa, A. M., Mindlin, S. S. u. a., [»The Results of a Clinical Study of the Preparation Hydrazine Sulfate«], *Vopr. Onkol.*, 36 (1990), S. 721–726.

29 Filov, V. A., Gershanovich, M. L., Ivin, B. A., Danova, L. A., Gurchin, F. A., Naryshkin, A. G., Leshchinskii, V. I., Zemskaia, A. G., Nikiforov, B. M. und Breivis, P. V., [»Therapy of Primary Brain Tumors with Segidrin«], *Vopr. Onkol.*, 40 (1994), S. 332–336.

30 Filov, V. A., Gershanovich, M. L., Danova, L. A. und Ivin, B. A., »Experience of the Treatment with Sehydrin (Hydrazine Sulfate, HS) in the Advanced Cancer Patients«, *Invest New Drugs*, 13 (1995), S. 89–97.

Kapitel 23
Emanuel Revici – Wird seine einzigartige Therapie jemals einer wissenschaftlichen Prüfung unterzogen?

Der Arzt Emanuel Revici ist ein glänzender, unkonventioneller Krebsforscher und Therapeut, der der wissenschaftlichen Gemeinschaft das wissenschaftlich »offene« System einer unkonventionellen pharmakologischen Krebstherapie angeboten hat. Doch die wissenschaftliche Gemeinschaft hat das Angebot nie angenommen und sein System nie überprüft. Deshalb ist er eigene Wege gegangen und hat ein höchst persönliches theroretisches Gebäude entwickelt, das so umfangreich und kompliziert ist, wie man es bei unkonventionellen Krebstherapien nur selten antrifft.

Revici ist einer der interessantesten »großen« Vertreter unkonventioneller pharmakologischer Krebstherapien. Der geborene Rumäne – heute ist er Mitte neunzig und praktiziert noch immer in New York – hat im Laufe von Jahrzehnten eine ganz eigene Behandlungsform entwickelt, die er 1961 in einem umfangreichen medizinischen Werk beschrieben hat – *Research in Physiopathology as a Basis for Guided Chemotherapy with Special Application to Cancer.*[1]

Seine Ausbildung und Prägung hat Revici in einem besonders lebhaften Abschnitt der europäischen Medizin- und Wissenschaftsgeschichte erhalten. 1920 bekam er seinen medizinischen Doktortitel an der Universität Bukarest, wurde Dozent für innere Medizin, praktizierte von 1936 bis 1941 in Paris, floh vor den Nationalsozialisten nach Mexico City, wo er von 1942 bis 1946 ein Forschungsinstitut leitete, und kam 1947 nach New York. 1955 erwarb er ein kleines Krankenhaus in New York, das Trafalgar Hospital, wo er als onkologischer Chefarzt praktizierte, bis er es 1978 schließen mußte. Eine Zeitlang erfreute es sich mit seinem interessanten Forschungsprogramm eines gewissen Patientenzuspruchs, bis er es unter dem Druck der organisierten Medizin und der mit ihr zusammenarbeitenden Versicherungsgesellschaften aufgab. Interessant, aber wenig bekannt ist der Umstand, daß Revici Lawrence LeShan, dem Psychotherapeuten, der mit Krebspatienten ganz neue Wege ging, Gelegenheit gab, seine bahnbrechenden psychologischen Forschungsarbeiten am Trafalgar Hospital durchzuführen, nachdem die großen New Yorker

Krankenhäuser LeShans Bitte einhellig abgelehnt hatten. LeShan gehört zu den vielen Experten, die der Meinung sind, Revici habe mit
seinen unkonventionellen Krebstherapien zumindest einigen Patienten »etwas zu bieten«.[2]

Revicis biochemische Theorie

Revicis Theorie ist so komplex, daß nur wenige seiner Kollegen aus
Medizin und Chemie sie ganz verstehen können, was wohl zum Teil
erklärt, warum die wissenschaftliche Gemeinschaft Revicis Arbeit
nicht sehr gründlich überprüft hat. Doch die meisten Wissenschaftler, die sich mit seiner Theorie auseinandergesetzt haben, so Professor Gerhard Schrauzer von der University of California in San Diego,
halten ihn für ein »medizinisches Genie, einen hervorragenden Chemiker und außerordentlich kreativen Denker«.[3]

Da Revicis Theorie so umfassend ist, gilt sie nicht nur für Krebs,
sondern auch für viele andere Krankheiten, für die er Behandlungen
entwickelt hat. So bietet er Therapien für Juckreiz, Schlaflosigkeit,
Schwindelgefühl, Migräne und Gehörschäden an.[4] Ferner hat er
eine grundlegende Therapie für Strahlenverbrennungen vorgeschlagen (sehr wichtig für Krebspatienten), von der der Mediziner
Dwight L. McKee meint, sie sei »heute die einzige Behandlung, die
Heilung bei Strahlenverbrennungen verspricht«.[4] Auch für Osteo-
arthritis, rheumatoide Arthritis, Krämpfe, Variationen in der Pathogenese von Infektionskrankheiten, für die Blutungen am siebten
Tag nach Prostatektomien und plastischen Nasenoperationen sowie
die Verschlechterung des Gesundheitszustandes am siebten Tag von
Herzentzündungen entwickelte er Behandlungsformen. Schließlich
hat er Therapien konzipiert, von denen er behauptet, sie hülfen gegen Aids, Herzrhythmusstörungen, Crohn-Krankheit, Colitis,
nichtverheilte Brüche, Prostathypertrophie und, höchst bemerkenswert, Drogenabhängigkeit.[5]

Die Untersuchung der Lipide gehört zu Revicis innovativsten Beiträgen, und spätere Forschungsarbeiten, die diesem Ansatz folgten –
wobei sie Revicis Arbeiten weitgehend entsprachen –, trugen Bengt
Samuelsson 1982 einen Nobelpreis ein. Betrachten wir jetzt Revicis
Theorie und Praxis der Krebsbehandlung.

Revicis Beschreibung seiner Krebstherapie ist sehr kompliziert. Er
nennt seine Therapie eine »biologisch ausgerichtete Chemotherapie«. Dabei verwendet er, wie er sagt, Lipide (Fette) oder lipoide Sub-

stanzen mit besonderen Eigenschaften als biologische Leitfaktoren. In dem Bericht *Unconventional Cancer Treatments* des Office of Technology Assessment (OTA) wird Revicis Theorie wie folgt zusammengefaßt:

> Er glaubt, daß Tumorzellen ... ein biochemisches Merkmal gemeinsam haben – ein Ungleichgewicht in der normalen Lipidverteilung. Das ist für ihn zwar keine primäre Krebsursache, aber eine direkte Ursache für die Wirkung der Krebserkrankung auf den Stoffwechsel des Körpers. Er unterscheidet zwei allgemeine Muster lokaler und systemischer Auswirkungen der Lipid-Ungleichgewichte ... ein Muster ergibt sich aus einem Überschuß aus Fettsäuren, das andere kommt durch einen Überschuß an Sterinen zustande [beide Bestandteile von Lipiden oder Fetten].
>
> Ein relatives Übergewicht von Fettsäuren führt zu einem elektrolytischen Ungleichgewicht ... und einer alkalischen Umgebung in Tumorgeweben; Revici bezeichnet das als »katabole« Situation. Im entgegengesetzten Fall führt ein Übergewicht von Sterinen, so Revici, zu einer herabgesetzten Durchlässigkeit der Zellmembran ... was er als »anabole« Situation beschreibt. Patienten, bei denen Revici ein Übergewicht von Fettsäuren feststellt, werden mit Sterinen und anderen Wirkstoffen behandelt, die positive elektrische Ladungen besitzen und deshalb den negativ geladenen Fettsäuren entgegenwirken können. Stellt man bei Patienten hingegen ein Übergewicht von Sterinen fest, behandelt er sie mit Fettsäuren und anderen Wirkstoffen, welche die Stoffwechselwirkung von Fettsäuren erhöhen.[6]

Eine der besten Zusammenfassungen von Revicis Arbeit ist die 1985 erschienene Monographie von Dwight L. McKee, einem jungen Arzt, der einige Jahre lang mit Revici zusammengearbeitet hat. McKee erläutert das Organisationsprinzip, das nach Revicis Überzeugung aller Materie zugrunde liegt. Danach ist auf jeder Ebene der biochemischen Organisation ein primärer elektropositiver Teil an ein sekundäres elektronegatives Element gebunden. Diese Einheiten bilden im Organismus eine hierarchische Stufenfolge.[7]

Laut Revici gibt es zwei Kräfte in der Biochemie: *elektrostatische* und *quantenmechanische* Kräfte. Elektrostatische Kräfte streben nach Entropie (nach Trägheit und Ordnungsverlust), während Quantenkräfte die entropische Tendenz durch ein Streben nach Organisation ausgleichen. Die *katabolen* Tendenzen des Organismus

sind elektrostatisch oder entropisch, während die *anabolen* Prozesse
quantenmechanisch oder negentropisch sind (einen Ordnungszu-
wachs bringen). Normale biologische Prozesse bedeuten ein Gleichgewicht dieser Kräfte, während abnorme Biologie einen Überschuß
an anabolen oder katabolen Prozessen darstellt.[7]

So konnte Revici die Pathogenese einer Krankheit entweder als
anabol oder katabol charakterisieren. Seine Theorie führte zu der Erkenntnis, daß zwei Krankheiten auf den gleichen Wirkstoff gegensätzlich reagieren können, je nachdem, ob sie anaboler oder kataboler
Natur sind. McKee:

> Revici hat ein System entwickelt, mit dem man den anabolen
> oder katabolen Charakter einer Krankheit bestimmen und das
> man als Richtschnur für eine pathogenetisch angelegte Therapie
> verwenden kann. Dazu werden Leukozyten im Blut, Eosino-
> phile [Zellen oder Gewebestrukturen, die rasch von Eosin ge-
> färbt werden], Serumkalium, C-reaktive Proteine und vor allem
> verschiedene Urinanalysen wie Oberflächenspannung, pH, spe-
> zifisches Gewicht, Calcium- und Chloridausscheidung verwen-
> det ... Mit der Einteilung der *Wirkstoffe* nach ihrem anabolen
> oder katabolen Charakter hat er ein entscheidendes neues Kon-
> zept in die Pharmakologie eingeführt.[8]

Später hat Revici nachgewiesen, daß anabole und katabole Stoffe unter ultraviolettem Licht unterschiedliche Eigenschaften offenbaren;
anabole Wirkstoffe emittieren Energie, während katabole Substanzen Energie absorbieren.[9] Dieses Wechselspiel zwischen anabolen,
lichtabstrahlenden negentropischen Wirkstoffen und katabolen,
lichtschluckenden entropischen Wirkstoffen hat eine tiefe Wesens-
verwandtschaft mit der Unterscheidung zwischen Yin und Yang, der
weiblichen und der männlichen Kraft des Universums, in der östlichen Medizin. McKee meint dazu:

> Grundsätzlich geht Revici vom *anabolen Charakter der Weib-
> chen* in allen Tierarten aus, die sich bei seinen Untersuchungen
> als reich an Sterinen erwiesen, und dem *katabolen Charakter
> der Männchen*, bei denen er ein Übermaß an Fettsäuren fest-
> stellte. Er zeigte, daß diese Neigung für fast alle biologischen
> Prozesse gilt, sogar für die *Eigenschaften von Tumoren*, in de-
> nen sich eine Überzahl von *Sterinen bei Frauen* und von *Fett-
> säuren bei Männern* zeigt.[10] [Hervorhebung von McKee]

Von seiner Theorie der Krebsverursachung ausgehend, verwendet Revici anabole oder katabole Wirkstoffe als Antagonisten in der Behandlung von neoplastischen Wirkstoffen. Laut McKee hat Revici mit einer Anzahl solcher Präparate gute Ergebnisse erzielt: »Eine spezifisch antineoplastische Wirkung stellte er bei *fetthaltigen bivalent-negativen Selenpräpara*ten fest ... Besonders gute Ergebnisse erzielte er mit Selen, das in Tungöl oder anderen ungesättigten Fetten, entweder in diesen selbst oder ihren Triglyzeriden, enthalten ist.«[11] [Hervorhebung von McKee]

Im Fortgang seiner Forschungsarbeiten konnte Revici eine Vielzahl von Elementen in solche »Lipidhüllen« einschließen, die nach seiner Theorie den Wirkstoff direkt zum Tumor befördern, weil es eine Affinität zwischen diesen Läsionsstellen und der Konzentration »freier Lipide« gibt. Dazu McKee:

Das Ergebnis ist eine ganze Reihe von Wirkstoffen, deren Giftigkeit außergewöhnlich gering ist. Dank ihres Lipidcharakters wirken diese Stoffe spezifisch auf die Lipidbestandteile abnormer Herde [wie etwa Tumoren] ein ... Durch diese Methode hat Revici einen vollkommen neuen Bereich für die therapeutische Verwendung dieser Elemente erschlossen, besonders solcher, die zwar wirksam, aber sonst zu giftig sind.[12]

Nach vielen Tests zur Spezifität der Krebserkrankung eines Patienten entwirft Revici für jeden eine individuelle Chemotherapie. Gewöhnlich wird sie oral dargereicht und hat im großen und ganzen wenig Nebenwirkungen.

Wie der Ernährungstherapeut Max Gerson ist Revici der Meinung, daß man bei der Krebsbehandlung Salz vermeiden und verstärkt Kalium zuführen sollte, wendet sich aber gegen Virginia Livingstons Behauptung, daß »Bakterien ohne Zellwand« der Form *Progenitor cryptocides* Krebs verursachen. Da schließt er sich der schulmedizinischen Kritik an Livingston an und meint, die Bakterien seien »irrtümlich für ätiologische Faktoren der Krankheit gehalten worden, in Wirklichkeit aber nur assoziierte Mikroben, die durch die Einwirkung der ... in den Läsionen vorhandenen Lipide grundlegend verändert worden sind«.[13]

Urteile über Revicis Arbeit

Es gibt relativ wenige unabhängige Wissenschaftler, die in der Lage sind, Revicis System zu beurteilen, und eindeutige Stellungnahmen veröffentlicht haben. Einer von ihnen ist Gerhard N. Schrauzer, Professor im Fachbereich Chemie an der University of California in San Diego und einer der weltweit führenden Selen-Experten. Selen ist einer der Wirkstoffe, mit denen Revici, wie er behauptet, Erfolge in der Krebsbehandlung erzielt. Schrauzer, der die Auseinandersetzungen scheut, die sich aus der Erörterung von unkonventionellen Krebstherapien ergeben, fühlte sich trotzdem verpflichtet, sich 1986 mit einem Brief an das New Yorker Aufsichtskomitee zu wenden, als dieses beratschlagte, ob man Revici seine ärztliche Zulassung entziehen sollte.

Ich schreibe diesen Brief in meiner Eigenschaft als Krebsforscher, der Dr. Revicis Forschungsarbeiten und Leistungen gut kennt und hofft, daß Sie ihm seine ärztliche Zulassung nicht entziehen werden.

Seit mehr als einem halben Jahrhundert ist Dr. Revici nun in der Forschung tätig, und seit fast vierzig Jahren praktiziert er in New York. Tausende von Krebspatienten hat er untersucht und behandelt, und das oft über viele Jahre. Wenn sich seine Behandlungsmethoden von den derzeit anerkannten unterscheiden, so liegt das nicht zuletzt an seiner außergewöhnlichen Erfahrung im Umgang mit hoffnungslos Kranken, mit Patienten, die von der konventionellen Medizin aufgegeben werden und einer besonderen Betreuung bedürfen.

In seinem Bemühen, eine wirksamere Therapie zu entwikkeln, hat Revici in seinem Institut zahllose Experimente durchgeführt und die Ergebnisse 1961 in einem Buch veröffentlicht. *Nach eingehender Lektüre des Buches bin ich zu dem Schluß gelangt, daß Dr. Revici ein medizinisches Genie, hervorragender Chemiker und außerordentlich kreativer Denker ist.* [Hervorhebung von M. L.] Mir wurde auch klar, daß nur wenige seiner medizinischen Kollegen in der Lage sein würden, seinen Gedankengängen zu folgen, und deshalb nur zu bereit sein würden, seine Arbeit als unbedeutend abzutun. Da ich selbst mich beruflich sehr intensiv mit Selen beschäftige, will ich mich auf diesen Aspekt von Revicis Arbeit beschränken. Selenhaltige Medikamente wurden bereits 1911 in die Krebstherapie eingeführt, und zwar durch keinen geringeren als den großen Arzt August von Wassermann. Bei der Arbeit mit Versuchstieren konnte Wassermann zeigen, daß seine Selenverbindungen eine Kolliquationsnekrose fester Tumoren bewirken, damals ein Ereignis, von dem man noch nie gehört hatte und das als Riesenerfolg gefeiert wurde.

Doch Wassermanns Verbindungen waren so giftig, daß sie für die Behandlung menschlicher Krebserkrankungen nicht verwendet werden konnten. Dr. Revici gebührt das Verdienst, daß er pharmakologisch wirksame Selenverbindungen von sehr geringer Toxizität entdeckt hat. Das gleiche gelang Jahre später einem anderen großen Arzt, Dr. Klaus Schwarz, in Zusammenarbeit mit dem namhaften organischen Chemiker Dr. Arne Fredga an der Universität Uppsala. Das National Cancer Institute hat die Bedeutung von Selen erst in den letzten Jahren anerkannt. Muß man daraus nicht schließen, daß Dr. Revici seiner Zeit in diesem Falle vierzig Jahre voraus war? Das gleiche ließe sich von vielen anderen Forschungsergebnissen sagen, welche die Grundlage seiner Therapie bilden.

Wegen dieser Tätigkeit soll Dr Revici nun seine Zulassung als Arzt verlieren. Wenn das geschieht, wird die Folge sein, daß kein Arzt mehr irgendeine Neuerung wagt und alle sich nur noch strikt an die geltenden Regeln halten ... Deshalb bitte ich Sie, Ihre Entscheidung noch einmal zu überdenken, auch im Interesse seiner vielen Patienten, deren Leben von ihm abhängt.[14]

Robert G. Houston aus New York, einer der profiliertesten wissenschaftlichen Fürsprecher unkonventioneller Krebstherapien in den Vereinigten Staaten, schrieb 1987 in einer Würdigung von Revicis Arbeit:

Schrauzer, ... der weltweit führende Experte für Selen, hat ihn [Revici] als Pionier der klinischen Selenanwendung bezeichnet. 1948 begann Dr. Revici den Stoff in der Krebsbehandlung zu verwenden und hat in seinen medizinischen Werken über eine Reihe von Remissionen berichtet, die er mit Röntgenbefunden belegte ...
[Ferner] hat Revici Therapien für eine Vielzahl medizinischer Probleme entwickelt, unter anderem für Schmerzen ... Drogenabhängigkeit, Strahlenschäden ... und Aids ... Zu den vie-

len wichtigen wissenschaftlichen Beiträgen, welche die Medizin ihm verdankt, gehören unter anderem Veröffentlichungen in namhaften medizinischen Zeitschriften über die von ihm entdeckte antihämorrhagische Wirkung von n-Butylalkohol bei fortgeschrittenem Krebs ... und über die diagnostische Bedeutung von Veränderungen in der Oberflächenspannung von Urin ... 1950 wurde Revicis Bericht über seine Forschungsarbeiten zum Einfluß von Bestrahlung auf ungesättigte Fettsäuren auf dem International Congress of Radiology in London präsentiert; darin und in einer medizinischen Monographie ... beschrieb er zutreffend die Entzündungswirkung von Leukotrienen (trienisch konjugierten Fettsäuren) und ihre Entstehung aus Arachidonsäure, eine Forschungsrichtung, die Bengt Samuelsson Jahre später aufnahm ... und den Nobelpreis dafür erhielt ...

Einen unabhängigen klinischen Versuch zu Revicis Therapie führte in Belgien Professor Joseph Maisin durch, Direktor des Krebsinstituts an der Universität Löwen. Professor Maisin war ein namhafter Krebsexperte und Präsident der International Union Against Cancer [einer sehr angesehenen Krebsforschungsorganisation]. Nach seinem Bericht haben sich bei 75 Prozent der zwölf im Endstadium befindlichen Krebspatienten, die Revicis Medikamente erhielten, sehr deutliche Verbesserungen eingestellt – Tumorrückbildung, Verschwinden von Metastasen, Stillstand von Blutungen. Und erstaunlicherweise vermochten gelähmte Patienten wieder zu gehen (Maisin, 1965) ...

Dr. Revicis These, daß Lebertran-Fettsäuren gegen Krebs wirken ... wurde 1987 beim Seminar der American Cancer Society für Wissenschaftsautoren bestätigt, wo Dr. Otto Plescia, Professor für Immunchemie an der Rutgers University, erklärte, eine Ernährung reich an »Omega-3-Fettsäuren, die in bestimmten Fischölen vorkommen, verringert das Brustkrebsrisiko«.[15]

Houstons positive Bewertung von Revicis Arbeit bestätigte ein weiterer amerikanischer Wissenschaftler, der ein Fachmann auf dem Gebiet von Krebs und Chemie ist und nur bereit war, sich über Revici zu äußern, nachdem ich ihm Anonymität zugesichert hatte. Es handelt sich um einen Forscher europäischer Herkunft, der auf seinem Gebiet große Achtung in der internationalen Fachwelt genießt.

Die Personen, die Revici kritisieren, wie er heute ist, lassen ihm keine Gerechtigkeit widerfahren. Denn obwohl er bereits 95 Jahre alt ist, praktiziert er noch – ein Problem, das nicht auf Vertreter der alternativen Medizin beschränkt ist. Wie kann er da noch sein, was er in den sechziger Jahren war, auf der Höhe seiner Leistungsfähigkeit? Man muß Revici im Rahmen der europäischen Tradition, der europäischen Medizin und Krebstherapie, im Zeitraum von 1870 bis 1960 beurteilen. In Europa haben Ärzte weit mehr Freiheit zu Neuerungen ... In Wahrheit ist Revici gar kein Vertreter der alternativen Therapie, sondern der Erfinder einer ungiftigen Chemotherapie. Sein Verbrechen bestand darin, daß er Chemikalien verwendete, die man für zwei Dollar das Pfund bekommt, etwa Epochlorhydrat, das in vielerlei Hinsicht alkylierenden Wirkstoffen ähnelt.

Beispielsweise ist seine Theorie der anabolen und katabolen Krebserkrankungen sehr ansprechend und gar nicht so sonderbar. Aus deutschen Forschungsarbeiten weiß man, daß einige Krebserkrankungen in der Tat anabol sind. Revici sagt, daß es zwei Arten von Krebspatienten gibt. Der eine ist ein gesunder Bursche, der 200 Pfund wiegt und fast zu gesund aussieht. Revici sagt, sein Krebs sei häufig anabol. Der andere ist ein blasser, schmächtiger Bursche zwischen siebzig und achtzig, von dem Revici meint, sein Krebs sei häufig katabol. Im Prinzip schlägt Revici vor, diese beiden Personen unterschiedlich zu behandeln. Ich finde das überzeugend.

Tragisch ist, daß Revici wohl einige der besten Aspekte seiner Arbeit mit ins Grab nehmen wird, weil seine Therapie in den Händen anderer möglicherweise nicht so gut funktionieren wird wie in den seinen. Er ist nämlich zugleich ein guter Arzt und Chemiker und deshalb in der Lage, diese Beziehungen zwischen Medizin und Chemie in einer Weise zu nutzen, wie es andere ohne seine Ausbildung und Erfahrung wohl kaum können.

Doch der Grund, warum ich mich nicht öffentlich dazu äußern mag, sind die amerikanischen Verhältnisse, die so beschaffen sind, daß man sich mit solchen Äußerungen nur in die Nesseln setzen kann ... Ich habe diese amerikanische Engstirnigkeit satt, die es kreativen Ärzten wie Revici fast unmöglich macht, so zu arbeiten, wie es Leute ihres Formats in Europa tun. Hier erwartet man vom Arzt, daß er sich einfach an Anweisungen hält.

Natürlich besteht das eigentliche politische Problem bei Revici darin, daß er seine Medikamente selber zubereitet, und da gibt es gute Gründe für die gesetzlichen Einschränkungen: Stellen Sie sich vor, jeder Arzt dürfte sich seine Medikamente selber zusammenmixen. Doch nach meiner Auffassung ist Revici eine Art moderner Paracelsus, und wissen Sie, warum Paracelsus schließlich aus Nürnberg vertrieben wurde? Weil die Zunft der Apotheker darauf bestand, die ihm vorwarf, daß er seine Medikamente selbst mixte.[16]

Also sowohl Schrauzer, ein international geschätzter Forscher, als auch mein anonymer Briefpartner, beide von europäischer Herkunft und untadeligem wissenschaftlichen Ruf, stellen Revicis Arbeit durchaus positiv dar, so daß sie den Eindruck von Houstons äußerst günstiger Zusammenfassung der Revicischen Leistungen verstärken und deutlich machen, wie sinnvoll eine nähere Prüfung dieser Methoden wäre.

Dwight McKee, der Verfasser jener Monographie über Revicis Arbeit, aus der ich oben zitiert habe, hat sechs Jahre lang, von 1979 bis 1985, mit Revici zusammengearbeitet. McKee, der sich eingehend mit unkonventionellen Krebstherapien beschäftigt, bewegt sich aber weitgehend auf dem Boden der Schulmedizin. Im September 1990 bat ich McKee telefonisch, seine Eindrücke von Revicis Arbeit zusammenzufassen.

McKee glaubt, wie er sagte, daß viele der von Revici benutzten pharmakologischen Substanzen bei der Krebsbehandlung wirken und »wesentlich ungiftiger sind« als herkömmliche Chemotherapeutika. Seiner Meinung nach ist Revicis dualistisches Modell der Wirkung von pharmakologischen Stoffen zutreffend und eine Voraussetzung zum Verständnis der Reaktionen verschiedener Patienten auf verschiedene Chemotherapeutika, obwohl Revici das Modell etwas überstrapaziere. Recht hat Revici auch, wie McKee meint, wenn er die Lipidhaltigkeit von Medikamenten und ihre Wechselwirkungen mit bösartigen Tumoren betone.

In den Jahren seiner Zusammenarbeit mit Revici glaubt McKee die besten Ergebnisse bei Gehirntumoren gesehen zu haben – wo Revici vollständige Remissionen erreicht habe, einige mit einer Dauer von zwanzig Jahren. McKee berichtet, Revici habe auch eine eindrucksvolle Stabilisierung bei einigen Bauchspeicheldrüsentumoren erreicht, so daß sich die Überlebensdauer auf fünf Jahre verlängert habe. Bei Lungenkrebs hat McKee ebenfalls deutliche Wirkungen, wenn auch keine Heilerfolge beobachtet, vor allem in den Fällen, wo man bei kleinzelligem Lungenkrebs die Therapie mit Bestrahlung kombinierte. Lymphome hätten, so McKee, eindeutig auf Revicis Behandlung reagiert. Bei Brustkrebs habe es keine große Zahl erkennbarer Erfolge gegeben. »Sein Lebenswerk ist eine reiche Goldader, die darauf wartet, erschlossen zu werden«, meinte McKee.

Revicis Kritiker

Ein Hauptpunkt der Kritik an Revici, die man von seinen Patienten und seinen Kollegen in der unkonventionellen Krebstherapie hört, ist die schlechte Organisation seines Dienstleistungssystems. Wenn wir auf unsere Unterscheidung zwischen Arzt, Therapie und Dienstleistung zurückgreifen, so müssen wir zu dem Schluß gelangen, daß der Therapeut zweifellos ein Mann von hoher wissenschaftlicher Begabung ist und seine Therapie wissenschaftlich interessant ist und von vielen Menschen – darunter auch einigen namhaften Wissenschaftlern – anerkannt wird, wenn sie auch von unabhängigen Forschern noch nicht systematisch überprüft wurde, daß aber die Dienstleistungsseite dieser Therapie erheblich zu wünschen übrig läßt.

Revicis Patienten berichten, daß sie in überfüllten Wartezimmern unter chaotischen Bedingungen stundenlang auf ihre Medikamente warten. Einige Patienten haben über schlechte Ergebnisse geklagt, wenn sie ihre medizinische Versorgung und ihre pharmakologische Behandlung Revicis Obhut anvertrauten. Hier wenden Revicis Fürsprecher ein, daß er ein vollständig ausgerüstetes Krankenhaus aufgebaut und geleitet hat, bis ihn die organisierte Medizin – im Zusammenspiel mit Versicherungsgesellschaften – dazu zwang, es zu schließen. Ohne Krankenhaus stand Revici nur noch vor der Wahl, seine ärztliche Praxis aufzugeben oder sie fortzusetzen, so gut es ihm die veränderten Umstände und sein Alter erlaubten. Die Tatsache, daß Hunderte von Patienten ihn auch weiterhin aufsuchten, schuf die Bedingungen, über die sich die Patienten beklagen.

Ein zweiter Kritikpunkt wird von einem bekannten forschungsorientierten Wissenschaftler vorgebracht. Er ist sowohl Vertreter einer alternativen pharmakologischen Therapie *als auch* Arzt und hat sich eingehend mit Revicis Arbeit beschäftigt. Revici wirft er vor, daß dieser die Rezepturen seiner therapeutischen Wirkstoffe ständig verändere, so daß noch nicht eine einzige Zusammenstellung von Rezepturen vernünftig überprüft werden konnte. Der Wissenschaftler: »Irgendwann muß man ein bestimmtes Rezept aufstellen und es einem klinischen Versuch unterziehen.« Dieser Arzt, der Revici gut kennt, glaubt, daß dieser die Medikamente so häufig verändert, daß er manchmal »Placebo-Effekten nachjagt«. Allerdings ist der Kollege auch fest von der Wirksamkeit einiger von Revicis Therapien überzeugt.

Der dritte Kritikpunkt betrifft nicht Revici allein, sondern den gesamten amerikanischen Wissenschaftsbetrieb. In erster Linie ist Revici ein großer Systematiker, ein Mann von beeindruckenden Verstandeskräften, den Robert Houston wegen des Umfanges und der Breite seiner Arbeit den »Nikola Tesla der Medizin« nannte.[17] Wäre Revici bei einigen seiner vielversprechendsten Forschungsgegenstände geblieben, hätte er wiederholt in den schulmedizinischen Zeitschriften veröffentlicht, die ihm ursprünglich offenstanden, und hätte er so einen verzweigten Forschungsansatz von unzweifelhafter Bedeutung geschaffen, der die Überprüfung durch andere Forscher herausgefordert hätte, wäre er heute sicherlich ein ganz wichtiger Mann in der Medizin.

Statt dessen treibt es Revici rastlos, die fernsten Grenzen der Medizin zu erkunden, ohne daß er sich die Zeit nimmt und die Geduld aufbringt, den Spielregeln der Wissenschaft zu folgen. Mit seinem 1961 veröffentlichten Hauptwerk legte er hinreichend Zeugnis für die Tiefe und Breite seines Denkens ab. Leider hat seine Arbeit wenige Wissenschaftler zu einer Überprüfung veranlaßt – wohl nicht zuletzt wegen der Feindseligkeit, die ihm aus der organisierten Medizin entgegenschlug.

Golds Arbeit über Hydrazinsulfat gehört heute zur Schulmedizin. Burzynskis Arbeit über Antineoplastone bewegt sich am Rande der Schulmedizin und driftet langsam in sie hinein. Doch Revicis umfangreiche Lebensleistung bleibt völlig außerhalb dieses Bannkreises. Was eher unser Schaden sein dürfte.

Anmerkungen

1 Emanuel Revici, *Research in Physiopathology as a Basis of Guided Chemotherapy with Special Application to Cancer*, New York, American Foundation for Cancer Research, 1961.

2 Lawrence LeShan, persönliche Mitteilung an den Autor, Januar 1988.

3 Gerhard N. Schrauzer, Brief an das New Yorker Aufsichtskomitee, 14. Februar 1986.

4 Dwight L. McKee, »Emanuel Revici: A Review of His Scientific Work«, Institute of Applied Biology monograph, New York, 1985, S. 4.

5 a. a. O., S. 8–18.
6 Congress of the United States Office of Technology Assessment, *Unconventional Cancer Treatments*, Washington, U. S. Government Printing Office, September 1990, S. 115–116.
7 McKee, »Emanuel Revici«, S. 2.
8 ebd.
9 ebd.
10 a. a. O., S. 10.
11 a. a. O., S. 14.
12 ebd.
13 a. a. O., S. 9–15.
14 Gerhard N. Schrauzer, Brief an das New Yorker Aufsichtskomitee, 14. Februar 1986.
15 Robert G. Houston, *Repression and Reform in the Evaluation of Alternative Cancer Therapies*, Washington, Project Cure, 1989, S. 30–33. Vitamin-A-Vorstufen, wie sie Revici verwendet hat, sind heute Gegenstand eines größeren Forschungsprojektes des National Cancer Institute.
16 Anonym, Privatkorrespondenz mit dem Autor, 1991.
17 Houston, *Repression and Reform*, S. 31.

TEIL VI
Mit Krebs leben

Kapitel 24
Mit Krebs leben

Seit den frühesten Anfängen der Menschheit wissen kluge Leute, daß es eine hohe Kunst ist, ein erfülltes Leben zu führen, vielleicht die höchste Kunst überhaupt. Wie alle Künste ist auch die zu leben ein schöpferischer Akt, der von uns verlangt, disziplinierte Fertigkeiten zu entwickeln. Und eine der schwierigsten Aufgaben besteht darin, Möglichkeiten zu entdecken, wie wir Leid und Unglück bewältigen können. Deshalb kann es zu einer wichtigen Aufgabe werden, daß wir lernen, auf zufriedenstellende Weise mit dem Krebs zu leben, eine Aufgabe, der wir häufig eine wertvolle neue Lebensperspektive verdanken.

Avis, eine junge Frau, die eine Freizeit des Commonweal Cancer Help Program besuchte, lebte seit vielen Jahren mit einem rezidiven Schilddrüsenkrebs. Sie war eine neunzehnjährige Studentin, als man die Erkrankung diagnostizierte und ihr mitteilte, daß kein Grund zur Sorge bestehe – der Behandlungserfolg sei sicher. Trotzdem erlitt sie eine Reihe von immer schwereren Rückfällen, und nun befand sich ihre Krebserkrankung in einem lebensbedrohlichen Stadium. Immer schmerzhafter waren die Behandlungen geworden, denen sie sich unterziehen mußte, und die dafür erforderlichen Medikamente hatten über längere Zeiträume ihr Empfinden, wer sie eigentlich sei, buchstäblich aufgelöst.

Avis war eine erstklassige Sportlerin mit vielen Fähigkeiten auf diesem Gebiet. Eines der Dinge, um die sie der Krebs gebracht hatte, war die Möglichkeit, an sportlichen Wettkämpfen teilzunehmen. Gleichzeitig war die Aussicht auf noch mehr Schmerzen und noch mehr medizinische Verfahren mehr, als sie glaubte ertragen zu können. Im Laufe des einwöchigen Programms gelangte sie zu der Einsicht, daß auf der einen Seite der Mut und die Kraft, die sie zu einer guten Sportlerin gemacht hatten, und auf der anderen Seite der Mut und die Kraft, die sie brauchte, um jetzt ihren Kampf durchzustehen, eine tiefe Verwandtschaft erkennen ließen. Ihr wurde klar, daß genauso, wie ihr Leben als Sportlerin ein höchst schöpferischer persönlicher Akt gewesen war, nun auch ihr Leben mit dem Krebs auf ihre tiefsten Kraftquellen angewiesen war.

An irgendeinem Punkt der Begegnung mit dem Krebs erkennen viele Menschen, daß es um weit mehr geht als um die Wahl und Durchführung von Behandlungen. Für die meisten Menschen, denen eine ernste Krebsdiagnose gestellt worden ist, wird das Leben nie wieder sein, was es einmal war, selbst wenn die Behandlung erfolgreich und die Wahrscheinlichkeit eines Rückfalls gering ist. Die Kunst, unter solchen Umständen zu leben, bedeutet, daß man eine Möglichkeit findet, mit den unumgänglichen Schmerzen und Verlusten zu leben, daß man eine Möglichkeit findet, die Ängste und Belastungen zu bewältigen oder sogar umzuwandeln, die sich unvermeidlich einstellen, und daß man herausfindet, ob inmitten der Schmerzen, Verluste, Ängste und Belastungen nicht auch etwas Wertvolles – etwas, was das Leben bereichert – erkennbar wird. Die Ewige Philosophie lehrt uns, daß uns das Leben inmitten von Leid und Mühsal einige seiner schönsten Geschenke macht.

Probleme des Lebens mit dem Krebs

Auf den folgenden Seiten will ich versuchen, ein Gelände abzustecken, das in Wirklichkeit ohne Grenzen und markante Orientierungspunkte ist – nämlich die Probleme zu beschreiben, denen sich Menschen gegenübersehen, wenn sie mit dem Krebs leben müssen. Da kein Leben wie das andere ist, läßt sich eine Liste gemeinsamer Probleme schwer zusammenstellen und noch schwerer erörtern.

Dennoch will ich es versuchen. Ich habe eine Liste zusammengestellt mit den Problemen, die mir Betroffene in den letzten zehn Jahren am häufigsten geschildert haben. Ich habe die Liste in zwei Kategorien unterteilt – Probleme, die direkt mit der Krebserkrankung zu tun haben, und Lebensprobleme, die in der Vorstellung des Patienten möglicherweise gar nicht mit der Erkrankung oder ihrer Prognose verknüpft sind. Diese Unterscheidung ähnelt in gewisser Weise der zwischen dem biologischen Prozeß des Krebses als *Krankheit* und der menschlichen Erfahrung des Krebses als *Erkrankung*, die wir in Kapitel 2 betrachtet haben. Allerdings sind in beiden Kategorien Probleme enthalten, die sowohl die Krankheit als auch die Erkrankung betreffen. Doch die zweite Kategorie erweitert das Bezugssystem, so daß es die menschliche Erfahrung der Erkrankung in ihrer Wechselbeziehung zur Erfahrung anderer Lebensbereiche erfaßt.

Zu den Lebensproblemen, die mit dem Krebs selbst und seiner Behandlung zu tun haben, gehören:

1. Wie reagiert man auf die Krebsdiagnose?
2. Wie wird man mit den Schwierigkeiten fertig, vor die einen die Entscheidung zwischen verschiedenen Behandlungen stellt?
3. Wie bewältigt man das Trauma der bevorstehenden oder stattfindenden Behandlung?
4. In welcher Beziehung steht man zu seinem Arzt, und wie bewältigt man die Probleme in der Kommunikation mit ihm?
5. Wie lebt man mit der Möglichkeit eines Rückfalls oder der Diagnose eines Rückfalls?
6. Wie lebt man mit dem Fortschreiten der Krebserkrankung, das sich entweder in diagnostischen Tests oder als körperliche Erfahrung manifestiert?

Zu den Lebensproblemen, die Sie *vielleicht* mit dem Krebs in Zusammenhang bringen *oder auch nicht*, gehören:

1. *Derzeitige Beziehungen*: mit Kindern, mit dem Partner, mit Eltern, mit Freunden, mit Kollegen; Probleme mit Sexualität und Nähe.
2. *Frühere Beziehungen*: Unglück, Trauma oder Mißbrauch in der Kindheit; frühere Probleme mit Eltern oder Partnern; Trauer über den Tod eines nahestehenden Menschen; und Trauer über Verlust oder Scheidung.
3. *Arbeit*: Einstellungen von Kollegen, Einstellungen von Vorgesetzten, Zufriedenheit mit dem Beruf, das Festhalten am Arbeitsplatz aus finanziellen oder versicherungstechnischen Gründen, Belastungen am Arbeitsplatz, die möglicherweise zur Krebserkrankung beigetragen haben, und der Verlust einer Arbeit, die für einen Bedeutung hat.
4. *Finanzen*: Verlust des Arbeitsplatzes, Verlust des Einkommens, Verlust der Versicherung und Auseinandersetzungen mit der Versicherung.
5. *Tägliche Gewohnheiten*: Einschränkungen in der Fähigkeit, für sich selbst oder die Familie zu sorgen; Einschränkungen in der sportlichen Betätigung oder anderen Gesundheitsgewohnheiten; Einschränkungen der täglichen Freuden – Essen, Trinken, Rauchen – und Einschränkungen in Mobilität und Energie.
6. *Umgebung und Wohnen*: Plötzlicher Wohnungswechsel, Trennung von Freunden, Leben in belastender oder unange-

nehmer Wohnung und das Gefühl, daß Sie anders wohnen
sollten.

7. *Bekanntenkreis*: das Empfinden, aus dem lebendigen Zu-
sammenleben mit Freunden und Nachbarn herausgerissen
zu sein, Verlust des Bekanntenkreises durch Umzug, Wohnen in einer abgelehnten oder belastenden Nachbarschaft
und das Gefühl, man sollte in einer anderen Nachbarschaft
leben.

8. *Kreatives Leben*: Einschränkungen oder Verlust von Fähigkeiten in Bereichen, in denen Sie ihre kreativen Bedürfnisse
oder Ihr wahres Selbst besonders gut ausdrücken können.

9. *Psychologische Aspekte*: Moral, Selbstachtung, die Fähigkeit
zu klarem Denken, Selbstbeherrschung, Veränderungen von
Wertvorstellungen und Wahrnehmungen sowie die Notwendigkeit, sich mit einer lebensbedrohenden Erkrankung
einzurichten.

Der Krebs ist nicht immer das größte Problem

Nachdem ich begonnen hatte, Krebspatienten zu beraten, brauchte
ich eine gewisse Zeit, um zu erkennen, daß *Menschen, bei denen
Krebs festgestellt worden ist, ihre Erkrankung oft nicht als das
größte Problem erleben, mit dem sie zu tun haben.* Manchmal ist da
ein größeres Leid – der Tod eines Partners, eine Scheidung, ein Kindheitstrauma, der Verlust des Arbeitsplatzes oder eine andere Schwie-
rigkeit, für die der Betroffene mehr Zeit und Energie braucht als für
das, was dem Außenstehenden als das zentrale Lebensproblem erscheinen will: der Krebs.

Oben habe ich von dem Arzt berichtet, der mit einem lebensbedrohenden rezidiven Blasenkrebs nach Commonweal kam, diesen aber
keineswegs als sein größtes Leid empfand. Vielmehr stand im Mittelpunkt seines Lebens die Trauer um seine Frau, die an einem degenerativen Nervenleiden gestorben war. Um sie pflegen zu können,
hatte er freiwillig auf eine kurative Operation verzichtet, die ihn
daran gehindert hätte, die letzten Monate an ihrem Krankenbett zu
verbringen. Statt dessen hatte er sich für eine Behandlung entschieden, die wahrscheinlich bedeutete, daß er an seiner Krebserkrankung
sterben würde. Als er nach Commonweal kam, hatte er keine Angst
vor dem Tod und hielt es, wahrscheinlich zum erstenmal in seinem
Leben, für möglich, daß er nach dem Tode wieder mit seiner Frau

vereint sein könnte. Der Verlust eines Partners oder eines Kindes kann die Einstellung eines Menschen zum eigenen Tod unwiderruflich verändern. Für einige Menschen, so diesen Arzt, kann der Tod tatsächlich ein Tor bedeuten, das sich öffnet, das sie von diesem Leben befreit – und vielleicht den Zugang zu einer anderen Welt erschließt –, das sie jedenfalls bereitwillig durchschreiten.

Der Umstand, daß *andere Probleme im Leben möglicherweise von größerer Bedeutung sind als die Krebserkrankung*, ist sehr wichtig für den Patienten und für die Menschen, die für ihn sorgen und nach Möglichkeiten suchen, ihn zu heilen. Daraus folgt für alle Ärzte, Schwestern, Angehörige und Freunde, die einem Krebspatienten helfen möchten – oder auch für diesen selbst –, daß sich unter Umständen die für den Betroffenen wirksamste Hilfe auf ein Problem richtet, das, wenn überhaupt, nur wenig mit der Krebserkrankung zu tun hat.

Selbst in der häufigeren Situation, daß andere Lebensprobleme *nicht* so wichtig sind wie der Krebs, wird sich die Hilfe für diese anderen Probleme oft leichter bewerkstelligen lassen. Wenn wir uns auf die lösbaren Probleme im Leben eines Krebspatienten konzentrieren, verringern wir möglicherweise die Belastungen, unter denen er leidet, so daß er mehr Energien für die Auseinandersetzung mit seiner Erkrankung mobilisieren kann. Wie wir gesehen haben, kann Streß zur Entstehung und Fortentwicklung mancher Krebsarten beitragen, so daß die Auseinandersetzung mit Problemen, die Streß verursachen, den Krankheitsverlauf beeinflussen kann.

Krebs als Wendepunkt

Neben der Erleichterung, welche die Hilfe bei der Heilung bestimmter Probleme bringt, läßt sich häufig noch mehr dadurch bewirken, daß man »Metastrategien« entwickelt, mit deren Hilfe ein Krebspatient seine Einstellung zu ganzen Bereichen von Lebensproblemen verändern kann. Oft gehört zu diesen Metastrategien die Erkenntnis des Patienten, daß der Krebs, wie Larry LeShan sagt, einen »Wendepunkt« darstellt. Auf ganz subjektive Weise kann der Krebspatient den Schock des Wendepunktes nutzen, um eine grundsätzliche Neubewertung dessen vorzunehmen, was in seinem Leben Bedeutung hat und was eher zweitrangig ist.

Bei vielen Patienten vollzieht sich diese Neubewertung ganz spontan. Wie sie berichten, verlieren jetzt viele Probleme an Bedeutung,

die sie früher ganz in Anspruch genommen haben, renken sich viele
Beziehungen ein, die früher problematisch für sie waren, und hat die
Veränderung der Prioritäten ihr Leben in vielerlei Hinsicht verbes-
sert, so daß sie jetzt mehr Kraft haben, sich mit den Realitäten der
Krankheit und der Behandlung auseinanderzusetzen.

Meist ist der Wechsel der Lebensprioritäten nach einer Krebsdiagnose von einem Vorgang begleitet, den die Patienten als Bewußtseinswandel beschreiben. In der Regel schildert der Krebspatient die
Veränderung als Entstehung eines weiteren, höheren oder umfassenderen Bewußtseins. Im Zusammenhang mit spirituellen Krebstherapien haben wir diesen Wandel in Kapitel 9 erörtert. Ob man
diese Veränderung nun als spirituell empfindet oder nicht, ist un-
wichtig. Wichtig ist, daß man den Bewußtseinswandel als die entscheidende Voraussetzung für die Lösung alter Lebensprobleme begreift.

Dieser Bewußtseinswandel ist etwas anderes als die einfache Neubewertung dessen, was zählt im Leben. Häufig findet der Wandel
kurz nach der Krebsdiagnose – oder der Diagnose eines Rückfalls –
statt und läßt die Welt buchstäblich anders aussehen. Betroffene beschreiben das Geschehen vielfach als völlig neue Sichtweise; es sei,
sagen sie, als würden sie die Welt zum erstenmal erblicken. Sie erleben die Natur als ungeheuer farbig, Angehörige und Freunde als
kostbar, das Leben selbst als heilig. Dieser ungewöhnliche Bewußtseinszustand erleichtert ihnen die Neubewertung ihrer Lebensprioritäten. Wenn dann die Behandlung Erfolg hat oder zumindest eine
dauerhafte Remission bringt, hat der besondere Bewußtseinszustand
häufig keinen Bestand, und das gewöhnliche Lebensgefühl stellt sich
wieder ein. Während die neuen Lebensprioritäten das Ende der Krise
durchaus überdauern können, sind viele Patienten traurig über den
Verlust des ungewöhnlichen Bewußtseinszustands, der sich in der
Krisenzeit einstellte, als das Leben ihnen heilig erschien.

Wenn der Krebs wieder auftritt und man dem Patienten mitteilt,
daß es nach menschlichem Ermessen keine erfolgreiche Therapie
mehr gibt, stellt sich auch das erhöhte Bewußtsein wieder ein. Es
bleibt nicht selten, solange sich das Leben in der Schwebe zu befinden
scheint, doch wenn eine weitere dauerhafte Remission eintritt, kehrt
das Bewußtsein meist erneut in seinen Normalzustand zurück.

Zwar können einige Menschen den erhöhten Bewußtseinszustand
beibehalten, doch in der Regel bewegt er sich für den Rest ihres Lebens von einer Grundverfassung aus wellenförmig auf und ab. Stetig
kann dieser Zustand meist nur werden, wenn man eine intensive Me-

ditationsform praktiziert oder an einer psychophysiologischen Disziplin teilnimmt, die das Empfinden für die Heiligkeit des Lebens ständig erneuert.

Entscheidend ist hier, daß dieser außergewöhnliche Bewußtseinszustand nicht nur Prioritäten verändert, sondern auch die Einstellung zu Lebensproblemen verwandeln kann. Die Verwandlung
bedeutet nicht immer, daß die Probleme leichter werden. Wenn ein
Verlust oder eine Reihe von Verlusten, die mit der Erkrankung zu
tun haben, bei gewöhnlichem Bewußtsein als niederdrückend empfunden werden, können sie sich im außergewöhnlichen Bewußtseinszustand als *Tragödie* darstellen. Es kann sein, daß die Tragödie
tief empfunden wird und sich in Tränen und einer langen Trauer-
phase äußert. Trotzdem ist die Wahrscheinlichkeit größer, daß sie
aufgearbeitet wird, eben weil sie tiefer empfunden wird.

Wie erwähnt, finden solche Veränderungen häufig spontan statt.
Doch bei anderen Patienten, die das Gefühl haben, der Krebs habe sie
so tief in Angst, Depression und Unglück gestürzt, daß sie nun darin
»festsitzen«, kann die einfühlsame Hilfe von Angehörigen, Freunden
oder Therapeuten die Augen für die Möglichkeiten eines solchen
Bewußtseinswandels öffnen. Allerdings ist das ein schwieriges Feld,
das man häufig besser einem erfahrenen Psychotherapeuten überläßt, der weiß, wie man Krebspatienten durch Visualisierung, Meditation, Hypnose oder andere Methoden zu einem veränderten Bewußtseinszustand verhilft. Für den Krebspatienten ist die Erkenntnis
entscheidend, daß möglicherweise tiefe, sein Leben verändernde Einsichten direkt unter der Oberfläche von Angst, Furcht und Depression verborgen liegen. Wenn er auf irgendeine Weise Zugang zu diesen Einsichten findet, kann es in seiner Einstellung zur Erkrankung
und seiner Fähigkeit, wichtige Lebensprobleme zu lösen, zu einer
grundlegenden Veränderung kommen.

Selbst wenn sich der Bewußtseinswandel spontan vollzogen hat,
sollte man wissen, daß diese Verfahren – etwa Meditation, Visualisierung oder Hypnose –, die außergewöhnliche Bewußtseinszustände bei Menschen hervorrufen können, die gelähmt sind von
Furcht, Angst oder Depression, auch dazu genutzt werden können,
bereits veränderte Bewußtseinszustände zu vertiefen.

Probleme in Beziehungen und im Bekanntenkreis

Zu den wohl häufigsten Problemen, die Krebspatienten beschreiben, gehören frühere und gegenwärtige Schwierigkeiten in ihren Beziehungen und im Bekanntenkreis – also die Beziehungen zu Eltern, Kindern, Partnern, anderen Angehörigen, Kollegen und Freunden. Die immer wieder genannten Themen sind keine Besonderheit von Krebspatienten, sondern die typischen Beziehungsprobleme des modernen Lebens. Für den Krebspatienten haben sie jedoch besondere Bedeutung, weil er sich oft fragt, ob es einen Zusammenhang zwischen seinen Beziehungsproblemen und seiner Erkrankung gibt.

Kindheit Beginnen wir mit dem Problem, daß der Patient als Kind körperlich oder seelisch mißbraucht wurde. Es gibt eindeutige Belege dafür, daß ein großer Prozentsatz der amerikanischen Frauen in ihrer Kindheit irgendeine Form sexuellen Mißbrauchs erlebt hat. Solche Erlebnisse haben häufig tiefgreifende und dauerhafte Auswirkungen auf die seelische Entwicklung dieser Frauen und die Beziehungen, die sie im späteren Leben unterhalten. Zwar ist die Frage, ob Tumoren sich gelegentlich in Organsystemen entwickeln, die Gegenstand seelischer oder körperlicher Traumen waren, wissenschaftlich höchst umstritten, doch ich habe einfach zu viele Frauen erlebt, die nach sexuellem Mißbrauch in der Kindheit Krebserkrankungen des Genitalapparates bekamen, um noch irgendwelche Zweifel daran zu haben, daß es diesen Zusammenhang manchmal ganz real gibt. Jedenfalls bin ich zahlreichen Frauen mit solchen Krebsarten begegnet, die *persönlich davon überzeugt* waren, daß die Erkrankung ihres Genitalapparates unter anderem auf sexuellen Mißbrauch im Kindesalter zurückzuführen war. Ihre eigene Geschichte eines traumatischen sexuellen Mißbrauchs machte die invasive und schmerzhafte Behandlung ihres Gebärmutterhals- oder Eierstockkrebses für sie natürlich noch traumatischer.

Janis kam mit Eierstockkrebs in unser Krebshilfeprogramm. Wiederholt war sie in der Kindheit vom Vater sexuell mißbraucht worden. Von diesen Erlebnissen hatte sie niemandem erzählen können. Zwar hatte sie wiederholt versucht, mit der Mutter darüber zu sprechen, doch die leugnete die Möglichkeit und drohte ihr mit Strafe, falls sie die Geschichte noch einmal erzählen würde. Es existieren keine wissenschaftlichen Untersuchungen, die darüber Auskunft geben, ob der Mißbrauch tatsächlich mit ihrer Krebserkrankung in Zusammenhang stand. Für die Heilung war jedoch entscheidend, daß sie ihren Eierstockkrebs unter anderem auf die Erlebnisse mit ihrem Vater *zurückführte*. Als sie im Laufe der Woche dank der täglichen Meditations- und Yogasitzungen immer wieder außergewöhnliche Bewußtseinszustände erreichte, meldeten sich die Erinnerungen an den sexuellen Mißbrauch deutlicher als zuvor, und auch das Empfinden, daß der Eierstockkrebs eine Art Wiederholung des Mißbrauchs sei, wurde lebhafter. Während sie diese große Tragödie ihres Lebens explorierte, begann sich ihre Einstellung zum Leben mit dem Krebs zu wandeln. Eben weil sie in der Lage war, Erinnerungen, Gefühle und Wörter zusammenzufügen und diese Erlebnisse eng miteinander zu verknüpfen, fand bei bewußter Vergegenwärtigung der Tragödie eine seelische Heilung statt.

Manchmal sind der Mißbrauch oder die Mißhandlung nicht sexueller, sondern psychologischer Natur. Das Kind hat von einem oder beiden Elternteilen Signale empfangen, die Rachel Naomi Remen »Leb-nicht-Botschaften« nennt. Das Kind erfährt von den Eltern, daß die Schwangerschaft ein Mißgeschick war, daß es ein ungewolltes Kind war, daß sie, die Eltern, sich einen Jungen und kein Mädchen erhofft hatten oder daß das Kind in irgendeiner anderen Weise ein Fehler oder eine Enttäuschung ist. Häufig hat das Kind gelernt zu unterdrücken, wer oder wie es von Natur aus war, um den Eltern zu gefallen, und seinen ganzen Lebensentwurf auf den Wunsch gegründet, anderen zu gefallen und der eigenen Entwicklung oder den eigenen Bedürfnissen keine Aufmerksamkeit zu schenken. Häufig wird die Krebsdiagnose zum Wendepunkt, der solchen Menschen zum erstenmal herauszufinden erlaubt, wer sie sind und was das wohl bedeutet.

Sarah kam mit einem rezidiven Zungenkrebs ins Krebshilfeprogramm. Im Laufe der Woche erinnerte sie sich, daß sie ein ungestümes und lebhaftes Kind war und von der Mutter Geld bekam, damit sie eine Zeitlang still blieb. Man sagte ihr, sie solle ihre Zunge im Zaum halten. Wiederum gibt es keine wissenschaftliche Untersuchung, die uns sagt, ob diese Erlebnisse etwas mit der Entstehung des Zungenkrebses zu tun haben. Doch Sarah empfand einen solchen Zusammenhang. Im Laufe des einwö-

chigen Kurses gelangte sie zu dem Schluß, daß die Wiedererlangung ihrer Stimme – in dem Sinne, daß sie in ihren derzeitigen
Beziehungen lernte zu sagen, was sie fühlte, statt stumm zu
bleiben, wie man es sie als Kind gelehrt hatte – ein wesentlicher
Teil ihrer Heilung sei.

Sexuelle Beziehungen Unendlich vielfältig können die körperlichen
oder symbolischen Wechselbeziehungen zwischen einer Krebsdia-
gnose und einer Ehe oder einer sexuellen Partnerschaft sein. Der
Streß einer unglücklichen Ehe steht im Verdacht, an der Krebsentste-
hung beteiligt zu sein, so daß der Patient häufig vor der schwierigen
Entscheidung steht, ob er die Ehe aufrechterhalten soll oder nicht.
Oft vermuten Patienten auch, daß eine schmerzliche Scheidung oder
Trennung eine Rolle bei der Krebsentstehung gespielt haben könnte.

Dann stellt sich die Frage, was die Krebsdiagnose für die Ehe oder
die Beziehung bedeutet. In einigen Fällen beeinträchtigt oder zerstört
sie diese: Der Partner kann sich nicht mit dem Krebs abfinden, der
Partner (oder der Patient) kann Intimität und Sexualität nicht wieder
aufnehmen, oder die Ehe wird beendet. In anderen Fällen stärkt die
Erkrankung die Beziehung, und Probleme, mit denen sich beide Partner bisher erfolglos herumgeschlagen haben, werden gelöst.

Die Beendigung einer Beziehung nach einer Krebsdiagnose ist
nicht unbedingt negativ zu sehen. Manchmal erkennt ein Krebspatient, daß die Krebsdiagnose einen Prozeß rascher innerer Entfaltung
und Veränderung ausgelöst hat und dadurch eine Beziehung, die zuvor erträglich – wenn auch kaum beglückend – gewesen ist, jetzt einfach kein angemessenes Umfeld mehr ist, um die erforderliche intensive Heilungsarbeit zu leisten.

Cynthia war eine Malerin aus Florida, Mutter von drei inzwischen erwachsenen Kindern und ihrem Mann, einem Geschäftsmann, steter seelischer Rückhalt im Beruf. Nachdem bei ihr me-
tatastatischer Brustkrebs festgestellt worden war und sie sich
einer Mastektomie unterzogen hatte, endete jegliche Intimität
zwischen den Eheleuten. Der Mann zeigte sich weder an der
Therapie noch an einer Wiederaufnahme der sexuellen Beziehung interessiert. Sehr mutig und entschlossen prüfte Cynthia
die komplementären und schulmedizinischen Therapien, veränderte ihre Ernährungsweise, unterzog sich einer Psychotherapie, nahm mehrfach an Freizeiten unseres Krebshilfepro-

gramms teil und fing ein völlig neues Leben an. Dann entdeckte sie, daß ihr Mann schon seit Jahren ein Verhältnis hatte. Sie ließen sich scheiden, ein Schritt, den sie als sehr schmerzlich, aber auch befreiend empfand. Cynthia lebt jetzt schon seit vielen Jahren mit ihrem Krebs und führt ein interessantes und erfülltes Leben.

Kinder Die Probleme, die sich durch die Krebserkrankung eines Elternteils für die Kinder ergeben, sind nicht selten herzzerreißend. Häufig sieht sich eine junge Mutter, in deren Familie es schon einige Brustkrebsfälle gegeben hat und bei der diese Erkrankung nun auch festgestellt wird, einem doppelten Schrecken gegenüber: Zum einen wird sie vielleicht nicht lange genug leben, um ihre Tochter großzuziehen, und zum anderen ist ihre Tochter in Gefahr, später einmal das gleiche schwere Schicksal zu erleiden, das ihr gerade zuteil wird. Häufig spürt die Mutter das Leid des Kindes, das miterlebt, was sie durchmacht. Hinzu kommt dann noch die Angst, eines Tages müsse die Tochter vielleicht die gleiche existentielle Gefährdung ihres Selbst und ihrer Weiblichkeit erleiden, mit der sie, die Mutter, sich jetzt auseinanderzusetzen hat. Wenn die Prognose ernst ist, macht sich der betroffene Elternteil oft nicht nur Sorgen um das eigene Leben, sondern auch um die Frage, wie sein Tod auf die Kinder wirken wird.

Jennifer war eine Programmiererin mit metastatischem Brustkrebs und kam zu einer Freizeit unseres Krebshilfeprogramms. Sie hatte zwei Kinder, eine Tochter von fünf und einen Sohn von sieben Jahren. Die beiden spielten eine zentrale Rolle in ihrem Leben. Zwar führte sie eine gute Ehe, aber ihr Mann war kurz nach der Geburt des zweiten Kindes arbeitslos geworden, so daß sie in den Beruf zurückkehren mußte, um für den Familienunterhalt zu sorgen, während er sich umschulen ließ. Häufig blieb er zu Hause, studierte und sorgte für die Kinder, während sie darunter litt, daß sie in diesen kostbaren Jahren arbeiten mußte. Nach dreijähriger Berufstätigkeit und Trauer über die Zeit, die sie nicht ihren Kindern widmen konnte, bekam sie Brustkrebs. Ihr Mann war gerade mit der Umschulung fertig und hatte eine neue Stellung gefunden. Jetzt kümmerte er sich um das Familieneinkommen, während sie zu den Kindern zurückkehrte. Ein Jahr später wurden Metastasen festgestellt. Als sie am Krebshil-

feprogramm teilnahm, war sie tieftraurig, weil sie möglicherweise nicht lange genug leben würde, um den Jungen und das
Mädchen durch den Rest ihrer Kindheit zu begleiten, und weil
sie bereits so kostbare Jahre versäumt hatte. Außerdem hatte
man sie gerade mit der neuesten Spielart jenes Dilemmas konfrontiert, mit denen die modernen Krebstherapien ihre Patienten beglücken: Man hatte ihr mitgeteilt, eine Knochenmarktransplantation sei ihre »einzige Hoffnung«. Die Behandlung
würde nicht von ihrer Versicherung erstattet werden, sollte
125 000 Dollar kosten, über die sie und ihr Mann einfach nicht
verfügten, würde noch viel strapaziöser sein als die Chemo-
und die Strahlentherapie, die sie bereits hinter sich hatte, und
hatte bisher noch keine überzeugenden Beweise dafür erbracht,
daß sie bei metastatischem Brustkrebs tatsächlich half. Trotzdem hielt Jennifer die Transplantation für die beste Therapie,
die ihr die wissenschaftliche Medizin in ihrer Situation zu bieten hatte.

Freunde Vor Problemen anderer Art sieht sich der Krebspatient oft
durch seine Freunde gestellt. Besonders häufig kommt es zu unan-
gemessenen Reaktionen der Freunde, wenn der Patient ihnen mitteilt, daß er Krebs hat. Von vielen Krebspatienten ist zu hören, daß
einige Freunde damit einfach nicht umgehen können und sich fern-
halten, daß andere helfen möchten, aber sich in einer Weise verhalten oder äußern, die alles andere als hilfreich ist, und daß wieder
andere ihre Hilfe anbieten und sich wirklich als Stütze erweisen.
Die Fähigkeit, Freunden klarzumachen, wie sie am besten helfen
können, ist eine wichtige Überlebenstechnik für Krebspatienten.
Was hilfreich ist und was nicht, läßt sich auf vielfältige Weise definieren und Freunden mitteilen.

Sally war eine ältere Ärztin, die in ihrem Heimatort im Süden
der Vereinigten Staaten ein aktives soziales Leben führte. Sie
erinnert sich an eine Einladung zum Abendessen, bei dem allen
anderen Gästen ihre Drinks in kostbaren Gläsern gereicht wurden, nur sie erhielt einen Plastikbecher – offenbar auf Anweisung ihrer Gastgeberin, die panische Angst vor der Ansteckung
durch »Krebserreger« hatte.
      Nancy war Innenarchitektin, und ihre Kunden rekrutierten
sich aus einem großen, sehr aktiven Bekanntenkreis. Ihr Beruf,

den sie erst in mittleren Jahren begonnen hatte, war ein sehr wichtiger Teil ihres Lebens, von dem sie sich angesichts ihrer Krebserkankung Hilfe erhoffte. Dann mußte sie jedoch feststellen, daß sich zahlreiche Freunde, mit denen sie bereits Aufträge abgesprochen hatte, an andere Innenarchitekten gewandt hatten, weil sie entweder fürchteten, sie werde die Aufträge nicht zu Ende führen können, oder es als zu bedrückend empfanden, einer Freundin gegenüberzutreten, die an einer schweren Krebserkrankung litt.

Ein anderes Problem, das häufig in unserer hochmobilen Gesellschaft auftritt – wieder eines, das vor allem Frauen betrifft –, ergibt sich, wenn eine Frau umgezogen ist (oft, weil der Beruf des Mannes es verlangte) und nach einigen Jahren Krebs bekommt. Dann lebt sie unter Umständen in einem Bekanntenkreis, der ihr nicht so nahe ist wie der frühere und in dem sie keine wirksame Unterstützung findet. Hier liegt das Problem nicht darin, daß die Freunde das Falsche tun oder sagen, sondern darin, daß es zu wenige Freunde in der Nähe gibt, die eine wirkliche Stütze sind.

Die (erfreuliche) Kehrseite dieser Probleme sind die *positiven* Veränderungen in vielen Beziehungen, von denen Krebspatienten berichten. Viele Ehen werden besser, viele Familienbeziehungen enger, und häufig ist zu hören, daß Freunde den Betroffenen eine ganz außerordentliche Hilfe sind.

George war Zimmermann, ein kreativer und sportlicher Mensch, der beim Joggen bemerkte, daß er immer rascher müde und kurzatmig wurde. Man diagnostizierte einen Lungenkrebs, und er mußte feststellen, daß ihm die Schulmedizin nicht mehr helfen konnte. Da unterwarf er sich einem sehr strengen Programm von Diäten und Komplementärtherapien und erlebte, wie sein bereits spirituell geprägtes Leben sich noch stärker in diese Richtung entwickelte. Außerdem habe er festgestellt – so berichtete er –, daß er in einem Zirkel der Liebe lebte, den eine Gruppe äußerst hilfsbereiter Freunde schuf. Einige Jahre lang führte er ein sehr erfülltes Leben und starb dann in einer Verfassung, den die Angehörigen als Stand der Gnade empfanden.

Ein Ereignis wie Krebs mobilisiert in der Regel sowohl die positiven wie die negativen Tendenzen unserer sozialen Netze. Entscheidend ist, daß der Betroffene erkennt, wie wichtig Beziehungsfragen, posi-

tiver oder negativer Art, angesichts einer Krebserkrankung werden
können. Oft kann die Hilfe von Freunden großen Einfluß auf die
Lebensqualität haben. Einige Kliniker und Forscher vertreten aus
Gründen, die ich bereits erörtert habe, die Hypothese, daß die sozialen Beziehungen sich auch auf den Verlauf der Krankheit auswirken
können. Erinnern wir uns an die Untersuchungen, über die ich in
Kapitel 10 berichtet habe, nach denen bei Menschen mit intakten
sozialen Unterstützungsnetzen die Sterblichkeit insgesamt niedriger
ist als bei Menschen, die über keine solchen Netze verfügen, und vor
allem daß Frauen mit metastatischem Brustkrebs und starker sozialer
Unterstützung in der Regel länger leben als Frauen mit weniger Unterstützung.

Probleme am Arbeitsplatz und im kreativen Leben Nach Freud ist das
Wesen des Lebens »Liebe und Arbeit«. Angehörige und Freunde stehen für die Liebe, aber was ist mit der Arbeit? Für viele Amerikaner
ist die Arbeit von ganz zentraler Bedeutung für ihre Identität – ihr
Ichgefühl. Zwar gilt das sowohl für Männer als auch für Frauen, aber
für Männer in höherem Maße, weil sie außerhalb der Arbeit oft nur
wenige wichtige Beziehungen haben.

Deshalb hat die Arbeit viele komplexe Beziehungen zum Krebs.
Häufig folgt eine Krebsdiagnose auf eine tiefe Enttäuschung im Ar-
beitsleben, und viele Menschen, denen das so ergangen ist, führen
ihre Krebserkrankung teilweise auf den Streß der Enttäuschung zurück. Häufig kommt es auch nach der Versetzung in den Ruhestand
zur Krebsdiagnose, vor allem wenn der Beruf für die Identität und
den Lebensentwurf des Betroffenen entscheidend war.

Wenn Krebs diagnostiziert wird, können sich eine Reihe neuer
Probleme am Arbeitsplatz ergeben. Einigen Menschen wird unfai-
rerweise wegen ihrer Erkrankung gekündigt; sie können keine neue
Stellung finden und stehen ohne Krankenversicherung da. Andere
behalten ihren Arbeitsplatz, werden aber nicht mehr befördert und
erhalten keine neuen Chancen im Unternehmen. Für wieder andere
liegt das Hauptproblem in der Reaktion von Kollegen auf ihre Erkrankung – eine Reaktion, der sie sich am Arbeitsplatz nicht entziehen können. Und dann gibt es noch diejenigen, die nie zufrieden
waren mit ihrem Beruf, die glauben, der Streß oder die Enttäuschung
im Beruf hätten zur Entstehung des Krebses beigetragen, und die
deshalb meinen, es sei schlecht für ihre Gesundheit, wenn sie in dieser Position blieben. Trotzdem können sie nicht kündigen, weil sie

das Einkommen und die Versicherung brauchen. Das ist eine besonders schmerzliche Zwickmühle.

Celia war eine Bibliothekarin aus New York, die ihre Arbeit in der öffentlichen Bücherei liebte. Nach einjährigem Auslandsaufenthalt nahm sie eine Stellung in einer wissenschaftlichen Spezialbibliothek an, weil sie keine andere Position finden konnte, die ihrer Ausbildung entsprach. Im Anschluß an eine schmerzliche Scheidung bekam sie Brustkrebs. Nach der Diagnose wurde ihr klar, wie wenig sie mit ihrem derzeitigen Arbeitsplatz zufrieden war, aber Krankenversicherung und Einkommen schienen ihr entscheidend für ihre Überlebensaussichten zu sein. So war sie an eine berufliche Stellung gefesselt, von der sie glaubte, sie habe zu ihrer Erkrankung beigetragen.

Dann gibt es berufliche Probleme, die aus körperlichen oder seelischen Veränderungen resultieren und es für den Krebspatienten schwierig machen, die Arbeit fortzusetzen, die ihm Freude macht – und von der manchmal sein Lebensunterhalt abhängt. Selbst wenn die finanzielle Situation kein Problem darstellt, kann man die Tatsache, daß man den Anforderungen nicht mehr genügt – nicht mehr notwendig und nützlich ist –, als sehr schmerzlich empfinden.

Auf der anderen Seite gibt eine Kebsdiagnose Menschen oft den Mut, berufliche Veränderungen in Angriff zu nehmen, vor denen sie früher Angst hatten. Mit der Überzeugung, daß ein befriedigender Arbeitsplatz und ein kreatives Leben sowohl für die Lebensqualität als auch den Krankheitsverlauf wichtig sein können, verändern diese Krebspatienten ihre derzeitige berufliche Situation, finden neuen Sinn in dem, was sie bereits tun, oder geben einen Beruf auf, der nicht in ihr Leben paßt, wobei sie manchmal ganz neue Wege gehen, um eine Beschäftigung zu finden, die ihnen mehr entspricht.

Sarah war eine Graphikerin aus Washington, die unser Krebshilfeprogramm besuchte. Als ich ihr eine meiner Lieblingsfragen stellte, nämlich was sie täte, wenn sie nicht Krebs hätte und tun könnte, wozu sie Lust hätte, erwiderte sie: »Ich würde kündigen, einen Kleinbus kaufen, durchs Land fahren, alte Freunde besuchen, dann nach Virginia zurückkehren und eine Künstlerkolonie gründen.« Ich fragte sie, was sie denn davon abhalte. Einige Tage lang dachte sie darüber nach und beschloß dann, ihren Beruf aufzugeben und zu reisen. Wie geplant, kündigte

sie, kaufte sich einen Kleinbus und fuhr quer durchs Land. Bisher ist sie noch nicht nach Virginia zurückgekehrt, um eine
Künstlerkolonie zu gründen, sondern hat in Kalifornien Station
gemacht, um eine Kunsthochschule zu besuchen, aber ich warte
auf den nächsten Schritt.

Leben mit Krebs

Wir könnten uns mit jedem der oben beschriebenen Bereiche, in dem
sich durch das Leben mit Krebs Probleme ergeben, ausführlicher beschäftigen und beschreiben, auf welch vielfältige Weise verschiedene
Menschen ihre Krebserkrankung erleben können. Für die Bereiche
von Liebe und Arbeit geben die vorstehenden Abschnitte zumindest
einen Eindruck davon, was eine so umfassende Darstellung zeigen
würde.

Wenn das Leben eine Kunst ist, so bedeutet das Leben mit Krebs
häufig die Herausforderung – ob man sie nun annimmt oder nicht –,
diese Kunst so zu vervollkommnen, daß man den Schwierigkeiten
gewachsen ist, die man sich in der Alltagswelt, in der die meisten
anderen Menschen leben, kaum vorstellen kann.

Dank ihrer Natur gelingt es manchen Menschen, angesichts der
Krebserkrankung eine wunderbare Haltung und Tapferkeit an den
Tag zu legen. Anderen gelingt ein ebenso schöner und ehrlicher Ausdruck ihrer Furcht, ihres Kummers, ihrer Wut, ihres Schmerzes und
all der anderen Empfindungen, von denen sie bewegt werden.

Eine der wichtigsten Erkenntnisse, die uns das Krebshilfeprogramm – die Woche, die wir mit einer kleinen Gruppe von Krebspatienten verbringen – vermittelt, ist die Erfahrung, daß jede existentielle Begegnung mit dem Krebs ihre eigene Schönheit besitzt. Jede
solche Begegnung läßt in der Regel vom Leben des Betroffenen nur
übrig, was ehrlich und wahr an ihm ist. Die Wahrheit eines Lebens,
wie verworren es auch sein mag, läßt die ihm innewohnende Schönheit sichtbar werden. Nach einer alten Überlieferung des jüdischen
Chassidismus ist das Licht, das in der Seele eines Menschen entzündet wird, der in größter Gottesferne gelebt hat, heller als das der
größten religiösen Lehrer. Gott habe die Sünde erschaffen, so dachten sie, deshalb müsse die reuige Rückkehr aus dem gefallenen Zustand möglich sein und deshalb müsse dieses besondere Licht auch in
der Schöpfung vorhanden sein.

Das ist ein poetischer Ausdruck dessen, was ich gerade zu sagen versuchte: Die direkte Begegnung mit dem Krebs kann das Licht in jedem Leben sichtbar machen und dadurch auch solche Leben verwandeln, von denen viele Krebspatienten möglicherweise gedacht haben, sie befänden sich in hoffnungsloser Ferne von jeder schöpferischen oder erlösenden Kraft.

Kapitel 25
Schmerzlinderung

Natürlich gehört der Schmerz zu den Dingen, die Krebspatienten am meisten fürchten. Trotzdem beschäftigen sie sich meist weit weniger mit der Frage, wie sich Schmerz lindern läßt, als mit der Suche nach geeigneten Krebstherapien. Sieben sehr wichtige Punkte sind in bezug auf den Krebsschmerz zu beachten:

1. In der Regel ist Krebs erheblich weniger schmerzhaft, als die meisten befürchten.
2. Etwa 90 Prozent der Krebsschmerzen lassen sich wirksam ausschalten.
3. Die meisten Ärzte haben *keine* sehr gute Ausbildung in der Schmerztherapie erhalten, die eine wirkliche Kunst und Wissenschaft ist.
4. Eine unzulängliche Schmerztherapie wird von Schmerzspezialisten als Skandal angesehen.
5. Die Wahrscheinlichkeit, daß man von Opiummedikamenten, die man zur Schmerzlinderung erhält, abhängig wird, ist in der Regel gering, weil der Körper diese Mittel anders verarbeitet, wenn er sich mit Schmerzen auseinandersetzt.
6. Es gibt wichtige nichtpharmakologische Methoden der Schmerztherapie, unter anderem psychologische Verfahren und Akupunktur.
7. Die *Fachleute* für Schmerztherapie sind in den meisten Gemeinden die Ärzte und Schwestern, die mit Hospizorganisationen zusammenarbeiten; ihre Hilfe kann man auch in Anspruch nehmen, wenn man *nicht* stirbt.

In diesem Kapitel geht es um das Verständnis und die Linderung von Krebsschmerzen.

Schmerzen verstehen

Schmerzen sind insofern bemerkenswert, als die Sprache – wenn überhaupt – nur wenige Wörter kennt, ihn angemessen auszudrükken. Die Englischprofessorin Elain Scarry von der University of Pennsylvania beschreibt in ihrer klassischen Untersuchung *The Body in Pain* grundlegende Beobachtungen über Schmerzen, die uns vielleicht helfen können, ihn besser zu verstehen:

> Körperlicher Schmerz hat keine Stimme, doch wenn er endlich eine Stimme findet, beginnt er eine Geschichte zu erzählen ... Was immer der Schmerz bewirkt, unter anderem bewirkt er es auch durch seine Unteilbarkeit, und für diese Unteilbarkeit sorgt er durch seinen Widerstand gegen die Sprache. »Das Englische«, schreibt Virginia Woolf, »das Hamlets Gedanken und Lears Tragödie zum Ausdruck bringen kann, hat kein Wort für das Frösteln und den Kopfschmerz.« So sehr Woolfs Bemerkung auf den Kopfschmerz zutrifft, in einem noch radikaleren Sinne gilt sie für die intensiven und andauernden Schmerzen, die bei Krebs, Verbrennungen, Phamtomgliedern oder Schlaganfällen auftreten ... *Körperliche Schmerzen verweigern sich nicht nur der Sprache, sondern zerstören sie regelrecht, bewirken eine unmittelbare Rückkehr in einen vorsprachlichen Zustand, zu den Lauten und Schreien, welche die Menschen von sich gaben, bevor sie die Sprache erlernten.* [Hervorhebung von M. L.] Warum diese Sprachvernichtung so sehr zum Wesen des Schmerzes gehört, wird sich erst allmählich zeigen ... doch ein erster Erklärungsansatz läßt sich vielleicht erahnen, wenn wir uns klarmachen, welchen Ausnahmecharakter der Schmerz im Vergleich zu allen anderen unserer inneren Zustände besitzt ... Unsere inneren Bewußtseinszustände sind regelmäßig von Objekten der inneren Welt begleitet, so daß wir nicht einfach »Gefühle haben«, sondern Gefühle *für* jemanden oder etwas ... Im Gegensatz zu anderen Bewußtseinszuständen hat der körperliche Schmerz keine Bezugsobjekte. Wir empfinden ihn nicht *für* oder *vor* etwas. Eben weil er kein derartiges Objekt braucht, verweigert er sich mehr als irgendein anderes Phänomen der Objektivierung in der Sprache ... Wenn physischer Schmerz in einen objektivierten Zustand verwandelt wird, wird er ausgeschaltet (oder zumindest ein Teil seines unzuträglichen Charakters). So kommt dem Versuch, sprachliche Strukturen zu ent-

wickeln, ... die in diesen Erfahrungsbereich hineinreichen,
große Bedeutung zu.[1]

Einfacher gesagt, der Schmerz entzieht sich sehr häufig unserer
Fähigkeit, ihn in Worte zu fassen, und im Gegensatz zu unseren anderen inneren Zuständen ist er an keine Objekte in der Außenwelt
gebunden. Damit hängt es unter anderem zusammen, daß sich
Schmerzen so schwer ausdrücken lassen. Doch wenn es uns gelingt,
unsere Schmerzen zu artikulieren, beginnen sie eine Geschichte zu
erzählen, und häufig verringert oder beseitigt diese Geschichte den
Schmerz. Insofern ist das Bemühen, eine Sprache für den Schmerz zu
finden, wichtig und heilsam.

Dann beschreibt Scarry die ungewöhnliche Arbeit von Ronald
Melzack und Patrick Wall, die die bekannte Gate-Control-Theorie
des Schmerzes entwickelten und auch den McGill-Schmerzfragebo-
gen entwarfen.

> Melzack [erkannte], daß das herkömmliche medizinische Voka-
> bular (»leichte Schmerzen«, »heftige Schmerzen«) nur einen
> begrenzten Aspekt des Schmerzes beschreibt, nämlich seine In-
> tensität, und daß die Charakterisierung des Schmerzes nur in
> dieser einen Dimension dem Versuch entspricht, die visuelle Er-
> fahrung ausschließlich in den Kategorien des Lichtwechsels zu
> beschreiben. Deshalb begannen Torgerson und er die Wörter,
> die sie aus scheinbar zufälligen Äußerungen der Patienten ge-
> sammelt hatten, nach bestimmten Ähnlichkeiten zusammenzu-
> fassen, so daß die innere Schlüssigkeit der verschiedenen Wort-
> gruppen allmählich die Besonderheiten des Schmerzes sichtbar
> machte.[2]

Sie entwickelten verschiedene Sinneskategorien des Schmerzes:
zeitliche Dimensionen (flackernde, zitternde, pochende, klopfende
Empfindungen), *thermische* Dimensionen (heiß, brennend, siedend,
sengend) und die Dimensionen eines *einengenden Druckes* (knei-
fend, drückend, nagend, krampfend, zermalmend). Andere Kategorien beschreiben die *affektiven* (emotionalen) oder *kognitiven*
Dimensionen des Schmerzes.

Wie Scarry erläutert, läßt sich seelisches Leid im Gegensatz zu
körperlichem Schmerz leicht in Worte fassen. Unser Leid können wir
unschwer artikulieren, doch für den Schmerz müssen wir Bilder bemühen, die Sprache des »Als-ob«.

Das Verdienst von Scarrys Arbeit liegt darin, daß sie den Gegensatz zwischen körperlichem Schmerz und menschlicher Kreativität herausarbeitet. Der Schmerz, so meint sie, *hebt uns auf* – vernichtet unsere Fähigkeit, uns der Sprache zu bedienen, und bemächtigt sich in wortloser Agonie unseres Bewußtseins. Wenn wir eine Möglichkeit finden, dem Schmerz eine Stimme zu verleihen, dann *stellen wir uns wieder her.* Die Kreativität, der Akt, mit dem wir unserem Schmerz eine Stimme *erschaffen*, erschafft auch uns. Laut Scarry gibt es also eine sehr tiefe Beziehung zwischen der destruktiven Kraft des Schmerzes (und der Schmerz signalisiert uns schließlich auch, daß wir zerstört werden) und der konstruktiven Kraft der Kreativität.

Wenn wir hier fragen, wie wir mit dem Aspekt des Krebsschmerzes umgehen können, auf den wir psychologisch einwirken können, dringen wir tief in die reale Welt hinter der trockenen Sprache der Medizin und Psychologie ein.

Visualisierung, Kreativität und Schmerz

Ein Großteil der wirksamsten Schmerztherapien durch Visualisierung und Hypnose besteht buchstäblich darin, daß man dem Schmerz Gelegenheit verschafft, eine *Stimme* zu gewinnen, daß man ihm ermöglicht, sich in der vorlogischen Ursprache der Bilder auszudrücken. Nachdem der Therapeut einen Entspannungszustand herbeigeführt hat, wird er deshalb häufig vorschlagen: »Versuchen Sie ein Bild für Ihren Schmerz zu finden.« Wenn der Patient dieses Bild sorgfältig betrachtet und sich auf einen Dialog mit ihm einläßt, kommt es häufig zu einer Veränderung der körperlichen und seelischen Situation, die den Schmerz erheblich verringern kann.

Christoff Müller-Busch, ein Schmerzspezialist, ehemals am anthroposophischen Krankenhaus der Universität Witten/Herdecke tätig, hat den Eindruck, daß schöpferische Menschen häufig weniger unter Krebsschmerzen leiden als Patienten, die in ihrer Kreativität gehemmt sind. Und tatsächlich beobachten Kliniker, daß viele Beschäftigungen, welche die Kreativität anregen, Schmerzen und Leiden zu erleichtern scheinen.

Daß sich Schmerzen der Sprache verweigern, hat möglicherweise auch damit zu tun, daß wir uns an körperlichen Schmerz so schwer erinnern können. Viel leichter können wir uns an innere Zustände erinnern, die in sprachlichen Strukturen gespeichert sind. Andererseits gibt es symbolische Strukturen, die den Schmerz in uns speichern. Deshalb läßt er sich häufig durch Visualisierungs- und Hypnotherapietechniken wiederentdecken.

Nachdem sich ein Patient vom anfänglichen Schock der Krebsdiagnose erholt hat, ist häufig eine seiner größten Ängste, daß ihm unerträgliche Schmerzen bevorstehen. Nur selten ist diese Angst gerechtfertigt. Merkwürdigerweise wenden viele intelligente Menschen große Mühe auf, um geeignete konventionelle und komplementäre Krebstherapien ausfindig zu machen, unternehmen aber kaum Anstrengungen, um die beiden möglichen Krebsfolgen zu verstehen, die sie am meisten fürchten: den Schmerz und das Sterben. Doch auch für den Schmerz gilt, daß es Erkenntnisse, Fertigkeiten, Entscheidungs- und Einflußmöglichkeiten gibt, die sehr viel bewirken können.

Warum der gefürchtete Krebsschmerz so unzulänglich behandelt wird

»Laut einer Meinungsumfrage zum Thema Krebs ... haben die Menschen nach der Unheilbarkeit die größte Angst vor dem Schmerz ... *Dabei wurde auch festgestellt, daß die Öffentlichkeit den Krebs für weit schmerzhafter hält, als er tatsächlich ist*«, schreibt der Anästhesiologieprofessor J. J. Bonica von der University of Washington.[3] Gemäßigte bis heftige Schmerzen empfinden, so Bonica, 30 bis 45 Prozent der Krebspatienten bei der Diagnose, 30 bis 40 Prozent der Patienten im mittleren Stadium und 60 bis 100 Prozent der Krebspatienten im fortgeschrittenen oder Endstadium. Das veranlaßt Bonica zu einer entscheidenden Frage: »Angesichts der bedeutenden Fortschritte, die in der biomedizinischen Forschung und Technologie erzielt worden sind, und vor allem des Interesses und der Anstrengungen, die so reichlich in die Krebsforschung und -therapie investiert worden sind, fragt man sich erstaunt, warum der Krebs*schmerz* so unzulänglich gelindert wird.« Weiter heißt es bei Bonica:

Die nähere Betrachtung ... zeigt, daß Onkologen, Gesundheitsberater, Forscher, Forschungsinstitutionen sowie nationale und internationale Krebsorganisationen das Schmerzproblem (im Gegensatz zum Krebsproblem) nicht hinreichend berücksichtigen oder regelrecht vernachlässigen ... *Eine Prüfung der Curricula medizinischer Hochschulen zeigt, daß, wenn überhaupt, nur wenige Universitäten Lehrveranstaltungen anbieten, in de-*

nen die Studenten die Grundregeln für die Verwendung von
Opiaten und anderen Therapien zur Linderung von Krebsschmerzen lernen können. Selbst viele Assistenzärzte, die ihre
fachärztliche Ausbildung in chirurgischer, medizinischer oder
radiologischer Onkologie erhalten, erfahren wenig über die geeignete Behandlung von Krebsschmerzen ... *Daß sich Onkologen wenig oder gar nicht für das Schmerzproblem interessieren,
zeigt auch der Umstand, daß in der onkologischen Literatur so
gut wie keine Informationen über den Umgang mit der Schmerz-
problematik zu finden sind.*[3] [Hervorhebung von M. L.]

Foleys Klassifizierung des Krebsschmerzes

Einen wegweisenden Artikel über den Krebsschmerz hat die Neuro-
login Kathleen Foley vom Memorial Sloan-Kettering Cancer Center
in New York 1985 im *New England Journal of Medicine* veröffentlicht.[4] Foley hat sich einen Namen gemacht mit ihrer diagnostischen
Einteilung der Krebsschmerzarten. Ihre Klassifizierung des Krebsschmerzes besitzt klassische Geltung in der Krebsliteratur. Sicherlich
ist es für den Krebspatienten und seine Angehörigen nützlich zu wissen, wie eine Schmerzspezialistin die verschiedenen Schmerzarten
behandelt, die auftreten können.
   Foley beginnt mit der Unterscheidung zwischen *akutem* und *chronischem* Krebsschmerz. Der Beginn akuter Schmerzen ist genau definiert und mit objektiven körperlichen Symptomen sowie einer Hy-
peraktivität des autonomen Nervensystems verbunden, mit deren
Hilfe der behandelnde Arzt die subjektiven Auskünfte des Patienten
erhärten kann. Bei chronischem Schmerz handelt es sich dagegen um
Schmerzen, die länger als sechs Monate anhalten und bei denen es zu
einer Anpassung des autonomen Nervensystems kommt. Die objektiven Anzeichen, die bei akutem Schmerz auftreten, liegen nicht
mehr vor. Bei chronischem Schmerz ergeben sich deutliche Veränderungen der Persönlichkeit, der Lebensweise und der Leistungsfähigkeit: »*Ein solcher Schmerz verlangt eine Vorgehensweise, die nicht
nur die Therapie der Schmerzursache umfaßt, sondern auch die Behandlung seiner psychischen und sozialen Konsequenzen.*«[4] [Her-
vorhebung von M. L.]
   Von der Unterscheidung zwischen akutem und chronischem
Schmerz ausgehend, bildet Foley dann fünf Hauptkategorien von Patienten mit Krebsschmerz.

Die erste Gruppe besteht aus Patienten mit akutem krebsbedingten Schmerz, wo der Schmerz entweder zur Krebsdiagnose führt oder die Krebstherapie (Operation, Chemotherapie, Bestrahlung) die Ursache des Schmerzes ist. Dazu merkt Foley an, daß für diese Patienten »der Schmerz eine besondere Bedeutung als Vorbote ihrer Erkrankung besitzt. Schmerzen, die im weiteren Verlauf der Krankheit oder nach erfolgreicher Therapie auftreten, werden dann sogleich als Rückfall gedeutet.« Für solche Patienten kann eine wirksame Krebstherapie – wie zum Beispiel die Bestrahlung von Knochenmetastasen – starke Schmerzerleichterung bewirken. Wenn der akute Schmerz mit der Behandlung zusammenhängt, »läßt sich die Ursache des Schmerzes leicht erklären, und seine Dauer ist vorhersagbar und begrenzt. Diese Patienten ertragen den Schmerz in der Hoffnung auf ein erfolgreiches Ergebnis.«

Die zweite Gruppe besteht aus Patienten mit chronischem krebsbedingten Schmerz, der entweder mit dem Fortschreiten der Erkrankung oder der Krebstherapie zu tun hat. Bei Patienten, deren chronischer Schmerz auf das Fortschreiten der Krankheit zurückzuführen ist, sind häufig kombinierte Schmerzstrategien erforderlich, die sich beispielsweise aus direkten zytostatischen Therapien, Analgetika, Leitungsanästhesie und psychologischen Verfahren zur Schmerzlinderung zusammensetzen können. Wie Foley betont, sind psychologische Verfahren unter Umständen sehr wichtig für Patienten, für die eine Palliativtherapie wenig Wert hätte oder eine zu große körperliche Beeinträchtigung darstellen würde:

Das Gefühl der Hoffnungslosigkeit und Angst, das sich angesichts des drohenden Todes einstellt, kann den Schmerz steigern und überhöhen, der dann seinerseits das allgemeine Leiden des Patienten noch verstärkt. *Für eine angemessene Therapie ist es erforderlich, den Schmerz und die Leidenskomponente zu analysieren.* Saunders hat den Ausdruck »Gesamtschmerz« geprägt, um auch die ätiologischen Komponenten einzubeziehen, die nicht den schädlichen physischen Stimulus im engeren Sinne bilden, also auch den emotionalen, sozialen, bürokratischen, finanziellen und spirituellen Schmerz umfassen. *Menschen, die solche Patienten pflegen, müssen sich um alle Qualen und Beschwerden kümmern, wenn das Empfinden körperlichen Schmerzes gelindert werden soll.*[5] [Hervorhebung von M. L.]

Patienten mit chronischem Schmerz, der auf die Therapie zurückgeht, muß der Arzt, wie Foley betont, unbedingt erkennen:

> Die Schmerztherapie ist häufig begrenzt, weil es an geeigneten
> Methoden fehlt, um die Schmerzursache zu beseitigen ... Diese
> Patientengruppe hat große Ähnlichkeit mit den Patienten in der
> allgemeinen Bevölkerung, die unter chronischem nichtthera-
> pierbaren Schmerz leiden. Wir müssen diese Gruppe unbedingt
> identifizieren, weil die Erkenntnis, daß der Schmerz unabhängig
> von der Krebserkrankung ist, die Therapie, Prognose und psy-
> chische Situation des Patienten erheblich verändert. *Hier gibt es*
> *wirksame Alternativen zur Therapie mit Schmerzmitteln.*
> [Hervorhebung von M. L.]

In einer dritten Gruppe faßt Foley die Patienten zusammen, die schon
vorher unter chronischen Schmerzen litten. Neben der Krebserkrankung und dem mit ihr verbundenen Schmerz haben diese Patienten
seit langem chronische Schmerzen, die nicht krebsbedingt sind. Hier
spielen psychologische Faktoren eine wichtige Rolle, weil der seelische Zustand und die Leistungsfähigkeit der Patienten bereits beeinträchtigt sind. Deshalb ist die Gefahr groß, daß ihre Funktionen noch
weiter geschwächt werden und ihr chronischer Schmerz eskaliert.
»Auf keinen Fall aber«, sagt Foley, »*darf man ihnen ihre Krankenge-*
schichte zum Vorwurf machen, um so ihre Klagen abzuwürgen.«
[Hervorhebung von M. L.]

Die vierte Gruppe besteht aus Patienten, die unter krebsbedingtem
Schmerz leiden und in deren Krankengeschichte Drogenabhängigkeit vorkommt. Die Drogenabhängigkeit bedeutet für den krebsbedingten Schmerz und seine Medikation eine Komplikation. Aktive
Drogenkonsumenten stellen ein besonders schwieriges Problem dar,
das die Konsultation eines Drogenexperten erforderlich macht. Ein-
stige Konsumenten lassen sich wie andere Schmerzpatienten behandeln, mit dem einzigen Unterschied, daß bei ihnen das Rückfallrisiko
größer ist.

In der fünften Gruppe erfaßt Foley die sterbenden Patienten. Bei
ihnen hat die Bewahrung des Wohlbefindens absoluten Vorrang. Die
Probleme der Hoffnungslosigkeit, des Todes und des Sterbens treten
in den Vordergrund, und man muß sich den seelischen Nöten des
Patienten zuwenden. »*Eine unzulängliche Schmerztherapie ver-*
schlimmert diese Nöte und demoralisiert die Angehörigen und das
medizinische Personal, die das Gefühl haben, sie würden in der

*Schmerzbehandlung des Patienten zu einem Zeitpunkt versagen, da
eine angemessene Behandlung am wichtigsten wäre.«* [Hervorhe-
bung von M. L.] Foley erläutert, daß in dieser Situation eine rasche
Eskalation der Schmerzmitteltherapie und eine gezielte Behandlung
der Symptome erforderlich sind.[6]

Natürlich spielt die Krebsart eine große Rolle für die Schmerz-
wahrscheinlichkeit. Unter Schmerzen litten, wie Foley festgestellt
hat, 85 Prozent der Patienten mit primären Knochentumoren, 52 Prozent der Brustkrebspatientinnen, 20 Prozent der Lymphompatienten
und nur 5 Prozent der Leukämiepatienten. Bei einer veränderten Betrachtung des Krebsschmerzes stellten die Autoren fest, daß 78 Prozent der stationären Krebspatienten unter direkten Tumorschmerzen
litten, 50 Prozent Schmerzen infolge von Knochenkrankheiten hatten, bei 25 Prozent der Schmerz durch Nervenkompression und bei
19 Prozent durch die Behandlung verursacht wurde.

Therapeutische Strategien in der Schmerzbehandlung

Laut Vittorio Ventafridda vom Nationalen Krebsinstitut in Italien
hat der Arzt zunächst die Aufgabe, die Schmerzursache zu behandeln. Ist das nicht möglich, muß er sich die Behandlung der Symptome zum Ziel machen. Bei der Wahl der Methoden zur Schmerzbehandlung sollte man das Aktivitätsniveau und die Vorlieben des
Patienten berücksichtigen. So ist ein Patient, dem seine Aktivität viel
bedeutet, möglicherweise bereit, mehr Schmerzen hinzunehmen,
um ein bestimmtes Aktivitätsniveau aufrechtzuerhalten. Ebenso
wird ein Patient, dem viel an einem ungetrübten Bewußtsein liegt,
mehr Schmerzen ertragen, um bei klarem Verstand zu bleiben.
Wenn ein Patient mit immunstimulierenden Zusatztherapien um
sein Leben kämpft, wird auch er mehr Schmerzen ertragen, um die
immundepressiven Eigenschaften vieler Schmerzmittel zu vermeiden. Andererseits wird sich ein Patient, dessen Lebensfreude durch
die Schmerzen zerstört wird, wohl mit einer aktiveren schmerzthera-
peutischen Intervention einverstanden erklären.

Unmittelbare Schmerzlinderung ist das erste Therapieziel, gefolgt
von einer fortdauernden Schmerzkontrolle für den Rest des Lebens.
Das Idealziel dieser Strategie – vollständige Schmerzfreiheit – ist selten zu verwirklichen, stets aber läßt sich der Schmerz lindern, so daß
der Patient aushalten kann, was zuvor unerträglich erschien.

Bei der Planung der therapeutischen Strategie gilt es, eine Reihe von Zielen zu setzen. So kann der Krebsschmerz den Patienten daran hindern, ausreichend Schlaf zu finden, was wiederum seine Schmerzschwelle senkt und ihn demoralisiert. Dieses Problem muß zuerst angegangen werden. Als nächstes muß der Schmerz gelindert werden, der den Patienten heimsucht, wenn er im Bett oder im Sessel ruht. Schließlich gilt es den Schmerz zu bekämpfen, der sich bemerkbar macht, wenn der Patient steht oder sich bewegt. Während Ziel eins und zwei relativ leicht zu erreichen sind, ist zur Verwirklichung des dritten ein ganzer Katalog von physischen und psychosozialen Maßnahmen erforderlich.[8]

Das führt uns zu der größten Errungenschaft der modernen Wissenschaft in der Therapie des Krebsschmerzes: der Verwendung von Schmerzmitteln und dem Konzept der analgetischen Leiter. Die entscheidenden Punkte in der analgetischen Schmerztherapie sind laut Ventafridda:

- Das Arzneimittel muß zu festen Zeiten verabreicht werden und nicht, wenn der Patient danach verlangt. Analgetika sollten regelmäßig und prophylaktisch verordnet werden. Das Ziel ist, ... die Dosis allmählich zu steigern, bis wir eine maximale Schmerzlinderung bei minimaler Aktivitätseinschränkung erreichen. Die nächste Dosis wird verabreicht, bevor die Wirkung der letzten vollständig abgeklungen ist.
- Mit der Auswahl des Mittels oder der Mittel und mit der Behandlung ... sollte sofort begonnen werden. Während Sie Natur und Ursache des Schmerzes prüfen, sollten Sie bereits die Therapie mit Analgetika einleiten, die dann regelmäßig verordnet werden müssen.
- Wenn ein Mittel seine Wirksamkeit verliert, ersetzen Sie es nicht durch ein anderes Mittel von gleicher Stärke, sondern verordnen ein Mittel, das eindeutig stärker ist.
- Verwenden Sie in erster Linie Schmerzmittel, die oral eingenommen werden – die Darreichungsform ist wichtig, weil sie nachhaltigen Einfluß auf die Lebensweise des Patienten hat. Wenn der Patient sein Medikament oral einnimmt, kann er sich nach Belieben bewegen, reisen, wohin er möchte, und sich vor allem zu Hause aufhalten. Injektionen machen abhängig von der Person, die sie vornimmt. Orale Darreichung verhindert Muskeltraumen und ermöglicht es dem Patienten, die Verantwortung für die regelmäßige Einnahme selbst zu übernehmen.
- Verwenden Sie reine Medikamente, keine Komposita oder

Kombinationspräparate. Wenn Sie bei einem Kompositum die Dosis des einen Mittels erhöhen, erhöht sich automatisch auch die Dosis des anderen, ob das nun notwendig ist oder nicht.

- Prüfen Sie die Wechselwirkung mit anderen Stoffen (chemotherapeutischen, hormonalen usw.), die der Patient erhält.
- Achten Sie auf Nebenwirkungen.
- Lernen Sie, einige wenige Schmerzmittel gut anzuwenden. Die drei grundlegenden Analgetika sind Aspirin, Kodein und Morphin. In bestimmten Fällen können noch einige unterstützende Mittel hilfreich sein. Machen Sie sich bei jedem Wirkstoff mit ein oder zwei Alternativen vertraut, für den Fall, daß ein Patient das anfangs gewählte Mittel nicht verträgt. Ihre grundlegende analgetische Leiter sollte, einschließlich der Alternativen, nicht mehr als neun oder zehn Mittel insgesamt enthalten.[9]

Psychologische Schmerztherapien

Ungefähr 50 Prozent der Krebspatienten berichten von guter bis ausgezeichneter Schmerzlinderung, wenn sie nur Medikamente erhalten.[10] Psychologische Verfahren zur Linderung des Krebsschmerzes können, wie Foley erklärt, eine ausgezeichnete Ergänzung zur medikamentösen Therapie darstellen. Wie groß der Nutzen psychologischer Behandlungsformen bei Krebsschmerzen sein kann, beschreiben Tearnan u. a. Zunächst einmal wird die Schmerzwahrnehmung häufig durch psychologische Faktoren beeinflußt. Zweitens kann man Patienten beibringen, ihren Schmerz durch Verhaltenstechniken zu kontrollieren, eine Methode, die sich auch auf andere Leidensdimensionen des Patienten anwenden läßt – etwa Angst und Depression. Diese Verfahren können dem Patienten auch das Gefühl vermitteln, daß er sich in seiner gesunden Umgebung zurechtfindet. Und schließlich haben sie keine negativen Nebenwirkungen.[11]

Laut Tearnan und Mitarbeitern wird zum Problem von Schmerz und Lebensanpassungsproblemen von einigen Forschern ein hochinteressanter Gegensatz zwischen Patienten mit gutartigem chronischen Schmerz und Patienten mit chronischem Krebsschmerz berichtet:

Die Beziehung zwischen Schmerz und Lebensanpassungsproblemen bei Patienten mit chronischem Schmerz ist bekannt. Viele dieser Patienten berichten von Schwierigkeiten in Ehe,

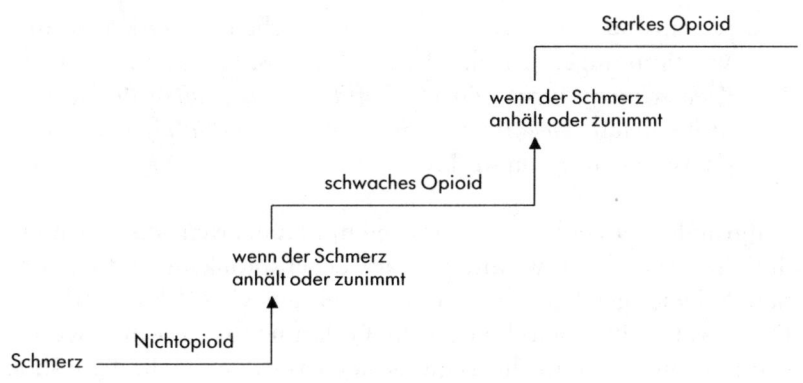

Liste der grundlegenden Analgetika

Art	Erste Wahl	Alternativen
Nichtopioide	Aspirin	Paracetamol
Schwache Opioide	Kodein	Dextropropoxyphen Oxymorphon
Starke Opioide	Morphin	Methadon Buprenorphin Levorphanol Standardopium
Adjuvanzien Antikonvulsiva	Carbamazepin	Phenytoin
Antidepressiva	Amitriptylin	Clomipramin
Anxiolytika	Diazepam	Baclofen
Kortikosteroide	Prednisolon	Dexamethason
Muskelrelaxanzien	Diazepam	Baclofen
Neuroleptika	Chlorpromazin	Haloperidol

Die »analgetische Leiter«. (Mit freundlicher Genehmigung von MTP Press Limited, Lancaster, Großbritannien; aus: M. Swerdlow und V. Ventafridda (Hg.), Cancer Pain, 1987.)

Arbeit und Freizeit. Auch von erheblichen Depressionen und
Verstimmungen ist die Rede. *Überraschenderweise scheint
Krebsschmerz nicht sehr stark mit psychosozialen Problemen,
insbesondere negativen Stimmungen, verknüpft zu sein.*[12]
[Hervorhebung von M. L.]

Aufgrund ihrer konkreten Erfahrung mit Hunderten von Patienten,
die ihre Erkrankung unmittelbar auf Lebensprobleme und emotionale Schwierigkeiten zurückführen, würden viele Kliniker diesen
Daten wohl mißtrauen. Eine andere Erklärung für diese merkwürdigen Ergebnisse könnte die wegweisende Arbeit von Lydia Temoshok
mit Melanompatienten liefern: Einige Melanompatienten hatten,
wie Temoshok berichtete, weitgehend den Kontakt zu ihren emotionalen Reaktionen auf das Leben verloren. Deshalb ist denkbar, daß
solche Patienten im Unterschied zu Schmerzpatienten mit gutartigen
chronischen Erkrankungen nichts über Lebensanpassungsprobleme
und emotionale Schwierigkeiten berichten.[13] Andere Krebskranke
mögen aus Gründen erkrankt sein, die überhaupt nichts mit Lebens-
anpassungs- oder emotionalen Problemen zu tun haben, und berichten deshalb logischerweise nicht von den Schwierigkeiten, über die
sich Patienten mit gutartigem chronischen Schmerz beklagen. Doch
viele andere Krebspatienten schildern ständig schwere Anpassungs-
probleme, und ihr Schmerz spricht häufig auf psychologische Behandlungsformen an.

Psychotherapie und Hypnose gegen Krebsschmerz

Zwar wird in der Forschung immer wieder zu Recht darauf hingewiesen, daß noch keine eindeutigen kontrollierten Untersuchungsdaten
zu den meisten psychologischen Schmerztherapien vorliegen, doch
die meisten Kliniker, die mit Krebsschmerz arbeiten, zweifeln nicht
daran, daß viele der oben beschriebenen psychologischen Verfahren
den Krebsschmerz in der Regel verringern oder sogar ausschalten. Im
allgemeinen wirken psychologische Verfahren am besten, wenn ein
Therapeut es versteht, sie je nach den individuellen Bedürfnissen des
Patienten zu kombinieren. So kann eine Sitzung zum Teil aus einer
Psychotherapie bestehen, die sich mit intra- und interpersonalen
Problemen befaßt, zum Teil aus fortschreitender Tiefenentspannung, Visualisierung oder Hypnotherapie und zum Teil aus kognitiver Umstrukturierung.

Tearnan und seine Mitarbeiter[14] unterteilen die psychologischen Verfahren zur Behandlung von Krebsschmerz in die folgenden Hauptkategorien:[15]

1. Die Psychotherapie als Verfahren zur Schmerzlinderung »beruht auf der Annahme, daß die Schmerzwahrnehmung in einem personalen und interpersonalen Kontext stattfindet. Grundsätzlich geht man davon aus, daß die Behandlung von wichtigen intra- und interpersonalen Problemen die Schmerzwirkung verringert.«

2. Die Hypnose ist das älteste und verbreitetste Verfahren. »In der Literatur sind während der letzten dreißig Jahre zahlreiche klinische Berichte erschienen, die belegen, wie wirksam sie in der Behandlung des Krebsschmerzes sein kann. Es gibt auch Berichte, nach denen Hypnose bei seelischen Problemen, Angst und behandlungsbedingten Beschwerden von Krebspatienten hilft. Zwar heißt es in der Literatur, 20 bis 50 Prozent der Krebspatienten würden von der Hypnose profitieren, doch diese Daten haben weitgehend anekdotischen Charakter und beruhen auf nichtkontrollierten Untersuchungen.«[16]

3. Auch Entspannungstechniken und Biofeedback, Methoden, die mit der Hypnose eng verwandt sind, können nützlich sein. Zum Entspannungstraining gehören Yoga, Meditation und fortschreitende Muskelentspannung sowie autogenes Training, das suggeriert, der Körper werde schwer, warm oder entspannt. Beim Biofeedback erzeugt man durch technische Meßinstrumente ein physiologisches Bewußtsein für die Fähigkeit, selbst Reaktionen wie etwa Entspannung hervorzurufen.

4. Kognitive Verfahren beruhen auf der Prüfung von Überzeugungen, Erwartungen und Ängsten, und man unterstützt den Patienten bei dem Versuch, den Schmerz begrifflich umzustrukturieren.

5. Verhaltenstechniken richten sich auf die Rolle, welche die Umgebung bei der Bekräftigung des Krebsschmerzes spielt. Nach Meinung der Autoren ist diese Methode nur von begrenztem Wert für die Bekämpfung des Krebsschmerzes, weil »die Auskunft über den Schmerz wichtig für die Beurteilung der Fortschritte im Krankheitsprozeß ist und deshalb nicht übergangen werden darf«.[16]

Virginia Veachs Arbeit mit Schmerzpatienten

Die wirksamste psychologische Arbeit mit Krebsschmerz, die ich persönlich erlebt habe, leistet Virginia Veach, eine Psycho- und Physiotherapeutin, die zu den verantwortlichen Leitern des Commonweal Cancer Help Program gehört. *Häufig* ist Veach in der Lage, Teilnehmern bei der Linderung ihres Schmerzes zu helfen, manchmal äußerst effektiv. Ich habe so oft gesehen, wie sie schmerzgeplagten Teilnehmern des Krebshilfeprogramms geholfen hat, daß ich gelernt habe, ihrer Methode zu vertrauen. Bei dem Versuch, sie auf andere anzuwenden, habe ich festgestellt, daß sogar ich damit etwas gegen Schmerzen ausrichten kann – wenn auch lange nicht so wirksam.

Charakteristisch für Veachs Vorgehensweise ist die Bitte an den Teilnehmer, ihr seinen Schmerz genau zu beschreiben. Ist er scharf oder dumpf? Pulsierend oder stetig? Wo genau sitzt er? Welche Form hat er? Wie breit, tief und lang ist er? Wie groß ist er? Oft fragt sie dann, ob der Teilnehmer *bereit* ist, dem Schmerz den Weg freizumachen, so daß er sich ausbreiten kann. Für jemanden, der Schmerzen hat, ist diese Vorstellung in der Regel erschreckend. Veach versichert dem Teilnehmer, daß er gleich darauf wieder alle Kräfte daran setzen darf, den Schmerz auf eine minimale Größe einzuschränken. Außerdem betont sie, der Patient solle den Schmerz nicht *veranlassen*, sich auszubreiten, sondern einfach feststellen, ob es möglich sei, dem Schmerz den Weg freizumachen, ihm zu *gestatten*, sich auszubreiten.

Schmerz wirkt, so Veach, wie Feuer: er »möchte« sich ausbreiten. Und durch den Ausbreitungsprozeß verändert sich häufig sein Charakter – er wird weniger intensiv, weniger scharf. Der »heiße« Schmerz verwandelt sich in Wärme und manchmal sogar in ein Kribbeln, das in vielen Medizintraditionen mit dem Heilprozeß in Verbindung gebracht wird.

Die Geschichte, die der Schmerz erzählt

Zu Beginn dieses Kapitels haben wir gesehen, wie sich mit ein paar Wörtern der Schmerz angemessen beschreiben läßt und wie der Schmerz uns »aufheben« kann. Auf der anderen Seite kann die Exploration unseres Innenlebens – häufig durch den Schmerz ausgelöst – diese Innenwelt in ihrer Beziehung zum Schmerz verändern. Mit uns verändert sich möglicherweise auch der Schmerz. Dieses Phänomen des Schmerzwandels ist, wenn wir ihm Beachtung schenken, eng mit einer Unterscheidung verwandt, die ich in Kapitel 2 eingeführt habe – der Unterscheidung zwischen *Schmerz* und *Leiden*. Hier noch einmal die Gegenüberstellung aus diesem Kapitel:

Biomedizin (Medizin)	**Biopsychosoziale Medizin (menschliche Erfahrung)**
Krankheit	Erkrankung
Schmerz	Leiden
Kurieren	Heilen

In jedem Fall konzentriert sich die Biomedizin auf das biologische Phänomen – Krankheit, Schmerz, Kurieren –, während die biopsychosoziale Medizin sich sowohl den biologischen Phänomenen als auch der *menschlichen Erfahrung* dieser Phänomene zuwendet. Insofern ist Erkrankung die menschliche Erfahrung von Krankheit, Heilen die menschliche Erfahrung des Bemühens um Wiedererlangung der Gesundheit und Leiden die menschliche Erfahrung von Schmerz.

So gesehen, ist Leiden großenteils die *Geschichte*, die wir uns selbst über unseren Schmerz erzählen. Und diese Geschichte kann *manchmal* die Erfahrung dieses Schmerzes tiefgreifend verwandeln. Ein vielfach zitiertes Beispiel sind die Untersuchungen, die in Korea und Vietnam an verwundeten amerikanischen Soldaten durchgeführt wurden. Soldaten, die leichtere Wunden davongetragen hatten, so daß sie damit rechnen konnten, wieder zusammengeflickt und in die tödlichen Gefahren der Schlacht zurückgeschickt zu werden, berichteten überwiegend von *schlimmeren Schmerzen* als Soldaten mit schwereren Verwundungen, die nach Hause durften. Die Bedeutung der Wunde vergrößerte den Schmerz für diejenigen, die in die Gefahr zurück mußten, und verringerte den Schmerz jener Soldaten, die wußten, daß sie mit dem Leben davongekommen waren.

Sind Schmerzen nutzlos?

Angesichts großer Schmerzen sollten sich kluge Menschen nicht mit dem zunächst so einleuchtenden Gedanken zufriedengeben, daß der Schmerz immer eine unmittelbare Folge der Krebserkrankung ist und Medikamente die einzige Antwort auf die tieferen Botschaften sind, die der Schmerz uns häufig entlockt. Mit der Vorstellung, daß uns der Schmerz nützen kann, können wir uns nur schlecht anfreunden. Wir neigen dazu, uns über ihn lustig zu machen oder ihn ironisch zu überzeichnen. Doch stellen Sie sich einmal die folgende Frage: Haben Sie mehr aus den schmerzlichen Dingen in Ihrem Leben gelernt oder aus den leichten? Ist es falsch, daß Jesus ein Mann »der Schwierigkeiten und vertraut mit Kummer« war? Oder daß Gautama Buddhas Reise zur Erleuchtung mit der unmittelbaren Wahrnehmung von Schmerzen und Leiden begann? Eine meiner Lieblingsstellen in den Yoga-Sutren, dem wichtigsten Yoga-Text, lautet: »Die Duldung von Schmerzen als Mittel zur Reinigung, eigenes Forschen in den heiligen Schriften und die Hingabe an den ›Herrn‹ sind die Stücke des praktischen Yoga.«

Manchmal sind Schmerzen zu groß, um hingenommen werden zu können. In diesem Fall sind Medikamente, mit denen sich der Schmerz so einschränken läßt, daß wir mit ihm umgehen können, ein großer Segen. An der Lukas-Klinik in Arlesheim in der Schweiz, einem an der Steinerschen Lehre ausgerichteten anthroposophischen Krankenhaus, gehört es zur Grundüberzeugung des medizinischen Personals, daß die Schmerzmedikation das Ziel hat, Schmerz erträglich zu machen – und nicht, ihn vollständig auszuschalten –, damit der Patient ihn für seine spirituelle Arbeit nutzen kann.

Morphin, Metastasen und Abhängigkeit

Nicht jeder wird dem Gedanken zustimmen können oder wollen, daß Schmerz überhaupt einen Nutzen hat. Viele Menschen halten ihn für eine der vielen beschönigenden Geschichten über den Schmerz. Einige Menschen mit Schmerzen möchten einfach mit möglichst schweren Schmerzmitteln »zugedröhnt« werden. Allerdings hat die übermäßige Einnahme von opioiden Wirkstoffen (Morphin zum Beispiel) den Nachteil, daß sie möglicherweise das Immunsystem schwächen. In einigen Tierstudien hat sich gezeigt, daß Morphin die Metastasenbildung krebskranker Nager erhöhte.[16] Dagegen lassen andere Tierversuche auf einen krebs*hemmenden* Effekt von Opioiden schließen. Bislang sind zu der Frage, ob die besten Schmerzkiller nicht vielleicht ein zweischneidiges Schwert sind, noch keine Untersuchungen am Menschen durchgeführt worden. Allerdings läßt ihre erwiesene immunsuppressive Wirkung die Sorge vernünftig erscheinen und rechtfertigt das Bemühen von Menschen, die nach Strategien für eine möglichst sparsame Anwendung von Opiaten suchen.

Auf der anderen Seite ist die alte Sorge, daß Opiate Krebspatienten abhängig machen könnten, durch neuere Untersuchungen weitgehend ausgeräumt worden, denn diese zeigen, daß Opiate in Schmerzzuständen vom Stoffwechsel anders verarbeitet werden.[17] Abhängigkeit erweist sich als ein seltenes Phänomen bei Schmerzpatienten, die verordnete Opiate nehmen. Möglicherweise wirft das auch ein anderes Licht auf die Nagerversuche, in denen eine größere Zahl von Krebsmetastasen bei Tieren auftrat, die Opiate erhielten. Die behandelten Tiere hatten vermutlich keine Schmerzen. Vielleicht verringert die veränderte Opiat-Metabolisierung in Schmerzzuständen die Suchtgefahr. Andererseits berichten einige Kliniker aber *doch* von Suchtproblemen bei Patienten, die sich von Krebserkrankungen erholen und große Mengen von Opiaten genommen haben.

Andere Schmerzverfahren

Es gibt noch andere Behandlungsformen des Schmerzes, die eine sorgfältige Prüfung verdienen.

Erstens ist gut dokumentiert, daß die Akupunktur viele Schmerzarten lindert und sie, wie in Kapitel 19 erwähnt, gegen bestimmte Krebsschmerzen sehr gut hilft.

Zweitens gibt es Kräutermittel, die manchmal gegen Schmerzen helfen, besonders wenn diese von Muskelverspannungen herrühren. In solchen Fällen kann ein Muskelrelaxans wirken.

Drittens sind Massage und Akupressur zu empfehlen, die beide schmerzlindernd wirken können, vor allem wenn (wie oben) die Ursache Muskelverspannungen sind.

Schließlich kann der Arzt die Anwendung eines elektrischen nervenstimulierenden Gerätes verordnen, das bestimmte Schmerzarten beträchtlich verringert. Dieses Gerät, ein sogenannter TENS (*transcutaneous electrical nerve stimulator* [perkutaner elektrischer Nervenstimulator], hergestellt von der 3M-Company), sieht wie ein winziges Transistorradio aus. Der Patient klebt sich die aus dem Gerät kommenden Drähte an die Haut und stellt die Intensität und den Rhythmus der Stromstöße ein. Einige Patienten verwenden das Gerät auf besondere Art, indem sie die Drähte auf Akupunkturpunkte kleben, die ihnen ein Vertreter der traditionellen chinesischen Medizin als besonders bedeutsam für den Schmerz bezeichnet hat. Dank dieses Geräts konnte ein Freund von mir seine Opiate eine Zeitlang absetzen.

Schluß

Je mehr man sich mit dem Schmerz beschäftigt, desto bedeutungs-
voller erscheint er. Im Zusammenhang mit dem Schmerz haben wir
sieben entscheidende Punkte betrachtet: (1) Krebs ist meist weniger
schmerzhaft, als viele Menschen glauben; (2) die meisten Krebsschmerzen lassen sich lindern; (3) die meisten Ärzte sind in der
Schmerztherapie nicht hinreichend ausgebildet; (4) der Krebsschmerz wird von den meisten Ärzten nicht genügend behandelt;
5) das Problem der Schmerzmittelsucht spielt keine große Rolle,
solange man Schmerzen hat; (6) es gibt wichtige nichtpharmakologische Methoden der Schmerzlinderung; und (7) in den meisten
Gemeinden sind die besten Schmerzexperten die Ärzte und Schwestern, die in Hospizprogrammen mitwirken, und man muß nicht sterben, um ihre Hilfe bei Schmerzen in Anspruch nehmen zu können.

Wir haben erörtert, wie sprachlos wir in unserem Schmerz sind und
wie der Schmerz uns »aufhebt«, wie der Zugang zu Kreativität den
Schmerz lindern kann und wie sich Schmerzen durch pharmakologische und nichtpharmakologische Verfahren bekämpfen lassen.

Auf einen wirksamen Schmerzkiller – Akupunktur und die traditionelle chinesische Medizin – bin ich nicht eingegangen. Denn über
seinen beträchtlichen Nutzen bei bestimmten Schmerzarten habe ich
bereits in Kapitel 19 berichtet.

Anmerkungen

1 Elaine Scarry, *The Body in Pain*, New York, Oxford University Press, 1985,
   S. 3–6.

2 a. a. O., S. 7.

3 J. J. Bonica, »Importance of the Problem«, in: M. Swerdlow und V. Ventafridda (Hg.), *Cancer Pain*, Boston, MTP Press, 1987, S. 3–8.

4 Kathleen M. Foley, »The Treatment of Cancer Pain«, *New England Journal
   of Medicine*, 313 (2) (1985), S. 85.

5 ebd.

6 a. a. O., S. 85–86.

7 K. M. Foley, »Pain Syndromes in Patients with Cancer«, zitiert in: Tearnan
   u. a., »Psychological Management of Malignant Pain«, in: C. David Tollison
   (Hg.), *Handbook of Chronic Pain Management*, Baltimore, Wilkins & Wilkins, 1989, S. 403.

8 Vittorio Ventafridda, »Therapeutic Strategy«, in: Swerdlow und Ventafridda (Hg.), *Cancer Pain*, S. 57–58.

9 a. a. O., S. 58–61.

10 Tearnan u. a., »Psychological Management of Malignant Pain«, in: Tollison (Hg.), *Handbook of Chronic Pain Management*, S. 402.

11 ebd.

12 a. a. O., S. 403.

13 Lydia Temoshok, »Repressive Coping Reactions in Patients with Malignant Melanoma as Compared to Cardiovascular Disease Patients«, *Journal of Psychosomatic Research*, 28 (2) (1984), S. 151–152.

14 Tearnan, »Psychological Management of Malignant Pain«, S. 408–412.

15 Zu näheren Informationen über diese Techniken vgl. den Abschnitt über psychologische Krebstherapien in Kapitel 10.

16 Edward W. Bernton, Henry U. Bryant und John W. Holaday, »Prolactin and Immune Function«, in: Robert Ader, David L. Felten und Nicholas Cohen, *Psychoneuroimmunology*, 2. Aufl., San Diego, Academic Press, 1991, S. 412–413.

17 Ronald Melzack, »Morphium und schwere chronische Schmerzen«, *Spektrum der Wissenschaft*, April 1990, S. 56.

Kapitel 26
Leben und Sterben

Sogar der Weise fürchtet den Tod.
Leben klammert sich an Leben.
BUDDHA

Während ich dieses Kapitel über Tod und Sterben schreibe, bin ich mir mit tiefer Achtung bewußt, daß der Leser sich entweder mit der Möglichkeit seines eigenen Todes oder der eines nahestehenden Menschen auseinandersetzen muß. Ich habe zu viele Freunde an Krebs sterben sehen, um anders zu Ihnen sprechen zu können.

Den Lesern, die vielleicht Schwierigkeiten haben, mit diesem Kapitel zu beginnen, möchte ich gleich zu Anfang sagen, daß man zwölf wichtige Dinge über Tod und Sterben wissen muß:

1. Im Bereich von Tod und Sterben gibt es ebenso viele Fertigkeiten, Entscheidungsmöglichkeiten, Erkenntnisse und Einflußmöglichkeiten wie beim Kampf um das Überleben einer Krebserkrankung.

2. Einige Menschen glauben, daß der Tod alles beendet, andere halten ein Leben nach dem Tod für gewiß. Nach meiner Überzeugung ist der Tod, wie Rachel Naomi Remen sagt, *ein Geheimnis, das einer näheren Betrachtung wert ist.* Für mich ist der Tod ein Geheimnis in der tiefsten Bedeutung des Wortes: Es besteht die reale Möglichkeit, daß das Leben nach dem Tode in irgendeiner Form fortdauert. Es gibt sehr interessante wissenschaftliche Berichte, welche die spirituellen Schriften und die Erfahrung vieler sogenannter Nah-Todeserlebnisse zu bestätigen scheinen.

3. Ganz gleich, wie Sie über den Tod denken, sicher ist, daß es *so etwas wie »leicht sterben« gibt* und man gezielt auf einen leichten Tod hinarbeiten kann, wie werdende Mütter sich auf eine leichte Geburt vorbereiten – mit der gleichen Ungewißheit und Ratlosigkeit, wie es uns im Ernstfalle wirklich ergehen wird.

4. Es gibt nicht nur eine Art, leicht zu sterben, sondern eine unendliche Vielfalt solcher Arten. Ein leichter Tod läßt sich logisch und gefühlsmäßig als ein Sterben beschreiben, das bei dem, der stirbt – ganz gleich, welcher biologischen Erfahrung er sich gegenübersieht –, und denen, die ihn lieben, eine größtmögliche Bewegung zu Weisheit und Heilung vollzieht. Physisch läßt sich ein leichter Tod als ein Sterben beschreiben, bei dem Schmerz und Beschwerden nicht das Maß dessen überschreiten, was wir mit Würde ertragen können.

5. Sehr nützlich ist die Unterscheidung zwischen der *Furcht vor dem Sterben und der Furcht vor dem Tod*. Diese Unterscheidung hilft uns, uns auf die besonderen Ängste zu konzentrieren, die wir im Hinblick auf den Sterbeprozeß hegen.

6. Die meisten Menschen haben mehr Angst vor einem Sterben, das von endlosen Leiden begleitet ist, als vor dem Tod selbst. Tatsächlich aber kann, wie wir in dem Kapitel über den Schmerz gesehen haben, dieser in den meisten Fällen auf ein erträgliches Maß eingeschränkt werden.

7. Vielfach haben die Menschen auch Angst, daß sie noch leben werden, wenn das Leben ihnen nicht mehr lebenswert erscheint, wenn sie für die Menschen, die sie lieben, eine Last geworden sind, oder wenn ihnen jede Würde genommen worden ist. Das sind ziemlich komplexe Fragen, die sich nicht so einfach beantworten lassen, doch der große Arzt Eric Cassell verweist auf einen wichtigen Umstand: *Viele Krebskranke sterben relativ kurze Zeit, nachdem sie wirklich zu der Überzeugung gelangt sind, daß sie zum Sterben bereit sind.*[1]

8. Stellt sich der Tod nicht zu dem Zeitpunkt ein, da wir wirklich beschlossen haben, daß wir nicht mehr leben möchten, so haben wir die Möglichkeit, uns das Leben zu nehmen, falls uns unsere religiöse Einstellung das erlaubt und unser Leiden unerträglich wird. In den Niederlanden erlaubt das Gesetz Menschen, deren Leben unerträglich wird, den Selbstmord unter ärztlicher Mithilfe. Dabei muß sich der Arzt an ein genau vorgeschriebenes Verfahren halten.[2] In den Vereinigten Staaten findet gegenwärtig eine intensive Debatte statt, ob eine Sterbehilfe in dieser Form erlaubt werden soll. Viele amerikanische Ärzte helfen ihren Patienten beim Sterben, wenn die Schmerzen unerträglich werden

und das Dasein menschenunwürdig wird. Doch unabhängig davon, ob der behandelnde Arzt zur Hilfe bereit ist oder nicht, haben sich viele Patienten mit lebensbedrohenden Krankheiten (Aids-Patienten sind hier die Vorreiter gewesen) darüber informiert, welche Arzneimittelkombinationen für einen Selbstmord am wirksamsten sind, und diese Mittel für den Tag beiseitegelegt, wo das Leben für sie unerträglich wird.

9. *Beim Sterben sollte man unbedingt für die bestmögliche medizinische Betreuung und Pflege sorgen.* Ärzte, die wunderbar sind, wenn man um sein Leben kämpft, sind unter Umständen beim Sterben überhaupt nicht zu gebrauchen. Das gleiche gilt für Krankenhäuser – eine Klinik, die hervorragend für High-tech-Krebstherapien geeignet ist, ist möglicherweise völlig ungeeignet zum Sterben. Einer der schwierigsten Aspekte des Sterbens sind die Beschwerden, welche die verschiedensten Ursachen haben können. Die Kunst, einem Patienten diese Symptome und Beschwerden zu nehmen, ist auf das Interesse, die Fürsorge und die Aufmerksamkeit von Ärzten, Schwestern und Angehörigen angewiesen. Wenn Sie an Ihrem Wohnort Menschen finden (häufig arbeiten sie mit einem Hospiz zusammen), die sich dieser bewundernswerten menschlichen Aufgabe verschrieben haben, können Sie dem Sterben ein ganz anderes Gesicht geben. Wenn Sie sich dazu entschließen, zu Hause zu sterben, ist die Wahl von Pflegerinnen, die Erfahrung darin haben, Sterbende zu begleiten, mindestens genauso wichtig wie die Wahl des Arztes und der Schwestern.

10. Manche Menschen haben Angst, ihren Nachlaß zu regeln oder andere Vorbereitungen für das Sterben zu treffen, weil sie glauben, damit gäben sie den Kampf ums Leben auf. Nach meiner Erfahrung beinträchtigen Vorbereitungen für den möglichen Todesfall den Lebenswillen keineswegs – im Gegenteil, sie können ihn sogar stärken, weil man sich nun von der Sorge befreit hat, die einem diese unerledigten praktischen Angelegenheit sonst bereiten. Wenn Sie die Dinge regeln, die Sie geregelt haben möchten, dann setzen Sie Energien für den Kampf ums Überleben frei.

11. Zur Vorbereitung auf den Tod gehört auch, daß man an die Trauer der Angehörigen denkt. Das kann ungeheuer wichtig sein, weil unvollständige Trauer einen Partner, einen

Elternteil oder ein Kind den Rest des Lebens belasten kann. Zum leichten Tod gehört auch, daß ein Großteil dieser Trauer stattfindet, solange der Patient noch lebt und teilnehmen kann. Wenn dieser Prozeß so bewußt und gründlich wie möglich vorgenommen wird, kann der Tod manchmal, so merkwürdig es klingt, Heilung für alle Beteiligten bringen. Zwar ist noch immer viel Trauerarbeit zu leisten – sehr viel vielleicht sogar –, aber sie ruht auf einem soliden Fundament. Es gibt einige ausgezeichnete Bücher zum Thema Trauer sowie hilfreiche Trauergruppen und -therapeuten. Den Hinterbliebenen lege ich dringend ans Herz, sich über solche Möglichkeiten zu informieren.

12. Die Einstellung unserer Kultur – in der der Tod ein stark tabuisiertes Thema ist und als Versagen des Arztes oder des Patienten betrachtet wird – ist historisch gesehen nichts Neues, unterscheidet sich aber grundlegend von der anderer Kulturen. In vielen Kulturen ist das Sterben eingebettet in Rituale, an denen alle teilnehmen. Viele Jahrhunderte lang war das im Westen nicht anders. Häufig galt der Tod als Höhepunkt des Lebens, und die Menschen haben gründlich über das rechte Sterben nachgedacht. Auch in unserer Kultur kann man den *Tod enttabuisieren*, indem man sich mit ihm auseinandersetzt, betrachtet, was andere über ihn gedacht und geschrieben haben, und indem man sich Zeit für ihn nimmt. Bei ernsthafter Auseinandersetzung und intensiven Gebeten beginnen sich die Tabus aufzulösen, mit der unsere Kultur den Tod umstellt.

Alle diese Überlegungen führen zu der Frage, welchen Nutzen wir und unsere Angehörigen vom Tod und vom Sterben haben können. Nur zu gut wissen wir alle, welche Schmerzen und Verluste er bringt. Wir wissen auch, daß einige Menschen unter großen Schwierigkeiten und Leiden sterben, während andere einen friedlichen Tod haben. Die Frage ist, ob wir nicht inmitten von Schmerzen und Verlust dennoch etwas Wertvolles vom Tod erwarten dürfen. Im Laufe früherer Jahrhunderte, aber auch in unserer Zeit sind viele kluge Menschen zu der Überzeugung gelangt, daß dem Menschen im Angesicht des Todes höchst bedeutungsvolle und wichtige Erfahrungen zuteil werden können. In den folgenden Teilen dieses Kapitels möchte ich mich mit einigen dieser Gedanken etwas eingehender beschäftigen.

Die Literatur über Tod und Sterben

Sehr gut läßt sich das Thema von Tod und Sterben *enttabuisieren*, indem man sich mit den Erfahrungen beschäftigt, die kluge Menschen mit dem Tod und mit Meditationen über den Tod gemacht haben. In gewissem Sinne ist die klassische und zeitgenössische Literatur über Tod und Sterben eine Selbsthilfegruppe, die aus einigen der größten Heiligen, Humoristen, Künstler, Zyniker und Denker aller Zeiten besteht. Aus allen Zeiten sprechen sie zu uns – quer durch Zeit und Raum – und erläutern uns einige höchst unterschiedliche Überlegungen zu der Frage, wie Menschen sich zu dieser »bemerkenswerten Sache«, wie William James den Tod nennt, stellen können. Ich weiß, daß sie mir geholfen haben. Vielleicht können sie auch Ihnen helfen.

Sehr geeignet für den Anfang dieser literarischen Auseinandersetzung mit Tod und Sterben ist *The Oxford Book of Death*, eine wunderbare Sammlung von Gedichten und anderen Texten über den Tod. Ich zitiere einige daraus, um Ihnen einen Eindruck davon zu vermitteln, *wie* die Lektüre dessen, was Dichter und Denker im Laufe der Jahrhunderte über den Tod zu sagen hatten, unsere eigene Einstellung verändern kann.

J. D. Enright, der Herausgeber der Anthologie, ist ein bekannter Dichter und Kritiker. »Bei den Quellenstudien für diese Sammlung«, schreibt er, »hat mich die Erkenntnis bewegt, daß Schriftsteller über keinen Gegenstand lebendiger schreiben.« Einen ähnlichen Gedanken bringt ein Überlebender der nationalsozialistischen Konzentrationslager zum Ausdruck, der ebenfalls in dieser Anthologie zu Wort kommt: »Angesichts des Todes sind wir mitten im Leben.«[3]

»Der Tod«, sagt Arnold Toynbee, »ist der Preis, den das Leben für die Komplexitätssteigerung seiner organischen Struktur bezahlt.«[4] Dieser Gedanke läßt sich aus biologischer Sicht überzeugend belegen. Wie der kanadische Naturwissenschaftler David Suzuki erklärt, reproduzieren sich primitive einzellige Organismen durch Teilung der ursprünglichen Zelle, so daß der Tod nicht unvermeidlich ist. Dagegen können sich komplexe Organismen nicht einfach teilen, weshalb sie für Fortpflanzungszwecke die Sexualfunktion entwickelt haben. Mit der Erfindung der Sexualität entstand auch der Tod. Daher die tiefe Verwandtschaft zwischen Geburt, Sexualität und Tod.[5] Sehr einfach drückt es Montaigne aus: »Mach Platz für andere, wie es andere für dich getan haben.«[6]

Jung sagt in diesem Zusammenhang:

Das Leben ist ein energetischer Ablauf wie irgendeiner. Aber jeder energetische Vorgang ist im Prinzip irreversibel und darum eindeutig auf ein Ziel gerichtet, und das Ziel ist die Ruhelage. Jeder Vorgang ist schließlich nichts anderes als eine anfängliche Störung einer sozusagen ewigen Ruhelage, die sich immer wieder herzustellen sucht ... Mit zunehmenden Jahren häufen sich sogar die Todesgedanken in erstaunlichem Maße. Der alternde Mensch bereitet sich nolens volens auf den Tod vor ... Denn es ist ebenso neurotisch, sich nicht auf den Tod als ein Ziel einzustellen, wie in der Jugend die Phantasien zu verdrängen, welche sich mit der Zukunft beschäftigen.[7]

Viele Autoren sind sich darüber einig, daß das Sterben schwieriger als der Tod selbst ist:

PHAEDRUS: *Aber ist der Tod ein so schrecklich Ding, wie man allgemein behauptet?*
MARCUS: *Die Straße, die zu ihm hinführt, ist beschwerlicher als der Tod selbst. Wenn der Mensch seine Gedanken von den Schrecknissen und Phantasien des Todes befreit, dann hat er einen Großteil des Übels von sich abgetan. Kurzum, ganz gleich wie die Qualen von Krankheit oder Tod auch sind, sie werden um ein Beträchtliches erträglicher, wenn der Mensch sich dem göttlichen Willen fügt. Denn das Bewußtsein des Todes, nachdem sich die Seele bereits vom Körper gelöst hat, ist, denke ich, entweder inexistent oder ein außerordentlich schwaches Bewußtsein, weil die Natur, bevor sie diesen Punkt erreicht, alle Sinneswahrnehmungen dämpft und betäubt.*[8]

Zeitgenössische Auffassungen vom Tode

Einige der interessantesten soziologischen Todesvorstellungen unserer Zeit sind in dem Buch *Death: Current Perspectives* versammelt, das Edwin S. Shneidman herausgegeben hat. Der erste Beitrag stammt von Arnold Toynbee, der einen schönen Essay über den Tod geschrieben hat. Dort heißt es:

Diese Zweiseitigkeit des Todes ist eine seiner grundlegenden Eigenschaften ... Der Tod hat immer zwei Parteien; den Menschen, der stirbt, und die Zurückbleibenden, denen er entrissen wird ... Wenn ich mich also frage, ob ich mich mit dem Tod abfinden kann, muß ich in jeder Spielart der Situation unterscheiden, ob ich mich mit meinem eigenen Tod oder mit dem Tod der anderen Partei abfinden soll ... Meine Antwort auf Paulus' Frage: »Tod, wo ist dein Stachel?« deckt sich mit Paulus' eigener Antwort: »Aber der Stachel des Todes ist die Sünde.« Die Sünde, die ich meine, liegt darin, daß ich mich selbstsüchtig dem Wunsch verschließe, den Tod eines Menschen zu überleben, mit dessen Leben mein eigenes verbunden ist. Selbstsüchtig ist das, weil der Stachel des Todes für den, der stirbt, weniger scharf ist als für den trauernden Hinterbliebenen.[9]

In der Schrift *The Denial of Death,* für die Ernest Becker den Pulitzerpreis bekommen hat, vertritt er die Auffassung, unser ganzes Leben kreise um die Furcht vor dem Tod und seine Leugnung. Heldentum ist danach ein »Reflex auf den Schrecken des Todes«:

Am meisten bewundern wir den Mut, dem Tode zu trotzen ... Wahrscheinlich seit Beginn der menschlichen Evolution im engeren Sinne steht der Held im Mittelpunkt menschlicher Bewunderung ... Der Held ist der Mann, der sich in die Geisterwelt wagt, in das Land der Toten, und lebendig zurückkehrt ... Als die Philosophie die Religion ablöste, übernahm sie auch das zentrale Problem der Religion, und von ihren Anfängen im alten Griechenland bis zu Heidegger und zum modernen Existentialismus wurde der Tod zur eigentlichen »Muse der Philosophie«.[10]

In einer Zusammenfassung dessen, was in Religion, Philosophie und Wissenschaft über den Tod gedacht und gelehrt wird, unterscheidet Becker zwischen der »geistig gesunden« Anschauung, daß die Furcht vor dem Tode keine natürliche menschliche Regung ist und aus einem unterdrückten oder unerfüllten Leben entspringt, und der »geistig kranken« Anschauung, daß die Todesfurcht zur Natur des Menschen gehört – daß sie das ist, was William James den »Wurm im Herzen« menschlichen Glücksverlangens nennt.

Jacques Choron meint sogar, möglicherweise lasse sich überhaupt nicht entscheiden, ob die Todesfurcht die Grundangst ist oder nicht. In Fragen wie diesen kann man nicht mehr tun, als Partei zu ergreifen, eine Meinung zu äußern, sich dabei an Autoritäten zu halten, die einem am glaubwürdigsten erscheinen, und einige der überzeugendsten Argumente ins Feld zu führen. Offen gestanden, ich schließe mich dem zweiten Lager an – tatsächlich ist dieses ganze Buch ein einziges Geflecht von Argumenten, die von der Universalität der Todesfurcht ausgehen oder seines »Schreckens«, wie ich ihn lieber nennen möchte, und die deutlich machen sollen, wie er jeden anderen Gedanken verdrängt, wenn wir uns ihm wirklich stellen.[11]

Becker vertritt die Auffassung, daß die Todesfurcht biologisch entscheidend für die Erhaltung der Art ist und daß gleichzeitig das ständige Bewußtsein dieser Furcht höchst kontraproduktiv wäre. Dazu zitiert er den Psychoanalytiker Gregory Zilboorg: »Wären wir uns dieser Furcht ständig bewußt, so wären wir unfähig zu normalem Verhalten. Sie muß hinreichend unterdrückt werden, damit uns in unserem Leben ein gewisses Wohlbefinden möglich wird.«

Deshalb, so sagt Becker, »können wir verstehen, was wie ein unüberwindliches Paradoxon aussieht: Die stets gegenwärtige Furcht vor dem Tod ist eine ebenso normale biologische Funktion unseres Selbsterhaltungstriebes wie die äußerste Verdrängung dieser Furcht aus unserem bewußten Leben.«[12]

Ein anderer wichtiger Gesichtspunkt in dieser bemerkenswerten Sammlung zeitgenössischer Auffassungen ist Geoffrey Gorers Begriff von der *Pornographie des Todes*. In einem glänzenden Essay vertritt Gorer die Auffassung, der Tod sei die Pornographie unserer Zeit, wie die Sexualität die Pornographie der viktorianischen Epoche war.[13]

Zeitgenössische psychospirituelle Einstellungen zu Tod und Sterben

Im Jahre 1993 läßt sich nur schwer vergegenwärtigen, welche Veränderungen die letzten dreißig Jahre in die Einstellungen zu Tod und Sterben gebracht haben. Diese Entwicklung ist auch höchst aufschlußreich für den allgemeinen Bewußtseinswandel, den wir in diesem Zeitraum erlebt haben. In seinem bekannten Buch *The Hour of Death* schreibt Phillipe Aries:

Als Herman Feifel Ende der fünfziger Jahre, wohl als erster überhaupt, Sterbende interviewen wollte, waren die Leiter der

Krankenhäuser empört. Nach ihrer Meinung war das Vorhaben »grausam, sadistisch, traumatisch«. Als Elisabeth Kübler-Ross 1965 Interviews mit Sterbenden durchführen wollte, protestierten die Verwaltungen der Krankenhäuser und Kliniken, an die sie sich wandte: »Sterbende? Die gibt es hier nicht!« In einer ordentlichen und anständigen Institution konnte es keine Sterbenden geben. Man war zutiefst beleidigt. [14]

Sehr deutlich zeigt sich der – nicht nur – amerikanische Bewußtseinswandel der sechziger, siebziger und achtziger Jahre darin, daß große Teile der Bevölkerung ihr Interesse daran bekunden, von Sterbenden zu lernen und für sie zu sorgen. Einer der wichtigsten Vertreter dieser Bewegung ist Stephen Levine, Autor einer Reihe sehr schöner Bücher über das Sterben. Ich zitiere im folgenden aus *Healing into Life and Death*:

Wir haben weder die Absicht, die Menschen am Leben zu erhalten, noch, Sterbehilfe zu leisten. Vielmehr möchten wir sie dazu anhalten, sich auf den Augenblick zu konzentrieren. In der Gegenwart Heilung zu finden, so daß sich die Zukunft ganz natürlich aus diesem Offenwerden entwickeln kann ... So haben wir tiefgreifende Heilungsprozesse in der Seele von Menschen beobachtet, die weiterlebten, aber auch wunderbare Heilungsprozesse bei Sterbenden ... Ganz offensichtlich waren diese Heilungsvorgänge nicht auf den Körper beschränkt. Die Frage: »Wo können wir Heilung finden?« hat eine viel umfassendere Bedeutung gewonnen. Hier ging es um die Heilung eines ganzen Lebens. Die Heilung, für die wir geboren werden ... Umfassende Heilung kann sich nicht in separaten Teilen vollziehen. Sie richtet sich zwangsläufig auf das Ganze, auf den Schmerz, der uns allen gemeinsam ist ... Wenn ich erkenne, daß es nicht einfach *mein* Schmerz ist, sondern *der* Schmerz, dann wird der Zirkel des Heilens so weit, daß das ganze Universum Eingang findet. [15]

Auf dieses Thema ging Levine auch in einem Interview mit der Zeitschrift *Inquiring Mind* näher ein:

IM: *Was meinen Sie mit Aufgabe?*
SL: *Damit meinen wir [Levine und seine Frau Ondrea] ein Aufweichen, einen Verzicht auf Widerstand, Vertrauen in den Pro-*

zeß. Viele Menschen mißverstehen Aufgabe als Niederlage. In Wirklichkeit ist Aufgabe die beste Strategie fürs Leben, einschließlich des Sterbens ... Tatsächlich bedeutet Aufgabe, daß man den letzten Augenblick losläßt und sich für den nächsten öffnet. Natürlich ist dieser Prozeß bei jedem anders. Einige Menschen sind voller Dankbarkeit und Liebe, andere sind so entsetzlich unzufrieden mit ihrem Leben, daß wir sie zur Versöhnlichkeit anhalten – sie sollen sich selbst vergeben und den Menschen, denen sie die Schuld an ihrem Verhalten geben ...

Wir haben Menschen mit großen körperlichen Beschwerden erlebt, die erfuhren, wie wechselhaft die vermeintlich unwandelbare Natur des Schmerzes sein kann, als sie begannen, ihren Widerstand aufzugeben – mit ihren Empfindungen in Kontakt zu kommen. Daraufhin konnten sie ihre Schmerzmittel in die Bereiche leiten, wo sie gebraucht wurden ...

IM: Welche Vorteile hat ein Sterbender, wenn er viel spirituelle Praxis hat?

SL: Wenn ein Mensch das Gefühl hat, es gibt etwas Größeres als ihn selbst, was immer das sein mag, dann hilft ihm das sehr beim Sterben. Außerdem hat es jemand, der spirituelle Praxis hat, wahrscheinlich leichter, sich meditativ auf den Schmerz, auch auf schwere Schmerzzustände, und auf Versöhnlichkeit einzustellen ... Menschen, die sich in der Bereitschaft geübt haben, über die Grenzen des sicheren Geländes – also auch der eigenen Praxis – hinauszugehen, haben es leichter mit dem Tod.[16]

Bei den Levines ist die Überzeugung zu erkennen, daß Leben lernen auch heißt, Sterben zu lernen, und daß uns das Bemühen, eine Beziehung zu unserem innersten Wesen herzustellen, beim Sterben gute Dienste leistet. Den Gedanken, daß Aufgeben eine Heilung zum Tode ist, greift der Arzt Dennis Leahy auf: »[Wir haben alle] einen Großteil [unseres] Lebens damit zugebracht, die Idee unserer Einzigartigkeit zu kultivieren. Das hört nicht auf, wenn wir zu sterben beginnen. Darin zeigt sich, daß im Prozeß des Loslassens unsere Individualisierung möglicherweise vollständiger und nicht unvollkommener wird. In diesem Sinne gibt es Anlaß zu großer Hoffnung.«[17]

Nah-Todeserlebnisse und Berichte über Verbindungen zu Verstorbenen

Viele Menschen, die in unser Krebshilfeprogramm kommen, haben Todesnähe-Erlebnisse gehabt, die ihr Leben verändert haben – sie waren fast tot oder medizinisch tot und konnten wiederbelebt werden. Andere haben erlebt, wie Angehörige nach ihrem Tode zurückkehrten und ihnen überaus tröstliche Botschaften übermittelten.

Eines der bewegendsten Erlebnisse dieser Art, das mir selbst zuteil wurde, betrifft Kim und Sarah, jenes Ehepaar, dessen Kampf ums Überleben ich in Kapitel 1 beschrieben habe. Ich habe Sarah im Krankenhaus besucht, kurz bevor sie starb. Damals sagte ich zu ihr:»Mit dem, was dir zustößt, kann ich mich beim besten Willen nicht abfinden, Sarah. Doch wenn du stirbst, möchte ich dich um einen Gefallen bitten. Für mich wäre das Leben sehr viel leichter, wenn ich von ein paar Freunden, die gestorben sind, hören würde, daß es ihnen auf der anderen Seite gut geht. Wenn du also gehen mußt, dann versuche zurückzukommen und mich wissen zu lassen, daß es dir gut geht.« Das versprach sie mir.

Viele Monate später erhielt ich in einer Pause, die wir am Spätnachmittag des ersten Tages eines Krebshilfeprogramms einlegten, eine Massage. Da berichtete ich der Masseurin Jnani Chapman von einer merkwürdigen Empfindung: Mir sei nicht ganz klar, was geschehe, aber Gott scheine sehr gegenwärtig zu sein; ich hätte den Eindruck, daß mein Körper mit einer freudigen, friedvollen Energie aufgeladen sei. Das war eine höchst ungewöhnliche Erfahrung für mich, denn solche Erlebnisse werden mir nicht oft zuteil. Noch am gleichen Abend erfuhr ich, daß Kim angerufen hatte. Ich nahm an, daß er mir Sarahs Tod mitteilen wollte. Sofort kam mir der Gedanke, daß Sarah, wenn sie gestorben war, vielleicht mit dem ungewöhnlichen Erlebnis am Nachmittag in Zusammenhang gestanden haben könnte – dem Eindruck von Gottes Nähe. Vielleicht versuchte Sarah, das Versprechen einzulösen, das sie mir gegeben hatte. Ich rief Kim an, erreichte ihn und berichtete ihm von meinem Erlebnis. Er sagte, Sarah habe sich noch nicht mit ihm in Verbindung gesetzt, aber er hoffe sehr, daß das noch geschehen werde.

Am nächsten Morgen erhielt ich von Kim ein Fax folgenden Inhalts:

Lieber Michael,
Sarah ist am 19. Februar um 14.15 Uhr gestorben. In der Nacht

nach ihrem Tod hatte ich einen höchst ungewöhnlichen und lebendigen Traum. Ich war im Krankenhaus und wurde von drei Ärzten zurückgehalten. Sie baten mich, nicht in Sarahs Zimmer zu gehen. Ihr Körper verwese bereits, und wenn ich sie in diesem Zustand sähe, behielte ich sie in scheußlicher Erinnerung. Da wurde ich sehr wütend, stieß sie beiseite und erklärte ihnen, ich müsse Sarah sehen. Also lief ich in ihr Zimmer und öffnete die Tür. Sarah lag unbekleidet auf der Seite wie die Odaliske auf dem Bild von Ingres. Ihr Körper war von makelloser, strahlender Vollkommenheit. Das Haar glänzte wie Gold, ihre Lippen und Wangen leuchteten rosa. Die Ärzte hatten unrecht: Nichts beeinträchtigte ihre herrliche Erscheinung. Die Augen hatte sie geschlossen, und die Glieder hingen schlaff herab. Als ich sie küßte, hob sich ihre Brust, sie öffnete Augen und Mund, die Lungen füllten sich mit Luft, und sie wurde lebendig. Mein Herz schlug mir im Halse, und meine Augen füllten sich mit Freudentränen. Da blickte Sarah mich an und sagte: »Kim, ich bin nicht lebendig.« Ich stockte und fragte sie dann: »Ist es gut oder schlecht dort, wo du bist?« Sie blickte mich an und verdrehte die Augen, wie sie es immer tat, wenn ich etwas Dummes sagte. »Gut und schlecht, das paßt hier nicht«, meinte sie. Noch einmal fragte ich: »Ist es auszuhalten? Ist mit dir alles in Ordnung?« Ihr Mund spannte sich und ihre Augen verengten sich, als wollte sie sagen: Laß mich darüber nachdenken! Dann nickte sie langsam und sagte: »Ja, es ist schon in Ordnung, aber ich brauche einige Zeit, um mich daran zu gewöhnen.« Ich hielt sie an den Schultern, blickte ihr ins Gesicht und fragte: »Wenn ich sterbe, Sarah, kann ich dann mit dir zusammen sein?« Ohne Umstände bejahte sie die Frage. Dann schlossen sich ihre Augen, und ihr Körper wurde wieder schlaff. Ich geriet in Panik, lief auf den Flur hinaus und suchte verzweifelt nach den Ärzten. Doch die Korridore waren verlassen. So beschloß ich, wieder in Sarahs Zimmer zu gehen, aber ich fand es nicht mehr. Ganz gleich, welche Türen ich öffnete, die Zimmer dahinter waren alle leer. Als ich aufwachte, saß ich aufrecht im Bett.

Immer wieder überwältigen mich Kummer und Trauer, das Gefühl von Unvollkommenheit und Leere, aber wenn ich an diesen Traum denke, überkommt mich ein Gefühl des Trostes. Das wollte ich mit Dir teilen.

In Friede und Liebe

Kim

Natürlich kann Kims Traum die lebhafte Wunscherfüllung eines trauernden Ehemanns sein, der die Gewißheit haben möchte, daß es seiner Frau auf der anderen Seite gut geht, besonders nachdem ich ihm gegenüber die Vermutung geäußert hatte, mein Erlebnis könnte ein Versuch Sarahs gewesen sein, ihr Versprechen wahrzumachen und Verbindung zu mir aufzunehmen. Doch jeder, der sich unvoreingenommen für solche Fragen interessiert und längere Zeit mit Sterbenden arbeitet, wird sich der tieferen Bedeutung von Nah-Todeserlebnissen nicht verschließen können. Wir kennen sie aus den Berichten von Patienten und aus der klinischen und empirischen Literatur. Ein sehr schönes persönliches Erlebnis erzählt Joan Borysenko in ihrem Buch *Ich bin, wie ich bin*:

> ... vor Jahren [saß ich] bei einer jungen Frau ..., die im Sterben lag. Sie hieß Sally, und sie hatte in dem einen Jahr, seit wir uns kannten, mit einer schnellwuchernden und seltenen Form von Darmkrebs gelebt. Meditation und autogenes Training halfen Sally, die Nebenwirkungen der Behandlung leichter zu ertragen, und brachten ihr etwas Frieden. Wir sprachen über Gefühle, über Vergebung und Trauer und arbeiteten alte Erfahrungen auf. Wir redeten auch über Sallys Vorstellungen vom Tod ... – das Bewußtsein stirbt mit dem Gehirn und lebt nicht außerhalb des Körpers weiter.
>
> An dem Tag, als Sally schließlich sterben sollte, besuchte ich sie im Krankenhaus. Ich hatte Angst, denn ich war nie zuvor bei einer sterbenden Person gewesen und wußte daher nicht, was mich erwarten würde. Ihre Eltern hatten meine Anwesenheit genutzt, um zu Mittag zu essen. So blieb ich fünfundvierzig Minuten mit Sally allein. Zu meiner Erleichterung schien es ihr ganz gut zu gehen, während sie immer wieder kurz zu sich kam, um dann wieder in Bewußtlosigkeit zu versinken. Dann, nach einer Weile, faßte ich mir ein Herz und fragte: »Wohin treiben Sie, Sally? Ihr Gesicht sieht so friedlich aus.«
>
> Sie schlug die Augen auf und drehte sich um, um mich anzusehen. Ihre Augen waren voller Liebe und Verwunderung. Mit leiser, weicher Stimme und in fast belustigtem Ton sagte sie: »Sie werden es mir wahrscheinlich nicht glauben, aber ich bin umhergeschwebt, habe eine kleine Reise durch das Krankenhaus gemacht. Ich war gerade in der Cafeteria und habe meinen Eltern beim Mittagessen zugesehen. Dad hat sich ein überbackenes Käsesandwich bestellt, und Mom ißt Thunfisch. Sie sind so

traurig, daß sie kaum essen können. Ich werde ihnen sagen müssen, daß mein Körper ja vielleicht sterben mag, aber *ich* sicher nicht. Es ist mehr so etwas, wie neugeboren zu werden – mein Bewußtsein ist so frei und friedlich.« Sally wurde kurz ohnmächtig, und als sie zurückkam, erzählte sie mir: »Es ist so *wunderschön*, Joan. Ich schwebe aus meinem Körper hinauf zu einer Art lebendigem Licht. Es ist sehr hell. *Warm* und liebevoll.« Sie drückte meine Hand ein wenig. »Haben Sie keine Angst vor dem Sterben«, meinte sie und blickte mich an. »Ihre Seele stirbt überhaupt nicht, wissen Sie. Sie geht nur nach Hause. Von hier aus geht es weiter.«

Jahrelang habe ich mich mit der Frage herumgeschlagen, ob ich diesen schönen Berichten von einer Existenz der Seele nach dem Tod trauen sollte. Dabei hat für mich die wissenschaftliche Literatur über Nah-Todeserlebnisse eine große Rolle gespielt, so daß ich heute zu der Auffassung neige, diese Berichte könnten durchaus auf ein transzendentes Geheimnis verweisen.

Die wissenschaftliche Literatur über Nah-Todeserlebnisse

Mir erscheint es faszinierend, daß gegenwärtig die wissenschaftlichen Belege für die Hypothese von einem Leben nach dem Tod sehr viel überzeugender sind als die Beweise für zuverlässige Heilerfolge bei Krebstherapien. Mit anderen Worten, die wissenschaftlichen Daten, die dafür sprechen, daß wir den Tod überleben, liefern zwar keinen eindeutigen Beweis, sind aber sicherlich zahlreicher und empirisch überzeugender als die Daten, die belegen, daß irgendeine unkonventionelle Krebstherapie bei der Mehrzahl der Patienten *zuverlässig* für eine Genesung vom Krebs sorgen könnte.

Überdies kann man die Literatur über Todesnähe-Erlebnisse und Verbindungen zu Verstorbenen nicht lesen, ohne in parapsychologische Bereiche zu geraten, die schwer zu bewerten sind und die üblichen Glaubwürdigkeitskriterien erheblich strapazieren. Das heißt, die *wissenschaftlichen* Fakten, die berichtet werden, sind häufig durchaus zuverlässig, aber ihre *Bedeutung* führt uns, wenn wir ihnen Glauben schenken, in eine transpersonale Wirklichkeit, bei der sich viele (ich selbst eingeschlossen) nicht sicher sind, ob sie ihr wirklich trauen können.

Für viele ist die Frage, ob unsere Persönlichkeit den Tod überdau-

ert, von entscheidender Bedeutung. Eine Anschauung, die man häufig bei naturwissenschaftlichen Autoren antrifft und die an viele spirituelle Traditionen anknüpft, führt Sir James Jeans in seiner Schrift
Physics and Philosophy aus:

> Wenn wir uns in Raum und Zeit sehen, ist natürlich jedes Be-
> wußtsein vom anderen getrennt, so daß ein Bild entsteht, das
> sich aus vielen separaten Teilchen zusammensetzt. Doch wenn
> wir über die Anschauungsweise von Raum und Zeit hinausge-
> hen, wird jedes Bewußtsein vielleicht zum Bestandteil eines ein-
> zigen kontinuierlichen Lebensstroms. Möglicherweise verhält
> es sich mit dem Leben nicht anders als mit Licht und Elektrizität.
> Die Phänomene mögen Einzelwesen sein, die individuelle Exi-
> stenzen in Raum und Zeit führen, während wir in einer tieferen
> Wirklichkeit jenseits von Raum und Zeit vielleicht alle Teile
> eines einzigen Körpers sind.[19]

Gertrude Schmeidler, eine emiritierte Psychologieprofessorin von
der City University New York, hat eine nüchterne Bestandsaufnahme der Probleme vorgelegt, »die durch das Konzept, daß die Persönlichkeit den Tod überdauert, aufgeworfen werden«, und damit
einer interdisziplinären Diskussion des Themas den Weg geebnet.

Wie sie darlegt, war nach Auskunft von Historikern und Anthro-
pologen die überwiegende Meinung der Menschheit, daß die Persönlichkeit den Tod überlebt, während eine einflußreiche Minderheit
eine andere Meinung vertreten hat. Allerdings gibt es in der Frage,
wie diese künftige Existenz aussieht, große interkulturelle Unterschiede. Doch, so Schmeidler, »ein gemeinsamer Faden läuft durch
all die unterschiedlichen Vorstellungen von einer künftigen Existenz: die Vorstellung, daß die überlebende Seele erkennbar ist«.[20]
Schmeidler:

> Soweit ich weiß, lautet die einzige in sich schlüssige und voll-
> ständige Anwort, daß alles nach Gottes Willen geschieht, daß
> dieser Wille unerforschlich ist und daß er sich dem wissen-
> schaftlichen Zugriff entzieht. Danach kann sich aus wissen-
> schaftlicher Sicht die verbreitete Ansicht, daß eine erkennbare
> Persönlichkeit den Tod überlebt, auf keine schlüssige Theorie
> stützen. Doch das heißt nicht unbedingt, daß die Ansicht auch
> falsch ist.[21]

Im Fortgang beschäftigt sich Schmeidler mit einigen der Daten, die bestimmte Aspekte dieser Frage betreffen:

Ein großer Bestand [an Daten] gibt Antwort auf die Frage, ob das Ich, ohne die Intervention seines Körpers, direkt mit anderen Körpern wechselwirken kann. Dieses Thema ist von Parapsychologen oft untersucht worden, die es häufig in zwei Unterbereiche aufgliedern: ASW [Außersinnliche Wahrnehmung], das heißt, Information, in deren Besitz man ohne Gebrauch der Sinnesorgane gelangt, und PK [Psychokinese], das heißt, physikalische Veränderungen, die ohne Intervention des Körpers hervorgerufen werden. *Heute gibt es eindeutige Beweise dafür, daß solche Wechselwirkungen stattfinden können. Ich möchte mich auf ein einziges Beispiel beschränken, eines unter vielen anderen, die mir ebenso überzeugend erscheinen.*[22] [Hervorhebung von M. L.]

Das von Schmeidler zitierte Beispiel betrifft eine Technik zur Untersuchung der Psychokinese mit Hilfe eines sogenannten Zufallszahlengenerators (ZZG). Dieses Instrument zeichnet Ereignisse auf, die Naturwissenschaftler für absolut zufällig halten:

In der ZZG-Forschung fordert man die Versuchsperson auf, mit dem Druck auf den Knopf einer Maschine dafür zu sorgen, daß die nächste Aufzeichnung eine bestimmte Veränderung anzeigt (zum Beispiel eine raschere Teilchenemission bei einigen Versuchen und eine langsamere bei anderen). Für unsere Körper ist das eine unmögliche Aufgabe. Unsere Sinneswerkzeuge können uns nicht sagen, wie das nächste Zufallsereignis aussieht, und unsere Fähigkeiten können es nicht verändern ...

Radin, May und Thomson ... haben die Daten aller veröffentlichten ZZG-Forschungsarbeiten mit binären Zielen von der Einführung des Verfahrens ... bis 1984 zusammengefaßt. Insgesamt kamen sie auf 75 Berichte, die 332 Experimente beschreiben. Wenn man diese Experimente zusammenfaßt und auswertet, stößt man auf Erfolgsquoten, die sehr weit über allen erwartbaren Zufallswerten liegen ... Für mich ist das ein Beweis dafür, daß irgendein nichtkörperlicher Teil unseres Selbst mit Objekten in der Außenwelt wechselwirken kann.

An sich bedeutet das noch nichts für die Frage des Überlebens, aber zusammen mit anderen Belegen für ASW und PK scheinen diese Daten dafür zu sprechen, daß unser Selbst (was immer das sein mag) etwas umfaßt, das Eigenschaften hat, die unser Körper nicht besitzt. Das wiederum berechtigt zu der Frage nach der Möglichkeit einer nichtphysischen Existenz jenseits des Todes des Körpers und damit nach dem Überlebenskonzept.[23]

Anschließend erörtert Schmeidler andere Forschungsrichtungen, welche die Überlebenshypothese direkter angehen, »aber keine so eindeutigen Ergebnisse erzielen«.

Zwei der Verfahren werden an Lebenden durchgeführt. In dem einen geht es um Nah-Todeserlebnisse ... von Menschen, die wiederbelebt wurden, nachdem man sie klinisch für tot erklärt hatte. Etwa die Hälfte der Betroffenen berichtet, sie hätten intensive Erlebnisse gehabt, während sie scheinbar tot waren. Ihre Berichte lassen viele Gemeinsamkeiten erkennen, decken sich aber keineswegs in jeder Hinsicht. Am eindrucksvollsten sind wohl die gelegentlich vorkommenden Fälle, in denen der Wiederbelebte von Ereignissen berichtet, die sich während seines scheinbaren Todes an weit entfernten Orten zugetragen haben.

Die zweite Methode an Lebenden testet Menschen, die behaupten, Außer-Körper-Erlebnisse gehabt zu haben, das heißt, die sich angeblich an einem anderen Ort als der eigene Körper befunden haben. Einige haben Ereignisse an fernen Orten genau beschrieben ...

Andere Verfahren beschäftigen sich mit Sterbenden ... Ziemlich häufig berichtet ein Sterbender, ein verstorbener Angehöriger sei gekommen, um ihm beim Übergang ins Leben nach dem Tod zu helfen ...

Dann gibt es Verfahren, die sich mit Verstorbenen befassen ... Erscheinungen liefern manchmal Informationen, die sich später als richtig erweisen ... In mindestens einer sorgfältig durchgeführten Untersuchung hat man festgestellt, daß viele Botschaften korrekte und eingehende Informationen enthielten, die keinem der Anwesenden bekannt waren. Übersinnlich und medial begabte Menschen, die versuchten, Botschaften von einem Verstorbenen zu erhalten, haben häufig exakte Einzelheiten berichtet, die keinem der Anwesenden und (seltener) keinem Lebenden bekannt waren, bis man die Botschaft überprüfte und ihre Richtigkeit bestätigte.

All diese verschiedenen Belege lassen sich durch die eine oder andere Gegenhypothese forterklären. Die Gemeinsamkeit von Nah-Todeserlebnissen wird als eine Mischung aus physiologischer Veränderung und Wunschdenken erklärt. Alle Fälle, in denen zutreffende Informationen übermittelt wurden, hält man für außergewöhnliche Beispiele von ASW ... Das sind Stegreiferklärungen, die etwas gewaltsam erscheinen. Häufig postulieren sie wirksamere ASW, als gemeinhin zu beobachten ist. Sie sind logisch befriedigender als die Überlebens-Interpretation, ob sie aber auch logisch befriedigender sind als die These vom Geist, der sich vom Körper lösen und den Tod überleben kann, ist noch umstritten.[24]

Der Vorzug dieser Literaturübersicht zur Frage von Todesnähe-Erlebnissen und von einem Leben nach dem Tod ist ihre Neutralität. Das Fazit von Schmeidler entspricht haargenau der Auffassung, zu der ich gelangt bin: Die wissenschaftliche ASW- und PK-Literatur läßt eindeutig darauf schließen, daß ein Teil unseres Selbst auch außerhalb unseres Körpers existieren kann. Das wiederum verträgt sich mit Berichten über Außer-Körper-Erlebnisse, auch wenn es sie nicht beweist. Gemeinsam sprechen die Forschungsergebnisse aus beiden Bereichen dafür – ohne indessen den Beweis zu erbringen –, daß die Nah-Todeserlebnisse mehr als nur physiologische Halluzinationen sind. Und das wiederum legt die Vermutung nahe – ohne sie zu beweisen –, daß uns die Seelen Verstorbener tatsächlich Informationen übermitteln können.

Zahlreiche unabhängige Forscher sind laut Schmeidler zu dem Ergebnis gelangt, daß 35 bis 48 Prozent der Menschen, die dem Tode nahe gewesen sind, Todesnähe-Erlebnisse gehabt haben, die auf ein Leben nach dem Tod schließen lassen. Auch Erhebungen von George Gallup haben diese Zahlen bestätigt.[25]

Über ihre wegweisenden Studien zu Nah-Todeserlebnissen Sterbender haben Karlis Osis und Erlendur Haraldsson in ihrem Buch *At the Hour of Death* berichtet. Sie haben 1000 Todes- oder Nah-Todeserlebnisse von Patienten in den Vereinigten Staaten und Nordindien untersucht, um einen interkulturellen Vergleich zwischen Erlebnissen aus diesen höchst unterschiedlichen Kulturen anstellen zu können.

Erstens stellten sie fest, daß die psychologischen Erlebnisse, die auf eine postmortale Existenz schließen ließen, von kürzerer Dauer waren als Halluzinationen, die dieses Leben betrafen – genauso wie ASW-Phänomene im allgemeinen kürzer sind als Phantasien, die mit dieser Welt zu tun haben. Zweitens fanden die Wissenschaftler heraus, daß die Totenbettvisionen in erster Linie tote und religiöse Figuren betrafen (im Verhältnis 4:1), während sich nur eine Minderzahl von Halluzinationen der allgemeinen Bevölkerung auf tote oder religiöse Personen richtet.

Diese Ergebnisse sprechen eine eindeutige Sprache: *Wenn Sterbende Erscheinungen sehen, werden sie fast immer als Boten einer postmortalen Existenzweise erlebt.* Bei den menschlichen Gestalten, die in den Visionen der Sterbenden auftraten, handelte es sich ganz überwiegend um verstorbene Angehörige. Das entspricht unserer Hypothese, daß enge Verwandte sich natürlich als Führer für den Übergang in ein anderes Leben anbieten. In den Halluzinationen von psychiatrischen Patienten und in drogeninduzierten Visionen treten selten nahe Angehörige auf. Bereits die Pilotstudie zeigte das auffälligste Merkmal von Totenbetterscheinungen: die bekundete Absicht, den Patienten in die andere Welt mitzunehmen. *Dieser Aspekt wurde dann auch sowohl in der amerikanischen wie in der indischen Kultur von Sterbenden und von Wiederbelebten überwiegend als Absicht der Erscheinungen genannt ...*
In der Pilotstudie hatten wir bemerkt, daß die Patienten auf die außerweltlichen Erscheinungen höchst überraschend reagierten. Sie wollten »gehen« – das heißt, sterben. Einige machten den Menschen, die sie wiederbelebten, sogar bittere Vorwürfe. Wiederum fanden wir solche Tendenzen in beiden Ländern. Fast alle amerikanischen Patienten und zwei Drittel der indischen Patienten waren zum Sterben bereit, nachdem sie die außerweltlichen Erscheinungen gesehen hatten, die gekommen waren, um sie zu holen. *Begegnungen mit Erscheinungen, die sich als Boten der anderen Welt ausgaben, schienen so befriedigend zu sein, daß sie den Wert dieses Lebens leicht aufwogen.*[26] [Hervorhebung der Verfasser]

Patienten mit Erscheinungen, die diese Welt betrafen, hatten nicht das Erlebnis von Ruhe und Frieden, von dem die Patienten mit »Boten«-Erscheinungen berichteten. Wenn die Patienten den Himmel oder schöne Gärten sahen, nannten sie Friede, Ruhe und religiöse Stimmungen als vorherrschende Empfindungen, während ein kleiner Prozentsatz negative Erfahrungen hatte. Die Erscheinungen waren hell, intensiv in den Farben und von großer Schönheit. Auch einige Patienten, die keine Visionen hatten, wurden so ruhig und hochgestimmt wie die Patienten, die Botengestalten sahen. Und Patienten, die dem Tod physiologisch nahe waren, hatten weit »vollständigere« Todesnähe-Erlebnisse als Patienten, die sich dem Tod nur psychologisch nahe fühlten.

Wie wir feststellten, ähneln die Stimmungsaufschwünge in Todesnähe jenen ASW-Fällen, in denen jemand mit den Gefühlen reagiert, die einem fernen Ereignis entsprechen, obwohl er bewußt nichts von dem weiß, was dort geschieht ... Es gab Fälle, wo Patienten keinen Schmerz mehr empfanden. Nach unserer Jenseits-Hypothese könnten sich der Geist oder die Seele dem Bewußtsein körperlicher Schmerzen und Beschwerden in dem Maße entfremden, wie sie sich von ihrer körperlichen Hülle lösen.[27]

Dann erörtern die Autoren andere Erklärungen von Nah-Todesvisionen und -erlebnissen. Dazu gehören verschiedene Theorien: daß die Erlebnisse durch Arzneiwirkstoffe induziert werden, daß sie auf Hirnstörungen infolge von Krankheit, Verletzung oder urämische Vergiftung zurückgehen, daß sie durch Sauerstoffmangel, psychologische Streßfaktoren oder kulturelle Faktoren hervorgerufen werden. Dem halten die Autoren entgegen, nur eine Minderheit von Patienten mit solchen Erlebnissen habe halluzinogene Schmerzmittel bekommen, und diejenigen, bei denen das der Fall gewesen sei, hätten solche Jenseits-Visionen nicht häufiger gehabt als andere. Hirnstörungen dämpften derartige Erlebnisse entweder oder wirkten sich nicht auf sie aus. Untersuchungen in der Armee über Sauerstoffmangel, so die Autoren, sprechen gegen die Anoxie-Hypothese. Und psychologische Faktoren, die Halluzinationen hervorrufen können, weisen nach vorliegenden Berichten keine Verbindung zu Phänomenen auf, die mit einem Leben nach dem Tode zu tun haben.[28]

Dagegen beeinflußt die kulturelle Herkunft solche Nah-Todeserlebnisse durchaus. Indische Patienten sahen beispielsweise überwiegend ältere männliche Botengestalten, während Amerikaner meist jüngere Frauen erblickten. Aber:

Die Phänomene im betreffenden Kulturkreis entsprechen häufig nicht den religiösen Jenseitsvorstellungen. Die Patienten sehen etwas, das neu und unerwartet ist und ihren Überzeugungen widerspricht. Die christliche Vorstellung von »Gericht«,

»Heil« und »Erlösung« fand sich in den Visionen unserer amerikanischen Patienten nicht. Ferner gab es viele Berichte über Himmelsvisionen, während Visionen von Hölle und Teufeln fast ganz fehlten ... So hatten wir den Eindruck, daß die visionären Erlebnisse der Sterbenden der kulturellen Prägung durch die christliche und die hinduistische Lehre teilweise widersprachen. Uns scheint, daß Patienten im Endstadium neben Symbolvorstellungen, die ihnen ihre Kulturen eingeimpft haben, auch Dinge »sehen«, die unerwartet sind, die sie niemand gelehrt hat und die sie völlig überraschen.[29]

Die von Osis und Haraldsson beschriebenen Kernelemente vermitteln nur einen allgemeinen Eindruck von Todesnähe-Erlebnissen. Deshalb zitiere ich im folgenden ein aus einer Vielzahl von Berichten zusammengesetztes Erlebnis dieser Art. Beschrieben hat es Kenneth Ring, ein einflußreicher Forscher, in seinem vielgelesenen Buch *Heading Toward Omega: In Search of the Meaning of the Near-Death Experience*:

Das Erlebnis beginnt mit einem Gefühl von heiterem Frieden und Wohlbefinden, das sich rasch zu überwältigender Freude und Glück steigert. Diese ekstatische Grundstimmung schwankt zwar von Fall zu Fall in ihrer Intensität, bleibt aber in der Regel als emotionaler Hintergrund erhalten, vor dem sich die anderen Merkmale des Erlebnisses nach und nach entfalten. Zu diesem Zeitpunkt wird dem Betroffenen bewußt, daß er weder Schmerz noch andere Körperempfindungen spürt. Alles ist ruhig. Diese Hinweisreize können ihm den Eindruck vermitteln, er sterbe gerade oder sei schon »gestorben«.

Dann nimmt er vielleicht ein vorübergehendes Summen oder windartiges Geräusch wahr, doch auf jeden Fall stellt er fest, daß er auf seinen physischen Körper hinabblickt. Zu diesem Zeitpunkt bemerkt er, daß er ausgezeichnet hören und sehen kann, ja, diese Fähigkeiten scheinen besser als gewöhnlich zu sein. Er registriert die Geschehnisse und Unterhaltungen, die in seiner physischen Umgebung stattfinden, wobei er allerdings auf die Rolle eines passiven, distanzierten Zuschauers festgelegt ist. Ihm erscheint das alles sehr real – sogar völlig natürlich. Es wirkt keineswegs wie ein Traum oder eine Halluzination. Sein Bewußtseinszustand ist ganz klar und wach.

Irgendwann stellt sich möglicherweise der Zustand eines

*Doppel*bewußtseins ein. Einerseits ist er weiterhin in der Lage, seine physische Umgebung wahrzunehmen, während er sich andererseits einer »anderen Wirklichkeit« bewußt wird und spürt, wie er in sie hineingezogen wird. Er gleitet in ein dunkles Loch, einen Tunnel hinein – oder wird geführt – und hat das Gefühl, er treibe hindurch. Obwohl er sich unter Umständen eine Zeitlang allein fühlt, ist das Erlebnis doch vorwiegend friedvoll und ruhig. Alles ist außerordentlich still; der Betroffene nimmt nur sein Bewußtsein und das Gefühl des Treibens wahr.

Plötzlich spürt er eine Erscheinung, ohne sie allerdings zu sehen. Die Erscheinung, die der Betroffene entweder sprechen hört oder die ihm ihre Gedanken direkt vermittelt, fordert ihn auf, sein Leben Revue passieren zu lassen und zu entscheiden, ob er weiterleben oder sterben möchte. Vielleicht wird diese Bestandsaufnahme dadurch erleichtert, daß der Betroffene Ereignisse aus seinem Leben rasch und lebhaft an sich vorüberziehen sieht. Jetzt sind ihm Zeit und Raum nicht mehr bewußt, ja, die Begriffe selbst sind bedeutungslos geworden. Auch mit seinem Körper identifiziert er sich nicht mehr. Nur sein Geist ist noch vorhanden und wägt – logisch und vernünftig – die Alternativen ab, die sich an der Schwelle zwischen Leben und Tod vor ihm auftun: den Weg weiterzuverfolgen oder zum irdischen Leben zurückzukehren. Gewöhnlich entscheidet sich der Betroffene für die Rückkehr, nicht weil er es selbst wünscht, sondern weil er sich der Wünsche seiner Angehörigen bewußt ist, die er bei seinem Tode zurücklassen müßte. Sobald diese Entscheidung gefallen ist, findet das Erlebnis gewöhnlich ein abruptes Ende.

Manchmal jedoch kommt es später zu dieser Entscheidungskrise, oder sie bleibt völlig aus, und das Erlebnis setzt sich fort. Beispielsweise kann er weiter durch die dunkle Leere treiben, auf ein magnetisches und strahlendes goldenes Licht zu, von dem ein Gefühl der Liebe, Wärme und vollkommenen Duldung ausgeht. Oder er gelangt in eine »Lichtwelt«, eine Welt von übernatürlicher Schönheit, wo er (vorübergehend) mit verstorbenen Angehörigen vereint ist, bevor er erfährt, daß seine Zeit noch nicht gekommen ist und er ins Leben zurückkehren muß.

Doch ob der Betroffene sich für die Rückkehr in seinen irdischen Leib und zu seinen weltlichen Pflichten entscheidet oder sie ihm befohlen wird, auf jeden Fall kehrt er zurück. In der Regel hat er jedoch keine Erinnerung daran, *wie* sich sein »Wiedereintritt« vollzogen hat.[30]

Von entscheidender Bedeutung ist natürlich die Frage, ob es sich bei diesen Nah-Todeserlebnissen einfach um Halluzinationen des sterbenden Gehirns handelt. Daraus entwickelte sich eine sehr interessante Forschungsrichtung. Zum Teil hat sie der Kardiologe Michael Sabom, der den Nah-Todeserlebnissen anfangs skeptisch gegenüberstand, mit seiner bekannten Veröffentlichung *Recollections of Death* angeregt. Besondere Aufmerksamkeit schenkte Sabom dem Umstand, daß das Todesnähe-Erlebnis immer zugleich ein Außer-Körper-Erlebnis ist. In einer Zusammenfassung bei Ring heißt es dazu:

> Sabom machte sich auf die Suche nach detaillierten Berichten über OBEs (*out-of-body experiences*, Außer-Körper-Erlebnisse) von NDEs [Menschen, die *near-death experiences*, Nah-Todeserlebnisse, gehabt haben], weil solche Berichte eine der wenigen Möglichkeiten bieten, Daten über NDEs zu sammeln, die sich unabhängig überprüfen lassen … Wenn [beispielsweise] ein Patient, dessen Augen, sagen wir, mit Pflastern verschlossen sind, einen Herzstillstand erleidet, eine OBE hat, später behauptet, dabei zwei ihm unbekannte Ärzte gesehen zu haben, einer von ihnen farbig, die in den Operationssaal gestürzt seien, um bei der Defibrillation zu assistieren, und diese Prozedur auch noch in der richtigen Reihenfolge beschreibt, dann ist das natürlich ein Bericht, dessen Wahrheitsgehalt sich unabhängig von den Aussagen des Patienten überprüfen läßt … Genau das hat Sabom in einem halben Dutzend Fälle getan: Seine Interviewpartner lieferten ihm sehr detaillierte Berichte über ihre OBEs in Todesnähe. Daraufhin hat Sabom Mitglieder der medizinischen Teams befragt, die an diesen Fällen beteiligt waren, mit Familienangehörigen gesprochen, die über sachdienliche Informationen verfügten, und die Krankenberichte eingesehen. Auf diese Weise konnte er eindrucksvolle Belege, wenn auch keine endgültigen Beweise, für die offenbar zutreffenden Wahrnehmungen während OBEs vorlegen. Kurz gesagt, haben die Patienten laut Sabom Ereignisse beschrieben, die sie angesichts der Lage ihres Körpers nicht gesehen und angesichts ihrer körperlichen Verfassung nicht gewußt haben konnten.[31]

Interessante Einblicke in das Phänomen der Todesnähe-Erlebnisse vermittelt auch die Arbeit von Stanley Grof, einem Psychiater, der gern neue Wege geht und bei der psychotherapeutischen Arbeit mit sterbenden Krebspatienten zu Forschungszwecken LSD eingesetzt hat. Dabei erhielten die Patienten das LSD erst nach sorgfältiger Vorbereitung und wurden anschließend genau beobachtet: Sie durchlebten eine Reihe von Phasen, die mit der sehr schmerzlichen Erfahrung des physischen Todes begannen und in einem ekstatischen Wiedergeburtserlebnis endeten. Wenn die Patienten dieses Erlebnis von Tod und Wiedergeburt abgeschlossen hatten, waren sie in der Regel davon überzeugt, daß ihre Seele auch zum Zeitpunkt ihres tatsächlichen Todes überleben werde, und hatten anschließend keine Furcht mehr vor dem Tode.

Die große Kunst, das Sterben physisch so erträglich wie möglich zu machen

Ein Ausdruck für die Misere unserer Zeit ist der Umstand, daß viele Menschen Vorträge über transzendente Erfahrungen mit Tod und Sterben besuchen, weit weniger aber die Zeit finden, Sterbende zu besuchen, und noch weniger an der praktischen Frage interessiert sind, wie man einem Sterbenden seine physische Situation so erträglich wie möglich macht, damit er und seine Familienangehörigen die Möglichkeit haben, sich in den letzten Monaten, Wochen oder Tagen des Lebens auf die positiven Aspekte zu konzentrieren.

Tatsächlich sind praktische Kenntnisse genauso wichtig und häufig wichtiger als der abstrakte spirituelle Impuls, Sterbenden zu helfen. So hat Sylvia Lack einer Gruppe von Ärzten auf einer Tagung über die Pflege Sterbender erklärt:

In diesem Land redet man in den Zirkeln, die sich mit Tod und Sterben beschäftigen, viel zu viel über psychologische und emotionale Probleme und viel zu wenig darüber, wie sich für die Bequemlichkeit des Patienten sorgen läßt. Jede Gruppe, die Sterbenden helfen möchte, sollte darüber reden, daß man Bettlaken glattziehen, Gesäße einreiben, Verstopfungen behandeln und Nachtwachen halten muß. Keine psychologische Beratung nützt etwas, wenn der Patient in einem nassen Bett liegt ... Wenn die Patienten mit gesundem Menschenverstand und den nötigen beruflichen Fertigkeiten, mit einem Blick für selbstverständliche Probleme und physische Bedürfnisse gepflegt werden, können sie und ihre Angehörigen viele ihrer seelischen Krisen aus eigener Kraft bewältigen. Ohne Schmerzen, gut versorgt, mit funktionierendem Stuhlgang, sauberem Mund und

liebevoller Zuwendung lassen sich auch die psychologischen
Probleme in den Griff bekommen.[32]

Zu den, wie ich finde, besten Büchern über die praktischen Aspekte
des Sterbens gehört *A Guide to Dying at Home* von Deborah Duda.[33]
In dem Kapitel mit der Überschrift »Es ist soweit: Vorbereitungen
und Heimkehr« beschreibt Duda, was man braucht, um zu Hause zu
sterben. Da führt sie alles auf – vom Arzt über Arzneimittel und Bett
bis hin zu so wichtigen Einzelheiten wie Wärmflaschen, einer Schüssel zum Baden und Trinkhalmen, die sich biegen lassen.

Ausführlich erläutert Duda, wie man einen Arzt sucht, der auf die
Wünsche eingeht, wie man mit ihm zusammenarbeitet, was es bei
Schmerzmitteln zu beachten gilt und wie man Spritzen gibt.[34]

Eine der besten mir bekannten Schriften für die Hand des Arztes
ist *The Physician's Handbook of Symptom Relief in Terminal Care*[35]
von Gary A. Johanson, der dem Home Hospice in Sonoma County,
Kalifornien, angehört. In den farbig gekennzeichneten Abschnitten
der Loseblattsammlung werden Probleme behandelt, mit denen der
Arzt, der Patient oder die Angehörigen häufig zu tun haben. In der
Einleitung zu seinem Sammelwerk schreibt Johanson:

Vom Ausmaß kundiger Symptomlinderung wird wesentlich abhängen, wie weit es Pflegepersonal und Angehörigen gelingt,
dem Patienten in seinen letzten Lebenstagen wirksamen emotionalen, spirituellen und sozialen Beistand zu leisten.

Am wichtigsten bei der Pflege Sterbender sind Zuhören und
Zuwendung. Die größte Kunst besteht darin, zu wissen, wann
welche palliative Maßnahme angebracht ist.

Mögen wir es auch noch so sehr leugnen, Tatsache ist, daß die
konventionelle Behandlung für den sterbenden Patienten häufig
unangemessen und damit vom medizinischen Standpunkt aus
schlecht ist. Wir, die wir diese Patienten pflegen, können uns
nicht aus der Affäre ziehen, indem wir einfach den konventionellen Behandlungswegen auch dann noch folgen, wenn sie
nicht mehr angemessen sind . . .

Es gibt immer etwas, was man für sterbende Patienten tun
kann. Keiner von uns kann davon ausgehen, daß er alle Techniken kennt, die in diesem Bereich entwickelt worden sind. Zum
Nutzen unserer Patienten und zu unserer eigenen Vervollkommnung sollten wir nicht zögern, in der Literatur nachzuse-
hen oder einen Kollegen um Hilfe zu bitten.[36]

Dieses Handbuch ist nicht nur Ärzten zu empfehlen, sondern auch Patienten und Angehörigen, die wissen möchten, welche Möglichkeiten Ärzte und Schwestern in einer bestimmten Situation in Betracht ziehen (oder ziehen sollten). Viele Ärzte sind nicht sonderlich daran interessiert, Sterbenden die bestmögliche Pflege angedeihen zu lassen, oder sie wissen wenig darüber. Diese Kenntnisse gehören zu den wichtigsten und vornehmsten Fähigkeiten des Heilers. Wenn der Patient oder der Angehörige über entsprechende Informationen verfügt, so erschließt sich ein weiterer Bereich für eine fruchtbare Partnerschaft mit Ärzten und Krankenschwestern.

Während Johanson im *Physician's Handbook* die eher technischen Aspekte der Symptomlinderung während des Sterbeprozesses behandelt, erläutert Duda sehr konkret, wie man Sterbenden möglichst angenehme Sinneserfahrungen vermitteln kann.

Sie erörtert, welche Arten der Berührung möglich sind (Massage, Haarpflege, Hautkontakt, Streicheln und Zärtlichkeit), wie man den Patienten bewegt, wie man für angenehme Gerüche, Sauberkeit und überhaupt eine ansprechende Umgebung sorgt, wie man sich um seine Hörerlebnisse (Geräusche, Musik, Lesen), seine Geschmacksbedürfnisse und seine Ernährung kümmern kann. Die Frage der intravenösen (i. v.) Ernährung und der Dehydrierung mag als Beispiel für einen wichtigen Bereich dienen, in dem Wissen und Umsicht dem Sterbeprozeß ein ganz anderes Gesicht geben können.

Menschen, die nicht genügend essen oder trinken können, um am Leben zu bleiben, ernährt man i. v. Die Frage, ob man Sterbende i. v. ernähren soll oder nicht, führt uns wieder zu dem Gegensatz von Lebensqualität und Lebensquantität zurück. Wenn man die Körperzellen intravenös mit Nahrung versorgt, verlängert das häufig das Leben des Körpers. Die Folgen sind Beschwerden, größere Unbeweglichkeit und Angewiesenheit auf eine Krankenschwester. Dad sagte: »Wenn sie mir alle diese Röhren reinstecken, fühle ich mich wie ein Patient. Wenn nicht, dann bin ich ich.«
Nimmt der Körper nicht genügend Flüssigkeit auf, so kommt es zur Dehydrierung. *Häufig ruft das chemische Ungleichgewicht, das durch Flüssigkeitsmangel erzeugt wird, ein Wohlgefühl, einen euphorischen Zustand hervor.* [Hervorhebung von M. L.] Das ist ein relativ angenehmer Tod. Die schlimmsten Beschwerden, Mundtrockenheit und Durst, legen sich, wenn der Patient Eisstückchen lutscht oder an einem sauberen, feuch-

ten Waschlappen saugt. Im allgemeinen braucht ein geschwächter Patient nur ein paar Tage, um an Flüssigkeitsmangel zu sterben.[37]

Mit ihrer Meinung über Dehydrierung befindet sich Duda durchaus in Übereinstimmung mit der Auffassung medizinischer Fachleute. Zur i. v. Flüssigkeitstherapie schlägt Johanson folgende Strategie vor:

Beim Patienten im Endstadium kann die Dehydrierung viele Vorteile haben, unter anderem Beruhigung, verringertes Erbrechen, verminderte Harnausscheidungen und Sekretionen. Deshalb ist i. v. Flüssigkeitszufuhr nur dann sinnvoll, wenn es den Anschein hat, daß sie den Patienten wacher macht, ihm die Übelkeit nimmt, sein Leben in positiver Weise verlängert oder in anderer Hinsicht für wirkliche Annehmlichkeit sorgt.

Wenn man dem Patienten bewußt intravenöse oder andere lebenserhaltende Maßnahmen vorenthält, so geht es hier nicht um die Frage der »Nicht-Behandlung«, sondern um die Entscheidung, was für eine Behandlung aus biologischer, menschlicher und spiritueller Sicht vertretbar ist. Manche Patienten leiden unter unangemessener Behandlung nicht weniger als unter der Grunderkrankung selbst.

Mit anderen Worten, i. v. Infusionen sollten in erster Linie unterstützende Maßnahmen bei akuten Erkrankungen sein – oder bei akuten Zuständen, die chronische Krankheiten überlagern – und dem Patienten helfen, vorübergehende Krisen zu überwinden und zumindest einen gewissen Genesungszustand zu erreichen. Die Anwendung solcher Maßnahmen beim Patienten im Endstadium, bei dem definitionsgemäß keine Genesungschancen bestehen, ist deshalb auch aus medizinischer Sicht abzulehnen. Solche Maßnahmen sind ethisch nur vertretbar, wenn der behandelnde Arzt davon überzeugt ist, daß sie eindeutig zum Wohlbefinden des Patienten beitragen.[38]

Sterben und Trauern

Sterben und Trauern sind eng miteinander verwandt, deshalb ist es sinnvoll, sie gemeinsam zu behandeln. Der Sterbende muß die Trauer um sich selbst *vorwegnehmen*. Die Trauer der Hinterblienen wird oft genauso tief sein – manchmal sogar noch tiefer. Auch die Angehörigen und Freunde nehmen ihre Trauer manchmal vorweg, auf jeden Fall trauern sie hinterher.

Trauer kann man lernen. Wenn sie sehr unvollkommen ist, verstümmelt sie gelegentlich das Leben – oder das Sterben. In vielen Kulturen gibt es komplizierte und wirksame Trauersysteme. Uns sind die meisten dieser Rituale abhanden gekommen – ein großer Verlust. Deshalb helfen uns Psychiater und andere moderne Schamanen dabei, unseren Tod oder den Tod derer, die wir lieben, zu betrauern.

Elisabeth Kübler-Ross hat eine der bekanntesten Theorien über den Sterbeprozeß vorgelegt, die sie in ihrem Buch *Interviews mit Sterbenden* erläutert. Danach durchläuft die Reaktion Sterbender eine bestimmte Folge von Phasen. Die erste Phase des Sterbeprozesses ist nach Kübler-Ross *Nichtwahrhabenwollen und Isolierung*:

> Fast alle Patienten versuchen die Krankheit vor sich selbst abzuleugnen, und nicht nur im ersten Augenblick, sondern auch später immer wieder einmal . . . Auch der Kranke, der sein Ende als Möglichkeit erkannt hat, muß sie ab und zu leugnen, um das Leben überhaupt fortsetzen zu können . . . Das Nichtwahrhabenwollen schiebt sich wie ein Puffer zwischen den Kranken und sein Entsetzen über die Diagnose; er kann sich wieder fangen und andere, weniger radikale Wege zur inneren Verteidigung suchen.[39]

Wie Kübler-Ross berichtet, ist die erste Reaktion oft ein vorübergehender Schock, an den sich dann erst diese erste Phase des Nichtwahrhabenwollens anschließt.

Die zweite Phase nach Kübler-Ross ist *Zorn*.

> Dahinter steht die Frage: »Warum denn gerade ich?« . . . In dieser Phase haben es die Familie und das Krankenhauspersonal sehr schwer mit dem Kranken, denn sein Zorn ergießt sich ohne sichtbaren Anlaß in alle Richtungen.[40]

Die dritte Phase ist die des *Verhandelns*:

> Die dritte, meist nur flüchtige Phase ist weniger bekannt, für den Patienten aber oft sehr hilfreich. Wenn wir in der ersten nicht imstande sind, die Tatsachen anzuerkennen, und in der

zweiten mit Gott und der Welt hadern, versuchen wir in der
dritten vielleicht das Unvermeidliche durch eine Art Handel
hinauszuschieben: »Wenn Gott beschlossen hat, uns Menschen
von der Erde zu nehmen, und all mein zorniges Flehen ihn nicht
umstimmen kann – vielleicht gewährt er mir eine freundliche
Bitte.«[41]

Die vierte Phase ist die der *Depression*:

Wenn der Todkranke seine Krankheit nicht länger verleugnen
kann, wenn neue Eingriffe, neuer Krankenhausaufenthalt notwendig werden, wenn immer neue Symptome auftreten und er
schwächer und elender wird, dann kann er seinen Zustand nicht
immer mit einem Lächeln abtun. Erstarrung, Stoizismus, Zorn
und Wut weichen bald dem Gefühl eines schrecklichen Verlustes. Das Verlorene hat viele Facetten: Die Patientin mit Brustkrebs grämt sich über das veränderte Äußere, die Patientin mit
Uteruskrebs fühlt sich vielleicht nicht mehr als Frau ... Behandlungen und Krankenhausaufenthalt führen zu großer finanzieller Belastung; oft fallen erst die kleinen Extrafreuden fort, dann
auch notwendige Dinge ... Alle diese Ursachen der Depressionen kennt jeder, der mit Kranken zu tun hat; doch wir vergessen
zu leicht, daß sich der Patient ja außerdem mit dem großen
Schmerz der Vorbereitung auf seinen endgültigen Abschied von
der Welt auseinandersetzen muß. Man könnte sagen, daß die
erste Art der Depression reaktiv, die zweite sozusagen vorberei-
tend ist, und beide sind so verschieden, daß sie auch ganz unterschiedlich behandelt werden müssen.[42]

Kübler-Ross meint, daß wir auf die reaktive Depression handelnd
reagieren können – indem wir versuchen, den Patienten mit Wort
und Tat über die Verluste hinwegzutrösten. Dagegen sollte man der
vorbereitenden Depression nicht mit »Lösungsversuchen« beizu-
kommen trachten.

... wer ihn [den Patienten] jetzt immer wieder auf die lichteren
Aspekte hinweist, verbietet ihm, über sein nahes Ende nachzudenken. Er muß trauern dürfen. Jeder von uns empfindet
unendlichen Schmerz beim Verlust eines einzigen geliebten
Wesens – der Kranke aber ist im Begriff, alle und alles zu verlieren, was er geliebt hat. Wer seinen Schmerz ausdrücken darf,

kann sich leichter mit seinem Schicksal abfinden und ist denen dankbar, die in diesem Stadium der Depression ruhig bei ihm bleiben, ohne fortwährend zu wiederholen, daß er doch nicht traurig sein soll.[43]

Zustimmung ist die fünfte und letzte Phase:

> Wenn der Kranke Zeit genug hat und nicht plötzlich stirbt, wenn er Hilfe zur Überwindung der ersten Phase fand, erreicht er ein Stadium, in dem er sein »Schicksal« nicht mehr niedergeschlagen oder zornig hinnimmt ... Die Phase der Einwilligung darf nicht als ein glücklicher Zustand verstanden werden: Sie ist fast frei von Gefühlen, der Kampf ist vorbei, nun kommt die Zeit der »letzten Ruhe vor der langen Reise«, wie es ein Patient ausdrückte ... Er hat ein gewisses Maß von Frieden und Einverständnis erreicht, und nun verengt sich sein Interessenkreis immer mehr; er möchte in Ruhe gelassen und wenigstens nicht durch Nachrichten und Probleme der Außenwelt gestört werden. Besucher sind oft nicht willkommen und treffen den Kranken in wenig gesprächiger Stimmung ... Der Kranke hält unsere Hand und bittet, schweigend bei ihm zu sitzen. Solche Augenblicke des Schweigens können für Menschen, die sich in der Gegenwart Sterbender nicht unbehaglich fühlen, zur sinnvollsten Art der Kommunikation werden. Vielleicht horchen wir gemeinsam auf einen singenden Vogel. Unsere Anwesenheit sagt dem Kranken, daß wir ihm bis zum Ende zur Verfügung stehen werden. Er soll wissen, daß er nicht zu reden braucht, wenn alle wichtigen Angelegenheiten erörtert und geregelt sind und es nur noch eine Frage der Zeit ist, bis sich seine Augen für immer schließen.[44]

Über diese fünf Sterbephasen wird häufig vergessen, daß Kübler-Ross in dem ganzen Prozeß auch der *Hoffnung* eine besondere Rolle einräumt.

> Wir haben bisher die verschiedenen Phasen dargestellt, die der Mensch durchzumachen hat, wenn er eine unheilvolle Nachricht erhält ... Sie alle wirken unterschiedlich lange Perioden hindurch, lösen einander oft ab, existieren aber auch nebeneinander. In jeder Phase vorhanden ist fast immer die Hoffnung ... Wenn wir unseren todkranken Patienten zuhören, macht es uns

immer wieder tiefen Eindruck, daß auch diejenigen, die sich mit ihrem Schicksal abgefunden haben und ihre Krankheit durchaus realistisch beurteilen, immer noch mit der Möglichkeit einer besonderen Heilung spielen, an die Entdeckung eines neuen Medikaments glauben, an den »Erfolg eines Forschungsprojekts in letzter Minute« ... Der Hoffnungsschimmer hilft über Tage, Wochen und Monate des Leidens hinweg.[45]

Andere Auffassung des Sterbeprozesses

Die Kübler-Ross'sche Phasentheorie des Sterbens hat viele Vorzüge, ist aber auch von etlichen Fachleuten heftig kritisiert worden. Einer von ihnen ist Edwin S. Shneidman:

Von einigen Vertretern der aktuellen thanatologischen Szene wird die Auffassung vertreten, der Sterbende durchlaufe weniger als ein halbes Dutzend Stadien in einer bestimmten Reihenfolge – von den noch verworreneren Äußerungen über ein Leben nach dem Tode ganz zu schweigen. Meine eigenen Erfahrungen haben mich zu ganz anderen Schlußfolgerungen geführt. Bei der Arbeit mit Sterbenden erlebe ich eine sehr große Bandbreite von menschlichen Gefühlen – bei manchen Menschen nur ein paar, bei anderen Dutzende –, die in ganz unterschiedlichen Reihenfolgen und Anordnungen auftreten. Von all diesen psychologischen Mechanismen scheint nur das Leugnen allgegenwärtig zu sein, das jederzeit zu Tage treten, verschwinden und wieder auftauchen kann. Auch gibt es kein Naturgesetz, nach dem der Mensch mit seinem Leben abschließen muß, bevor der Tod es besiegelt. Tatsächlich sterben die meisten Menschen zu früh oder zu spät, so daß sie lose Fäden und halbfertige Vorhaben zurücklassen.

Meine eigene Vorstellung ist vom Ansatz her umfassender und vom Inhalt her spezifischer ... Generell gehe ich von der Hypothese aus, daß *die Verhaltensweisen eines Sterbenden die Verhaltensmuster widerspiegeln oder nachbilden, die er früher gezeigt hat, vor allem bei Gefahr, Streß oder Mißerfolg*. Es gibt bestimmte *Konstanten* in Menschen. Sie sterben mehr oder minder so, wie sie gelebt haben, wobei die Aspekte ihrer Persönlichkeit hervortreten, die ihrem Verständnis des Sterbeprozesses entsprechen. Um es etwas vereinfacht zu sagen: Im psychologischen Verlauf des Krebses bilden sich einige der tiefsten Lebensspuren ab – *die Onkologie wiederholt die Ontogenie.*[46] [Hervorhebung von Shneidman]

Ein sorgsamer Beobachter des Sterbeprozesses war auch Erich Lindemann, Psychiatrieprofessor an der Harvard University, der sich schon Jahre, bevor er selbst Krebs bekam, mit Verlust und Trauer befaßte. Dann hat er die eigene *antizipierende Trauer* angesichts seines bevorstehenden Krebstodes beschrieben.

Erstens verlangte er *Informationen* von seinen Ärzten und mußte sich folglich mit der schwierigen Frage auseinandersetzen, wieviel ein Arzt seinem Patienten sagen und wie er es ihm mitteilen soll. Zweitens mußte er sich darüber klarwerden, was er mit den Gefühlen anfangen sollte, die sein bevorstehender Tod in ihm heraufbeschwor. Drittens stellte er fest, daß ihm viel daran lag, sich mit Freunden und Angehörigen darüber einig zu werden, *wie man sich an ihn erinnern würde:*

Das läßt sich nur durch Symbole darstellen, etwa durch ein Buch oder Gebäude – in Boston gibt es eines, das nach mir benannt worden ist, das Lindemann Mental Health Center, das ist schon von enormer Bedeutung. Da hat man etwas, das die Existenz der eigenen Identität durch ein umfassendes Attribut fortsetzt, ein Buch oder ein Gebäude, das den Hinterbliebenen ermöglicht, sich an jene Dinge zu erinnern, die wirklich mit *einem selbst* zu tun haben, mit dem besonderen Menschen, so wie man in den einzelnen Stadien der antizipierenden Trauer an die verschiedenen Aspekte jenes Lebens denkt, das man jetzt rekonstruiert. [Das] . . . war eine Offenbarung für mich, und ich fragte mich, ob sich Patienten in ihrer Trauer ähnliche Aufgaben stellen. Meist schreiben sie keine Bücher, aber sie führen mit Angehörigen oder Krankenschwestern vertrauliche Gespräche über die Dinge, die sie in ihrem Leben getan haben. Solange es sie nicht zu verlegen macht, ihre Gefühle mitzuteilen, empfangen sie viele Freunde und sprechen mit ihnen über Bereiche ihres Lebens, die sie mit diesen künftigen Überlebenden geteilt haben. Das tun sie mit so viel Nachdruck, daß sie sicher sein können, die Angehörigen und Freunde werden sich daran erinnern, wenn sie selbst nicht mehr sind. Also bildet den Kern der Trauer die Konstruktion eines kollektiven Erinnerungsbildes, das noch vorhanden sein wird, wenn es uns selbst in Fleisch und Blut nicht mehr

gibt. Wenn diese Aufgabe gelingt, kann sie ein bewundernswer-
ter Prozeß sein – ein faszinierender Prozeß, wenn man das
Glück hat, sein Zeuge zu sein.

Dann kommt Lindemann auf einen sehr schönen und selten beschriebenen Punkt zu sprechen:

> Hin und wieder hört man von jemandem, der, schwer erkrankt,
> weiß, daß er nicht mehr lange leben wird, und dann einen star-
> ken Einfluß auf jemand anderen ausübt. Nach unseren Beobach-
> tungen sind das eben jene Patienten, denen es besonders gut
> gelingt, sich ihr Leben zu vergegenwärtigen, gemeinsame Er-
> fahrungen zu beschwören und ein Vorstellungsbild zu konstru-
> ieren, das zum überdauernden Erinnerungsbild eines Menschen
> wird . . .
> [Manchmal] ist der Kontakt zwischen dem Patienten und sei-
> nen Angehörigen nicht sehr eng. Die Angehörigen sind sich un-
> eins, ob sie bleiben sollen oder nicht, in welchem Umfang sie an
> der Krankheit des Patienten teilnehmen wollen und ob die
> manchmal trivialen Dinge, die der Patient aufs Tapet bringt,
> überhaupt seine Zeit und die der anderen wert sind. Und dann
> kann sich für die Angehörigen ein sehr wichtiges Problem erge-
> ben . . . unter Umständen leisten sie nämlich ihre Trauerarbeit
> so gründlich, daß sie sich von dem Sterbenden emanzipieren
> und keine Beziehung mehr zu ihm haben. Dann wissen sie
> nicht, ob sie ihn besuchen oder fortbleiben sollen. Bei dem Ver-
> such, sich aus der Bindung zu lösen, haben sie das Gefühl, es an
> der nötigen Loyalität fehlen zu lassen. Dieses Problem einer zu
> erfolgreich durchtrennten Beziehung kann beim antizipieren-
> den Trauernden schwierig werden. Manchmal kommen Patien-
> ten, die sich im Endstadium befinden, mit ihrer Krankheit ins
> reine und haben sich mit allem abgefunden. Wenn dann noch
> Besuch kommt, wollen sie ihn nicht mehr sehen. Man fragt sich,
> was sie haben, bis man sich bewußt wird, daß sich da ein Prozeß
> vollzieht und man sich fragen muß, in welcher Phase sich dieser
> Prozeß jetzt befindet.[47]

Lindemann beschreibt, wie wichtig es für ihn war, Orte aufzusuchen,
die einmal von großer Bedeutung für ihn waren:

Ich wurde ausgesprochen manisch, das heißt, ich hetzte herum und wollte all die Dinge tun, von denen ich dachte, es müsse wunderbar sein, sie noch einmal zu tun. Mit anderen Worten: Sorgt dafür, daß Menschen, denen der Tod bevorsteht, nicht in eine Umgebung kommen, die ihre Möglichkeiten zu solchen *Aktivitäten* einschränkt, daß sie so mobil bleiben, wie es ihr körperlicher Zustand zuläßt, und daß sie noch eine Zeitlang alle Erfahrungen machen können, die ihnen möglich sind. Ich nehme an, daß es nicht töricht ist, sich noch einmal all das zu gönnen, was man später nicht mehr haben wird, und daß die Erfüllung solcher Wünsche außerordentlich wichtig sein kann.[48]

Trauer der Hinterbliebenen

»Der Tod eines Menschen ist nicht nur ein Ende, sondern auch ein Anfang – für die Hinterbliebenen«, schreibt Shneidman. Untersuchungen an Witwen, die ihren Mann gerade erst verloren haben, zeigen eine erhöhte Wahrscheinlichkeit für Todesfälle durch Alkoholismus, Unterernährung und andere Gründe. Offenbar »ist die Trauer selbst ein schrecklicher Prozeß, fast mit einer Krankheit zu vergleichen; da sind verborgene Faktoren am Werk, die großen Schaden anrichten, wenn sie nicht behandelt und beobachtet werden«.[49]

Durch den Tod eines nahestehenden Menschen kann eine Reaktion ausgelöst werden, die der von Erdbeben- oder Explosionsopfern ähnelt:

Martha Wolfenstein hat ein »Katastrophensyndrom« beschrieben: eine Mischung aus Teilnahmslosigkeit, Unansprechbarkeit für äußere Reize und Aktivitätshemmung. Wer gerade eine Katastrophe überlebt hat, neigt zumindest vorübergehend zu einem Gefühl der Wertlosigkeit; seine übliche Fähigkeit zur Eigenliebe ist beeinträchtigt.[50]

Die namhafte englische Sozialarbeiterin Lily Pincus hat das Buch *Death and the Family: The Importance of Mourning* geschrieben:

Aus allen Untersuchungen geht übereinstimmend hervor, daß die erste Reaktion auf einen Todesfall der *Schock* ist ... Er kann sich in körperlichem Zusammenbruch äußern ... in heftigen Ausbrüchen ... oder in benommener Insichgekehrtheit, Leug-

nung und der Unfähigkeit, die Wirklichkeit dieses Todesfalls
anzuerkennen.

Trauernde klagen oft darüber, daß sie nicht auf das vorbereitet waren, was sie erwartete: »Warum hat mich niemand gewarnt, daß ich mich so krank fühlen würde ... so müde ... so
erschöpft?« »Niemand hat mir je gesagt, daß Trauer genauso ist
wie Furcht«; »Ich wünschte, ich hätte gewußt, mit was für
einem Gefühlsaufruhr ich rechnen mußte ...«[51]

Laut Pincus dauert der akute Schock nur ein paar Tage. Dann folgt
eine *beherrschte Phase*, in der Angehörige und Freunde dem Trauernden Beistand leisten.

Schmerz und Elend beginnen erst wirklich, wenn diese beherrschte Phase – nebst den Privilegien, die mit ihr verbunden
sind – vorüber ist und die eigentlichen Aufgaben beginnen: die
Wirklichkeit zu überprüfen, sich auf die neue Situation einzustellen und die Libido von dem Verstorbenen abzuziehen, was
besonders schmerzlich ist. Erst dann überkommt den Trauernden das Gefühl der Verlorenheit und der Verlassenheit, erst
dann versucht er, Abwehrmechanismen gegen den unerträglichen Schmerz zu entwickeln. Die *Suche* nach dem verlorenen
Menschen, ein fast universeller, automatischer Abwehrmechanismus gegen die Anerkennung der traurigen Wirklichkeit,
kann noch lange Zeit fortdauern ...

Die meisten Menschen sind sich dieser Suche gar nicht bewußt,
sondern äußern sie in Rastlosigkeit, angespanntem Verhalten
und Interesselosigkeit an allem, was nichts mit dem Verstorbenen zu tun hat. Allmählich schwächen sich diese Symptome ab,
wenn der Hinterbliebene die Wirklichkeit des Verlustes nach und
nach anerkennen und seine innere Welt ganz langsam wieder
aufbauen kann ...

Wenn sich der Hinterbliebene etwas entspannt, wenn Betrof-
fenheit und Schmerz nachlassen, kann die *Suche* dazu führen,
daß er etwas *findet*: das Gefühl, der Verstorbene sei noch gegenwärtig ...

Für diese sogenannten Trauerphasen lassen sich keine Zeiten
festsetzen. Es gibt auch keine klaren Trennungslinien für die
verschiedenen Trauersymptome, die in den einzelnen Phasen
zum Ausdruck kommen. Für den Hinterbliebenen sind die
beunruhigendsten und erschreckendsten Traueraspekte jene, in

denen er sich selbst nicht mehr erkennt, zum Beispiel die häufig irrationale Wut und Feindseligkeit, die vielleicht ganz und gar nicht zu seinem gewöhnlichen Verhalten passen und ihm den Eindruck vermitteln, er werde verrückt ... In ihnen drückt sich die Ambivalenz des Trauernden gegenüber allen Menschen in seiner Umgebung aus, vor allem aber, und besonders schmerzlich, gegen den Verstorbenen, der ihm soviel Kummer zufügt, weil er ihn im Stich gelassen hat.[52]

Für den Schock, der unmittelbar auf den Tod folgt, sind liebevolle Zuwendung und Ruhe ein probates Mittel. In der beherrschten Phase, von der Pincus oben spricht, kann die Unterstützung von Angehörigen und Freunden eine große Hilfe sein.

Doch der schwierigste Teil kommt erst, wenn uns klar wird, daß wir fortan ohne den geliebten Menschen leben müssen. Hier scheint von »grundsätzlicher Bedeutung zu sein, daß wir in der Lage sind, zu trauern und den ›Trauerprozeß zu vollenden‹«. Doch wie beim Kampf gegen den Krebs gilt auch hier, daß es keine festen Regeln für die Vollendung des Trauerprozesses gibt. Jeder muß trauern dürfen, »wie er es möchte und solange er es muß«.[53]

Zum Trauerprozeß gehört, wie zum Prozeß körperlicher Heilung, das Heilen einer Wunde, die Neubildung gesunden Gewebes. Allerdings darf beim Trauern der Grund der Verletzung, der Verlust eines wichtigen Menschen, nicht in Vergessenheit geraten. Nur wenn der Verstorbene verinnerlicht worden und zu einem Teil des Hinterbliebenen geworden ist, einem Teil, der in die eigene Persönlichkeit integriert werden und sie bereichern kann, ist der Trauerprozeß abgeschlossen. Mit dieser erweiterten Persönlichkeit muß die Anpassung an das neue Leben erfolgen.[54]

Schluß

Von allen Kapiteln des vorliegenden Buchs ist dieses mir am schwersten gefallen. Dazu mußte ich mich in eine bedrückende und sehr heterogene Literatur über Tod, Sterben und Trauern vertiefen. Einerseits bin ich dankbar dafür, weil ich sehr viel eingehender mit Dingen vertraut geworden bin, die ich im Krebshilfeprogramm und in diesem Buch an andere weitergeben kann.

Andererseits ist es aber einfach so, daß dadurch der Tod für mich nichts von seinem Schrecken eingebüßt hat. Es ist durchaus möglich, daß die Seele den Tod überlebt. Jahrelang habe ich das bezweifelt, doch heute glaube ich, daß das eine so wahrscheinlich ist wie das andere. Ganz bestimmt können wir den Tod enttabuisieren – die Tabus entfernen, mit denen wir ihn in unserem Denken und Fühlen umgeben – und daraus viel Trost und Verständnis gewinnen.

Doch selbst wenn ich mit Sicherheit wüßte, daß meine Seele und die Seelen derer, die ich liebe, den Tod überleben würden, bin ich mir nicht sicher, daß ich damit den Schmerz über Tod und Verlust überwunden hätte. Dazu fällt mir die Geschichte des fernöstlichen Weisen ein, dessen Kind gestorben war. Seine Schüler suchten ihn am folgenden Tag auf und trafen ihn weinend an.

»Meister«, sagte einer, »du lehrst uns, daß alles Leben eine Illusion ist. Wie kannst du dann über den Tod deines Kindes weinen?«

»Es ist richtig, daß das Leben eine Illusion ist«, erwiderte der Meister, »aber der Tod eines Kindes ist die größte aller Illusionen.«

Ich möchte das Kapitel mit den Worten schließen, mit denen ich es begonnen habe, den Worten Buddhas: »Sogar der Weise fürchtet den Tod. Leben klammert sich an Leben.« Wir können noch so viel von Menschen lesen, die diese Furcht überwunden haben. Die meisten von uns haben dennoch Furcht vor dem Tod. Das ist keine Schande. Der Tod bleibt ein großes Geheimnis, das zentrale Problem, mit dem Religion, Philosophie und Wissenschaft seit den Anfängen der menschlichen Geschichte ringen. Wenn wir das anerkennen, können wir ihm vielleicht mit mehr Verständnis, besserer Vorbereitung und größerer Liebe begegnen.

Anmerkungen

1 Eric J. Cassell, *The Healer's Art*, Cambridge, Mass., MIT Press, 1989, S. 210.
2 Peter A. Singer und Mark Siegler, »Euthanasia – A Critique«, *New England Journal of Medicine*, 322 (26) (1990), S. 1881.
3 D. J. Enright, »Introduction«, in: D. J. Enright (Hg.), *The Oxford Book of Death*, Oxford, Oxford Press, 1987, S. XI.
4 Arnold Toynbee, »Life After Death«, a. a. O., S. 3.
5 Maria Monroe, »Before There Was Death«, Brief an den Herausgeber, *Inquiring Mind*, 6 (2) (1990), S. 2.
6 Montaigne, in: Enright (Hg.), *The Oxford Book of Death*, S. 2.

7 C. G. Jung, *Gesammelte Werke*, Bd. 8, Walter, Olten, 1971, S. 464–470.
8 Desiderius Erasmus, »Colloquies«; in: Enright (Hg.), *The Oxford Book of Death*, S. 46.
9 Arnold Toynbee, »The Relation Between Life and Death, Living and Dying«, in: Edwin S. Shneidman (Hg.), *Death: Current Perspectives*, Mountain View, Calif., Mayfield Publishing Company, 1984, S. 10–14.
10 Ernest Becker, »The Terror of Death«; in: Shneidman (Hg.), *Death*, S. 15–16.
11 a. a. O., S. 18.
12 a. a. O., S. 19.
13 Geoffrey Gorer, »The Pornography of Death«; in: Shneidman (Hg.), *Death*, S. 26.
14 Philippe Aries, *The Hour of Our Death*, New York, Vintage Books, 1982, S. 589.
15 Steven Levine, *Healing into Life and Death*, Garden City, N. Y., Anchor Press, Doubleday, 1987, S. 4–15.
16 Steven Levine, Interview in *Inquiring Mind*, 6 (2) (Frühjahr 1990), S. 1–6.
17 Dennis R. Leahy, »The People«; in: Eric Blau, *Common Heros: Facing a Life-Threatening Illness*, Pasadena, Calif., New Sage Press, 1989.
18 Joan Borysenko, *Ich bin, wie ich bin*, München, Scherz, 1992, S. 33–34.
19 Sir James Jeans, »Physics and Philosophy«; in: Larry Dossey, *Beyond Illness: Discovering the Experience of Health*, Boston, New Science Library, 1984, S. 139.
20 *Gertrude R. Schmeidler*, »Problems Raised by the Concept of the Survival of Personality After Death«; in: Arthur Berger u. a. (Hg.), *Perspectives on Death and Dying: Cross-Cultural and Multi-Disciplinary Views*, Philadelphia, Charles Press Publishers, 1989, S. 201–202.
21 a. a. O., S. 205–206.
22 a. a. O., S. 206.
23 a. a. O., S. 206–207.
24 a. a. O., S. 207.
25 Kenneth Ring, *Heading Toward Omega: In Search of the Meaning of the Near-Death-Experience*, New York, Morrow, 1985, S. 35.
26 Karlis Osis und Erlendur Haraldsson, *At the Hour of Death*, New York, Hastings House, Publishers, 1986, S. 186.
27 a. a. O., S. 188–189.
28 a. a. O., S. 189–190.
29 a. a. O., S. 191–193.
30 Ring, *Heading Toward Omega*, S. 36–37.
31 a. a. O., S. 41–42.
32 Sylvia Lack, zitiert in: Deborah Duda, *A Guide to Dying at Home*, Santa Fe, John Muir Publications, 1982, S. 150.
33 Deborah Duda, *A Guide to Dying at Home*, Santa Fe, John Muir Publications, 1982.
34 a. a. O., S. 102–110.

35 Gary A. Johanson, *Physician's Handbook of Symptom Relief in Terminal Care*, Sonoma County, Calif., Home Hospice of Sonoma County, 1988.
36 a. a. O., S. III-IV.
37 Duda, *A Guide to Dying at Home*, S. 128–129.
38 Johanson, *Physician's Handbook*, Anhang 1.
39 Elisabeth Kübler-Ross, *Interviews mit Sterbenden*, Gütersloh, Mohn, 1992, S. 16–17.
40 a. a. O., S. 26.
41 a. a. O., S. 54.
42 a. a. O., S. 57–58.
43 a. a. O., S. 59.
44 a. a. O., S. 77–78.
45 a. a. O., S. 94–95.
46 Edwin S. Shneidman, »Some Aspects of Therapy with Dying Persons«, in: Shneidman (Hg.), *Death: Current Perspectives*, S. 275–276.
47 Erich Lindemann, »Reactions to One's Own Fatal Illness«, in: a. a. O., S. 262–263.
48 a. a. O., S. 265.
49 Edwin S. Shneidman, »Postvention and the Survivor-Victim«, a. a. O., S. 412–413.
50 a. a. O., S. 414.
51 Lily Pincus, »The Process of Mourning and Grief«; in: Shneidman, *Death: Current Perspectives*, S. 402–403.
52 a. a. O., S. 405.
53 a. a. O., S. 408.
54 a. a. O., S. 409.

Kapitel 27
Wenn Sie Ihre Entscheidungen treffen

Wir kommen zum Schluß dieses Buches. Das letzte Kapitel ist lediglich eine Zusammenfassung der Punkte, die ich in den einzelnen Kapiteln erörtert habe. Dabei ging es stets um die Frage, welche Grundlagen Ihnen für Ihre Entscheidungen zur Verfügung stehen.

Denken Sie daran, Sie müssen nicht alle Entscheidungen auf einmal treffen. Das würde Sie nicht nur überfordern, sondern wäre auch unklug. Lassen Sie Ihre Gedanken deshalb nicht zu weit in die Zukunft schweifen – nur so weit, wie es aktuell erforderlich ist. Möglicherweise vergehen viele Monate, bevor die nächste Entscheidung erforderlich wird.

Natürlich kann ich nicht alle Veränderungen beschreiben, mit denen Sie auf diesem Weg zu tun bekommen werden, aber ich möchte doch die wichtigsten Entscheidungen in der Reihenfolge skizzieren, in der sie sich den meisten Patienten stellen.

An jedem Punkt Ihrer Auseinandersetzung mit dem Krebs bietet sich die Gelegenheit, neue Kenntnisse, Fertigkeiten und Einflußmöglichkeiten zu entwickeln. Doch wenn es Ihnen angenehmer ist, können Sie sich auch dafür entscheiden, nicht zuviel zu erfahren. Manche Menschen ziehen es vor, die meisten Entscheidungen ihren Ärzten zu überlassen.

Entscheidungssituationen

Vorbeugung Zwar sind die Zielgruppen für dieses Buch in erster Linie Krebskranke und Menschen, die sich beruflich oder privat um diese kümmern, aber die Frage der Vorbeugung ist für viele Krebspatienten von schmerzlicher Dringlichkeit, weil sie Angst haben, ihren Kindern könnte das gleiche Schicksal bevorstehen. Am häufigsten wird diese Sorge wohl von Frauen mit Brustkrebs geäußert – die manchmal selber Töchter von Müttern mit Brustkrebs sind. Verständlicherweise haben sie große Angst um ihre Töchter. Tatsächlich läßt sich schon bei ganz kleinen Kindern das Risiko, daß sie irgendwann in ihrem Leben an Krebs erkranken, durch geeignete Maßnahmen verringern – etwa indem man sie über den Umgang mit krebserregenden Stoffen informiert und ihnen einige Grundkenntnisse in bezug auf Ernährung, Sport und Psychohygiene vermittelt.

Vordiagnose Zu diesem Zeitpunkt haben Sie einen Knoten oder ein anderes Warnzeichen für Krebs entdeckt, aber noch keinen Arzt aufgesucht. Bevor Sie sich dem medizinischen System anvertrauen, sollten Sie sich die Zeit nehmen, einen Arzt auszuwählen, der in dem Ruf steht, einerseits ein guter Diagnostiker zu sein und seine Diagnosen schonend mitzuteilen und andererseits gute Therapien durchzuführen. Vielleicht stellen Sie sich vorher eine Liste mit Fragen und Vorschlägen zusammen, beispielsweise, wie er Ihnen mitteilen soll, wenn es wirklich Krebs ist, wie lange Sie auf die Testergebnisse warten müssen, und wieviel Zeit Ihnen bleibt, sich hinsichtlich der Therapie zu entscheiden, falls das Ergebnis positiv sein sollte.

Diagnose Das ist ein entscheidender Aspekt. Dem Patienten eine Krebsdiagnose mitzuteilen ist, wie wir gesehen haben, eine regelrechte Kunst. Erfolgt diese Mitteilung ungeschickt oder rücksichtslos, müssen Sie sich unter Umständen nicht nur vom Schock der Diagnose erholen, sondern auch von der Art, wie Sie sie erfahren haben. Viele Menschen erleiden buchstäblich einen Schock, wenn ihnen eine Krebsdiagnose gestellt wird. Unter Umständen hören sie nicht ein Wort von dem, was der Arzt ihnen nach dem Wort »Krebs« noch mitteilt. Das können Sie unter anderem dadurch vermeiden, daß Sie einen Kassettenrekorder in die Praxis mitnehmen (einige Ärzte stellen sogar Bänder von der Diagnosesitzung zur Verfügung, eben weil die Erinnerung vom Schock häufig so sehr verzerrt wird). Solange Sie unter Schock stehen, wäre es unklug von Ihnen, Entscheidungen über Therapien zu treffen oder sich zu einer Behandlung drängen zu lassen. Am besten hilft gegen den Schock ein behaglicher, sicherer Ort, ein Mensch, der Ihnen nahesteht, und nahrhaftes Essen. Wenn Sie sich vom Schock erholen, fangen Sie ganz von selbst an, über die erforderlichen Entscheidungen nachzudenken. Vorher Entscheidungen zu erzwingen wäre ein gravierender Fehler.

Wahl des Arztes und der Therapie Es gibt kein Gesetz, das Sie zwingt, den Arzt, der Ihnen die Diagnose stellt, auch für die Therapie zu wählen. Die Wahl des behandelnden Arztes und der Anfangstherapie sind zwei der wichtigsten Entscheidungen, die Sie überhaupt treffen können. Es folgen eine Anzahl von Punkten, die Sie bedenken sollten:

- Möchten Sie einen Arzt haben, dem Sie vertrauensvoll alle Entscheidungen überlassen können? Einen Arzt, der Ihnen die Wahlmöglichkeiten erläutert, Ihnen aber die Entscheidungen ans Herz legt, die er für die besten hält? Einen Arzt, der Ihnen die Wahlmöglichkeiten erklärt, aber bereit ist, die Entscheidungen mit Ihnen gemeinsam zu treffen? Oder einen Arzt, der Sie berät, während Sie sich sorgfältig informieren und selbst entscheiden? Alle diese Wege sind legitim.
- Wollen Sie sich für den ersten Arzt entscheiden, den Sie aufsuchen? Wollen Sie ein oder zwei Bekannte fragen, bevor Sie einen Arzt auswählen? Oder wollen Sie sich vor dieser Entscheidung eingehend informieren? Unter Umständen können Sie Ihre Wahl unter vielen Fachärzten treffen – Chirurgen, Radiologen, Chemotherapeuten – oder auch anderen Therapeuten. Vielleicht tun Sie gut daran, sich einen Onkologen zu suchen, zu dem Sie Vertrauen haben. Mit ihm können Sie besprechen, welche Möglichkeiten Sie haben, und die anderen Fachärzte koordinieren.
- Wie intensiv wollen Sie lesen und forschen, bevor Sie sich für eine Therapie entscheiden? Lassen Sie sich, wenn es nicht notwendig ist (was beim Krebs nicht sehr häufig vorkommt), von niemandem zu einer Behandlung überreden, bevor Sie Ihre Nachforschungen abgeschlossen haben.

Die Behandlung bewältigen Zur Bewältigung der Behandlung muß der Patient häufig Fertigkeiten entwickeln, welche die meisten Ärzte nicht mit ihm besprechen. Eines der besten Mittel zur Ausbildung dieser Fähigkeit ist eine unabhängige Krebsgruppe, in der die Patienten durch den Leiter oder die Leiterin dazu ermutigt werden, sich gegenseitig die besten Methoden zum Umgang mit Krebs und Behandlung mitzuteilen. Dabei sollten die Patienten die Möglichkeit haben, nicht nur schulmedizinische, sondern auch komplementäre Therapien zu diskutieren. Eine solche Selbsthilfegruppe ist ein sehr guter Ausgangspunkt. Ein junger Mann, der mit der Wellness Community in Santa Monica in Verbindung stand, beschloß, eine eigene Selbsthilfegruppe zu gründen, bevor er mit einer besonders schweren Therapie – Interleukin-2 – gegen den Rückfall seines bösartigen Melanoms begann. Er besprach mit den Mitgliedern, wie sie ihm während der sechs Wochen dieser äußerst strapaziösen Behandlung am besten helfen könnten. Daraufhin organisierten sie Besuchszeiten und konnten so seinen Bitten nachkommen: »Sprich mit mir«, »Spiel mir ein bißchen Musik vor« oder »Setz dich einfach zu mir und sag nichts«. Schmerz und Bewußtseinstrübung lassen sich erheblich verringern, wenn Freunde und Angehörige genau wissen, wie sie am besten helfen können.

Komplementäre Krebstherapien Entscheidungen über Komplementärtherapien sind noch schwieriger als Entscheidungen über konventionelle Therapien, da es relativ wenige Anhaltpunkte gibt, um die zur Verfügung stehenden Möglichkeiten zu beurteilen. Zu den komplementären Krebstherapien gehören spirituelle, psychologische, alimentäre, physikalische, pharmakologische, auf der Anwendung von Kräutern beruhende, traditionelle und die vielen anderen in den vorstehenden Kapiteln beschriebenen Verfahren.

Da ich in diesem Buch ausführlich auf Komplementärtherapien eingegangen bin, möchte ich hier nur noch einmal an einige Faustregeln erinnern, die man bei der Suche nach solchen Therapien beachten sollte:

- Versuchen Sie niemals, einem Angehörigen oder Freund, der nicht interessiert ist, eine alternative oder ergänzende Therapie einzureden. Denken Sie immer daran, es geht um *seinen* Krebs, nicht um Ihren, und es ist nicht Ihre Aufgabe, ihn zu überreden, das zu tun, was Sie an seiner Stelle vielleicht täten. Finden Sie heraus, wie Sie *ihm* helfen können. Sie mögen der Meinung sein, der richtige Weg, Ihrer Mutter oder Ihrem Freund zu helfen, sei die Makrobiotik oder das Visualisieren. Doch für Ihre Mutter bedeutet es möglicherweise mehr, wenn Sie, solange sie sich der Therapie unterzieht, über die Wochenenden nach Hause kommen. In seinem Buch *How Can I Help?* erörtert Ram Dass diese Frage sehr eindringlich.[1] Selten helfen wir dadurch, daß wir anderen unsere Ansicht aufzwingen. Weit häufiger helfen wir, wenn wir einfach zuhören, fragen, wie wir helfen kön-

nen, und auf die Bedürfnisse eingehen, die wir befriedigen können.

• Wenn Sie für sich selbst entscheiden oder die Entscheidung für
einen interessierten Freund oder Angehörigen treffen, dann denken Sie an die Unterscheidung zwischen *offenen und geschlossenen Therapien*, zwischen den *prinzipiell gesundheitsfördernden
Therapien und denen, die keinen unmittelbar erkennbaren Nutzen für Sie haben*, sowie zwischen *der Therapie, dem Therapeuten und den Dienstleistungen*. Das geringste Risiko gehen Sie
ein, wenn Sie zwischen offenen Therapien wählen, die prinzipiell
gesundheitsfördernd sind. Am unbedenklichsten können Sie
sich Therapeuten anvertrauen, die eine angemessene Ausbildung
haben und vernünftige Honorare für eine kompetent durch-
geführte Therapie nehmen. Solche Behandlungen könnte man
Therapien »ohne Reue« nennen – Behandlungen, die Sie, unabhängig vom Ergebnis, nicht bedauern werden. Sehr viel sorgfältiger müssen Sie Ihre Entscheidungen bedenken, wenn Sie sich aus
diesem inneren Kreis sicherer Therapien in riskantere Bereiche
begeben, Ihr Glück etwa mit geschlossenen Therapien versuchen,
die auf Geheimrezepturen beruhen, mit Therapien, die nicht
prinzipiell gesundheitsfördernd sind, Therapien, die sich auf wenig bewiesene Voraussetzungen berufen, Therapien, bei denen
Sie kein volles Vertrauen zum Therapeuten haben oder dieser
keine angemessene Ausbildung besitzt, und schließlich mit Therapien, deren Dienstleistungsangebot teuer oder unprofessionell
oder beides ist.

• Wenn Sie erwägen, sich einer der teureren Therapien zu unterziehen, wie sie in den bekannten Alternativkliniken von Mexiko, den Bahamas oder Deutschland angeboten werden, hielte
ich es für vernünftig, wenn Sie zunächst hinführen und sich die
Klinik oder den Therapeuten ansähen, bevor Sie sich zur Therapie verpflichten würden. Dort können Sie mit den Patienten reden, die sich der Therapie unterziehen, und sich ein paar Tage
Zeit nehmen, um über Ihren Entschluß nachzudenken, statt den
Vertrag für eine teure Therapie zu unterschreiben, von der Sie
nur gelesen haben. Bitten Sie den Therapeuten, Ihnen die Namen und Telefonnummern von einigen Patienten zu geben, mit
denen Sie sich unterhalten können. Versuchen Sie aber auch,
sich davon unabhängig ein paar Namen und Nummern zu besorgen, entweder aus einer Liste ehemaliger Patienten oder über
das Informationsnetz der alternativen Therapieszene. Beson-

ders abstoßend finde ich Kliniken, die den potentiellen Patienten nach der ersten Kontaktaufnahme mit Telefonanrufen verfolgen und mit knallharten Verkaufsmethoden bearbeiten, wobei sie gelegentlich sogar versuchen, ein Geschäft mit seiner Angst zu machen.

- Besonders wenn man sich leicht für alternative Therapien begeistert, ist es sehr sinnvoll festzustellen, wie schulmedizinische Organisationen die betreffende Therapie beurteilen. Ich würde mich beim Krebs-Informationsdienst Heidelberg erkundigen, ob eine Stellungnahme zu der von mir erwogenen Therapie vorliegt. Eine wichtige Quelle ist der Bericht *Unconventional Cancer Treatments* des Office of Technology Assessment (OTA). Dort werden viele dieser Therapien objektiver beschrieben, als es irgendeine schulmedizinische Organisation in der Vergangenheit getan hat. Sie können auch in eine medizinische Bibliothek gehen und den Forschungsbibliothekar bitten, eine Recherche der Krebsliteratur vorzunehmen, die sich unter dem Namen des Therapeuten findet. So können Sie auf positive und negative Berichte in den Fachzeitschriften stoßen.

- Da es unter den unkonventionellen Krebstherapien keine absolut erfolgreichen Behandlungen gibt, sollten Sie sich unbedingt davon überzeugen, daß es in der Schulmedizin keine wirksame Therapie für Ihre Krebsart gibt, bevor Sie sich auf eine völlig unkonventionelle Behandlungsform einlassen. Von Zeit zu Zeit begegne ich Menschen mit Krebsarten (Hodgkin-Krankheit etwa oder Brustkrebs in frühem Stadium), bei denen die Schulmedizin mit hoher Wahrscheinlichkeit für eine Genesung hätte sorgen können. Doch die Patienten haben Monate oder Jahre mit alternativen Therapien verbracht und damit ihre Gesundheit in große Gefahr gebracht. Die meisten Menschen fassen instinktiv den sehr viel klügeren Entschluß, die besten Elemente der konventionellen und unkonventionellen Krebstherapien miteinander zu verbinden, und entscheiden sich für eine rein unkonventionelle Behandlung nur, wenn die konventionellen Therapien ihnen keine Hilfe mehr bieten können.

- Wenn Sie sich einer unkonventionellen Krebstherapie unterziehen, tun Sie klug daran, sich von einem kompetenten schulmedizinischen Onkologen betreuen zu lassen. Heute ist eine wachsende Zahl von Onkologen bereit, Patienten zu kontrollieren, die sich unkonventionellen Behandlungen unterziehen, besonders wenn sie davon überzeugt sind, daß die erfolgverspre-

chenden konventionellen Therapien erschöpft sind und die unkonventionelle Behandlung nach menschlichem Ermessen keinen Schaden anrichten kann. Der Onkologe kennt natürlich
auch palliative konventionelle Wahlmöglichkeiten, die Sie vielleicht in Reserve haben wollen, während Sie die unkonventionelle Behandlung ausprobieren.

• Sehr wichtig ist es zu wissen, wann man eine unkonventionelle
Therapie *abbrechen* muß. In psychologischen Therapien gilt
die Regel, daß ein Psychotherapeut, von dem Sie nicht instinktiv das Gefühl haben, er sei der richtige, selten helfen kann.
Und ein sehr schlechtes Zeichen ist es, wenn ein Psychotherapeut Ihnen einreden will, Sie hätten Ihre Krebserkrankung
»verursacht« und könnten Sie deshalb auch sicherlich überwinden, wenn Sie es wirklich wollten. Unterziehen Sie sich einer
Ernährungstherapie und kommt es dabei zu einem unkontrol-
lierten Gewichtsverlust, der sich nicht auf einem vernünftigen
Niveau stabilisiert – etwa dem Gewicht aus Ihrer Schul- oder
Studienzeit –, dann ist das, wie in den Kapiteln zu diesem
Thema (vgl. Teil IV) dargelegt, ein Anlaß zu ernsthafter Besorgnis. Grund zur Sorge besteht auch, wenn Ihnen ein alternativer Therapeut wiederholt versichert, daß jede Verschlechterung Ihres Gesundheitszustands eine »Heilkrise« sei, die als
ein positives Ergebnis der Behandlung zu betrachten sei. Die
Theorie der Heilkrise als Element von Naturheilverfahren wird
zwar von vielen alternativen Therapeuten anerkannt, ist aber
ein gefährlicher Lehrsatz, den sich ein unkundiger und gewis-
senloser Therapeut leicht zunutze machen kann – mit großen
Gefahren für Ihre Gesundheit.

Nachdem ich Ihnen diese Vorsichtsmaßregeln, die es bei unkonventionellen Therapien zu beachten gilt, dringend ans Herz gelegt habe
(genauso wie ich es in bezug auf schulmedizinische Therapien getan
habe), möchte ich betonen, daß komplementäre Krebstherapien, die
mit dem ärztlichen Berufsethos zu vereinbaren sind, nach meiner
Meinung eine vernünftige Wahl für Krebskranke sein können, die
bereit sind, sie auszuprobieren. Ich bin fest davon überzeugt, daß
spirituelle, psychologische, physikalische, alimentäre und manchmal
auch traditionelle Therapien die Lebensqualität verbessern und möglicherweise auch die Lebensdauer verlängern können, wenn die Betroffenen an den Nutzen dieser Maßnahmen glauben.

Schmerzlinderung Die meisten Krebsschmerzen – ob von der Behandlung oder der Erkrankung selbst – lassen sich auf ein vernünftiges Maß zurückschrauben, so daß die Angst vor unerträglichen Schmerzen weitgehend unbegründet ist. Auch hier sollte man die konventionellen wie die komplementären Systeme zu Rate ziehen. Es folgen die wichtigsten Richtlinien:

- Die meisten Krebsschmerzen werden von Ärzten schlechter versorgt, als es möglich wäre. An den Hochschulen erhalten Mediziner nur eine unzulängliche Ausbildung in Schmerztherapie. Die unzureichende und unkundige Handhabung von Schmerzmitteln gilt in der Medizin als Skandal.

- Ärzte, die mit Hospizprogrammen zusammenarbeiten, besitzen in der Regel sehr gründliche Kenntnisse in der Schmerztherapie, und man muß *nicht* sterben, damit sie einem bei der Planung einer wirksamen Schmerztherapie helfen. Rufen Sie Ihr örtliches Hospizbüro an, und bitten Sie um einen Termin bei einem der zuständigen Ärzte.

- Auch unkonventionelle Verfahren der Schmerzlinderung können sehr wirksam sein und haben häufig weniger Nebenwirkungen als Arzneimittel. Zu diesen Methoden gehören die traditionelle chinesische Medizin (Akupunktur und Akupressur), Visualisierung, Meditation und Atemtechniken, psychologische Beratung und Verhaltenstraining.

- Wenn man zwischen physischem Schmerz und menschlichem Leiden zu unterscheiden weiß, kann man auf beides geeignet reagieren. Leiden ist das seelische Erleben von Verlust und kann physischen Schmerz hervorrufen oder außerordentlich verstärken. Leiden ist ebenso real – und ebenso wichtig – wie die physische Grundlage des Schmerzes. Wird Leiden direkt angesprochen und als Furcht, Wut oder Trauer ausgedrückt, verändert es sich meist im Laufe der Zeit, und häufig verringert sich der mit ihm verknüpfte Schmerz oder verschwindet ganz. Ich habe das Beispiel der Soldaten in Korea und Vietnam erwähnt, die schwere Verwundungen erlitten und relativ wenig Schmerz empfanden, weil sie wußten, daß sie nach Hause kamen, während andere Soldaten, die leichtere Wunden hatten, unter heftigen Schmerzen litten, weil sie wußten, daß sie wieder in die Todesgefahr des Krieges zurück mußten. Der Unterschied zwischen beiden Gruppen lag in der unterschiedlichen Bedeutung ihrer Verwundung, und die Bedeutung der Verwundung war für die Intensität des Leidens verantwortlich. Die Verwundung durch eine lebensbedrohende Krebserkrankung kann enormes Leid verursachen, und wenn dieses Leid nicht angesprochen wird, muß man unter Umständen unnötig hohe Dosen von Schmerzmitteln für einen Schmerz aufwenden, der tiefer sitzt – nicht leichter ist – als rein physiologischer Schmerz.

- Aus spiritueller Sicht ist daran zu erinnern, daß der Schmerz ein großer Lehrmeister sein kann. Wie die meisten Menschen wissen, machen wir die größten Entwicklungsschritte in den schmerzlichen Abschnitten unseres Lebens. Andererseits kann zu großer Schmerz uns auch der Fähigkeit berauben, aus ihm zu lernen. Angesichts der Tatsache, daß wir Schmerz und Leiden nicht entgehen können, weil sie niemanden verschonen, ist es am klügsten, sich klarzumachen, wie man aus ihnen lernen kann: wie man ihn akzeptieren und sich zunutze machen kann. Das sage ich nicht leichthin oder unbedacht, und es ist auch keine Erkenntnis, von der jeder Gebrauch machen kann. Aber sie ist es wert, bedacht zu werden, und wen sie anspricht, der sollte sich um ihre Verwirklichung bemühen.

Heilung Heilung betrifft im wesentlichen die Entscheidungen über die inneren und äußeren Voraussetzungen, die trotz der Krebserkrankung ein Höchstmaß an körperlichem, geistigem, emotionalem und spirituellem Wohlbefinden ermöglichen. Unabhängig davon, ob man sich körperlich erholt, einen Rückfall erleidet oder sich sogar auf den Tod gefaßt machen muß, kann Heilung stattfinden. Nach meiner Überzeugung bietet Heilung die besten Chancen für körperliche Gesundung; auf jeden Fall verändert sie die Lebensqualität.

Der große Wert der Heilung liegt darin, daß man den Krebs, wie Larry LeShan es ausgedrückt hat, zu einem Wendepunkt in seinem Leben machen kann. Für die meisten Menschen ist diese Erkrankung eine äußerst unerwünschte und unglückselige Entwicklung. Der Schmerz sollte rückhaltlos eingestanden werden. Die Frage lautet nur, ob man ihn auch dazu nutzen kann, eine neue Dimension in seinem Leben zu erschließen, sich darüber klarzuwerden, wer man ist, wer man für den Rest seines Lebens wirklich sein will, wohin man geht, was für einen von nun an wichtig ist und wie man sein Leben so verändern kann, daß es sinnvoll für einen wird.

Menschen, denen es gelingt, den Krebs zu einem Wendepunkt

werden zu lassen, scheinen häufig in der Lage zu sein, in dem Augenblick, da sie sich in einer der schlimmsten Krisen befinden, ihr Leben in einigen der wichtigsten Bereiche zu vertiefen und zu intensivieren. Insofern verbessert es sich trotz des Traumas dieser Krankheit. Geleistet werden kann diese innere Arbeit der Heilung vom Patienten selbst, mit Hilfe einer Gruppe, mit einem Psychotherapeuten, einem Geistlichen, einem Rabbi, einem spirituellen Ratgeber, mit einem sozialen Netz von Freunden und Bekannten, in der Familie, am Arbeitsplatz und auf tausend andere, ganz persönliche Arten. Mit Sicherheit *erweitert es das Leben*, wenn man auf diese Weise Heilung sucht, vielleicht *verlängert* es bei einigen Menschen auch die *Lebensdauer*, weil die Immunfunktion und andere Abwehrkräfte gestärkt werden. Das Bemühen um Heilung kann auch die Einstellung zu bestimmten Ereignissen verändern, so daß sie zum Beispiel ihren Streßcharakter verlieren. Von Streß weiß man, wie wir gesehen haben, daß er das Wachstum mancher Krebsarten fördert.

Angst vor Rückfällen Die Möglichkeit eines Rückfalls gehört zu den größten Ängsten, mit denen ein Krebskranker nach einer anfänglich erfolgreichen Behandlung leben muß. Deshalb kann die vierteljährliche oder jährliche Kontrolluntersuchung große Furcht auslösen, genauso wie die Frage, ob neue Beschwerden die Rückkehr des Krebses bedeuten. Am besten kommt man über diese Furcht hinweg, indem man sich einer Selbsthilfegruppe anschließt oder Hilfe bei einem Psychotherapeuten sucht, der viel mit Krebskranken arbeitet. Wenn man diese Furcht mit anderen Krebskranken besprechen kann, die das gleiche Problem haben, schwächt sie sich häufig ab. Das ist zugleich ein Teil jenes Prozesses, der zu einer Intensivierung des Lebensgefühls führt, was wiederum die Angst vor dem Tod und damit auch die Angst vor Rückfällen mindert.

Rückfall Unter Umständen ist der Rückfall genauso schwer – oder sogar noch schwerer – hinzunehmen wie die Anfangsdiagnose, in erster Linie weil ein Krebsrückfall im allgemeinen metastatischer Natur ist und die Schulmedizin bei metastatischem Krebs nur wenige erfolgversprechende Heilverfahren anzubieten hat. Für Patienten, die sich seit der Anfangsdiagnose intensiven Komplementärtherapien unterzogen oder ein sehr bewußtes und gesundes Leben geführt haben, ist der Rückfall unter Umständen doppelt niederschmetternd, weil sie häufig das Gefühl haben, alle ihre Anstrengungen seien umsonst gewesen. Der Rückfall zwingt sie, den ganzen langen Entscheidungsprozeß in bezug auf Ärzte und Therapien von neuem auf sich zu nehmen. Ferner veranlaßt er viele Kranke, sich intensiver mit den Möglichkeiten der Komplementärtherapien auseinanderzusetzen. Und er wirft viele Fragen auf, die Schmerzlinderung und Sterben betreffen.

Sterben Wir sterben alle. Gleichgültig, ob wir am Krebs sterben oder nicht, irgendwann müssen wir uns alle mit unserem Tod auseinandersetzen. Über lange Strecken der menschlichen Geschichte war der Tod ein Teil des Lebens. Den modernen westlichen Gesellschaften ist es besser als früheren Kulturen gelungen, den Tod an den Rand und aus dem Gesichtsfeld zu verdrängen. Stärker als in früheren Gesellschaften wird die Idee des Todes *tabuisiert*. Doch auch angesichts des eigenen Todes können wir bestimmte Erkenntnisse, Wahlmöglichkeiten und Fertigkeiten berücksichtigen; wir können beeinflussen, wie, wo und wann wir sterben. Es folgen ein paar wichtige Punkte, die Sie beachten sollten:

- Manche Menschen meinen zu wissen, daß der Tod das »Ende« ist. Andere glauben zu wissen, daß es ein Leben nach dem Tode gibt. Ich bin der Überzeugung, daß der Tod ein großes Geheimnis ist, ein Geheimnis, über das sich nachzudenken lohnt.
- Manche Menschen glauben, sie müßten ständig »positiv« denken und würden ihr Sterben beschleunigen, wenn sie einen einzigen Gedanken an den Tod zuließen. Nach meiner Überzeugung – und der der meisten erfahrenen Therapeuten, die ich kenne – ist das ein gründliches Mißverständnis dessen, was der »Kampf ums Leben« bedeutet. Der Gedanke an den Tod ist für viele Betroffene (beileibe nicht für alle) ein entscheidender Bestandteil *sowohl* des Kampfes ums Leben *als auch* der Vorbereitung auf den Tod. Er ist ein entscheidender Bestandteil des tieferen Heilungsprozesses.
- Die gegensätzlichen Regungen, die viele Menschen angesichts des Todes verspüren, sind der Wunsch, mit allen Kräften ums Leben zu kämpfen, und der Wunsch, sich in Frieden mit dem Tod abzufinden. Keine der beiden Haltungen ist »besser« oder »schlechter« als die andere. Viele Menschen pendeln zwischen beiden hin und her.

- Die Furcht vor dem Tod ist natürlich und weitverbreitet, obwohl ich vielen Menschen begegnet bin – älteren Menschen und Krebskranken –, die alle Angst vor dem Tod verloren hatten. Einige freuen sich auf den Tod, weil sie ihn als Erlösung empfinden oder er sie mit dem Partner vereint, der vor ihnen gestorben ist. Doch in unserer Gesellschaft wird die Furcht, diese ganz normale menschliche Reaktion auf den Tod, noch verstärkt durch das Tabu, mit dem wir den Tod umgeben haben. Ändern können wir das, indem wir uns zu dem durchringen, was andere Kulturen seit jeher tun: dem Tod nicht ausweichen, über ihn nachdenken, uns mit ihm befassen, über ihn reden und uns klarmachen, daß es Erkenntnisse, Entscheidungsmöglichkeiten, Fertigkeiten und Einflußmöglichkeiten gibt, die jedem von uns erlauben, sich um den Tod zu bemühen, den er haben möchte.

- Zu den Entscheidungsmöglichkeiten, die wir haben, gehört: im Krankenhaus oder zu Hause zu sterben, für gute Pflege zu sorgen oder sich der Hospizbewegung anzuvertrauen, entweder zu Hause oder in einem ihrer Heime. Fragen müssen wir uns auch, ob wir das Leben um jeden Preis verlängern oder es natürlich und schmerzlos enden lassen wollen, wenn die Zeit gekommen ist, ob wir auf den Tod warten oder seinen Zeitpunkt selbst bestimmen wollen, indem wir uns das Leben nehmen – mit oder ohne Hilfe eines Arztes. Jede dieser Entscheidungen will sorgfältig bedacht und vorbereitet sein.

- Den meisten Menschen bleibt im Hinblick auf den tatsächlichen Zeitpunkt ihres Sterbens ein gewisser Verhandlungsspielraum. Aus entsprechenden Untersuchungen geht eindeutig hervor, daß viele Menschen mit dem Sterben warten, bis sie einen besonders bedeutungsvollen Urlaub erlebt haben, ein Kind zu Besuch gekommen oder ein Enkelkind geboren ist. Daß manche Patienten den Tod um Monate oder gar Jahre aufschieben, um noch zu erleben, daß ein Kind sein Abitur macht oder heiratet, ist zwar experimentell weniger gut belegt, wird aber von vielen Klinikern bezeugt. Mir persönlich ist eine Frau bekannt, von der man erwartete, sie werde sterben, ohne das Krankenhaus noch einmal zu verlassen. Statt dessen nahm sie sich selbst den Tropf ab, ging zum Krankenhaus hinaus und lebte noch mehrere Jahre. Von einer anderen Freundin weiß ich, daß sie an einem bestimmten Punkt ihrer Krankheit wußte, sie war nur noch ein paar Atemzüge vom Tod entfernt, daß sie sich aber dazu entschloß weiterzuatmen, weil ihre Tochter in ein paar Tagen zu

Besuch kommen wollte, und daß sie sich dann noch einige Monate lang erholte, bevor sie starb. Der Tod ist weit »verhandlungsfähiger«, als wir manchmal denken. In ganz erstaunlichem Maße können wir entscheiden, wann und wo wir sterben.

• Viele Menschen, die sich am Rande des Todes befunden haben, berichten, daß der eigentliche Prozeß des Sterbens manchmal überraschend leicht sein kann. Ich spreche nicht von den körperlichen Beschwerden, die den nahenden Tod begleiten, sondern von dem Prozeß, in dessen Verlauf man sich tatsächlich mit dem Tod abfindet und sich ihm überläßt. Im Laufe der Jahrhunderte haben viele Dichter und Schriftsteller von dieser Erfahrung berichtet – häufig mit ihren letzten Worten.

• Ich selbst habe die Erfahrung gemacht, daß sich meine Einstellung zum Tod tiefgreifend veränderte, als ich las, was sich in der Weltliteratur zu diesem Thema findet (vgl. Kapitel 26, »Leben und Sterben«). Dadurch und durch die Begegnung mit vielen Freunden im Commonweal Cancer Help Program, die mit ihrem Tod rechnen müssen. Als ich dieses Programm begann, hatte ich große Furcht vor dem Tod, doch die letzten acht Jahre, die Arbeit mit Menschen, die den Tod vor Augen hatten, haben meine Einstellung gründlich verändert. Heute habe ich nicht mehr annähernd soviel Angst vor dem Tod wie damals. Und die Auseinandersetzung mit meiner Angst vor dem Tod hat sich außerordentlich positiv auf mein Leben ausgewirkt. Deshalb halte ich es für möglich, daß es auch Ihnen von Nutzen sein könnte, wenn Sie sich näher mit dem Tod befassen.

Zum Schluß möchte ich versuchen, eine Frage zu beantworten, die mir häufig gestellt wird: Was würde ich tun, wenn ich betroffen wäre?

Ich weiß es nicht genau. Wahrscheinlich weiß es niemand, bevor er sich nicht tatsächlich mit der Realität des Krebses auseinandersetzen muß. Aber ich glaube, daß ich folgendes tun würde:

Viel Aufmerksamkeit würde ich dem *inneren Heilungsprozeß* schenken, den die Diagnose, wie ich hoffe, in mir auslösen würde. Ich würde mir genau überlegen, was *in diesem Augenblick* für mich Bedeutung hätte – ebenso, worauf ich in meinem Leben verzichten könnte und was ich gerne behalten würde.

Mit großer Sorgfalt würde ich mir einen schulmedizinischen Arzt suchen. Dabei ginge es mir weniger um großartiges Einfühlungsvermögen. Vielmehr würde ich mir jemanden wünschen, der freundlich und bereit wäre, meine Fragen so ausführlich wie nötig zu beantworten. Vor allem aber würde ich mir jemanden suchen, der meine Behandlung nach dem neuesten Stand des Wissens durchführen könnte und akzeptieren würde, daß ich zu jener Art von Patienten gehöre, die an den medizinischen Entscheidungen beteiligt sein wollen. Ferner würde ich jemanden brauchen, der bereit wäre, mich auch dann weiter zu betreuen, wenn ich mich zu alternativen Therapien entschlösse. Wenn möglich, sollte dieser Arzt überdies in dem Ruf stehen, daß er seine Patienten auch beim Sterben medizinisch und seelisch betreut.

Ich würde mich schulmedizinischen Therapien unterziehen, von denen ich den Eindruck hätte, daß sie eine echte Chance auf Genesung bieten. Ich wäre dankbar für solche Therapien und täte alles, um ihre Wirksamkeit zu unterstützen. Allerdings vermute ich, daß ich mich wohl kaum zu experimentellen Therapien oder Behandlungen mit geringen Erfolgsaussichten entschlösse, wenn sie sehr giftig wären oder meine Fähigkeit beeinträchtigten, so zu leben und zu sterben, wie ich es mir wünsche.

Ich würde mich Komplementärtherapien unterziehen. Als erstes würde ich mir einen Psychotherapeuten suchen, der Erfahrung in der Arbeit mit Krebskranken hat, eine hervorragende Selbsthilfegruppe und einen Heiler mit gutem Ruf. Mein normales Ernährungsprogramm würde ich erweitern und intensivieren. Auch Meditations- und Yoga-Übungen würde ich verstärkt betreiben. Ich würde viel Zeit in der Natur verbringen, in Wäldern, am Meer und in den Bergen wandern.

Ganz ohne Frage würde ich von der traditionellen chinesischen Medizin Gebrauch machen.

Ich würde prüfen, ob eine der alternativen High-tech-Therapien irgendwelche Erfolgsaussichten für mich hätte.

Zutiefst dankbar wäre ich dafür, daß ich von Freunden im Krebshilfeprogramm lernen durfte, wie man sich dem Krebs stellt, so gut man es als Mensch eben kann. Ich würde mir klarmachen, daß Monate oder Jahre vor mir lägen, in denen ich aktiv um Genesung kämpfen würde, und daß ich dann mit der Möglichkeit eines Rückfalls leben oder Rückfall und Tod als einen grundlegend neuen Teil meines Lebens akzeptieren müßte. Mit jedem Mittel und jeder Hilfe, die ich finden könnte, würde ich um mein Leben und meine Genesung kämpfen. Aber ich würde auch versuchen, den Tod mit dem Bewußtsein ins Auge zu fassen, daß er eine Aufgabe ist und Möglichkeiten birgt.

Meine Zeit würde ich mit Menschen verbringen, an denen mir viel liegt, mit Büchern, Dichtung, Musik, mit der Natur und mit Gott. Ich würde alles daran setzen, die Dinge zu tun, die ich noch nicht getan habe und auf keinen Fall ungetan lassen möchte. Keine Zeit würde ich mit alten Verpflichtungen oder Gewohnheiten verschwenden, obwohl ich versuchen würde, mich mit Anstand aus ihnen zu lösen. Ich würde mich ins bewußte Leben stürzen und mich seiner Führung überlassen.

Das alles kann ich nicht mit Sicherheit sagen. Wer von uns weiß schon, was er tatsächlich tun würde?

Beim Krebs gibt es keine richtigen oder falschen Entscheidungen, die für uns alle gelten, aber es gibt sicherlich richtige Entscheidungen für jeden einzelnen von uns. Es gibt kein Patentrezept, aber es gibt gewiß fundierte und klügere Entscheidungen, wie es kenntnislose und törichtere gibt. Es gilt, von der Unwissenheit zum Wissen und vom Wissen zur Weisheit zu gelangen. Die Weisheit liegt darin, einen Weg zu wählen, den wir voraussichtlich am wenigsten bedauern werden. Nur wenn wir den Schmerz und das Leid akzeptieren, die das Schicksal für uns bereithält, können wir auch seine Schönheit und seine Freude entdecken.

Die Kritik an der Schmerztherapie ist auch im deutschsprachigen Raum anzutreffen, die breite öffentliche Diskussion hat aber auch hier zu erheblichen Verbesserungen in der Behandlung von chronischen Schmerzen geführt. Im Adressenteil sind Organisationen genannt, die sich der Bekämpfung des Schmerzes widmen. Auch in der symptomorientierten, unterstützenden und lindernden Medizin, der sogenannten Palliativmedizin, ist in den letzten Jahren ein spürbarer Meinungswandel eingetreten. Der Wunsch, Patienten zu helfen, denen die Medizin keine Aussicht auf Heilung machen kann, führte zur Einrichtung von Palliativstationen und Hospizen. Diese Teilbereiche der Medizin entwickeln sich allmählich zu eigenen Disziplinen. Im Anhang sind die Adressen von nationalen Organisationen aufgeführt, die Ihnen die lokalen Ansprechpartner nennen können.

Anmerkung

1 Ram Dass und Paul Gorman, *How Can I Help? Stories and Reflections on Service*, New York, Alfred A. Knopf, 1987.

ANHANG

Wahl der Ressourcen

Diese Erörterung der Ressourcen für Krebspatienten ist eine der schwierigsten Aufgaben gewesen, denen ich mich je gegenübergesehen habe. Die Gründe für diese Schwierigkeiten sind so aufschlußreich, daß es sich lohnt, sie hier näher zu betrachten.

Am *leichtesten* fiel es mir, die Ressourcen zu beschreiben, die der einfachen Informationsbeschaffung dienen. Ob ich mit den Einstellungen, die der Informationsquelle zugrunde liegen, einverstanden bin oder nicht, kann ich darlegen, und ich kann die Information, die man dort erhält, einer Bewertung unterziehen.

Am *schwierigsten* war die Beschreibung der Möglichkeiten, die Betroffene haben, sich für bestimmte konventionelle oder unkonventionelle Krebs*behandlungen* zu entscheiden.

Woran liegt das? Betrachten wir zunächst die schulmedizinische Behandlung.

Natürlich können wir die vom National Cancer Institute ausgewählten Comprehensive Cancer Center auflisten. Zwar stehen in diesen Zentren die neuesten Apparate und Behandlungstechniken zur Verfügung, doch viele andere Krankenhäuser bieten Behandlungen an, die für die meisten Krebsarten genauso geeignet sind, während die menschliche Seite der Behandlung *entschieden* besser sein kann als in einigen der Comprehensive Cancer Center.

Die besten *Ärzte* auszuwählen ist noch schwieriger. Natürlich kennen wir viele Onkologen, Radiologen, Chirurgen, Psychiater und Psychologen im ganzen Land, die uns von Patienten wärmstens empfohlen worden sind. Doch viele der besten Schulmediziner *wollen nicht* in einem solchen Führer erwähnt werden. Sie können sich ohnehin vor Patienten nicht retten, weil sich ihr Ruf herumspricht und Kollegen ihre Patienten an sie überweisen. Außerdem gilt in einigen ärztlichen Kreisen noch das sympathische, aber gefährdete Berufsethos, daß sich Reklame für die eigene Person nicht mit der ehrwürdigen Tradition der Heil- und Pflegeberufe verträgt.

Doch auch wenn wir die Abneigung dieser Ärzte, in entsprechenden Führern genannt zu werden, außer acht lassen, bleiben noch andere Schwierigkeiten. Erstens kennen wir nur einen winzigen Prozentsatz der guten Ärzte und Therapeuten in den Vereinigten Staaten und im Ausland. Wenn wir den einen, den wir kennen, aufführen, aber nicht die hundert, die wir nicht kennen, ist das ungerecht. Wenn – zweitens – gute Ärzte und Therapeuten zu viel zu tun bekommen, läßt die Qualität ihrer Dienstleistungen nach – oft sehr stark. Drittens, und vor allem, stellt sich die Frage, was denn einen »guten« Arzt oder Therapeuten ausmacht. Vom Problem der Inkompetenz abgesehen, könnte man einen Arzt beurteilen nach seinen technischen Fähigkeiten, seinen menschlichen Vorzügen und nach seiner Vorliebe für verschiedene »Risikostile« in der Therapie (das heißt, danach, ob der Onkologe eher zu aggressiven oder zu konservativen Behandlungsformen neigt). *Letztlich umfaßt nämlich das, was für eine gute »Chemie« zwischen Arzt und Patient sorgt, Fragen der Technik, der menschlichen Haltung des Stils, die sich nicht in einer abstrakten Formulierung zusammenfassen lassen.* Einfach gesagt, der Onkologe, der für den einen Patienten gut ist, kann für einen anderen schlecht sein.

Aus all diesen Gründen habe ich mich dazu entschlossen, keine schulmedizinischen Ärzte und Therapeuten aufzuführen. In Kapitel 6 habe ich beschrieben, wie Sie einen Arzt finden können, der gut mit Ihnen zusammenarbeitet. Fragen Sie andere Krebspatienten, fragen Sie andere Ärzte, die mit diesen Kollegen zu tun haben, fragen Sie Krankenschwestern, die in Krankenhäusern eng mit Chirurgen, Strahlentherapeuten und Onkologen zusammenarbeiten, und vergleichen Sie die Auskünfte, die Sie erhalten haben.

Wenden wir uns nun den Problemen zu, vor denen man steht, wenn man die Ressourcen im Bereich der unkonventionellen oder komplementären Krebstherapien beschreiben will.

Alle Probleme, die auftreten, wenn es um die Wahl bestimmter schulmedizinischer Krankenhäuser und Ärzte geht, stellen sich auch bei einigen unkonventionellen Behandlungszentren und Ärzten: Die bekannten Zentren müssen keineswegs die besten sein; viele der besten Ärzte möchten nicht genannt werden, weil ihre Praxen bereits überfüllt sind; wer viel zu tun hat, läßt unter Umständen in der Qualität seiner Dienstleistungen nach. Und natürlich bleibt das Problem der »Chemie« zwischen Patient und Arzt.

Trotzdem ist festzustellen, daß es in der Schulmedizin zwar nicht üblich ist, einzelne Ärzte zu nennen, wohl aber in der Literatur über unkonventionelle Behandlungen. Hier stellt sich ein weiteres Problem. Die Veröffentlichungen, die sich für alternative Therapien aussprechen, loben die Ärzte und ihre Kliniken oft über den grünen Klee, während die gleichen Personen und Einrichtungen in den Veröffentlichungen der Gegenseite in Grund und Boden verdammt werden. In den Kapiteln über einzelne Ärzte, die ich in dieses Buch aufgenommen habe, konnten Sie sehen, wie schwierig es ist, auch nur eine Handvoll dieser Ärzte objektiv zu beurteilen, wenn man nicht die Position des »gläubigen Anhängers« einnimmt. Ich habe mich also in einem ziemlichen Dilemma befunden.

Aus all diesen Gründen möchte ich den Leser bitten, diesen Abschnitt über die Ressourcen mit der gebotenen Vorsicht zu benutzen, insbesondere was die unkonventionellen Krebsbehandlungen angeht. Ich beschreibe sie, so gut es geht. Die Bewertung bleibt Ihnen, Ihrem Arzt und all den Menschen überlassen, in deren Urteil Sie Vertrauen haben.

Adressenteil

Im deutschsprachigen Raum ist das Angebot an konventioneller und komplementärer Medizin eher noch reichhaltiger als in Nordamerika. Praktisch alle der vorgestellten Techniken und Varianten sind auch hier zu finden.

Der Adressenteil soll dabei helfen, die in diesem Buch beschriebenen Therapiemöglichkeiten mit realen Personen in Verbindung zu bringen. Oft ist eine der genannten Therapien einleuchtend, aber die Therapeuten sind schwer zu finden. Oder man ist sich unsicher, ob der vorgeschlagene therapeutische Weg der erfolgversprechendste ist, und man möchte gerne eine zweite Meinung dazu hören. Wo findet man wissenschaftliche Informationen aus erster Hand?

Die Auswahl der Adressen bedeutet nicht, daß wir immer alles empfehlen, was dort angeboten wird, aber wir haben versucht, diejenigen aufzunehmen, die für das jeweilige Gebiet repräsentativ und aussagekräftig sind. Bestimmt sind uns wichtige Adressen entgangen, was aber nicht bedeutet, daß die dort angebotenen Informationen nicht nützlich oder sinnvoll sind. Es gibt einfach sehr viele Möglichkeiten, sich zu informieren, und man sollte sie nutzen.

Informationen über konventionelle und komplementäre Therapien

Der kostenlose Krebsinformationsdienst im Deutschen Krebsforschungszentrum Heidelberg ist eine gute Anlaufstelle für Fragen rund um Tumorerkrankungen. Auch Fragen zu seltenen Tumoren werden hier beantwortet. Falls die Antwort nicht parat ist, wird eine Datensuche durchgeführt. Die Stärke des Informationsdienstes liegt in der Übersicht über die schulmedizinischen Therapien, wobei durch die Nähe zur Forschung auch neueste Verfahren und Behandlungsmethoden bekannt sind, die sich noch in der Erprobung befinden. Seit 1986 sind über 110 000 Anfragen beantwortet worden. Die Leitungen sind häufig überlastet, aber Beharrlichkeit führt zum Ziel.

KID – der Krebsinformationsdienst im Deutschen Krebsforschungs-
zentrum
Montag bis Freitag von 8 bis 20 Uhr
Tel.: +49 – (0)6221 / 410121
Krebsinformation in türkischer Sprache:
Dienstag, Mittwoch, Donnerstag: 18 bis 20 Uhr
Internet: http: / / www.dkfz-heidelberg.de / kid / kid.htm

Deutsche Krebshilfe e. V.
Thomas-Mann-Str. 40
D-53111 Bonn
Postalische Adresse:
Postfach 1467
D-53004 Bonn
Tel.: +49 – (0)228 / 72990–0
Fax: +49 – (0)228 / 72990–11
Internet: http: / / www.krebshilfe.de /

Österreichische Krebshilfe
Rennweg 44
A-1030 Wien
Tel.: +43 – (0)1 / 7966450–15
Fax: +43 – (0)1 / 7966450–9
Internet: http: / / dm2.uibk.ac.at: 80 / gin / org / 18oekh.ges /
18oekh.htm

Schweizerische Krebsliga
Effingerstrasse 40
CH-3001 Bern
Tel.: +41 – (0)31 / 3899100
Fax: +41 – (0)31 / 3899160
http: / / www.swisscancer.ch / default.html

Verbindung der Schweizer Ärzte FMH
FMH Elfenstrasse 18
CH-3000 Bern 16
Tel.: +41 – (0)31 / 3591111
Fax: +41 – (0)31 / 3591112
E-Mail: fmh@hin.ch
Internet: http: / / www.hin.ch / fmh / home.htm

Bundesärztekammer
Herbert-Lewin-Str. 1
D-50931 Köln
Tel.: +49 – (0)221 / 4004 – 0

Bundeszentrale für gesundheitliche Aufklärung (BZgA)
Ostmerheimer Str. 200
D-51109 Köln
Tel.: +49 -(0)221 / 8992 – 0

Patienteninformation für Naturheilkunde Berlin
Nach einem Gespräch werden Adressen von Ärzten mit naturheilkundlicher Zusatzausbildung in der gewünschten Richtung kostenlos angegeben. Ausführliche Recherchen zu Themen der Schul- und Komplementärmedizin werden auf Wunsch gegen Bezahlung (Stand Ende 1997: Privatpersonen ca. 65 DM / Stunde, kommerzielle Anfragen ca. 110 DM / Stunde) durchgeführt.

Patienteninformation für Naturheilkunde Berlin
Genter Straße 63
D-13353 Berlin
Patientenberatung von Montag bis Donnerstag, 14 – 17 Uhr
Tel.: +49 – (0)30 / 45475207.
Fax: +49 – (0)30 / 45475219
Internet: http://www.datadiwan.de/patienteninformation

Zentralverband der Ärzte für Naturheilverfahren e. V. (ZÄN)
(mehr als 9000 Ärzte als Einzelmitglieder)
Alfredstr. 21
D-72250 Freudenstadt
Tel.: +49 – (0)7441 / 2151
Fax: +49 – (0)7441 / 87830
Internet: http://www.zaen.org/

Ärztegesellschaft für Naturheilverfahren (Physiotherapie) Berlin-Brandenburg e. V.
Dr. med. Rainer Stange
Krankenhaus Moabit
Turmstraße 21
D-10559 Berlin
Tel.: +49 – (0)30 / 3943061
Fax: +49 – (0)30 / 3976 – 3409

Elektronische Datenbanken und Internet

Die elektronische Informationssuche über das World Wide Web (WWW) oder Internet ist mittlerweile ein gut gangbarer Weg, um sich aktuell auf dem laufenden zu halten. Allerdings braucht man einiges an technischen Voraussetzungen und ein wenig Erfahrung, um sich zurechtzufinden. Zum Glück gibt es viele Leute, die sich die Zugangsmöglichkeiten zum Internet aufgebaut haben und häufig bereit sind, für Verwandte oder Freunde eine Internetsuche durchzuführen. Wenn Sie einmal gesehen haben, wie das Internet funktioniert, und sich bei der Einrichtung des Anschlusses helfen lassen, können Sie sich auch ohne viel technisches Vorwissen im Internet bewegen.

Das Internet weitet sich in rasantem Tempo aus, daher kann es vorkommen, daß sich einige Internetadressen ändern. Über sogenannte Suchmaschinen wie z. B. Yahoo (http://www.yahoo.com/) findet man leicht die neuen Adressen und darüber hinaus die neu hinzugekommenen Angebote im Internet.

Schulmedizin im Internet

PubMed Die größte medizinische Datenbank Medline mit ca. 9 Millionen erfaßten Fachzeitschriftenartikeln seit 1966 wird hier unter dem Namen PubMed vom National Institute of Health (NIH), der amerikanischen Gesundheitsbehörde, unentgeltlich zugänglich gemacht. PubMed ist der einfachste und vollständigste Zugang zu allen Gebieten der Medizin. Es wird nach beliebigen Stichworten gesucht, und das Ergebnis ist eine Quellenangabe der passenden Artikel. In den meisten Fällen ist eine Kurzbeschreibung der Hauptergebnisse (»abstract«) mitgespeichert. Alles ist allerdings naturgemäß in englischer Sprache, die Bedienung der Datenbank ist aber denkbar einfach und auch für medizinische Laien auf Anhieb verständlich. Medline ist die Datenbank, in der Mediziner ihre Literatursuche durchführen. Internet: http://www.ncbi.nlm.nih.gov/PubMed/

Tumorzentrum München (an den Medizinischen Fakultäten der Ludwig-Maximilians-Universität und der Technischen Universität München)
Umfangreiche Information zu verschiedenen Tumoren auf aktuellem Stand. Streng schulmedizinisch ausgerichtet und mit deutlicher Kritik an komplementärmedizinischen Methoden, siehe dazu eine Übersicht unter der Adresse: (http://www.med.uni-muenchen.de/tzm/empfehlung/mamma/MC174.HTM).
Internet: http://www.med.uni-muenchen.de/tzm/homepage.html

Übersicht der Universität Gießen zu Informationsquellen im Internet im Bereich der Tumorerkrankungen.
Internet: http://www.med.uni-giessen.de7akkk/info9www.htm

Übersichtsseite der Universität Frankfurt von Internetadressen im Themenbereich Krebs.
http://www.klinik.uni-frankfurt.de/findex–small/58.htm

Antonius: eine Datenbank, die über 10000 deutschsprachige Internetseiten zur Medizin enthält und in der man nach beliebigen Stichworten suchen kann, Schwerpunkt Schulmedizin, durch automatisierte Internetsuche immer sehr aktuell.
http://www.klinik.uni-frankfurt.de/antonius/

Gesundheitsinformationsnetz Universität Innsbruck
Internet: http://info.uibk.ac.at/gin/

Gesundheitsinformationsnetz Tirol
Übersichtliche Beschreibung des Brustkrebses, zusammengestellt von der östereichischen Krebshilfe, weitere Krebsarten in Vorbereitung.
Internet: http://dm2.uibk.ac.at:80/gin/org/18oekh.ges/mama.arz/mama.htm

Schweizerische Krebsliga
Effingerstrasse 40
CH-3001 Bern
Tel.: +41 – (0)31/3899100
Fax: +41 – (0)31/3899160
http://www.swisscancer.ch/default.html

DGSS Deutsche Gesellschaft zum Studium des Schmerzes e. V.
http://www.rrz.uni-koeln.de/med-fak/anaesthesie/schmerz/
dgss.htm

Painweb. Deutschsprachige Internetseite zum Thema Schmerz, herausgegeben von PD Dr. med. Dipl.-Psych. Hartmut Göbel, Klinik für Neurologie der Universität Kiel
Gute Übersicht über den derzeitigen Stand der Schmerztherapie.
http://www.painweb.de/

Union Internationale Contre le Cancer (UICC) – Internationale Union gegen den Krebs.
http://www.uicc.ch/

European Organization for Research and Treatment of Cancer (EORTC) – Europäische Organisation
http://www.eortc.be/

Internetsprungseite der EORTC zum Thema Krebs und Gesundheit:
http://www.eortc.be/external/external.htm

Komplementärmedizin im Internet

Der Datadiwan ist ein sehr umfangreiches deutschsprachiges Internetangebot zum Thema komplementäre Medizin. Die Suchmöglichkeiten umfassen alle Aspekte der Komplementärmedizin.
Internet: http://www.datadiwan.de/

Ganzheitsmedizin Online, Wiener Akademie für Ganzheitsmedizin
Reichhaltiges Informationsangebot zu vielen Themenbereichen der Ganzheitsmedizin mit Erklärungen zu den einzelnen Techniken und Verweisen zu den entsprechenden Fachgesellschaften, zum Teil mit Ärztelisten der österreichischen Ärzte, welche die jeweiligen Methoden praktizieren. Gute Sprungseite zu weiteren Informationen zur Komplementärmedizin im Internet.
Internet: http://www.magnet.at/Wissensarchiv/index.html
Hier finden Sie auch die Internetseite des Referats für Komplementäre und Alternative Medizin der Wiener Ärztekammer.
Internet: http://www.magnet.at/Wissensarchiv/BM/Interessensvertretungen/RefWrAerztek.html

Zentrum für naturheilkundliche Forschung an der II. Medizinischen
Abteilung (Direktor: Prof. Dr. Dr. h.c. M. Classen) der Technischen
Universität München
Kaiserstr. 9
D-80801 München
Tel.: +49 – (0)89/33041040
Fax: +49 – (0)89/393484
Internet: http://www.lrz-muenchen.de/ZentrumfuerNaturheil-
kunde/

Schweizer Akupunktur-Webseite
Einführung in die Traditionelle Chinesische Medizin (deutsche und
englische Version)
Internet: http://www.akupunktur.ch/

Deutsches Medizin Forum
http://www.medizin-forum.de/

Forum Naturheilkunde im Deutschen Medizin Forum
Diskussionsforum zu Fragen der alternativen Medizin mit Patien-
tenanfragen und Antworten.
http://www.medizin-forum.de/HyperNews/get/forums/alter-
nativ.html

Homöopathie-Arbeitskreis an der Uni-München
Gute und reichhaltige Informationen zum Thema Homöopathie mit
Verweisseiten zu weiteren deutschsprachigen und internationalen
Homöopathieseiten.
http://www.med.uni-muenchen.de/fachschaft/homeopathy/

School of Botanical Medicine
Ausführliche englische Informationen über westliche und östliche
Pflanzenheilmittel, vor allem auch über deren Wechselwirkungen
und Anwendungseinschränkungen.
Internet: http://chili.rt66.com/hrbmoore/HOMEPAGE/

Einführung in die Akupunktur
Bebilderte Einführung in die Grundlagen der Traditionellen Chinesischen Medizin mit vielen Links zu naturheilkundlichen Themenbereichen.
Internet: http://members.aol.com/kraemer96/index.html

Arbeitskreis für Traditionelle Chinesische Medizin an der Ruprecht-Karls Universität Heidelberg.
Diese Seite wendet sich hauptsächlich an Ärzte und an Medizinstudenten, die TCM praktizieren oder erlernen wollen. Für Patienten, die mit TCM behandelt werden, besteht ein eigener Bereich, in dem z. B. praktische Tips zur Zubereitung der verordneten Arzneien gegeben werden.
Internet: http://www.rzuser.uni-heidelberg.de7mschuber/index2-j.html

Österreichische Gesellschaft für Traditionelle Chinesische Medizin
Homepage der österreichischen Gesellschaft für Traditionelle Chinesische Medizin, Wien (Dr. Andreas Höll) mit Mitgliederliste und kurzer Einführung in die TCM.
Internet: http://www.magnet.at/wissensarchiv/OEGTCM/CINDEX.HTML

Übersichtsseite der Columbia Universität (USA) zur komplementären Medizin bei Krebs mit vielen Verweisen auf weitere Internetseiten.
http://cpmcnet.columbia.edu/dept/rosenthal/Guide6.html

Sprungseite der Emory Universität (USA) auf viele Internetadressen zur alternativen Medizin.
Internet: http://www.gen.emory.edu/medweb/medweb.altmed.html

Cohis: Internetseiten der Berkely-Universität (USA) zur alternativen Medizin.
http://web.bu.edu:80/COHIS/cancer/about/alttx/about.htm

Sprungseiten zu den Themen Heilpraktiker, Homöopathie und alternative Medizin im Internet.
http://www.medizinfo.com/alternative/

Weitere Internetadressen

Die schweizerische Vereinigung für Ernährung (SVE)
http://www.ernaehrung.org/

Österreichische Gesellschaft für Ernährung
http://www.cis.tu-graz.ac.at/ilct/oege.htm

Deutsche Gesellschaft für Ernährung e. V. (DGE)
http://193174.240225/

IuD Ernährung, der Informations und Dokumentationsdienst zu Fragen der Ernährung der Universität Gießen.
http://www.uni-giessen.de/nutriinfo/homepage.htm

Internationales Makrobiotisches Institut Kiental
http://www.imi-kiental.ch/Homed.htm

Macrobiotic Cancer & Diet
Seite des Kushi-Institutes
http://www.macrobiotics.org/Cancer.html

The Gerson Institute
http://gerson.org/

Joseph-Gold-Seite zu Hydrazinsulfat.
In der Übersicht zu den Forschungsartikeln fehlen zur Zeit die Arbeiten, die keine Wirkung von Hydrazinsulfat zeigen.
http://www.ngen.com/hs-cancer/

Burzynski Research Institute
Internetseiten des Burzynski-Instituts mit Informationen zum Antineoplaston
http://catalog.com/bri/bri.htm

Commonweal
Die Internetseite von Michael Lerner.
http://www.commonwealhealth.org/

Universitätsbibliotheken

In den Universitätsbibiotheken findet man oft sehr freundliche Mitarbeiter, die bereit sind, bei einer Literatursuche behilflich zu sein. Wenn die Universität über eine medizinische Bibliothek verfügt, sollte man sich an diese wenden.

Je genauer man seine Suchfrage formuliert, desto einfacher ist es, erfolgreich zu suchen. Die Frage etwa »Krebs seit 1980« wird vermutlich einige tausend Literaturstellen ergeben, die Frage »Deutschsprachige Übersichtsartikel zur Therapie des Prostatakrebses der letzten drei Jahre« ergibt eine überschaubare Anzahl von Artikel, etwa fünfzehn, und die Auswahl von ein oder zwei Artikeln fällt leicht.

Selbsthilfegruppen

Selbsthilfegruppen sind aus vielen Gründen eine besondere Einrichtung. In ihnen schließen sich Menschen zusammen, deren Erkrankung sie dazu bringt, sich gegenseitig zu helfen. Schon die Erfahrung, daß man nicht allein ist, ist für viele eine große Erleichterung. Allzu leicht fühlt man sich angesichts einer Krebsdiagnose ohnmächtig und gerät in die Defensive. Der Kontakt zu einer Gruppe von Menschen, die sich damit nicht einfach abfinden wollen und ihre Belange aktiv mitbestimmen, gibt vielen neue Kraft und Hoffnung; schon die Sprachlosigkeit zu beenden und von gleich zu gleich reden zu können ist häufig Anstoß genug, um die Denkhemmung zu durchbrechen und seinem Schicksal eine aktive Wendung zu geben.

Die Selbsthilfegruppen sind darüber hinaus auch eine unschätzbare Informationsquelle für Tumorpatienten. Die Erlebnisse der einzelnen Mitglieder mit Ärzten, Krankenhäusern, Krankenkassen, Kurkliniken und Behörden, mit konventionellen und komplementären Behandlungsformen, mit all den vielen ungewohnten Fragen im Neuland der »Gesundheitswelt«, fließen hier zusammen. Darüber hinaus sind es meist eben Erlebnisberichte. Jemand hat diese Sache selbst erlebt und kann aus einer Perspektive erzählen, die den Experten verschlossen bleibt.

Vermittlung von Adressen von Selbsthilfegruppen

Deutsche Krebshilfe e. V.
Thomas-Mann-Str. 40
D-53111 Bonn
Tel.: +49 – (0)228 / 72990–0

Deutsche Krebsgesellschaft e. V.
Paul-Ehrlich-Str. 51
D-60596 Frankfurt a. M.
Tel.: +49 – (0)69 / 6300960

Schweizerische Krebsliga
Effingerstraße 40
CH-3008 Bern
Tel.: +41 – (0)31 / 3899100
Fax: +41 – (0)31 / 3899160
http: // www. swisscancer. ch / default. html

Österreichische Krebshilfe
Rennweg 44
A-1030 Wien
Tel.: +43 – (0)1 / 7966450 – 15
Fax: +43 – (0)1 / 7966450 – 9
Internet:
http: // dm2. uibk. ac. at: 80 / gin / org / 18oekh. ges / 18oekh. htm

NAKOS Nationale Kontakt- und Informationsstelle für Selbst-
hilfegruppen
Albrecht-Achilles Str. 65
D-10709 Berlin
Fax: +49 – (0)30 / 8934014

Frauenselbsthilfe nach Krebs
Bundesverband e. V.
B 6, 10 / 11
D-68159 Mannheim
Tel.: +49 – (0)621 / 24434
Fax: +49 – (0)621 / 154877

Bundesverband der Kehlkopflosen e. V.
Obererle 65
D-45897 Gelsenkirchen-Buer
Tel.: +49 – (0)209 / 592282

Deutsche Leukämie-Forschungs-Hilfe e. V.
Dachverband der Elterninitiativen
Joachimstraße 20

D-53113 Bonn
Tel.: +49 – (0)228 / 221833 (tgl. von 10–17 Uhr)

Morbus Hodgkin Selbsthilfegruppe
Veronika Dick
Erkesstr. 43
D-50737 Köln
Tel.: +49 – (0)221 / 5991968

Selbsthilfe der Patienten mit künstlichem Darmausgang oder Nierenableitung.
Deutsche ILCO e. V.
Kepserstr. 50
D-85356 Freising
Tel.: +49 – (0)8161 / 84909

Deutsche Schmerzliga e. V.
Präsidentin: Frau Dr. Marianne Koch
Ansprechpartnerin: Frau Loer
Roßmarkt 23
D-60311 Frankfurt a. M.
Tel.: +49 – (0)69 / 299880–75
Fax: +49 – (0)69 / 299880–33

Spirituelle und religiöse Unterstützung

Kirchengemeinden sind oft ein reges Netzwerk religiöser und sozialer Aktivitäten. Von dort aus ist es in der Regel leicht, konfessionelle oder überkonfessionelle Anlaufstellen für die speziellen Fragen der Spiritualität im Krankheitsfalle zu finden.

IVI-Einladung zum Leben e. V.
Brillerstraße 1e
D-42103 Wuppertal
Tel.: +49 – (0)202 / 3702750

Psychologische und psychoonkologische Unterstützung

Der Berufsverband Deutscher Psychologinnen und Psychologen e. V. (BDP) vermittelt die Adressen von Psychotherapeuten, die eine psychologische Unterstützung von Tumorerkrankten durchführen. Das Telefon des Psychotherapie-Informations-Dienstes (PID) ist unter der Rufnummer +49 – (0)228/746699 zu folgenden Zeiten besetzt: Di 12–14, Do 15–17, Fr 8–10 Uhr.
Die Adresse für schriftliche Anfragen lautet:
PID Psychotherapie-Informations-Dienst
Heilsbachstraße 22–24
D-53123 Bonn
Internet: http://www.dgps.de/bdp/pid.html

Österreichische Gesellschaft für Psychoonkologie
Berggasse 20
A-1090 Wien
Tel./Fax: +43 – (0)1/3104022
Internet: http://members.ping.at/oegpo/#oegpo
Therapeutenliste unter:
Internet: http://members.ping.at/oegpo/Terapli.htm

Ernährung

Deutsche Gesellschaft für Ernährung e. V.
Im Vogelsgesang 40
D-60488 Frankfurt a. M.
Tel.: +49 – (0)69/976803–0
Fax: +49 – (0)69/97680399
Internet: http://193174.240225/

Österreichische Gesellschaft für Ernährung
Zaunergasse 1–3
A-1037 Wien
Tel.: +43 – (0)1/7147193
Fax: +43 – (0)1/7131802
Internet: http://www.cis.tu-graz.ac.at/ilct/oege.htm

Schweizerische Vereinigung für Ernährung (SVE)
Effingerstrasse 2

Postfach 8333
CH-3001 Bern
Tel.: +41 – (0)31/3818581
Fax: +41 – (0)31/3825515
Internet: http://www.ernaehrung.org/

International Macrobiotic Institute Kiental
IMI-Kiental
Director Mario Binetti
Kientalerhof
CH-3723 Kiental
Tel.: +41 – (0)33/6762676
Fax: +41 – (0)33/6761241

Vegetarische Initiative
Curtiusweg 23
D-20535 Hamburg
Tel. + Fax: +49 – (0)4131/83199
Internet: http://ourworld.compuserve.com/homepages/vegeta
rische–initiative/

Internationale Vegetarische Initiative
Johannesstraße 38
A-2344 Maria Enzersdorf
Tel.: +43 – (0)2236/869336
Fax: +43 – (0)2236/47724
Internet: http://netbase.t0.or.at/ivi/

Schweizerische Vereinigung für Vegetarismus (SVV):
Vegi-Büro Schweiz
Postfach
CH-9466 Sennwald
Tel.: +41 – (0)81/7571586
Fax: +41 – (0)81/7572819
Internet: http://www.vegetarismus.ch/

Das Kushi-Institut für Makrobiotik in den USA
Kushi Institute
PO Box 38
Leland Rd.
Becket, MA 01223

USA
Fax: +001–413/623–8827
Internet: http://www.macrobiotics.org

Volkskundliche Medizin

Schweizer Adresse für traditionelle chinesische Medizin
IMF (Institut für Medizinische Fortbildung)
Hus am Sportplatz
CH-8134 Adliswil
Tel.: +41 – (0)1/7109070
Fax: +41 – (0)1/7109091
Internet: http://www.akupunktur.ch/

Deutsche Ärztegesellschaft für Akupunktur e. V.
Dr. med. Walburg Marić-Oehler
Louisenstraße 19
D-61348 Bad Homburg
Tel.: +49 – (0)6172/21038
Fax: +49 – (0)6172/690441

Ayurveda-Medizin (traditionelle indische Medizin)
Verein hat nur Ärzte als Mitglieder
Ayoga-International e. V.
Dr. med. Christa Dandekar
Hemigkofener Straße 17
D-88079 Kressbronn
Tel.: +49 – (0)7543/50207
Fax: +49 – (0)7543/50302

Heilpraktiker und Naturheiler

Freie Heilpraktiker e. V.
Berufs- und Fachverband
Sternwartstr. 42
D-40223 Düsseldorf
Tel.: +49 – (0)211/901729–0
Fax: +49 – (0)211/3982710
Internet: http://www.freieheilpraktiker.com

Bund Deutscher Heilpraktiker e. V.
Münsterstr. 13
D-48231 Warendorf

Fachverband Deutscher Heilpraktiker e. V.
Maarweg 10
D-53123 Bonn

Deutsche Gesellschaft für ärztliche Hypnose
und autogenes Training e. V.
Oberforstbacher Str. 416
D-52076 Aachen

Deutsche Gesellschaft für Hypnose e. V.
Druffelsweg 3
D-48654 Coesfeld

Naturheiler-Verzeichnis und Wellness der Schweiz
Das Naturheiler-Verzeichnis der Schweiz als Buch
Verlag Flumser Drucki
Gartenstr. 10
CH-8890 Flums
Tel. / Fax: +41 – (0)81 / 7334174
Adressen von Schweizer Naturheilern unter:
Internet: http: / / www.gesund.ch /

Spezielle diagnostische oder therapeutische Verfahren

Internationale medizinische Gesellschaft für Elektroakupunktur
nach Voll e. V. EAV
Dr. med. Michael Thyson
Kaiserslautererstraße 16
D-67098 Bad Dürkheim
Tel.: +49 – (0)6322 / 66044
Fax: +49 – (0)6322 / 62245

Deutsche Gesellschaft für Elektroneuraldiagnostik und -therapie
nach Croon e. V.
Dr. med. R. Croon
Postfach 1305

D-61283 Bad Homburg
Tel.: +49 – (0)6172 / 44033
Fax: +49 – (0)6172 / 458569

Internationale Gesellschaft für Homotoxikologie und antihomotoxi-
sche Therapie e. V.
Dr. med. Franz-Anselm Graf von Ingelheim
Bischof-Blum-Platz 10
D-65366 Geisenheim
Tel.: +49 – (0)6722 / 8155

Internationale medizinische Gesellschaft für Neuraltherapie nach
Huneke – Regulationstherapie e. V.
Dr. med. Jürgen Huneke
Am Müllerberg 24
D-32805 Horn-Bad Meinberg
Tel.: +49 – (0)5234 / 9618
Fax: +49 – (0)5234 / 9789

Internationale Ärztegesellschaft für Sauerstofftherapie und For-
schung e. V.
Dr. med. Klaus Buxbaum
Am Lachengraben 22
D-63303 Dreieich

Deutsche Gesellschaft für Thermographie e. V.
Prof. Dr. Arno Rost
Aribostraße 13
D-83700 Rottach-Egern
Tel.: +49 – (0)8022 / 24408
Fax: +49 – (0)8022 / 24693

Internationale Ärztliche Arbeitsgemeinschaft für Ultraviolett-
bestrahlung des Blutes HOT und UVB e. V.
Dr. med. Joachim Beck
Werderstraße 80 A
D-74889 Sinsheim

Hospizbewegung und Palliativmedizin

Deutsche Hospizhilfe e. V.
R. Wiedemann
D-29690 Buchholz
Hospizinformationstelefon (HIT)
Tel.: +49 – (0)4181 / 39495

Internationale Gesellschaft für Sterbebegleitung und Lebensbeistand
(IGSL) e. V.
Im Rheinblick 16
D-55411 Bingen
Tel.: +49 – (0)6721 / 10328

Omega, Mit dem Sterben leben e. V.
Kasseler Schlagd 19
D-34346 Hannoversch-Münden
Tel.: +49 – (0)5541 / 5356

Deutsche Gesellschaft für Palliativmedizin
Joseph Stelzmann Str. 9
Dr. Mildred Scheel Haus
D-50924 Köln
Tel.: +49 – (0)221 / 4784800

Tumorzentren

Fast an jeder Universität gibt es Kliniken, die sich auf die Behandlung von Tumoren spezialisiert haben. Dort werden in der Regel auch seltene und komplizierte Tumorformen behandelt, da diese Zentren für die entsprechende Region die Referenzkrankenhäuser sind. Ihr Hausarzt ist in der Lage, Ihnen das nächstgelegene Tumorzentrum zu nennen.

Kliniken mit schul- und komplementärmedizinischem Ansatz

Lukas-Klinik
Spezialklinik, besondere Erfahrung mit Misteltherapie

Brachmattstr. 19
CH-4144 Arlesheim bei Basel
Tel.: +41 – (0)61/7013333
Fax: +41 – (0)61/7018217

Krankenhaus Moabit
Abteilung für Naturheilkunde
Turmstr. 21
D-10559 Berlin
Tel.: +49 – (0)30/39763400
Fax: +49 – (0)30/39763409

Evangelisches Krankenhaus Lutherstift
Abt. Naturheilverfahren
H.-Hildebrand-Str. 22
D-15232 Frankfurt/Oder
Tel.: +49 – (0)335/55420
Fax: +49 – (0)335/5541102

Deutsches-Rotes-Kreuz-Krankenhaus, Abt. B
Suurheid 20
D-22559 Hamburg
Tel.: +49 – (0)40/8191564 oder 818485

Paracelsus-Klinik am Silbersee
Oertzeweg 24
D-30851 Hannover-Langenhagen
Tel.: +49 – (0)511/77940

St.-Brigida-Krankenhaus
Kammerbruchstr. 8
D-52152 Simmerath
Tel.: +49 – (0)2473/891
Fax: +49 – (0)2473/89440

Deutsch-Ordens-Hospital
Römerstr.
D-56130 Bad Ems

Gemeinschaftskrankenhaus
Beckweg 4

D-58313 Herdecke
Tel.: +49 – (0)2330 / 621

Filder-Klinik
Im Haberschlai 7
D-70794 Filderstadt-Bonlanden
Tel.: +49 – (0)711 / 77030
Fax: +49 – (0)711 / 7703484

Anthroposophisches Krankenhaus
Am Eichhof
D-75223 Niefern-Öschelbrunn
Tel.: +49 – (0)7233 / 680

Krankenhaus für Naturheilweisen
Sanatoriumsplatz 2
D-81545 München
Tel.: +49 – (0)89 / 625050
Fax: +49 – (0)89 / 62505460

Spezialklinik für Naturheilverfahren
Bahnhofstr. 16
D-85635 Höhenkirchen
Tel.: +49 – (0)8102 / 8930
Fax: +49 – (0)8102 / 89348

Waldhausklinik
Krankenhaus für Innere Medizin
Sandbergstr. 47
D-86391 Stadtbergen
Tel.: +49 – (0)821 / 7431021

Reha-Klinik Heiligenberg
Klinik für Rehabilitation und Nachsorge
Fürstenbergstr. 3
D-88633 Heiligenberg
Tel.: +49 – (0)7554 / 80000

Glossar

Akupressur Eine Massagetechnik, bei der der systematische Druck auf Akupunkturpunkte das Einstechen von Nadeln ersetzt.

Akupunktur In der traditionellen chinesischen Medizin das Einstechen von Nadeln entlang der »Energiebahnen« oder »Meridiane« des Körpers, um »das Energiegleichgewicht widerherzustellen«. Im Westen vor allem als Technik zur Schmerzkontrolle bekannt.

Adenokarzinom Ein Karzinom aus Drüsengewebe.

Allel Variante desselben Gens.

Aminosäuren Organische Verbindungen, die als Bausteine der Proteine gelten. Der Körper kann neun von ihnen herstellen, muß aber weitere elf in der Nahrung zu sich nehmen.

Analgetikum Ein Mittel, das den Schmerz lindert, ohne das Bewußtsein zu mindern.

Antigen Molekulare Strukturen, die eine Immunantwort auslösen.

Antineoplastone Substanzen, die Stanislaw Burzynski ursprünglich aus dem menschlichen Urin isoliert hat und denen er Antitumor-Effekte zuschreibt.

Aszites Flüssigkeitsansammlung in der Bauchhöhle.

Ätiologie Der Zweig der Medizin, der sich mit den Krankheitsursachen beschäftigt.

autogener Impfstoff Ein Impfstoff, der aus dem Blut des Patienten gewonnen wird.

Avidität Gesamtbindungsstärke zwischen Rezeptoren und Liganden oder zwischen zwei Zellen.

Ayurveda Die traditionelle indische Medizin, die versucht, den Körper durch Kräuter, Yoga und verschiedene andere Techniken in einen Zustand der Harmonie mit seiner Umwelt zu bringen.

BCG Bacille Calmette-Guérin – ein attenuierter Rindertuberkelbazillus, mit dem Livingston Krebspatienten behandelte. Livingston hat BCG als engen Verwandten von *Progenitor cryptocides* bezeichnet.

Biofeedback Der Einsatz von Instrumenten, um das Bewußtsein für körperliche Reaktionen zu schärfen, von denen man früher meinte, sie entzögen sich bewußter Kontrolle.

chemische Radikale Moleküle mit einer hohen Affinität, Elektronen von anderen Molekülen abzuziehen.

Chemotaxis Zellwanderung, die entlang der kontinuierlichen Verdünnung eines chemischen Stoffes in einem Gewebe abläuft.

Chromosomen Strukturen im Zellkern, die DNA, genetisches Material, enthalten.

Cilien Wimpernförmige Ausstülpungen der Zellmembran, die als Zellsaum in koordinierter Bewegung die Fortbewegung von Zellen oder den Transport von Partikeln auf den Cilienspitzen erlauben.

Cytochrome Eisenporphyrineiweiße der mitochondrialen Atmungskette, die am Elektronentransport zur Energiegewinnung der Zelle beteiligt sind.

Dendrit Langer Zellfortsatz.

Differenzierung Der Erwerb bestimmter Strukturen und Merkmale durch Zellen oder Gewebe, so daß sie bestimmte Funktionen wahrnehmen können. Der Verlust der Zelldifferenzierung ist ein charakteristisches Kennzeichen von Krebs.

DNA Moleküle im Zellkern, welche die Gene und damit die Erbinformation enthalten.

DNA-Methylation Addition einer Methylgruppe (-CH3) an die Erbsubstanz.

DNS Siehe *DNA*.

doppelblind Eine Methode, die jegliche Verzerrung der Versuchsergebnisse in einem klinischen Versuch minimieren soll. Weder die Patienten noch die Forscher, welche die Daten sammeln und auswerten, wissen, welche Behandlung der Patient bekommt (das heißt, ob der Patient zur Experimental- oder zur Kontrollgruppe gehört).

Dysplasie Anormale Zellveränderungen, die manchmal auf einen präkanzerösen Zustand schließen lassen.

Effektorfunktion Ausführen bestimmter biologischer Funktionen durch Abwehrzellen, z. B. Zerstören von virusinfizierten Zellen.

endokrine Therapie Der Einsatz von Hormonen, etwa Östrogen, in der Krebsbehandlung.

Endometrium Die Schleimhautauskleidung der Gebärmutter.

Endozytose Aufnahme von extrazellulären Partikeln durch Abwehrzellen über Ausstülpungen des Zytoplasmas.

Epithel Das Deckgewebe der Körperorgane.

Erythrozyt Rotes Blutkörperchen.

Essiac Ein indianisches Kräuterrezept, von dem René Caisse in den zwanziger Jahren Kenntnis bekam. Für experimentelle Zwecke erhält man es in Kanada.

Ewing-Sarkom Ein Knochentumor.

fakultativ Möglich, aber nicht zwingend.

Fraktal Identisches Teilstück eines Ganzen.

freie Radikale Chemische Verbindungen, Nebenprodukte des Stoffwechsels, welche die Zellen schädigen und sie anfällig für die Wirkung von Karzinogenen machen.

Gene Kleinste Einheiten des Erbmaterials aus DNA.

genomintegriert In die Erbsubstanz eingebaut.

Glykoprotein Eiweißkörper, an dem Zuckermoleküle gebunden sind.

Grading Die Klassifizierung von Tumoren nach dem Differenzierungsgrad der Krebszellen. Im allgemeinen gilt: Je differenzierter die Zellen, desto besser die Prognose. Malignitätsgrad I entspricht der höchsten Differenzierung, Grad IV der geringsten.

gramnegativ / grampositiv Bakterienfärbung nach Gram.

Granulom Ort einer chronischen Entzündung mit Lymphozytenrandsaum.

Histokompatibitätskomplex Eiweißstrukturen auf kernhaltigen Körperzellen, welche – im wörtlichen Sinne – die Fähigkeit von Geweben auf einer molekularen Ebene repräsentieren, miteinander auszukommen.

Hodgkin-Krankheit Eine bösartige Erkrankung des Lymphgewebes, die zu einer Vergrößerung von Lymphknoten, Milz und Leber führt und manchmal mit Fieber und Gewichtsverlust einhergeht.

Hoxsey-Kräuter Ein Kräuterrezept, das John Hoxsey 1840 zusammengestellt hat. Angeblich hatte er beobachtet, welche Pflanzen sein Pferd gefressen hatte, bevor sich ein Krebsgeschwür an einem seiner Beine zurückbildete.

Hydrazinsulfat Eine preiswerte chemische Substanz, die sich laut Joseph Gold zur Behandlung von Kachexie eignet und möglicherweise auch zur Krebsbehandlung eingesetzt werden kann.

Hyperthermie Die therapeutische Anwendung von Wärme – lokal, regional oder systematisch –, ausgehend von der Annahme, daß Tumoren eine geringere Wärmetoleranz aufweisen als gesundes Gewebe. Dabei verwendet man Ultraschall-, Radio- und Mikrowellen.

Inhibition Hemmung von biologischen Abläufen und Reaktionen.

Interferone Zytokine, die Zellen vor Virusbefall schützen.

interzellulär Zwischen den Zellen befindlich.

intrazellulär In der Zelle befindlich.

intrazytoplasmatisch Im Zellplasma lokalisiert.

Inzidenz Die Zahl der Fälle, in der eine bestimmte Krankheit diagnostiziert wird; die Häufigkeit in der allgemeinen Population.

IND [Investigational New Drug] Erlaubnis der amerikanischen Arzneimittelbehörde, neue Medikamente an Patienten zu erproben.

in vitro In einer experimentellen Umgebung, das heißt, in Zellkulturen, Petrischalen, Reagenzgläsern.

in vivo Im Körper.

Iscador Ein Mistelextrakt, der in der anthroposophischen Medizin als Antikrebsmittel verwendet wird.

Kachexie Allgemeine Schwächung und Mangelernährung, die häufig mit Krebs einhergeht und nicht selten den Tod von Krebspatienten verursacht.

Karzinom Bösartiger Tumor, der im Deckgewebe der Körperorgane entsteht, etwa der Brust, dem Darm, der Gebärmutter und so fort.

klinische Versuche Experimente an Menschen.

Kohortenstudie Eine Studie, in der eine Gruppe über längere Zeit beobachtet wird.

Komplementärtherapien Verfahren zur Krebsdiagnose, -behandlung und -pflege, die nicht den konventionellen (allopathischen) Krebsbehandlungen zuzurechnen sind. Ihren Namen verdanken sie dem Umstand, daß sie beim intelligenten Einsatz konventioneller Verfahren als *Komplement*, als Ergänzung, dienen. Komplementäre Krebstherapien werden auch als »unorthodox« oder »unkonventionell« bezeichnet.

konstitutiv Ursächlicher Bestandteil einer Zelle.

Kontrollgruppe In einer klinischen Studie eine Gruppe, die mit der Experimentalgruppe identisch ist, ausgenommen in bezug auf den einen Faktor, der getestet werden soll. Die Ergebnisse der beiden Gruppen werden verglichen, um den zur Prüfung anstehenden Faktor zu bewerten.

kontrollierte Studie Eine klinische Studie mit einer Kontrollgruppe.

konventionelle Krebstherapien Formen der Krebsbehandlung, die heute an großen Kliniken praktiziert werden: Chirurgie, Chemotherapie und Bestrahlung.

Lektine Familie von Eiweißkörpern, die vor allem in Pflanzen vorkommen und Zuckermoleküle auf Zelloberflächen erkennen.

Leukozyt Weißes Blutkörperchen.

Lipide Organische Fettstoffe, die nicht in Wasser löslich sind, wohl aber in Alkohol und einigen anderen Fettlösungsmitteln. Sie dienen als Brennstoff und sind neben Proteinen und Kohlenhydraten wichtige Elemente der Zellstruktur.

Lymphe Flüssigkeit, die sich außerhalb von Zellen und Blutgefäßen im Gewebe befindet.

Lymphom Eine bösartige Wucherung, die im Lymphgewebe entsteht, besonders in den Lymphozyten – in einem Stadium ihres Differenzierungsprozesses außerhalb des Knochenmarks.

Makrobiotik Von George Ohsawa geprägter Begriff (griechisch für »langes Leben«). An der traditionellen östlichen Philosophie orientierte Lebensweise, deren Ziel es ist, in Harmonie mit der Umwelt zu leben, vor allem diätetisch umgesetzt. Die Diät verwendet viel Getreide, keine Milchprodukte, vorwiegend gekochte Nahrungsmittel und kann vegetarisch oder nichtvegetarisch sein.

Makronährstoffe Hauptbausteine der Nahrung: Fett, Proteine, Kohlenhydrate, Ballaststoffe, Natrium, Kalium und Calcium.

Maruyama-Impfstoff Wohl die meistverwendete alternative Krebstherapie in Japan. Wie BCG, der attenuierte Rindertuberkelbazillus, mit dem Virginia Livingston ihre Krebspatienten behandelt hat, nur daß er aus dem menschlichen und nicht dem bovinen Tuberkelbazillus gewonnen wird.

Melanom Eine bösartige Form des Hautkrebses, der in den Pigmentzellen entsteht.

Meridiane »Energiebahnen«, die nach Auffassung der traditionellen chinesischen Medizin durch den Körper verlaufen. Entlang der Meridiane werden Nadeln an »Punkten« eingestochen, um das Energiegleichgewicht wiederherzustellen.

Metabolit Biochemisches Zwischen- oder Endprodukt im Stoffwechsel der Zellen.

Metaplasie Der abnorme Austausch einer Zellart durch eine andere.

Metastasen Orte, an die sich der Primärtumor ausgesiedelt hat, meist über Lymphsystem, Blutbahn oder durch invasive Ausbreitung.

Mikronährstoffe Vitamine und Spurenelemente.

Mitose Prozeß der Zellteilung. Endet mit der Bildung zweier Kerne, die beide die gleiche Chromosomenzahl haben wie der Originalkern.

Mortalitätsrate Die Häufigkeit, mit der Menschen infolge einer bestimmten Ursache in einer gegebenen Population sterben.

Moxibustion Anwendung von Wärme an Akupunkturpunkten.

Mukosa Schleimhaut.

Mutagen Ein Wirkstoff, der die Mutationshäufigkeit erhöht.

Myelom Ein Primärtumor des Knochenmarks.

Neoplasie »Neubildung«, jede abnorme Gewebeneubildung, die keine physiologische Funktion hat; Krebs.

nichtkontrollierte Studie Eine Studie ohne Kontrollgruppe.

Non-Hodgkin-Lymphom Eine Familie von Lymphomen, die sich von der Hodgkin-Krankheit durch das Fehlen der charakteristischen Sternberg-Reed-Riesenzellen unterscheiden.

Noxe Giftstoff.

Ödem Flüssigkeitsansammlung im Bindegewebe; Schwellung.

Onkogen Genetisches Material, das normalerweise in der Zelle vorhanden ist (Proto-Onkogen) und durch bestimmte Auslösereize veranlaßt worden ist, unkontrolliertes Zellwachstum hervorzurufen.

opportunistische Infektion Infektion mit Krankheitserregern, die nur bei Patienten mit eingeschränkter Immunabwehr auftreten und zu entsprechenden Krankheiten führen.

Opsonine Stoffe, welche die Oberfläche von Krankheitserregern oder Fremdkörpern markieren, damit diese von Phagozyten erkannt und aufgenommen werden.

palliativ Behandlung, welche die Symptome lindert, im Gegensatz zu einer Heilmethode.

pathogen Der spezifische Wirkstoff oder Organismus, der eine Krankheit verursacht.

Peptid Aminosäurekette, in der bis zu 15 Aminosäuren verknüpft sein können.

peripher Am Rande.

Phagosom Zelluläres Element, in dem von der Zelle aufgenommenes Material liegt. Ein Phagosom verschmilzt intrazellulär mit einem Lysosom zu einem Phagolysosom, in dem dann das aufgenommene Material, z. B. eine Bakterie, zu kleinen Molekülen abgebaut wird.

pharmakologisch Die Verwendung eines Wirkstoffs als Arzneimittel betreffend.

Placebo Eine Substanz oder ein Verfahren ohne eigentlichen therapeutischen Wert, die oder das bei einer Kontrollgruppe in einer klinischen Studie angewendet wird. Durch Vergleiche mit den Ergebnissen aus der Experimentalgruppe läßt sich die Wirksamkeit der an dieser Gruppe erprobten Therapie bestimmen.

Plasmid Außerhalb der Chromosomen gelegenes genetisches Element, das bei Bakterien gefunden wird und diesen einen genetischen Vorteil bietet, z. B. Antibiotikaresistenz.

pleomorph Begriff aus der Mikrobiologie zur Bezeichnung von Bakterien, die während ihres Lebenszyklus Größe und Form verändern.

pluripotent Zu vielen biologischen Aufgaben befähigt.

Praevenkine Sammelbegriff für vielfältige sekundäre Pflanzeninhaltsstoffe und synthetische chemische Verbindungen, welche die Erbsubstanz über unterschiedlichste molekulare Mechanismen vor

Mutationen schützen. Die Substanzen selbst haben ein nur geringes toxisches Potential.

Proenzym Inaktive Vorstufe eines Enzyms.

Progenitor cryptocides Ein Bakterium, das unter dem Dunkelfeldmikroskop sichtbar ist und laut Virginia Livingston Krebs verursacht.

prospektive Studie Eine Studie, in der eine Gruppe über längere Zeit beobachtet wird und bei der die Ergebnisse zu einem künftigen Zeitpunkt bestimmt werden (im Gegensatz zu einer retrospektiven oder historischen Studie). Vgl. *Kohortenstudie.*

Qi In der traditionellen chinesischen Medizin die Lebensenergie des Körpers.

Qigong Eine alte chinesische Kampfsportart, die Bewegung mit Meditation und bewußter Atmung verbindet und unter anderem das Ziel hat, die Energiesysteme des Körpers einer bewußten Kontrolle zu unterwerfen.

Randomisierung Eine Methode zur Minimierung von Verzerrungen in einer kontrollierten Studie: Alle Versuchspersonen haben die gleiche Chance, der Experimental- oder der Kontrollgruppe zugeteilt zu werden. Auf diese Weise kann man davon ausgehen, daß alle Faktoren, welche die Ergebnisse der Studie beeinträchtigen könnten, in beiden Gruppen gleichermaßen vertreten sind.

Reflexologie Eine therapeutische Massagetechnik, die auf der Theorie beruht, daß bestimmte Druckpunkte auf den Handflächen und Fußsohlen alle Organe und Systeme des Körpers beeinflussen.

rekombinant Umordnung von Erbinformation in der Erbsubstanz oder Einbringen von fremder Erbinformation in die Erbsubstanz.

Remission Die Besserung oder das Verschwinden einer Krankheit; die Phase, in der eine Krankheit unter Kontrolle ist.

Restriktion Fähigkeit von Bakteriophagen, bestimmte Bakterienstämme zu infizieren.

Retinol Die Form, in der Vitamin A in Säugetieren vorkommt.

retrospektive Studie Eine Studie, bei der Daten über Ereignisse gesammelt werden, die bereits stattgefunden haben, z. B. die Untersuchung alter Krankengeschichten auf das Auftreten von Merkmalen hin im Gegensatz zu einer prospektiven Studie, die erst die Frage formuliert und dann die Datensammlung beginnt.

Sarkom Ein Neoplasma, das im Bindegewebe entsteht – also Blut, Muskeln, Fett und Lymphgefäßen.

Serumkomplement Eine Reihe von Eiweißkörpern, die nach einer kaskadenartigen Aktivierung Krankheitserreger im Blut angreifen.

statistische Signifikanz Das mathematische Maß der Wahrscheinlichkeit, daß die Ergebnisse einer Studie dem Zufall und nicht dem Einfluß der Therapie oder dem Wirkstoff zuzuschreiben sind, die bewertet werden sollen. Wenn diese Wahrscheinlichkeit gemessen an dem Umfang der Studie und der Aussagefähigkeit der Resultate niedrig genug ist, spricht man von »statistisch signifikanten« Ergebnissen.

Suppressorzelle Untergruppe von T-Lymphozyten, die eine Immunantwort wieder abschalten.

Target Biologische Zielstruktur für Antikörper oder zytotoxische Lymphozyten.

therapeutische Berührung Eine moderne Spielart des Handauflegens, in welcher der Therapeut bemüht ist, die »Energiefelder«, die danach innerhalb und außerhalb des Körpers existieren, wieder ins Gleichgewicht zu bringen.

Tumorstadieneinteilung Die Bestimmung des Krebsstadiums, ein sehr wichtiger Gesichtspunkt bei der Aufstellung eines Behandlungsplans. Die Systeme variieren je nach Krebsart, folgen aber *im allgemeinen* dem folgenden Schema: Stadium I: lokalisierter Krebs, möglicherweise ohne Lymphknotenbeteiligung. Stadium II: lokale Aussiedlung des Krebses, möglicherweise mit Lymphknotenbeteiligung. Stadium III: Der Krebs hat auf angrenzende Gewebe übergegriffen, eindeutige Lymphknotenbeteiligung. Stadium IV: Der Krebs hat metastasiert.

Überlebensrate Der Prozentsatz von Patienten mit einer bestimmten Krebsart, die ihre Erkrankung um einen gegebenen Zeitraum überlebt haben.

unterstützende Therapien Diese unkonventionellen Krebstherapien werden von Vertretern der Schulmedizin im allgemeinen eher akzeptiert, vor allem wenn es sich um psychosoziale Interventionen handelt.

Visualisierung Vorstellungsbilder, die während eines tief entspannten Zustands ins Bewußtsein gerufen werden, um die Heilprozesse des Körpers zu stärken.

Wildtyp Die am häufigsten beobachtete Erscheinungsform (Phänotyp) eines Organismus – auch als »normal« bezeichnet.

Yoga Eine philosophische Schule des Hinduismus, die ein System körperlicher, psychologischer und spiritueller Techniken entwickelt hat, welche die individuellen mit den überindividuellen Kräften in Einklang bringen sollen. In erster Linie ist Yoga als körperliches Übungsprogramm bekannt, das mit Stretching, Atem- und Entspannungstechniken sowie Meditationsübungen arbeitet.

zytotoxisch Fähigkeit eines T-Lymphozyten, einer natürlichen Killerzelle, eines Makrophagen, eines Antikörpers oder eines Granulozyts zur Zerstörung einer Zelle oder eines Bakteriums; im weiteren Sinne zellschädigend.

Danksagung

Viele Menschen sowie zahlreiche Organisationen und Gruppen haben zur Entstehung dieses Buches beigetragen. Zuerst und vor allem habe ich meinem Forschungsassistenten Don Flint zu danken, der jahrelang an zahllosen Fassungen dieses Buches mit mir zusammengearbeitet hat und dabei ein hohes Maß an Intelligenz, Energie, Aufopferungsfähigkeit, Geduld und guter Laune bewies. Großen Anteil haben auch mein Verleger Frank Urbanowski, die Lektorinnen Harriet Harvey und Katherine F. Arnoldi und meine Verwaltungsassistentin Nadine Parker.

Philip R. Lee, lange Zeit Vorsitzender des Commonweal-Verwaltungsausschusses, war viele Jahre hindurch mein Mentor auf dem Gebiet des Gesundheitswesens. Seine Ratschläge haben großen Anteil am Gelingen des Buches.

Rachel Naomi Remen, Virginia Veach, Asoka Thomas und Jenepher Stowell waren unentbehrliche Weggefährten in der psychologischen und spirituellen Arbeit mit Krebspatienten im Rahmen des Commonweal Cancer Help Program.

Das Buch ist in ganzer Länge durchgesehen worden von der verstorbenen Jenifer Altman sowie von Bill Buchholz, Harris Dienstfrey, Tom Ferguson, John Fink, Robert Houston, Richard Grossman, Adam Lerner, Edna Lerner, Steve Lerner, Max Lerner und dem ebenfalls verstorbenen Brendan O'Regan. Besonderen Dank schulde ich Dienstfrey, Ferguson, Houston und Edna Lerner für ihre ausführliche Kritik und die detaillierten Vorschläge.

Einzelne Kapitel wurden beurteilt von Jeanne Achterberg, Keith Block, Michael Broffman, Stanislaw Burzynski, James Carter, Marcus A. Cohen, Alistair Cunningham, David Eisenberg, Bernard Fox, Joseph Gold, Gar Hildenbrand, Alex Jack, Gary A. Johanson, Yola Jurzykowski, Lawrence Kushi, Marion Nestle, Julia Rowland, Gordon Saxe, William Redd, Le Trombetta, Patricia Spain Ward, Gary und Julie Wagner, Arthur D. Alexander III und David Walde.

Eine besondere Hilfe war Kate Strasburg während der Niederschrift des Buches. Sie hat die Zitate aus Forschungsberichten zusammengestellt und eine unschätzbare Bibliographie erstellt – »Die Suche nach Ganzheit« –, von der dieses Buch ganz wesentlich profitiert hat. Außerdem hat sie bei Commonweal eine außergewöhnliche Bibliothek zum Thema patientenzentrierte Pflege zusammengetragen.

Ganz besonderen Dank schuldet dieses Buch einigen Organisationen und Gruppen.

In erster Linie bekam es seine Anregungen von den Teilnehmern und Mitarbeitern des Commonweal Cancer Help Program und von den Besuchern meiner Dienstagabend-Vorträge, in deren Verlauf das Buch Gestalt angenommen hat. Zum festen Stamm der Mitarbeiter gehören oder gehörten Asoka Thomas, Jenepher Stowell, Marion Weber, Nadine Parker, Christine Boyd, Jnani Chapman, Holly Bronfman, Robin Lysne, Monica Kaufer, Christine Schultz, Shanti Soule, Jeanne Bel und Purusha Doherty sowie die Mitdirektoren Rachel Naomi Remen (die auch die medizinische Direktorin ist), Virginia Veach, Nischala Devi, Shannon Mc Gowan und Lenore Lefer. Nicht vergessen möchte und darf ich die Mitarbeiter, die am frühen Cancer Help Program in Yogaville in Buckingham, Virginia, teilgenommen haben. Besonderer Dank für ihre Beiträge zu den Programmen in Virginia gebührt Swami Satchidananda, Nischala Devi, Holly Bronfman, Madhuri Honeyman und Jan Abruzzo.

Zweitens ist das Buch in hohem Maße den Teilnehmern der jährlichen Lloyd Symington Foundation Conference über Neue Entwicklungen in der Krebspflege bei Commonweal verpflichtet. Zu ihnen gehören Rachel Naomi Remen, Virginia Veach, Marion Weber, Lucy Waletzky, Larry LeShan, Joan Borysenko, Barrie Cassileth, Sandra McLanahan, Nischala Devi, Barry Flint, Grace Monaco, Shannon McGowan, Keith Block, William Buchholz, Jeanne Achterberg, Frank Lawlis, Irving Berg, Harold Benjamin, Michael Samuels, Richard Grossman, Leo Stolbach, John Fink, Toby Symington, Wendy Schain, Ursula Brandt, Alistair Cunningham, W. M. Gallmeier, Herbert Kappauf, Gerwin Kaiser, Stephanie Simonton, Anna Halprin, Dawn Lemanne, Michael Hawkins, Julia Rowland, Dale Borglum, Jim Spira, Lydia Temoshok, Jan Abruzzo, Dean Ornish, Mark Renneker, Shunsacu Fukuda, Fawzy Fawzy, Jon Kabat-Zinn und viele andere.

Drittens verdankt es eine Vielzahl von geistigen Anregungen den folgenden Einrichtungen, deren Wirkungsbereiche sich vielfach überschneiden: Institute for the Advancement of Health, Fetzer Institute, Institute of Noetic Sciences und Center for the Advancement of Health, in denen einige der namhaftesten Kliniker und Forscher auf dem Gebiet der Geist-Körper-Medizin tätig sind. Eileen Growald vom IAH, Rob Lehman vom Fetzer Institute, der verstorbene Brendan O'Regan und Winston Franklin vom IONS und Charles Halpern von der Nathan Cummings Foundation, der das Center for the Advancement of Health gründete – sie alle besaßen den Weitblick, diese einflußreichen und prägenden geistigen Zentren zu gründen und zu fördern.

Zu großem Dank verpflichtet bin ich auch der bemerkenswerten Gruppe von Forschern, Wissenschaftlern, Klinikern und Fürsprechern der schulmedizinischen wie der komplementären Krebstherapien, die unter der Schirmherrschaft des Office of Technology Assessment den Bericht *Unconventional Cancer Therapies* ausgearbeitet hat, an dem ich als Sonderberater beteiligt war.

Fünftens ist das Buch der weiteren Commonweal-Gemeinschaft unendlich verpflichtet – Freunden im ganzen Land, Mitarbeitern, Teilnehmern der Commonweal-Programme, Einzelpersonen und Stiftungen, die Geld gespendet haben. Ohne sie alle wäre Commonweals Arbeit nicht möglich. Besonderen Dank verdienen Peter Almond, Carolyn Brown, Arthur Carpenter, Colleen Hicks, Winifred Mauzy und Arthur Okamura als Mitglieder des Verwaltungsrats sowie David Parker als Vizepräsident und Generaldirektor.

Schließlich möchte ich all denen meinen aufrichtigen Dank abstatten, die mich in den Dingen des spirituellen Lebens unterwiesen haben: Swami Satchidananda, der mich in die Yoga-Techniken eingeführt und damit meinem inneren Leben eine sichere Grundlage gegeben hat, Desikachar, der mein Verständnis für Yoga vertieft und erweitert hat, Dharmawara, der mich mit der Vipassna-Meditation vertraut gemacht hat, Hara Roshi, der mir die Grundlagen des Zen-Buddhismus vermittelte, indem er sie mir vorgelebt hat, den Freunden, die auch Lehrer waren, meiner Familie, die sich dadurch auszeichnet, daß jeder am Schicksal des anderen Anteil nimmt, meinem Sohn Joshua, der mich Demut lehrt, und Sharyle Patton, der Frau, Freundin und Partnerin ohne Vergleich.

Über den Autor, Commonweal und die Herausgeber der deutschen Ausgabe

Der Autor

Dr. Michael Lerner ist Präsident und Gründer von Commonweal. Sein Interesse gilt der Geist-Körper-Medizin unter besonderer Berücksichtigung der Krebserkrankungen, gefährdeten Kindern und Jugendlichen und dem Bemühen um eine ökologisch vertretbare Zukunft. Lerner hat auch das unten beschriebene Commonweal Cancer Help Program gegründet. 1965 hat er seinen B. A. an der Harvard University abgelegt und 1971 in Politologie an der Yale University promoviert. Als Lehrbeauftragter für Politische Wissenschaften an der Yale Graduate School und an der Yale Medical School wurde Lerner zum Gündungsmitglied des Carnegie Council on Children ernannt. 1972 ging er nach Kalifornien, und 1973 gründete er Full Circle, ein stationäres Behandlungszentrum für Kinder mit Lern- und Verhaltensstörungen in Marin County. 1976 gründete er Commonweal. 1983 erhielt er für seine Leistungen auf dem Gebiet des Gesundheitswesens ein MacArthur Prize Fellowship, und 1990 wurde er zum United States-Japan Leadership Fellow ernannt. Von 1988–1990 war er Sonderberater des Office of Technology Assessment für die wegweisende Studie *Unconventional Cancer Treatments*. Außerdem ist er Präsident der Jenifer Altman Foundation.

Commonweal

Commonweal ist ein Forschungsinstitut für Fragen der Gesundheit und Umwelt in Bolinas, Kalifornien. Es wurde 1976 gegründet und hat im wesentlichen drei Schwerpunkte: Betreuung gefährdeter Jugendlicher, ihrer Angehörigen und der Berufsgruppen, die sich um sie kümmern, Hilfe für Krebskranke, ihre Angehörigen und der Berufsgruppen, die mit ihnen arbeiten, Unterstützung von Bewegungen, die sich für eine gerechte und ökologisch vertretbare Zukunft der Erde einsetzen.

Gegenwärtig umfassen die Krebsprogramme: (1) das Commonweal Cancer Help Program, das einwöchige Hilfs- und Lernkurse für Krebskranke durchführt; (2) das Commonweal Cancer Project, das nach intelligenten Möglichkeiten zur Integration schulmedizinischer und komplementärer Krebstherapien sucht; und (3) das Institute for the Study of Health and Illness, das Trainingsprogramme für Angehörige medizinischer und pflegerischer Berufe durchführt, um sie mit den alten Heiltraditionen vertraut zu machen.

Wer Informationen über das Commonweal Cancer Help Program wünscht, wende sich bitte an die Programmkoordinatorin Asoka Thomas.

Informationen über das Commonweal Cancer Project oder das Institute for the Study of Health and Illness sind zu beziehen über Don Flint, der abwechselnd in beiden Projekten tätig ist.

Commonweal, P. O. Box 316, Bolinas, California 94924, Tel. 001415−868−0970.

Die Herausgeber der deuschen Ausgabe

Prof. Dr. med. Kurt Zänker, geboren 1946 in Passau, hat Human- und Veterinärmedizin in Berlin, Cambridge (England) und München studiert, ist Facharzt für Biochemie. Wissenschaftliche Tätigkeit am Max-Planck-Institut für Biochemie in Martinsried bei München, am Institut für Experimentelle Chirurgie der TU München, Forschungsaufenthalte an Krebsforschungsinstituten der Harvard University (Cambridge/Mass.) und in Houston/Texas. Seit 1986 Professor für Immunologie und Experimentelle Onkologie an der Universität Witten/Herdecke.

Dr. med. Bernd Niggemann, geboren 1950 in Bochum, hat Humanmedizin in Berlin studiert, ist Facharzt für Lungen- und Bronchialheilkunde sowie für Innere Medizin. Seit 1979 klinische Tätigkeit in der Inneren Medizin, der Intensivmedizin und der Lungenheilkunde, mehrjährige Arbeit auf Fachstationen zur Behandlung des Bronchialkrebses. 1990 bis 1996 Oberarzt in der Inneren Abteilung des Evang. Waldkrankenhauses Berlin-Spandau, seit 1996 Mitarbeiter am Institut für Immunologie der Universität Witten/Herdecke.

Namenregister

(Kursiv gesetzte Seitenangaben verweisen auf Erwähnungen in Anmerkungen.)

Sachregister